人机对话考试用书

护考权威考点大全
上册

HUKAO QUANWEI KAODIAN DAQUAN SHANGCE

重庆保航教育科技有限公司　主编

四川科学技术出版社

图书在版编目(CIP)数据

护考权威考点大全：上册、下册/ 重庆保航教育科技有限公司主编. --成都：四川科学技术出版社，2021.7

ISBN 978-7-5727-0167-2

Ⅰ. ①护… Ⅱ. ①重… Ⅲ. ①护士－资格考试－自学参考资料 Ⅳ. ①R192.6

中国版本图书馆CIP数据核字(2021)第132864号

护考权威考点大全 上册

主　　编　重庆保航教育科技有限公司
出 品 人　程佳月
责任编辑　张　蓉
封面设计　吕建坤
责任出版　欧晓春
出版发行　四川科学技术出版社
　　　　　成都市槐树街2号　邮政编码 610031
　　　　　官方微博：http://e.weibo.com/sckjcbs
　　　　　官方微信公众号：sckjcbs
　　　　　传真：028-87734039
成品尺寸　185mm×260mm
印　　张　26.75　字数 634 千
印　　刷　重庆美惠彩色印刷有限公司
版　　次　2021年6月第一版
印　　次　2021年6月第 1 次印刷
上下册定价　150.00元
ISBN 978-7-5727-0167-2
邮购：四川省成都市槐树街2号　邮政编码：610031
电话：028-87734035

前言

全国护士执业资格考试性质

1. 护士执业资格考试实行国家统一考试制度。统一考试大纲，统一命题，统一合格标准。

2. 护士执业资格考试包括专业实务和实践能力两个科目。一次考试通过两个科目为考试成绩合格。

3. 为加强对考生实践能力的考核，采用“人机对话”考试方式进行。

《护考权威考点大全》对全国护士执业资格考试具有极强的指导性。全书依据最新版全国护士执业资格考试大纲，由申庭教育权威专家编写，其内容直击考点，揭秘命题，知识清楚，方法简单。全书旨在帮助护考生在最短的时间内，以轻松、快捷的方式掌握护考大纲所有的考察内容，从而达到护考一次过关的目的。

《护考权威考点大全》的备考优势

1. 应试考点：在每个小节内容前均有“应试考点”。全面归纳每个小节护考重要考点，使考生复习无遗漏，快速掌握核心考点。

2. 红色印记：应试考点内容均采用红色字体重点标记，同时，护考每年必考考点均用5颗红色星星特殊标记。考点内容清晰展现、一目了然。

3. 真题精选：每一个应试考点均配有历年真题。让考生直观了解应试考点在护考中是怎么样出题的，以什么样的形式进行考察，增强考生机考应试能力。

4. 巅峰速记法：每个应试考点内容下均配有巅峰速记法。解决低效记忆问题，为考生记忆考点提供捷径。

5. 图文并茂：针对临床应试考点均有图片展示。让考生更加贴近临床场景，快速掌握记忆临床考点内容，增强对实践能力的应试作答能力。

6. 表格对比：相近易混淆考点均采用表格对比。防止考生对相近知识点记忆混淆，同时化繁为简，采用表格对比记忆法，高效记忆。

7. 应试一图通：每个章节最后都配有"应试一图通"。"应试一图通"是对本章所有应试考点的总结归纳框图，目的在于帮助考生系统掌握全章应试考点，完成应试考点系统骨架的构建，让考生极大地提升答题正确率和缩短答题时间。

全国护士执业资格考试夺分项

护考夺分项	类型	要求
"最突出"类知识点	必考类考点	牢固掌握
"最常见"类知识点	必考类考点	牢固掌握
"因果关系"类知识点	必考类考点	牢固掌握
治疗类知识点	必考类考点	牢固掌握
时间类知识点	必考类考点	牢固掌握
疾病诊断类知识点	必考类考点	牢固掌握
部位类知识点	必考类考点	牢固掌握
病例类知识点	必考类考点	牢固掌握
病因类知识点	必考类考点	牢固掌握
"最主要"类知识点	必考类考点	牢固掌握
"体位"类知识点	必考类考点	牢固掌握

数据及数据计算类知	必考类考点	牢固掌握
“特征”“特点”类知	必考类考点	牢固掌握
疾病临床表现类知识	必考类考点	牢固掌握
药物类知识点	必考类考点	牢固掌握
“首选”“首先”类知	必考类考点	牢固掌握
“概念”类知识点	必考类考点	牢固掌握
“临床表现”类知识点	必考类考点	牢固掌握
“三联征”类知识点	高频类考点	理解记忆
“适应证”类知识点	高频类考点	理解记忆
“禁忌证”类知识点	高频类考点	理解记忆
“典型”类知识点	高频类考点	理解记忆
“机制”类知识点	高频类考点	理解记忆
“目的”类知识点	高频类考点	理解记忆
“最有效”类知识点	高频类考点	理解记忆
“指标”类知识点	高频类考点	理解记忆
“顺序类”类知识点	高频类考点	理解记忆
“最重要”类知识点	高频类考点	理解记忆
“药物副作用”类知识	高频类考点	理解记忆
“三主症”类知识点	高频类考点	理解记忆

目录

第一章　基础护理知识和技能

第二章　循环系统疾病病人的护理

第三章　消化系统疾病病人的护理

第五章　传染病病人的护理

第六章 皮肤及皮下组织疾病病人的护理

第七章 妊娠、分娩和产褥期疾病病人的护理

第一章 基础护理知识和技能

应试策略

本章内容属于临床护理工作的基础，在护士执业资格考试中占有重要的位置，在历年各章试题中所占比例最高，其掌握程度直接决定专业实务科目考试的成败。

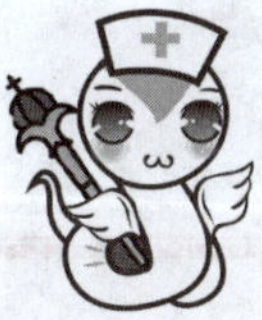

第一节 护理程序

应试考点

1. 护理评估中资料的类型和来源
2. 护理诊断的组成和陈述方式
3. 设定护理计划的优先次序
4. 护理措施的类型

一、概念

护理程序是一个综合的、动态的、具有决策和反馈功能的过程，是对护理对象进行主动、全面的整体护理，使其达到最佳健康状态。护理程序是一种科学的确认问题、解决问题的工作方法和思想方法。一般系统论构成了护理程序的基本框架。

二、步骤

护理程序分为五个步骤，即护理评估、护理诊断、护理计划、实施、评价。

(一)护理评估

评估是护理程序的开始，是护士通过与病人交谈、观察、护理体检等方法，有目的、有计划、系统地收集护理对象的资料，为护理活动提供可靠依据的过程。评估贯穿于整个护理过程之中。

1.收集资料的目的

(1)为正确确立护理诊断提供依据。

(2)为制订合理护理计划提供依据。

(3)为评价护理效果提供依据。

(4)积累资料，供护理科研参考。

2.资料的类型★★★★★

根据收集资料的方法不同，将所收集的资料分为主观资料和客观资料。

主观资料	**病人的主诉，**包括病人所感觉的、所经历的以及看到的、听到的、想到的内容的描述，是通过与病人及有关人员交谈获得的资料，也包括**亲属的代诉。**如头痛、头晕、瘙痒、腹胀、恶心、乏力等
客观资料	护士经**观察、体检、借助其他仪器检查或实验室检查等**所获得的病人的健康资料。如血压、脉搏、呼吸、心电图、黄疸、发绀、呼吸困难等

巅峰速记法：主观资料是患者自己的叙述和家属的代诉；客观资料是护士看到的、检查到的。

真题精选

下列信息中，属于客观资料的是

A. 头痛 2 天　B. 感到恶心　C. 体温 39℃　D. 不易入睡　E. 常有咳嗽

答案:C

3. 资料的来源★★★★★

(1)直接来源：病人本人。

(2)间接来源：①病人的家属及其他与之关系密切者。②其他卫生保健人员。③目前或既往的健康记录或病历。④医疗、护理的有关文献记录。

4. 资料的内容

资料的内容包括生理、心理和社会方面。

真题精选

患者，男性，30 岁。因肺炎在妻子陪同下入院，此时收集资料的主要来源是

A. 患者妻子　B. 患者自己　C. 患者的病历　D. 文献资料　E. 接诊医生

答案:B

巅峰速记法：通过患者本人获得的资料是直接来源，其余就是间接来源。

5. 收集资料的方法

资料收集主要有四种方法。包括观察、护理体检、交谈（询问病史）、查阅。

(1)观察：贯穿于护理程序的每一个步骤当中。常用的观察方法有四种：视觉观察、触觉观察、听觉观察、嗅觉观察。

(2)护理体检：是护士通过视诊、触诊、叩诊、听诊和嗅诊等方法，按照身体各系统顺序对病人进行全面的体格检查。

(3)交谈:护士通过与病人的交谈取得确立护理诊断所需的各种资料，同时取得病人的信任。①安排合适的环境，保护患者的隐私。②要适时委婉地打断患者，有意识地引导病人抓住主题，对病人的陈述或提出的问题，应给予合理的解释和适当的反应。

(4)查阅：包括查阅病人的医疗与护理病历及各种辅助检查结果等。

6.资料的整理与记录

(1)资料的整理：将收集的资料进行分类整理，并检查有无遗漏。

(2)记录：①要及时、准确记录。②主观资料的记录应尽量用病人的原话,并加引号。③客观资料的记录应使用医学术语。

真题精选

患者，男，16岁。因患“痤疮”3年入院，经实验室和影像学检查后重要的护理评估是

A.心理状态　B.营养状态　C.皮肤黏膜状态　D.意识状态　E.心率、心律

答案:C

(二)护理诊断

1.护理诊断的概念

护理诊断是关于个人、家庭或社区对现存的或潜在的健康问题或生命过程反应的一种临床判断。

2.护理诊断的组成

护理诊断由名称、定义、诊断依据以及相关因素四部分组成。

(1)名称：是对护理对象健康问题的概括性描述。分为以下类型。

类型	陈述格式	概念	陈述方式
现存的	PSE	护理对象目前已经存在的健康问题	皮肤完整性受损：压疮，与局部组织长期受压有关
危险的	PE	对现在未发生，但有危险因素的存在，若不采取护理措施将会发生问题	有皮肤完整性受损的危险，与长期卧床有关
健康的	P	个人、家庭、社区从特定的健康水平向更高的健康水平发展的护理诊断	潜在的……增强，执行……有效

(2)定义:是对护理诊断名称的一种清晰、正确的描述。

(3)诊断依据:必要依据，即做出某一护理诊断所必须具备的依据。主要依据，即做出某一护理诊断通常需具备的依据；次要依据，是对做出某一护理诊断有支持作用，但每次不一定必须存在的依据。

(4)相关因素：促成护理诊断成立和维持的原因或情境。

3.护理诊断的陈述方式

护理诊断陈述包括三个要素:问题(problem),即护理诊断的名称；症状或体征(symptomsandsigns)；相关因素(elements)，多用“与……有关”来陈述，又称为PSE公式。

4.书写护理诊断时应注意的问题

(1)护理诊断：所列问题应简明、准确、陈述规范，对相关因素的陈述必须详细、具体、容易理解。

(2)一个护理诊断针对一个健康问题。

(3)避免与护理目标、护理措施、医疗诊断相混淆。

(4)护理诊断必须是以所收集到的资料作为诊断依据。

(5)确定的问题必须是用护理措施能解决的问题。

(6)护理诊断不应有易引起法律纠纷的描述。

5.医护合作性问题

这个是由护士与医生共同合作才能解决的问题。多针对指因脏器的病理生理改变所致的潜在并发症。合作性问题的陈述以固定的方式进行，即“潜在的并发症：……”。

巅峰速记法：潜在并发症属于医护合作性问题。

6.护理诊断与医疗诊断的区别与联系

区别	护理诊断	医疗诊断
临床研究对象	对个体、家庭、社区现存的或潜在的健康问题或生命过程反应的一种临床判断	对个体病理生理的变化的一种临床判断
描述的内容	是个体对健康问题的反应，随病人的反应变化而变化	是一种疾病，其名称在病程中保持不变
决策者	护理人员	医疗人员
职责范围	护理职责范围	医疗职责范围
举例	知识缺乏：缺乏胰岛素自我注射方面知识	糖尿病

真题精选

患者，女，30岁。因淋雨受凉2日后，出现咽痛、畏寒。体温39.0℃，伴头痛、乏力。食欲减退、体重下降。近两日来体重减少2kg。根据以上资料判断，该患者目前不存在的护理问题是

A.疼痛：头痛、咽痛与鼻咽、喉感染有关

B.体液过多：与体循环淤血有关

C.营养失调：低于机体需要量，与食欲减退有关

D.体温过高：与病毒或细菌感染有关

E.潜在并发症：气管支气管炎、肾小球肾炎

答案:B

（三）护理计划

1.设定优先次序★★★★★

根据所收集的资料确定多个护理诊断，按轻、重、缓、急设定先后次序，使护理工作能够高效、有序地进行。

(1)优先解决直接危及生命，需立即解决的问题。

(2)按马斯洛层次需要论，优先解决低层次需要，再解决高层次需要。

(3)在不违反治疗、护理原则的基础上，可优先解决病人主观认为重要的问题。

(4)优先解决现存的问题，但不要忽视潜在的问题。

巅峰速记法：设定优先次序做到：先急后缓，先重后轻。

真题精选

患者，男，43岁。因胸部挤压伤收住院。查体：左侧胸廓塌陷畸形，左侧第3～7肋骨骨折。右侧第3～8肋骨骨折。此时该患者的首要评估内容是

A.疼痛是否可以耐受　B.生命体征是否平稳　C.体温是否异常

D.是否有药物过敏史　E.是否可以维持有效气体交换

答案:E

2.设定预期目标（预期结果）

预期目标是指病人在接受护理后，期望其能够达到的健康状态，即最理想的护理效果。

(1)陈述方式：主语、谓语、行为标准、条件状语。

(2)目标的分类：①远期目标：指需较长时间才能实现的目标。②近期目标：指

需较短时间就能实现的目标，一般少于7天。

(3)陈述目标的注意事项：①目标陈述应是护理活动的结果，主语应是病人或病人身体的一部分。②应简单明了，切实可行，属于护理工作范围。③具有针对性，一个目标针对一个护理诊断。④有具体日期，并可观察和测量。⑤与医疗工作相协调。⑥潜在并发症的目标重点放在监测其发生或发展及配合抢救上。

真题精选

患者，男性，76岁。慢性支气管炎24年，主诉发热、咳嗽，咳黄色黏痰5天，自觉咳嗽无力，痰液黏稠不易咳出。吸烟40年，20支/天，难以戒除。体检:精神萎靡，皮肤干燥，体温38.7℃,肺部听诊可闻及干、湿性啰音。

1.属于主观资料的是

A.皮肤干燥　B.痰液黏稠　C.体温38.7℃　D.无力咳嗽　E.肺部干、湿性啰音

答案:D

2.该患者的主要护理问题是

A.清理呼吸道无效:与呼吸道炎症、痰液黏稠、咳嗽无力有关

B.体温异常:呼吸道炎症导致

C.活动无耐力:因呼吸道炎症，氧供应减少引起

D.知识缺乏

E.组织灌注量不足:与发热、皮肤干燥有关

答案:A

3.设定护理计划（制订护理措施）

(1)护理措施的内容：包括饮食护理、病情观察、基础护理、健康教育、医嘱执行、对症护理等。

(2)护理措施的类型

依赖性	护士遵医嘱执行的具体措施。完全依赖医生，需要医生下达医嘱，然后执行医嘱。如给药、导尿、补充电解质
独立性	护士在职责范围内，根据所收集的资料，经过独立思考、判断所决定的措施。不需要医生参与，护士自行决定。如翻身、叩背、病情观察、健康教育等
协作性	护士与其他医务人员之间合作完成的护理活动。如护士与营养师一起讨论制定患者的饮食

巅峰速记法：依赖性指需要医生下医嘱，独立性指护士可以自行做出的决定，协作性指需要与他人合作完成。

4. 计划成文

将护理诊断、护理目标、护理措施等按一定格式书写成文，即构成护理计划。

(四)实施

为达到护理目标而将计划中的各项措施付诸行动的过程叫作实施。通常在护理计划之后，但对急诊病人或危重病人应先采取紧急救护措施，再书写完整的计划。

(五)评价

通过评价可以了解病人是否达到了预期的护理目标。虽然评价是护理程序的最后一步，但实际上是贯穿于护理活动的全过程之中。

1. 评价方式

(1)护士进行自我评价。

(2)护士长、护理教师、护理专家的检查评定。

(3)护理查房。

2. 评价内容

(1)护理过程的评价：评价护士在进行护理活动中的行为是否符合护理程序的要求。

(2)护理效果的评价：评价中最重要的方面。确定病人健康状况是否达到预期目标。

(3)评价目标实现程度:护理目标实现的程度一般分为①目标完全实现。②目标部分实现。③目标未实现。

(4)评价步骤分为：①收集资料是指收集病人各方面的资料进行分析。②判断护理效果是指将病人的反应与预期目标比较，衡量目标实现情况。③分析原因是指分析目标未完全实现的原因。④修订计划。

真题精选

在护理程序中，下列不属于信息输出的是

A. 确定护理诊断　B. 制定护理计划　C. 实施护理措施

D. 评价患者健康状况的变化　E. 根据需要确定是否需要调整护理计划和措施

答案:E

三、护理病案的书写

在护理过程中，病人的有关资料、护理诊断、预期目标、护理措施、效果评价，均应以书面形式进行记录，这就构成了护理病案。内容如下。

1. 病人入院护理评估单。

2. 护理计划单。

3.护理记录单

是护理病案的核心部分。书写时可采用PIO格式进行记录。

P(problem):病人的健康问题;

I(intervention):针对病人的健康问题所采取的护理措施;

O(outcome):护理后的效果。

4.住院病人护理评估单。

5.病人出院护理评估单。

真题精选

患者,男,35岁。10月10日因胆结石收入院,在院期间饮食、作息、排泄均正常,手术拟于10月18日进行,10月16日值班护士巡视时发现其晚上入睡困难,夜间常醒来,且多次询问护士做手术会不会痛,手术有无危险,对于该患者目前的情况,正确的护理问题是

A.睡眠型态紊乱:与入睡困难,夜间常醒有关

B.睡眠型态紊乱:与环境的改变有关

C.睡眠型态紊乱:与护士夜间巡视有关

D.睡眠型态紊乱:与即将手术,心理负担过重有关

E.睡眠型态紊乱:与生理功能改变有关

答案:D

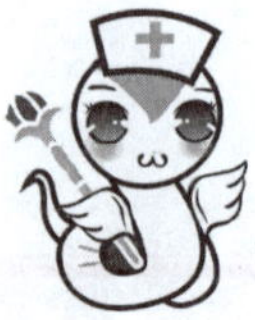

第二节 护士职业防护

应试考点

1.职业损伤的危险因素
2.锐器伤的防护
3.化疗药物损害的防护
4.负重伤的防护

一、职业损伤危险因素

(一)生物性因素

生物性因素常见的是细菌和病毒。

致病菌		传播途径
细菌	葡萄球菌、链球菌、肺炎球菌和大肠杆菌	呼吸道、消化道、血液、皮肤
病毒	肝炎病毒、艾滋病病毒、冠状病毒	呼吸道和血液

(二)化学性因素

1.化学消毒剂

护士在日常护理工作中常接触甲醛、含氯消毒剂、过氧乙酸、戊二醛等化学制剂。

途径	轻度	重度
皮肤、眼及呼吸道	皮肤过敏、流泪、恶心、呕吐、气喘等症状	眼结膜灼伤、上呼吸道炎症、喉头水肿、肺炎等,甚至造成肝脏和中枢神经系统的损害

2.化疗药物

化疗药物的配置及病人排泄物清洁要严格按照规定流程操作。

(三)物理性因素

物理性因素	了解要点
机械性损伤	常见的有跌倒、扭伤、撞伤等。负重伤比较常见的是腰椎间盘突出症。主要原因包括:①工作强度大;②外界温差的刺激;③长期的积累损伤
锐器伤(★★★★★)	锐器伤是最常见的职业损伤因素之一。**锐器伤是导致血源性传播疾病的最主要因素。**常见原因包括:①准备物品时被误伤;②掰安瓿、抽吸药物时被划伤;③双手回套针帽时被刺伤;④注射、拔针时病人不配合被误伤;⑤注射器、输液器毁形时被刺伤;⑥分离、浸泡、清洗用过的锐器被误伤;⑦整理治疗盘、治疗室台面时被裸露的针头或碎玻璃刺伤;⑧处理医疗污物时导致误伤;⑨手术中传递锐器时被误伤
放射性损伤	日常工作中接触到的紫外线、激光等放射性物质,可导致皮肤的炎症、溃疡、眼部晶状体混浊等
温度性损伤	热水瓶、热水袋所致烫伤;氧气、乙醇等易燃易爆物品所致烧伤;烤灯、高频电刀所致灼伤等

(四)心理、社会因素

心理、社会因素不仅影响护士身体、心理的健康,也影响社会群体对护士职业的选择,是不容忽视的。

真题精选

护士职业防护中职业损伤因素不包括

A.细菌性因素　B.病毒性因素　C.化学药物　D.锐器伤　E.知识缺乏

答案:E

巅峰速记法： 深度刺伤引起的感染概率大于浅表刺伤。刚被污染的针头刺伤感染概率大于放置数小时后的针头。

真题精选

为乙肝患者更换伤口敷料时，患者血液溅入护士眼睛，这种损伤属于
A.物理性损伤　B.机械性损伤　C.心理性损伤　D.生物性损伤　E.化学性损伤
答案:D

二、主要防护措施

(一)洗手

1.在接触血液、体液、分泌物、排泄物及污染物品后，无论是否戴手套，必须洗手；摘下手套及接触另一名病人前，必须洗手。

2.常规洗手应使用肥皂或洗手液(肥皂应保持干燥)，在某种情况下，用消毒液洗手。

(二)防护用物的使用

防护用物种类和数量的选择取决于微生物的特点、所做的操作和接触的类型。

1.戴上口罩、防护镜或面罩，以保护眼、鼻及口部的黏膜。

2.隔离衣污染后，应尽快脱下，立即洗手，避免把微生物带给其他病人或地方。

3.操作中，手套破损后应立即更换，脱手套后仍需立即彻底洗手。接触黏膜或未污染的皮肤时，应更换清洁的手套。接触血液、体液、分泌物、排泄物及污染物品时，必须戴上清洁手套（不需消毒，手套使用后，应注意脱掉并洗手）。

巅峰速记法： 常规洗手应使用肥皂或洗手液，在感染或传染病流行期间，应使用消毒液洗手。

真题精选

护士的标准预防护理措施中不包括
A.洗手　B.戴口罩　C.戴手套　D.穿隔离衣　E.进行免疫接种
答案:E

(三)锐器伤的防护

1.防护措施

锐器伤防护的关键是建立锐器伤防护制度，提高自我防护意识，规范操作行为。

(1)进行侵袭性（有创性）操作过程中，光线要充足;严格按规程操作,防止被各

种针具、刀片、破裂安瓿等医用锐器刺伤或划伤。

(2)使用安瓿制剂时，先用砂轮划痕再掰安瓿，并垫棉球或纱布以防损伤皮肤。

(3)抽吸药液后单手操作套上针帽；经三通装置静脉加药时须去除针头。

(4)制定完善的手术器械摆放及传递的规定，规范器械护士的基本操作。

(5)禁止用手直接接触使用后的针头、刀片等锐器；禁止直接用手传递锐器，可以使用小托盘传递锐器。

(6)禁止将使用后的针头重新套上针帽（除外某项操作，如抽动脉血进行血气分析），禁止用双手分离污染的针头和注射器，禁止用手折弯或弄直针头。

(7)严格执行医疗废物分类标准。使用后的锐器不应与其他医疗垃圾混放，须及时并直接放入耐刺、防渗漏的锐器盒内，以防被刺伤。锐器盒要有明显标志。

巅峰速记法：锐器伤的防护就是要注意针的储藏，避免直接接触针、剪刀等。

2. 紧急处理方法

(1)发生针刺伤时，受伤护士要保持镇静，立即用手从伤口的近心端向远心端挤压，挤出伤口的血液，禁止进行伤口局部挤压或按压，以免产生虹吸现象，将污染血液吸入血管，增加感染机会。

(2)用肥皂水彻底清洗伤口，并在流动水下反复冲洗；用等渗盐水冲洗黏膜。

(3)用0.5%碘伏或75%乙醇消毒伤口，并包扎。

(4)向主管部门报告并及时填写锐器伤登记表。

(5)根据病人血液中含病毒、细菌的多少和伤口的深度、暴露时间、范围等进行评估，做相应处理。

(6)进行血清学检测，必要时建立追踪档案，采取相应措施。

巅峰速记法：针刺伤的处理为一挤、二冲、三消毒、四报告。

真题精选

某护士在抽吸药液的过程中，不慎被掰开的安瓿瓶划伤手指，不妥的处理方法是

A. 用0.5%碘伏消毒伤口，并包扎　B. 用75%乙醇消毒伤口，并包扎

C. 从伤口的远心端向近心端挤压　D. 及时填写锐器伤登记表

E. 用肥皂水彻底清洗伤口

答案：C

(四)化疗药物损害的防护

1.配制化疗药物的环境要求

条件允许应设专门化疗药物配药间，配备空气净化装置，在专用层流柜内配药，以防止药物对配制人员产生危害。操作台面应覆以一次性防渗透性防护垫，以吸附溅出的药液，减少药液污染台面。有条件的医院应设置化疗药物配制中心。

2.配制化疗药物的准备要求

(1)配制前用流动水洗手；戴帽子、口罩、护目镜，穿防渗透隔离衣，戴聚氯乙烯手套；若需戴双层手套，则在外面再戴一副乳胶手套。

(2)割锯安瓿前轻弹其颈部，使附着的药粉降落至瓶底。掰安瓿时应垫纱布，避免药粉、药液外溅，避免玻璃碎片飞溅，划破手套。

3.执行化疗药物操作的要求

(1)溶解药物时，溶媒应沿瓶壁缓慢注入瓶底，待药粉浸透后再晃动，防止药粉溢出。

(2)瓶装药液稀释后抽出瓶内气体，以防瓶内压力过高，药液从针眼处溢出。

(3)抽取药液后，不要将药液排于空气中。

(4)抽取的药液以不超过注射器容量的3/4为宜。

(5)静脉给药时戴手套；确保注射器及输液管接头连接紧密，以防药液外漏；加药速度不宜过快，以防药液从管口溢出。

4.化疗药物外漏和人员暴露时的处理要求

(1)若化疗药物外漏，应立即标明污染范围，避免他人接触。药液溢洒在桌面或地面上，应用吸水毛巾或纱布吸附，若是药粉，则用湿纱布轻轻抹擦，以防药粉飞扬污染空气，再用肥皂水擦拭污染表面。

(2)在配制、使用化疗药物和处理污染物的过程中，药液溅到工作服或口罩上，应立即更换；药液溅到皮肤上，应立即用肥皂水和清水清洗污染部位的皮肤；眼睛被污染时，应立即用清水或生理盐水反复冲洗。

(3)记录接触情况，必要时就医治疗。

●**巅峰速记法：**液体外漏应用吸收性的纱布块吸干并擦去；固体外漏应用湿的吸收性纱布块擦去。不可用吸尘器吸外漏液。

5.污染废弃物的处置要求

(1)凡与化疗药物接触过的物品须放置在专用的密闭垃圾桶及有特别标记的防刺破、防漏的专用容器中，由专人封闭处理，避免污染空气。

(2)所有污染物、一次性防护衣、帽等须焚烧处理；非一次性物品，应与其他物品分开放置、标记，高温处理。

(3)处理 48 小时内接受过化疗的病人的分泌物、排泄物、血液等时，须穿隔离衣、戴手套；被化疗药物或病人体液污染的床单等应单独洗涤。

(4)病人使用过的洗手池、马桶用清洁剂清洗。

(5)混有化疗药物的污水，应在医院污水处理系统中专门处理后再排入城市污水系统。

真题精选

防止化学烧伤主要是防止易烧伤人体的化学药品与人体接触，下列措施可能会造成烧伤危险的是

A.在搬取化学药品和进行操作时，一定要注意防止滑倒

B.按规定穿好劳动保护用品

C.废弃的化学药品可以扔进垃圾桶处置

D.化学药品不乱放，用完放到原来的位置

E.规范操作，养成良好操作习惯

答案:C

(五)负重伤的防护

1.加强身体锻炼

健美操、广播体操、太极拳、瑜伽等，可以提高肌肉的柔韧性、关节的灵活性，预防下肢静脉曲张；加强腰部锻炼，尤其是腰背肌、腰椎活动度的锻炼，改善局部血液循环，预防椎间盘退变。

2.保持正确的工作姿势

(1)工作间歇适当变换体位或姿势；尽可能抬高下肢或锻炼下肢，促进血液回流。

(2)站立时，双下肢轮流支撑身体重量，适当做踮脚动作。

(3)站立或坐位时，保持腰椎伸直，使脊柱支撑力增大，避免过度弯曲造成腰部韧带劳损。

(4)弯腰搬重物时，伸直腰部，双脚分开，屈髋下蹲，后髋及膝关节用力，挺身搬起重物。

3.使用劳动保护用品

(1)工作期间，护士可以佩戴腰围以加强腰部的稳定性，休息时解下。

(2)协助体重较重病人翻身时采用合适的辅助器材。

(3)穿弹力袜或绑弹力绷带，穿软底鞋。

4.养成良好生活习惯

(1)选用硬板床或硬度、厚度适宜的床垫。

(2)从事家务劳动或活动时，避免长时间弯腰，或尽量减少弯腰次数。

(3)减少持重物的时间和重量。

(4)合理膳食，均衡营养，适当增加蛋白质的摄入，多食富含维生素 B、维生素 E 的食物，以营养神经，促进血流、改善血液循环。

5. 合理安排工作

避免过重工作负荷，合理排班。

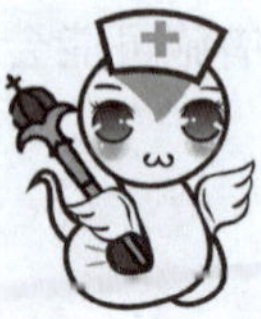

第三节　医院和住院环境

应试考点

1. 分诊和就诊顺序
2. 急诊的抢救和配合
3. 病区的环境管理
4. 备用床、暂空床、麻醉床的应用

一、概述

1. 医院的任务

医院的任务是以医疗工作为中心，在提高医疗质量的基础上，保证教学和科研任务的完成，且做好扩大预防、指导基层和计划生育的技术工作。

2. 医院的种类

医院按分级管理划分“三级十等”。

一级医院	二级医院	三级医院
农村乡、镇卫生院，城市街道卫生院	一般市、县医院，省、直辖市的区级医院	国家、省、市直属的市级大医院、医学院的附属医院
甲等、乙等、丙等	甲等、乙等、丙等	特等、甲等、乙等、丙等

二、门诊部

(一)门诊的护理工作

1. 预检分诊。先预检分诊，再指导病人挂号就诊。

2. 安排候诊和就诊。(1)按挂号先后顺序安排就诊。收集整理初诊、复诊病案和检验报告等。(2)遇高热、剧痛、呼吸困难、出血、休克等病人，应立即采取措施，安排提前就诊或送急诊室处理；对病情较严重者、年老体弱者，可适当调整就诊顺序。

3. 开展健康教育。

4. 实施治疗。

5. 严格消毒隔离。对传染病或疑似传染病病人，应分诊到隔离门诊并做好疫情报告。

6.做好保健门诊的护理工作。

(二)急诊的护理工作

1.预检分诊

预检护士要掌握急诊就诊标准，通过一问、二看、三检查、四分诊的顺序，初步判断疾病的轻重缓急，及时分诊到各专科诊室。遇有危重病人应立即通知值班医生和抢救室护士；遇有法律纠纷、交通事故、刑事案件等应立即通知医院的保卫部门或公安部门，并请家属或陪送者留下；遇有灾害性事件应立即通知护士长和有关科室。

2.抢救工作

(1)急救物品准备：急救物品包括一般用物、无菌物品和急救包、急救设备、急救药品和通讯设备。急救物品应做到“五定”，即定数量品种、定点安置、定人保管，定期消毒灭菌及定期检查维修，使急救物品完好率达到100%。护士要熟悉急救物品的性能及使用方法，且能排除一般性故障。

(2)配合抢救：①实施抢救措施。②作好抢救记录：记录要及时、准确、字迹清晰。必须注明时间，包括病人和医生到达时间、抢救措施实施的时间；记录执行医嘱的内容及病情的动态变化。③严格执行查对制度，正确执行口头医嘱：在抢救过程中，为口头医嘱，护士必须：a.向医生复述一遍，当双方确认无误后方可执行。b.抢救完毕，请医生及时补写医嘱与处方（6小时内据实补记）。各种急救药品的空安瓿要经两人查对、记录后再弃去。c.输液瓶、输血袋等用后要统一放置（急救时的空安瓿，两人核对是否与医嘱相符合后方可弃去，用过的血袋要统一存放24小时后方可处理）。

3.留观室急诊科（室）

应设急诊观察室，有一定数量的观察床，主要收治一些需要进一步观察、治疗的病人。留观时间一般为3～7天。

巅峰速记法： 口头医嘱抢救病人时可执行，其余任何时候不得执行口头医嘱。抢救结束后6小时内据实补写抢救记录。

真题精选

患者，男性，34岁。因车祸而致右下肢开放性骨折，大量出血，被送来急诊。在医生未到之前，接诊护士应立即

A.详细询问车祸发生的原因　B.向医院有关部门报告　C.给患者注射镇静剂

D.给患者使用止血药　E.给患者止血、测量血压，建立静脉通道

答案:E

三、病区

(一)病区的设置和布局

每个病区设病床30～40张，每间病室设1～6张床。两床之间应设隔帘，有利于治疗、护理及维护病人的隐私权；两床之间的距离不少于1m。

(二)病区的环境管理

1.安静

病区应避免噪声，保持安静。根据世界卫生组织的规定，白天病区较理想的声音强度应维持在35～40dB。当声音强度达到或超过120dB时，可造成听力丧失或永久性失聪。为了更好地控制噪声，护理人员在工作中应做到如下操作。

(1)四轻：说话轻、走路轻、操作轻、开关门轻。

(2)病室的门、窗、桌、椅脚应钉上橡皮垫。

(3)推车的轮轴应注润滑油并定期检查。

(4)向病人及家属宣传保持病室安静的重要性，共同创造良好的休养环境。

2.整洁

病区环境要整洁，按照规定做好保洁工作。

3.温度和湿度★★★★★

一般病室适宜的温度为18～22℃；新生儿室、手术室、产房、老年病房等，室温调至22～24℃为宜，早产儿室温调至24～26℃。病室相对湿度以50%～60%为宜。

范围	室温	湿度
过高	机体散热受到影响，不利于体力的恢复，病人感到烦躁，呼吸、消化功能均受影响	潮湿的空气利于细菌的繁殖，可增加医院内感染的发生率；同时，机体蒸发作用减弱，出汗受到抑制，病人感觉闷热，尿液排出增多，加重了肾脏的负担
过低	冷的刺激可使病人肌肉紧张，且易受凉	空气干燥，水分大量蒸发，可致口干舌燥、咽痛、烦渴等，对气管切开、呼吸道感染、急性喉炎的病人尤为不利

巅峰速记法：适宜的病区环境，温度18～22℃，湿度50%～60%，噪声35～40dB，通风30分钟/次，每天至少一次，注意不分季节。

真题精选

早产儿适宜的室内温度是

A.18～20℃　B.20～22℃　C.22～24℃　D.24～26℃　E.26～28℃

答案:D

4.通风

病室应定时开窗通风，每次30分钟左右，每天至少一次。冬季通风时要注意保暖，避免对流风。通风换气可降低室内空气中微生物的密度，降低二氧化碳浓度，提高氧含量，保持空气清新，调节温、湿度，能使病人心情愉快、精神振奋，增加舒适感。

5.光线

破伤风、子痫、癫痫的患者病室应光线暗、防噪音，以免诱发抽搐。

(三)铺床法

	备用床	暂空床	麻醉床
目的	①保持病室整洁、美观 ②准备接收新病人	①保持病室整洁 ②迎接新病人 ③供暂时离床的病人使用	接受、护理麻醉手术后病人
操作要点	①枕头开口背门 ②遵循节力原则：铺床时，身体尽量靠近床边，上身保持直立，两膝稍弯曲以降低重心，两脚根据活动情况左右或前后分开，操作中，使用肘部力量，动作要平稳连续	在备用床的基础上，将床头盖被上端向内反折，再扇形三折于床尾，使之平齐	①将盖被纵向呈扇形折于床旁，开口向门 ②腹部手术橡胶单和中单铺床中部；下肢手术铺在床尾；如需铺在床中部，上端距床头45～50cm，若铺在床头，上端应与床头平齐

真题精选

1.胃大部分切除术后需要准备的床是

A.备用床　B.暂空床　C.备用床加橡皮中单、中单　D.麻醉床　E.手术床

答案:D

2.不符合铺床节力原则的是

A.备齐用物，按序放置　B.身体靠床沿　C.上身前倾，两膝直立

D.下肢稍分开，保持稳定性　E.使用肘部力量，动作轻柔

答案:C

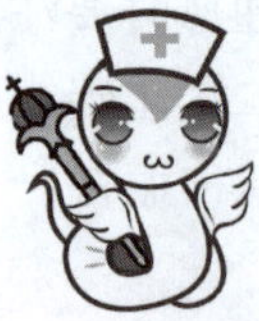

第四节 入院和出院病人的护理

应试考点

1. 入院病人的护理
2. 分级护理内容
3. 出院病人的护理
4. 运送病人法

一、入院病人的护理

(一)住院处的护理

1. 办理入院手续。病人或家属持门诊或急诊医生签发的住院证到住院处办理入院手续。

2. 进行卫生处置。

3. 护送病人入病区。根据病人病情可步行，也可选用轮椅，平车或担架护送。护送过程中要注意安全和保暖，必要的治疗不能中断；对外伤病人要注意卧位。护送病人入病区后，要与病区值班护士进行交接。

(二)病人入病区后的初步护理

1. 一般病人的护理

(1)准备床单位：将备用床改为暂空床，酌情加铺橡胶单和中单。病情危重者安排在急救室，传染病病人应安置到隔离病室。

(2)迎接新病人。

(3)通知医生诊察病人，必要时协助诊察。

(4)测量体温、脉搏、呼吸、血压及体重并记录。

(5)介绍与指导。

(6)填写有关表格：①用蓝黑墨水或碳素墨水笔逐页填写住院病历眉栏及各种表格。②用红色笔在体温单 40～42℃横线之间相应入院时间栏内，纵行填写入院时间。③按顺序排列住院病历：体温单、医嘱单、入院记录、病史和体格检查单、病程记录、各种检验检查报告单、护理记录单、住院病历首页、门诊或急诊病历。④填写入院登记本、诊断小卡（插在病人住院一览表上）、床尾卡（插在床头或床尾牌内）。

(7)正确执行各项医嘱，通知配膳室为病人准备膳食。

(8)进行入院护理评估，填写入院护理评估单。

巅峰速记法： 体温单上 40～42℃横线之间的内容用红笔填写，其余眉栏均用蓝笔填写。

真题精选

患者，男性，25岁。患肺炎入院治疗。患者进入病区后，护士的初步护理工作不包括

A. 迎接新患者　　B. 通知病区医生　　C. 测量生命体征

D. 准备急救物品　　E. 建立患者住院病历

答案:D

2. 急诊病人的护理

(1)准备床单位：病区护士接到通知后，应立即在急救病室或抢救室准备好床单位，按需加铺橡胶单、中单，急诊手术病人应备好麻醉床。

(2)做好抢救准备：准备好急救器材和药品，通知医生做好抢救准备。

(3)认真进行交接：病人入病区后，护士应立即与护送人员进行交接，对语言障碍、意识不清的病人或婴幼儿等，需暂留陪送人员，以便询问病史。

(4)配合抢救：病人入病室后，应密切观察病情变化，积极配合抢救，并作好护理记录。

(三)分级护理★★★★★

根据病人病情的轻、重、缓、急，以及自理能力的不同，给予不同级别的护理措施，称为分级护理。临床上一般将护理级别分为四级，即特级护理、一级护理、二级护理、三级护理。

分级护理		
护理级别	适用对象	护理内容
特级护理	①病情危重，随时可能发生病情变化需要进行抢救的患者 ②重症监护患者 ③各种复杂或者大手术术后的患者 ④严重创伤或大面积烧伤的患者 ⑤使用呼吸机辅助呼吸，并需要严密监护病情的患者 ⑥实施连续性肾脏替代治疗（CRRT），并需要严密监护生命体征的患者 ⑦其他有生命危险，需要严密监护生命体征的患者	①严密观察患者病情变化，安排专人24小时护理，监测生命体征 ②根据医嘱，正确实施治疗、给药措施 ③根据医嘱，准确测量出入量 ④根据病情，正确实施基础护理和专业护理，实施安全措施 ⑤保持患者的舒适和功能体位 ⑥实施床旁交接班

一级护理	①病情趋向稳定的重症患者 ②手术后或者治疗期间需要**严格卧床**的患者 ③生活完全不能自理且病情不稳定的患者 ④生活部分自理，病情随时可能发生变化的患者	**①每1小时巡视患者**，观察患者病情变化 ②根据患者病情，测量生命体征 ③根据医嘱，正确实施治疗、给药措施 ④根据病情，正确实施基础护理和专科护理，实施安全措施 ⑤提供护理相关的健康指导
二级护理	①病情稳定，仍需卧床的患者 ②生活部分自理的患者	**①每2小时巡视患者**，观察患者病情变化 ②根据患者病情，测量生命体征 ③根据医嘱，正确实施治疗、给药措施 ④根据病情，正确实施护理措施和安全措施 ⑤提供护理相关的健康指导
三级护理	①生活完全自理且病情稳定的患者 ②生活完全自理且处于康复期的患者	**①每3小时巡视患者**，观察患者病情变化 ②根据病情，测量生命体征 ③根据医嘱，正确实施治疗、给药措施 ④提供护理相关的健康指导

巅峰速记法： 巡视时间与级别相对应：一级为每小时巡视，二级为每2小时巡视，三级为每3小时巡视。

真题精选

患者，女，48岁，腹外疝修补术后2天，患者主诉伤口疼痛，无其他不适，应给予患者的护理级别

A. 特级护理　B. 二级护理　C. 三级护理　D. 四级护理　E. 一级护理

答案:B

二、出院病人的护理

出院护理的目的是对病人进行出院指导，满足其身心需要，协助其尽快适应社会生活；处理床单位，准备迎接新病人。

(一)出院前的护理

1. 通知病人及家属，医生根据病人康复情况，开具出院医嘱，护士停止一切住院医嘱，执行出院医嘱。

2. 办理出院手续

(1)护士填写出院通知单，整理病历。

(2)指导病人或家属到出院处办理出院手续。

(3)病人出院后护士凭处方领取药物，交给病人并指导正确用药。

3. 出院指导

评估病人身心需要，填写出院护理评估单，针对病人情况做好出院指导。

4. 征求意见

征求病人及家属对医院各项工作的意见和建议，以便改进工作方法，不断提高医疗、护理质量。

5. 护送病人出院

病人或家属办完出院手续，护士收到交回的出院证后，可协助病人整理用物，并根据病人情况护送病人出院。

(二)有关文件的处理

1. 填写出院时间

用红色笔在体温单 40～42℃横线之间相应时间栏内，纵行填写出院时间。

2. 注销卡片

注销有关病人的各种卡片。

3. 病案归档

住院病历首页、出院（或死亡）记录、入院记录、病史和体格检查单、病程记录、各种检查检验报告单、护理记录单、医嘱单、体温单。

4. 填写出院登记

填写病人出院登记本。

巅峰速记法：住院病人病历体温单在最前，出院病历体温单在最后。

(三)床单位的处理

1. 撤下病床上污染被服，放入污衣袋，送洗衣房清洗。传染病人用过的被服应按照传染病终末消毒法处理（先消毒，再清洗，再消毒）。

2. 床垫、床褥、棉胎、枕芯用紫外线灯照射消毒或在日光下暴晒 6 小时。

3. 病床及床旁桌椅用消毒溶液擦拭，非一次性脸盆、痰杯用消毒溶液浸泡。

4. 病室开窗通风。

5. 铺备用床，准备迎接新病人。

6. 传染病病人的病室及床单位，需按传染病终末消毒法处理。

巅峰速记法：传染病人用过的被服应按照传染病终末消毒法处理。

三、运送病人的护理

(一)轮椅运送的方法

1. 目的

护送能坐起但不能行走的病人；协助病人活动，以促进血液循环及体力恢复。

2. 操作方法

(1)协助病人坐轮椅：推轮椅及用物至床旁，椅背与床尾平齐，翻起脚踏板，面向床头，固定车闸，坐好后翻下脚踏板。

(2)推轮椅：身体尽量向后靠；随时观察病人病情。下坡时要减慢速度。

(3)协助病人下轮椅。

(二)平车运送法

1. 目的

运送不能起床的病人。

2. 操作方法

(1)挪动法：适用于病情允许，并能在床上配合的病人。①移开床旁桌、椅，松开盖被。②协助病人移至床边。③将平车紧靠床边，大轮端靠床头，固定车闸。④移动顺序：上平车顺序：按上半身、臀部、下肢的顺序向平车移动，头部卧于大轮端；下平车顺序：先移动下肢、臀部，再移上半身。⑤盖好盖被，整理床单位，运送病人至指定地点。

(2)单人搬运法：适用于体重较轻或儿科病人。①移床旁椅至对侧床尾。②推平车至床尾，使平车头端（大轮端）与床尾呈钝角，固定好车闸。③护士立于床边，屈膝，两脚前后分开，一臂自病人腋下伸至对侧肩部外侧，另一臂伸至病人大腿下。病人双臂交叉于护士颈部。护士将病人抱起，移步转身，轻放于平车中央。盖好盖被。④整理床单位，运送病人至指定地点。

(3)两人或三人搬运法：适用于病情较轻，但自己不能活动且体重又较重的病人。护士站在病床边，将病人两手交叉置于胸腹部。①两人搬运时：甲一手臂托住病人头、颈、肩部，另一手臂托住腰部；乙一手臂托住臀部，另一手臂托住腘窝处。两人同时托起病人，并使其身体向护士倾斜；同时移步向平车，将病人轻放于平车中央。盖好盖被。②三人搬运时：甲托住病人头、颈、肩和背部，乙托住病人腰和臀部，丙托住病人腘窝和小腿部。三人同时托起病人，并使其身体向护士倾斜，同时移步向平车，将病人轻放于平车中央。盖好盖被。

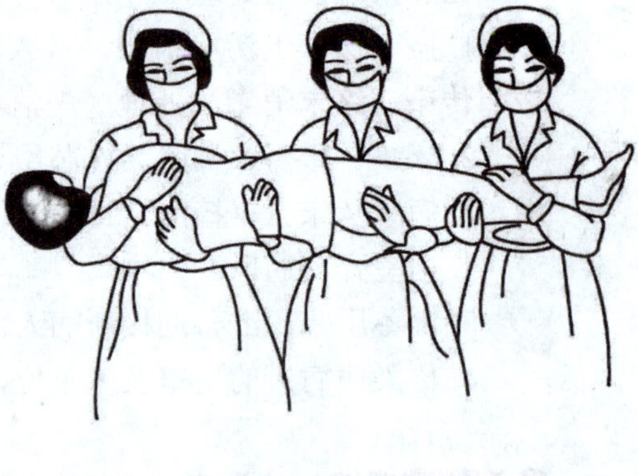

三人搬运法

(4)四人搬运法：适用于颈、腰椎骨折，或病情较重的病人。①移开床旁桌、椅，松开盖被。②平车紧靠床边，大轮端靠床头，固定车闸。在病人腰、臀下铺帆布兜或中单。③甲站在床头，托住病人头、颈、肩部；乙站在床尾，托住病人双腿；丙和丁分别站在病床和平车两侧，紧紧抓住帆布兜或中单四角。四人同时将病人抬起，轻稳放置于平车中央。盖好盖被。④整理床单位，运送病人至指定地点。

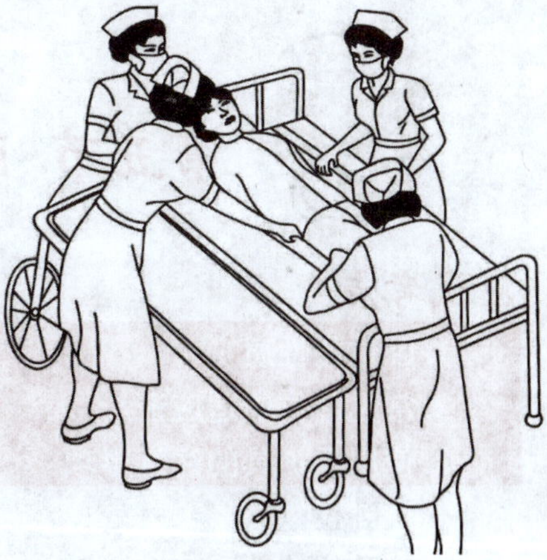

四人搬运法

真题精选

患者，男，45 岁。疑诊腰椎骨折。拟行 X 线摄片，需平车护送患者。移送患者上平车，其适宜的搬运方法是

A.一人法　B.二人法　C.三人法　D.四人法　E.五人法

答案:D

3.注意事项

(1)搬运前要仔细检查平车，以确保病人安全。

(2)搬运时要注意节力，身体尽量靠近病人，同时两腿分开，以扩大支撑面。搬运动作要轻、稳，多人搬运时应协调一致，以保证病人的安全、舒适。

(3)运送过程中，应注意★★★★★：①病人头部应卧于大轮端。②护士站在病人头侧，以利于观察病情。③平车上、下坡时，病人的头部应在高处，以防引起病人不适。④有引流管及输液管时，要固定妥当并保持通畅。⑤运送骨折病人,平车上要垫木板,并将骨折部位固定好。⑥运送过程中要保持车速平稳；⑦进出门时，应先将门打开，不可用车撞门，以免震动病人、损坏建筑物。⑧冬季要注意保暖，以免受凉。

真题精选

脊柱骨折急救搬运的基本原则是

A.始终保持脊柱中立位　B.始终卧硬板转运　C.不可背驮运送　D.不可抱持运送

E.不可坐位检查和运送

答案:A

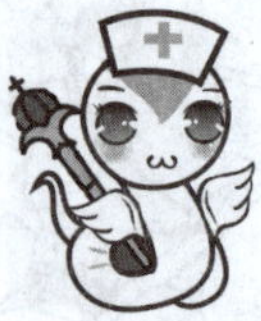

第五节 卧位和安全的护理

应试考点

1. 卧位的性质
2. 常见卧位的适应证
3. 使用保护具的注意事项

一、卧位

(一)卧位的性质

根据病人的活动能力，卧位通常分为以下三种。

1. 主动卧位

病人自主采取的卧位。

2. 被动卧位

病人自身无改变卧位的能力，躺在被安置的卧位。

3. 被迫卧位

病人意识清晰，有改变卧位的能力，由于疾病、治疗的原因被迫采取的卧位。

真题精选

哮喘急性发作时，患者需要采取端坐卧位，该卧位属于

A. 主动卧位　B. 被动卧位　C. 强迫卧位　D. 稳定性卧位　E. 不稳定性卧位

答案：C

(二)常用的卧位★★★★★

常用卧位包括：去枕仰卧位、仰卧中凹位、屈膝仰卧位、侧卧位、半坐卧位、端坐位、俯卧位、头低脚高位、头高脚低位、膝胸卧位、截石位。

卧位	要求	适用范围
去枕仰卧位	病人去枕仰卧，枕头横立于床头，头偏向一侧，两臂放于身体两侧，两腿自然放平	①昏迷或全身麻醉未清醒的病人，用于防止呕吐物流入气管所引起的窒息或肺部并发症 ②椎管内麻醉或脊髓腔穿刺后病人，用于防止颅内压降低所引起的头痛。因为穿刺后，脑脊液可自穿刺点漏出至脊膜腔外，造成颅内压降低，牵张颅内静脉窦和脑膜等组织，引起头痛

卧位	要求	适用范围
仰卧中凹位	病人头胸抬高 10°～20°，下肢抬高 20°～30°	用于休克病人，头胸部抬高，利于保持呼吸道通畅，改善缺氧；下肢抬高，利于静脉回流，增加心排血量，缓解休克症状
屈膝仰卧位	病人仰卧，两臂放于身体两侧。两膝屈起并稍向外分开	①胸腹部检查的病人，腹肌放松，利于检查 ②导尿或会阴冲洗的病人，利于暴露操作部位
侧卧位	病人侧卧，两臂屈肘。一手放于枕旁，另一手放于胸前，下腿稍伸直，上腿弯曲	①灌肠，肛门检查，配合胃镜、肠镜检查 ②臀部肌内注射（下腿弯曲，上腿伸直） ③预防压疮：与仰卧位交替以减少局部受压时间
膝胸卧位	病人跪于床上，小腿平放，大腿与床面垂直，两腿稍分开，胸部贴于床面，腹部悬空，臀部抬起，两臂屈肘放于头两侧，头转向一侧	①肛门、直肠、乙状结肠的检查、治疗 ②矫正子宫后倾和胎位不正，每次不超过 15 分钟 ③产后促进子宫复原
截石位	病人仰卧在检查台上两腿分开并放于支腿架上，臀部齐床沿，两手放于身体两侧或胸前	①会阴、肛门部位的检查、治疗、手术 ②产妇分娩时
半坐卧位	先摇床头支架呈 30°～50°，再摇膝下支架，以防病人身体下滑：放平时，先放平膝下支架，再放床头支架	①心肺疾患引起呼吸困难的病人。在重力作用下，膈肌下降，胸腔容量加大，且腹腔内脏器对心、肺的压力减轻，增加肺活量；部分血液滞留在下肢和盆腔，回心血量减少，减轻肺部淤血和心脏负担，改善呼吸困难 ②胸、腹、盆腔手术后或有炎症的病人。腹腔渗出液可流入盆腔，使感染局限化；防止感染向上蔓延引起膈下脓肿；减轻腹部切口缝合处的张力，缓解疼痛，利于伤口愈合 ③某些面部及颈部手术后病人。可减少局部出血 ④疾病恢复期体质虚弱的病人。使病人逐渐适应体位变化，利于向站立过渡
端坐位	病人坐位，身体稍前倾，跨床小桌放于床上，桌上放软枕，病人可伏于桌上休息	急性肺水肿、左心衰竭、心包积液、支气管哮喘急性发作时的病人，因极度呼吸困难而被迫端坐

卧位	要求	适用范围
俯卧位	病人俯卧，两臂屈肘放于头两侧，两腿伸直，在胸下、髋部及踝部的下面各放一软枕，头偏向一侧（使舒适且利于呼吸）	①腰、背部检查，配合胰、胆管造影等 ②腰、背、臀部有伤口或脊椎手术后，病人不能平卧或侧卧 ③胃肠胀气所致腹痛。俯卧位可使腹腔容积增大，以缓解胃肠胀气
头低脚高位	病人仰卧，枕头横立于床头（保护头部），床尾垫高 15～30cm	①肺部分泌物体位引流，使痰液易于咳出 ②十二指肠引流，以利于胆汁引流 ③妊娠时胎膜早破，以防止脐带脱垂 ④跟骨及胫骨结节牵引时，以利用人体重力作为反牵引力
头高脚低位	病人仰卧，枕头横立于床尾，床头垫高 15～30cm	①颈椎骨折病人进行颅骨牵引时，以利用人体重力作为反牵引力，防止下滑 ②减轻颅内压，以预防脑水肿 ③开颅手术后病人

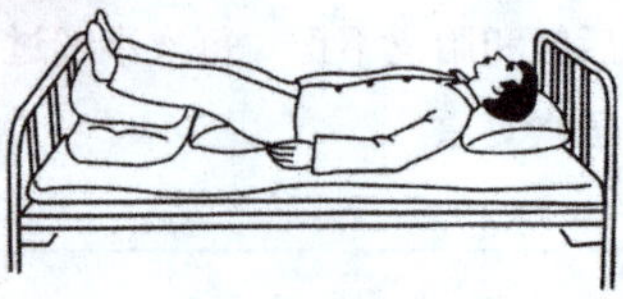

中凹卧位

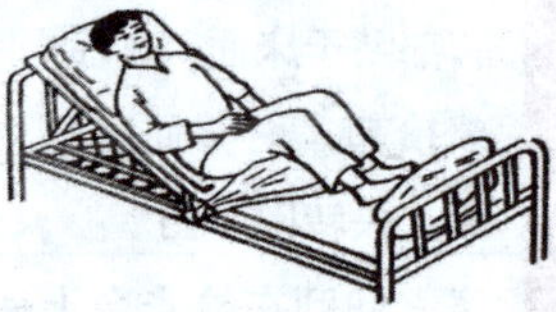

半坐卧位

巅峰速记法： 端坐位—急性肺水肿，半坐卧位—腹部手术后，去枕仰卧位—椎管内麻醉，中凹位—休克，头低脚高位—胎膜早破，头高脚低位—颈椎骨折，膝胸卧位—胎位不正。

真题精选

患者，男性，38 岁。因车祸后大出血导致休克，入院后测脉搏 120 次/分，血压 75/60mmHg，护士需将其头胸和下肢分别抬高

A. 头胸 5°～10°、下肢 15°～20°　B. 头胸 10°～20°、下肢 20°～30°

C. 头胸 5°～10°、下肢 20°～30°　D. 头胸 15°～20°、下肢 10°～15°

E. 头胸 20°～25°、下肢 20°～25°

答案:B

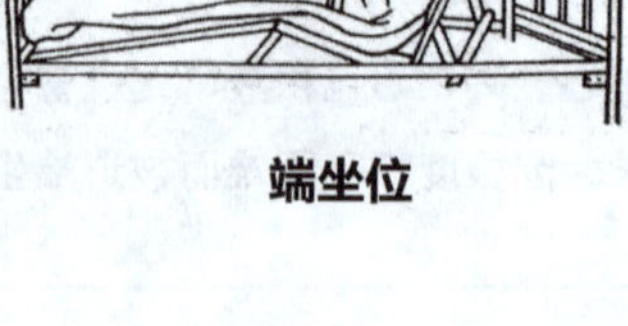

端坐位

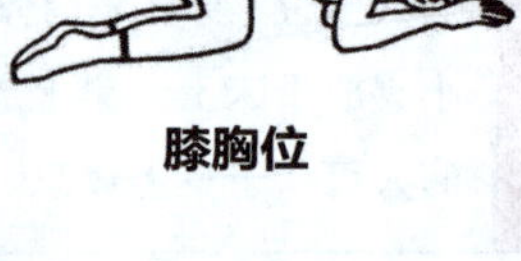

膝胸位

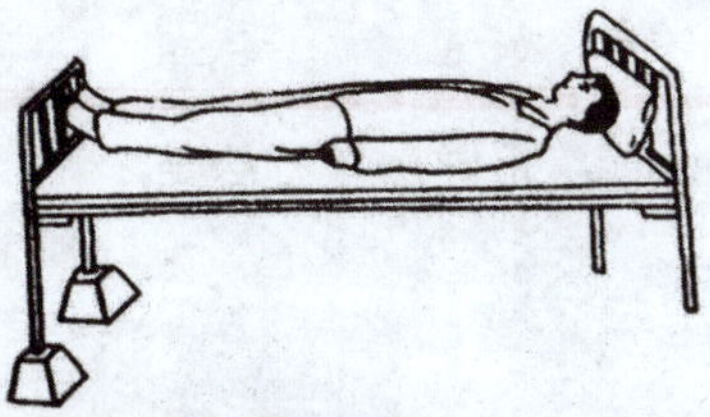

头低脚高位

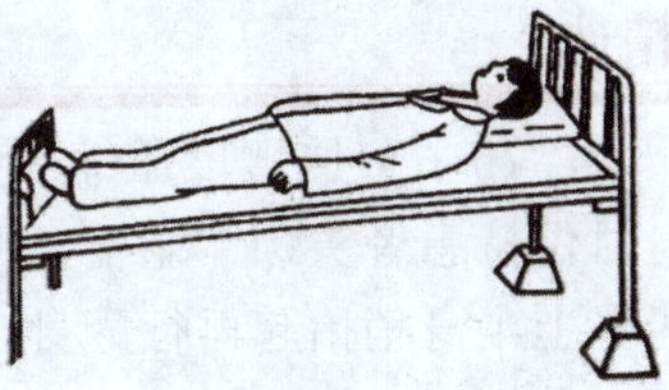

头高脚低位

(三)更换卧位的方法

方法	翻身侧卧法	移向床头法
一人	病人仰卧，两手放于腹部，两腿屈曲；先将病人肩、臀部移向护士侧，再移双下肢，护士一手扶肩一手扶膝部，轻推病人转向护士对侧；分别在背部、胸部、两膝间放置软枕	①放平床头支架，枕头横立于床头，以避免撞伤病人；各种导管安置妥当 ②病人仰卧屈膝，双手握住床头栏杆 ③护士一手托住病人肩部，一手托住病人臀部，同时嘱病人两脚蹬床面，挺身上移至床头
两人	两位护士站在床的同侧，一人托住病人的颈肩部及腰部，另一人托住臀部及腘窝两人同时抬起病人移向近侧，两护士分别扶住病人肩、腰、臀及膝部	病人仰卧屈膝，两位护士分别站在床的两侧，交叉托住病人的颈肩部及臀部，同时抬起病人移向床头。也可两位护士站在床的同侧，一人托住颈肩、腰部，另一人托住臀部、腘窝部，同法移向床头

（四）注意事项

1. 根据病情及皮肤受压情况，确定翻身间隔时间，至少 2 小时翻身一次，根据情况而定。

2. 协助病人翻身时，不可拖拉，防止皮肤擦伤。

3. 病人身上带有多种导管应先安置妥当，防止脱落、扭曲、移位、受压等， 以保持导管通畅。

4. 特殊病人的护理

(1)协助手术后病人翻身前，应检查伤口敷料，先换药再翻身。

(2)颅脑手术后病人，头部转动过剧可引起脑疝，导致突然死亡，因此一般只卧于健侧或平卧。

(3)进行骨牵引的病人，翻身时不可放松牵引，并使头颈、躯干保持在同一水平位翻动。

(4)石膏固定、伤口较大的病人，翻身后应注意将患处置于合适位置，以防受压。

5. 注意节力原则是指翻身时护士应让病人尽量靠近自己，使重力线通过支撑面以保持平衡，缩短重力臂，以达到节力、安全的目的。

真题精选

患者，女，75岁。胸腰段压缩性骨折。为患者翻身时，正确操作方法是
A.翻身时保持患者头颈、躯干、腰部在同一轴线上
B.将患者上半身稍抬起再行翻身
C.先将下肢翻到一侧后，再将躯干翻到同侧
D.翻身次数尽量少，避免加重损伤
E.先将上身翻到一侧后，再将下身翻到同侧
答案:A

二、保护具的应用

(一)目的

1.防止小儿高热、谵妄、昏迷、躁动、危重病人发生坠床、撞伤、抓伤等意外。

2.确保治疗、护理工作顺利进行。

(二)方法

1.床挡

床挡用于预防坠床。

2.约束带

约束带主要用于躁动或精神科病人，以限制身体或肢体活动。

3.支被架

支被架主要用于肢体瘫痪、极度虚弱的病人，可避免盖被压迫肢体所致的不舒适或其他并发症；也可用于烧伤病人暴露疗法时保暖。使用时先将支被架罩于所需部位，再盖好盖被。

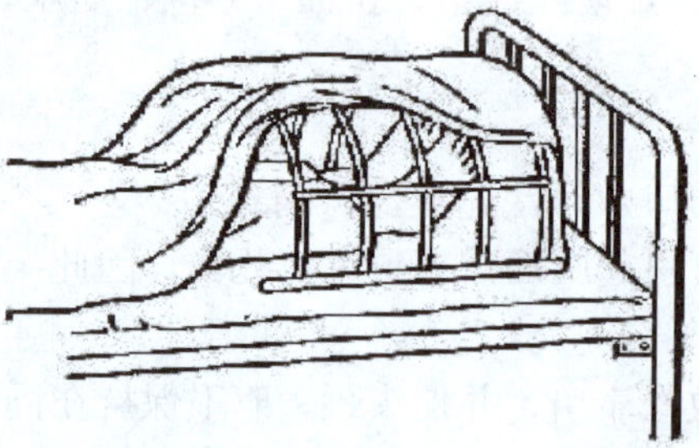

支被架

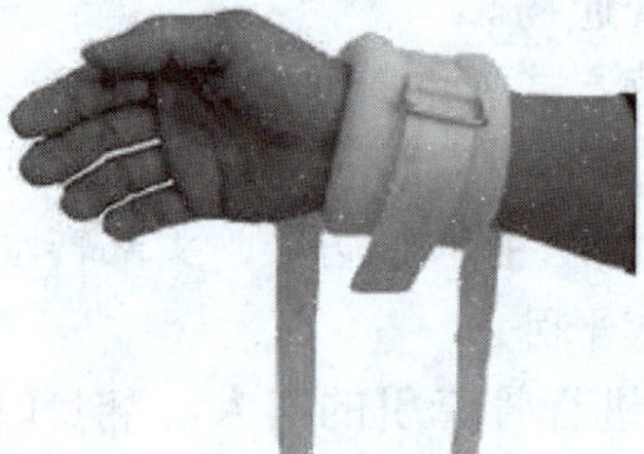

手部约束带

(三)注意事项

1.严格掌握保护具的应用指征，向病人及家属介绍保护具使用的必要性，以取得病人家属的理解，消除其心理障碍，保护病人自尊。

2. 制动性保护具只能短期使用。须定时松解约束带(一般每 2 小时松解一次)，同时注意病人肢体应处于功能位。

3. 使用约束带时，局部必须垫衬垫，松紧适宜，并经常观察局部皮肤颜色（一般每 15～30 分钟观察一次）约束部位(皮肤颜色、温度、活动度、感觉)，必要时按摩局部，以促进血液循环。

4. 记录保护具使用的原因、使用时间、观察结果、所采取的护理措施、停止使用的时间。

真题精选

患者，女，62 岁。下肢瘫痪。长期卧床并用盖被保暖。为保护双足功能，可选用的保护具是

A. 床挡　B. 宽绷带　C. 肩部约束带　D. 支被架　E. 膝部约束带

答案:D

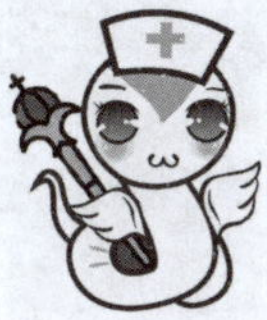

第六节 医院内感染的预防和控制

应试考点

1. 物理消毒灭菌法的种类和适应证
2. 化学消毒剂的选择
3. 无菌技术操作原则和方法
4. 隔离区域的划分
5. 隔离消毒原则
6. 隔离的种类及适应证
7. 隔离技术操作方法

一、医院内感染

(一) 概念

实际工作中，医院内感染多使用狭义的概念，即住院病人在入院时不存在、也不处于潜伏期、是在住院期间遭受病原体侵袭而引起的任何诊断明确的感染或疾病，包括在住院期间的感染和在医院内获得而在院外发生的感染。

(二) 分类

医院内感染按病原体的来源不同可分为外源性感染和内源性感染两类。

1. 外源性感染(又称交叉感染、可预防性感染)

病原体来自于病人体外，通过直接或间接的途径，传播给病人所引起的感染。

2. 内源性感染(又称自身感染、难预防性感染)

人体的健康状况不佳、免疫功能受损、正常菌群移位，以及抗生素的不合理应用，引起的机体感染。

二、清洁、消毒和灭菌

(一)概念

1. 清洁

指用物理方法清除物体表面的污垢、尘埃和有机物。

2. 消毒

指用物理或化学方法清除或杀灭除芽孢外的所有病原微生物，使其数量减少达到无害化。

3. 灭菌

指用物理或化学方法杀灭所有微生物，包括致病的和非致病的，以及细菌的芽孢。

巅峰速记法： 消毒和灭菌的区别在于是否杀死芽孢。

(二)消毒灭菌的方法

1. 物理消毒灭菌法

(1)热力消毒灭菌法：利用热力作用使微生物的蛋白质凝固变性、酶失活、细胞壁和细胞膜发生改变导致其死亡，可分为干热法和湿热法。干热法灭菌所需的温度较高，时间较长；湿热法灭菌所需温度较低，时间较短。

	燃烧法	干烤法
特点	①属于干热法。是一种简单、迅速、彻底的灭菌方法 ②无保留价值的污染物品	利用特制的烤箱，热力通过空气对流和介质传导进行灭菌，效果可靠
用途	用于金属器械及搪瓷类物品急用且无条件用其他方法消毒时，锐利刀剪除外，以免锋刃变钝	用于油剂、粉剂、玻璃器皿、金属制品、陶瓷制品等耐热、不耐湿、蒸汽或气体不能穿透的物品
方法	①金属器械可在火焰上烧灼 20 秒 ②搪瓷类容器可倒入少量 95%乙醇，慢慢转动使之分布均匀，点火燃烧至熄灭。注意燃烧时不可中途添加乙醇，同时远离易燃、易爆物品	①消毒：箱温 120～140℃，时间 10～20 分钟 ②灭菌：箱温 150℃，时间 2.5 小时；箱温 160℃，时间 2 小时；箱温 170℃，时间 1 小时；箱温 180℃，时间 30 分钟

巅峰速记法：干烤法可以用于凡士林等油类和滑石粉的灭菌，压力蒸汽灭菌法不能。玻璃器皿可以用干烤法、煮沸消毒法、压力蒸汽灭菌法，不能用燃烧法。使用煮沸消毒法时，橡胶类物品在水煮沸后放入，玻璃类物品放入冷水或温水中。

①煮沸消毒法：属于湿热法。

用途	用于耐湿、耐高温的搪瓷、金属、玻璃、橡胶类物品，不能用于外科手术器械的灭菌
方法	先将物品刷洗干净，再将其全部浸没水中，然后煮沸，水沸开始计时，5～10分钟可杀灭细菌繁殖体，15分钟可将多数细菌芽孢杀灭，热抗力极强的需更长时间（如肉毒芽胞需煮沸3小时才可杀灭）。在水中加碳酸氢钠，配成浓度为1%～2%的溶液时，沸点可达105℃，既可增强杀菌作用，又可去污防锈
注意事项	a.物品需全部浸没水中，物品盖子打开，轴结打开，空腔导管预先灌水，各种大小及形状相同的容器不能重叠 b.玻璃类物品需用纱布包裹，并放入冷水或温水中 c.橡胶类物品需用纱布包好，水沸后放入 d.中途加入其他物品，需等再次水沸后开始计时 e.高原地区气压低，沸点低，需适当延长煮沸时间，一般海拔每增高300m，煮沸时间延长2分钟 f.消毒后物品及时取出，置于无菌容器内

巅峰速记法：碳酸氢钠的作用有①1%～2%提高沸点，去污防锈。②1%～4%用于口腔真菌感染。③2%～4%用于外阴、阴道假丝酵母菌的冲洗。④2%用于鹅口疮患儿的口腔清洗。

真题精选

病人的餐具如何消毒

A.喷雾法　B.熏蒸法　C.擦拭法　D.高压蒸汽法　E.煮沸法

答案:E

②压力蒸汽灭菌法：属于湿热法。是一种临床应用最广、效果最为可靠的首选灭菌方法。

a.用途：用于耐高温、耐高压、耐潮湿的物品。

b.方法：常用的手提式压力蒸汽灭菌器、卧式压力蒸汽灭菌器、预真空压力蒸汽灭菌器。手提式压力蒸汽灭菌器：便于携带、使用方便、效果可靠，适用于基层医疗单位。

使用方法：(a)隔层内加适量水，在消毒桶内放入需灭菌的物品，加盖旋紧，直接加热或通电。(b)打开放气阀排尽锅内冷空气后关闭放气阀。(c)压力达 137kPa，温度达 126℃，保持 20～30 分钟，可达到灭菌效果。(d)关闭热源，打开排气阀，待压力降至“0”时，可慢慢打开盖子，取出物品。切忌突然打开盖子，以防冷空气大量进入，使蒸汽凝成水滴，导致物品受潮、玻璃类物品因骤然降温而发生爆裂。

卧式压力蒸汽灭菌器：其原理结构及工作参数同手提式压力蒸汽灭菌器，不同之处在于热源的供给是直接输入蒸汽，且空间较大，可一次灭菌大量物品。操作人员要求经过专业培训，并持证上岗。

预真空压力蒸汽灭菌器：工作参数：压力达 205kPa，温度达 132℃，保持 4～5 分钟即可达到灭菌效果。

c. 注意事项：(a)物品灭菌前需洗净擦干或晾干。(b)灭菌包不宜过大、过紧：卧式压力蒸汽灭菌器物品包不大于 30cm×30cm×25cm。预真空压力蒸汽灭菌器物品包不大于 30cm×30cm×50cm。(c)灭菌物品放置合理：灭菌包之间要留有空隙，以利于蒸汽进入，布类物品放在金属、搪瓷物品上面，免蒸汽遇冷凝成水滴而使包布潮湿。(d)装物品的容器应有孔，灭菌前将孔打开，灭菌后关上。(e)随时观察压力、温度情况。(f)灭菌物品干燥后方可取出。(g)定期检测灭菌效果。

d. 灭菌效果监测：(a)物理监测法是每次灭菌应连续监测并记录灭菌时的温度、压力和时间等参数，温度波动范围在 3℃以内，时间能满足最低灭菌时间要求。(b)化学监测法是应用非常普遍，利用化学指示卡或化学指示胶带颜色的改变来进行，一般在 121℃经 20 分钟或 132℃经 4 分钟即可出现颜色或性状的改变。(c)生物监测法是最可靠的监测方法。先将热耐受力较强的非致病性嗜热脂肪杆菌芽孢制成检测菌株，经灭菌后再取出培养，若全部菌片均无细菌生长则表示达到灭菌效果。

真题精选

某护士用下排式高压蒸汽灭菌锅进行灭菌，08:35am 锅内压力达到所需数值，其后一直维持在 103～137kPa，结束灭菌的正确时间是

A. 08:45am　B. 08:50am　C. 09:05am　D. 09:35am　E. 10:00am

答案:C

(2)光照消毒法（又称辐射消毒）：主要是通过紫外线的杀菌作用，使菌体蛋白发生光解、变性，导致细菌死亡。

	用途	方法
日光暴晒法	常用于床垫、毛毯、书籍、衣服等的消毒	利用日光的热、干燥、紫外线的作用来杀菌。暴晒 6 小时可达到消毒效果，中间要定时翻动

紫外线消毒法	常用于空气和物品表面的消毒	作用最强的波段为250～270nm。空气消毒:有效距离1.8～2.2m，时间30分钟；物品消毒：有效距离为25～60cm，时间20～30分钟；从灯亮后5～7分钟计时。关灯后，再开启，间歇3～4分钟
臭氧灭菌灯消毒法	主要用于空气、医院污水、诊疗用水、物品表面的消毒	使用时应关闭门窗，人员离开房间。消毒结束后30分钟方可进入
微波消毒灭菌法	常用于食品、餐饮具的消毒，医疗药品、耐热非金属材料及器械的消毒灭菌。不能用于金属物品的消毒	微波的热效应需要有一定的水分，待消毒的物品应浸入水中或用湿布包裹；被消毒的物品应为小件或不太厚
过滤除菌（层流净化）	采用生物洁净技术。用于手术室、烧伤病房、器官移植病房等	—

紫外线消毒的注意事项：环境清洁、干燥；紫外线消毒空气适宜温度：20～40℃；适宜相对湿度：40%～60%；保护眼睛和皮肤；保持灯管清洁，定期用乙醇棉球擦拭；记录使用时间，>1000h，需更换灯管；定时检测，使用中辐照射强度>70μW/cm^2。

真题精选

某护士使用臭氧灭菌灯对空气进行消毒，消毒结束后，间隔时间多久人员方可进入

A. 30分钟　B. 60分钟　C. 45分钟　D. 90分钟　E. 20分钟

答案:A

2. 化学消毒灭菌法

⑴化学消毒剂的使用原则：①待消毒的物品须先洗净、擦干。②根据不同物品的性能及各种微生物的特性，选择恰当的消毒剂。③严格掌握消毒剂的有效浓度、使用方法及消毒时间。④消毒液中一般不放置纱布、棉花等物，以免因消毒剂被吸附而降低消毒效力。⑤消毒物品应全部浸没在消毒液内，器械的轴结应打开、套盖应掀开，管腔灌满消毒液。⑥浸泡消毒的物品使用前应先用无菌生理盐水冲洗，再用无菌纱布擦干。气体消毒的物品使用前应待气体散发完，以免残留消毒剂刺激组织。⑦消毒剂应定期检测，调整浓度。进行更换，易挥发的要加盖。

(2)化学消毒剂的使用方法：①浸泡法是指常用于耐湿、不耐热的物品。②擦拭法：常用于光滑的物体表面消毒。③喷雾法：常用于空气或有空隙的物品表面消毒。④熏蒸法：常用于室内空气和不耐湿、不耐高温物品的消毒。

a. 空气消毒:将消毒剂加热或加入氧化剂进行熏蒸，按规定时间关闭门窗，消毒完毕，打开门窗通风换气。

b. 物品消毒：常用甲醛消毒箱进行消毒。

消毒剂	消毒范围	方法
2%过氧乙酸	空气消毒	每立方米 8ml，时间 30～120 分钟
纯乳酸	空气消毒	每立方米 0.12ml，加等量水，时间 30～120 分钟
福尔马林（甲醛）	物品消毒	每立方米 10～12ml，加水 20～40ml， 每 2ml 甲醛溶液中加入氧化剂高锰酸钾 1g

真题精选

某传染病区，长 5m、宽 4m、高 3m，用食醋进行室内消毒，食醋用量是

A. 300～600ml　B. 600～800ml　C. 800～1050ml

D. 1000～1200ml　E. 1300～1400ml

答案:A

⑤环氧乙烷气体密闭消毒灭菌法:环氧乙烷气体穿透力强，具有广谱杀菌作用，为灭菌剂。适用于电子仪器、光学仪器、医疗器械、化纤织物、皮毛、棉、塑料制品、书籍、一次性使用的诊疗用品等的消毒灭菌。

使用方法：环氧乙烷易燃、易爆，对人体有害，消毒灭菌需密闭进行；少量物品可用丁基橡胶袋，大量物品需使用专用的灭菌容器，消毒时间为 6 小时，操作人员需经专业培训考核合格后方能上岗。

(3)常用的化学消毒剂(消毒效力、使用方法、注意事项）。

种类	特点	消毒剂
灭菌剂	可杀灭一切微生物(包括细菌芽孢)	环氧乙烷、戊二醛、35%～40%甲醛
高效消毒剂	可杀灭一切微生物(绝大多数细菌芽孢)	高浓度的含氯消毒剂、 过氧化氢、过氧乙酸
中效消毒剂	杀灭和去除细菌芽孢以外的各种病原微生物	低浓度的含氯消毒剂、 碘酊、乙醇、碘伏
低效消毒剂	只能杀灭细菌繁殖体（分枝杆菌除外）和亲脂病毒的化学消毒剂	氯己定、苯扎溴铵

巅峰速记法： 化学消毒剂易挥发，应现配现用，定期检测。

①灭菌剂。

消毒剂	使用方法	注意事项
过氧乙酸	可采用浸泡法、擦拭法、喷洒法 a. 0.2%溶液用于皮肤消毒。b. 0.02%溶液用于黏膜冲洗消毒	对金属及织物有腐蚀性，消毒后应及时冲洗干净
戊二醛	常用浸泡法 2%戊二醛常用于浸泡不耐热的医疗器械、精密仪器，如内镜等，消毒时间60分钟。灭菌时间10小时	对碳钢类制品有腐蚀性，使用前应加入0.5%亚硝酸钠防锈

②高效消毒剂。

消毒剂	使用方法	注意事项
含氯消毒剂	常用于餐具、水、环境、疫源地等的消毒	a. 消毒液应保存在密闭容器中，放置阴凉、干燥、避光处，以减少有效氯的丧失 b. 消毒液有腐蚀性和漂白作用，不适用于金属、有色织物及油漆家具的消毒
过氧化氢	用于丙烯酸树脂制成的外科埋置物，不耐热的塑料制品、餐具、服装、饮水等消毒，以及漱口、外科冲洗伤口等。 可用浸泡法和擦拭法，3%过氧化氢消毒时间为30分钟	a. 稀释液不稳定，应现用现配 b. 对金属有腐蚀，对有色织物有漂白作用 c. 溶液有刺激性，应防止溅入眼中和皮肤、黏膜上

③中效消毒剂。

消毒剂	使用方法	注意事项
碘酊	用于注射部位、手术、创面周围等的皮肤消毒，作用1分钟后，用75%乙醇脱碘	a. 刺激性强，不能用于黏膜消毒 b. 皮肤对碘过敏者禁用 c. 对金属有腐蚀性，不能浸泡金属器械 d. 保存需加盖
碘伏	用于皮肤和黏膜等的消毒	a. 应保存在密闭容器中，置于阴凉、避光，防潮处 b. 对二价金属有腐蚀性，故不用于相应金属制品的消毒 c. 碘伏应现用现配，因其稀释后稳定性较差 d. 待消毒物品上存有大量有机物，应适当增加浓度，延长作用时间
乙醇	用于皮肤、物品表面、医疗器械的消毒	a. 乙醇易挥发，应加盖保存，并定期测定有效浓度 b. 乙醇浓度超过80%，消毒效果会降低 c. 乙醇有刺激性，不宜用于黏膜和创面的消毒 d. 乙醇易燃，应注意加盖避火保存

氯己定(洗必泰)：为低效消毒剂。用于外科洗手消毒，手术部位的皮肤消毒和

黏膜消毒等。氯己定为阳离子表面活性剂，不可在肥皂和洗衣粉等阴离子表面活性剂前、后使用和混合使用；易受有机物影响，如血、脓存在可降低杀菌效果，使用前应先进行消毒部位的清洁。

巅峰速记法

碘酊刺激性强，必须脱碘，不能用于黏膜消毒；碘伏可用于皮肤、黏膜的消毒，不需脱碘。

真题精选

血压计袖带用什么消毒？

A. 清洁剂　B. 75%的乙醇　C. 高压灭菌　D. 清水　E. 以上都对

答案:B

三、无菌技术

(一)概念

无菌技术是指在医疗护理操作过程中，保持无菌，物品不被污染，防止一切微生物侵入或传播给他人的一系列操作技术和管理方法，是预防医院内感染的一项重要的基本措施。

(二)原则

1. 环境

环境要宽敞，保持清洁，定期进行消毒。操作前半小时停止清扫及更换床单等工作，减少走动，避免尘土飞扬。

2. 操作

首先要明确无菌区和非无菌区。

(1)操作手要面向无菌区；身体与无菌区保持一定距离；手臂保持在腰部水平以上或操作台面以上；不跨越无菌区；不触及无菌物品；不能面对无菌区说话、咳嗽、打喷嚏。

(2)取用无菌物品须使用无菌持物钳（镊）；无菌物品一经取出，即使未用，也不得放回无菌容器；无菌物品在空气中不得暴露过久；无菌物品疑有或已有污染时不可再用，应予以更换或重新灭菌。一套无菌物品仅供一位病人使用，以防交叉感染。

3. 物品管理

无菌物品与非无菌物品须分别放置，且有明显标志；无菌物品须存放在无菌包或无菌容器中，不可暴露在空气中。无菌包或无菌容器外须标明物品名称及灭菌日期，存放在清洁、干燥、固定的地方，并按失效期先后顺序排放。定期检查无菌物品保存情况，在未被污染的情况下，有效期 7 天，一旦过期或受潮须重新灭菌。

真题精选

经过高压灭菌的无菌包，在未被污染的情况下有效期为

A. 2h　B. 4h　C. 12h　D. 24h　E. 7 天

答案:E

(三)无菌技术基本操作法

1. 无菌持物钳

无菌持物钳（镊）的种类：临床常用的有卵圆钳、三叉钳和长、短镊子。

存放	消毒液液面需浸没无菌持物钳轴节以上 2～3cm 或镊子 1/2 处。容器底部应垫无菌纱布。每个容器内只能放置一把无菌持物钳
使用方法	①取出：移钳至容器中央并使前端闭合，（垂直取放）保持前端向下取出无菌持物钳，并在容器上方滴尽消毒液再使用。无菌持物钳前端不可触及容器口边缘及消毒液液面以上的容器内壁 ②使用：始终保持无菌持物钳前端向下，不可倒转向上
注意事项	①无菌持物钳只能用于夹取无菌物品，不能夹取油纱布或进行换药、消毒等操作 ②取放无菌持物钳（镊）时，手指不可触摸其浸泡部位 ③取远处无菌物品，应将无菌持物钳（镊）放入容器内一同搬移使用 ④无菌持物钳（镊）及其容器应定期消毒。浸泡存放时，一般病房每周更换一次，使用频率较高（手术室、门诊换药室）的区域，应每日更换一次。干燥存放应每 4 小时更换一次

2. 无菌容器的使用法

(1)无菌容器的种类：常用的无菌容器有无菌盒、罐、贮槽等。

(2)无菌容器的使用及注意事项：①查对：检查无菌物品的名称及有效期。②打开盖：手持无菌容器盖的外面打开盖，手不可触及其盖的内面。如放置在桌面上，盖的内面应朝上。③移动无菌容器时，应托住容器底部，手不可触及无菌容器内边缘。④无菌物品一经从无菌容器中取出，虽未使用，也不可再放回无菌容器内。⑤无菌容器应定期灭菌，一般每周一次。

3. 无菌溶液取用法

操作要点	①检查：取无菌溶液瓶，核对标签（药名、剂量、浓度、有效期） ②倒液：一手持溶液瓶，瓶签朝向掌心，先倒少量溶液旋转冲洗瓶口，再由原处倒出溶液至无菌容器中 ③盖瓶塞：倒出液体后，应立即塞好瓶塞、消毒、翻转盖好，注明开盖日期及时间，24 小时内可再使用

注意事项	倒溶液时，溶液瓶应与无菌容器保持一定距离，不可触及无菌容器；也不可将无菌敷料或非无菌物品堵塞瓶口倒液，或伸入无菌瓶内蘸取溶液

真题精选

取无菌溶液 300ml,操作正确的是

A.拿无菌溶液瓶标签朝下　B.用无菌纱布包裹瓶口倾倒溶液

C.拿无菌纱布填塞瓶口　D.倾倒前要用少量无菌溶液清洗瓶口

E.用过的无菌溶液不用标注开瓶日期和时间

答案:D

4.无菌包的使用法

注明开包日期及时间，有效期为 24 小时。

5.铺无菌盘法的操作要点

(1)将无菌治疗巾双折铺于治疗盘上。再手持无菌治疗巾上层下边两外面角，向上呈扇形折叠，内面向外。

(2)手持无菌治疗巾的外面覆盖上层无菌巾，使上、下层边缘对齐，开口侧边缘向上反折。4h 内有效。

6.无菌手套的使用

操作要在腰或操作台面以上水平进行。

(1)未戴手套的手不可触及手套的外面。已戴手套的手不可接触未戴手套的手及手套的内面。

(2)发现手套破损或不慎被污染，应立即更换。

(3)不可用力强拉手套边缘或手指部分，以免损坏。

(4)脱手套时应冲净其上的脓血，再自手套口往下翻转脱下。

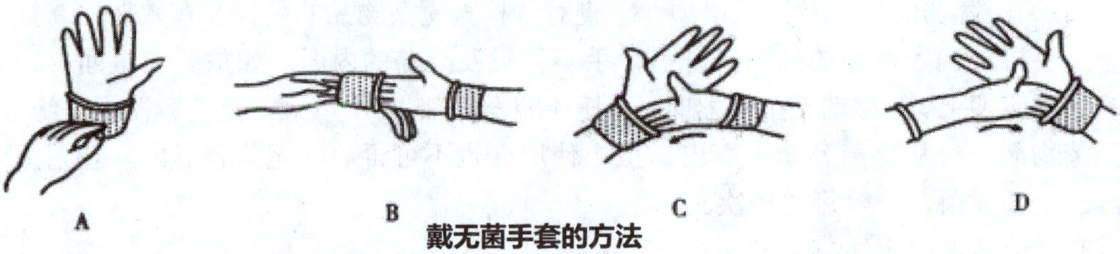

戴无菌手套的方法

巅峰速记法：一次性口罩、无菌盘 4 小时有效；无菌溶液、无菌包、无菌容器打开后 24 小时有效；消毒后无菌物品 7 天有效。

真题精选

干燥法存放无菌持物钳的有效期一般为

A. 4h　B. 24h　C. 3天　D. 5天　E. 7天

答案:A

四、隔离技术

(一)概念

隔离是将传染源传播者和高度易感人群安置在指定地点和特殊环境中，暂时避免和周围人群接触，对前者采取传染源隔离，防止传染病病原体向外传播，对后者采取保护性隔离，保护高度易感人群免受感染。

(二)隔离区域的划分

1. 凡未确诊、发生混合感染、有强烈的传染性及危重病人，应住单间隔离。

2. 隔离区域的划分。隔离区域按传染病人所接触的环境可划分为清洁区、半污染区和污染区。

清洁区	凡未被病原微生物污染的区域称为清洁区，更衣室、配膳室、值班室、库房
半污染区	凡有可能被病原微生物污染的区域称为半污染区，医护办公室、化验室、治疗室、病区内走廊
污染区	凡病人直接接触或间接接触，被病原微生物污染的区域称为污染区，病人的病室、厕所、浴室

巅峰速记法：治疗室在以前的教材中划分为清洁区，新版教材划分为半污染区，考试按新标准，同学们做题时注意更改。传染病区走廊分为外走廊和内走廊，外走廊是污染区，内走廊是半污染区。

真题精选

传染病区内属于半污染区的是

A. 病室　B. 处置室　C. 护士站　D. 值班室　E. 配餐室

答案:C

(三)隔离消毒原则

隔离分类	操作要点
一般消毒隔离	①根据隔离种类，病室门口和病床应悬挂隔离标志。门口备有浸消毒液的脚垫、泡手的消毒液、挂隔离衣用的悬挂架或立柜 ②病室及空气每日须用紫外线照射消毒一次，或用消毒液喷洒消毒。每日晨间用消

	毒液擦拭病床及床旁桌椅 ③污染物品不得放于清洁区内，任何污染物品必须先经过消毒后再处理 ④病人的传染性分泌物经三次培养，结果均为阴性或确已度过隔离期，经医生开出医嘱方可解除隔离
终末消毒隔离	①病人的终末消毒处理：病人出院或转科前须经过沐浴，更换清洁衣服方可离开。个人用物须经消毒处理后才能带出。死亡的病人，需用消毒液擦拭尸体，并用消毒液浸湿的棉球填塞口、鼻、耳、肛门、阴道，伤口更换敷料，并用一次性尸单包裹，送太平间 ②病人床单位的终末消毒：将被服放入污衣袋，注明隔离用物，先消毒再清洗

(四)隔离种类及适应证

1. 严密隔离

严密隔离适用于鼠疫、霍乱、非典型肺炎等传染病。

2. 呼吸道隔离

呼吸道隔离适用于麻疹、白喉、百日咳、流行性脑脊髓膜炎、肺结核等。

3. 消化道隔离

消化道隔离适用于甲型、戊型病毒性肝炎、伤寒、细菌性痢疾。

4. 接触隔离

接触隔离适用于破伤风、炭疽、狂犬病。

5. 血液、体液隔离

血液、体液隔离适用于乙型、丙型、丁型肝炎及艾滋病等。

6. 昆虫隔离

昆虫隔离适用于流行性乙型脑炎、疟疾、斑疹伤寒等。

7. 保护性隔离(反向隔离)

保护性隔离(反向隔离)适用于大面积烧伤、早产儿、白血病及脏器移植、免疫缺陷的病人等。

(五)隔离技术操作法

1. 口罩的使用方法

(1)口罩摘下后，将污染面向内折叠，放入小袋内，再放入衣服口袋内，不能挂在胸前反复使用。

(2)口罩应勤换洗，潮湿应立即更换。若接触严密隔离的病人，应每次更换。使用一次性口罩不得超过 4 小时。

2. 手的清洁与消毒

洗手是重要的隔离预防技术之一，可有效地避免传染和交叉传染，避免污染无菌物品及清洁物品，是保护病人及医护人员的重要措施。

(1)洗手：按“七步洗手法”，持续时间不少于 15 秒。操作步骤为第一步：洗手掌 ，流水湿润双手，涂抹洗手液（或肥皂），掌心相对，手指并拢相互揉搓。第二步（外）：洗背侧指缝，手心对手背沿指缝相互揉搓，双手交换进行。第三步（夹）：洗掌侧指缝，掌心相对，双手交叉沿指缝相互揉搓。第四步（弓）：洗指背，弯曲各手指关节，半握拳把指背放在另一手掌心旋转揉搓，双手交换进行。第五步（大）：洗拇指，一手握另一手大拇指旋转揉搓，双手交换进行。第六步（立）：洗指尖，弯曲各手指关节，把指尖合拢在另一手掌心旋转揉搓，双手交换进行。第七步（腕）：洗手腕、手臂，揉搓手腕、手臂，双手交换进行。

(2)消毒手：医护人员在完成操作后，应进行手的消毒。①顺序：前臂、腕关节、手背、手掌、指缝及指甲处顺序仔细刷洗，每只手刷30秒，用流动水冲净，再重复一遍。共刷2分钟。②注意事项：a.刷手范围应超过被污染的范围；b.流动水冲洗时，腕部应低于肘部，使污水流向指尖，防止水流入衣袖，并避免弄湿工作服；c.刷手完毕，刷子要放回治疗碗内。

巅峰速记法：传染病区工作人员刷手顺序：从前臂到指尖，冲洗时腕部低于肘部；手术前刷手顺序：从指尖到手腕、肘部、前臂，冲洗时肘部低于腕部。

3.穿脱隔离衣的注意事项

(1)穿隔离衣前，应将操作中所需一切用物备齐。

(2)保持隔离衣内面及领部清洁，系领口时衣袖勿触及面部、衣领及工作帽。

(3)穿隔离衣后，不得进入清洁区，只能在规定区域内活动。

(4)隔离衣应每天更换一次。如有潮湿或被污染时，立即更换。

(5)挂隔离衣时，应注意半污染区和污染区的区别。挂在半污染区，隔离衣的清洁面向外，不得露出污染面；如挂在污染区，则污染面朝外，不得露出清洁面。

4.避污纸的使用

避污纸为备用的清洁纸片。使用避污纸拿取物品或做简单隔离操作，可保持双手或物品不被污染，以省略消毒手续。使用避污纸时，应从上面抓取，不可掀页撕取。用后应放进污物桶内，以便集中焚烧处理。

真题精选

患者，男，62岁。以霍乱收治入院，护士在向患者及家属做入院指导时，错误的内容是

A.患者不能走出病室　B.双休日家属可探视　C.剩饭需煮沸后倾倒

D.排泄物需严格消毒　E.通向走廊的门窗需关闭

答案:B

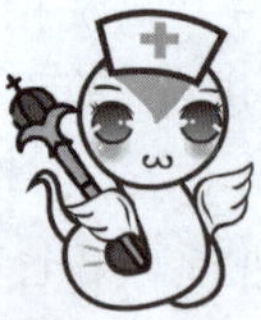

第七节 病人的清洁护理

应试考点

1. 口腔护理的目的、操作方法及注意事项
2. 漱口液的选择
3. 皮肤护理的操作方法及注意事项
4. 压疮的分期、临床表现及护理措施
5. 早晨和晚间护理的内容

一、口腔护理

口腔护理适用于高热、昏迷、禁食、鼻饲、口腔有疾患、大手术后及其他生活不能自理的病人。

(一)目的

1. 保持口腔清洁、湿润，使病人舒适，预防口腔感染等并发症。

2. 防止口臭、口垢，增进食欲，保持口腔正常功能。

3. 观察口腔黏膜、舌苔的变化，以及有无特殊口腔气味，以提供病情观察的动态信息。

(二)常用漱口溶液

口腔 pH 值	漱口溶液	作用
中性	0.90%氯化钠溶液	清洁口腔，预防感染
	朵贝尔溶液（复方硼酸溶液）	轻微抑菌，消除口臭
	0.02%呋喃西林溶液	清洁口腔，有广谱抗菌作用
偏酸性	1%～3%过氧化氢溶液	防腐、防臭，适用于口腔感染有溃烂、坏死组织者
	1%～4%碳酸氢钠溶液	属碱性药剂，用于**真菌感染**
偏碱性	2%～3%硼酸溶液	属酸性防腐剂，可改变细菌的酸碱平衡，起抑菌作用
	0.1%醋酸溶液	用于铜绿假单胞菌感染时

●**巅峰速记法：**考题若涉及真菌感染，题干中一般会提示患者长期服用抗生素，口腔黏膜有白斑等。

真题精选

患者，女性，55 岁。因慢性支气管炎合并铜绿假单胞菌感染入院，患者高热，精神差，疲乏无力，护士为患者做特殊口腔护理时应选用的漱口液是

A. 0.9%氯化钠　B. 0.1%醋酸溶液　C. 0.2%呋喃西林

D. 1%～3%过氧化氢　E. 1%～4%碳酸氢钠

答案:B

(三)操作方法

1. 嘱病人咬合上、下齿，用压舌板轻轻撑开一侧颊部，用弯钳夹夹紧含有漱口液的棉球，拧干后，弧形擦洗一侧颊部，再沿牙缝纵向由上至下，由臼齿至门齿，擦洗左侧外面。同法擦洗右侧外面。

2. 嘱病人张口，依次擦洗牙齿左上内侧面、左上咬合面、左下内侧面、左下咬合面。同法擦洗右侧。再擦洗上腭及舌面、舌下，勿触及咽部，以免引起恶心。每擦洗一个部位，更换 1 个湿棉球。

3. 对神志不清者可用止血钳夹紧 1 块纱布，蘸生理盐水或其他漱口液，拧至半干，按口腔护理的顺序操作，以代替用棉球擦洗法。

(四)注意事项

1. 擦洗时动作要轻,以免损伤口腔黏膜，特别是对凝血功能较差的病人。

2. 昏迷病人禁忌漱口,需用开口器，应从臼齿处放入，对牙关紧闭者不可用暴力使其开口。擦洗时棉球不宜过湿，以防溶液误吸入呼吸道。棉球要用止血钳夹紧，每次 1 个，防止遗留在口腔，必要时要清点棉球数量。

真题精选

昏迷病人进行口腔护理时不需准备的是

A. 漱口盘　B. 手电筒　C. 棉球　D. 开口器　E. 吸水管

答案:E

3. 传染病病人用物须按消毒隔离原则处理。

4. 长期应用抗生素者，应观察口腔黏膜有无真菌感染。

5. 对活动义齿应先取下，用牙刷刷洗义齿的各表面，用冷水冲洗干净,待病人漱口后再戴上。暂时不用的义齿，可浸于冷水杯中备用，每日更换一次清水。不可将义齿泡在热水或乙醇内，以免义齿变色、变形和老化。

真题精选

患者，男，46岁。该患者因脑出血处于昏迷状态，护士为其行口腔护理时，张口器放入的正确位置是

A.侧切齿　B.臼齿　C.门齿　D.尖齿　E.正切齿

答案:B

二、头发护理

(一)床上洗头

洗头时，调节室温在24℃左右，水温略高于体温，以不超过40℃为宜。如遇有头发打结时，可用30%乙醇湿润后再小心梳顺。

(二)常用灭虱药液

30%含酸百部酊配制：百部30g，加50%乙醇100ml，再加入纯乙酸1ml盖严，静置48小时即可。女性病人应将头发剪短后再行灭虱。剪下的头发，可用纸包好烧毁，以便彻底灭虱。更换床上被服、病人衣裤，并放入布口袋内扎紧，做灭菌处理，按隔离原则进行消毒处理。

三、皮肤护理

(一)淋浴和盆浴

1.操作方法

调节室温到22℃以上，水温以皮肤温度为准，夏季可略低于体温，冬季可略高于体温。浴室不宜闩门，可在门外挂牌示意，以便发生意外时能及时进入。

2.注意事项

(1)饭后1小时以上才能进行沐浴，以免影响消化。

(2)防止病人滑倒、受凉、晕厥、烫伤等意外情况发生。

(3)妊娠7个月以上的孕妇禁用盆浴，衰弱、创伤、患心脏病需卧床的病人，不宜淋浴和盆浴。

(4)传染病人沐浴，应根据病种、病情按隔离原则进行。

(二)床上擦浴的操作方法

1.水温调节。按照季节和个人习惯调节水温。

2.擦洗方法。先用小毛巾涂浴皂擦洗，再用湿毛巾擦净皂液，然后用清洗后的毛巾擦洗，最后用浴巾边按摩边擦干。

3.擦洗顺序。(1)为病人洗脸、颈部：将毛巾缠于手上，依次擦洗眼、额、面颊部、鼻翼、人中、耳后、下颌直至颈部。(2)清洗上肢和胸腹部：为病人脱下衣服（先脱近侧，后脱远侧；有外伤则先脱健肢，后脱患肢），在擦洗部位下面铺上大毛巾，按顺序擦洗两上肢和胸腹部。协助病人侧卧清洗双手。(3)擦洗颈、背、臀部：协助病人侧卧，背向护士，依次擦洗后颈、背部及臀部，并用50%乙醇按摩

背部及受压部位；协助病人穿上清洁衣服（先穿远侧，再穿近侧；先穿患肢，再穿健肢）。(4)擦洗双下肢、踝部，清洗双足。(5)擦洗会阴部。

4.酌情在骨骼隆突部位用50%乙醇按摩，预防压疮的发生。需要时修剪指（趾）甲、梳头。

5.如病人出现寒战、面色苍白等变化，应立即停止擦洗，给予适当处理。

巅峰速记法：20%～30%乙醇：急性肺水肿时湿化给氧；30%乙醇：湿润、松解头发缠结；50%乙醇：皮肤按摩；75%乙醇：皮内注射、预防接种皮肤消毒；95%乙醇：燃烧法消毒和静脉炎湿敷。

真题精选

患者男，65岁，左下肢膝关节位置换术后，护士给其擦浴。擦浴程序错误的是

A.关好门窗，调节室温　B.先擦上身再下身　C.脱衣时，先健侧再患侧

D.穿衣时，先健侧再患侧　E.保护自尊，注意遮挡

答案:D

四、压疮的预防及护理

(一)压疮发生的原因

1.力学因素

(1)压力：垂直压力是造成压疮的最主要因素。多见于长时间不改变体位者。

(2)剪切力：剪切力是两层组织相邻表面间的滑行，产生进行性地相对移动所引起的、由摩擦力和压力相加而成。剪切力与体位的关系极为密切。

2.理化因素刺激皮肤经常受潮湿、摩擦、排泄物等理化因素的刺激。

3.全身营养不良或水肿营养不良是导致压疮的内因。

4.受限制的病人使用石膏绷带、夹板及牵引时，松紧不适，衬垫不当，均可致局部组织血液循环障碍，导致组织缺血坏死。

(二)压疮的好发部位

1.仰卧位最常发生于骶尾部。

2.坐位易发生于坐骨结节处。

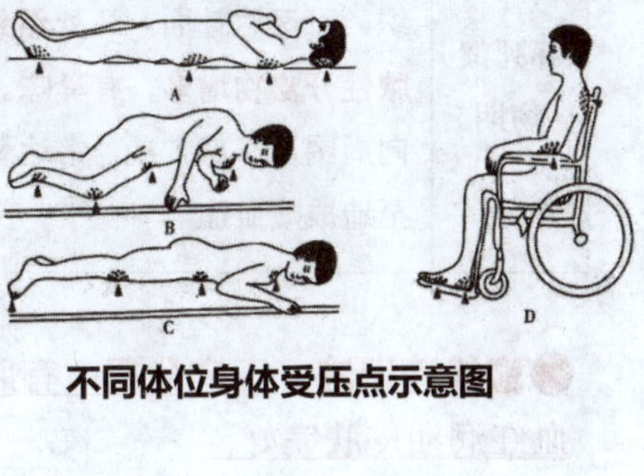

不同体位身体受压点示意图

真题精选

某患者因脑出血已在家卧床 2 个月，大小便失禁，不能自行翻身，近日骶尾部皮肤出现红肿，压之不褪色。为预防患者发生其他并发症，应着重指导家属学会的护理技术是

A. 更换敷料　B. 测量血压　C. 被动运动　D. 鼻饲营养　E. 皮下注射

答案:C

(三)压疮的分期及临床表现★★★★★

根据压疮的发展过程及轻重程度不同，可分为四期。

分期	皮肤特点	护理措施
淤血红润期	皮肤出现红、肿、热、麻木或触痛，但皮肤表面无破损，为可逆性改变	此期应及时去除病因，增加翻身次数，保持局部清洁、干燥，促进局部血液循环，改善全身营养状况
炎性浸润期	皮肤的表皮层、真皮层或二者发生损伤或坏死，受压皮肤表面颜色转为紫红，皮下产生硬结，表皮出现水疱。水疱极易破溃，显露出潮湿红润的创面，病人感觉疼痛	保护皮肤，避免感染。除继续加强上述措施外，对未破的小水疱可用无菌纱布包扎，并减少摩擦，预防感染，促进其自行吸收；大水疱应先消毒局部皮肤，再用无菌注射器抽出水疱内液体(不可剪去表皮)，表面涂以消毒液，并用无菌敷料包扎
浅度溃疡期	全层皮肤破坏，可深及皮下组织和深层组织，表皮水泡逐渐扩大、破溃，真皮层有黄色渗出物，感染后表面有脓液覆盖，致使浅层组织坏死，形成溃疡，疼痛加重	鹅颈灯照射，鸡蛋内膜、纤维蛋白膜等贴于创面
坏死溃疡期	坏死组织侵入真皮下层和深层组织，可深达骨面，坏死组织发黑，脓性分泌物增多，有臭味。感染可向周围及深部扩展，常达骨骼，甚至造成败血症	生理盐水、0.02%呋喃西林或 1∶5000 高锰酸钾等溶液冲洗创面（溃疡较深者：3%过氧化氢溶液），用碘伏涂擦创面。药物外敷，植皮手术。对大面积、深达骨质的压疮，上述治疗不理想时，可采用外科治疗，加速压疮愈合，缩短病程，减轻痛苦，提高治愈率

巅峰速记法：压疮分期：有脓液流出是溃疡期，有硬结、水疱是炎性浸润期，淤血红润期皮肤完好。

(四)压疮的预防

控制压疮发生的关键是预防，预防压疮的关键是去除病因。因此，要做到“七

勤”，即勤观察、勤翻身、勤擦洗、勤按摩、勤整理、勤更换、勤交班。

1. 避免局部组织长期受压

(1)鼓励和协助长期卧床的病人经常更换体位：一般每 2 小时翻身一次，必要时每 1 小时翻身一次，建立床头翻身记录卡。翻身时应尽量将病人身体抬起，避免拖、拉、推等动作，以防擦伤皮肤。

(2)保护骨隆突处和支持身体空隙处：病人体位安置妥当后，可在身体空隙处垫软枕或海绵垫，有条件时，可使用喷气式气垫、交替充气式床垫、水褥、羊皮垫、翻身床等。对易受压部位，必要时可用支被架抬高被毯，以避免局部受压。

2. 避免局部理化因素的刺激

保持皮肤干燥，不可让病人直接卧于橡胶单上。小儿要勤更换尿布。

3. 促进局部血液循环

定时用 50%乙醇进行局部或全背按摩，骶尾部开始，沿脊柱旁向上按摩(力量要足够刺激肌肉组织)，以手掌大、小鱼际肌紧贴病人皮肤，作压力均匀的环形按摩达到促进血液循环，改善局部营养，增强皮肤抵抗力的目的。

4. 改善营养状况

根据病情给予高蛋白、高维生素膳食，以增强机体抵抗力及组织修复能力。适当补充矿物质，如口服硫酸锌，促进慢性溃疡的愈合。

真题精选

患者，男性，78 岁。护士为病人进行擦浴后，给予 50%乙醇按摩。该护士向患者解释其目的是

A. 消毒皮肤　B. 促进血液循环　C. 营养皮肤　D. 清洁皮肤　E. 降低局部温度

正确：B

五、晨晚间护理

(一)晨间护理

一般在清晨诊疗工作前完成。

1. 目的

(1)使病人清洁舒适，预防压疮及肺炎等并发症。

(2)保持病室及病床整洁、舒适、美观。

(3)观察和了解病情，为制定护理诊断、治疗、和措施提供依据。

(4)进行心理护理及卫生宣传，满足病人的身心需要。

2. 护理内容

(1)协助患者排便，留取标本，更换引流瓶。

(2)协助患者进行口腔护理、洗脸、洗手，帮助病人梳头，协助病人翻身，检查

皮肤受压情况，擦洗，并用50%乙醇按摩背部。

(3)整理病室和床单位，开窗通风。

(4)注意观察病情，了解病人夜间睡眠状态，并进行心理护理，开展健康教育。

(二)晚间护理

晚间护理一般在晚饭后睡觉前完成。

1.目的

(1)确保病室安静、清洁，为患者创造良好的夜间睡眠条件，促进患者入睡。

(2)观察和了解病情变化，满足患者身心需要，促进护患沟通。

(3)预防压疮的发生。

2.护理内容

(1)协助患者排便，进行口腔护理，洗脸。洗手，帮助病人梳头，热水泡脚，清洁会阴部。

(2)检查皮肤受压情况，擦洗，并用50%乙醇按摩背部，协助病人翻身，安置舒适卧位。

(3)整理床单位，创造良好的睡眠环境。

(4)巡视病房，注意观察病情。

真题精选

护士进行晨间护理的内容不包括

A.协助患者进行口腔护理　B.整理床单位　C.必要时更换衣服

D.发放口服药物　E.必要时给予吸痰

答案:D

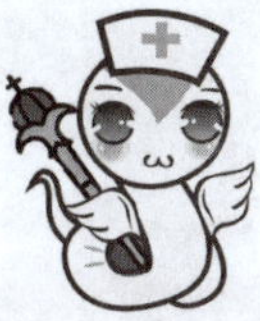

第八节 生命体征的评估

应试考点

1. 体温的正常值
2. 发热的分度
3. 常见的热型
4. 高热的护理
5. 异常脉搏及其表现
6. 异常呼吸及其表现
7. 血压的测量方法

一、体温的评估及护理

(一)体温的评估

1. 体温的产生与生理调节

(1)体温的产生：体温是物质代谢的产物，是人体新陈代谢和骨骼肌运动过程中不断产生热能的结果。保持相对恒定的体温，是保证机体新陈代谢和正常生命活动的重要条件。

(2)体温的生理调节：正常人的体温是相对恒定的，它通过大脑与丘脑下部的体温调节中枢的调节和神经体液的作用，使产热和散热保持动态平衡。

(3)散热方式：

方式	定义	示例
传导散热	是指机体的热量传到另一个同他直接接触且温度较低的物体的一种散热方式	高热时用冰袋、冰帽等降温
对流散热	是指通过气体或液体的流动来交换热量的一种散热方式	电风扇降温
蒸发散热	水分从液态变为气态，同时带走大量热量的一种散热方式。蒸发散热的量受环境温度和湿度影响	酒精擦浴降温
辐射散热	是指热由一个物体表面通过电磁波的形式传到另一个与之不接触的物体表面的散热方式。在安静状态下及低温环境中，辐射是主要的散热方式	由身体辐射所散射出的热量与辐射面积的大小成正比

真题精选

影响人体蒸发散热的最主要因素是

A. 环境湿度多大　B. 环境温度高　C. 汗腺发育障碍

D. 空气对流差　　E. 体温调节中枢功能紊乱

答案:B

2. 正常体温及生理性变化

(1)正常体温:口腔舌下温度为37℃(范围在36.3～37.2℃),直肠温度37.5℃(范围在36.5～37.7℃),腋下温度36.5℃(范围在36.0～37.0℃)。

巅峰速记法: 以口腔温度为标准,直肠温度比其高0.5℃,腋下温度比其低0.5℃。

真题精选

患者,女,28岁。上呼吸道感染,T39.6℃,P120次/分,R24次/分,BP110/70mmHg。医嘱给予口服磺胺药

1. 该患者的体温属于

A. 正常　B. 中度热　C. 低热　D. 高热　E. 超高热

答案:D

2. 对患者的给药指导,正确的是

A. 服药后加盖棉被　B. 服药后立即测体温　C. 服药后多喝水

D. 用茶水送服　　　E. 宜饭前服用

答案:C

(2)理性变化。

影响因素	变化特点
年龄	新生儿因为体温调节中枢发育尚未完善,体温易受环境温度的影响而发生波动。儿童基础代谢率高,体温可略高于成人。老年人由于基础代谢率低,故体温偏低
性别	女性在月经前期和妊娠早期,体温可轻度升高,而排卵期较低,排卵后体温升高,这与体内孕激素水平周期性变化有关,孕激素具有升高体温的作用
昼夜	一般早上2～6时体温最低,下午1～6时体温最高,但变化范围不大,在0.5～1℃之间
其他	情绪激动、精神紧张、进食均可使体温略有升高。而安静、睡眠、饥饿等可使体温略有下降

3. 异常体温

发热指机体在致热原作用下，使体温调节中枢的调定点上移而引起的调节性体温升高。根据引起发热的原因可分为感染性发热和非感染性发热，其中感染性发热临床上最常见。

(1) 发热程度：以口腔温度为标准，发热程度可划分为：①低热：体温 37.3～38.0℃。②中等热：体温 38.1～39.0℃。③高热：体温 39.1～41℃。④超高热：体温在 41℃以上。

(2) 发热的过程：发热的临床过程可分为以下三个阶段。

	体温上升期	高热持续期	退热期
生理特点	产热大于散热	产热和散热在较高水平，保持平衡	散热大于产热
寒战	常有	无	无
皮肤	皮肤苍白，干燥无汗	面色潮红、皮肤灼热、口唇干燥、呼吸脉搏加快	大量出汗、皮肤潮湿，易出现虚脱或休克
体温变化方式	骤升型：见于肺炎球菌肺炎、疟疾 渐升型：见于伤寒	–	骤退型：见于肺炎球菌肺炎、疟疾 渐退型：见于伤寒

(3) 热型★★★★★

①稽留热：体温持续升高达 40.0℃左右，持续数天或数周，24 小时波动范围不超过 1℃。常见于伤寒、肺炎球菌性肺炎等。

巅峰速记法： 求（肺炎球菌性肺炎）商（伤寒）机（稽留热）。

②弛张热：体温在 39.0℃以上，但波动幅度大，24 小时内体温差在 1℃以上，最低体温仍超过正常水平。常见于败血症、风湿热、化脓性疾病等。

巅峰速记法： 白（败血症）吃（弛张热）白喝。

③间歇热：高热与正常体温交替出现，发热时体温骤升在 39℃以上，持续数小时或更长，然后很快下降至正常，经数小时、数天的间歇后，又再次发作。常见于疟疾等。

巅峰速记法： 见（间歇热）机（疟疾）行事。

④不规则热：体温在 24 小时内变化不规则，持续时间不定。常见于流行性感冒、肿瘤性发热等。

●**巅峰速记法：**肿瘤、感冒的发生本身就不规则，所以发热也不规则。

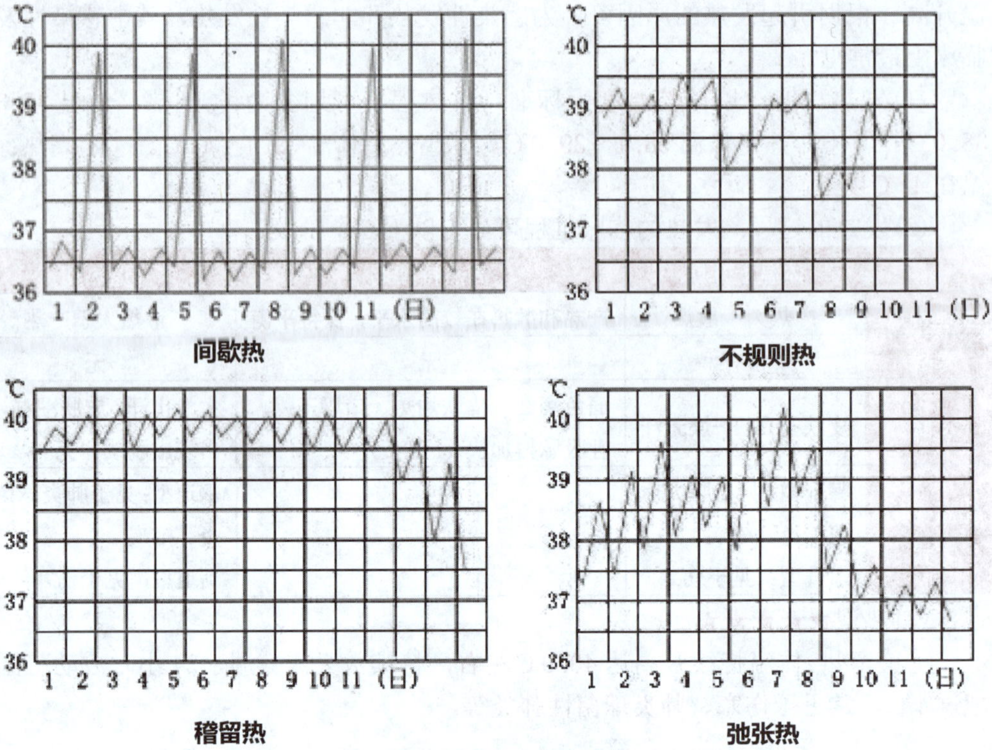

几种常见的发热热型

(4)体温过高病人的护理：①密切观察病情是指观察生命体征，定时测体温。一般每日测量4次，高热时应每4小时测量一次，待体温恢复正常3天后，改为每日1～2次。②物理降温是指体温超过39.0℃，选用局部冷疗，可采用冷毛巾、冰袋、化学制冷袋，通过传导方式散热；体温超过39.5℃时，选用全身冷疗，可采用乙醇拭浴、温水拭浴的方式达到降温的目的。行药物或物理降温半小时后，应测量体温，并做好记录及交班。③补充营养和水分是指给予病人高热量、高蛋白、高维生素、易消化的流质或半流质饮食，鼓励病人少量多餐。鼓励病人多饮水。

(5)体温过低病人的护理：①概念是体温在35.0℃以下称为体温过低。常见于早产儿和全身衰竭的重症病人。②临床表现为躁动、嗜睡，甚至昏迷，心跳呼吸减慢、血压降低、皮肤苍白、四肢冰冷。③护理为保暖、提高室温，密切观察病情及生命体征变化。

真题精选

患者，男性，18 岁。淋雨后感冒，1 天后出现寒战、高热，痰液为铁锈色，诊断为肺炎链球菌肺炎，体温持续在 39～40℃，患者的热型呈

A. 张弛热　B. 间歇热　C. 回归热　D. 稽留热　E. 波状热

答案:D

(二)测量体温的方法

1. 测量方法

测量前，检查体温计是否完好，水银柱是否在 35℃以下，体温计取出后，用消毒纱布擦净，准确读数。将体温计水银柱甩至 35℃以下，放到消毒液容器内消毒。

腋下测温法	擦干腋窝汗液，屈臂过胸夹紧，10 分钟后取出
口腔测温法	将水银端斜放于舌下热窝，即舌系带两侧，3 分钟后取出
直肠测温法	病人侧卧、俯卧或屈膝仰卧位，插入肛门 3～4cm，3 分钟后取出

2. 注意事项

(1)根据病人病情选择合适的测量体温的方法。

不宜测口腔温度	婴幼儿、精神异常、昏迷、口鼻腔手术以及呼吸困难、不能合作的病人
不宜测腋窝温度	消瘦不能夹紧体温计、腋下多汗，以及腋下有炎症、创伤或手术的病人
不宜测直肠温度	直肠或肛门手术、腹泻，以及心肌梗死的病人

真题精选

可以测口温的病人

A. 昏迷　B. 痔疮术后　C. 精神病　D. 抽搐　E. 口鼻腔手术病人

答案:B

服用布洛芬后多长时间测一次体温

A. 半小时后　B. 一小时后　C. 二小时后　D. 三小时后　E. 四小时后

答案:A

(2)病人进食，饮水。或进行蒸汽吸入、面颊冷热敷等，应间隔 30 分钟后测口腔温度；腋窝局部冷、热敷，应间隔 30 分钟再测量腋温；灌肠、坐浴后应间隔 30 分钟，方可经直肠测温。

(3)测口温时，当病人不慎咬破体温计时，应立即清除玻璃碎屑，以免损伤唇、舌、口腔、食管及胃肠道的黏膜；再口服牛奶或蛋清以延缓汞的吸收；在病情允许的情况下，可服大量粗纤维食物，以加速汞的排出。

(4)如发现体温与病情不相符合，应守在病人身旁重新测量，必要时可同时测口温和肛温作对照。

真题精选

患者，女，58岁。在测量口腔温度时，体温计不慎破裂，护士首先采取的措施是
A.牛奶　　B.清理口腔玻璃碎片　　C.用生理盐水洗胃
D.嘱患者进食粗纤维食物排除　　E.检查体温计破损程度
答案:B

●**巅峰速记法：**应在安静状态下为患者测量体温、脉搏、呼吸，若测量前有剧烈运动、进食或行其他的操作，应隔30分钟后再测量。

(三)水银体温计的清洁、消毒和检查法

1.水银体温计的清洁、消毒

(1)消毒液：常用的有70%～75%乙醇、1%过氧乙酸、1%消毒灵等。

(2)方法：①水银体温计使用后，全部浸泡于消毒容器内，5分钟后取出，用冷开水冲洗后，将体温计的水银柱甩至35℃以下，再放入另一盛有消毒液的容器内浸泡，30分钟后取出，用冷开水冲洗，擦干后存放于清洁的容器内备用。②口表、腋表、肛表应分别消毒、清洗与存放。③消毒液和冷开水必须每日更换，盛放的容器应每周消毒一次。

2.水银体温计的检查方法

水银体温计需定期检查，以保持准确性。方法：将所有体温计的水银柱甩至35℃以下，于同一时间放入已经测试过的40℃以下的温水内，3分钟后取出检视。若读数相差0.2℃以上、玻璃管有裂隙、水银柱自动下降的体温计应取出，不再使用。

二、脉搏的评估及护理

(一)脉搏的评估

1.脉搏的概念

随着心脏的节律性收缩和舒张，动脉管壁相应地出现扩张和回缩，动脉这种有节律的搏动称为脉搏。

2.正常脉搏的观察及生理性变化

(1)正常脉搏的观察：①脉率是指每分钟脉搏搏动的次数。在安静状态下，正常成人的脉率为60～100次/分。在正常情况下，脉率与心率是一致的，如脉率微弱难以测得，应测心率。②脉律是指脉搏的节律性。正常脉搏的节律均匀、规则，间隔时间相等，在一定程度上反映了心脏的功能。③脉搏的强弱是指正常情况下脉搏强弱一致。脉搏的强弱取决于心排出量、动脉的充盈程度、动脉管壁的弹性和脉压大小。

④动脉管壁的弹性是指正常的动脉管壁光滑、柔软，有一定的弹性。动脉硬化时，管壁变硬，失去弹性，且呈迂曲状或条索状，触诊如同按在琴弦上。常见于动脉硬化病人。

(2)生理性变化：脉搏可随年龄、性别、情绪、运动等因素而变动。一般同年龄女性脉搏比男性稍快。幼儿比成人快。老人稍慢。运动、情绪变化时可暂时增快。休息、睡眠时较慢。

(二)异常脉搏的观察

	脉搏	特点	见于疾病
频率异常	速脉	在安静状态下，成人脉率超过 100 次/分	发热、甲状腺功能亢进症、休克、大出血前期
	缓脉	在安静状态下，成人脉率低于 60 次/分	颅内压增高、房室传导阻滞、甲状腺功能减退
强弱异常	洪脉	当心排出量增加，脉搏强大有力	高热、甲状腺功能亢进症
	丝脉	又称细脉。当心排出量减少，脉搏细弱无力时，扪之如细丝	心功能不全、大出血、休克
	水冲脉	脉搏骤起骤降，急促有力	主动脉瓣关闭不全、甲状腺功能亢进症
	奇脉	吸气时脉搏明显减弱或消失	心包积液、缩窄性心包炎
	交替脉	脉搏强弱交替出现	高血压心脏病、冠心病
节律异常	间歇脉	在一系列正常均匀的脉搏中，出现一次提前而较弱的搏动，其后有一较正常延长的间歇（即代偿性间歇）	各种心脏病
	脉搏短绌	脉率少于心率。表现为心律完全不规则，心率快慢不一，心音强弱不等	心房纤维颤动（房颤）
	二联律	每隔一个正常搏动出现一次期前收缩，称二联律	见于各种心脏疾病
	三联律	每隔两个正常搏动出现一次期前收缩，称三联律	

巅峰速记法：呼吸、脉率与体温有关，一般体温每升高 1℃，呼吸增加 3～4 次/分，成人脉率约增加 10 次/分，儿童脉率增加 15 次/分。

真题精选

心室颤动患者的脉搏特征是

A. 快而规则　B. 慢而规则　C. 快而不规则　D. 慢而不规则　E. 摸不到

答案:E

(三)测量脉搏的方法

1. 测量部位

凡身体浅表靠近骨骼的动脉，均可用以诊脉。常用的是桡动脉，其次有颞浅动脉、颈动脉、肱动脉、腘动脉、足背动脉、胫后动脉、股动脉等。

2. 测量方法

触诊法，以桡动脉为例。

(1)护士将食指、中指、无名指并拢，指端轻按于桡动脉处，按压的力量大小以能清楚触到搏动为宜。

(2)正常脉搏计数半分钟，并将所测得数值乘2，即为脉率。如脉搏异常或危重病人应测1分钟。若脉搏细弱而触不清时，应用听诊器听心率1分钟代替触诊。

(3)脉搏短绌的测量★★★★★：发现脉搏短绌的病人，应由两位护士同时测量，一人听心率，另一人测脉率，由听心率者发出“起”“停”口令，两人同时开始，测1分钟。记录方法：心率/脉率。

3. 注意事项

(1)诊脉前，病人有剧烈活动或情绪激动时，应休息20～30分钟后再测。

(2)不可用拇指诊脉，以防拇指小动脉搏动与病人脉搏相混淆。

(3)为偏瘫病人测脉搏，应选择健侧肢体。

真题精选

患者测脉搏时，首选的部位是

A. 颞动脉　B. 桡动脉　C. 肱动脉　D. 足背动脉　E. 颈动脉

答案:B

三、呼吸的评估及护理

(一)呼吸的评估

在安静状态下，正常成人的呼吸频率为16～20次/分，正常呼吸表现为节律规则，均匀无声，不费力。男性及儿童以腹式呼吸为主，女性以胸式呼吸为主。

(二)异常呼吸的观察★★★★★

异常呼吸	呼吸	特点	临床意义
频率异常	呼吸增快	成人呼吸频率超过24次/分	发热、甲亢、疼痛
	呼吸缓慢	成人呼吸频率少于12次/分	颅内压增高、巴比妥类药物中毒

节律异常	潮式呼吸	又称陈-施呼吸，是一种周期性的呼吸异常。特点表现为开始呼吸浅慢，以后逐渐加深加快，达高潮后，又逐渐变浅变慢，然后呼吸暂停5～20秒后，再重复出现以上的呼吸，如此周而复始；其呼吸形态呈潮水涨落样，故称潮式呼吸	中枢神经系统的疾病，如脑炎、颅内压增高、酸中毒、巴比妥类药物中毒等
	间断呼吸	又称毕奥呼吸。表现为呼吸和呼吸暂停现象交替出现。特点为有规律地呼吸几次后，突然暂停呼吸，间隔时间长短不同，随后又开始呼吸；如此反复交替出现	临终前发生
深浅度异常	深度呼吸	又称库斯莫尔呼吸，是一种深而规则的大呼吸	尿毒症、糖尿病等引起的代谢性酸中毒
	浅快性呼吸	是浅表而不规则的呼吸，有时呈叹息样	濒死病人
音响异常	蝉鸣样呼吸	吸气时有一种高音调的音响，声音似蝉鸣。多由于声带附近阻塞，吸气困难	喉头水肿、痉挛或喉头有异物
	鼾声呼吸	是指呼吸时发出粗糙鼾声，由于气管或支气管有较多的分泌物蓄积所致	多见于昏迷

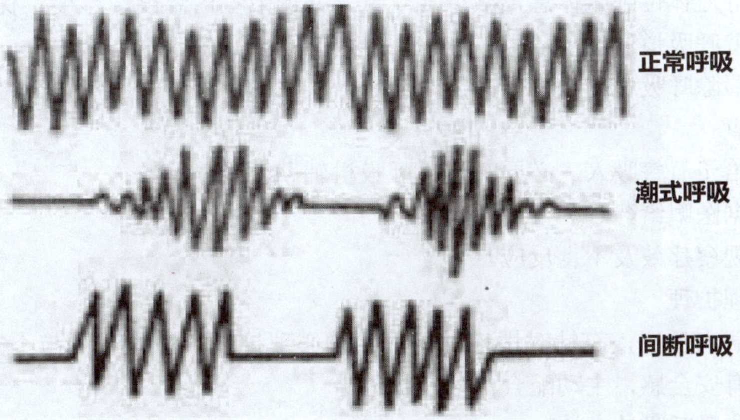

巅峰速记法：喉部疾病呈蝉鸣样，吸气性呼吸困难，有三凹征。

(三)呼吸困难★★★★★

呼吸困难的病人主观上感到空气不足，呼吸费力；客观上出现用力呼吸、张口耸肩、鼻翼翕动、发绀，辅助呼吸肌也参与呼吸运动，在呼吸频率、节律、深浅度上出现异常改变。根据临床表现如下。

分类	临床表现	原因
吸气性呼吸困难	病人吸气费力，吸气时间显著长于呼气时间，辅助呼吸肌收缩增强，出现明显三凹征（胸骨上窝、锁骨上窝、肋间隙出现凹陷）	由于上呼吸道部分梗阻，气流进入肺部不畅，呼吸肌收缩，肺内负压极度增高所致。见于喉头水肿、喉头有异物的病人
呼气性呼吸困难	病人呼气费力，呼气时间显著长于吸气时间	由于下呼吸道部分梗阻，气体呼出肺部不畅所致。多见于支气管哮喘、肺气肿等病人
混合性呼吸困难	病人吸气和呼气均感费力，呼吸的频率加快而浅表	肺部感染

巅峰速记法：气管、喉头异物或水肿表现为吸气性呼吸困难；哮喘、肺气肿表现为呼气性呼吸困难。

(四)异常呼吸的护理

1. 观察

密切观察呼吸及相关症状、体征的变化。

2. 卧床休息

采取舒适体位卧床休息，减少耗氧量，并调节室内温度、湿度，保持空气清新。

3. 保持呼吸道通畅

及时清除呼吸道分泌物，必要时给予吸痰。

4. 吸氧

酌情给予氧气吸入，必要时可用呼吸机辅助呼吸。

5. 根据医嘱给药

注意观察疗效及不良反应。

6. 心理护理

根据病人反应，有针对性地做好病人的心理护理，消除恐惧与不安，使病人情绪稳定，有安全感，主动配合治疗及护理。

(五)测量呼吸的方法

1. 测量方法

(1)护士在测量脉搏后，手仍按在病人手腕处保持诊脉姿势，以免病人紧张而影响测量结果。

(2)观察病人胸部或腹部起伏次数，一起一伏为一次，一般病人观察 30 秒，将测得数值乘以 2，呼吸异常病人或婴儿观察 1 分钟。

(3)危重或呼吸微弱病人，如不易观察，可用少许棉花置于病人鼻孔前，观察棉花被吹动的次数，计数 1 分钟。

(4)记录呼吸数值。

2.注意事项

(1)测量呼吸应在安静状态下，如病人情绪激动或有剧烈运动，应休息20～30分钟再测量。

(2)在测量呼吸频率时，应同时注意观察呼吸的节律、深浅度、音响及气味等变化。

(3)因为呼吸可受意识控制，所以测量呼吸时应注意不要让病人察觉。

真题精选

患者，男，57岁。因严重肝病导致昏迷，呼吸微弱，浅而慢。护士为其测量呼吸的正确方法是

A.以1/4脉率计算

B.测脉率后观察胸腹起伏次数

C.计算所听到的呼吸音的次数

D.用手感觉呼吸气流通过的次数

E.用少许棉花置患者鼻孔观察棉花飘过次数

答案:E

四、血压的评估及护理

(一)血压的评估

1.血压的概念

血压	是指在血管内流动的血液对血管壁的侧压力，临床上所谓的血压是指动脉血压
收缩压	当心室收缩时，血液对动脉管壁的侧压力最高，称为收缩压
舒张压	当心室舒张时，动脉管壁弹性回缩，血液对动脉管壁的侧压力降至最低，称为舒张压
脉压	收缩压与舒张压之差称为脉压

2.正常血压的观察及生理性变化

(1)血压正常值：血压一般以肱动脉血压为标准。1kPa=7.5mmHg，1mmHg＝0.1333kPa；在安静状态下，正常成人收缩压为90～139mmHg(12～18.5kPa)，舒张压为60～89mmHg(8～11.8kPa)，脉压为30～40mmHg(4～5.3kPa)。

(2)生理性变化：

年龄	动脉血压随年龄的增长而逐渐增高，新生儿血压最低，儿童血压比成人低
性别	女性血压比男性偏低，但更年期后，女性血压逐渐增高，与男性差别较小
昼夜和睡眠	凌晨2～3时血压最低，在上午6～10时及下午4～8时各有一个高峰，晚上8时后血压呈缓慢下降趋势。但是如有过度劳累或睡眠不佳，血压稍有升高
环境	在寒冷刺激下，血压可略升高；在高温环境中，血压可略下降

部位	一般右上肢血压高于左上肢 10～20mmHg，下肢血压比上肢高 20～40mmHg
体位	立位血压高于坐位血压，坐位血压高于卧位血压，这与重力引起的代偿机制有关

真题精选

下列因素除哪项外，可使血压值升高
A. 睡眠不佳　B. 寒冷环境　C. 高热环境　D. 兴奋　E. 精神紧张
答案:C

（二）异常血压的观察

1. 高血压

成人收缩压≥140mmHg(18.7kPa)和（或）舒张压≥90mmHg(12kPa)，称为高血压。

2. 低血压

成人血压低于 90/60mmHg(12/8kPa)称为低血压。常见于大量失血、休克、急性心力衰竭病人。

3. 脉压的变化

(1)脉压增大：见于主动脉瓣关闭不全、主动脉硬化等病人。

(2)脉压减小：见于心包积液、缩窄性心包炎、主动脉瓣狭窄等病人。

（三）测量血压的方法★★★★★

1. 测量方法测量部位

常用部位有上肢肱动脉、下肢股动脉。以下以水银血压计测量上肢肱动脉为例。

(1)测量前有吸烟、运动、情绪变化等，应休息 15～30 分钟，以消除劳累或缓解紧张情绪，防止影响血压值。

(2)测血压前，病人应至少坐位安静休息 5 分钟，30 分钟内禁止吸烟或饮咖啡，排空膀胱。病人取坐位或仰卧位，露出上臂，将衣袖卷至肩部，伸直肘部，手掌向上。

(3)放平血压计，打开盒盖呈 90° 垂直位置，打开水银槽开关，血压计水银柱确定在 0 的位置。

(4)将袖带平整无折地缠于上臂，袖带下缘距肘窝 2～3cm，松紧以能放入一指为宜。

(5)戴好听诊器，在袖带下缘将听诊器胸件紧贴肱动脉搏动最强点（勿塞在袖带内），护士一手固定胸件，另一手关闭气门，握住输气球向袖带内打气至肱动脉搏动音消失，使水银柱再上升 20～30mmHg(2.67～4.00kPa)。

(6)松开气门，使水银柱缓慢下降，速度为 4mmHg/s(0.533kPa/s)，并注视水银柱所指的刻度，当从听诊器中听到第一声搏动音时水银柱上所指刻度，即为收缩压；随后搏动声逐渐增强，当搏动音突然变弱或消失时水银柱所指刻度为舒张压。

真题精选

测量血压的方法，错误的是

A.测量前安静休息20～30分钟　B.测量时肱动脉、心脏处于同一水平

C.袖带松弛以一指为宜　D.打气至240mmHg

E.放气速度以4mmHg/s为宜

答案:D

2.注意事项

(1)需要密切观察血压的病人，应做到“四定”，即定时间、定部位、定体位、定血压计，以确保所测血压的准确性及可比性。

(2)测血压时，血压计“0”点应与心脏、肱动脉在同一水平位上。坐位时肱动脉平第四肋软骨，仰卧位时肱动脉平腋中线水平。若肱动脉高于心脏水平，测定血压值偏低；肱动脉低于心脏水平，测定血压值偏高。

(3)排除袖带因素干扰：①根据所测部位选择合适的袖带，袖带过宽时测得的血压值偏低，袖带过窄时测得的血压值偏高。②所缠袖带应松紧合适，过紧使血管在袖带未充气前已受压，测得的血压值偏低；过松则使袖袋呈气球状，导致有效测量面积变窄，测得的血压值偏高。

(4)注意检查血压计水银是否不足，水银不足测得的血压偏低，水银柱上端通气小孔被阻塞，可导致收缩压偏低，舒张压偏高。

(5)为偏瘫病人测血压，应选择健侧。因患侧血液循环障碍，不能真实地反映血压的动态变化。

巅峰速记法： 高（血压高）小（袖带窄）松（袖带系得松）。

真题精选

患者，男，68岁。摔倒，左侧肢体远端桡骨骨折，右侧第5趾骨骨折，该患者血压测量方法

A.左侧桡动脉　B.左侧肱动脉　C.右侧肱动脉　D.右侧股动脉　E.左侧股动脉

答案:C

为患者测量血压时，若袖带太宽可使测量值

A.收缩血压高　B.舒张血压高　C.偏低　D.无影响　E.偏高

答案:C

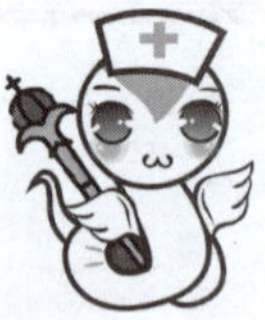

第九节 病人饮食的护理

应试考点

1. 基本饮食的种类、适用范围及原则
2. 治疗饮食的种类、适用范围及原则
3. 实验饮食的种类、适用范围及原则
4. 安置胃管的方法及注意事项

一、医院饮食

医院的饮食通常可分三大类，即基本饮食、治疗饮食、试验饮食。

(一)基本饮食

分类	适用范围	饮食原则	用法
普通饮食	适用于病情较轻、疾病恢复期，无发热、无消化道疾患，以及不需限制饮食的病人	一般易消化、无刺激性的食物均可，要求营养素平衡，美观可口。对油煎、强烈调味品及易胀气食物应限制	每日3次，蛋白质70～90g，总热量8.5～9.5MJ
软质饮食	适用于老、幼病人，术后恢复期阶段，以及咀嚼不便、消化不良和低热的病人	在普通饮食的基础上，要求以软、烂为主，易于咀嚼消化	每日3～4次，蛋白质60～80g，总热量8.5～9.5MJ
半流质饮食	适用于体弱、手术后病人，以及发热、口腔疾患、咀嚼不便、消化不良等病人	少食多餐，食物要求无刺激性，易于咀嚼、吞咽，纤维素含量少，营养丰富，呈半流质状	每日5～6次，蛋白质50～70g，总热量6.5～8.5MJ
流质饮食	适用于病情危重、高热和各种大手术后的病人，以及吞咽困难、口腔疾患和急性消化道疾患等病人	食物呈液状，易吞咽、易消化、无刺激。须注意的是所含热量及营养素不足，故只能短期使用	每日6～7次，每次200～300ml，蛋白质40～50g，总热量3.5～5.0MJ

(二)治疗饮食

饮食种类	适用范围	饮食原则
高热量饮食	用于热能消耗较高的病人，如甲亢、高热、大面积烧伤	在基本饮食的基础上加餐两次，每日总热量约12.5MJ

高蛋白饮食	用于高代谢性疾病如结核、肾病综合征、大手术后及癌症晚期	蛋白质供应按体重计1.5～2g(kg·d)，成人每日蛋白质总量为90～120g,但总量不超过120g,总热量10.5～12.5MJ/d
低蛋白饮食	用于限制蛋白质摄入的病人，如急性肾炎、尿毒症、肝性脑病等	成人蛋白质摄入量应低于40g/d,病情需要时可降至20～30g/d。肾功能不全者应摄入优质动物性蛋白，忌用豆制品；肝性脑病者应以植物性蛋白为主
低脂肪饮食	用于肝、胆、胰疾病的病人，以及高脂血症、动脉粥样硬化、冠心病、肥胖症和腹泻	成人脂肪摄入量低于50g/d，肝、胆、胰病人低于40g/d，尤其应限制动物性脂肪的摄入
低盐饮食	急慢性肾炎、心脏病、肝硬化腹水、重度高血压但水肿较轻的病人	成人摄入食盐不超过2g/d(含钠0.8g)，但不包括食物内自然存在的氯化钠。禁食一切腌制食物
无盐低钠饮食	同低盐饮食，但水肿较重的病人	无盐饮食除食物内自然含钠量外，不放食盐烹制，饮食中含钠量低于0.7g/d 低钠饮食需控制摄入食品中自然存在的含钠量，一般应小于0.5g/d
少渣饮食	用于伤寒、痢疾、肠炎、食管胃底静脉曲张的病人	选择膳食纤维含量少的食物。并注意少用油，不用刺激性强的调味品
高纤维素饮食	用于便秘、肥胖、高脂血症及糖尿病等病人	选择膳食纤维含量多的食物，如韭菜、芹菜、豆类、粗粮
低胆固醇饮食	用于高胆固醇血症、动脉粥样硬化、冠心病等病人	成人胆固醇摄入量低于300mg/d,禁用或少用含胆固醇高的食物

(三)试验饮食★★★★★

饮食	适用范围	原则和方法
胆囊造影饮食	用于需行B超检查有无胆囊、胆管、肝胆管疾病病人	①检查前3日最好禁食牛奶、豆制品、糖类等易发酵产气食物 ②造影前一日午餐进高脂肪饮食，使胆囊收缩、胆汁排空，有助于造影剂进入胆囊。晚餐进清淡的饮食，以减少胆汁分泌。晚餐后口服造影剂，禁食、禁饮至次日上午 ③造影检查当日，禁食早餐，第一次摄X线片，如果胆囊显影良好，再让病人进食高脂肪餐。待30分钟后第二次摄X线片，观察胆囊的收缩情况
潜血试验饮食	常作为消化道恶性肿瘤早期诊断的一个筛选指标。	试验前3天禁食肉类、动物血、肝脏、含铁剂药物及绿色蔬菜，以免产生假阳性反应。可食用牛奶、豆制品、冬瓜、白菜、土豆、粉丝、马铃薯等

忌碘试验饮食	用于协助测定甲状腺功能	需禁食2周含碘高的食物包括：海蜒、毛蚶、干贝、蛏子等；需禁食7天的食物包括：带鱼、鲳鱼、黄鱼、目鱼、虾等 禁用碘做局部消毒2周后作 ^{131}I 功能测定
肌酐试验饮食	用于协助检查、测定肾小球的滤过功能	试验期为3天，试验期间禁食肉类、禽类、鱼类，忌饮茶和咖啡。全日主食在300g以内，限制蛋白质的摄入(蛋白质供给量＜40g/d)，以排除外源性肌酐的影响；蔬菜、水果、植物油不限，热量不足可添加藕粉或含糖的点心等第3天测内生肌酐清除率及血肌酐含量
尿浓缩功能试验饮食	用于检查肾小管的浓缩功能	试验期1天，控制全天饮食中的水分，总量在500～600ml。可进食含水分少的食物，如米饭、馒头、面包、炒鸡蛋、土豆、豆腐干等，烹调时尽量不加水或少加水；避免食用过甜、过咸或含水量高的食物，蛋白质供给量为1g/（kg·d）

真题精选

患者，男，50岁。因为胆囊结石行B超检查，检查前1晚宜进食的食物是

A.红烧牛肉　B.清汤面　C.油煎鸡蛋　D.炖豆腐　E.牛奶

答案:B

甲状腺功能检查前14日不能吃的食物是

A.海参　B.小龙虾　C.牛蛙　D.鲫鱼　E.小黄鱼

答案:A

(四)要素饮食

1.适用范围用于低蛋白血症、严重烧伤、胃肠道瘘、大手术后胃肠功能紊乱、营养不良、急性胰腺炎、短肠综合征等病人。

饮食原则为可口服、鼻饲或造瘘置管滴注。口服温度一般为37℃左右，鼻饲及经造瘘管注入时的温度保持在41～42℃，滴速40～60滴/分，最快不宜超过150ml/h。配置好的溶液应放在4℃以下的冰箱内保存，防止被细菌污染。

附：脂溶性维生素。

维生素	维生素主要来源	缺乏所患疾病
维生素A	动物肝、鱼肝油、禽蛋类、有色蔬菜及水果	干眼病、夜盲症
维生素D	海鱼及动物肝、蛋黄、奶油	佝偻病、骨质软化症
维生素E	植物油、谷类、坚果类、绿叶蔬菜	影响生育
维生素K	肠内细菌合成；绿色蔬菜、动物肝	血液凝固障碍

真题精选

要素饮食保存的温度

A.5℃ B.6℃ C.7℃ D.8℃ E.4℃

答案:E

二、饮食护理

1.进食前

协助病人取舒适卧位，病情允许可协助下床进餐，不能下床可协助病人坐起或用床上小桌，卧床病人取侧卧位，或侧卧位头偏向一侧，给予适当支托。病人允许，可将治疗巾围于胸前，以保持清洁。

2.进食时

(1)对不能自行进餐者，应耐心喂食，每匙量不可过多，以1/3即可；注意速度适中，温度适宜，以便于咀嚼和吞咽；顺序依据病人的饮食习惯。病人饮水或进流质饮食，可用饮水管吸吮，注意温度适宜，以防烫伤，使用后冲净备用。

(2)对双目失明或双眼被遮盖的病人，应告知食物名称。如病人自行进餐，可按钟面图放置食物，并告诉病人方位及食物种类，以方便病人按顺序取食。

(3)护士应巡视病室，观察病人的进餐情况，鼓励病人进食，检查、督促治疗饮食和试验饮食的落实情况，征求病人意见。

三、鼻饲法★★★★★

(一)目的

供给不能经口进食的病人流质食物、水分及药物。适用于昏迷、口腔疾患、食管狭窄、食管气管瘘、拒绝进食的病人，以及早产儿、病情危重的婴幼儿和某些手术后或肿瘤病人。

(二)操作方法

1.插入胃管的方法

(1)病人取半坐卧位、坐位或仰卧位，颌下铺治疗巾，酌情取义齿。

(2)打开鼻饲包，取出胃管，测量插管长度并作标记。测量方法有两种：①从发际到剑突的距离。②从鼻尖至耳垂再到剑突的距离。成人插入胃内的长度45～55cm。

(3)当导管插至咽喉部处(10～15cm)，嘱病人做吞咽动作，可顺利将导管插入，直至所标记处。

(4)如病人出现恶心，应暂停插管，嘱病人做深呼吸或吞咽动作；如插入不畅，应检查口腔，观察胃管是否盘在口中；如出现呛咳、呼吸困难、发绀等表现，表示误入气管，应立即拔出，休息片刻后，重新插入胃管。

(5)昏迷病人在插管前，应协助病人去枕，将头后仰；当胃管插至10～15cm时，用左手将病人头部托起，使下颌尽量靠近胸骨柄，以增大咽喉部通道的弧度，便于胃管沿后壁滑行，顺利通过食管口。

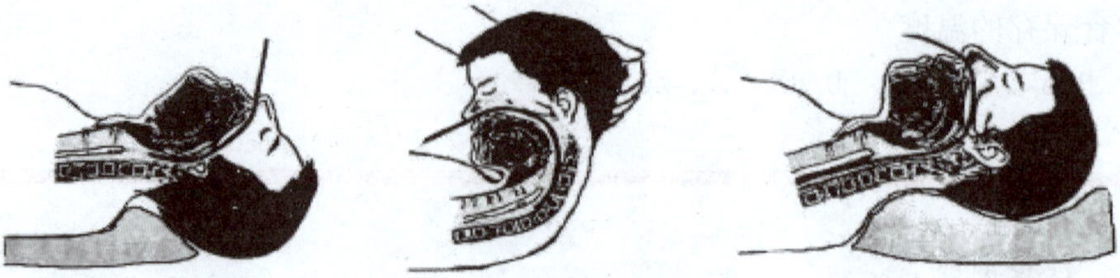

插胃管时使头后仰　　下颌角靠近胸骨柄增大弧度　　插入食管后平卧

昏迷病人插入胃管方法

(6)胃管插至标记处，先证实胃管在胃内。方法有三种★★★★★：①将胃管末端接无菌注射器回抽，可抽出胃液。②将导管末端放入盛有水的碗中，无气泡溢出。如有大量气泡，证明已误入气管。③将听诊器放在病人胃部，用无菌注射器迅速注入10ml空气，听到有气过水声。

(7)灌注食物及药物的方法是：先证实胃管在胃内且通畅，再注入少量温开水，然后缓慢注入流质食物或药物，注入后，再注入适量温开水冲洗胃管，以避免食物存积管腔中变质，造成胃肠炎或堵塞管腔。

真题精选

患者，男，68岁。因脑出血昏迷住院，现需鼻饲饮食，在插管时，患者出现咳嗽，呼吸困难，发绀等情况最可能出现了

A.胃管盘在口腔　B.肺部发生感染　C.胃管误入气道

D.食管黏膜被损伤　E.患者病情恶化

答案:C

2.注意事项

(1)插管后，必须先证实胃管在胃内，方可灌注食物。

(2)通过鼻饲管给药时，应先核对药物，将药片研碎、溶解后，再灌入。

(3)鼻饲量每次不应超过200ml，间隔时间不少于2小时。温度以38～40℃为宜。

(4)长期鼻饲者应每天进行2次口腔护理，并定期更换胃管，普通胃管每周更换一次，硅胶胃管每月更换一次。方法是：晚上最后一次鼻饲后，拔出胃管，第二天早晨再由另一侧鼻孔插入。

(5)凡上消化道出血、食管静脉曲张或梗阻以及鼻腔、食管手术后的病人禁用鼻饲法。

巅峰速记法：长期留置胃管和尿管的病人，每天应行口腔护理、尿道口清洁，每周

更换一次胃管和尿管。

真题精选

患者，男，45 岁。脑外伤昏迷 2 周，为其插鼻饲管协助进食，以满足营养需要。每次为患者注入鼻饲液的量和间隔时间要求分别是

A. ≤200ml;≥2h　B. ≤200ml;≥4h　C. >200ml;<4h

D. >200ml;≥4h　E. >200ml;≥2h

答案:A

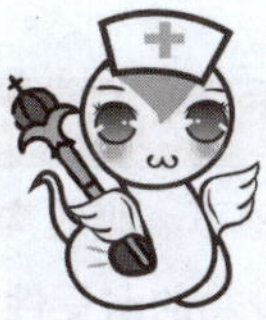

第十节 冷热疗法

应试考点

1. 冷疗的适应证和禁忌证
2. 热疗的适应证和禁忌证
3. 热水袋的使用方法
4. 红外线灯用热过度的处理
5. 热水坐浴的禁忌证

一、冷热疗法的作用

	冷疗法	热疗法
作用	①控制炎症扩散。冷可使皮肤血管收缩，局部血流减少、减慢，降低细胞新陈代谢和微生物的活力，限制了炎症的扩散。适用于炎症早期的病人 ②减轻疼痛。冷可抑制细胞活动，降低神经末梢的敏感性而减轻疼痛。冷也可使血管收缩，血管壁的通透性降低，减轻由于组织充血、肿胀而压迫神经末梢所导致的疼痛。适用于急性损伤初期、牙痛、烫伤等病人 ③减轻局部充血或出血。适应于局部软组织损伤的初期、扁桃体摘除术后、鼻出血等病人 ④降低体温：适用于高热、中暑的病人	①促进炎症的消散和局限。在炎症早期用热可促进炎性渗出物的吸收和消散；在炎症后期用热，有助于坏死组织的清除及组织修复，使炎症局限。适用于睑腺炎（麦粒肿）、乳腺炎等病人 ②缓解疼痛。热疗能降低痛觉神经的兴奋性，又可改善血液循环，减轻炎性水肿，从而解除局部神经末梢的压力。热疗还可使肌肉、肌腱和韧带等组织松弛，可缓解因肌肉痉挛、关节强直而引起的疼痛。适用于腰肌劳损、肾绞痛、胃肠痉挛等病人 ③减轻深部组织充血。热疗使皮肤血管扩张，使平时大量呈闭锁状态的动静脉吻合支开放，皮肤血流量增多。由于全身循环血量的重新分布，减轻深部组织的充血 ④保暖与舒适

巅峰速记法： 冷热疗法的作用刚好相反，冷疗控制炎症早期的扩散，热疗促进炎症的消散；冷疗减轻局部充血，热疗减轻深部组织充血，所以损伤早期使用冷疗，48 小时后可用热疗；两者都有缓解疼痛的作用。

真题精选

患者，女，70 岁。今日下午活动时不慎跌倒，关节扭伤 1 小时来院就诊，护士正确的处理措施是

A. 热敷　B. 冷敷　C. 冷、热敷交替　D. 热水坐浴　E. 按摩、推拿

答案:B

二、冷热疗法的影响因素

影响因素	特点
部位	一般在皮肤较薄、血液循环良好的部位，如在颈部、腋下、腹股沟等，对冷、热的敏感性强，效果较好；皮肤较厚的区域如手、脚，对冷热的耐受性大，效果比较差
面积	冷热疗法的效果与应用面积大小成正比。但需要注意的是，使用的面积越大，机体的耐受性越差，越易引起全身反应
时间	一般用冷、热疗法的时间为 20～30 分钟，如反复使用，中间须间隔 1 小时，防止发生继发性效应
个体差异	病人机体状况、精神状态、年龄及性别不同，对冷热疗法的耐受力不同，反应也不相同
温度差	冷热疗法的温度与体表皮肤的温度相差越大，机体对冷热刺激的反应越强，反之则越弱

三、冷疗的禁忌证★★★★★

禁忌证	原因
局部血液循环障碍	冷疗可使局部血管收缩，导致组织缺血、缺氧而变性坏死，因此对休克、大面积组织受损、微循环明显障碍、周围血管病变、动脉硬化、水肿等病人，不宜用冷疗
慢性炎症或深部化脓病灶	冷疗可使局部血流量减少，影响炎症吸收（冷疗只适用于炎症早期）
开放性伤口处	冷疗可降低血液循环，增加组织损伤，影响伤口愈合
禁忌用冷的部位	枕后、耳廓、阴囊处：容易引起冻伤
	心前区：反射性引起心率减慢、心律不齐、心室或心房纤颤及房室传导阻滞
	腹部：易引起腹泻
	足底：反射性引起末梢血管收缩，影响散热；还可引起一过性的冠状动脉收缩

真题精选

患者，男，40岁。发热38.3℃，行物理降温，下列部位不适合放冰袋的是

A. 颈侧 B. 前额 C. 腋下 D. 腹股沟 E. 腹部

答案:E

足底忌用冷疗是防止

A. 一过性冠状动脉收缩 B. 末梢循环障碍 C. 局部组织坏死

D. 体温骤降 E. 心律异常

答案:A

四、冷疗的方法

(一)局部用冷法

1. 冰袋或冰囊的应用

操作步骤	①将小冰块装入冰袋或冰囊内1/2～1/3满，排尽空气，扎紧袋口后擦干，然后倒提抖动，检查无漏水后装入布套。高热病人降温，可放在前额、头顶、颈部两侧、腋下、腹股沟等部位 ②扁桃体摘除术后，冰囊可放在颈前颌下，必要时，可向病人说明，用三角巾两端在颈后部系好；鼻部冷敷时，应将冰囊吊起，仅使其底部接触鼻根，以减轻压力
注意事项	①用冷时间须准确，最长不超过30分钟，如需再用应间隔60分钟 ②用于降温时，应在冰袋使用后30分钟测体温，并记录

2. 冰帽或冰槽的应用

目的	用于头部降温，防止脑水肿，降低脑细胞的代谢率，从而减轻脑细胞的损害
操作步骤	①将病人头部置于冰帽或冰槽内，后颈部和两耳处垫海绵垫，两耳塞不脱脂棉，防止水流入耳内。用凡士林纱布覆盖两眼 ②观察体温，维持肛温在33℃，不可低于30℃，每30分钟一次 ③观察病人的心率，防止心房、心室纤颤或房室传导阻滞等的发生

真题精选

某再生障碍贫血病人，出现高热，伴抽搐，此时，最合适的降温的措施是

A. 乙醇擦浴 B. 温水擦浴 C. 头部及大血管处放置冰袋

D. 冰水灌肠 E. 口服退热剂

答案:C

(二)全身用冷法

全身用冷法包括乙醇拭浴和温水拭浴法，通过蒸发和传导作用，来增加机体的散热，多用于高热病人的降温。

1. 乙醇拭浴

(1)用物：治疗碗内盛25%～35%乙醇200～300ml(温度30℃左右)。

(2)操作方法：将冰袋放置于头部，以助降温，并可防止头部充血而致头痛；将热水袋放置足底，使病人感觉舒适，并促进足底血管扩张，利于散热。

(3)注意事项：①擦浴因全身用冷面积较大，拭浴中应注意观察病人的反应，如有面色苍白、寒战，或脉搏、呼吸异常时，应立即停止拭浴，并报告医生。②在擦至腋窝、肘部、腹股沟、腘窝等血管丰富处，应稍用力擦拭，并将停留时间延长些，以利于散热。③一般拭浴时间不超过20分钟，以免病人着凉。拭浴后30分钟测量体温，若低于39℃，取下头部冰袋，在体温单上记录降温后的体温。④禁忌擦拭后颈部、心前区、腹部和足底。⑤因婴幼儿用乙醇擦拭皮肤易造成中毒，甚至导致昏迷和死亡，血液病病人用乙醇擦浴易导致或加重出血，故婴幼儿及血液病高热病人禁忌使用。

2. 温水拭浴

用于高热病人降温，其方法：盆内盛32～34℃的温水2/3满，其余用物、操作方法、注意事项同乙醇拭浴。

巅峰速记法： 婴幼儿、血液病病人、小儿传染病出现皮疹时均不能酒精和温水擦浴。

真题精选

患儿，男，1岁。咳嗽流涕一天，夜起发热来院。体温39℃，神志清楚。擦浴操作中注意事项不正确的是

A. 胸前区、腹部和足底等处禁用冷疗

B. 腋窝、腹股沟等处适当延长用冷时间

C. 冷疗后30分钟复测体温并记录

D. 冷疗时间应30～40分钟

E. 随时观察患儿情况

答案:D

患者高热，实施降温措施后，再次测体温的时间是

A. 10分钟后　B. 20分钟后　C. 30分钟后　D. 1个小时后　E. 2个小时后

答案:C

五、热疗法

(一)热疗的禁忌证★★★★★

1. 急腹症

尚未明确诊断前热疗能够减轻疼痛，因而掩盖病情真相而贻误诊断和治疗。

2. 面部危险三角区感染

化脓时因面部危险三角区血管丰富又无静脉瓣，且与颅内海绵窦相通，热疗能使该处血管扩张，血流量增多，导致细菌和毒素进入血液循环，使炎症扩散，造成颅内感染和败血症。

3. 各种脏器内出血时

因热疗可使局部血管扩张，增加脏器的血流量和血管的通透性，而加重出血倾向。

4. 软组织损伤或扭伤初期（48 小时内）

软组织损伤早期，忌用热疗。因热疗可促进局部血液循环，从而加重皮下出血、肿胀及疼痛。

巅峰速记法：面部危险三角区挤压时可导致化脓性海绵窦炎；使用热疗时可导致颅内感染和败血症。

真题精选

患者女，56 岁，在路上行走时不慎绊倒，手掌、手腕部、膝盖部挫伤。局部处理方法错误的是

A. 局部制动　B. 抬高患肢　C. 血肿加压包扎

D. 早期局部热敷　E. 血肿若进行性增大，需切开止血

答案:D

(二)干热法与湿热法

1. 干热法

	热水袋	红外线灯
目的	常用于保暖、解痉、镇痛	消炎、解痉、镇痛，促进创面干燥结痂，保护肉芽组织生长，以利伤口愈合
操作步骤	①测量水温，调节温度至 60～70℃ ②将热水灌至热水袋容积的 1/2～2/3 满即可 ③用热时间：30 分钟	①移动红外线灯头至治疗部位斜上方或侧方，一般灯距为 30～50cm，以病人感觉温热为宜，如灯头有保护罩，可以垂直照射 ②每次照射时间为 20～30 分钟 ③照射完毕，关闭开关。应嘱病人休息 15 分钟后再离开治疗室，以防感冒

注意事项	①对婴幼儿、老年人、昏迷、末梢循环不良、麻醉未清醒、感觉障碍等病人，热水袋的水温应调至50℃以内，并用大毛巾包裹 ②热水袋使用过程中经常观察局部皮肤的颜色。如发现皮肤潮红，应立即停止使用，并在局部涂凡士林，可起保护皮肤的作用	①如手、足等小部位用250W（鹅颈灯）为宜，胸腹、腰背部等可用500～1000W的大灯头 ②照射面颈部、胸部的病人，应注意保护眼睛，可戴有色的眼镜或用湿纱布遮盖 ③嘱病人如有过热、心慌、头晕等，应及时告知医护人员 ④照射过程中，应随时观察病人局部皮肤反应，如皮肤出现桃红色的均匀红斑，为合适剂量；如皮肤出现紫红色，应立即停止照射，并涂凡士林以保护皮肤

鹅颈灯：利用红外线、可见光线的辐射热作用而产生热效应。其操作方法、注意事项同红外线灯。

真题精选

患者，男，22岁。手术后麻醉未清醒，手足厥冷，全身发抖，欲用热水袋取暖，下列操作方法，不恰当的是

A. 热水袋水温应控制在60℃以内

B. 热水袋套外再包裹大毛巾

C. 密切观察局部皮肤颜色

D. 及时更换热水

E. 交接班时应着重交代

答案:A

为老年人、昏迷类病人进行热疗时，水温应维持在

A. 50℃　B. 60℃　C. 75℃　D. 90℃　E. 35℃

答案:A

2. 湿热法

(1) 湿热敷法：①操作步骤为a. 病人取舒适体位，在热敷部位下面垫橡胶单及治疗巾，局部涂以凡士林，上面盖一层纱布。b. 敷布浸于热水中，水温应为50～60℃。c. 及时更换敷布，每3～5分钟一次，热湿敷时间为15～20分钟。②注意事项为a. 面部热湿敷的病人，敷后30分钟方能外出，以防受凉感冒。b. 有伤口的部位作热湿敷时，应按无菌操作进行，敷后伤口按换药法处理。

(2) 热水坐浴。

目的	可减轻盆腔、直肠器官的充血，达到消炎、消肿、镇痛和局部清洁的作用，常用于会阴、肛门手术前后的病人

操作步骤	①倒入坐浴液至浴盆的 1/2 满为宜，将水温调至 40～45℃ ②坐浴时间为 15～20 分钟
注意事项	①坐浴过程中，应注意病人安全，随时观察其面色、脉搏等，如病人主诉头晕、乏力等，应立即停止坐浴 ②对会阴、肛门部有伤口的病人，应准备无菌浴盆及坐浴液，并于坐浴后按换药法处理伤口 ③女病人在经期、妊娠末期及阴道出血、产后 2 周内、盆腔器官有急性炎症时，不宜坐浴，以免引起感染

真题精选

患者，男，65 岁。行痔疮手术后给予热水坐浴，不正确的叙述是

A. 具有消炎，止痛作用　B. 浴盆和溶液要求无菌　C. 坐浴前需排空膀胱

D. 坐浴后更换敷料　E. 坐浴时间 30～45 分钟

答案：E

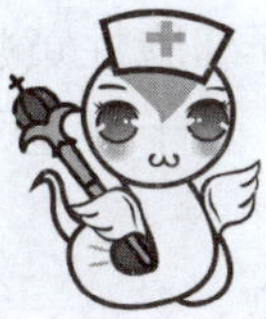

第十一节 排泄护理

应试考点

1. 异常尿液的观察
2. 尿潴留的护理
3. 导尿术及留置尿管的护理措施
4. 异常粪便的颜色
5. 灌肠的方法及注意事项

一、排尿的护理

（一）尿液的评估

1. 正常尿液的观察

正常情况下，排尿受意识支配，无痛苦，无障碍，可自主随意进行。

(1) 次数和尿量：成人一般白天排尿 3～5 次，夜间 0～1 次；每次尿量 200～400ml，每 24 小时排出尿量 1000～2000ml。

(2) 颜色和透明度：正常新鲜尿液呈淡黄色、澄清、透明，放置后可出现微量絮状沉淀物。

(3) 比重：成人正常情况下，尿比重波动于 1.015～1.025，一般尿比重与尿量成反比。

(4)酸碱度：正常人尿液呈弱酸性，pH 值 4.5～7.5，平均值为 6。

(5)气味：新鲜尿液有特殊气味，来源于尿内的挥发性酸；当尿液静置一段时间后，会因尿素分解产生氨，而有氨臭味。

2. 异常尿液的观察

(1)尿量异常值。★★★★★

尿量异常分类	概述	常见病
多尿	24 小时尿量超过 2500ml	糖尿病、尿崩症等病人
少尿	24 小时尿量少于 400ml 或每小时尿量少于 17ml	心脏、肾脏疾病和发热、休克等病人
无尿或尿闭	24 小时尿量少于 100ml 或 12 小时内无尿	严重的心脏、肾脏疾病和休克等病人

●**巅峰速记法：**夜尿增多指每晚尿量大于 750ml。小儿尿量异常：学龄前儿童每日少于 300ml 婴幼儿每日少于 200ml 为少尿；每日尿量少于 50ml 为无尿。

(2)颜色异常：①红色或棕色为肉眼血尿，常见于急性肾小球肾炎、输尿管结石、泌尿系统肿瘤等。②黄褐色为胆红素尿，见于阻塞性黄疸和肝细胞性黄疸。③乳白色为乳糜尿，见于丝虫病。④酱油色或深茶色为血红蛋白尿，见于血型不合所致的溶血、恶性疟疾和阵发性睡眠性血红蛋白尿。

(3)透明度异常：尿中含有脓细胞、红细胞、大量上皮细胞、黏液、管型等，新鲜尿液即可出现混浊。

(4)比重异常：通过尿比重的测量，可了解肾脏的浓缩功能。如果尿比重固定在 1.010 左右，提示肾功能严重障碍。

(5)气味异常：新鲜尿液即有氨臭味，提示泌尿道感染；糖尿病酮症酸中毒时，因尿中含有丙酮，尿液呈烂苹果气味。

(6)膀胱刺激征：主要表现为每次尿量少，且伴有尿频、尿急、尿痛症状。尿频指单位时间内排尿次数增多。常见于膀胱及尿道感染的病人。

(二)排尿异常的护理

1. 尿潴留

(1)概念：大量尿液存留在膀胱内不能排出，称为尿潴留。病人膀胱高度膨胀至脐部，膀胱容积可增至 3000～4000ml。病人主诉下腹部胀痛，排尿困难。体检见耻骨上膨隆、可扪及囊性包块，叩诊呈实音，有压痛。

(2)调整体位和姿势:协助病人取适当体位，病情允许应尽量以习惯姿势排尿。对需绝对卧床休息或某些手术的病人，事先应有计划地训练其床上排尿，以避免术后不适应排尿姿势的改变而造成尿潴留，增加病人痛苦。

(3)诱导排尿:利用条件反射诱导排尿。

(4)按摩、热敷：按摩、热敷病人下腹部，可解除肌肉紧张，促进排尿。

(5)药物或针灸：根据医嘱肌内注射卡巴胆碱。利用针灸治疗刺激排尿。

(6)经上述措施处理无效时，可根据医嘱采用导尿术。

2.尿失禁

(1)病因：排尿失去控制，尿液不自主流出，称为尿失禁。因膀胱括约肌损伤或神经功能障碍，而使膀胱括约肌失去作用引起。根据原因，尿失禁可分为：持续性尿失禁、充溢性尿失禁、急迫性尿失禁、压力性尿失禁。

(2)护理措施：①心理护理是指任何原因造成的尿失禁，病人都会产生很大的心理压力，护士应理解、尊重病人，热情地提供必要的帮助，以消除病人紧张、羞涩、焦虑、自卑等情绪。②皮肤护理是指保持病人会阴部清洁干燥。床上加铺橡胶单和中单或使用尿垫；勤更换床单、尿垫、衣裤等；会阴部经常用温水冲洗；定时按摩受压部位，预防压疮发生。③留置导尿管引流是指长期尿失禁病人，必要时用留置导尿管引流，可持续导尿或定时放尿。④健康教育是 a.摄入适当液体：在病情允许的情况下，指导病人每日白天摄入 2000～3000ml 液体，以促进排尿反射，预防泌尿系统感染。入睡前可适当限制饮水量，以减少夜间尿量，以免影响病人休息。b.训练膀胱功能：定时使用便器，开始白天每隔 1～2 小时送一次便器，以训练有意识的排尿。排尿时指导病人用手轻按膀胱，并向尿道方向压迫，使尿液被动排空。以后，逐渐延长送便器时间，促进排尿功能的恢复。c.训练肌肉力量:指导病人进行收缩和放松盆底肌肉的锻炼，以增强控制排尿的能力。方法是：病人取坐位、立位或卧位，试做排尿（排便）动作，先慢慢收紧盆底肌肉，再缓缓放松，每次 10 秒左右，连续 10 次，每日进行数次，以病人不感到疲乏为宜。

真题精选

患者，女性，38 岁。剖宫产术后第二天，导尿管拔后 5 小时，患者诉下腹胀痛，有尿意但排不出来。护士检查发现耻骨上隆突，应首先进行的处理措施是

A.肌内注射卡巴可

B.用力按压膀胱，帮助患者排尿

C.重新插导尿管，将尿液排除

D.让患者听流水声，诱导其排尿

E.让患者尝试去厕所蹲着排尿

答案:D

3. 导尿术

	操作方法	注意事项
女病人导尿术	①病人取仰卧屈膝位 **②初步消毒，其原则由上至下、由外向内**。顺序是：阴阜、两侧大阴唇、两侧小阴唇、尿道口，最后一个棉球消毒尿道口至肛门，每个棉球只用一次 **③再次消毒，原则是由上至下、由内向外再向内**。顺序是：尿道口、两侧小阴唇、尿道口，每个棉球只用一次 ④止血钳持导尿管轻轻**插入尿道 4～6cm 见尿流出后再插入 1cm 左右**。左手松开小阴唇，固定导尿管 ⑤需留尿培养标本，用无菌标本瓶或试管接取中段尿 5ml	①为女病人导尿时，如导尿管误插入阴道，应立即拔出，重新更换无菌导尿管后再插入 ②对膀胱高度膨胀且极度虚弱的病人，第一次放尿量**不可超过 1000ml**。因为大量放尿，可使腹腔内压急剧降低，大量血液滞留于腹腔血管内，导致血压下降，出现虚脱；亦可因膀胱内压突然降低，导致膀胱黏膜急剧充血而引起血尿
男病人导尿术	①初步消毒，顺序为：阴阜、阴茎、阴囊。左手持无菌纱布包住阴茎，后推包皮，自尿道口螺旋向外，严格消毒尿道口、阴茎头、冠状沟，每个棉球限用一次 ②再次自尿道口螺旋向外消毒尿道口、阴茎头、冠状沟 ③左手持无菌纱布包住并提起阴茎，**使之与腹壁成 60°（使耻骨前弯消失，以利插管）**。嘱病人张口呼吸，用另一止血钳持导尿管轻轻插入尿道 **20～22cm，见尿液流出后再插入 1～2cm**。若插导尿管遇到阻力，可稍待片刻	

巅峰速记法：尿潴留首次放尿不超过 1000ml，胸腔积液首次抽液量不宜超过 600ml，抽气量不宜超过 1000ml，以后每次抽吸量不超过 1000ml；羊水过多的孕妇一次放液不超过 1500ml；肝硬化伴腹水首次放液不宜超过 3000ml，最多不超过 10000ml；心包积液，一次放液不超过 300ml。

真题精选

患者，男，30 岁。前列腺增生，因尿潴留来院就诊，遵医嘱行导尿术。正确的操作方法是

A. 导尿管插入尿道的长度为 4～6cm

B. 插尿管时见尿后再插入 2cm

C. 插导尿管遇到阻力时应尽力快速插入

D. 第一次放尿不可超过 800ml

E. 集尿袋放置应高于耻骨联合

答案：B

4. 导尿管留置术

(1)目的：①用于抢救危重、休克病人时能准确记录尿量、测量尿比重，以观察病情变化。②盆腔内器官手术前留置导尿管，引流出尿液，以保持膀胱空虚，可避免术中误伤。③某些患泌尿系统疾病的病人，手术后留置导尿管，可便于引流及冲洗，还可减轻手术切口的张力，促进伤口的愈合。④对于截瘫、昏迷、会阴部有伤口的病人，留置导尿管可引流尿液，以保持会阴部清洁、干燥，预防压疮，对尿失禁病人还可进行膀胱功能的训练。

(2)操作方法：①同导尿术。②胶布固定法：导尿前剃去阴毛，以便用胶布固定导尿管。导尿后脱下手套，移去洞巾，用胶布固定导尿管。a. 女性：用宽 4cm、长 12cm 的胶布，将完整的上 1/3 部分贴于阴阜上，将下 2/3 部分剪成三条，中间一条螺旋贴于导尿管上，其余两条分别交叉贴在对侧大阴唇和大腿根部。b. 男性：准备单翼蝶形胶布 2 块，粘贴于阴茎两侧，再用细长胶布作半环形固定蝶形胶布，开口处向上。在距离尿道 1cm 处用胶布将折叠的两条蝶形胶布环形固定于导尿管上。③气囊固定法：使用双腔气囊导尿管时，插入导尿管后，见尿再插入 7～10cm。再根据导尿管上注明的气囊容积，向气囊内注入等量 0.9%无菌氯化钠注射液，轻拉导尿管有阻力感，可证实导尿管已经固定。④固定后，将导尿管末端与无菌集尿袋相连。将引流管留出足够翻身的长度后，用别针固定在床单上，以防因翻身牵拉不慎将导尿管拉出。⑤将集尿袋妥善固定于低于膀胱的高度，开放导尿管引流尿液。

(3)护理措施：①向病人及家属解释留置导尿术的目的、重要性及护理方法，使其能主动配合护理，预防泌尿系统感染。②保持引流通畅：引流管应妥善放置，避免受压、扭曲、堵塞等导致引流不畅。③防止逆行感染：保持尿道口清洁，女病人用消毒液棉球擦拭外阴及尿道口，男病人用消毒液棉球擦拭尿道口、阴茎头及包皮，每日 1～2 次。每日定时更换集尿袋，及时排空，并记录尿量。一般导尿管每周更换一次，硅胶导尿管可酌情适当延长更换时间。④注意倾听病人的诉说，并经常观察尿液，每周查一次尿常规。若发现尿液混浊、沉淀或出现结晶，应及时进行膀胱冲洗。⑤训练膀胱功能：常采用间歇性夹管方式来阻断引流，使膀胱定时充盈、排空，以促进膀胱功能的恢复。一般每 3～4 小时开放一次。

●巅峰速记法： 每日清洁尿道口和更换集尿袋，每周更换导尿管和尿常规检查。

真题精选

患者男，因疾病需要留置尿管，遵医嘱行留置导尿术，正确的操作方法是

A. 导尿管插入尿道长度为 4～6cm

B. 插尿管时见尿后再插入 2cm

C. 插尿管遇到阻力时应用力快速插入

D.见尿后插入7～10cm
E.集尿袋放置应高于耻骨联合
答案:D

留置导尿病人的护理措施错误的是
A.每周更换尿袋一次　B.每天更换尿袋一次　C.每周更换尿管一次
D.观察尿量及性状　　E.每天行会阴护理两次
答案:A

二、排便的护理

(一)粪便的评估

	正常	异常
次数	**成人每日排便1～3次，平均每次的量为150～200g**	**成人排便超过每日3次,或每周少于3次，应视为排便异常**
性状	**粪便为成形软便**	**当消化不良或急性肠炎时，排便次数可增多，且粪便呈糊状或水样。便秘时，粪便干结、坚硬，呈栗子样。直肠、肛门狭窄时，粪便呈扁条形或带状**
颜色	**黄褐色或棕黄色,婴儿的粪便呈黄色或金黄色**	**当上消化道出血时，粪便呈漆黑光亮的柏油样便；下消化道，出血时呈暗红色便；胆道完全阻塞时呈陶土色便；阿米巴痢疾或肠套叠时，可呈果酱样便；粪便表面有鲜血或排便后有鲜血滴出，多见于肛裂或痔疮出血的病人**

(二)腹泻的护理措施

1.卧床休息

可以减少肠蠕动，减少体力消耗，同时应注意腹部保暖。

2.饮食护理

鼓励病人多饮水，给予清淡的流质或半流质饮食，腹泻严重的病人应暂时禁食。

3.防止水、电解质紊乱

按医嘱及时给予止泻剂，并补充电解质，以免出现水、电解质紊乱。

4.皮肤护理

作好肛周皮肤的清洁，减少刺激。每次便后用软纸轻擦肛门，用温水清洗，并在肛门周围涂油膏，以保护局部皮肤。

5.健康教育

向病人讲解预防和护理腹泻的有关知识，指导病人选择合理的饮食，预防脱水和电解质紊乱，使病人养成良好的卫生习惯。

(三)大便失禁的护理措施

1. 皮肤护理

保持肛门周围皮肤清洁，床上加铺橡胶单和中单或使用尿垫，一经污染立即更换；每次便后用温水清洗，并在肛门周围涂油膏，以保护局部皮肤，防止发生压疮。

2. 重建排便能力

观察病人排便前的表现，了解病人排便的时间、规律，适时给予便盆。对排便无规律的病人，可定时给予便盆试行排便，以帮助建立排便反射。

3. 健康教育

在病情允许的情况下，指导病人摄入足够的液体；教会病人进行肛门括约肌及盆底肌收缩运动锻炼，以利于肛门括约肌恢复控制能力。方法是：病人取坐位，立位或卧位，试作排尿(排便)动作，先慢慢收紧盆底肌肉，再缓缓放松，每次 10 秒左右，连续 10 次，每次 20～30 分钟，每日数次，以病人不感到疲乏为宜。

(四)便秘病人的护理

1. 概念。指排便次数减少，无规律性，粪便干燥、坚硬，排便困难。常伴有头痛、腹痛、腹胀、消化不良、食欲缺乏、疲乏无力等症状。

2. 指导病人重建正常的排便习惯，消除心理紧张因素。

3. 提供合适的排便环境，采取适当的排便姿势。

4. 腹部环形按摩。从右向左、顺时针环形按摩。

5. 遵医嘱给缓泻剂，对慢性便秘患者，应避免长期应用或滥用刺激性的泻药。

6. 使用简易通便剂，如开塞露、甘油栓等。

7. 如以上方法无效，可遵医嘱灌肠。

8. 健康教育。定时排便、适当运动、多饮水，增加富含膳食纤维和维生素的食物。

(五)灌肠法★★★★★

分为不保留灌肠法和保留灌肠法两种。不保留灌肠法包括：大量不保留灌肠、小量不保留灌肠和清洁灌肠。表现分述如下。

	大量不保留灌肠	小量不保留灌肠	保留灌肠
目的	①软化和清除粪便 ②清洁肠道 ③稀释并清除肠道内有害物质 ④为高热病人降温	①软化粪便，解除便秘 ②排除肠道积气，以减轻腹胀	镇静、催眠、治疗肠道内感染的作用
灌肠溶液	①0.9%氯化钠溶液 ②0.1%～0.2%肥皂液	①“1、2、3”溶液：即50%硫酸镁 30ml、甘油 60ml、温开水 90ml ②油剂：甘油 50ml 加等量温开水	①镇静、催眠：用 10%水合氯醛 ②治疗肠道内感染：用 2%小檗碱、0.5%～1%新霉素及其他抗生素等

溶液容量	①成人每次 500～1000ml ②小儿 200～500ml	100～180ml	不超过 200ml
溶液温度	溶液温度一般为 39～41℃，降温时用 28～32℃，中暑用 4℃	38℃	38℃
卧位	左侧卧位	左侧卧位	左侧卧位或右侧卧位
插管深度	成人 7～10cm，小儿 4～7cm	7～10cm	15～20cm
液面高度	40～60cm	<30cm	<30cm
保留时间	5～10min	10～20min	1h 以上

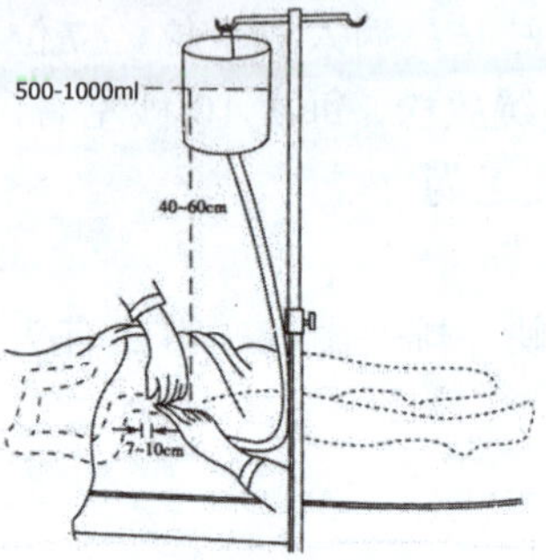

大量不保留灌肠

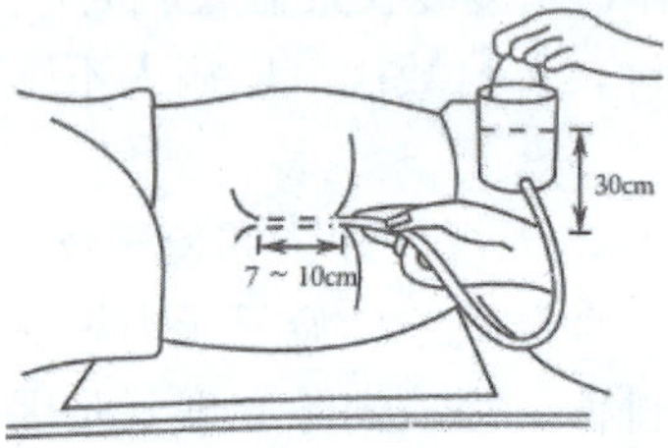

小量不保留灌肠

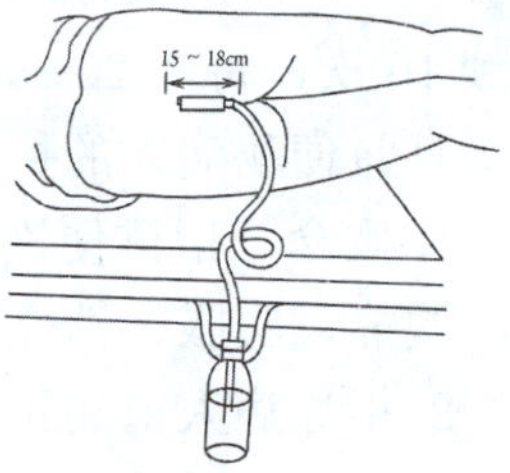

肛管排气

巅峰速记法： 开塞露和甘油栓也可用于解除便秘，保留 5～10 分钟即可排除。

真题精选

男性，57 岁。因进行性吞咽困难 2 月入院。入院后被诊断为“食管癌”。术前医生要求护士为其灌肠以清洁肠道。

1. 灌肠桶内液面距离肛门

A. 10～20cm　B. 20～30cm　C. 30～40cm　D. 40～60cm　E. 60～80cm

答案:D

2. 肛管插入直肠的深度

A. 7～10cm　B. 10～15cm　C. 15～18cm　D. 18～20cm　E. 20～15cm

答案:A

3. 当液体灌入 200ml 时，患者感觉有便意，护士应

A. 停止灌肠　B. 移动肛管　C. 嘱患者张口呼吸

D. 放低肛管桶的高度　E. 协助患者平卧

答案:D

患者，女，28岁，体温39.5℃，遵医嘱行灌肠降温。应选的灌肠液是
A.28～32℃生理盐水200ml B.4℃生理盐水500～1000ml
C.39～41℃肥皂水200ml D.28～32℃生理盐水500～1000ml
E.肥皂水300ml
答案:D

关于灌肠术，以下说法错误的是
A.小量不保留灌肠用于保胎孕妇危重患者、病儿及年老体弱患者等
B.保留灌肠时肛管插入的长度为15～20cm
C.降温灌肠时，应保留60分钟后再排出
D.细菌性痢疾患者灌肠采取左侧卧位
E.伤寒患者灌肠时灌肠液容量般不超过500ml
答案: C

1.灌肠的注意事项

(1)记录的方法是灌肠后排便1次记为1/E，灌肠后未排便记为0/E。

(2)根据医嘱及评估结果，准确掌握灌肠溶液的温度、浓度、流速、压力和液量。为伤寒病人灌肠时，溶液量不得超过500ml，压力要低，即液面距肛门不得超过30cm；肝性脑病病人禁用肥皂水灌肠，以减少氨的产生和吸收；充血性心力衰竭和水钠潴留的病人，禁用0.9%氯化钠溶液灌肠，减少钠的吸收。

(3)灌肠过程中注意观察病情，若病人出现面色苍白、出冷汗、剧烈腹痛、脉速、心慌气急、应立即停止灌肠，并及时通知医生进行处理。

(4)降温灌肠时，应保留30分钟后再排出，排便后隔30分钟再测量体温并记录。

(5)禁忌证:妊娠、急腹症、严重心血管疾病、消化道出血等病人，禁忌灌肠。

2.保留灌肠的注意事项

(1)根据病情安置不同卧位，如慢性细菌性痢疾，病变多在乙状结肠和直肠，采用左侧卧位为宜；阿米巴痢疾病变多在回盲部，采取右侧卧位，以提高治疗效果。

(2)灌肠前了解目的及病变部位，以便确定适当的卧位和肛管插入的深度。

(3)为提高疗效，保留灌肠在晚间睡眠前灌入为宜。灌肠前先嘱病人排便、排尿，并选择较细的肛管，插入要深，液量要少，压力要低，以便于有效保留药液，使肠黏膜充分吸收。

(4)对肛门、直肠、结肠等手术后及大便失禁的病人，均不宜作保留灌肠。

巅峰速记法：除阿米巴痢疾灌肠采取右侧卧位外，其余为左侧卧位。

真题精选

阿米巴痢疾灌肠卧位为

A.平卧位　B.左侧卧位　C.右侧卧位　D.膝胸卧位　E.截石位

答案:C

患者女，38岁，因腹痛、腹泻、果酱样便入院就诊。经检查确诊为阿米巴痢疾，遵医嘱行保留灌肠，采取右侧卧位的目的是

A.利于药物达到治疗部位　B.减少患者的腹痛　C.防止药液溢出

D.使患者舒适安全　E.使患者易于忍受

答案:A

(六)排气护理

1.肠胀气病人的护理

(1)调整饮食习惯：指导病人养成细嚼慢咽的好习惯；注意饮食合理，进食易消化的食物，勿食用产气食物或饮料。

(2)适当活动：鼓励病人进行适当活动，卧床病人经常更换卧位等。

(3)按摩：可作腹部按摩或进行腹部热敷。

(4)必要时进行肛管排气。

2.肛管排气法

(1)润滑肛管前端后轻插入直肠15～18cm，用胶布交叉固定肛管于臀部，将橡胶管留出足够长度，并固定在床单上，以方便病人翻身。

(2)观察排气情况，如有气体排出，可见瓶中有气泡逸出；如排气不畅，可帮助病人转换体位、按摩腹部，以助气体排出。

(3)保留肛管一般不超过20分钟，因为长时间留置肛管，会降低肛门括约肌的反应，甚至导致括约肌永久性松弛；必要时可间隔2～3小时，再重复插管排气。

真题精选

肛门排气时应插入多少厘米

A.10～15cm　B.15～18cm　C.7～10cm　D.10～20cm　E.21～25cm

答案:B

第十二节 药物疗法和过敏试验法

应试考点

1. 药物的领取和保管
2. 医院常用外文缩写及中文译意
3. 口服给药的方法及注意事项
4. 雾化吸入的方法及注意事项
5. 皮下注射、皮内注射、肌内注射、静脉注射的方法及注意事项
6. 青霉素过敏试验的方法
7. 青霉素过敏性休克的表现和处理
8. 破伤风抗毒素过敏试验法和脱敏注射法
9. 链霉素、普鲁卡因、细胞色素 C、头孢菌素的皮试剂量

一、给药的基本知识

(一)药物的领取和保管

1. 药物的领取

(1)剧毒药和麻醉药,病区也备有固定数目，应凭医生处方和空安瓿领取补充。

(2)病人日常口服药，一般根据医嘱由中心药房负责核对、配药，病区护士负责领取，经再次核对后发药。

2. 药物的保管

(1)各种药品按内服、外用、注射、剧毒等分类放置，并按有效期先后顺序排列，先领先用，以免失效。剧毒药和麻醉药保管应做到“五专一符合”：专柜加锁，专人保管，专用账册，专册登记，专用处方，账目符合，班班交接。

(2)药瓶应有明显标签，标签颜色应根据药物种类进行选择，一般内服药用蓝色边，外用药用红色边，剧毒药和麻醉药用黑色边的标签。标签应注明中英文药名、剂量或浓度，要求字迹清晰，标签完好。

(3)根据药物的不同性质，妥善保存。

药物性质	保存方式	药物举例
易挥发、潮解、风化的药物	装密封瓶并盖紧	乙醇、糖衣片、酵母片等
易氧化和遇光变质的药物	装在深色密盖瓶中，或放在有黑纸遮盖的纸盒中，置于阴凉处	如盐酸肾上腺素、维生素 C、氨茶碱、硝普钠等
易燃、易爆的药物	单独存放于阴凉低温处，远离明火	如乙醚、乙醇、环氧乙烷等

易被热破坏的药物	冷藏在2～10℃冰箱内，或置于阴凉干燥处（约20℃）	如各种疫苗、抗毒血清、白蛋白、青霉素皮试液等

巅峰速记法：需避光保存的药物可简单记忆为：普（硝普钠）通的圣（肾上腺素）茶（氨茶碱）是见不得光（避光）的。

真题精选

下列需要避光保存的药物是

A.盐酸肾上腺素　B.维生素K　C.α-糜蛋白酶　D.洋地黄　E.葡萄糖酸钙

答案:A

（二）药物治疗原则

1.对于有疑问的医嘱，应确认无误方可给药。发现给药错误，应及时报告医生，予以处理。

2.严格执行查对制度

(1)严格执行查对制度，做到“三查七对”。①三查：操作前、操作中、操作后查(查“七对”内容)。②七对：对床号、姓名、药名、浓度、剂量、方法、时间。

(2)严格检查药物质量，以保证药物不变质，并在有效期内。

（三）给药的途径

给药的途径是根据药物的性质、剂型、组织对药物的吸收情况、治疗需要而决定的。除动静脉给药是直接进入血液循环外，其他药物均有一个吸收过程，吸收顺序依次为：雾化吸入最快，其次是舌下含化、直肠给药、肌内注射、皮下注射、口服给药、皮肤外敷等。

（四）给药的次数和时间

医院常用外文缩写及中文译意。★★★★★

外文缩写中文译意			
qm	每晨1次	q2h	每2小时1次
qn	每晚1次	q3h	每3小时1次
qd	每日1次	q4h	每4小时1次
bid	每日2次	q6h	每6小时1次
tid	每日3次	am	上午
qid	每日4次	pm	下午
qod	隔日1次	12n	中午12点
biw	每周2次	12mn	午夜12点
qh	每1小时1次	hs	临睡前

ac	饭前	PO	口服
pc	饭后	ID	皮内注射
st	立即	H	皮下注射
prn	需要时（长期）	IM/im	肌内注射
sos	必要时（限用 1 次，12 小时内有效）	IV/iv	静脉注射
DC	停止	ivgtt/ivdrip	静脉滴注

巅峰速记法：qm、qn、qd 分别代表的是：morning(早晨）、night(晚上）、day(白天）。ID:皮内注射；H:皮下注射；IM:肌内注射。可简单记忆为：别磨（M)叽（肌内注射）了，快点去(H)下(皮下）内（皮内）地（D)。

真题精选

饭后的外文缩写是

A. ac　B. pc　C. qh　D. qm　E. qd

答案:B

(五)给药时间与安排

给药时间	给药安排	给药时间	给药安排
qm(每晨 1 次)	6am	q2h（每 2 小时 1 次）	6am, 8am, 10am, 12am
qd（每日 1 次）	8am	q3h（每 3 小时 1 次）	6am, 9am, 12n, 3pm, 6pm
bid（每日 2 次）	8am, 4pm	q4h（每 4 小时 1 次）	8am, 12n, 4pm, 8pm, 12mn
tid（每日 3 次）	8am, 12n, 4pm	q6h（每 6 小时 1 次）	8am, 2pm, 8pm, 2am
qid(每日 4 次)	8am, 12n, 4pm, 8pm	qn(每晚 1 次)	8pm

真题精选

患者，男，30 岁。阿米巴痢疾，医嘱：硫酸巴龙霉素 40 万～60 万 U po qid 。患者正确的服药时间是

A. 每日 4 次　B. 每日 3 次　C. 每日 2 次　D. 每日 1 次　E. 每 4 小时 1 次

答案:A

二、口服给药法★★★★★

(一)方法

1. 备药

(1)认真检查药物质量，根据药物不同剂型采取相应取药方法。一般先取固体药，

再配液体药。一个病人的药配好后，再配另一病人的。液体药：用量杯量取，将药液摇匀，左手持量杯，拇指置于所需刻度，举量杯使所需刻度与视线平行；右手持药瓶，将标签朝手心，缓慢倒入所需药量，倒毕以湿纱布擦净瓶口；将药液倒入药杯。同时服用几种药液时，应分别倒入不同药杯。

(2)药液不足 1ml、油剂、按滴计算的药液，应用滴管吸取药液。药杯内应先倒入少量温开水，以免药液附着杯壁，影响剂量准确；滴药时应稍倾斜滴管，以保证药量准确，1ml 按 15 滴计算。

2. 发药

(1)对危重病人，护士应喂服；鼻饲病人应将药物研碎、溶解，再由胃管注入。

(2)服药后，收回药杯，先浸泡消毒，再冲洗清洁，消毒备用，盛油剂的药杯，应先用纸擦净再消毒；一次性药杯应集中消毒再按规定处理。清洁药盘及药车。

(二)注意事项

1. 发药前，应了解病人有关资料，如病人因特殊检查或手术而禁食，或病人不在，不能当时服药，应将药物带回保管，适时再发或进行交班。

2. 发药时，如病人提出疑问，应重新核对，确认无误，再耐心解释，协助服药。

3. 根据药物性能，指导病人合理用药，以提高疗效，减少不良反应。具体要求如下。

服用药物	不良反应	服药方法
酸剂、铁剂	有腐蚀作用或使牙齿染色	服用时应避免与牙齿接触，可由饮水管吸入，服后再漱口
刺激食欲和健胃的药物	-	宜在饭前服
对胃黏膜有刺激的药物或助消化药	对胃黏膜有刺激	宜在饭后服用
止咳糖浆	对呼吸道黏膜起安抚作用，服后不宜立即饮水	同时服用多种药物，应最后服用止咳糖浆，以免冲淡药液，使药效降低
磺胺类药物	尿少容易析出结晶，堵塞肾小管	服药后指导病人多饮水
发汗类药	机体容易缺水	服药后指导病人多饮水
强心苷类药物	心律失常及洋地黄中毒	服用前，应先测脉率、心率，并注意节律变化。如脉率低于 60 次/分或节律不齐，则应停止服用
催眠药	抑制中枢神经系统	睡前服用
驱虫药	-	在空腹或半空腹服用

真题精选

患者，女，65 岁。遵医嘱每天服用补钙制剂阿伦磷酸钠 1 次。正确的服药时间是
A. 晨起 B. 早饭后 C. 午饭后 D. 晚饭后 E. 睡前
答案:A

关于止咳糖浆的服用说法正确的是
A. 对呼吸道黏膜起安抚作用,服用后不宜立即饮水
B. 同时服用多种药物时,应最先服用
C. 服药后指导患者多饮水
D. 饮水管吸入,服后再漱口
E. 服用前应先测量心率
答案:A

三、雾化吸入疗法

(一)超声雾化吸入法

特点：雾量大小可以调节；雾滴小而均匀，直径在 5nm 以下，药液随着深而慢的吸气可到达终末细支气管及肺泡。

1. 原理

通电后，超声波发生器输出高频电能，水槽底部的晶体换能器将其转化为超声波声能,声能可振动并透过雾化罐底部的透声膜,作用于雾化罐内的药液，破坏其表面张力和惯性，使药液成为细微的雾滴喷出，通过导管随病人吸气而进入呼吸道。

2. 常用药物及其作用

常用药物	作用
盐酸氨溴索、α-糜蛋白酶	稀释痰液，帮助祛痰，常用于气管切开术后、痰液黏稠等
庆大霉素	预防和抑制呼吸道感染，常用于胸部手术前后、呼吸道感染
氨茶碱、沙丁胺醇	解除支气管痉挛，常用于支气管哮喘等病人
5-氟尿嘧啶	治疗肺癌
地塞米松	减轻呼吸道黏膜水肿

3. 操作方法

(1)水槽内加冷蒸馏水至浸没雾化罐底部的透声膜；将稀释至 30～50ml 的药液放入雾化罐内，将雾化罐放入水槽，将盖盖紧。

(2)开始时，先开电源开关，再开雾量调节开关，根据需要调节雾量。

(3)将口含嘴放入病人口中，或将面罩置于口鼻部，指导病人闭口深呼吸，以使药液达呼吸道深部，更好发挥药效。每次使用时间为 15～20 分钟。

(4)治疗毕，将口含嘴或面罩取下；先关雾化开关，再关电源开关，以免损坏雾化器。

(5)雾化罐、口含嘴和螺纹管浸泡消毒1小时，再清洗擦干备用。

4.注意事项

(1)水槽和雾化罐切忌加温水或热水；在使用过程中，如发现水槽内水温超过50℃或水量不足，应先关机，再更换冷蒸馏水；如发现雾化罐内药液过少，影响正常雾化，可增加药量，不必关机，只需从盖上小孔向内注入即可。

(2)水槽底部的晶体换能器和雾化罐底部的透声膜薄而质脆，易破碎，操作和清洗过程中，动作应轻，以免损坏。

(3)特殊情况需连续使用雾化器，中间应间歇30分钟。

真题精选

超声雾化过程中，水槽内蒸馏水的温度不宜超过

A.70℃　B.60℃　C.50℃　D.40℃　E.30℃

答案:C

(二)氧气雾化吸入法

1.连接氧气装置与雾化器，氧气湿化瓶内不放水，调节氧流量6～8L/min。

2.口含嘴放入口中，嘱病人紧闭口唇深吸气，呼气用鼻，使药液充分到达支气管及肺部，更好地发挥药效。如此反复至药液吸完。

3.吸入完毕，取下雾化器，关闭氧气开关。

4.注意事项

(1)严格执行查对制度及消毒隔离制度。

(2)使用前，先检查雾化器，以确保各部件完好，无松动。

(3)氧气湿化瓶内不放水，以防液体进入雾化器内使药液稀释。

(4)在氧气雾化吸入过程中，应注意安全用氧，严禁接触烟火及易燃品。

巅峰速记法：超声雾化吸入时，水槽内可加水；而氧气雾化吸入时湿化瓶内不加水。

四、注射给药法

(一)注射原则

1.严格遵守无菌操作原则

(1)无菌注射器的空筒内面、活塞、乳头及针头的针梗、针尖，均应保持无菌。

(2)消毒注射部位皮肤，并保持无菌。常规消毒法或用棉签蘸安尔碘，以注射点为中心，由内向外呈螺旋形涂擦，直径应在5cm以上，待干后，方可注射。

2. 注药前检查

回血进针后注入药物前，应抽动活塞，检查有无回血。皮下注射、肌内注射如有回血，应拔出针头，更换部位后重新进不可将药液直接注入血管内；静脉注射必须见回血后，方可注入药液。

3. 减轻病人疼痛的注射技术

(1)解除病人思想顾虑，分散注意力，协助病人取合适体位，使肌肉松弛，便于进针。

(2)注射时做到“两快一慢”，即进针快、拔针快、推药慢，且注药速度应均匀。

(3)注射刺激性强的药液，应选择细长针头，且进针要深。同时注射多种药物时，应先注射刺激性较弱的，再注射刺激性强的药物，以减轻疼痛感。

(二)各种注射法★★★★★

1. 皮内注射法(ID)、皮下注射法(H)

	皮内注射法(ID)	皮下注射法（H）
目的	①用于各种药物过敏试验 ②用于预防接种，如卡介苗 ③局部麻醉的先驱步骤	①不能或不宜经口服给药，而需在一定时间内达到药效时采用 ②预防接种 ③局部麻醉用药
部位	①药物过敏试验：取前臂掌侧下段 ②预防接种：常选择上臂三角肌下缘	常用的有上臂三角肌下缘、腹部、后背、大腿前侧及外侧
操作要点	①用75%乙醇棉签消毒皮肤待干 ②针头斜面向上，与皮肤呈5°角刺入皮内	针头斜面向上，并与皮肤呈30°～40°角，迅速刺入针梗的1/2～2/3
注意事项	①作药物过敏试验前，应详细询问用药史、过敏史、家族史，备0.1%盐酸肾上腺素；如对所注射的药物有过敏史，则不能做皮试，应与医生联系，并做好标记 ②消毒皮肤忌用碘酊，以免影响结果判断 ③注射完毕，迅速拔出针头，勿用棉签按压 ④如皮试结果不能确认或怀疑假阳性时，可采取对照试验。应用另一注射器和针头，在另一前臂的相同部位，注入0.9%氯化钠溶液0.1ml，20分钟后，观察对照反应	①注射少于1ml的药液，应用1ml的注射器，以保证注入剂量准确 ②进针角度不宜超过45° ③如病人需长期进行皮下注射，应建立注射部位的使用计划，经常更换，轮流注射，以利药物的吸收

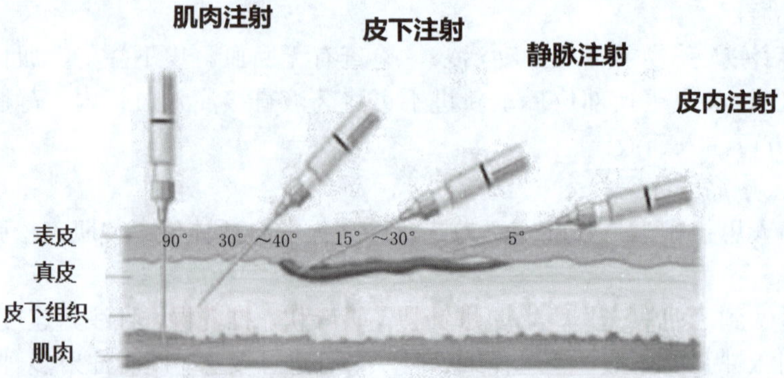

真题精选

给新生儿接种卡介苗，进针角度是
A. 5°　B. 15～30°　C. 30～40°　D. 90°　E. 20～30°
答案:A

2. 肌内注射法(IM/im)

肌内注射法是将无菌药液注入肌肉组织的方法。

(1)部位：应选择肌肉丰厚，且离大神经、大血管较远的部位，其中最常用的是臀大肌，其次为臀中肌、臀小肌、股外侧肌、上臂三角肌。

定位法	具体定位
臀大肌定位法	①十字法：先从臀裂顶点向左或右侧划一水平线，再从髂嵴最高点作一垂直平分线，将一侧臀部分为4个象限，其外上象限并避开内角，即为注射部位 ②连线法：取髂前上棘和尾骨连线的外上1/3处，即为注射部位
臀中肌、臀小肌定位法	①以食指尖和中指尖分别置于髂前上棘和髂嵴下缘处，使示指、中指与髂嵴构成一个三角形，其食指和中指构成的内角，即为注射部位 ②髂前上棘外侧三横指处为注射部位（以病人自己的手指宽度为标准）
股外侧肌注射定位法	适用于多次注射者。定位方法：在大腿中段外侧，取膝关节上10cm，髋关节下10cm处，约7.5cm宽的范围为注射部位
上臂三角肌注射定位法	为上臂外侧，自肩峰下2～3横指处。该处方便注射，但肌肉分布较薄，适宜作小剂量注射

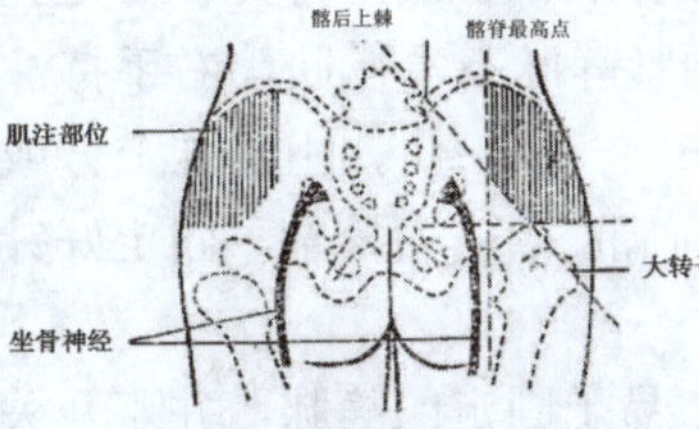

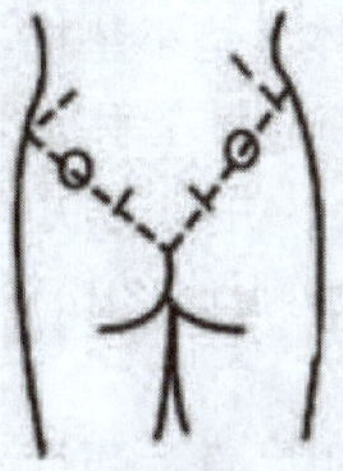

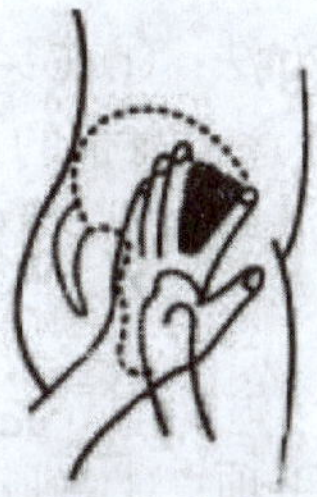

(2)体位：臀部肌内注射时，为使肌肉放松，减轻痛苦及不适。常取的体位包括：①侧卧位:要求上腿伸直并放松，下腿稍弯曲。②俯卧位:要求足尖相对，足跟分开，并将头偏向一侧。③仰卧位：臀中肌、臀小肌注射时采用，常用于危重和不能自行翻身的病人。④坐位：坐椅应稍高，以便于操作，常用于门诊、急诊病人。

(3)操作方法和注意事项：①针头与注射部位呈 90° 角，迅速刺入肌肉内，深度约为针梗的 2/3。②2 岁以下婴幼儿不宜进行臀大肌注射，因其臀部肌肉较薄，可导致肌肉萎缩，或损伤坐骨神经。最好选用臀中肌、臀小肌。③需长期进行肌内注射的病人，注射部位应交替使用，以避免硬结的发生，必要时可热敷或进行理疗。④如两种药液同时注射，应注意配伍禁忌。

真题精选

小儿发热，用柴胡注射，最常见的注射部位是

A. 臀大肌　B. 臀中肌　C. 臀部　D. 上臂三角肌下缘　E. 臀小肌

答案:B

3. 静脉注射法(IV/iv)

静脉注射法是自静脉注入无菌药液的方法。

(1)部位：常用的有肘部的贵要静脉、正中静脉、头静脉，及腕部、手背、足背、踝部等处的浅静脉。

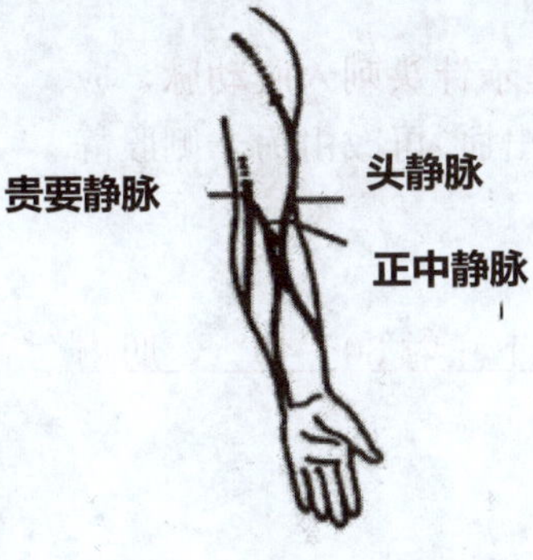

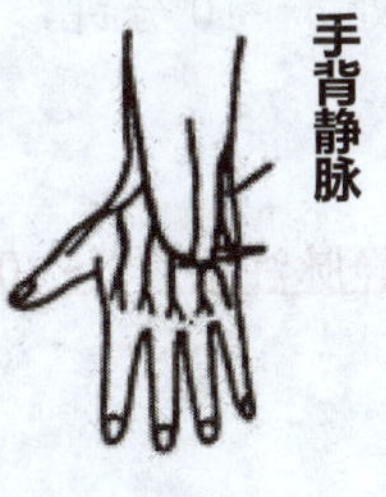

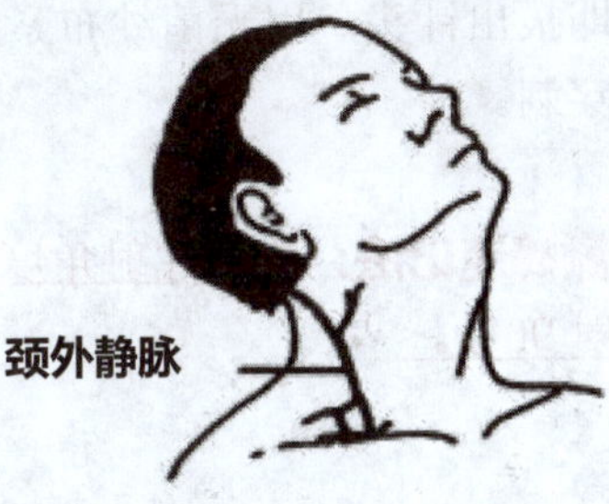

(2)操作方法：①在穿刺部位的肢体下垫小垫枕，在穿刺部位的上方约6cm处扎紧止血带，注意止血带的末端应向上。②用左手拇指绷紧静脉下端皮肤，右手持注射器，示指固定针栓，使针头斜面向上，并与皮肤呈15°～30°角，由静脉上方或侧方刺入皮下，再沿静脉方向潜行刺入静脉。③松开止血带，嘱病人松拳，固定好针头，缓慢注入药液。

(3)注意事项：①静脉注射应选择粗、直、弹性好、易于固定的静脉，并避开关节及静脉瓣。如需长期静脉给药者，应有计划地由远心端到近心端选择静脉进行注射。②对组织有强烈刺激的药物，注射前应先抽吸少量0.9%氯化钠溶液，进行静脉穿刺，成功后，注入少量0.9%氯化钠溶液，证实针头确在静脉内，再更换抽有药液的注射器缓慢注液，以防药液外溢，造成组织坏死；在推注药液过程中，应定期试抽回血，以检查针头是否在静脉内。

(4)静脉注射失败的常见原因：①针头未完全刺入静脉，针尖斜面一半在静脉内，一半在静脉外，抽吸有回血，注药时部分药液溢出至皮下，使局部皮肤隆起，病人有疼痛感。②针头刺入较深，针尖斜面一半穿破对侧静脉壁，抽吸可有回血，注药时部分药液溢出至深层组织，病人有疼痛感，如只推注少量药液，局部不一定隆起。③针头刺入过深，针尖穿透对侧静脉壁，抽吸无回血。④针头刺入过浅，或因松解止血带，致针头未刺入静脉，抽吸无回血。

4. 股静脉注射法

(1)目的：常在抢救危重病人时，用于注入药物、加压输液和输血、采集血标本等。

(2)定位方法：在股三角区，髂前上棘和耻骨结节连线的中点与股动脉相交，股动脉内侧0.5cm处，即为股静脉。

(3)操作方法：①协助病人取仰卧位，下肢伸直略外展外旋，常规消毒局部皮肤，待干。②操作者常规消毒左手食指和中指或戴无菌手套，然后在股三角区按定位法扪及股动脉搏动最明显处，并加以固定。③操作者右手持注射器，针头与皮肤呈90°或45°角，在股动脉内侧0.5cm处刺入；抽动活塞，见暗红色血液，则提示针头已达股静脉。④注射完毕，快速拔针后局部用无菌纱布加压止血3～5分钟，以防止出血或形成血肿。

(4)注意事项：股静脉穿刺时，如抽出鲜红色血液，则提示针头刺入股动脉，应立即拔出针头，用无菌纱布紧压穿刺处5～10分钟，直至无出血，再改由另一侧股静脉穿刺。

巅峰速记法：皮内注射角度5°，静脉注射15～30°，皮下注射30～40°，肌内注射90°。

五、药物过敏试验法

(一)青霉素过敏试验法★★★★★

1.青霉素过敏反应的原因

当机体再次接受类似的抗原刺激后，即与特异性抗体结合，发生抗原抗体反应，导致细胞破裂。青霉素属于半抗原物质，本身不具有抗原性。

2.青霉素过敏反应的预防

(1)使用青霉素前必须做皮肤过敏试验，试验前应详细询问病人的用药史、过敏史、家族史；病人如有青霉素过敏史，应禁止做过敏试验；病人已进行青霉素治疗，如停药3天后再用，或用药中更换药物批号，均应重新做过敏试验，结果阴性方可使用。

(2)青霉素皮试液应现用现配，首次注射后应观察30分钟，以免发生迟缓性过敏反应。

(3)青霉素过敏试验和注射前均应做好急救的准备工作，备好盐酸肾上腺素和注射器等。

(4)皮试结果阳性者禁止使用青霉素，及时报告医生，在体温单、医嘱单、病历、床头卡、门诊病历上醒目地注明，并告知病人及其家属。

真题精选

做青霉素皮试前必须询问的是

A.现病史　B.用药史　C.过敏史　D.家族史　E.生活史

答案:C

3.青霉素过敏试验的方法

(1)青霉素皮试液的标准：每毫升含青霉素200～500U。

(2)试验方法：对无过敏史的病人，按皮内注射的方法在前臂掌侧下段注射青霉素皮试液0.1ml(含青霉素20～50U)，20分钟后观察、判断，并正确记录皮试结果。

(3)试验结果的判断：①阴性:皮丘大小无改变，周围不红肿，无红晕，无自觉症状，无不适表现。②阳性：局部出现皮丘隆起、红晕硬块，直径大于1cm或周围有伪足、局部有痒感，严重时可出现过敏性休克。

4.青霉素过敏反应的临床表现

青霉素过敏反应的临床表现多种多样,其中最严重的是过敏性休克。

(1)过敏性休克：过敏性休克可发生在做青霉素过敏试验过程中，或注射青霉素后，一般在数秒或数分钟内呈闪电式发生，也有的在半小时后出现，极少数病人发生在连续用药的过程中。

呼吸道阻塞症状	出现气急、发绀，喉头堵塞伴濒死感。(呼吸系统症状和皮肤瘙痒最早出现)
循环衰竭症状	出现面色苍白、出冷汗、脉细弱、血压下降等
中枢神经系统症状	出现头晕及四肢麻木、意识丧失、抽搐、大小便失禁等
皮肤过敏症状	出现瘙痒、荨麻疹及其他皮疹

(2)血清病反应：一般于用药后7～14天发生，临床表现和血清病相似，病人有发热、皮肤瘙痒、荨麻疹、腹痛、关节肿痛、全身淋巴结肿大等。

(3)各器官或组织的过敏反应：①皮肤过敏反应是表现为皮肤瘙痒、皮疹(荨麻疹)、皮炎，严重者可发生剥脱性皮炎。②呼吸道过敏反应是可引起哮喘或诱发原有的哮喘发作。③消化系统过敏反应是可引起过敏性紫癜，主要症状是腹痛和便血。

上述症状既可单独出现，也可同时存在，常最早出现的是呼吸道症状或皮肤瘙痒，故必须注意倾听病人的主诉。

5. 青霉素过敏性休克的处理

(1)立即停药，使病人平卧，报告医生，就地抢救。

(2)首选盐酸肾上腺素注射。按医嘱立即皮下注射0.1%盐酸肾上腺素0.5～1ml，患儿酌减。如症状不缓解，可每隔30分钟皮下或静脉注射0.5ml，直到脱离危险期。此药可收缩血管、增加外周阻力、兴奋心肌、增加心排出量、松弛支气管平滑肌，是抢救过敏性休克的首选药物。

(3)立即给予氧气吸入，以纠正缺氧，改善呼吸；如呼吸受抑制，应立即进行人工呼吸，按医嘱应用呼吸兴奋剂，可肌内注射尼可刹米或洛贝林等；如出现喉头水肿影响呼吸，应立即配合医生准备气管插管或施行气管切开术。

(4)根据医嘱给药：①给予地塞米松5～10mg静脉注射，或用氢化可的松200～400mg加入5%或10%葡萄糖液500ml静脉滴注，此药为抗过敏药物，可迅速缓解症状。②根据病情给予升压药物。③给予纠正酸中毒和抗组胺类药物。

(5)病人出现心跳呼吸骤停，应立即进行心肺复苏，抢救病人。

(6)密切观察病人体温、脉搏、呼吸、血压、尿量及其他病情变化，做好病情动态的详细护理记录。注意病人未脱离危险期，不宜搬动。

巅峰速记法： 青霉素过敏性休克病人会出现循环、呼吸系统等休克症状；血清病型反应是在用药后7～14天发生。

真题精选

青霉素过敏性休克在抢救时首先采取的措施是

A. 立即停药，就地平卧，通知医生抢救

B. 静脉注射0.1%盐酸肾上腺素1ml

C. 皮下注射0.1%盐酸肾上腺素

D. 立即吸氧，胸外心脏按压
E. 氢化可的松静脉输液
答案：A

（二）其他药物过敏试验法

1. 链霉素过敏试验法

(1) 链霉素皮试液的标准：每毫升含链霉素 2500U。

(2) 试验方法：对无过敏史的病人，按皮内注射的方法在前臂掌侧下段注射链霉素皮试液 0.1ml（含链霉素 250U），20 分钟后进行观察，试验结果的判断方法同青霉素过敏试验，并正确记录皮试结果。

过敏反应的临床表现	①链霉素过敏反应的临床表现同青霉素过敏反应，但较少见 ②常伴有毒性反应，表现为全身麻木、肌肉无力、抽搐、眩晕、耳鸣、耳聋
过敏反应的处理	链霉素过敏反应的处理方法与青霉素大致相同，同时，可静脉缓慢推注葡萄糖酸钙（或氯化钙）10ml，以使钙离子与链霉素结合而减轻中毒症状

2. 破伤风抗毒素过敏试验法★★★★★

(1) 破伤风抗毒素皮试液的标准：每毫升含破伤风抗毒素 150IU。

(2) 破伤风抗毒素过敏试验法：皮内注射的方法是在前臂掌侧下段注射 TAT 皮试液 0.1ml（含破伤风抗毒素 15IU），20 分钟后进行观察、判断，并正确记录皮试结果。曾用过破伤风抗毒素间隔超过 1 周，如再次使用，应重做过敏实验。

(3) 试验结果的判断及处理：①阴性表现为局部无红肿，全身无反应。②阳性表现为局部皮丘红肿、硬结，直径大于 1.5cm，红晕直径超过 4cm，有时出现伪足、有痒感。全身过敏反应、血清病型反应与青霉素过敏反应相同。

当试验结果不能肯定时，应作对照试验；如试验结果确定为阴性，应将余液 0.9ml 作肌内注射；如试验结果证实为阳性，通常采用脱敏注射法。

巅峰速记法：青霉素和链霉素皮试阳性标准：红晕硬块，直径大于 1cm；破伤风抗毒素实验阳性标准：皮丘红肿、硬结，直径大于 1.5cm，红晕直径超过 4cm，注意区别。

(4) 脱敏注射法：脱敏注射法是给过敏试验阳性者分多次少剂量注射药液，以达到脱敏目的的方法。由于破伤风抗毒素的特异性，没有可替代的药物，故对试验结果为阳性的病人，在一定时间内，用少量抗原多次消耗体内的抗体，使之全部消耗掉，最终将全部药液注射后，病人不产生过敏反应。具体方法为：分 4 次，小剂量并逐渐增加，每隔 20 分钟肌内注射 1 次，每次注射后均应密切观察。

破伤风抗毒素脱敏注射法。

次数	TAT(ml)	加0.9%氯化钠溶液（ml）	注射法
1	0.1	0.9	肌内注射
2	0.2	0.8	肌内注射
3	0.3	0.7	肌内注射
4	余量	稀释至1ml	肌内注射

在脱敏注射过程中，如发现病人有全身反应时，应立即停止注射，并通知医生，迅速处理。如反应轻微，可待反应消退后，酌情将每次注射的剂量减少，同时增加注射次数，以顺利注入所需的全部药液。

真题精选

患者，男，33岁。腹部刀伤急诊入院，医嘱破伤风抗毒素治疗，皮试结果弱阳性，正确的处理方法是

A. 直接注射　B. 脱敏注射　C. 口服抗过敏药物

D. 改用抗生素　E. 通知医生修改医嘱

答案:B

3. 普鲁卡因过敏试验法

普鲁卡因皮试液的标准：以0.25%普鲁卡因为标准，即每毫升含普鲁卡因2.5mg，按皮内注射的方法在前臂掌侧下段注射普鲁卡因皮试液0.1ml(含普鲁卡因0.25mg)。

4. 细胞色素C过敏试验法

细胞色素C皮试液的标准：每毫升含细胞色素0.75mg。按皮内注射的方法在前臂掌侧下段注射细胞色素C皮试液0.1ml(含细胞色素C 0.075mg)。

5. 碘过敏试验法

在造影前1～2天应先作过敏试验，结果阴性者，方可作碘造影检查。在静脉注射造影剂前，应先进行皮内试验，结果阴性，再作静脉注射试验，结果也为阴性，方可进行碘剂造影。

试验法	具体操作	阳性反应
口服法	口服5%～10%碘化钾5ml，每日3次，共3天，然后观察、判断	阳性：出现口麻、眩晕、心慌、流泪、恶心、呕吐、荨麻疹等症状
皮内注射法	按皮内注射的方法在前臂掌侧下段注射碘造影剂0.1ml，20分钟后进行观察	阳性：局部有红肿、硬块，直径超过1cm
静脉注射法	在静脉内缓慢推注碘造影剂1ml(30%泛影葡胺)，5～10分钟后观察、判断	阳性：出现血压、脉搏、呼吸、面色等改变

6. 头孢菌素（先锋霉素Ⅳ）过敏试验法

皮试浓度为0.5mg/ml，皮试注入剂量为0.1ml（含先锋霉素0.05mg），凡初次用药、停药3天后再用、更换批号时，需再做过敏实验。

●**巅峰速记法：** 青霉素和先锋霉素停药3天，更换批号后再用需重做过敏试验；破伤风抗毒素超过1周再用，需重做过敏试验。

常用皮试液浓度。

皮试液名称	每1毫升含量	每0.1毫升含量
青霉素	200～500U	20～50U
链霉素	2500U	250U
破伤风抗毒素	150IU	15IU
0.25%普鲁卡因	2.5mg	0.25mg
细胞色素C	0.75mg	0.075mg
先锋霉素	0.5mg	0.05mg

真题精选

下列药物过敏试验的皮试液浓度正确的是

A. 青霉素:500U/0.1ml　B. 链霉素：2500U/0.1ml

C. 普鲁卡因：0.25mg/0.1ml　D. 细胞色素C：0.75mg/0.1ml

E. 破伤风抗毒素：150IU/0.1ml

答案:C

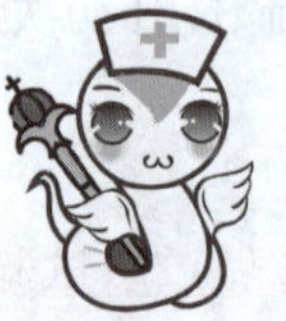

第十三节 静脉输液和输血法

应试考点

1. 静脉输液的目的和常用溶液
2. 周围静脉输液的方法和注意事项
3. 颈外静脉插管输液法
4. 输液速度的调节及计算
5. 常见输液故障和处理
6. 常见输液反应及处理
7. 血液制品的种类
8. 静脉输血的方法和注意事项
9. 常见的输血反应和处理方法

静脉输液和输血法是利用大气压和液体静压的原理，将大量无菌药液或血液输入静脉的方法。

一、静脉输液法

(一)静脉输液的目的

1. 补充水分和电解质，以纠正水、电解质紊乱，维持酸碱平衡。
2. 补充营养，供给热能。
3. 输入药物，达到控制感染、治疗疾病的目的。
4. 补充血容量，改善微循环，维持血压。
5. 输入脱水剂，降低颅内压，达到利尿消肿的目的。

(二)常用溶液和作用

1. 晶体溶液

葡萄糖溶液	常用的是5%葡萄糖溶液及10%葡萄糖溶液，可供给水分和热能
等渗电解质溶液	常用的有0.9%氯化钠、5%葡萄糖氯化钠、复方氯化钠等溶液
碱性溶液	可纠正酸中毒，调节酸碱平衡，常用5%碳酸氢钠、11.2%乳酸钠溶液等
高渗溶液	常用20%甘露醇、25%山梨醇、25%～50%葡萄糖等溶液

真题精选

20%的甘露醇作用机制是

A.扩血容量　B.扩张血管　C.渗透性利尿　D.利尿性脱水　E.收缩毛孔

答案:C

2. 胶体溶液。

右旋糖酐	①中分子右旋糖酐：可提高血浆胶体渗透压，扩充血容量 ②低分子右旋糖酐：可降低血液黏稠度，改善微循环
代血浆	增加血浆渗透压及循环血量，常用羟乙基淀粉、氧化聚明胶和聚乙烯吡咯酮等溶液。可在急性大出血时与全血共用
浓缩白蛋白注射液	可提高胶体渗透压，补充蛋白质，减轻组织水肿
水解蛋白注射液	用以补充蛋白质，纠正低蛋白血症，促进组织修复

真题精选

5%葡萄糖氯化钠溶液属于

A. 生物制品溶液　B. 高渗溶液　C. 等渗溶液　D. 胶体溶液　E. 低渗溶液

答案:C

(三)常用静脉输液法

1. 周围静脉输液法

包括密闭式输液法、静脉留置针输液法。

(1)密闭式输液法：安尔碘消毒穿刺部位皮肤，备输液贴，在穿刺点上方6～8cm处扎止血带，嘱病人握拳，使静脉充盈。进行静脉穿刺。以15～30°角进针，见回血再将针头平行进入少许，固定针柄，“三松”(松开止血带和调节器，嘱病人松拳)。调节输液滴速，一般成人40～60滴/分钟，儿童20～40滴/分钟。

(2)静脉留置针输液法：适用于需长期静脉输液及静脉穿刺困难的病人。①在其上方8～10cm处扎止血带，常规消毒皮肤。以15°～30°角直接刺入血管，见回血后压低角度再进针少许，撤针芯将外套管送入静脉内。②对需要长期输液的病人应注意保护静脉，合理使用，一般先从四肢远端小静脉开始。输液完毕，推注肝素盐水正压封管，其浓度为每毫升生理盐水含肝素10～100U，每次用量2～5ml。③如需输入对血管刺激性大的药物，宜充分稀释，并待穿刺成功后再加药，输完应再输入一定量的0.9%氯化钠溶液，以保护静脉。④保持输液器及药液的无菌状态，连续输液超过24小时应每日更换输液器；留置针一般可保留3～5天，最多不超过7天，并注意保护相应肢体，一旦发现针管内有回血，应立即用肝素液冲洗，以免堵塞管腔。

真题精选

患者，男，38 岁。胃溃疡入院治疗，护士为其静脉输液时，适宜的滴速是
A. 20～40 滴/分钟　B. 80～100 滴/分钟　C. 40～60 滴/分钟
D. 10～20 滴/分钟　E. 60～80 滴/分钟
答案:C

2. 颈外静脉插管输液法

(1) 目的：①需要长期输液，而周围静脉不易穿刺的病人。②周围循环衰竭的危重病人，用以测量中心静脉压。③长期静脉内滴注高浓度的、刺激性强的药物，或采用静脉营养疗法的病人。

(2) 穿刺部位：①颈外静脉是在下颌角与锁骨上缘中点连线的上 1/3 处，颈外静脉外侧缘进针。②锁骨下静脉是胸锁乳突肌外缘与锁骨上缘所形成的夹角平分线上，距顶点 0.5～1cm 处为穿刺点。

(3) 操作方法：①协助病人取去枕平卧位，将头部转向对侧，肩下垫小枕，以使颈部伸直。②操作者手持穿刺针与皮肤呈 45° 角进针，进入皮肤后改为 25° 角，沿颈外静脉方向刺入。③用无菌透明敷贴覆盖穿刺点，固定针栓及肝素帽，调节合适滴速。④置管后，如发现硅胶管内有回血，应立即用肝素液冲洗，以免堵塞管腔。

(四) 输液速度的调节★★★★★

1. 调节输液速度的原则

(1) 一般成人 40～60 滴/分钟，儿童 20～40 滴/分钟。

(2) 对年老、体弱、婴幼儿、有心肺疾患的病人输入速度宜慢。

(3) 一般溶液输入速度可稍快；而高渗盐水、含钾药物、升压药物等输入速度宜慢。

2. 输液速度的计算

在输液过程中，溶液每毫升的滴数（滴/毫升）称为该输液器的滴系数。各厂家生产的输液器滴系数不同，临床常用的有 10、15、20、50 等几种型号。静脉输液的速度及输液所用时间的计算方法如下。

(1) 已知输入液体的总量和预计输完所用的时间，求每分钟滴数。

$$\text{每分钟滴数}=\frac{\text{液体的总量（ml）}\times\text{滴系数（滴/ml）}}{\text{输液所用时间（min）}}$$

(2) 已知输入液体的总量和每分钟滴数，求输完液体所用的时间。

$$\text{输液所用时间（h）}=\frac{\text{液体的总量（ml）}\times\text{滴系数（滴/ml）}}{\text{每分钟滴数（滴/ml）}\times 60\text{(min)}}$$

巅峰速记法：静脉输液时一般成人40～60滴/分钟，儿童20～40滴/分钟；急性心力衰竭、肺癌患者术后滴速为20～30滴/分钟；膀胱冲洗时滴速为60～80滴/分钟；化脓性骨髓炎开窗引流时滴速为50～60滴/分钟。

真题精选

20%的甘露醇250ml，点滴系数为15，要求在30分钟内输完，每分钟滴数为

A. 150滴 B. 120滴 C. 125滴 D. 170滴 E. 110滴

答案：C

（五）常见输液故障和处理

1. 溶液不滴

针头滑出静脉外	表现为局部肿胀、疼痛；应拔针并更换针头，另选静脉重新穿刺
针头斜面紧贴静脉壁	表现为液体滴入不畅或不滴；应调整针头位置或适当变换肢体位置
确定针头阻塞	表现为药液不滴，挤压输液管有阻力，且无回血，可确定针头阻塞。更换针头，重新选择静脉穿刺，切忌强行挤压导管或用溶液充注针头，以免凝血块进入静脉造成栓塞
静脉痉挛	由于穿刺肢体暴露在冷的环境中时间过长或输入的液体温度过低所致。可进行局部热敷、按摩，使静脉扩张，促进血液循环
压力过低	由于输液瓶位置过低、病人肢体抬举过高或周围循环不良所致；可适当抬高输液架高度或放低肢体位置

2. 茂菲滴管内液面自行下降

输液过程中，如茂菲滴管内液面自行下降，应检查滴管上端输液管与茂菲滴管有无漏气或裂隙，必要时更换输液器。

真题精选

护士为某患者静脉注射药物时，患者诉说疼痛，推注稍有阻力，局部肿胀，抽回无血，应考虑是

A. 针头滑出血管外 B. 针头斜面一部分穿透下面血管壁 C. 针头斜面紧贴血管壁

D. 静脉有痉挛 E. 针头部分阻塞

答案：A

（六）常见输液反应及护理 ★★★★★

1. 发热反应

（1）临床表现：多发生于输液后数分钟至1小时，发热反应是常见的输液反应。

常因输入致热物质所致。

(2)护理措施：①反应轻的病人可减慢输液速度或停止输液，严重的病人应立即停止输液，立即与医生联系。②遵医嘱给予抗过敏药物或激素治疗。③保留剩余药液及输液器，必要时送检做细菌培养，查找原因。

2.循环负荷过重（急性肺水肿）

(1)临床表现：在输液过程中，病人突然出现呼吸困难，感到胸闷、气促、咳嗽、咳粉红色泡沫样痰，严重时痰液可由口鼻涌出，肺部可闻及湿啰音，心率快、心律不齐。由于输液速度过快，在短时间内输入液体量过多，导致循环血量急剧增加，心脏负荷过重。

(2)护理措施：①预防是指输液时应严格控制输液速度及输液量，对心肺功能不良的病人、年老体弱的病人和婴幼儿更应慎重，并密切观察。②发现肺水肿症状，应立即停止输液，并通知医生，进行紧急处理。③协助病人取端坐位，两腿下垂，以减少下肢静脉血回流，减轻心脏负担。④给予高流量吸氧（6～8L/min），使肺泡内压力增高，从而减少肺泡内毛细血管渗出液的产生；同时，可在湿化瓶内放入20%～30%乙醇，再进行氧气吸入，因为乙醇可以减低肺泡内泡沫的表面张力，使泡沫破裂消散，以此改善肺部气体交换，减轻缺氧症状。⑤遵医嘱给予扩血管药、平喘药、强心剂、利尿剂等。⑥必要时进行四肢轮流结扎。即用止血带或血压计袖带给四肢适当加压，以阻断静脉血流（动脉血流保持通畅）可有效减少静脉回心血量，要求每隔5～10分钟轮流放松一侧肢体的止血带。当症状缓解后，再逐渐解除止血带。⑦做好心理护理：支持安慰病人，以缓解其紧张情绪，使病人有安全感和信任感。

●**巅峰速记法：**在做题时只要看到有粉红色泡沫痰时，多为2个疾病：急性肺水肿和急性心力衰竭。急性心力衰竭的症状和急性肺水肿相似，处理方式差不多，只需要掌握其中一个即可。

3.静脉炎

(1)临床表现：沿静脉走向出现条索状红线，局部组织出现发红、肿胀、灼热、疼痛。由于长期输入高浓度、刺激性较强的药液，静脉内放置刺激性强的留置管，或导管放置时间过长，引起局部静脉壁的化学性炎症反应；也可因输液过程中无菌操作不严，引起局部静脉感染。

(2)护理措施：以避免感染，减少对血管壁的刺激为原则。①对血管壁有刺激性的药物，输液前应充分稀释，并减慢输液速度，防止药物溢出静脉外；静脉使用应有计划，经常更换输液部位，以保护静脉；使用静脉留置针时，应选择无刺激或刺激性小的导管，且留置时间不宜过长。②立即停止局部输液，抬高患肢并制动，可在局部用95%乙醇或50%硫酸镁进行湿热敷。③用中药如意金黄散外敷，每日2次，具有清热、止痛、消肿的作用。④超短波理疗，每日 1 次，每次 15～20 分钟。⑤如同时合并感染，可遵医嘱给予抗生素治疗。

4. 空气栓塞

(1) 临床表现：输液过程中，病人感觉胸部异常不适或胸骨后疼痛，随即出现呼吸困难，严重发绀，伴濒死感，心前区听诊可闻及响亮的、持续的“水泡声”，空气在右心室内阻塞肺动脉入口。

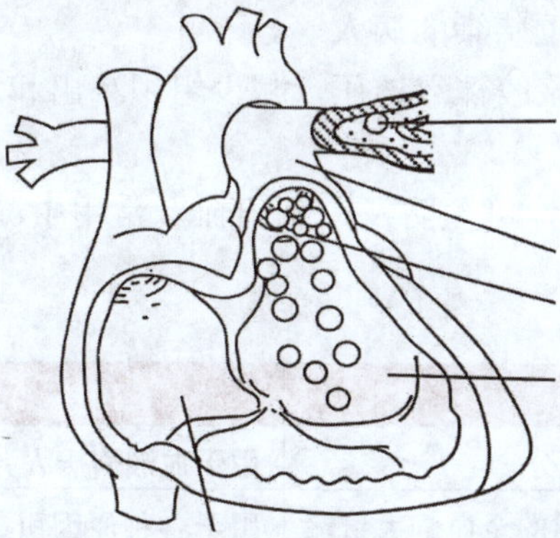

空气在右心室内阻塞肺动脉入口

(2) 护理措施：①发生空气栓塞，应立即停止输液，通知医生进行抢救，立即使病人取左侧卧位和头低足高位。因为头低足高位在吸气时可增加胸腔内压力，而减少空气进入静脉；左侧卧位可使肺动脉的位置低于右心室，使气泡向上飘移至右心室尖部，以避开肺动脉入口，并随着心脏的舒缩，空气被混成泡沫，使较大的气泡破碎，分次小量进入肺动脉内，逐渐被吸收。②给予高流量氧气吸入。

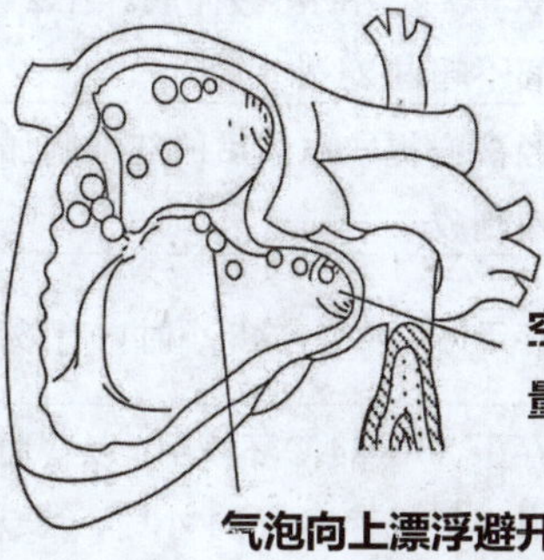

患者取左侧卧位和头低足高位，使气泡避开肺动脉口

巅峰速记法： 循环负荷过重=输液+呼吸困难+咳粉红色泡沫痰；静脉炎=输液+条索状红线（或局部红肿热痛）。

二、静脉输血法

将血液通过静脉输入体内的方法，称为静脉输血法。

(一)目的

1. 补充血容量，增加有效循环血量，增加心排出量，提高血压，促进血液循环。常用于失血、失液导致的血容量减少或休克的病人。

2. 补充血红蛋白，促进携氧功能，纠正贫血。常用于严重贫血病人。

3. 补充抗体，增加机体免疫力。常用于严重感染的病人等。

4. 补充白蛋白，纠正低蛋白血症，维持血浆胶体渗透压，减少组织渗出和水肿。常用于低蛋白血症的病人。

5. 补充各种凝血因子和血小板，利于止血，可预防及控制出血。常用于凝血功能障碍的病人。

(二)血液制品的种类

	血液种类	特点	用途
全血	新鲜血	基本保留了血液中原有的所有成分	用于血液病病人
	库存血	指在2～6℃环境下保存2～3周的全血。大量输注库存血，可导致酸中毒和高钾血症	用于各种原因引起的大出血
	自体输血	自体输血不需作血型鉴定及交叉配血试验，还可节省血源、防止输血反应	-
成分血	浓缩红细胞	指新鲜全血分离血浆后剩余的部分，仍含有少量血浆	用于血容量正常而需补充红细胞的贫血病人
	洗涤红细胞	指红细胞经0.9%氯化钠溶液三次洗涤后，再加入适量0.9%氯化钠溶液而成。在2～6℃环境下保存时间不超过24小时	用于免疫性溶血性贫血病人、脏器移植术后、需反复输血的病人等
	红细胞悬液	指全血经离心提取血浆后的红细胞加入等量红细胞保养液制成	用于战地急救和中、小手术病人
	白细胞浓缩悬液	要求保存于4℃环境，48小时内有效	用于粒细胞缺乏合并严重感染的病人
	血小板浓缩悬液	要求保存于20～24℃环境中，以普通采血袋盛装的浓缩血小板保存期为24小时，以专用血小板存储袋盛装的可保存5天	用于血小板减少或功能障碍所致的出血病人

1. 血浆

血浆是指全血经分离后的液体部分。主要成分为血浆蛋白，不含血细胞，也无凝集原，且保存期较长。常用的有以下几种。

新鲜血浆	包含正常量的全部凝血因子。适用于凝血因子缺乏的病人
保存血浆	适用于低血容量、低血浆蛋白的病人

冰冻血浆	普通冰冻血浆保存在-18℃ ；低温下，有效期为1年：用时先放在37℃温水中融化
干燥血浆	使用时可加适量0.9%氯化钠溶液或0.1%枸橼酸钠溶液进行溶解

2.其他血液制品

白蛋白液	适用于低蛋白血症病人
纤维蛋白原	适用于纤维蛋白缺乏症、弥漫性血管内凝血（DIC)的病人
抗血友病球蛋白浓缩剂	适用于血友病病人

3.静脉输血的适应证

(1)一次出血量小于500ml不必输血，失血量大于1000ml时， 应及时补充全血。

(2)贫血和低蛋白血症。

(3)严重感染：输入新鲜血以补充抗体和补体，切忌使用库存血。

(三)静脉输血法

1.输血前准备

血制品从血库取出后勿剧烈震荡，以免红细胞大量破坏而引起溶血；血制品不能加温，以免血浆蛋白凝固变性而导致输血反应；取回的血制品在室温下放置20分钟后再输入，一般应在4小时内输完。

2.直接输血法

将供血者血液抽出后，立即输给病人的方法称为直接输血法。 在静脉注射的基础上，加数支50ml注射器（根据输血量准备），3.8%枸橼酸钠溶液(每50ml血液中加3.8%枸橼酸钠溶液5ml)，选择粗大静脉（多选肘正中静脉）。操作时需要三人合作，一人抽血，一人传递，另一人输血，如此连续进行。

3.间接输血法

按密闭式输液法进行静脉穿刺，输血前、后及输两袋血液之间，应输入少量0.9%氯化钠溶液，以免发生不良反应。调节输血速度，开始宜慢，应少于20滴/分；然后观察10～15分钟，如无不良反应，再根据病情需要调节滴速，成人一般40～60滴/分，老人及儿童酌情减少。

●**巅峰速记法：**输血前“三查”：查血液的有效期、血液的质量、输血装置是否完好。“八对”：姓名、床号、住院号、血袋号、血型、交叉配血实验结果、血液的种类、剂量。

(四)常见输血反应及护理★★★★★

1.发热反应

(1)临床表现：发热反应多发生在输血过程中或输血后1～2小时。

(2)原因：①主要与致热原有关，如血制品、保养液或输血器等被致热原污染。②血制品造成污染而引起发热反应。③多次输血后，病人血液中产生白细胞抗体和血小板抗体，当再次输血可发生抗原抗体反应，从而引起发热反应。

2. 过敏反应

(1)临床表现：轻者表现为皮肤瘙痒、荨麻疹，也可出现血管神经性水肿，表现为眼睑、口唇水肿；严重者可因喉头水肿、支气管痉挛而导致呼吸困难，两肺可闻及哮鸣音，甚至发生过敏性休克。

(2)原因：①病人为过敏体质。②所输入的血液中含有致敏物质。③因多次输血的病人，体内已产生过敏性抗体，当再次输血时，此抗体和抗原发生相互作用而导致过敏反应发生。

(3)护理措施：①预防：加强对供血者的选择、管理及教育。如不选用有过敏史的供血者；在献血前 4 小时内，不宜进食高蛋白质和高脂肪的食物，可饮糖水或少量清淡饮食；且不宜服用易致敏的药物，以免血中含有致敏物质。对有过敏史的病人，可在输血前给予口服抗过敏药物，以预防过敏反应的发生。②发生过敏反应，轻者可减慢滴速，重者应立即停止输血，及时通知医生。③对症处理：如有呼吸困难，应给予氧气吸入；如有喉头水肿并伴严重呼吸困难，应配合气管插管或进行气管切开；如出现循环衰竭，应立即进行抗休克治疗。④遵医嘱给药，可皮下注射 0.1% 盐酸肾上腺素 0.5～1ml，或给予异丙嗪、苯海拉明、地塞米松等抗过敏药物。

巅峰速记法： 为预防输血发生过敏反应，供血者在献血前 4 小时内，不宜进食富含蛋白质和脂肪的食物；血制品从血库取出后应在 4 小时内输完。

真题精选

患者，女，36 岁。急性淋巴细胞白血病，医嘱浓缩红细胞和血小板输注，在首先输注浓缩红细胞过程中患者出现全身皮肤瘙痒伴颈部、前胸出现荨麻疹。针对上述患者发生的情况，护士应该首先采取的处理是

A. 密切观察体温，局部涂抹止痒药膏

B. 减慢输血速度并按医嘱给予抗过敏药等

C. 停止输注浓缩红细胞并保留血袋、余血及输血器送检

D. 停止输注浓缩红细胞并重新采集血标本进行交叉配血

E. 停止输注浓缩红细胞并待患者情况好转后重新输血

答案:B

3. 溶血反应

溶血反应是输血中最严重的一种反应。由于所输入血的红细胞和病人的红细胞发生异常破坏，而使机体发生一系列临床症状。

(1)临床表现及发生机制：通常输入 10～15ml 血后，病人即可出现症状。按其临床表现可分为三个阶段。

开始阶段	头胀痛、四肢麻木、胸闷、腰背部剧烈疼痛等
中间阶段	黄疸和血红蛋白尿（酱油色），并伴有寒战、高热、呼吸急促、血压下降等
最后阶段	由于大量血红蛋白从血浆进入肾小管，遇酸性物质而变成结晶体，出现急性肾衰竭症状，表现为少尿、无尿，严重者可致死亡

真题精选

女性，52岁。因肝癌破裂大出血就诊，立即给予输血。当输血50ml时。病人出现烦躁不安，心前区压迫感，腰背酸痛，尿呈酱油色，血压70/40mmHg。该病人最可能的诊断是

A. 非溶血性发热反应　B. 过敏反应　C. 细菌污染反应

D. 循环超负荷　E. 溶血反应

答案:E

(2)护理措施：①发现症状，立即停止输血，并通知医生，进行紧急处理；保留余血，并采集病人血标本，重新作血型鉴定及交叉配血试验。②保护肾脏：可行双侧腰部封闭，或用热水袋在双侧肾区进行热敷，以解除肾血管痉挛，保护肾脏。③碱化尿液：遵医嘱口服或静脉注射碳酸氢钠溶液，使尿液碱化，增加血红蛋白的溶解度，以减少结晶，防止阻塞肾小管。

真题精选

一名护士从血库拿血回来进行加热后，给患者输血5分钟后，患者出现发热、寒战、腰背部疼痛。

1. 护士应立即采取的措施是

A. 通知医生

B. 安慰患者、控制患者情绪

C. 停止输血，给患者吸氧并保留余血

D. 测量血压、脉搏、呼吸

E. 热敷腰部，控制腰痛

答案:C

2. 这时护士观察患者尿液只有100ml，可能出现的尿液为

A. 血尿　B. 血红蛋白尿　C. 脓尿　D. 胆红素尿　E. 正常尿

答案:B

4. 大量输血后反应

大量输血是指24小时内紧急输血量大于或相当于病人的血液总量。

常见的有肺水肿、出血倾向、枸橼酸钠中毒反应、酸中毒和高钾血症等。

出血倾向	①原因：长期反复输血或超过病人原血液总量的输血，由于库存血中的血小板破坏较多，使凝血因子减少而引起出血 ②护理措施：严格掌握输血量，大量输库存血，应间隔输入新鲜血液、血小板浓缩悬液或凝血因子，以防发生出血，每输库存血3～5个单位，应补充1个单位的新鲜血
枸橼酸钠中毒反应	①临床表现：病人出现手足抽搐、心率缓慢、血压下降，甚至心脏骤停等 ②原因：库存血中含有枸橼酸钠，可与血中游离钙结合，使血钙下降 ③护理措施：每输入库存血超过1000ml时，可遵医嘱给予10%葡萄糖酸钙或氯化钙10ml静脉注射，以补充钙离子，减少低血钙的发生
酸中毒和高钾血症	因库存血随保留时间的延长，会出现酸性物质增加，钾离子浓度升高，故大量输入库存血，可导致酸中毒和高钾血症

巅峰速记法： 酸中毒通常合并的是高钾血症，而碱中毒通常合并的是低钾血症。枸橼酸钠中毒反应和链霉素过敏反应均可静脉注射10%葡萄糖酸钙（或氯化钙）。

5. 其他反应

(1)空气栓塞：其临床症状、原因、护理措施与静脉输液反应相同。

(2)输血传染的疾病：供血者的某些疾病通过静脉输血传播给病人。对此类反应，积极采取防范措施是非常重要的，如通过净化血源，加强供血者的管理，严格检测血液，以确保血液质量，减少疾病的传播。

(3)细菌污染反应：任何环节不遵守无菌操作规程，均可导致血液被细菌污染。

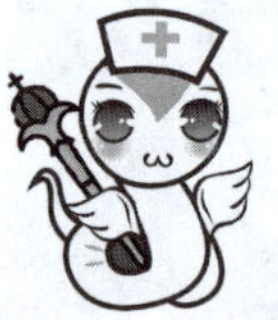

第十四节 标本采集

应试考点

1. 血标本的采血方法和注意事项
2. 尿标本的采集方法
3. 粪标本的采集方法
4. 痰标本的采集方法
5. 常用防腐剂的作用及方法

一、标本采集的原则

1. 要确保标本质量，必须掌握正确的采集方法，及时采集，采集的量要准确。如做妊娠试验要留晨尿，因为晨尿内绒毛膜促性腺激素的含量高，容易获得阳性检验结果。

2. 标本采集后，应及时送检，不应放置过久，以免影响检验结果，特殊标本还应注明采集时间。

3. 采集细菌培养标本应在病人使用抗生素之前，如已经用药，应在血药浓度最低时采集，并在检验单上注明。采集时严格执行无菌操作，标本应放入无菌容器内，且容器无裂缝，瓶塞干燥，不可混入防腐剂、消毒剂或药物，培养液应足量，无浑浊、变质，以免影响检验结果的准确度。

二、各种标本采集方法

(一) 静脉血标本采集法★★★★★

1. 静脉血标本的种类

(1) 全血标本：用于测定血液中某些物质的含量，如血糖、血氨、尿素氮等。

(2) 血清标本：用于测定血清酶、脂类、电解质、肝功能等。

(3) 血培养标本：用于查找血液中的病原菌。

常用彩色真空采血管的使用。

标识	标本类型	添加剂	适用范围	要求
红头管	血清	无	各种生化和免疫学检测，如肝肾功能、血清免疫等	采血后不需要摇动
紫头管	全血	EDTA	适用于血液常规检查、糖化血红蛋白等检测	采血后立即颠倒混匀 5～8 次
黑头管	全血	109mmol/L (3.2% 枸橼酸钠)	适用于 ESR(血沉)	抗凝剂与血液 1∶4 混合，采血 后立即颠倒混匀 5～8 次
蓝头管	全血	109mmol/L (3.2%枸橼酸钠)	适用于血凝试验，如 PT、APTT、TT、各种凝血因子等	抗凝剂与血液 1∶9 混合，采血后立即颠倒混匀 5～8 次
黄头管	血清	分离胶/促凝剂	适用于急诊各种生化和血清学实验	可将血细胞与血清快速很好地分开，减少影响实验的因素
绿头管	血浆	肝素锂/肝素钠	可用于急诊、大部分的生化实验和某些特定的化验项目，如血氨、血流变等流式 T 细胞因子检测	采血后立即颠倒混匀 5～8 次

灰头管	血浆	草酸盐-氟化钠	适用于糖耐量实验检测	采血后立即颠倒混匀5～8次
细菌培养瓶	需氧/厌氧	—	血液、体液需氧/厌氧细菌培养	标本量8～10ml,摇匀,不能注入空气(厌氧瓶)

2.采集静脉血标本

(1)要点：将血液分别注入标本容器，红黄生化，紫全血，凝血蓝。①血培养标本：一般血培养取血5ml；亚急性细菌性心内膜炎病人，应取血10～15ml，以提高细菌培养阳性率。②全血标本：将血液沿管壁缓慢注入盛有抗凝剂的试管内，并轻轻摇动，以使血液和抗凝剂混合。③血清标本：立即取下针头，将血液沿管壁缓慢注入干燥试管内，勿将泡沫注入，并避免震荡，以防红细胞破裂溶血而直接影响检验结果的准确性。

(2)注意事项：①采血时间最好在上午7～8时，静脉血液标本最好于起床后1小时内采集。②取血后，应回抽注射器活塞，以防血液凝固造成针头阻塞、注射器粘连。③如同时抽取几个种类的血标本，应注意注入顺序：一般先将血液注入血培养瓶，再注入抗凝管，最后注入干燥管，动作应准确迅速。④取血标本严禁在输液、输血的针头处或同侧肢体抽取，应在对侧肢体采集血标本。⑤肘部采血不要拍打患者前臂，结扎止血带的时间以1分钟为宜。

巅峰速记法：抽血顺序：陪（血培养瓶）你（抗凝管）干（干燥管）到底。

真题精选

患者，男，30岁。持续高热，医嘱：血培养，该化验的目的是

A.测定肝功能　B.测定血清酶　C.测定非蛋白氮含量

D.查找血液中的致病菌　E.测定电解质

答案:D

3.采集动脉血标本

(1)操作要点：桡动脉穿刺点为前臂掌侧腕关节上2cm处，以40°～60°角刺入动脉；股动脉穿刺点在腹股沟股动脉搏动明显处，宜垂直进针。新生儿宜选择桡动脉穿刺，因股动脉穿刺垂直进针时易伤及髋关节。

(2)注意事项：穿刺成功后血液会自动流入针管内，色鲜红，采血量一般为0.1～1ml，针头拔出后立即刺入软塞以隔绝空气（注意注射器内不可有空气，以免影响检验结果），用手搓动注射器以使血液与肝素混匀，避免凝血。

(二)尿标本采集方法

标本	目的	操作要点	注意事项
尿常规标本	检查尿液的颜色、有无细胞和管型，作尿蛋白及尿糖等项目测定	①嘱病人将晨起第一次尿液留于标本容器内，除测定尿比重需留取约100ml外，其余检验留取30～50ml即可。因晨尿浓度较高，未受饮食的影响 ②不可将粪便混入	①女性病人在月经期不宜留取尿标本。昏迷或尿潴留病人可通过导尿留取尿标本。如会阴分泌物过多，应先清洁，再留标本 ②留置导尿的病人留取常规尿标本，可打开集尿袋下方引流口的橡胶塞进行收集 ③留取12小时或24小时尿标本，应根据检验要求加入相应防腐剂，并将集尿瓶置于阴凉处
尿培养	采集未被污染的尿液作细菌培养，协助诊断和治疗	留中段尿法：弃去前段尿液，护士用试管夹夹住无菌试管，并在酒精灯上消毒试管口后，留取中段尿液5～10ml	
12小时或24小时尿标本	各种定量检查，如钠、钾、肌酐、肌酸、17-羟类固醇、17-酮类固醇、尿蛋白定量等	①留12小时尿标本：嘱病人于晚7时排空膀胱，弃去尿液后，开始留取尿液，至次晨7时留取最后一次尿。 ②留24小时尿标本：嘱病人于清晨7时排空膀胱，弃去尿液后，开始留取尿液，至次晨7时留取最后一次尿	

真题精选

患者，女，25岁。拟行早孕诊断实验，留取标本最适宜的时间是
A.即刻　B.下午　C.临睡前　D.晨起　E.中午
答案:D

常用防腐剂的作用及用法：

名称	作用	用法	临床应用
甲醛	固定尿液中有机成分	每100ml尿液加400mg/L甲醛0.5ml	艾迪计数
浓盐酸	使尿液保持在酸性环境中，防止尿液中激素被氧化	24小时尿液中加10ml/L	17-羟类固醇、17-酮类固醇
甲苯	可形成一薄膜覆盖于尿液表面，防止细菌污染，以保持尿中化学成分不变	第一次尿液倒入后，每100ml尿液中加甲苯0.5ml(即甲苯浓度为5～20ml/L	尿蛋白定量、尿糖定量及钾、钠、氯、肌酐、肌酸定量

●**巅峰速记法：**爱（爱迪计数）家（甲醛），辛酸（浓盐酸）的泪（类固醇），那些笨（甲苯）蛋（尿蛋白定量）是永不可能懂的！

真题精选

查痰中癌细胞，固定标本所采用的溶液是
A.5%甲酚　B.5%苯酚　C.10%甲醛　D.1%甲苯　E.0.2%苯扎溴铵
答案:C

（三）粪便标本采集方法

标本	操作要点
粪便常规标本	①嘱病人将粪便排于清洁便盆内，用检便匙在粪便中央部分取黏液、脓血等异常部分，量5g(相当于蚕豆大小)放入检便盒内 ②如病人腹泻，应将水样便盛于容器中
粪便培养标本	①嘱病人将粪便排于消毒便盆内，用无菌棉签在类便中央部分取黏液、脓血等异常部分，量2～5g，放入无菌培养瓶内 ②如病人无便意，可用无菌长棉签蘸0.9%氯化钠溶液，轻轻插入肛门4～5cm蘸取，退出后棉签放入无菌培养瓶中
寄生虫	嘱病人将粪便排于清洁便盆内，用检便匙在粪便不同的部位采集带血或黏液部分，量5～10g，放入检便盒内，如病人服用驱虫药或做血吸虫孵化检查，应留取全部粪便。
检查蛲虫	嘱病人在晚上睡觉前或早晨未起床前，将透明胶带贴在肛门周围；取下透明胶带，将粘有虫卵的一面贴在载玻片上，或相互对合
检查阿米巴原虫	采集标本前，应先将便盆加温，并连同便盆立即送检，以保持阿米巴原虫的活动状态，因阿米巴原虫在低温环境中可失去活力，而难以查找
隐血标本	①嘱病人在检查前3天禁食肉类、动物血、肝脏、含铁剂药物及绿色蔬菜，以避免出现假阳性 ②第4天按常规标本留取粪便，及时送检

（四）痰标本采集法

标本	操作要点	注意事项
常规痰标本	用于检查痰液的一般性状 ①嘱病人早晨起来在未进食前，先用清水漱口，以清洁口腔 ②在深呼吸后，用力咳出气管深处的第一口痰，留于痰盒中	①如留痰标本查找癌细胞，应立即送检，或用10%甲醛溶液或95%乙醇溶液固定后送检 ②嘱病人不可将漱口液、唾液、鼻涕等混入标本 ③记录24小时痰标本
痰培养标本	用于检查痰液中的致病菌 ①嘱病人早晨起来，在未进食前，先用朵贝尔溶液漱口，去除口腔细菌，再用清水漱口，以清洁口腔 ②在深呼吸后，用力咳出气管深处的痰液，留于无菌集痰器中 ③如病人无法咳痰或不能合作，可用吸痰法将痰液留于无菌集痰器中	

24小时痰标本	嘱病人早晨起来，在未进食前，漱口后，从7时开始至次日7时止，将全部痰液留于容器中	的量时，应减去所加入清水的量

（五）咽拭子标本采集法的要点

1. 用无菌长棉签快速擦拭两侧腭弓和咽、扁桃体上的分泌物。若采集真菌培养标本，应在口腔溃疡面上采取分泌物。

2. 为防止呕吐，采集咽拭子标本应避免在进食后2小时内进行，同时动作应轻、稳。

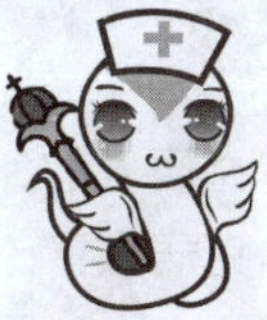

第十五节 病情观察和危重病人的抢救

应试考点

1. 病情观察的内容
2. 危重病人的护理
3. 抢救室的管理和常见急救药品
4. 缺氧程度的判断
5. 吸氧的方法和注意事项
6. 吸痰的方法和注意事项
7. 洗胃的方法和注意事项
8. 常用药物中毒的灌洗溶液和禁忌药物
9. 人工呼吸器使用方法

一、病情观察和危重病人的支持性护理

（一）病情观察

1. 面容与表情

急性病容	病人表现为面色潮红、呼吸急促、兴奋不安、口唇干裂、表情痛苦等，见于急性感染性疾病，如肺炎球菌肺炎的病人
慢性病容	病人表现为面色苍白或灰暗、面容憔悴、精神萎靡、双目无神等，见于肺结核、恶性肿瘤、肝硬化等慢性消耗性疾病的病人
二尖瓣面容	表现为双颊紫红、口唇发绀、一般见于风湿性心脏病病人
贫血面容	面色苍白、唇舌及结膜色淡、表情疲惫乏力，见于各种类型的贫血病人
满月面容	面圆如满月，皮肤发红，常伴痤疮和胡须生长，见于肾上腺皮质功能亢进及长期应用肾上腺皮质激素的病人

病危面容	面容枯槁，面色苍白或铅灰，目光无神，眼窝凹陷，见于大出血、严重休克、脱水的病人

真题精选

患儿男，8 岁。来院时表情痛苦、呼吸气促、面颊潮红、鼻翼翕动。这种面容表现为

A. 甲亢面容　B. 急性面容　C. 慢性面容　D. 脱水面容　E. 贫血面容

答案:B

2. 血压的变化

应注意监测病人的收缩压、舒张压、脉压的变化，特别是观察高血压及休克病人的血压具有重要意义。如收缩压持续低于 70mmHg 或脉压低于 20mmHg，多见于休克病人；如收缩压持续高于 180mmHg 或舒张压持续高于 100mmHg，是重度高血压的表现。

3. 意识状态★★★★★

意识障碍是指个体对外界环境的刺激缺乏正常反应的精神状态。根据其轻重程度可分为：嗜睡、意识模糊、昏睡、昏迷，也可出现谵妄。谵妄是一种以兴奋性增高为主的高级神经中枢的急性失调状态。

意识状态	临床表现
嗜睡	患者处于持续睡眠状态，能被言语和轻度刺激唤醒，醒后能正确、简单而缓慢地回答问题，但反应迟钝，刺激去除后又很快入睡
意识模糊	其程度较嗜睡深，可被唤醒，思维和语言不连贯，对时间、地点、人物的定向力完全或部分发生障碍，可有错觉、幻觉、躁动不安或精神错乱
昏睡	病人处于熟睡状态，不易唤醒，压迫眶上神经、摇动身体等强刺激可被唤醒，醒后答话含糊或答非所问，停止刺激后又进入熟睡状态
浅昏迷	大部分意识丧失，对声、光刺激无反应，对疼痛（压迫眶上缘）刺激有痛苦表情，瞳孔对光反射、角膜反射可存在
深昏迷	意识完全丧失，对各种刺激无反应

巅峰速记法：嗜睡、意识模糊、昏睡可唤醒患者，区别在于能否正确回答问题；昏迷不能唤醒患者，深昏迷和浅昏迷的区别在于患者对刺激有无反应。

4. 瞳孔

瞳孔变化是颅脑疾病、药物中毒、昏迷等许多疾病病情变化的重要指征。

(1) 瞳孔的形状及大小：①正常瞳孔：在自然光线下，瞳孔直径为 2～5mm，圆形，两侧等大、等圆，边缘整齐。②异常瞳孔：瞳孔直径小于 1mm 称为针尖样瞳孔；瞳孔直径小于 2mm 称为瞳孔缩小；瞳孔直径大于 5mm 为瞳孔扩大。常见异常如下。

双侧瞳孔缩小	常见于有机磷农药、吗啡、氯丙嗪等药物中毒
双侧瞳孔扩大	常见于颅内压增高、颅脑损伤、颠茄类药物中毒及濒死状态
单侧瞳孔缩小	提示同侧小脑幕裂孔疝早期
一侧瞳孔扩大、固定	提示同侧颅内病变（如颅内血肿、脑肿瘤）所致的小脑幕裂孔疝的发生

(2)瞳孔的对光放应:瞳孔经光线照射后，其大小会随光线的刺激而变化，称为对光反应,对光反应消失，常见于深昏迷或危重病人。

真题精选

患者，男，70 岁。因慢性阻塞性肺气肿入院治疗。今晨护理查房时发现患者躁动不安，有幻觉，对自己所处的位置、目前的时间无法做出正确判断。

1.医嘱给予吸氧。最适合该患者的吸氧流量为

A.2L/min　B.4L/min　C.6L/min　D.8L/min　E.12L/min

答案:A

2.该患者目前的意识状态属于

A.嗜睡　B.意识模糊　C.昏睡　D.浅昏迷　E.深昏迷

答案:B

(二)危重病人的支持性护理

1.保持呼吸道通畅

昏迷病人应将头偏向一侧，并及时用吸引器吸出呼吸道分泌物，以防误吸而导致呼吸困难，甚至窒息。

2.确保安全

对谵妄、躁动不安、意识丧失的病人，应合理使用保护具，以防坠床或自行拔管，确保病人安全。对牙关紧闭或抽搐的病人，可用牙垫或压舌板（裹上数层纱布）放于上、下臼齿之间，以防舌咬伤；同时，室内光线宜暗，工作人员动作宜轻，以避免外界刺激而引起病人抽搐。

3.加强临床护理

(1)眼的护理：对眼睑不能自行闭合的病人，可涂金霉素眼膏或覆盖凡士林纱布，以防角膜干燥而导致角膜炎、结膜炎或溃疡的发生。

(2)肢体活动：长期卧床的病人，如病情允许，应指导并协助病人做肢体的被动运动或主动运动，每日 2～3 次，同时进行按摩，以促进血液循环，增加肌肉张力，防止出现肌肉萎缩、关节强直、静脉血栓等并发症。

二、抢救室的管理与抢救设备

(一)抢救室的管理

急诊室和病区均应设抢救室，急诊室应设有单独抢救室，病区应设在靠近护士办公室的单独房间内。要求有专人负责，环境宽敞、整洁、安静、光线充足。一切急救药品、器械等应保持齐全，严格执行“五定”（即定数量品种、定点安置、定人保管、定期消毒、灭菌和定期维修）制度，完好率达到100%。

巅峰速记法：临床护理质量标准中，要求急救物品、药品完好率100%，无菌物品合格率100%。

(二)抢救室的设备

1.抢救床

抢救床最好是能升降的活动床，应另备木板一块，以便在需要时做胸外心脏按压。

2.急救药品

心三联：肾上腺素、阿托品、利多卡因。呼二联：尼可刹米（可拉明）、山梗菜碱（洛贝林）。

(1)中枢兴奋药：尼克刹米（可拉明）、山梗菜碱（洛贝林）等。

(2)升压药：盐酸肾上腺素、去甲肾上腺素、异丙肾上腺素、间羟胺、多巴胺等。

(3)抗高血压药：硝普钠、肼屈嗪、硫酸镁注射液等。

(4)抗心力衰竭药：毛花苷丙(西地兰)、毒毛花苷K等。

(5)抗心律失常药：利多卡因、维拉帕米、胺碘酮等。

(6)血管扩张药：甲磺酸酚妥拉明、硝酸甘油、硝普钠、氨茶碱等。

(7)止血药：卡巴克洛、酚磺乙胺（止血敏）、维生素K_1、氨甲苯酸、鱼精蛋白、垂体后叶素等。

(8)镇痛镇静药：哌替啶、苯巴比妥钠、氯丙嗪、吗啡等。

(9)解毒药：阿托品、碘解磷定、氯解磷定、亚甲蓝、二巯丙醇、硫代硫酸钠等。

(10)抗过敏药：异丙嗪、苯海拉明、氯苯那敏、阿司咪唑等。

(11)抗惊厥药：地西泮（安定）、异戊巴比妥钠、苯巴比妥钠、硫喷妥钠、硫酸镁注射液等。

(12)脱水利尿剂：20%甘露醇、25%山梨醇、呋塞米、利尿酸钠等。

(13)碱性药：5%碳酸氢钠、11.2%乳酸钠。

(14)激素类药：氢化可的松、地塞米松、可的松等。

(15)其他：0.9%氯化钠溶液、各种浓度的葡萄糖、低分子右旋糖酐、葡萄糖酸钙、羧甲淀粉、氯化钾、氯化钙等。

三、吸氧法

(一)缺氧程度的判断和吸氧适应证

1.缺氧程度的判断

根据缺氧的临床表现及血气分析检查，判断缺氧的程度。

程度	呼吸困难	发绀	神志	血气分析		
				氧分压(PaO_2)(kPa)	二氧化碳分压($PaCO_2$)(kPa)	血氧饱和度 SaO_2
轻度	不明显	轻度	清楚	>6.67	>6.6	>80%
中度	明显	明显	正常或烦躁不安	4.0～6.6	>9.3	60%～80%
重度	严重，三凹征明显	显著	昏迷或半昏迷	<4	>12.0	<60%

2.吸氧适应证

血气分析检查是用氧的客观指标，当病人 PaO_2 低于 6.6kPa（50mmHg）时,应给予吸氧。PaO_2 是反应缺氧的敏感指标,是决定是否给氧的重要依据。

(二)氧气筒和氧气的装置

1.氧气筒

为柱形无缝钢筒，可耐高压达 14.7MPa，容氧约 6000L。总开关：用来控制氧气的放出。使用时，将总开关沿逆时针方向旋转 1/4 周。

2.湿化瓶

瓶内装入 1/3～1/2 的冷开水或蒸馏水,通气管浸入水中，出气管和鼻导管相连。

3.装法

将氧气筒置于架上，将总开关逆时针旋转打开，使少量氧气从气门冲出，随即迅速顺时针旋转关好总开关，以达清洁该处的目的，防止灰尘吹入氧气内。

(三)吸氧法

1.鼻氧管法

将鼻氧管前端插入鼻孔内约 1cm，固定稳妥即可。此法比较简单，病人感觉比较舒适，容易接受，因而是目前临床比较常用的方法之一。停用氧气时，先拔出鼻导管，再关闭总开关，放完余氧，最后关闭流量开关；清洁面部并去除胶布痕迹；记录停氧时间。

2.鼻塞法

适用于长期吸氧的病人。操作时将鼻塞塞入一侧鼻孔鼻前庭内给氧。

3.面罩法

适用于张口呼吸及病情较重的病人。调节氧流量为 6～8L/min，将面罩紧贴病人口鼻部，用松紧带固定。

4. 头罩法

适用于小儿吸氧。

5. 氧气枕法

适用于家庭氧疗、抢救危重病人或转移病人途中。

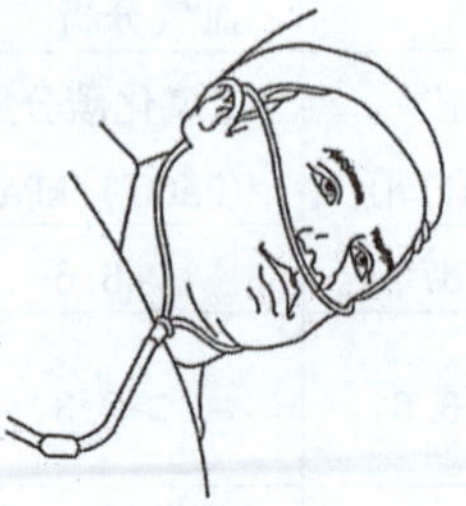

鼻氧管给氧

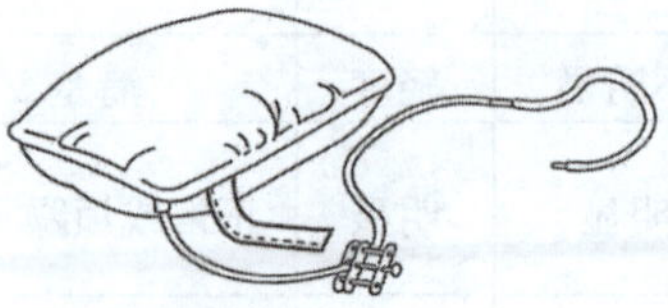

氧气枕

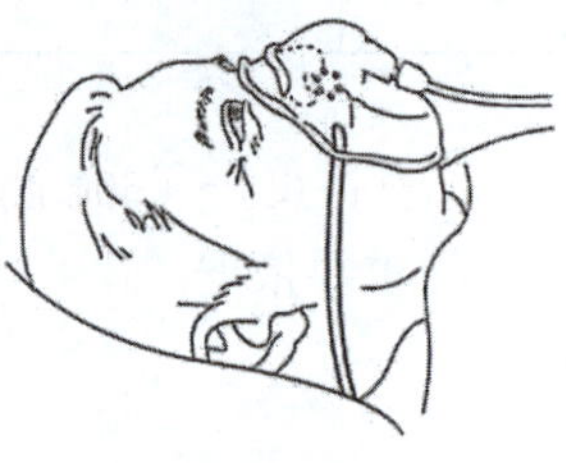

面罩给氧法

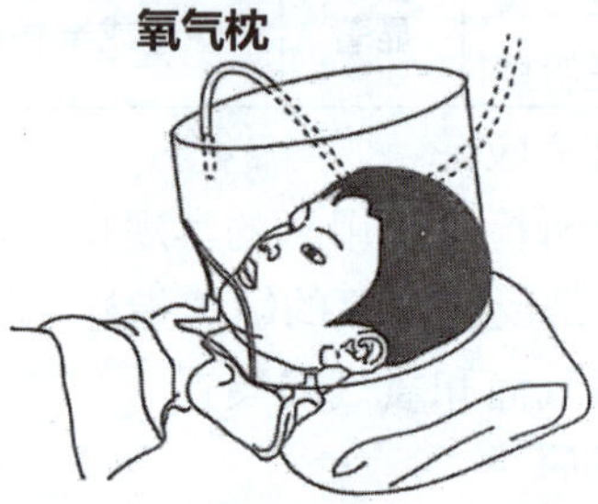

氧气头罩给氧法

6. 注意事项★★★★★

(1) 做好“五防”，即防震、防火、防热、防油、防空。①氧气筒应放在阴凉处，距火炉至少 5m、暖气 1m；②氧气及螺旋口上勿涂油，也不可用带油的手装卸，以免引起燃烧。③压力为 $5kg/cm^2$ 时，更换氧气筒。

(2) 使用氧时，应先调氧流量，再插管应用，停用氧时，应先拔管，再关氧气开关。中途改变氧流量时，应先将氧气管与吸氧管分开，调节好氧流量后再接上。以免因开错开关，使大量气体突然冲入呼吸道而损伤肺组织；慢性阻塞性肺气肿、肺心病人持续低流量供氧。

(3) 氧气筒内氧气不可用尽，压力指针降至 0.5MPa（$5kg/cm^2$）时，即不可再用，以防灰尘进入，再次充气时发生爆炸。

(4) 持续鼻氧管给氧的病人，鼻氧管应每日更换 2 次以上，及时清除鼻腔分泌物，以防堵塞鼻氧管。鼻塞给氧应每日更换鼻塞。面罩给氧应 4～8 小时更换一次面罩。

(5) 对已用空和未用的氧气筒，应分别挂“空”或“满”的标志，以方便及时调换氧气筒，以免急用时因搬错氧气筒而影响抢救速度。

巅峰速记法： 给氧时，先调节氧流量再插鼻导管；停用氧气时，先拔鼻导管，再关氧气开关。

（四）氧气吸入的浓度及公式换算法

1.氧气吸入浓度掌握

吸氧浓度对纠正缺氧起着重要的作用。

(1)如氧浓度低于25%，则和空气中氧含量（占20.93%）相似，无治疗价值。

(2)如氧浓度高于60%，持续时间超过24小时，可出现氧疗副作用。常见的副作用有：①氧中毒:其特点是肺实质的改变，表现为胸骨下不适、疼痛、灼热感，继而出现呼吸增快、恶心、呕吐、烦躁、断续的干咳。预防措施是避免长时间、高浓度氧疗，经常做血气分析，动态观察氧疗的治疗效果。②肺不张：吸入高浓度氧气后，肺泡内氮气被大量置换，一旦支气管有阻塞时，其所属肺泡内的氧气被肺循环血液迅速吸收，引起吸入性肺不张。表现为烦躁，呼吸、心率增快，血压上升，继而出现呼吸困难、发绀、昏迷。预防措施是鼓励病人做深呼吸，多咳嗽和经常改变卧位、姿势，防止分泌物阻塞。③呼吸道分泌物干燥：氧气是一种干燥气体，吸入后可导致呼吸道黏膜干燥，分泌物黏稠，不易咳出，且有损纤毛运动。因此，氧气吸入前定要先湿化再吸入，以此减轻刺激作用，并定期雾化吸入。

(3)对缺氧和二氧化碳滞留同时并存者，应给予低流量、低浓度持续吸氧。原因：慢性缺氧病人因长期二氧化碳分压高，其呼吸主要依靠缺氧刺激颈动脉和主动脉体化学感受器，沿神经上传至呼吸中枢，反射性地引起呼吸；如给予高浓度吸氧，则缺氧反射性刺激呼吸的作用消失，从而导致呼吸抑制，使二氧化碳滞留更严重，发生二氧化碳麻醉，甚至呼吸停止。

2.吸氧浓度和氧流量的换算法

可用以下公式计算：吸氧浓度（%）＝21＋4×氧流量(L/min)。

真题精选

吸氧浓度41%，氧流量为

A.3L/min　B.4L/min　C.5L/min　D.6L/min　E.7L/min

答案:C

吸氧持续1～2天，患者会发生氧中毒的最低氧浓度是

A.60%　B.45%　C.70%　D.50%　E.80%

答案:A

四、电动吸引器吸痰法

1.打开开关，检查吸引器性能，调节负压。一般成人吸痰负压为40.0～53.3kPa（300～400mmHg），小儿应小于40.0kPa。

2.进行吸痰，先吸净口腔咽喉的分泌物后，再吸气管内分泌物。若是气管切开

吸痰，注意无菌操作，先吸气管切开处，再吸口鼻部。

3. 吸痰方法。动作应轻柔，左右旋转，向上提拉，吸净痰液；每次吸痰时间应小于 15 秒，以防缺氧。

4. 吸痰导管退出后，应用生理盐水抽吸冲洗，以免被分泌物堵塞。

5. 注意事项如下。

(1)如为昏迷病人，可用压舌板或开口器先将口启开，再进行吸痰；如为气管插管或气管切开病人，需经气管插管或套管内吸痰，应严格无菌操作；如经口腔吸痰有困难，可由鼻腔插入吸痰。

(2)吸痰前后，应增加氧气的吸入，且每次吸痰时间应小于 15 秒，以免因吸痰造成病人缺氧。

(3)严格执行无菌操作，吸痰所用物品应每天更换 1～2 次，吸痰导管应每次更换，并作好口腔护理。

(4)如病人痰液黏稠，可协助病人变换体位，配合叩击、雾化吸入等方法，通过振动、稀释痰液，使之易于吸出。

(5)储液瓶内的吸出液应及时倾倒，一般不应超过瓶的 2/3，以免痰液吸入损坏机器。

巅峰速记法：吸氧时湿化瓶内装入 1/3～1/2 冷开水或蒸馏水，吸痰瓶内吸出液及时倾倒，不应超过瓶的 2/3。

真题精选

患儿，女，9 岁。患病毒性脑膜脑炎入院，入院当日患儿突然出现全身抽搐，放射性呕吐，口腔及气管内有大量呕吐物，护士应立即采取的措施是

A. 给予氧气吸入

B. 约束四肢，制止抽搐

C. 吸引器吸出呼吸道内异物

D. 应用镇静药物，控制抽搐

E. 开通静脉通道，应用脱水药物

答案:C

五、洗胃法

1. 口服催吐法指病人口服洗胃溶液，再自动呕出的方法。适用于清醒、能主动配合的病人。

2. 电动吸引器洗胃法是利用负压吸引原理，用电动吸引器连接胃管吸出胃内容物的洗胃方法。适用于抢救急性中毒。

3. 注射器洗胃法适用于幽门梗阻、胃手术前病人的洗胃。

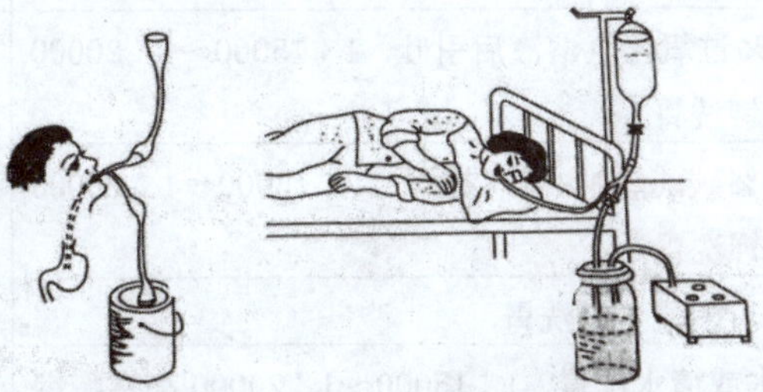

漏斗洗胃法　　　电动洗胃法

4. 注意事项如下。

(1)清除胃内毒物需尽早进行，6小时内洗胃效果最好，调节负压，保持在13.3kPa左右。

(2)当中毒物质不明时，应先抽出胃内容物送检，以明确毒物性质。洗胃溶液可先选用温开水或0.9%氯化钠溶液进行，待确定毒物性质后，再选用对抗剂洗胃。

(3)若病人误服强酸或强碱等腐蚀性药物，则禁忌洗胃，以免导致胃穿孔。可遵医嘱给予药物解毒或物理性对抗剂，以保护胃黏膜。

(4)肝硬化伴食管胃底静脉曲张、近期曾有上消化道出血、胃穿孔的病人，禁忌洗胃；食管阻塞、消化性溃疡、胃癌等病人不宜洗胃；昏迷病人洗胃应谨慎，可采用去枕平卧位，头偏向一侧，以防窒息。

(5)洗胃液每次灌入量以300～500ml为宜，不能超过500ml，溶液温度为25～38℃。

(6)为幽门梗阻病人洗胃，宜在饭后4～6小时或空腹时进行。

巅峰速记法：洗胃在6小时内进行最有效；抢救时未来得及书写的病历应在抢救结束后6小时内据实补记并注明。

真题精选

患者，男性。因服毒而昏迷不醒，被送入急诊室抢救。了解到患者服用大量安眠药，此时护士应选用哪种洗胃液

A. 生理盐水　B. 2%～4%碳酸氢钠溶液　C. 牛奶　D. 1∶15000高锰酸钾溶液　E. 蛋清水

答案:D

各种药物中毒的灌洗溶液(解毒剂)和禁忌药物。★★★★★

中毒药物	灌洗溶液	禁忌药物
酸性物	镁乳、蛋清水、牛奶	强酸药物

碱性物	5%醋酸、白醋、蛋清水、牛奶	强碱药物
氰化物	口服3%过氧化氢溶液后引吐，1∶15000～1∶20000高锰酸钾洗胃	-
敌敌畏	2%～4%碳酸氢钠、1%盐水、1∶15000～1∶20000高锰酸钾洗胃	-
1605、1059、4049(乐果)	2%～4%碳酸氢钠洗胃	高锰酸钾
敌百虫	1%盐水或清水洗胃、1∶15000～1∶20000高锰酸钾洗胃	碱性药物
DDT、666	温开水或0.9%氯化钠溶液洗胃，50%硫酸镁导泻	油性泻药
巴比妥类（安眠药）	1∶15000～1∶20000高锰酸钾洗胃，硫酸钠导泻	硫酸镁
异烟肼（雷米封）	1∶15000～1∶20000高锰酸钾洗胃，硫酸钠导泻	-
灭鼠药（磷化锌）	1∶15000～1∶20000高锰酸钾洗胃、0.5%硫酸铜洗胃，口服0.5%～1%硫酸铜溶液，每次10ml，每5～10分钟一次，配合用压舌板等刺激舌根引吐	鸡蛋、牛奶、脂肪及其他油类食物

5.说明

(1)蛋清水、牛奶：可黏附于黏膜或创面上起保护性作用，从而减轻病人疼痛，使病人感觉舒适。

(2)高锰酸钾：为氧化剂，能将化学性毒物氧化，改变其性能，从而减轻或去除其毒性；但1605、1059、4049(乐果)等禁用高锰酸钾洗胃，因其可氧化成毒性更强的物质。

(3)敌百虫中毒：禁用碱性药物洗胃，因敌百虫遇碱性药物可分解出毒性更强的敌敌畏，且分解过程可随碱性的增强和温度的升高而加速。

(4)巴比妥类药物中毒：采用硫酸钠导泻，是因为硫酸钠可在肠道内形成高渗透压，从而阻止肠道水分和残留巴比妥类药物的继续吸收，促使其尽早排出体外；且硫酸钠对心血管和神经系统没有抑制作用，不会加重巴比妥类药物的中毒症状。

(5)磷化锌中毒：口服硫酸铜催吐，可使其转化为无毒的磷化铜沉淀，从而阻止其吸收，并促进其排出体外。但是，磷化锌易溶于油类，应忌用鸡蛋、牛奶、油类等脂肪类食物，以免加速磷的溶解，促进其吸收，加重中毒症状。

真题精选

患者，男，26岁。患有严重抑郁症，在家偷偷口服安定100片，家人发现时呼之不应，意识昏迷，急诊来医院，错误的护理措施是

A.立即洗胃　B.立即催吐　C.硫酸钠导泻　D.0.9%生理盐水洗胃　E.监测生命体征

答案:B

巅峰速记法：乐果中毒禁用高锰酸钾，可用碳酸氢钠；敌百虫可用高锰酸钾，禁用碳酸氢钠；敌敌畏可用碳酸氢钠，也可用高锰酸钾。

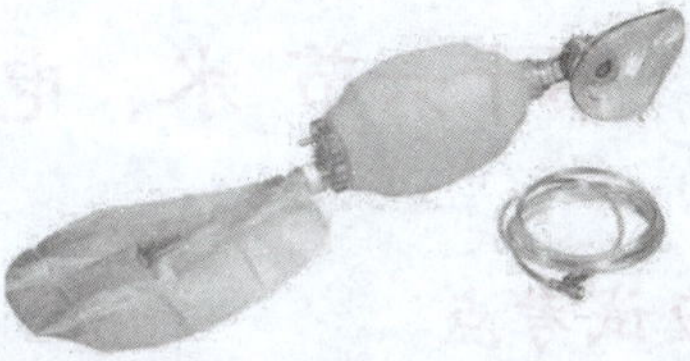

六、人工呼吸器使用法

(一)简易呼吸器

挤压呼吸气囊，使空气（或氧气）进入肺内；放松时，肺部气体经活瓣排出；如此有规律地进行挤压、放松，挤压与放松时间比1∶2，一般频率为10～12次/分，婴儿及儿童12～20次/分，每次挤压能进入500～1000ml气体。

(二)人工呼吸机

1.根据病情需要不断调整各参数。呼吸机主要参数的调节参考值。

项目	数值
呼吸频率（R）	10～16次/分
供氧浓度	30%～40%
潮气量(Vr)	10～15ml/kg
吸/呼时间比(I/E)	1∶1.5～1∶3.0
呼气末正压力(PEEP)	5～10cmH_2O

2.注意事项

密切观察病情变化。

(1)通气量合适：吸气时能看到胸廓起伏，肺部呼吸音清晰，生命体征较平稳。

(2)通气量不足：可造成酸中毒，因二氧化碳潴留，病人皮肤潮红、多汗、烦躁、血压升高、脉搏加快、浅静脉充盈消失。

(3)通气过度：病人出现昏迷、抽搐等碱中毒的症状。

真题精选

患者，男，70岁。因呼吸衰竭行呼吸机辅助呼吸。提示患者出现过度通气的体征是

A.烦躁不安　B.抽搐、昏迷　C.皮肤潮红、多汗

D.表浅静脉充盈消失　E.血压升高

答案:B

第十六节 水、电解质、酸碱平衡失调病人的护理

应试考点

1. 等渗性、低渗性、高渗性脱水的病因和临床表现
2. 等渗性、低渗性、高渗性脱水的处理原则
3. 低钾血症、高钾血症的临床表现和处理原则
4. 补钾应遵循的原则
5. 代谢性酸中毒的病因、表现、治疗原则
6. 代谢性碱中毒的病因、表现、治疗原则
7. 呼吸性酸中毒的病因、表现、治疗原则
8. 呼吸性碱中毒的病因、表现、治疗原则

一、概述

(一)体液组成及分布

成年男性体液量约占体重的60%；成年女性约占50%；婴幼儿占70%～80%。体液由细胞内液和细胞外液两部分组成。男、女性细胞外液均约占体重的20%。

(二)体液平衡及调节

1.水平衡

人体内环境的稳定有赖于体内水分的恒定，人体每日摄入一定量的水，同时也排出相应量的水，达到每天出入量的动态平衡。

摄入量		排出量	
饮水	1600ml	尿	1500ml
食物	700ml	粪	200ml
代谢氧化生水	200ml	呼吸	300ml
-	-	皮肤蒸发	500ml
合计	2500ml	合计	2500ml

2.电解质平衡

维持体液电解质平衡的主要电解质为Na^+和K^+。

3.体液平衡的调节

体液容量及渗透压的稳定由神经-内分泌系统调节。

(三)酸碱平衡及调节

人体主要依靠体液中存在的缓冲对、肺和肾调节酸碱平衡。缓冲系统以HCO_3^-/H_2CO_3最为重要，其比值保持于20∶1。

二、水和钠代谢紊乱

(一)缺水的特征

1. 病因分类及临床表现

血清钠正常值在135～145mmol/L。

类型	丢失成分	病因	临床表现	血清钠
等渗性缺水	等比钠和水	①消化液急性丧失，如大量呕吐、肠瘘、肠梗阻等 ②体液急性丧失，如急性腹膜炎、大面积烧伤早期	恶心、呕吐、口唇干燥、眼窝凹陷、皮肤弹性降低和少尿等，但**不口渴**	血钠正常
低渗性缺水	失钠大于失水	①胃肠道消化液持续性丢失导致钠盐丢失过多，如反复腹泻、呕吐或大创面慢性渗液 ②等渗性体液丢失病人只喝白开水，或静脉输入大量葡萄糖液 ③长期使用排钠利尿剂而未补钠	**口渴不明显**，神志差、表情淡漠、腓肠肌痉挛性疼痛较明显，较早出现站立性昏倒、血压下降甚至休克	**轻度＜135mmol/L** **中度＜130mmol/L** **重度＜120mmol/L**
高渗性缺水	失水大于失钠	①水分摄入不足，如长期禁食、吞咽困难、昏迷而未补充体液 ②水分丧失过多，大面积烧伤、高热大量出汗等	①轻度：缺水量占体重的2%～4%，**口渴明显** ②中度：缺水量占体重的4%～6%，**极度口渴** ③重度：缺水量大于体重的6%，除口渴外还可出现谵妄、昏迷等	**＞150mmol/L**

巅峰速记法： 区分脱水的性质主要看血清钠的浓度，再结合临床表现。等渗性缺水血钠正常，不口渴；低渗性脱水血钠＜135mmol/L，口渴不明显；高渗性脱水血钠＞150mmol/L，口渴明显。

2. 水中毒

总入水量超过排出量，水中毒较少见。

3. 常见原因有

(1)肾衰竭排尿能力下降。

(2)机体摄入水过多不含电解质的液体或静脉补充水分过多。

4. 临床表现

(1)急性水中毒：起病急，以脑水肿最为突出，表现为头痛、呕吐、视物模糊、谵妄、惊厥甚至昏迷，严重者可发生脑疝。

(2)慢性水中毒：多被原发病的症状所掩盖，可出现软弱无力、恶心、呕吐、嗜睡、体重增加、皮肤苍白等症状，一般无凹陷性水肿。

(二)辅助检查

血清电解质检查：低渗性缺水血清钠小于135mmol/L，高渗性缺水血清钠大于150mmol/L。水中毒血钠可降至120mmol/L以下。

(三)处理原则

尽早去除病因，再作相应处理。

1.等渗性缺水

一般可用等渗盐水或平衡盐溶液（如乳酸钠溶液或复方氯化钠溶液）补充血容量。

2.低渗性缺水

轻、中度缺钠病人，一般补充5%葡萄糖盐溶液；重度缺钠病人静脉滴注适量高渗盐水（3%～5%氯化钠）。

3.高渗性缺水

应鼓励病人饮水及经静脉补充5%葡萄糖溶液，必要时适量补钠。

4.水中毒

轻者只需限制水摄入，严重者除严禁水摄入外，静脉输注高渗盐水，以缓解细胞肿胀和低渗状态，酌情使用渗透性利尿剂。

(四)护理措施

1.维持充足的体液量，实施液体疗法。补液时须严格遵循定量、定性和定时的原则。第一个8小时补充总量的1/2，剩余1/2总量在后16个小时内均匀输入。

2.有进食困难、呕吐、腹泻和出血等易导致体液失衡者应及早就诊和治疗。

三、钾代谢异常

(一)病因

1.低钾血症

血清钾＜3.5mmol/L。常见原因有：

(1)摄入不足：如长期禁食、少食或静脉补充钾盐不足。

(2)钾丧失过多：如应用排钾利尿剂、急性肾衰竭多尿期等。

(3)体内钾分布异常：如大量输入高渗葡萄糖和胰岛素造成合成代谢增加，或代谢性碱中毒时K^+向细胞内转移。

2.高钾血症

血清钾＞5.5mmol/L。常见原因有。

(1)排钾障碍：多见于肾衰竭，是引起高血钾的常见原因。

(2)体内分布异常：缺氧、酸中毒，大量钾由细胞内释出，导致血清钾过高。

(二)临床表现和辅助检查

	临床表现	辅助检查
低钾血症	肌无力为最早的临床表现，先出现四肢肌软弱无力，后累及躯干和呼吸肌；恶心、呕吐、腹胀和肠麻痹；还可有心动过速、血压下降、心室颤动和心脏骤停等	(1)血清钾<3.5mmol/L (2)心电图：T 波降低、ST 段降低、QT 间期延长和 U 波
高钾血症	神志淡漠、乏力、四肢软瘫、腹胀和腹泻等；严重者有微循环障碍的表现；亦可有心动过缓、心律不齐，甚至心搏骤停于舒张期	(1)血清钾>5.5mmol/L (2)心电图：T 波高而尖和 QT 间期延长、QRS 波增宽和 P-R 间期延长

巅峰速记法：低血钾和高血钾临床表现有相似之处，都会出现肌张力减弱，腹胀，甚至心脏骤停。主要区别在于血清钾和心电图改变，低血钾时血清钾<3.5mmol/L。心电图 T 波降低、QT 间期延长和 U 波。高血钾时血清钾>5.5mmol/L，心电图 T 波高而尖和 QT 间期延长、QRS 波增宽和 PR 间期延长。

真题精选

某患者因腹泻、呕吐入院，心电图：ST 段水平压低，T 波倒置，U 波增高。最可能的病因是

A.高钾血症　B.低钾血症　C.高钙血症　D.洋地黄效应　E.洋地黄中毒

答案:B

(三)治疗原则

1.低钾血症

寻找和去除病因，制订补钾计划。

2.高钾血症

积极治疗原发疾病，改善肾功能同时，还应采取如下措施。

(1)立即停止输注或口服含钾药物，避免进食含钾量高的食物。

(2)发生心律不齐时，可用10%葡萄糖酸钙加入在等量25%葡萄糖溶液内静脉推注。

(四)护理措施

1.低钾血症者补钾应遵循的原则。

(1)尽量口服补钾。常选用10%氯化钾溶液或枸橼酸钾口服，对不能口服者可经静脉滴注。

(2)禁止静脉推注钾。

(3)见尿补钾。一般以尿量超过40ml/h或者每日尿量>500ml方可补钾。

(4)总量限制。补钾量为氯化钾3～6g/d。

(5)控制补钾浓度。补液中钾浓度不超过40mmol/L（0.3%）。

(6)滴速勿快。补钾速度不宜超过20mmol/h（成人不宜超过60滴/分）。

2.对高钾血症病人，输注5%碳酸氢钠或葡萄糖液加胰岛素，或给予病人口服阳离子交换树脂或保留灌肠，或予以腹膜透析或血液透析。

真题精选

患者，女，56岁。因粘连性肠梗阻腹痛伴呕吐2天入院，测血钾为3mmol/L，医嘱给予静脉输液补钾。静脉补钾时第一重要的是

A.尿量40ml/h开始补钾　B.液体中氯化钾浓度为0.23%　C.滴速在60滴/分钟以下

D.每日补钾不得高于8g　E.浓度不超过40mmol/L

答案:A

四、酸碱平衡失调

正常体液的pH值为7.35～7.45。

(一)病因

1.代谢性酸中毒

临床上最为常见。主要病因如下:

(1)体内酸性物质生成过多：最主要原因。严重损伤、腹膜炎、缺氧、高热、休克时酸性代谢产物不断生成。

(2)肾功能不全：急慢性肾衰竭时，肾小管排H^+和重吸收HCO_3^-受阻。

(3)碱性物质丢失过多：腹泻、胆瘘、肠瘘或胰瘘等致大量碱性消化液丧失。

2.代谢性碱中毒

主要病因如下。

(1)H^+丢失过多：幽门梗阻、长期胃肠减压丢失大量H^+、Cl^-。

(2)碱性物质摄入过多：长期服用碱性药物、治疗代谢性酸中毒时静脉注射过多的碳酸氢钠。

3.呼吸性酸中毒

呼吸性酸中毒常见原因有：凡能引起肺泡通气不足的疾病均可导致呼吸性酸中毒。如呼吸中枢抑制或呼吸肌麻痹、呼吸道阻塞或肺部疾病等。

4.呼吸性碱中毒

呼吸性碱中毒常见原因有：凡引起过度通气的因素均可导致呼吸性碱中毒。常见于癔症、高热、中枢神经系统疾病、疼痛、呼吸肌辅助通气过度等。

(二)临床表现

1.代谢性碱中毒

轻者常无明显表现。较重的病人呼吸变浅变慢或有精神方面的异常。

2.代谢性酸中毒

呼吸加深加快，有时呼气有酮味。

3.呼吸性碱中毒

多无明显表现，部分病人可有呼吸不规则、急促的表现。可有眩晕、手足和口周麻木及针刺感、肌震颤、手足抽搐，常伴有心率加快。

4.呼吸性酸中毒

呼吸困难、气促、胸闷、发绀，可头痛、谵妄甚至昏迷。

(三)动脉血气分析

	pH 值	HCO_3^-	$PaCO_2$	K^+
代谢性酸中毒	<7.35	降低	正常或降低	升高
代谢性碱中毒	>7.35	增高	正常或增高	降低
呼吸性酸中毒	降低	正常或增高	增高	-
呼吸性碱中毒	增高	降低	降低	-

(四)治疗原则

1.代谢性酸中毒

积极处理原发病，轻度代谢性酸中毒可自行纠正；重度酸中毒首选5%碳酸氢钠。

2.代谢性碱中毒

关键在于解除病因，轻度碱中毒输入等渗盐水和钾盐可纠正，严重者给0.1mmol/L的盐酸溶液或盐酸精氨酸溶液。

3.呼吸性酸中毒

积极治疗原发疾病和改善通气功能，必要时行气管插管或气管切开术，酸中毒严重者应适当给予氨基丁三醇，可直接中和碳酸。

4.呼吸性碱中毒

控制病因。纸袋罩住口鼻，以增加CO_2吸入，或吸入含5%CO_2的氧气，从而增加血液$PaCO_2$；手足抽搐者可缓慢静注10%葡萄糖酸钙。

(五)护理措施

1.保持呼吸道通畅，训练病人深呼吸及有效咳嗽的方法及技巧。对于气道分泌物多者，给予雾化吸入，以湿化痰液和利于排痰。必要时行呼吸机辅助呼吸，并做好气道护理。

2.改善和促进病人神志的恢复，定期评估病人的认知力和定向力，若出现异常及时通知医师，并遵医嘱落实各项治疗。

3.减少受伤害的危险，加强安全防护，与病人家属共同制定活动的形式、活动时间和活动量。

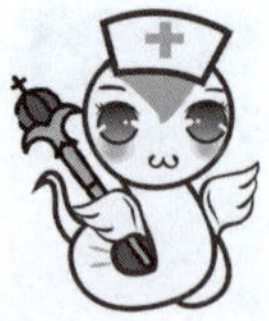

第十七节 临终病人的护理

应试考点

1. 死亡的判断标准
2. 死亡过程的分期
3. 临终病人的心理分期及护理
4. 尸体护理

一、概述

(一)死亡的概念

1. 死亡是指个体生命活动的永久终止。呼吸停止、心跳停止是传统判断死亡的标准。

2. 随着医学科学的发展，传统判断死亡的标准受到了冲击，对心肺功能停止的病人，还可以依靠药物或机器来支持，通过脏器移植技术来替换。现代医学证明：当人的心跳停止时，大脑、肾脏、肝脏并没有死亡，只要大脑功能保持完整性，生命活动就有可能再恢复。因此，目前医学界逐步开始主张将脑死亡作为判断死亡的标准，认为脑死亡后，生命活动将无法逆转。

3. 脑死亡的判断标准★★★★★

(1)不可逆的深度昏迷。

(2)自发呼吸停止。

(3)脑干反射消失。

(4)脑电波平直。

真题精选

判断心脏骤停的最主要指征是

A. 面色苍白　B. 瞳孔散大　C. 皮肤发绀　D. 尿量减少　E. 大动脉搏动消失

答案:E

(二)死亡过程的分期

死亡不是生命的骤然结束，是一个逐渐进展的过程，一般分为三期。

1. 濒死期

濒死期又称临终状态，是生命活动的最后阶段。此期由于疾病末期或意外事故而造成人体主要器官生理功能趋于衰竭。此期的主要特点是脑干以上的神经中枢功能处于抑制或丧失状态，而脑干功能依然存在，死亡即将发生。此期若得到及时、有效的治疗及抢救，生命仍可复苏。

2. 临床死亡期

临床死亡期又称躯体死亡期或个体死亡期，此期中枢神经系统的抑制过程由大脑皮质扩散至皮质下部位，延髓也处于深度抑制状态。临床表现为心跳、呼吸停止，各种反射消失，瞳孔散大，但各种组织细胞仍有短暂而微弱的代谢活动。此期持续时间一般为5～6分钟，若时间过长，则大脑将发生不可逆的变化。此期若得到及时、有效的急救措施，病人生命仍有复苏的可能。

3. 生物学死亡期

生物学死亡期是死亡过程的最后阶段。此期整个中枢神经系统和机体各器官的新陈代谢相继终止，出现不可逆变化。此期整个机体已不可能复活。而且，随着此期的进展，会相继出现一些尸体现象。

(1)尸冷：尸冷是死亡后最先发生的尸体现象，测量尸温常以直肠温度为标准。大约24小时，尸温与环境温度一致。

(2)尸斑：一般尸斑出现的时间为死亡后2～4小时，最易发生于尸体的最低部位。

(3)尸僵：死亡后1～3小时出现尸僵，4～6小时扩展至全身，12～16小时发展至最硬，24小时后尸僵开始减弱，肌肉逐渐变软，称为尸僵缓解。

(4)尸体腐败：常见表现有尸臭、尸绿等，一般死后24小时先在右下腹出现，逐渐扩展至全腹，最后波及全身。

真题精选

对于尸检结果无异议，医院太平间保管放置的时间是

A. 3天　B. 7天　C. 10天　D. 14天　E. 15天

答案:D

二、临终病人的护理

(一)临终病人的躯体状况和心理反应★★★★★

1. 临终病人的躯体状况

(1)病人视力逐渐减退，视物模糊至丧失。语言逐渐混乱、发音困难。而听觉通常最后消失。

(2)临近死亡的体征：皮肤湿冷，瞳孔散大。通常病人呼吸先停止，随后心跳停止。

2.临终病人的心理反应

(1)否认期：为最早出现，病人常常没有思想准备，其心理反应为“不，不可能，不会是我！一定是搞错了！这不是真的！”以此来极力否认，拒绝接受事实。

(2)愤怒期：病人通常会生气、愤怒、怨恨、嫉妒，产生“这不公平，为什么是我！”的心理反应。

(3)协议期：病人希望尽可能延长生命，以完成未尽心愿，并期望奇迹出现，常常表示“如果能让我好起来，我一定……”。

(4)忧郁期：病情进一步恶化，治疗已经无望时，病人往往会产生很强烈的失落感，表现为情绪低落、消沉、退缩、悲伤、沉默、哭泣等，甚至有轻生的念头。

(5)接受期：此时，病人对死亡已有所准备，一切后事均已处理好，因而变得平静、安详。

真题精选

患者，男，45岁。膀胱镜检查确诊膀胱癌后，情绪发生改变，经常乱发脾气，对护士及家人百般刁难，训斥甚至无理取闹，护士对其心理状态所属时期分析，认为目前患者心理反应属于

A.沮丧期 B.协议期 C.否认期 D.接收期 E.愤怒期

答案:E

某癌症病人，经常对身边家人，医护人员发脾气，目前患者的心理反应属于

A.接受期 B.愤怒期 C.妥协期 D.抑郁期 E.否认期

答案:B

(二)临终病人的护理措施

1.躯体支持性护理

(1)改善循环和呼吸功能的方法：如病情允许，可采取半坐卧位或抬高头及肩，以扩大胸腔容量，减少回心血量，从而改善呼吸困难；对昏迷的病人，可采取侧卧位或仰卧位头偏向一侧，以利呼吸道分泌物的引流，防止窒息或发生肺部并发症。

(2)促进食欲，增进营养的方法：护士应了解病人的饮食习惯，注意食物的色、香、味，少量多餐，以增进食欲；给予流质、半流质饮食，以利于吞咽；适当喂食、喂水，必要时通过鼻饲或完全胃肠道外营养，以保证营养供给。

(3)促进舒适的方法：①协助病人漱口，必要时做好口腔护理，每日2～3次，以保持口腔清洁。②加强皮肤护理，防止发生压疮。如病人不能活动，应帮助其采取舒适体位，定时翻身，避免局部长期受压；按摩受压部位，以促进血液循环；保持皮肤及床单位的整洁、干燥，如病人大小便失禁，应注意会阴、肛门部的清洁干燥，如大量出汗，应及时擦洗，勤换衣裤。③帮助病人保持头发清洁、发型美观。

(4)减轻感知觉改变的影响的方法：①提供安静、空气新鲜的环境，保持适宜的光照，以增加安全感。②注意眼部的清洁，及时拭去眼部分泌物，如病人双眼半睁，应定时涂金霉素、红霉素眼膏，并用生理盐水湿纱布覆盖，以防发生角膜溃疡或结膜炎。③因听觉通常最后消失，故护理中应注意语言亲切、柔和、清晰，避免在病人床旁讨论病情，以减少不良刺激。如病人视力减退，可配合触摸等非语言性交流，使其感到即使在生命的最后一刻，仍不孤独。

(5)对意识障碍的病人：应保障安全，必要时使用保护具。

(6)控制疼痛的方法：观察疼痛的部位、性质、程度、持续时间等，协助病人选择最有效的方法以减轻疼痛。

2. 心理护理

(1)否认期的护理：护士应以真诚的态度，保持与病人的坦诚沟通。既要维护病人的知情权，也不要轻易揭穿其防卫机制，使病人逐步适应。同时，对病人的病情，顺势诱导，医护人员及家属应注意保持口径一致。经常陪伴病人，使病人感到护士的关心，并坦诚、温和地回答病人的询问，倾听其诉说，维持病人适当的希望。

(2)愤怒期的护理：护士应清楚地认识到病人的发怒是一种有益于健康的正常行为。故应允许病人发怒、抱怨，给病人机会以宣泄心中的忧虑和恐惧；并认真倾听病人的心理感受，理解其不合作的行为；必要时辅以药物，稳定病人情绪；同时做好病人家属的工作，给予宽容、关爱、理解等心理支持。

(3)协议期的护理：护士应主动关心病人，尽量满足其要求，指导病人更好地配合治疗，以控制症状，减轻病人的痛苦；创造良好的环境，指导、协助病人完成角色义务，实现病人的愿望，使其充实地度过生命的最后历程，提高生命质量。

(4)忧郁期的护理：护士应经常陪伴病人，更多地给予同情和照顾，允许病人表达其悲哀的情绪。精神上给予病人支持，尽量满足病人的合理要求，可以安排亲朋好友会面，让家属陪伴在身旁等。同时，应注意安全，观察有无自杀倾向，预防意外发生。

(5)接受期的护理：护士应尊重病人，不强迫与其交谈，减少外界干扰，给病人提供一个安静、舒适的环境，继续陪伴病人，并加强生活护理，使临终病人平静、安详地离开人间。

三、尸体护理

(一)确认病人死亡后，由医生开具死亡诊断书，护士应尽快进行尸体护理。

(二)将床放平，尸体仰卧，头下垫一枕头，以防面部淤血变色，两臂置于身体两侧，脱去衣裤，留一大单遮盖尸体。

1. 眼睑不能闭合者，可用毛巾湿敷或按摩后，将眼睑闭合；如不能闭口，可轻揉下颌或用绷带托起，如有义齿将其装上，以维护尸体良好的外观。

2. 有伤口要更换敷料，有引流管应拔出，再缝合或用蝶形胶布封住并包扎。

3. 用棉花将口、鼻、耳、阴道、肛门等孔道塞住，以防体液外溢，注意棉花不要外露。

4. 将衣裤穿上，梳理头发，撤去大单，将第一张尸体识别卡系于腕部。

5. 将尸体移放于平车的尸单上，用尸单包裹尸体。也可将尸体放入尸袍中，拉上拉链。第二张尸体识别卡系于尸体腰间的尸单或尸袍上。送至太平间或由太平间来人接走尸体。将第三张尸体识别卡交给太平间工作人员。

6. 到太平间，将尸体置于停尸屉内，并将第三张尸体识别卡系在停尸屉外。

7. 如为传染病病人，应用消毒液清洁尸体，孔道应用浸有1%氯胺溶液的棉球进行填塞，包裹尸体应用一次性的尸单或尸袍，并装入不透水的袋子中，外面作传染标志。

真题精选

为死亡患者护理以下选项错误的是:
A. 去枕平卧位　B. 清洁全身，为其穿衣　C. 清洁面部，必要时堵塞孔道
D. 为其带上义齿　E. 梳理头发，保持良好的外观
答案:A

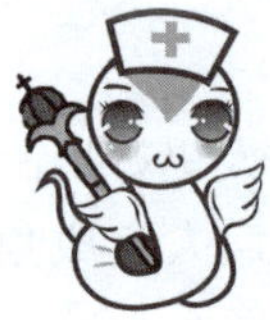

第十八节 医疗和护理文件的书写

应试考点

1. 体温单的书写
2. 医嘱的种类
3. 医嘱的处理
4. 病室报告的书写

一、概述

(一)医疗和护理文件的重要性

1. 提供病人的信息资料

医疗和护理文件记录了病人的病情变化、诊断治疗及护理的全过程，是最原始的文件记录，方便医务人员及时、动态地了解病人的全面信息，是诊断、治疗、护理的重要参考依据，也保证了诊疗、护理工作的连续性和完整性，同时也加强了医护间的合作及协调。

2. 提供教学及科研的重要资料

完整的医疗和护理文件是医学和护理教学的重要教材，是开展科研工作的重要

资料，可供学生进行个案分析、讨论及进行回顾性研究。同时，完整的原始记录，也为疾病调查、流行病学研究、传染病的管理提供了医学统计学资料，是卫生行政机构制定和实施政策的重要依据。

3.提供评价依据

完整的医疗和护理文件可反映医院的医疗护理质量，是医院工作和科学管理水平的重要标志之一，也是医务人员服务质量和技术水平的体现。

4.提供法律的证明

文件完整的医疗和护理文件具有重要的法律作用。在发生医疗纠纷、进行伤残处理等情况时，在调查处理的过程中，都要将病案记录作为依据加以判断，以明确医院及医护人员有无法律责任。

(二)医疗和护理文件的书写要求

1.及时

医疗和护理记录必须及时，不可提早或拖延，更不能漏记，使记录资料保持最新。

2.准确、真实

医疗和护理记录的内容必须准确、真实，不可主观臆断，描述应详细、客观。

3.完整

医疗和护理文件的眉栏、页码、各项记录必须逐项填写完整，避免遗漏，记录者应签上全名，以明确职责。医疗和护理文件不得随意拆散、损坏或外借，以免丢失。

4.简明扼要

医疗和护理记录的内容应尽量简明扼要，语句通顺，重点突出，使用医学术语应确切，并使用公认的缩写，避免过多修饰，避免笼统及含糊不清。

5.清晰

书写医疗和护理记录应使用红、蓝墨水钢笔或签字笔，字体清楚、端正，不出格，不跨行，也不得涂改、剪贴，或滥用简化字，以保持文件的整洁。如有错误应在相应文字上画双横线，就近书写正确文字并签全名。

(三)医疗和护理文件的保管要求

1.保管要求

(1)医疗护理文件应按规定放置，记录或使用后必须放回原处。

(2)注意保持医疗护理文件的清洁、整齐、完整，防止破损、污染、拆散、丢失，收到化验单等检验报告单应及时进行粘贴。

(3)按规定，病人及家属有权复印体温单、医嘱单、护理记录单。

(4)医疗护理文件应妥善保存。住院期间由病房负责保管，出院或死亡后，将其整理好交病案室，并按卫生行政所规定的保存期限保管。

2.病历的排列顺序

病案按规定顺序排列，使其规范化、标准化，便于管理和查阅。

二、护理文件的书写

(一)体温单

1. 体温单记录的内容：包括体温、脉搏、呼吸、血压，出入院、手术、分娩、转科、死亡的时间，大便、出入液量、体重、特殊治疗、药物过敏等。

2. 体温单上各项目的记录方法

(1)眉栏用蓝墨水或碳素墨水笔填写。①一般情况：姓名、科别、病室、床号、入院日期（年、月、日）、住院号。②日期栏：每页体温单的第一日应写明年、月、日，其余 6 天只写日。③住院日数：自入院后第一日开始写至出院。④手术日数：自手术或分娩后次日为第一日，连续写 14 天，如 14 天内进行第二次手术，则第一次手术作分母，第二次手术作分子，依次填写至第 14 天。

(2)在 40～42℃横线之间：用红色水笔在 40～42℃横线之间相应时间栏内，纵行填写入院时间、手术、分娩时间、转入时间、转科、出院时间、死亡时间。所填时间按 24 小时制记录，且一律用中文书写×时×分。

(3)体温曲线的绘制：绘制体温曲线用蓝笔。①体温符号：口腔温度以蓝“●”表示，腋下温度以蓝“×”表示，直肠温度以蓝“○”表示。②在 35～42℃，按实际测量数值，绘制体温符号，相邻体温符号之间以蓝线相连。要求符号大小一致，连线平直。③物理降温或药物降温后 30 分钟所测的体温，绘制在降温前体温的相应纵格内，以红圈“○”表示，并用红色虚线与降温前的体温相连。下一次体温仍用蓝线与降温前体温相连。④当体温＜35℃时，为体温不升，应在 35℃线以下相应时间纵格内用红笔写“不升”，不再与相邻温度相连。⑤遇拒测、外出时，前后两次体温曲线应断开不连。⑥如体温与前次数值差异较大或与病情不符，应重新测量，无误后在原体温符号上方写蓝“v”(verified),以表示核实过。

(4)脉搏曲线的绘制：绘制脉搏曲线用红笔。①符号：脉搏以红“●”表示，心率以红“○”表示，相邻符号用红线相连。要求符号大小一致，连线平直。②当体温与脉搏重叠时，先绘制体温符号，再用红笔在体温外面画红圈表示脉搏。③若有脉搏短绌，需同时绘制心率和脉率，并于心率与脉率曲线之间以红笔画直线涂满。

(5)呼吸记录：①呼吸次数用红笔以阿拉伯数字表述每分钟呼吸次数。②如每日记录呼吸 2 次以上，应当在相应的栏目内上下交错记录，第 1 次呼吸应当记录在上方。③使用呼吸机患者的呼吸以®表示，在体温单相应时间内顶格用黑笔画®。

(6)底栏填写：用蓝笔以阿拉伯数字记录，免写计量单位（体温单前已注明）。①大便次数：每 24 小时填写前一日的大便次数。a. 如未解大便记“0”。b. 灌肠后的大便次数用“E”符号，以分数表示，如灌肠后大便 3 次记为 $^{3}/E$,两次灌肠后大便 3 次,用 $^{3}/2E$ 表示，$1^{2}/E$ 表示自行排便 1 次，灌肠后排便两次；$^{0}/E$ 表示灌肠后无大便，未自行排便。c. 大便失禁记为“*”。②出入液量：单位为“ml”，在相应栏内记录前一日 24 小时的统计数字。③尿量：单位为“ml”，记录前一日 24 小时的总尿量，每日 1 次。导尿以“C”表示；尿失禁以“*”表示。例如：“1500/C”表示导尿病人排尿1500ml。④血压：单位为"mmHg"，以分式表示。次数按护理常规或医嘱进行，新入院病人应测量血压并记录，住院期间每周至少记录一次。⑤体重：单位为"kg"，新入院病人应测量体重并记录，住院期间每周至少记录一次。如因病情不能测量体重，可记为"卧床"。⑥空格：作为机动用，根据病情需要可记录痰量、抽出液、特殊用药、腹围、药物过敏等。⑦页码：用蓝墨水或碳素墨水笔逐页填写。⑧在35℃线以下，填写入量、大便、尿量、呕吐量和体重。

(二)医嘱单

医嘱是医生根据病人病情需要所拟定的书面嘱咐，由医生开写，医护人员共同执行。目前有的医院直接将医嘱写在医嘱单上，有的医院直接将医嘱输入计算机，各有不同。但医嘱单是护士执行医嘱的依据。

1.医嘱的内容

包括开写医嘱的日期、时间，病人的床号和姓名，医生和护士签名；护理常规、护理级别、隔离，种类、饮食、卧位、药物治疗、其他治疗、各种检查、化验等。如药物治疗应写明药名、浓度、剂量、用法、时间，手术治疗应写明手术名称、时间、麻醉种类、术前准备等。

2.医嘱的种类

(1)长期医嘱：医嘱自开写之日起，有效时间在24小时以上，当医生注明停止时间后失效。

(2)临时医嘱：医嘱有效时间在24小时以内，一般只执行1次，并应在短时间内执行，有的临时医嘱须立即执行，有的限定执行时间。

(3)备用医嘱：包括长期备用医嘱（prn）和临时备用医嘱（sos）。①长期备用医嘱：指有效时间在24小时以上，需要时使用，医生注明停止时间医嘱方为失效，并需注明间隔时间。②临时备用医嘱：仅在12小时内有效，必要时使用，只执行1次，过期尚未执行即失效。

真题精选

7:00pm下达医嘱sos失效时间

A.今天12:00pm　B.次日7:00am　C.次日7:00pm　D.次日12:00pm　E.次日12:00am

答案:B

3.医嘱的处理★★★★★

(1)医嘱的处理原则：先急后缓，先临时后长期，先执行后抄写。即先执行临时医嘱，再执行长期医嘱，最后转抄到医嘱单上，执行者签全名。

真题精选

患者，女，38岁。胆石症，于今日上午行手术取石，为减轻患者术后伤口疼痛，医嘱，哌替啶50mg，im，q6h，prn，该医嘱属于

A.临时备用医嘱　B.临时医嘱　C.长期备用医嘱　D.即刻执行医嘱　E.长期医嘱

答案:C

(2)医嘱的处理方法：①临时医嘱：医生直接写在临时医嘱单上。护士先将其转抄到各种临时治疗单或治疗卡上，需立即执行的临时医嘱应安排护士马上执行，注明执行时间并签全名。②长期医嘱：医生直接写在长期医嘱单上。护士先将其分别抄至各种长期治疗单或治疗卡上，核对后签全名。③长期备用医嘱：医生直接写在长期医嘱单上。需要时，护士每次执行后在临时医嘱单上记录，注明执行时间并签全名。每次的间隔时间在6h以上。④临时备用医嘱：医生直接写在临时医嘱单上，12小时内有效。执行后注明执行时间并签全名。过期未执行自动失效，由护士在该医嘱后用红笔注明“未用”两字。⑤停止医嘱：医生直接在长期医嘱单相应医嘱的停止栏内注明日期、时间、签名。护士在各有关治疗单或治疗卡上注销该医嘱，写明停止日期、时间，并签名。⑥重整医嘱：长期医嘱调整项目较多时，以及病人转科、手术、分娩时，均需要重整医嘱。

真题精选

护士处理医嘱时，应首先执行的医嘱是

A.停止医嘱　B.临时医嘱　C.临时备用医嘱　D.长期备用医嘱　E.长期医嘱

答案:B

4.注意事项

(1)护士在处理医嘱的过程中，应认真、细致、及时、准确，字迹整齐、清楚，不得进行涂改。

(2)所有医嘱必须有医生签名方为有效。一般情况下不执行口头医嘱，在手术过程中或抢救时，医生提出口头医嘱，护士必须复述一遍，双方确认无误，方可执行。抢救结束后，须由医生及时补写医嘱。

(3)护士应严格执行医嘱，但不能机械地处理和执行，如有疑问，应核对清楚，无误方可执行。

(4)严格执行查对制度。医嘱须每班小查对，每日查对.每周应进行总查对，查对者在登记本上注明查对时间，并签全名。

(5)对需下一班执行的临时医嘱，应进行交接班，并在交班记录上注明。

真题精选

在抢救病人中，关于医生护士的合作的描述，是正确完整的是

A. 在抢救病人中，护士应执行医生的口头医嘱，但必须复述一遍无误后方可执行，且在抢救完成 6 小时以内补写书面医嘱

B. 在抢救病人中，护士可以考虑执行医生的口头医嘱

C. 在抢救病人中，护士应执行医生的口头医嘱，但必须复述二遍无误后方可执行

D. 在抢救病人中，护士应拒绝医生口头医嘱

E. 在抢救病人中，护士应执行医生的口头医嘱，但必须复述一遍无误后方可执行，且在抢救完成 1 小时以内补写书面医嘱

答案:A

(三)特别护理记录单

1. 特别护理记录

常用于危重、抢救、大手术后、特殊治疗后需严密观察病情变化的病人，利于及时了解病情的动态变化和治疗、护理的效果。

2. 记录内容包括

生命体征、神志、瞳孔、出入液量、用药情况、病情动态变化、各种治疗和护理措施及其效果等。

3. 记录方法

(1)用蓝墨水笔填写眉栏各项，包括病人的姓名、科别、病室、床号、住院号、页数等。

(2)上午 7 时至下午 7 时用蓝墨水笔记录，下午 7 时至次晨 7 时用红色水笔记录。

(3)出入液量应每 12 小时和 24 小时作一总结，并记录于体温单上。

(4)应详细记录病人的病情变化、症状表现、治疗、护理措施及其效果，签全名。

(四)病室报告

病室报告是值班护士对病区内病人的动态变化所作的书面交班记录。

1. 书写要求

(1)病室报告应于各班交班前书写完成。

(2)各班均用蓝墨水笔书写，要求字迹清楚，不得涂改，写完签全名。

(3)“特殊交班”应书写各班需要交代的相关事项，文字应简明扼要。

(4)病人动态内容的书写要求各班之间应空一行。

2. 书写顺序

(1)填写眉栏各项：用蓝墨水笔填写，包括病室、日期、原有病人数、出院、转出、死亡、新入院、转入、现有病人数、手术、分娩、病危、病重、外出、特护人数、一级护理人数等。

(2)书写交班报告的顺序:先写当日离去病室的患者，即出院、转出(注明转何院、何科)、死亡(注明原因与时间)；再写进入病室的新患者，即新入院、转入的患者(注明何科、何院转入)；再写病室内重点护理患者，即手术、分娩、病危、病重；最后写其他。

巅峰速记法： 书写交班报告的顺序：先出，后入，再危重。

3.交班内容

(1)病人出院、转出、死亡、新入院、转入、手术、分娩等，应写明床号、姓名、诊断和时间。

(2)病危、病重等病人，应交代人数、床号、姓名。

(3)特殊交班情况应简明扼要。

应试一图通

- **第一节护理程序**
  - 护理评估中资料的类型和来源
    - 资料的类型:主观资料和客观资料
    - 资料的来源:直接来源和间接来源
  - 护理诊断的组成和陈述方式
    - 诊断:由名称、定义、诊断依据以及相关因素四部分组成
    - 护理诊断的陈述方式：问题(problem)；症状或体征(symptomsandsigns)；相关因素(elements)
  - 护理计划
    - 设定护理计划的优先次序
    - 设定预期目标
    - 设定护理计划
  - 护理措施的类型
    - 依赖性
    - 独立性
    - 协作性
- **第二节护士职业防护**
  - 职业损伤的危险因素
    - 生物性因素：细菌和病毒
    - 化学性因素：化学消毒剂、化疗药物
    - 物理性因素：机械性损伤、锐器伤、放射性损伤
    - 温度性损伤
    - 心理、社会因素
  - 锐器伤的防护：提高自我防护意识，规范操作行为
  - 化疗药物损害的防护
    - 配制化疗药物的环境要求
    - 配制化疗药物的准备要求
    - 执行化疗药物操作的要求
    - 化疗药物外漏和人员暴露时的处理要求

第三节医院和住院环境

- 分诊和就诊顺序：先预检分诊，再指导病人挂号就诊
- 急诊的抢救和配合
  - 预检分诊
  - 急救物品准备
  - 配合抢救
- 病区的环境管理：安静、整洁、温度、湿度、光线、通风、安全
- 备用床、暂空床、麻醉床
  - 目的
  - 操作要点

第四节入院和出院病人的护理

- 入院病人的护理：包括住院处、一般病人和急诊病人的护理
- 分级护理内容：特级、一级、二级、三级
- 出院病人的护理：出院前的护理、床单位处理、有关文件的处理
- 运送病人法：轮椅运送法、平车运送法

第五节卧位和安全的护理

- 卧位的性质：主动卧位、被动卧位、被迫卧位
- 常见的卧位：仰卧位、侧卧位、半坐卧位、端坐位、俯卧位、头低足高位、头高足低位、膝胸位、截石位
- 保护具的应用：床档、约束带、支被架使用的注意事项

第六节医院内感染的预防和控制

- 物理消毒灭菌法的种类和适应证
  - 热力（燃烧、干烤、煮沸消毒、压力蒸汽）
  - 光照（日光、紫外线、臭氧、微波）
- 化学消毒剂的选择
  - 灭菌剂：过氧乙酸、戊二醛、35%～40%甲醛
  - 高效剂：高浓度的含氯消毒剂、过氧化氢、过氧乙酸
  - 中效剂：低浓度的含氯消毒剂、碘酊、乙醇、碘伏
  - 低效剂：氯己定

第六节续

- 无菌技术操作原则和方法
  - 操作原则：环境、工作人员、操作和物品管理
  - 操作方法：无菌持物钳、无菌容器、无菌包、无菌手套的使用
- 隔离区域的划分：清洁区、污染区、半污染区
- 隔离消毒原则：一般消毒隔离，终末消毒处理
- 隔离的种类及适应证：严密隔离、呼吸道隔离、消化道隔离、接触隔离、血液隔离、体液隔离、昆虫隔离、保护性隔离
- 隔离技术操作方法：口罩的使用、手的清洁消毒、穿脱隔离衣

第七节病人的清洁护理

- 口腔护理的目的、操作方法及注意事项
  - 口腔护理的目的：保持口腔清洁，预防口腔感染
  - 擦洗的顺序：由上至下，由臼齿至门齿
  - 注意事项：昏迷病人、义齿的护理
- 漱口液的选择：中性、偏酸性、偏碱性
- 皮肤护理的操作方法及注意事项
  - 床上洗头、常用灭虱药液
  - 淋浴和盆浴的操作方法
  - 床上擦浴的操作方法
- 压疮的分期、临床表现及护理措施
  - 淤血红润期
  - 炎性浸润期
  - 浅度溃疡期
  - 坏死溃疡期

第八节生命体征的评估

- 晨晚间护理的内容：协助患者排便，留取标本，更换引流瓶；整理病室和床单位；观察病情
- 体温的正常值：口腔、直肠、腋下温度范围
- 发热的分度：低热、中等度热、高热、超高热
- 常见的热型：稽留热、弛张热、间歇热、不规则热
- 高热的护理：密切观察测量体温；物理降温；补充营养和水分
- 异常脉搏及其表现：间歇脉、短绌脉、洪脉、交替脉
- 异常呼吸及其表现：频率异常、节律异常、深度异常、呼吸困难
- 血压的测量方法：测量部位，注意事项

第九节病人饮食的护理

- 基本饮食的种类、适用范围及原则：普通、软食、半流质、流质
- 治疗饮食的种类、适用范围及原则：高热量、高蛋白、低脂、低蛋白、低胆固醇、低盐、少渣、高纤维
- 试验饮食的种类、适用范围及原则：隐血试验、胆囊造影、吸碘试验、肌酐试验
- 安置胃管的方法及注意事项
  - 安置胃管的方法、长度
  - 确认胃管在胃内的方法

第十节冷热疗法

- 冷疗的适应证和禁忌证
  - 适应证：控制炎症、减轻充血、减轻疼痛、降温
  - 禁忌证：血液循环障碍、慢性炎症、开放性伤口、禁冷部位
- 热疗的适应证和禁忌证
  - 适应证：促进炎症的消散和局限、缓解疼痛、减轻深部组织充血、保暖
  - 禁忌证：急腹症、面部三角区感染、软组织损伤早期
- 热水袋的使用方法：用于保暖、解痉、镇痛
- 红外线灯用热过度的处理：皮肤出现紫红色，应立即停止照射，并涂凡士林以保护皮肤
- 热水坐浴的禁忌证：月经期、妊娠末期及阴道出血、盆腔器官有急性炎症

第十一节排泄护理

- 异常尿液的观察：尿量异常，颜色异常，透明度异常，比重异常，气味异常
- 尿潴留的护理：调整体位和姿势；诱导排尿；按摩、热敷；导尿术
- 导尿术及留置尿管
  - 方法：男女病人导尿方法及注意事项
  - 护理措施：保持引流通畅，防止逆行感染
- 异常粪便的颜色：柏油样便、陶土色便、暗红色便
- 灌肠的方法及注意事项：大量不保留灌肠、小量不保留灌肠、保留灌肠、肛管排气

第十二节药物疗法和过敏试验法

- 药物的领取和保管：给药原则、给药途径、给药次数及时间
- 医院常用外文缩写及中文译意
- 口服给药的方法及注意事项：备药、发药、给药
- 雾化吸入的方法及注意事项：超声雾化吸入、氧气雾化吸入
- 皮下注射、皮内注射、肌内注射、静脉注射的方法及注意事项
- 青霉素过敏试验的方法：皮试的剂量、结果的判断
- 青霉素过敏性休克的表现和处理：呼吸道阻塞症状，循环衰竭症状，中枢神经系统症状，皮肤过敏症状
- 破伤风抗毒素过敏试验法和脱敏注射法：皮试的剂量结果的判断，分 4 次注射
- 链霉素、普鲁卡因、细胞色素 C、头孢菌素的皮试剂量

第十三节静脉输液和输血

- 静脉输液
  - 目的：补充水分和电解质，补充营养，供给热能
  - 常用溶液：晶体溶液、胶体溶液
- 周围静脉输液的方法和注意事项：密闭式输液法、静脉留置针输液法
- 颈外静脉插管输液法：穿刺部位、操作方法
- 输液速度的调节及计算：一般成人 40～60 滴/分，儿童 20～40 滴/分
- 常见输液故障和处理：溶液不滴、液面过高或过低、液面自行下降
- 常见输液反应及处理：发热反应、循环负荷过重、静脉炎、空气栓塞
- 血液制品的种类：全血、成分血
- 静脉输血的方法和注意事项：直接输血法、间接输血法、自体输血法
- 常见的输血反应和处理方法：发热反应、过敏反应、溶血反应、大量输血后反应

第十四节标本采集法

- 血标本
  - 采血方法：全血、血清、血培养
  - 注意事项：采血量、采血时间、防止溶血
- 尿标本的采集方法：尿常规、12 小时尿标本、24 小时尿标本
- 粪标本的采集方法：常规标本、培养标本、隐血试验
- 痰标本的采集方法：常规标本、培养标本
- 常用防腐剂的作用及方法：甲醛、浓盐酸、甲苯

第十五节病情观察和危重病人的抢救

- 病情观察的内容：生命体征、意识、瞳孔等
- 危重病人的护理：保持呼吸道通畅，确保安全，加强临床护理
- 抢救室的管理和常见急救药品
  - 管理：五定、完好率
  - 常见急救药品：中枢兴奋药、升压药、抗高血压药、抗心力衰竭药
- 缺氧程度的判断：轻度、中度、重度
- 吸氧的方法和注意事项：单侧鼻导管法、双侧鼻导管法、面罩法，做好“五防”
- 吸痰的方法和注意事项：成人吸痰负压为 40.0～53.3kPa，小儿应小于 40kPa
- 洗胃的方法和注意事项：口服催吐法，电动吸引器洗胃法
- 常用药物中毒
  - 灌洗溶液：敌百虫 1∶15000～1∶20000 高锰酸钾洗胃
  - 禁忌药物：禁用碱性药物
- 人工呼吸器使用方法：通气量合适，通气量不足的表现

第十六节水电解质酸、碱平衡失调

- 等渗性、低渗性、高渗性脱水的病因和临床表现：低渗性钠<135mmol/L，高渗性钠>150mmol/L
- 等渗性、低渗性、高渗性脱水的处理原则：尽早去除病因，再作相应处理
- 低钾血症、高钾血症的临床表现和处理原则：钾<3.5mmol/L，高钾血症钾>5.5mmol/L，低钾血症补充钾，高钾血症限制钾的摄入
- 补钾应遵循的原则：禁止静脉推注钾，见尿补钾，控制补钾浓度，滴速勿快
- 代谢性酸中毒的病因、表现、治疗原则：酸性物质生成过多，呼吸深而快，5%碳酸氢钠
- 代谢性碱中毒的病因、表现、治疗原则：碱性物质摄入过多，呼吸变浅变慢，0.1mmol/L 的盐酸溶液
- 呼吸性酸中毒的病因、表现、治疗原则：肺泡通气不足，可有呼吸不规则、急促的表现，改善通气功能
- 呼吸性碱中毒的病因、表现、治疗原则：过度通气，呼吸困难、气促、胸闷、发绀，增加 CO_2 吸入

第十七节临终患者的护理

- 死亡的判断标准：脑死亡
- 死亡过程的分期：濒死期、临床死亡期、生物学死亡期
- 临终病人的心理分期及护理：否认期、愤怒期、协议期、忧郁期、接受期
- 尸体护理：目的、操作方法

第十八节医疗和护理文书的书写

- 体温单的书写：记录的内容，书写的要求
- 医嘱的种类：临时、长期、备用医嘱
- 医嘱的处理：先急后缓，先临时后长期，先执行后填写
- 病室报告的书写：书写要求，书写顺序

第二章 循环系统疾病病人的护理

应试策略

本章是护士执业资格考试的难点和重点。循环系统疾病的内容具有较强的逻辑性，所以学习本章的最佳方法是先掌握生理解剖内容，在此基础上运用分析和推理的方法来探究各个疾病。

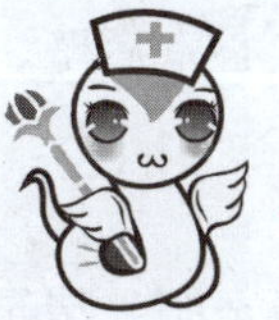

第一节 循环系统解剖生理

应试考点

1. 二、三尖瓣定义
2. 心包腔腔内液体作用及正常浆液量
3. 冠状动脉作用

循环系统由心脏、血管和调节血液循环的神经体液装置组成。其功能是为全身各组织器官运输血液，将氧、营养物质输送到组织。

一、心脏

(一)位置

心脏位于胸腔内，膈肌的上方，二肺之间，大约2/3居正中线的左侧，1/3居右侧。

(二)结构

心脏分四个腔室，即左心房、左心室、右心房、右心室。左、右心房之间为房间隔，左、右心室之间为室间隔。左心房、左心室之间的瓣膜称二尖瓣，右心房、右心室之间的瓣膜称三尖瓣。右心房后上方的入口为上腔静脉口；后下方的入口为下腔静脉口。左心房后壁有4个入口，左、右各2个，称肺静脉口。右心室的出口称肺动脉口，与肺动脉之间有肺动脉瓣相通。左心室的出口位于右前方，称主动脉口，通向主动脉，与主动脉之间有主动脉瓣相通。心瓣膜具有防止心房和心室在收缩或舒张时血液反流的功能。

心脏壁由内向外可分为心内膜、心肌层和心外膜3层。心外膜即心包的脏层紧贴于心脏表面，与心包壁层形成心包腔，腔内少量浆液起润滑作用，常人一般不超过50ml。

巅峰速记法：左二右三（二、三尖瓣与左、右房室之间的关系）。

真题精选

三尖瓣膜解剖位置在
A.左心室和主动脉之间　B.右心室和肺动脉之间　C.左心房和左心室之间
D.右心房和右心室之间　E.主动脉和肺动脉之间
答案:D

(三)冠状动脉是营养心脏的血管，起源于主动脉根部，有左、右两支。左冠状动脉起自升主动脉根部左侧，主要负责左心房、左心室前壁、侧壁及室间隔前2/3部位心肌的血液供应。右冠状动脉主要供给右心房、右心室、左心室后壁、室间隔后1/3部位的心肌和窦房结等。

(四)心脏传导系统

心脏的正常心电图起源于窦房结，包括窦房结、结间束、房室结、房室束、左右束支及其分支和普肯耶纤维，负责心脏正常冲动的形成和传导。

(五)流经

腔静脉→右心房→三尖瓣→右心室→肺动脉→肺循环→肺静脉→左心房→二尖瓣→左心室→主动脉瓣→主动脉→体循环。

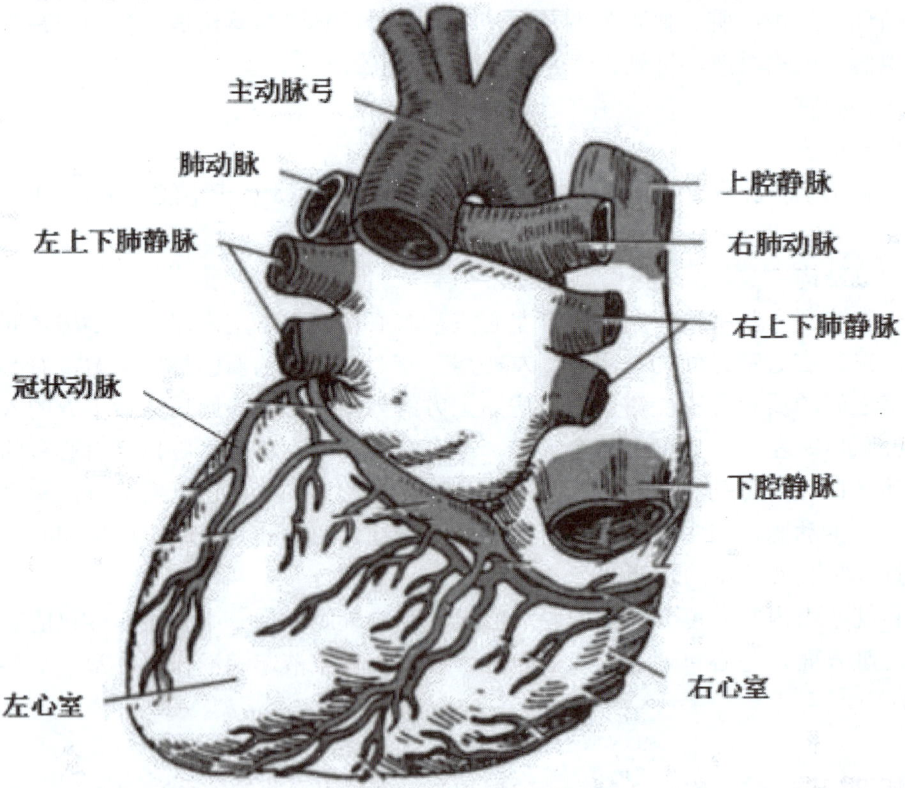

真题精选

房室结支动脉的起始部位

A.左冠状动脉　B.右冠状动脉　C.主动脉　D.前室间支　E.后室间支

答案:B

二、血管

1.动脉是引导血液出心脏的管道，主要功能是输送血液到组织器官，改变外周血管的阻力，又称“阻力血管”。

2.静脉的主要功能是汇集从毛细血管来的血液，将血液送回心脏的管道，其容量大，又称“容量血管”。

3.毛细血管位于小动脉与小静脉之间，呈网状分布，是血液与组织液进行物质交换的场所，又称“功能血管”。

三、调节循环系统的神经

调节循环系统的神经是交感神经和副交感神经，交感神经兴奋时，心率加快、心肌收缩力增强、外周血管收缩、血管阻力增加、血压升高；副交感神经兴奋时，心率减慢、心肌收缩力减弱、外周血管扩张、血管阻力减小、血压下降。

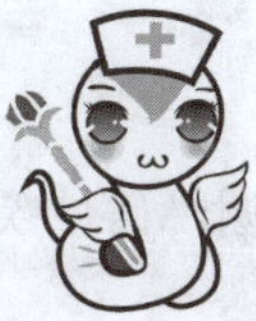

第二节 心功能不全病人的护理

应试考点

1.洋地黄毒性反应、处理措施
2.左心衰临床表现
3.右心衰症状、体征
4.急性心力衰竭吸氧

心力衰竭的临床类型按其发展速度可分为急性和慢性两种，以慢性居多；按其发生的部位可分为左心、右心和全心衰竭；按生理功能又可分为收缩性和舒张性心力衰竭。

一、慢性心力衰竭病人的护理

慢性心力衰竭是多数心血管疾病的终末表现和最主要的死亡原因。

根据临床表现和活动能力，心功能分为四级。★★★★★

心功能分级	临床表现	护理措施
Ⅰ级	体力活动不受限制	不限制病人的体力活动

Ⅱ级	体力活动轻度受限制，日常活动可引起气急、心悸	可嘱咐患者适当从事轻体力工作和家务劳动，强调多休息
Ⅲ级	体力活动明显受限制，稍事活动可引起气急、心悸，有轻度脏器淤血体征	病人日常生活能自理或他人协助，应严格限制一般的体力活动
Ⅳ级	体力活动重度受限制，休息状态下也气急、心悸，有重度脏器淤血体征	应嘱病人绝对卧床休息，生活需要他人照顾

巅峰速记法：对于Ⅰ级活动不受限制，考试一般不会考。Ⅱ级是轻度受限，Ⅲ级是明显受限，而Ⅳ级的病人，无论是运动还是休息，都会有症状。还可以记忆为：一无二轻三明显；四级不动也困难（不能平卧）。

真题精选

某心脏病患者，女性，47 岁。可从事简单家务劳动，当外出骑车或上楼时即感胸闷气促，停下休息片刻可逐渐缓解，该患者的心功能为

A. Ⅰ级　B. Ⅱ级　C. Ⅲ级　D. Ⅳ级　E. 0 级

答案:B

(一)病因和诱因

1. 病因

(1)心肌损害：包括缺血性心肌损害以冠心病（最常见）；心肌代谢障碍性疾病以糖尿病最常见等。

(2)心脏负荷过重：①容量负荷(前负荷)过重：见于二尖瓣关闭不全、主动脉瓣关闭不全；房间隔缺损、室间隔缺损、动脉导管未闭；以及伴有全身血容量增多疾病，如甲状腺功能亢进症等。②压力负荷(后负荷)过重：见于高血压、主动脉瓣狭窄、肺动脉高压、肺动脉瓣狭窄等，以及左、右心室收缩期射血阻力增加的疾病。其中高血压和主动脉瓣狭窄是引起左心室压力负荷过重；肺动脉高压和肺动脉瓣狭窄引起右心室压力负荷过重。

巅峰速记法：前、后负荷是考试重点，记忆为：前负荷：关（关闭不全）心（先心病）前夫（前负荷）评（贫血）价（甲状腺功能亢进）。注释：先天性心脏病包括：室间隔、房间隔缺损和动脉导管未闭。后负荷：后夫（后负荷）提（高血压）刀宰（狭窄）肥（肺动脉高压）羊。

真题精选

导致左心室压力负荷过重的病因是
A.二尖瓣关闭不全　B.主动脉瓣关闭不全　C.甲状腺功能亢进
D.高血压　E.肺动脉瓣狭窄
答案:D

2.诱发和加重心力衰竭的因素

感染是最常见和最主要的诱因，特别是呼吸道感染。

巅峰速记法： 心力衰竭最常见的病因是冠心病，最常见的诱因是感染。

真题精选

慢性心功能不全最常见的诱因是
A.呼吸道感染　B.快速型心律失常　C.过度体力劳动
D.摄入钠及补液过多　E.贫血或大出血
答案:A

(二)临床表现★★★★★

	左心衰竭	右心衰竭
病理生理	肺循环淤血和心排血量降低	体循环淤血
临床表现	①呼吸困难：最早出现的是劳力性呼吸困难，最典型的是阵发性夜间呼吸困难，晚间出现端坐呼吸 ②咳嗽、咳痰、咯血：咳嗽、咳痰早期即可出现，多发生在夜间，坐、立位可减轻。痰液特点为白色泡沫样，如发生急性肺水肿，则咳大量粉红色泡沫痰，为肺泡和支气管淤血，血管破裂所致 ③体征：舒张期奔马律，两肺底部可闻湿啰音，交替脉是左心衰竭的特征性体征	①消化道症状是右心衰最常见症状 ②肝大和压痛、颈静脉怒张和肝颈静脉回流征阳性(最具有特征性)、奇脉、发绀。发绀为血液中还原血红蛋白增多所致 ③水肿：早期在身体的下垂部位，呈凹陷性、对称性

全心衰竭：病人同时有左心衰竭和右心衰竭的表现。但当右心衰竭后，肺淤血的临床表现可减轻。

巅峰速记法： 心源性水肿的特点是下垂性、凹陷性水肿，病人长期卧床水肿好发于腰骶部、会阴部，长期站立好发于踝部、胫前。

真题精选

提示左心衰竭的临床表现是

A.奇脉　B.平脉　C.水冲脉　D.脉搏短绌　E.交替脉

答案:E

(三)辅助检查

1.X 线检查

心影大小及外形可为病因诊断提供重要依据，肺小叶间隔内积液可表现为 KerleyB 线，是在肺野外侧清晰可见的水平线状影，是慢性肺淤血的特征性表现。

2.超声心动图

射血分数可反映心脏收缩功能。正常射血分数＞50％。＜40％提示收缩功能障碍。是诊断心衰最主要的仪器检查。

3.有创性血流动力学检查

直接反映左心功能。适用于急性重症心衰病人。

(四)治疗原则及护理措施

采用综合治疗，主要有病因治疗、一般治疗护理及药物治疗 3 类。药物治疗的原则为强心、利尿、扩血管。

1.治疗原则

治疗病因、消除诱因。

2.一般治疗护理

(1)休息：限制体力活动是最基本治疗。

(2)饮食：给予低盐、低脂、易消化饮食，少食多餐。钠摄入量＜2g/d。水肿明显时应限制水的摄入量。

(3)吸氧：根据缺氧的轻重程度调节氧流量和给氧方式，一般流量 2～4L/min，增加血氧饱和度，改善呼吸困难。

3.利尿剂

利尿剂通过排钠排水减轻心脏的容量负荷。长期使用利尿剂容易出现电解质紊乱，如高钾或低钾血症。常用的利尿剂有：①排钾利尿剂：如氢氯噻嗪、呋塞米，不良反应：低钾。注意补钾。②保钾利尿剂：如螺内酯、氨苯蝶啶等，肾功能不全和高钾血症禁用。另外，非紧急情况下，利尿药的应用时间选择早晨或日间为宜，避免夜间排尿过频而影响病人的休息。

4.扩血管药物

通过扩张小动脉，减轻心脏后负荷；通过扩张小静脉，减轻心脏前负荷。

类别	药物	作用
小动脉扩张剂	血管紧张素转换酶抑制剂、α_1受体阻滞剂	降低后负荷
小静脉扩张剂	硝酸酯制剂	降低前负荷

血管紧张素转换酶抑制剂是目前治疗慢性心衰的首选用药。常用药物是卡托普利、贝那普利，主要副作用是刺激性干咳。

5. 正性肌力药★★★★★

正性肌力药是治疗心力衰竭的主要药物。

(1)洋地黄类药物：是临床最常用的强心药物，具有正性肌力和减慢心率作用。对迷走神经的兴奋作用是洋地黄独特的优点。①常用洋地黄制剂包括：地高辛为口服制剂，适用于中度心力衰竭的维持治疗。毛花苷丙为静脉注射制剂，适用于急性心衰或慢性心衰加重时，尤其适用于心衰伴快速心房颤动者。毒毛花苷K，稀释后静注，用于急性心力衰竭。②适应证：充血性心力衰竭，尤其对伴有心房颤动和心室率增快的心力衰竭，对心房颤动、心房扑动和室上性心动过速均有效。③禁忌证：严重房室传导阻滞、肥厚性梗阻型心肌病、急性心肌梗死24小时内不宜使用。洋地黄中毒或过量者为绝对禁忌证。④洋地黄类药物常见毒性反应包括：胃肠道反应：最早出现，表现为食欲下降、恶心、呕吐等。神经系统反应：表现为视物模糊、黄视、绿视、头晕、头痛等。心血管系统反应：是较严重、最常见的毒性反应，常出现各种心律失常，室早二联律最为常见，也有快速心律失常伴房室传导阻滞等。长期心房颤动病人使用洋地黄后心律变得规则，心电图ST段出现鱼钩样改变。⑤洋地黄中毒处理：严格遵医嘱给药，当病人脉搏<60次/分（婴幼儿<80次/分）或节律不规则应暂停服药并通知医生。洋地黄类药物毒性反应的处理：立即停用洋地黄类药；低血钾者停用排钾利尿剂，观察血钾，积极补充钾盐；纠正快速心律失常，可使用利多卡因或苯妥英钠；对缓慢心律失常，可使用阿托品治疗或安置临时起搏器。

(2)非洋地黄类药物：常用的有多巴酚丁胺、多巴胺静脉点滴，由小剂量开始，逐渐增加用量。小剂量多巴胺能增强心肌收缩力，扩张血管，特别是肾小动脉扩张，增加肾血流量和排钠利尿，从而用于充血性心力衰竭的治疗。

巅峰速记法： 若病人有服用洋地黄的病史，加上心律失常或黄视、绿视，要考虑洋地黄中毒，但黄视、绿视不是洋地黄中毒的特征表现。

真题精选

心力衰竭患者出现洋地黄毒性反应，首要的处理措施是

A. 停用洋地黄药物　B. 补液、稀释体内药物　C. 电除颤

D. 利多卡因、纠正心律失常　E. 利尿，促进排泄

答案：A

6. β受体阻滞剂

可对抗代偿机制中交感神经兴奋性增强这一效应，从而降低病人死亡率、住院率，提高其运动耐量。常用药物有卡维地洛、美托洛尔等。

真题精选

患儿，女，6岁。患有先天性心脏病，需采用地高辛进行治疗，护士在给药前，应特别监护

A. 血压　B. 呼吸　C. 心律　D. 体温　E. 瞳孔

答案:C

二、急性心力衰竭病人的护理

(一)临床表现

急性心力衰竭最常见为左心衰竭，特征性表现突发严重呼吸困难，呼吸频率在30～50次/分，频繁咳嗽，咯大量粉红色泡沫痰、乏力、尿少、血压降低等。病人有窒息感而极度烦躁不安、大汗淋漓、口唇青紫、面色苍白，被迫采取坐位，两腿下垂，双腿支撑以助呼吸。查体：两肺满布湿啰音和哮鸣音，心尖部可闻舒张期奔马律。

●巅峰速记法：急性心力衰竭诊断公式=大量输液（或急性心肌梗死）+突然呼吸困难+咳粉红色痰。

(二)治疗原则

1. 体位

置病人于两腿下垂坐位或半卧位，以减少静脉回流。

2. 吸氧

吸入高流量（6～8L/min）氧气，加入20%～30%乙醇湿化，降低肺泡及气管内泡沫的表面张力，使泡沫破裂，改善肺通气。

3. 镇静

吗啡具有镇静作用和扩张静脉及小动脉作用，减轻心脏负担。

4. 快速利尿

静脉注射呋塞米，本药兼有扩张静脉作用，可减轻心室前负荷。

5. 血管扩张剂

硝普钠扩张小动脉和小静脉，严密监测血压。硝普钠见光易分解，应现配现用，药物保存和连续使用不宜超过24小时，因其代谢产物含氰化物，通常疗程不要超过72小时。

6. 强心剂

重度二尖瓣狭窄病人禁用，急性心肌梗死病人 24 小时内一般不宜使用。

7. 平喘

静脉滴注氨茶碱，可缓解支气管痉挛，并兼有一定的正性肌力和扩血管利尿作用。

8. 糖皮质激素

地塞米松或琥珀酸氢化可的松静脉滴注，减少肺毛细血管通透性从而减轻肺水肿。

9. 应用四肢轮流三肢结扎法

在情况紧迫时对缓解病情，减少静脉回心血量有一定的作用。但须注意结扎肢体不宜固定、时间不宜长，防止造成肢体坏死。

(三)护理措施

1. 病情监测

严密监测血压、呼吸、血氧饱和度、意识、精神状态等。

2. 用药护理

迅速建立静脉通道，遵医嘱正确使用药物，控制静脉输液速度，一般为每分钟 20～30 滴。洋地黄制剂静脉使用时要稀释，推注速度宜缓慢，同时观察心电图变化。洋地黄与钙剂应避免同时应用，如有必要至少应间隔 4 小时。

真题精选

为慢性心力衰竭患者进行输液治疗时，输液速度宜控制在

A. 10～20 滴/分钟　B. 20～30 滴/分钟　C. 30～40 滴/分钟

D. 40～50 滴/分钟　E. 50～60 滴/分钟

答案:B

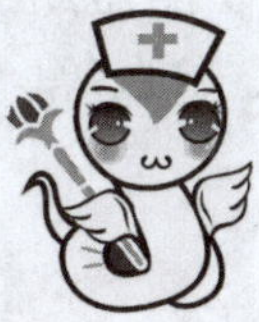

第三节 心律失常病人的护理

应试考点

1. 二联律、三联律定义
2. 房颤、室颤心电图及处理措施

一、概述

1. 正常情况下心室的除极方向是由心内膜到心外膜。

2. 心电图中 P 波代表心房除极的电位变化，QRS 波代表心室肌除极的电位变化和

时间，T波代表心室复极时的电位变化和时间。

3.在正常情况下，心脏电活动由窦房结产生冲动，沿结间束、房室结、希氏束、左右束支及普肯耶纤维网传导最终到达心房与心室而产生一次完整的心动周期。

4.心电图导联的连接。

V_1:胸骨右缘第4肋间；V_2：胸骨左缘第4肋间；V_3：V_2与V_4连线中点；V_4：左锁骨中线平第5肋间；V_5:左腋前线与V_4同一水平；V_6：左腋中线与V_4同一水平。

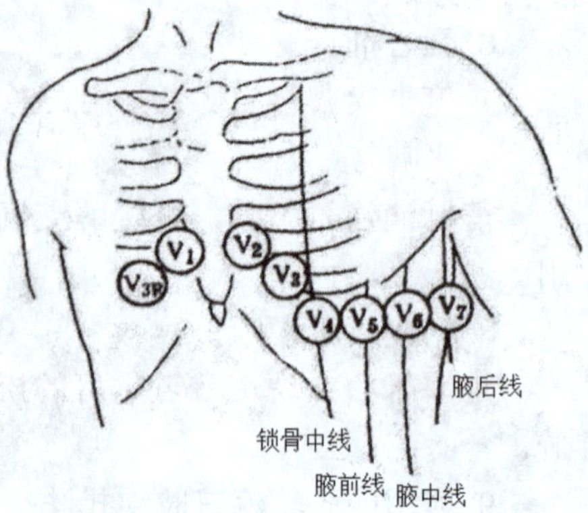

5.心电图肢体导联的连接。

右上肢连接红线，左上肢连接黄线，左下肢连接绿（蓝）线，右下肢连接黑线。

二、窦性心律失常

心脏的正常起搏点位于窦房结，其冲动产生的频率是60～100次/分。

心电图特征：P波在Ⅰ、Ⅱ、aVF导联直立，aVR导联倒置，PR间期0.12～0.20秒。

	心率	心电图特点	治疗
窦速	100～150次/分，可高达200次/分	频率＞100次/分，P-P间期＜0.6秒	一般不治疗，必要时β受体阻滞剂
窦缓	＜60次/分	频率＜60次/分，P-P间期＞1秒	阿托品、异丙肾上腺素，必要时予起搏器
窦性心律不齐	60～100次/分，快慢不规则	窦性P波P-P或R-R间隔长短不一，相差＞0.12秒	通常不治疗

（一）窦性心动过速

成人窦性心律的频率在100～150次/分，称窦性心动过速。

1.病因

多数属生理现象，健康人常在吸烟、饮茶、咖啡、剧烈运动或情绪激动等情况下发生。在某些疾病时也可发生，如发热、心力衰竭、休克、甲亢、贫血等。

2.心电图特征

窦性P波规律出现，频率＞100次/分；P-P间隔＜0.6秒。

3.治疗原则

一般不需特殊治疗。去除诱发因素和针对原发病作相应处理。必要时可应用β受体阻滞剂如美托洛尔，减慢心率。

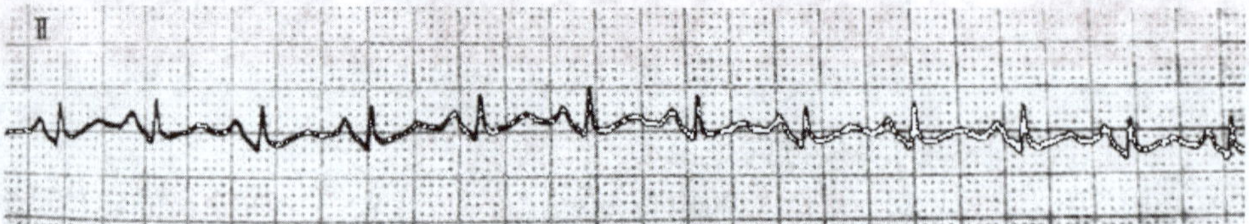

窦性心动过速

(二)窦性心动过缓

成人窦性心律的频率<60 次/分，称窦性心动过缓。

1. 病因

多见于健康的青年人、运动员、睡眠状态，为迷走神经张力增高所致。亦可见于颅内压增高、器质性心脏病、严重缺氧、甲减等。服用抗心律失常药物如β受体阻滞剂、胺碘酮、钙通道阻滞剂和洋地黄过量等也可发生。

2. 心电图特征

窦性 P 波规律出现，频率<60 次/分；P-P 间隔>1 秒。

3. 治疗原则

无症状不需治疗。如因心率过缓而出现症状者则可用阿托品、异丙肾上腺素等药物，但不宜长期使用。症状不能缓解考虑心脏起搏治疗。

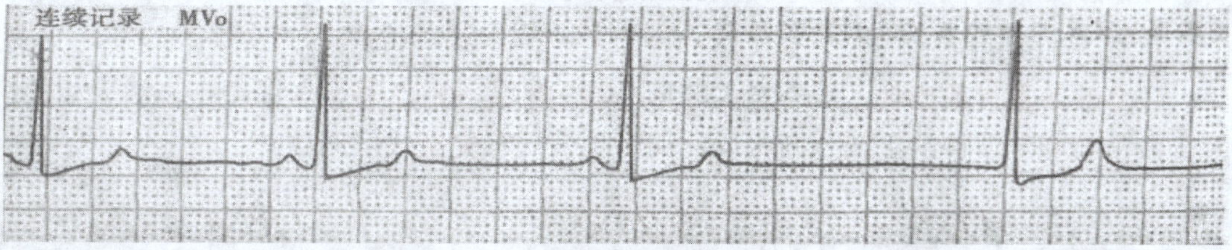

窦性心动过缓

（三）窦性心律不齐

窦性心律在 60～100 次/分，快慢不规则，称为窦性心律不齐。

1. 心电图特征

窦性 P 波，P-P 或 R-R 间隔长短不一，相差>0.12 秒。

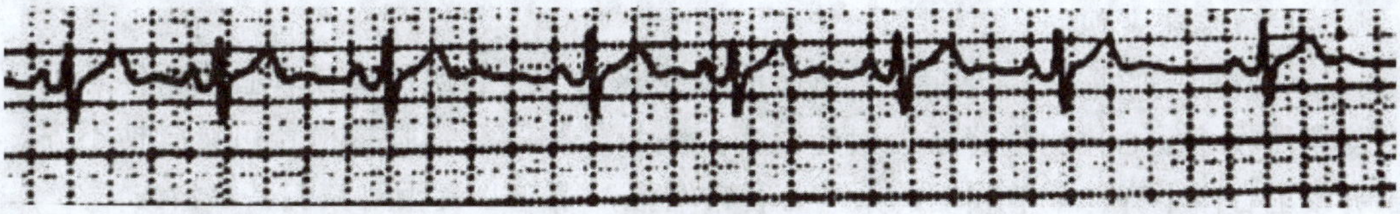

窦性心律不齐

三、期前收缩

临床上将偶尔出现期前收缩称偶发性期前收缩，但期前收缩>5 个/分，称频发性期前收缩。如每一个窦性搏动后出现一个期前收缩，称为二联律；每两个窦性搏动后出现一个期前收缩，称为三联律；每一个窦性搏动后出现两个期前收缩，称为成对期前收缩。

(一)病因

健康人在过度劳累、情绪激动、大量吸烟和饮酒、饮浓茶、进食咖啡因等可引起期前收缩。各种器质性心脏病如冠心病、心肌病等亦可引起期前收缩。

(二)心电图特征

1.房性期前收缩

P 波提早出现，其形态与窦性 P 波不同，P-R 间期＞0.12 秒，QRS 波群形态与正常窦性心律的 QRS 波群相同，期前收缩后有不完全代偿间歇。

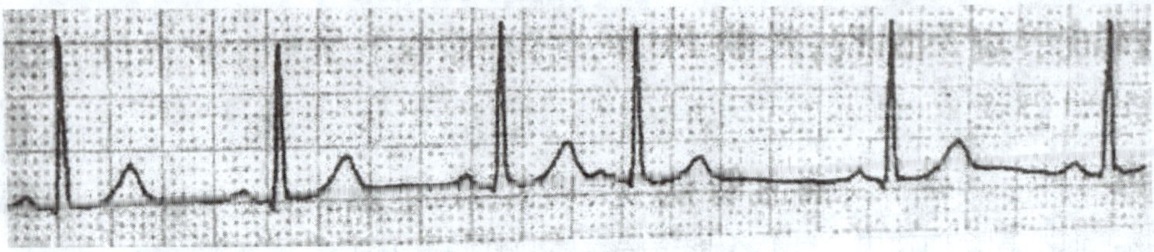

房性期前收缩

2.室性期前收缩

QRS 波群提前出现，形态宽大畸形，QRS 时限＞0.12 秒，与前一个 P 波无相关；T 波常与 QRS 波群的主波方向相反；期前收缩后有完全代偿间歇。

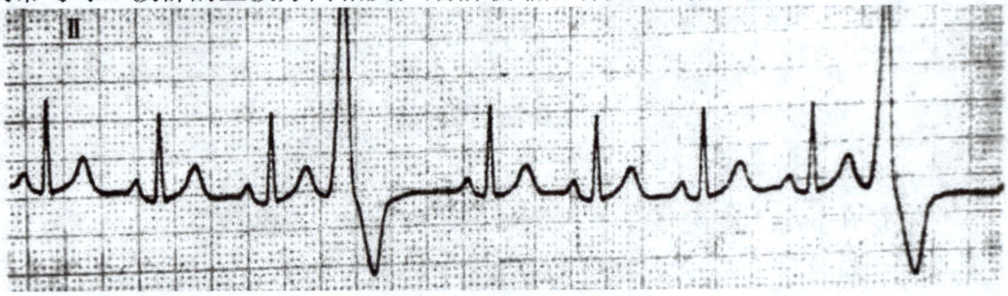

室性期前收缩

(三)临床表现

偶发期前收缩大多无症状，可有心悸或感到 1 次心跳加重或有心跳暂停感。频发期前收缩使心排出量降低，引起乏力、头晕、胸闷等。脉搏检查可有脉搏不齐。听诊呈心律不齐，期前收缩的第一心音常增强，第二心音相对减弱甚至消失。

(四)治疗原则

1.积极治疗病因，消除诱因。偶发期前收缩无重要临床意义，不需特殊治疗，主要措施是避免诱因。

2.对症状明显、呈联律的期前收缩需应用抗心律失常药物治疗。室性期前收缩常选用利多卡因、美西律等。洋地黄中毒引起的室性期前收缩应立即停用洋地黄，并给予钾盐和苯妥英钠治疗。

四、心动过速

(一)阵发性室上性心动过速

1. 临床表现

大部分室上速是由折返机制引起的，其特征是心动过速突然发作与终止，持续时间长短不一。心率 150～250 次/分，节律规则。

2. 治疗

(1)刺激迷走神经，包括颈动脉窦按摩、Valsalva 动作、诱导恶心、将面部浸于冰水内等措施。

(2)腺苷（首选）、维拉帕米。

(3)当患者出现严重的心绞痛、低血压或心力衰竭时，应立即进行同步电复律。

(4)预防室上速发作的最好方法是射频消融。

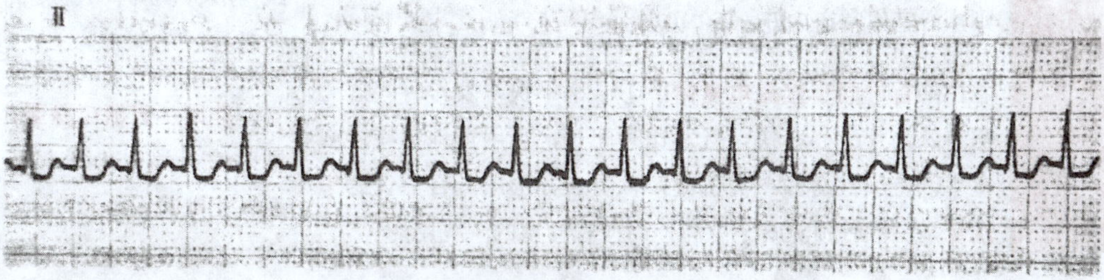

阵发性室上性心动过速

(二)室性心动过速

1. 室速

室速是指连续 3 个或 3 个以上的室性期前收缩。

2. 心电图

宽大畸形的 QRS 波，T 波与 QRS 波相反。房室分离、心室夺获或室性融合波（诊断室速的重要依据）。持续性室性心动过速最容易发生血流动力学障碍。

3. 治疗

没有血流动力学障碍，首选利多卡因，如果并发血流动力学障碍首选同步直流电复律。

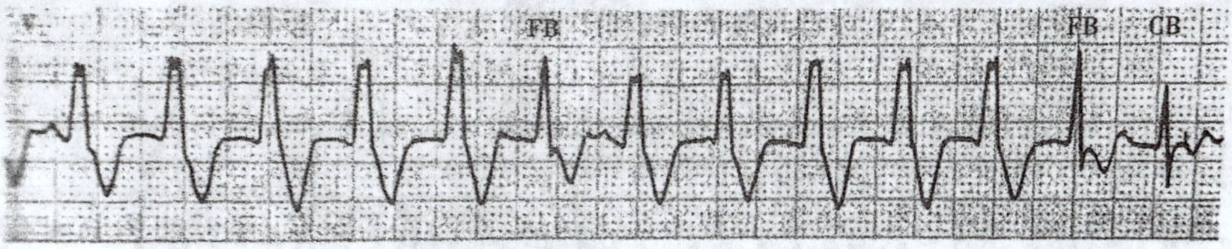

室性心动过速

五、颤动

	房颤	室颤
病因	器质性心脏病或者健康人情绪激动、酒精中毒等	急性心梗、洋地黄中毒等
临床表现	心室率＜150 次/分，可有心悸、心前区不适等症状；心室率＞150 次/分，可因心排出量降低而发生晕厥、急性肺水肿、心绞痛或休克。持久性房颤易形成左心房附壁血栓，若脱落可引起动脉栓塞 三大体征：心脏音强弱不等、心律绝对不规则、脉搏短绌	表现为意识丧失、抽搐、呼吸停止，瞳孔散大甚至死亡。查体心音消失、脉搏触不到、血压测不到
心电图	窦性 P 波消失，代之以大小形态及规律不一的 f 波，频率 350～600 次/分钟，QRS 波群形态正常，R-R 间隔完全不规则，心室率常在 100～160 次/分	QRS 波群与 T 波消失，呈完全无规则的波浪状曲线，形状、频率、振幅高低各异
治疗	急性期首选同步直流电复律：①心率不快，发作时间短无需特殊治疗②心率快，且发作时间长，可用洋地黄减慢心室率③持续性房颤：需抗凝，预防血栓形成，目前认为华法林是房颤时预防脑卒中和外周血管栓塞的一线用药	立即非同步直流电除颤，同时进行胸外心脏按压及人工呼吸

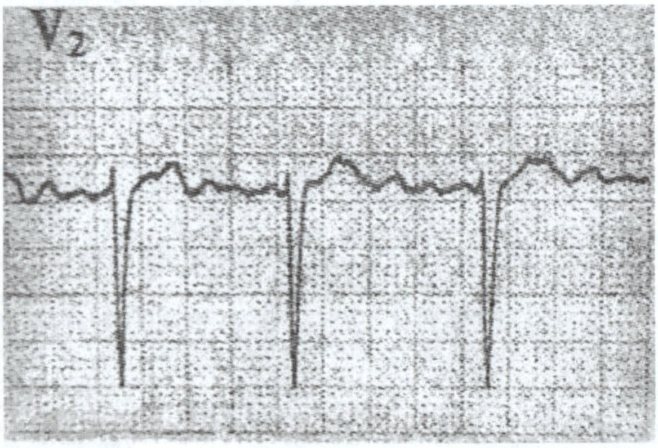

心房颤动

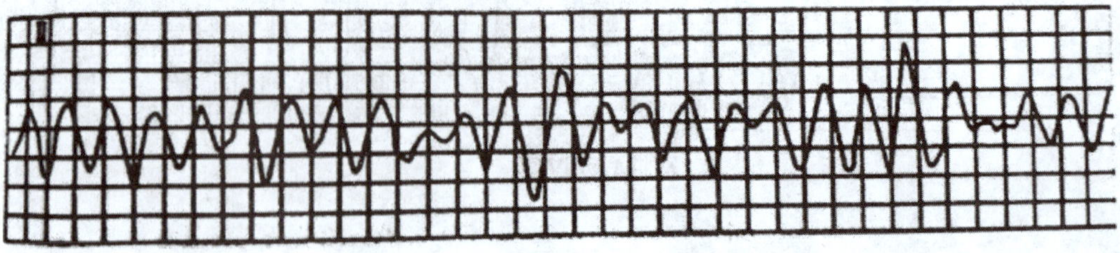

心室颤动

真题精选

心室颤动患者的脉搏特征是

A.快而规则 B.慢而规则 C.快而不规则 D.慢而不规则 E.摸不到

答案:E

某患者心电图检查结果:常规心电图平均P-P间隔为15小格,护士为其计算心率为

A.60次/分钟 B.75次/分钟 C.85次/分钟 D.90次/分钟 E.100次/分钟

答案:E

六、心脏传导阻滞

(一)特点

1.一度房室传导阻滞

P-R间期>0.2秒,每个P波后均有QRS波群。

2.二度房室传导阻滞

(1)莫氏Ⅰ型(文氏现象):PR间期依次逐渐延长,直至一个P波被阻滞,发生一次心室脱漏,如此周而复始。

(2)莫氏Ⅱ型:PR间期固定不变,每隔1、2或3个P波后有一次QRS波群脱漏。

3.三度房室传导阻滞

P波与QRS波群无固定关系,心房率>心室率,大炮音(特异表现)。若心率过慢导致脑缺血,病人可出现暂时性意识丧失,甚至抽搐,即阿-斯综合征,严重者可猝死。

(二)治疗

一度和二度Ⅰ型无需治疗。二度Ⅱ型及三度房室传导阻滞出现血流动力学障碍,甚至阿-斯综合征发作者,应给予心脏起搏器治疗。

七、护理措施

(一)休息与活动

影响心脏排血功能的心律失常病人应绝对卧床休息,尽量避免左侧卧位。

(二)饮食护理

宜选择低脂、易消化、营养饮食,不宜饱食,少量多餐,避免吸烟、酗酒、刺激性或含咖啡因的饮料或饮食。

(三)病情观察

室性心动过速、心室颤动、第三度房室传导阻滞等有随时猝死的风险;频发、多源性或呈Ron T现象的室性期前收缩等有潜在的猝死危险,应密切观察。

(四)用药护理

利多卡因	可引起中枢抑制，静脉注射不可过快、过量，以免导致传导阻滞、低血压、抽搐甚至呼吸抑制和心脏骤停
奎尼丁	有较强的心脏毒性作用，使用前须测血压、心率，用药期间应经常监测血压、心电图，如有明显血压下降、心率减慢或不规则，心电图示Q-T间期延长时，须暂停给药
胺碘酮	心外毒性最严重，可导致肺纤维化

真题精选

利多卡因治疗心律失常的主要机制是

A.阻滞钾通道　B.阻滞β受体　C.阻滞钙通道　D.阻滞α受体　E.阻滞钠通道

答案:E

(五)心脏电复律护理

1.适应证

非同步电复律适用于室颤、持续性室性心动过速。同步电复律适用于房颤、室性阵发性心动过速等。

2.禁忌证

病史长、心脏明显扩大，同时伴二度Ⅱ型或三度房室传导阻滞的房颤和房扑病人；洋地黄中毒或低血钾病人。

3.操作配合

使用直流电非同步电除颤时，成人使用单相波除颤能量为360J。放置电极板，电极板须用盐水纱布包裹或均匀涂抹导电糊，分别置于胸骨右缘第2～3肋间和心尖部，两电击板之间距离不应小于10cm。放电过程中医护人员注意身体的任何部位均不要接触铁床及病人，以防电击意外。复律后应卧床休息24小时，清醒后2小时内避免进食，以免恶心、呕吐。

(六)心脏起搏器安置术后护理

1.术后可心电监护24小时，注意起搏频率和心率是否一致，监测起搏器工作情况。

2.绝对卧床1～3天，取平卧位或半卧位，不要压迫植入侧。指导病人6周内限制体力活动，植入侧手臂、肩部应避免过度活动，避免剧烈咳嗽等以防电极移位或脱落。

3.遵医嘱给予抗生素治疗，同时注意伤口有无渗出和感染。

4.做好病人的术后宣教，如如何观察起搏器工作情况和故障、定期复查的必要、日常生活中要随身携带“心脏起搏器卡”等，指导患者做上肢及肩关节前后适当运动（防止做外展运动），这样可有效减少肩关节粘连，在此必须注意禁止激烈运动及负重。远离强磁场、高压电场。

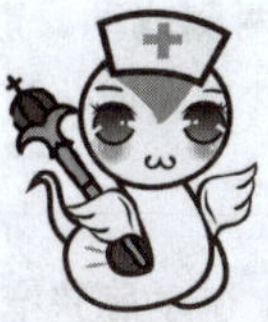

第四节 先天性心脏病病人的护理

应试考点

1. 法洛四联症护理措施、临床表现
2. 房间隔缺损临床表现

一、小儿循环系统解剖生理特点

(一)心脏

胚胎发育2～8周为心脏形成的关键期。出生后心脏位置随年龄增加而变化，2岁以后，小儿心脏由横位逐渐转成斜位，心尖搏动下移至第五肋间隙，心尖部分主要为左心室。

(二)心率

	呼吸	心率(脉搏)	呼吸：脉搏
新生儿期	40～45次/分	120～140次/分	1∶3
1岁以内	30～40次/分	110～130次/分	1∶3～1∶4
2～3岁	25～30次/分	100～120次/分	1∶3～1∶4
4～7岁	20～25次/分	80～100次/分	1∶4
8～14岁	18～20次/分	70～90次/分	1∶4

(三)血压

新生儿收缩压平均60～70mmHg，1岁70～80mmHg，2岁以后小儿收缩压可用(年龄×2+80)mmHg，舒张压=收缩压×2/3。

二、先天性心脏病

先天性心脏病是胎儿时期心脏血管发育异常而导致的畸形，是小儿最常见的心脏病。

(一)病因

病因可分为两类。

1. 遗传、2. 环境因素。重要的原因有宫内感染(主要是孕早期)。

(二)分类

根据左右心腔或大血管间有无分流和临床有无青紫，可分为3类。

	左-右分流型（逆流，最常见，50%）	右-左分流型（顺流）	无分流型
名称	潜伏青紫型	青紫型	无青紫型

机制	1. 平时不出现青紫 2. 当剧哭、屏气，肺动脉或右心压力增高并超过左心时，血液自右向左分流，可出现暂时性青紫	先心病最严重一组，某些原因致右心压力＞左心压力；出现持续性青紫	心脏左、右两侧或动、静脉之间无异常通路或分流
疾病	房缺、室缺和动脉导管未闭	法洛四联症	主动脉缩窄、肺动脉狭窄

真题精选

左向右分流型先天性心脏病的共同特点是

A. 属于青紫型心脏病　B. 肺循环血量减少　C. 体循环血量增加

D. 容易并发肺炎　　　E. 肺动脉瓣第 2 音减弱

答案:D

室间隔缺损患儿在剧烈哭闹时屏气时可出现暂时性青紫的原因

A. 右心衰　B. 主动脉高压　C. 左心衰　D. 肺动脉高压　E. 肺动脉狭窄

答案:D

(三) 常见先天性心脏病的特点

1. 房间隔缺损与室间隔缺损

	房间隔缺损	室间隔缺损
临床表现	一般发育落后、乏力，活动后出现心悸，易合并呼吸道感染和充血性心力衰竭	是最常见的先天性畸形，表现为发育落后，易合并呼吸道感染和充血性心力衰竭
心脏杂音	胸骨左缘 2～3 肋间可闻及 2～3 级收缩期喷射性杂音，肺动脉瓣区第二音增强或亢进	胸骨左缘 3～4 肋肋间可闻及 3～5 级全收缩期杂音
X 线检查	以右心房、右心室扩大为主，可见肺门“舞蹈”征	左心室、左心房扩大、晚期可出现右心室增大
治疗	一般在 3～5 岁进行介入治疗或手术。小型房间隔缺损 1 岁前有可能自然关闭（直径＜3mm 者多在 3 个月内自然闭合，＞8mm 者不会自然闭合）。禁忌证：不可逆性肺动脉高压	中、大型室间隔缺损可介入或手术治疗

房间隔缺损

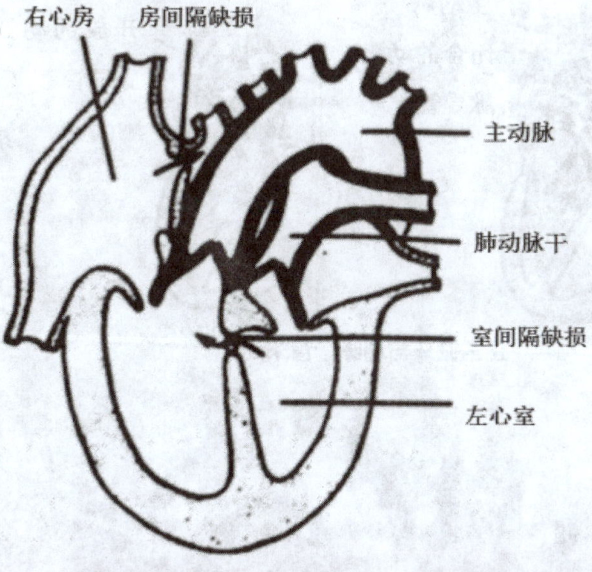

室间隔缺损

2. 动脉导管未闭与法洛四联症

	动脉导管未闭	法洛四联症
特点	血流从主动脉经导管分流至肺动脉，使收缩压增高，而舒张压降低，故出现脉压增大	以肺动脉狭窄、室间隔缺损、主动脉骑跨和右心室肥厚为主要临床特征。其中以肺动脉狭窄为重要畸形
临床表现	①严重肺动脉高压时，产生差异性发绀，下肢青紫明显 ②查体可见胸骨左缘第2～3肋间有响亮连续性机器样杂音，占据整个收缩期和舒张期，伴震颤，向左上和腋下传导 ③脉压增大，周围血管征阳性（毛细血管搏动、水冲脉、股动脉枪击音）	①青紫为主要表现 ②患儿有蹲踞现象，即患儿活动后，常主动蹲踞片刻，使右向左分流减少，缺氧症状暂时得到缓解 ③胸骨左缘2～4肋间有2～3级收缩期喷射性杂音，以第三肋最响 ④杵状指：由于患儿长期缺氧，致使趾（指）端毛细血管扩张增生，局部组织也增生肥大，形成鼓槌状 ⑤X线见心影靴形
常见并发症	常见并发症为感染性动脉炎、呼吸系统感染、充血性心力衰竭、感染性心内膜炎等	常见并发症为脑血栓、脑脓肿、感染性心内膜炎、红细胞增多症
治疗	①内科治疗：早产儿生后1周内用吲哚美辛（消炎痛）以促进导管关闭 ②手术治疗：凡确诊动脉导管未闭的患儿，原则上都应手术治疗	缺氧发作：立即予以膝胸体位； 外科治疗：绝大数患儿可施行根治术，根治有困难可做姑息手术

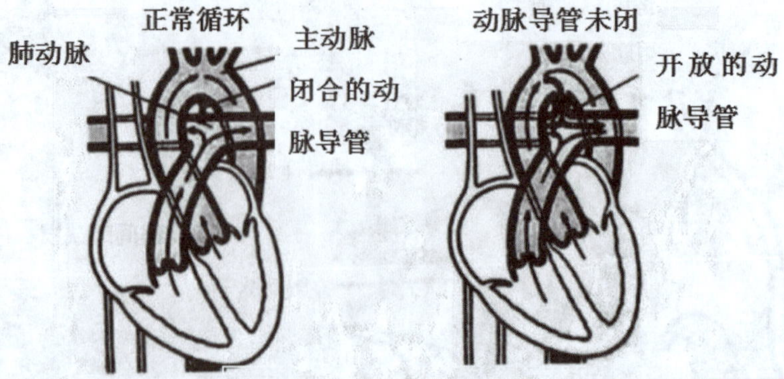

正常循环与动脉导管未闭

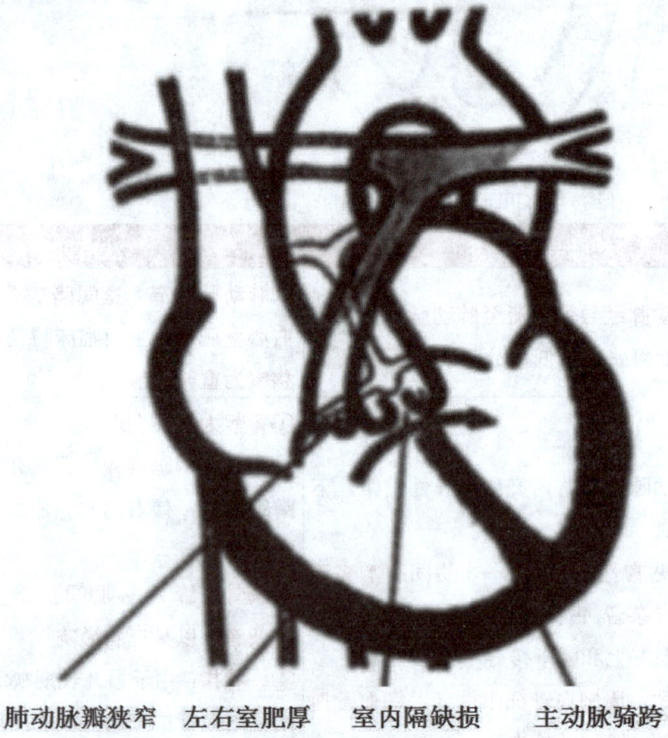

法洛四联症

巅峰速记法： 房间隔缺损、室间隔缺损、动脉导管未闭、法洛四联症均可通过超声心动图明确诊断。诊断公式：房间隔缺损=小儿发育落后+胸骨左缘 2～3 肋间收缩期喷射性杂音。室间隔缺损=小儿发育落后+胸骨左缘 3～4 肋间全收缩期杂音。动脉导管未闭=差异性青紫+胸骨左缘第 2～3 肋间连续性机器样杂音。法洛四联症=青紫+蹲踞。

真题精选

杵状指出现在
A. 法洛四联症 B. 室间隔缺损 C. 房间隔缺损 D. 动脉导管未闭 E. 肺动脉狭窄
正确答案:A

患儿，男，3 岁。查体：胸骨左缘 2～3 肋间可闻及粗糙的连续性机器样杂音，占据整个收缩期和舒张期，向腋下传导，局部可触及震颤。该患儿最可能是
A. 室间隔缺损 B. 动脉导管未闭 C. 法洛四联症 D. 主动脉缩窄 E. 房间隔缺损
答案:B

(四)护理措施

1. 休息

休息是恢复心脏功能的重要条件。因休息可减少组织对氧的需要，减少心脏负担，可使症状缓解。

2. 观察

(1)防止法洛四联症患儿因活动、哭闹、便秘引起缺氧发作，一旦发生应将患儿置于膝胸卧位，给予吸氧，并与医生配合给予吗啡及普萘洛尔抢救治疗。

真题精选

患儿，女，2 岁。出生时青紫，初步诊断为法洛四联症，近日家长带小儿就诊，准备手术，下列护理措施错误的是
A. 进一步诊断检查 B. 预防感染 C. 保证睡眠与休息 D. 增加活动量 E. 吸氧
答案:D

(2)法洛四联症患儿血液黏稠度高，发热、出汗、吐泻时，体液量减少，加重血液浓缩易形成血栓，因此要注意供给充足液体，必要时可静脉输液。

真题精选

为防止青紫型先天性心脏病患儿发生血管栓塞。出现高热时应采取的护理措施是
A. 绝对卧床休息 B. 多喝水或静脉补液 C. 吸氧 D. 减少活动量 E. 避免哭闹
答案:B

3. 饮食护理

饮食应是清淡易消化的食物，以少量多餐为宜。心功能不全时有水钠潴留者，

应根据病情，采用无盐或低盐饮食。注意营养搭配，供给充足能量、蛋白质和维生素，保证营养需要。

4. 预防感染

注意体温变化，避免受凉引起呼吸系统感染。做各种口腔小手术时，应给予抗生素预防感染，防止感染性心内膜炎发生。

5. 药物治疗

应用利尿剂时注意患儿尿量的变化，儿童应用洋地黄药物的护理要点如下。

(1)应用洋地黄药物前数脉搏 1 分钟，通常年长儿 HR＜60 次/分钟，婴幼儿 HR＜80 次/分钟，应暂停药并通知医生。

(2)剂量准确，应避免与其他药物同时服用。

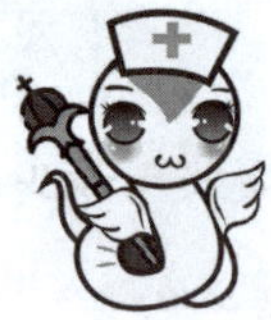

第五节 高血压病人的护理

应试考点

1. 分级
2. 危险分层
3. 药物治疗
4. 护理措施

目前我国采用的分类和标准。★★★★★

类别	收缩压（mmHg）	舒张压（mmHg）
正常血压	＜120 和	＜80
正常高限	120～139 和（或）	80～89
Ⅰ级高血压（轻度）	140～159 和（或）	90～99
Ⅱ级高血压（中度）	160～179 和（或）	100～109
Ⅲ级高血压（重度）	≥180 和（或）	≥110
单纯收缩期高血压	≥140 和	＜90

巅峰速记法：只需记住正常血压值就可以推出其他分级数值。收缩压在 120 的基础上加上 19，舒张压在 80 的基础上加上 9，就得到正常高限，以此类推。

真题精选

患者男，30 岁，晨 7 时测得血压 142/82mmHg。此次测得的血压值属于
A. 轻度高血压　B. 重度高血压　C. 正常血压　D. 中度高血压　E. 正常高值
答案:A

一、病因及发病机制

原发性高血压与遗传因素、饮食因素（高钠、高蛋白、低钾饮食）、精神应激、其他因素（肥胖、避孕药等）有关。

发病机制中以高级神经中枢功能失调为最主要。

真题精选

某企业高管，因工作压力大，长期失眠，为了能促进睡眠，睡前饮酒，体检时发现高血压，无高血压家族史，导致其高血压的原因是
A. 饮食不规律　B. 工作压力大　C. 生活不规律　D. 遗传因素　E. 环境因素
答案:B

二、临床表现

(一)一般表现

部分病人可表现为头晕、头痛、耳鸣、颈部紧板、眼花、乏力、失眠等。

(二)恶性或急进性高血压

发病急骤，血压急剧升高，舒张压可持续高于 130mmHg，伴头痛，视物模糊。病情进展迅速，预后差，主要死亡原因是肾衰竭。

(三)并发症

脑、心、肾、眼底血管损伤，出现相应表现。

1. 脑血管意外

脑血管意外是高血压的常见死亡原因。

巅峰速记法：高血压最常见的死亡原因是脑血管意外，但若是恶性或急进性高血压主要的死亡原因是肾衰竭，看清题干。

2. 心力衰竭

左心室后负荷加重，心肌肥厚与扩大，可出现心力衰竭。

3. 肾衰竭

肾小球的肥大、硬化导致肾功能减退。

4. 视网膜改变

视网膜改变可以反映高血压的严重程度。

5. 高血压危象

主要表现有头痛、烦躁、眩晕、心悸、气急、视物模糊、恶心、呕吐等症状。

6. 高血压脑病

临床表现以脑病症状为特点，严重头痛、呕吐、意识障碍、精神错乱、抽搐，甚至昏迷。

7. 脑血管病

包括短暂性脑缺血发作、脑出血、脑血栓、腔隙性脑梗死等。

(四)高血压患者心血管危险分层标准。心血管危险因素。

1. 高血压(1～3 级)。

2. 年龄＞55 岁(男)，＞65 岁(女)。

3. 吸烟。

4. 糖耐量受损和(或)空腹血糖受损。

5. 血脂异常

总胆固醇≥5.7mmol/L(220mg/dl)或低密度脂蛋白胆固醇＞3.3mmol/L(130mg/dl)或高密度脂蛋白胆固醇＜1.0mmol/L(40mg/dl)。

6. 早发心血管疾病家族史(一级亲属发病男性年龄＜55 岁，女性＜65 岁)。

7. 腹型肥胖(腰围:男性≥90cm,女性≥85cm)或肥胖($BMI \geq 28kg/m^2$)。

8. 血同型半胱氨酸≥10μmol/L。

危险分层 / 危险因素及靶器官损害数量 / 高血压分级	Ⅰ级 (140～159/90～99)	Ⅱ级 (160～179/100～109)	Ⅲ级 (≥180/≥110)
无危险因素	低危	中危	高危
1～2 个其他危险因素	中危	中危	极高危
≥3 个其他危险因素或靶器官损害	高危	高危	极高危
有临床并发症或合并糖尿病	极高危	极高危	极高危

巅峰速记法：无论血压属于几级，只要是有糖尿病，均属于极高危组。在Ⅲ级高血压里，只有一个高危，剩下的全是极高危，没有低危和中危。

真题精选

患者男，70 岁。高血压病史 20 年，糖尿病病史 15 年。平时血压控制在 160～170/100～105mmHg。该患者的高血压危险度分层属于

A. 无危险组　B. 低度危险组　C. 中度危险组　D. 高度危险组　E. 极高度危险组

答案:E

三、辅助检查

1. 尿常规。

2. 血生化检查。血糖、血脂、肾功能、血尿酸、血电解质。

3. 眼底检查。

4. 心电图、超声心电图。

四、治疗原则

使血压下降、接近或达到正常范围，预防或延缓并发症的发生，是原发性高血压治疗的目的。

(一)改善生活行为

减轻体重；限制钠盐摄入，每日食盐量不超过 6g；补充钙和钾；减少脂肪摄入；戒烟、限制饮酒；适当运动。

(二)药物治疗

1. 利尿剂

减少血容量，降低心排血量而降压。常用呋塞米。主要副作用有电解质紊乱和高尿酸血症。

2. β 受体阻滞剂

主要通过抑制过度激活的交感神经活性、抑制心肌收缩力、减慢心率而达到降压目的。常用阿替洛尔。主要不良反应有心动过缓和支气管收缩，阻塞性支气管疾病病人禁用。

3. 钙通道阻滞剂(CCB)

阻止钙离子进入心肌细胞，发挥扩张血管、降低血压的作用。常用硝苯地平。主要不良反应有颜面潮红、头痛，长期服用硝苯地平可出现胫前水肿。

4. 血管紧张素转换酶抑制剂（ACEI）

通过抑制血管紧张素转换酶阻断血管紧张素系统来发挥降压作用。降压效果在用药 3～4 周时达到最大作用。常用卡托普利。主要不良反应有刺激性干咳、味觉异常、皮疹等。

5. 血管紧张素Ⅱ受体阻滞剂（ARB）

常用包括：氯沙坦、缬沙坦，可以避免 ACEI 类药物的不良反应。注意需要从小剂量开始、逐渐增量。

巅峰速记法： β受体阻滞剂类药多以“洛尔”结尾，β形似大耳朵（洛尔）。钙通道阻滞剂多以“地平”结尾，可以想象为丐（钙通道阻滞剂）帮占地（地平）为王。ACEI类药是以“普利”结尾，ARB是以“沙坦”结尾。

（三）高血压急症的治疗原则

1. 控制性降压

为防止短时间内血压骤然下降，使机体重要器官的血流灌注明显减少，要采取逐渐降压。

2. 选择合适降压药

处理高血压急症应要求使用起效快，作用持续时间短，不良反应小的药物。

临床上常用：硝普钠（首选）、硝酸甘油、尼卡地平等。

(1)硝普钠：同时扩张动脉和静脉，降低心脏前、后负荷，降压效果迅速。

不良反应：比较轻，可有恶心、呕吐、肌肉颤动等。

注意：本药不宜长期、大量使用，静脉滴注，速度不宜过快；硝普钠见光分解，因此需要避光。因长期、大量使用可引起硫氰酸中毒，特别是肾功能不好者。

真题精选

关于硝普钠的主要药理作用，正确的叙述的是

A. 利尿　B. 减慢心率　C. 心输出量增加

D. 增强心肌收缩力　E. 扩张动、静脉，减轻心脏负荷

答案:E

(2)硝酸甘油：扩张静脉，选择性扩张冠状动脉与大动脉。主要用于急性心力衰竭或急性冠脉综合征时高血压急症。

(3)尼卡地平：本药作用快，持续时间短。在降压的同时还可以改善脑血流量。主要用于高血压危象、急性脑血管病时高血压急症。

五、护理措施

1. 高血压初期可不限制一般的体力活动，避免重体力活动，保证足够的睡眠。血压较高、症状较多或有并发症的病人应卧床休息，避免体力和脑力的过度兴奋。

2. 高血压脑血管意外病人应取半卧位，避免活动、安定情绪，遵医嘱给予镇静剂，血压增高时遵医嘱静滴注硝普钠治疗。

3. 用药护理。药物一般从小剂量开始，可联合用药，以增强疗效，减少不良反应。某些降压药物可有直立性低血压不良反应，应指导病人在改变体位时要动作缓慢，当出现头晕、眼花、恶心、眩晕时，应立即平卧，取头低足高位，以增加回心

血量，改善脑部血液供应。

(四)限制钠。盐摄入＜6g/d，可减少水、钠潴留，减轻心脏负荷，降低外周阻力，达到降低血压，改善心功能的目的。

真题精选

患者，男，75岁。患高血压3年，护士指导高血压患者每日食盐摄入量为

A.＜3g　B.1.2～2g　C.＜6g　D.＜2g　E.5g

答案:C

(五)运动

血压肥胖患者应适当运动，以减轻体重，可选择散步、慢跑、跳舞等。

(六)避免诱因

1.指导病人自己控制情绪。

2.冬天外出时注意保暖，室温不宜过低。

3.保持大便通畅，避免剧烈运动和用力咳嗽，以防发生脑血管意外。

4.避免突然改变体位，禁止长时间站立。

5.不用过热的水洗澡和蒸汽浴。

(七)随访

经治疗后血压达标者，可每3个月随访1次；血压未达标者，建议每2～4周随访1次。当出现血压异常波动或有症状，随时就诊。

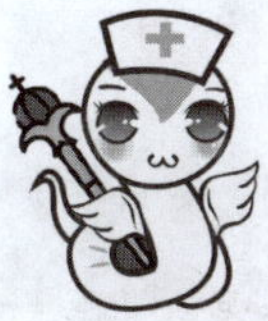

第六节 冠状动脉粥样硬化性心脏病病人的护理

应试考点

1.心绞痛硝酸甘油服用方式、起效时间

2.心肌梗死临床表现、辅助检查、心律失常

冠状动脉粥样硬化性心脏病是冠状动脉粥样硬化后造成管腔狭窄、阻塞，和(或)冠状动脉功能性痉挛，导致心肌缺血、缺氧引起的心脏病，简称冠心病，又称缺血性心脏病。

真题精选

冠心病最常见的病因
A.重度主动脉瓣病变　B.冠状动脉栓塞　C.冠状动脉粥样硬化
D.肥厚型心肌病　E.冠状动脉痉挛
答案:C

一、心绞痛

心绞痛是指在冠状动脉粥样硬化的基础上，由于心肌负荷增加，发生冠状动脉供血不足，导致心肌急剧暂时的缺血、缺氧所引起的临床综合征。

(一)病因

冠状动脉粥样硬化所致的冠脉管腔狭窄和(或）部分分支闭塞时，冠状动脉扩张能力减弱，血流量减少，心肌在缺血、缺氧情况下产生的代谢产物，刺激心脏内的传入神经末梢而产生心绞痛。

(二)临床表现

1.症状

阵发性胸痛或心前区不适是典型的心绞痛特点。

(1)疼痛部位：以胸骨体中段或上段，可波及心前区，甚至整个前胸，边界表达不清。可放射至左肩、左臂内侧，甚至可达左手无名指和小指，也可向上放射至颈、咽部和下颊部。

巅峰速记法：心绞痛的疼痛可以向左肩部、左上肢放射疼，而胆囊结石疼痛可向右肩部放射。可记忆为：心脏在左边，所以向左边放射；胆囊在右边，所以向右边放射。

(2)疼痛性质：常为压迫感、发闷、紧缩感也可为烧灼感，偶可伴有濒死感。

(3)持续时间：多在5分钟内，一般不超过15分钟。

(4)缓解方式：休息或含服硝酸甘油后几分钟内缓解。

(5)诱发因素：体力劳动或情绪激动、饱餐、寒冷、吸烟、心动过速等情况而诱发。

2.体征

发作时可有心率增快，暂时血压升高，出现奔马律。

(三)辅助检查

1.心电图检查

诊断心绞痛最常用的检查。发作期可见ST段压低≥0.1mV，T波低平或倒置。

2. 冠状动脉造影

可发现冠脉系统病变的范围和程度，金标准（可以确诊）。

3. 运动负荷试验

运动中出现典型心绞痛，持续 2 分钟即为运动负荷试验阳性。

(四)治疗原则

1. 发作期治疗

发作期应立刻休息。舌下含化硝酸酯制剂（最有效、作用最快），既能扩张冠状动脉，又能扩张外周血管，减轻心脏负担，从而缓解心绞痛。①硝酸甘油，1～2 分钟开始起效，作用持续 30 分钟左右。如服药后 3～5 分钟仍不能缓解可重复使用，每隔 5 分钟 1 次，连续 3 次未缓解，应及时报告医师。②舌下含化硝酸异山梨酯，2～5 分钟起效，作用持续 2～3 小时。

2. 缓解期治疗

阿司匹林能够抑制血小板聚集，长期服用可降低心肌梗死的风险，主要不良反应是胃肠道症状。

3. 其他治疗

经皮冠状动脉介入治疗、冠状动脉旁路移植手术。

真题精选

心绞痛发作时选择不正确的

A. 舌下含服硝酸甘油未缓解隔 15 分钟再含

B. 舌下含服硝酸甘油，未缓解，连续间断服药 3 次

C. 多次服药未见缓解，立即就医

D. 原地休息避免活动

E. 服药后观察胸痛情况

答案:A

(五)护理措施

(一)一般护理

1. 休息。心绞痛发作时应立即停止活动，就地休息。

2. 保暖。应注意天气变化，及时添加衣物。

3. 给氧。保证病人血氧饱和度在 95%以上。

4. 保持大便通畅。

(二)用药护理

观察药物不良反应，应用硝酸甘油时，嘱咐病人舌下含服，或嚼碎后含服，应在舌下保留一些唾液，以利药物迅速溶解而吸收。含药后应平卧，以防低血压的发

生。服用硝酸酯类药物后常有头胀、面红、头晕、心悸等血管扩张的表现，一般持续用药数天后可自行好转。

(三)饮食护理

宜低热量、低脂肪、低胆固醇、少糖、少盐、适量蛋白质、纤维素和丰富的维生素饮食，宜少食多餐，不宜过饱，不饮浓茶、咖啡，避免辛辣刺激性食物。

真题精选

患者男，58岁，冠心病。护士在指导患者饮食时，建议可多进食

A.蛋黄　B.肥肉　C.鱼肉　D.动物内脏　E.鱼籽

答案:C

二、急性心肌梗死

急性心肌梗死是在冠状动脉硬化的基础上，冠状动脉血供应急剧减少或中断，使相应的心肌发生严重持久的缺血导致心肌坏死。

(一)病因

在冠状动脉严重狭窄的基础上，使心肌缺血在20分钟以上，即可发生急性心肌梗死。

(二)临床表现★★★★★

1.先兆表现

半数以上病人发病前数日有胸闷、心悸、乏力、恶心、大汗、烦躁、心绞痛等前驱症状。

2.主要症状

(1)疼痛：疼痛是最早、最突出的症状，其性质和部位与心绞痛相似，但程度更剧烈，伴有烦躁、大汗、濒死感。一般无明显的诱因，疼痛可持续数小时或数天，经休息和含服硝酸甘油无效。

(2)全身症状：一般疼痛发生后24～48小时出现，表现为发热、心动过速、白细胞增高、血沉增快。

(3)心源性休克：疼痛时血压下降，如收缩压＜80mmHg，同时伴有烦躁不安、面色苍白或青紫、皮肤湿冷、脉搏细速、尿量减少、反应迟钝，则为休克表现，常于心肌梗死后数小时至1周内发生。

(4)心律失常：是急性心肌梗死病人死亡的主要原因。以24小时内发生率最高，也最危险。室颤是入院前主要死因。室性心动过速、频发性或多源性室性期前收缩，常为心室颤动的先兆。下壁心肌梗死容易发生房室传导阻滞，前壁心肌梗死容易发生室性心律失常。

(5)心力衰竭：左心衰竭的表现，严重者可发生急性肺水肿。

3. 并发症

栓塞、乳头肌功能不全、心室壁瘤、心脏破裂等。

4. 心绞痛和心肌梗死的鉴别

鉴别项目	心绞痛	心肌梗死
疼痛部位	胸骨上、中段之后	同心绞痛
疼痛的性质	压榨性或窒息性	相似，但程度更剧烈
疼痛的诱因	劳力、情绪激动、受寒等	无明显诱因
疼痛持续的时间	短，3～5 分钟或 15 分钟以内	长，数小时或 1～2 天
硝酸甘油的疗效	显著缓解	作用较差或无效

(三)辅助检查

1. 心电图

(1)特征性改变：①面向坏死区的导联，出现宽而深的异常 Q 波（反映心肌坏死）。②出现 S-T 段抬高呈弓背向上（反映心肌损伤）。③出现 T 波倒置（反映心肌缺血）。

真题精选

患者男，60 岁。疑诊急性心肌梗死。最有诊断价值的心电图特征是

A. QRS 波群增宽　B. 出现小 Q 波　C. 病理性 Q 波　D. T 波倒置　E. P 波高尖

答案:C

(2)定位诊断：

V1～V5 导联示广泛前壁心肌梗死，V1、V2、V3 导联示前间壁心肌梗死。

V3～V5 导联示局限前壁心肌梗死，Ⅱ、Ⅲ、aVF 导联示下壁心肌梗死。

Ⅰ、aVL 导联示高侧壁心肌梗死，V7～V8 导联示正后壁心肌梗死。

Ⅱ、Ⅲ、aVF 导联伴右胸导联 ST 段抬高，可作为下壁心肌梗死并发右室梗死的参考指标。

2. 血心肌坏死标记物测定

血心肌坏死标记物增高是诊断心肌梗死的敏感指标。

(1)肌红蛋白起病后 2 小时内升高，12 小时内达到高峰，24～48 小时恢复正常。

(2)肌钙蛋白 I（cTnI）或肌钙蛋白 T（cTnT）是诊断心肌坏死最特异和敏感的首选指标，起病后 2～4 小时升高。

3. 血清心肌酶测定

肌酸激酶同工酶是出现最早、恢复最早的酶，适用于 4 小时内的急性心肌梗死的诊断。

(四)治疗原则

1. 一般治疗

(1)休息：急性期卧床休息 12 小时，减少刺激，减少探视，若无并发症，24 小时内应鼓励病人床上活动肢体，第三天可床边活动，第四天起逐步增加活动，5～7 天可以在病室内行走，早期活动可以防止血栓的形成。

(2)监护：急性期进行心电图、血压、呼吸监护，密切观察生命体征变化和心功能变化，防止并发症的发生。

(3)吸氧：急性期持续吸氧 4～6L/min，如发生急性肺水肿，给予 6～8L/min，并以 20%～30%乙醇湿化。

(4)抗凝治疗：药物选用阿司匹林。

2. 解除疼痛

首选哌替啶肌内注射、吗啡皮下注射。

3. 心肌再灌注

心肌再灌注是一种积极治疗措施，应在发病 12 小时内，最好在 6 小时内进行。

4. 溶栓疗法

(1)适应证：①两个以上（包括两个）相邻导联 ST 段抬高或急性心肌梗死伴左束支传导阻滞，发病＜12 小时，年龄＜75 岁。②ST 段抬高明显心肌梗死病人，＞75 岁。③ST 段抬高性心肌梗死发病已达 12～24 小时，但仍有胸痛、广泛 ST 段抬高者。

(2)禁忌证：①既往病史中有出血性脑卒中。②近 1 个月有创伤史、近 3 周来有外科手术史；近 2 周内有在不能压迫部位的大血管穿刺术；未控制高血压＞180/110mmHg。③未排除主动脉夹层。

(3)常用溶栓药物：尿激酶（UK)为首选、链激酶（SK）、重组组织型纤溶酶原激活剂（rt-PA）。

巅峰速记法： 阿司匹林、肝素是抗凝药物，防止血液凝固，而 UK、SK、rt-PA 是溶栓药物，用来溶解血栓。

5. 心律失常处理

室性心律失常应立即给予利多卡因静脉注射，发生室颤时立即实施电复律；对房室传导阻滞等缓慢心律失常，可用阿托品、异丙肾上腺素，严重者需安装人工心脏起搏器。

6. 控制休克

补充血容量。

7. 治疗心力衰竭

急性心肌梗死 24 小时内禁止使用洋地黄制剂。

真题精选

急性心肌梗死24小时内应禁用的药物是

A.利多卡因　B.速尿　C.链激酶　D.硝酸甘油　E.洋地黄

答案:E

(五)护理措施

1.保证身心休息。急性期绝对卧床，尽量避免搬动，避免诱因减少疼痛发作。

2.改善活动耐力，给病人制定逐渐活动计划。

3.病情观察。

4.防止便秘，食用富含纤维食物，并注意饮水，一般在病人无腹泻的情况下常规应用缓泻剂，保证大便通畅。必要时应用润肠剂、低压灌肠等。

5.饮食护理。合理饮食低热量、低脂、低胆固醇，总热量不宜过高，以维持正常体重为度。少量多餐，多食含纤维素和果胶的食物，避免食用刺激性食品。

6.用药护理。应用抗凝药物，使用过程中应严密观察有无出血倾向。

真题精选

对急性心肌梗死急性期患者的护理措施，正确的是

A.高热量、高蛋白饮食　B.低流量持续吸氧　C.协助患者如厕

D.预防便秘　E.指导患者尽早下地运动

答案:D

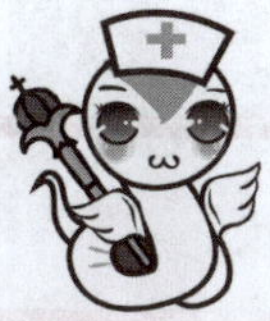

第七节 心脏瓣膜病病人的护理

应试考点

1.二尖瓣狭窄临床表现

2.护理措施

风湿性心瓣膜病与A族乙型溶血性链球菌反复感染有关，最常受累的是二尖瓣，其次是主动脉瓣。

一、临床类型与表现

（一）二尖瓣狭窄与二尖瓣关闭不全

	二尖瓣狭窄	二尖瓣关闭不全
临床表现	最常出现的症状是劳力性呼吸困难，严重时可导致急性肺水肿，咳粉红色泡沫痰，大咯血与肺静脉破裂出血有关，可见二尖瓣面容	轻者可无症状；重者出现左心功能不全的表现，首先出现的是疲乏无力
体征	心尖部可闻及舒张期隆隆样杂音，这是最重要的体征。	心尖部可闻及全收缩期粗糙吹风样杂音，并向左腋下和肩胛区传导，这是最重要体征
辅助检查	X线显示左房增大，心影呈梨形，心电图可见"二尖瓣型P波"，超声心动图是明确诊断的可靠方法，可见"城墙样"改变	超声心电图：脉冲式多普勒超声、彩色多普勒血流显像明确诊断的敏感性高

巅峰速记法： 二尖瓣狭窄：心尖部可闻及舒张期隆隆样杂音，可记忆为：二小姐（二狭）洗澡用舒蕾（舒张期）。二尖瓣关闭不全：心尖部收缩期吹风样杂音，可记忆为：两拳（二尖瓣关闭不全）收风（吹风样杂音）。

真题精选

患者男，50岁。诊断为风湿性心脏瓣膜病入院。目前该患者活动无耐力的最主要相关因素是

A. 冠状动脉灌注不足致心肌收缩无力　B. 心排血量减少致组织缺血

C. 胃肠道缺血致营养不良　D. 体循环淤血致机体水肿

E. 肺淤血致呼吸困难

答案:B

（二）主动脉瓣狭窄与主动脉瓣关闭不全

	主动脉瓣狭窄	主动脉瓣关闭不全
临床表现	劳力性呼吸困难、心绞痛、晕厥是主动脉瓣狭窄典型的三联症	轻者可无症状。如反流量大，可引起冠状动脉灌注不足，出现心绞痛，最终可发生全心衰竭
体征	主动脉瓣区第一听诊区（胸骨右缘第1～2肋间）可闻及响亮、粗糙的收缩期吹风样杂音是主动脉瓣狭窄最重要的体征，可向颈部传导	胸骨左缘3、4肋间可听到舒张早期叹气样杂音，坐位前倾和深吸气时易听到。重度反流者，常在心尖区听到舒张中晚期隆隆样杂音（Austin-Flint杂音）
辅助检查	超声心动图是明确诊断的重要方法	

巅峰速记法：主动脉关闭不全：舒张早期叹气样杂音，可记忆为：主动出拳（主动脉关闭不全）最舒（舒张期）坦（叹气样）。甲亢、动脉导管未闭、主动脉关闭不全患者都会出现周围血管征。

二、并发症

（一）充血性心力衰竭

充血性心力衰竭是首要的并发症，也是就诊和致死的主要原因。

（二）心律失常

心律失常以房颤最常见。

（三）栓塞

多见于二尖瓣狭窄伴有房颤的病人，血栓脱落引起周围动脉栓塞，以脑动脉栓塞常见。另外，重症心力衰竭病人因长期卧床，下肢静脉可形成血栓，如血栓脱落可导致栓塞等。

真题精选

风心病二尖瓣狭窄最常见的心律失常是

A. 心房颤动　B. 室性期前收缩　C. 窦房传导阻滞

D. 阵发性室上速　E. 房室传导阻滞

答案：A

三、治疗原则

治疗本病的根本方法是手术，如二尖瓣交界分离术、人工心瓣膜置换术、介入治疗等。

四、护理措施

（一）活动与休息

卧床休息，限制活动量。待检查正常后再逐步增加活动量。

（二）预防感染

预防风湿性心脏瓣膜病最关键的措施是积极防治A组β溶血性链球菌感染。药物用苄星青霉素。

（三）风湿的预防与护理

风湿活动时应注意休息、保暖，必要时遵医嘱使用止痛剂。

（四）心衰的预防与护理

预防呼吸道感染及风湿活动、注意休息、保持大便通畅、严格控制入量及静脉输液滴速；如发生心力衰竭时置病人半卧位，给予吸氧；给予易消化饮食，少量多餐，适量补充营养，提高机体抵抗力。

（五）防止栓塞发生

1. 指导病人避免长时间盘腿或蹲坐、避免穿高弹袜裤、勤换体位、肢体保持功能位。

2. 合并房颤者服华法林，防止附壁血栓形成。

3. 观察栓塞发生的征兆。脑栓塞可引起偏瘫；四肢动脉栓塞可引起肢体剧烈疼痛、皮肤颜色及温度改变；肾动脉栓塞可引起剧烈腰痛；肺动脉栓塞可引起突然剧烈胸痛和呼吸困难、发绀、咯血、休克等。

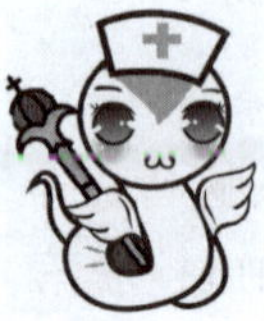

第八节　感染性心内膜炎病人的护理

应试考点

血标本的采集

感染性心内膜炎是指各种病原微生物经血液侵犯心内膜（心瓣膜）或邻近的大血管内膜所引起的一种感染性炎症。局部赘生物形成，是其特征之一。心瓣膜是最常受累部位。

一、病因

急性感染性心内膜炎主要由金黄色葡萄球菌引起。亚急性感染性心内膜炎由草绿色链球菌感染最常见。

二、临床表现

（一）症状

1. 发热

发热是感染性心内膜炎最常见的症状。

2. 非特异性症状

脾大、贫血、部分病人可见杵状指/趾。

3. 动脉栓塞

赘生物引起动脉栓塞可发生在机体任何部位，如脑、心脏、脾、肾、肠系膜及四肢。脑栓塞的发生率最高。

（二）体征

心脏杂音、周围体征如 Osler 结节，Roth 斑等。

（三）并发症

1. 心脏并发症

心力衰竭是最常见并发症，主要由瓣膜关闭不全所致，以主动脉瓣受损病人最多见。

2. 细菌性动脉瘤

多见于亚急性感染性心内膜炎病人。

3. 迁移性脓肿

多见于急性感染性心内膜炎病人，多发生在肝、脾、骨髓和神经系统。

4. 神经系统

以脑栓塞最为常见，最常受累的是大脑中动脉及其分支。

5. 肾脏

肾动脉栓塞和肾梗死、肾小球肾炎、肾脓肿。

三、辅助检查

(一)尿常规

显微镜下常有血尿和轻度蛋白尿，肉眼血尿提示肾梗死。

(二)血常规

常见血白细胞计数正常或轻度增高，红细胞沉降率升高；进行性贫血较常见。

(三)免疫学检查

80%的病人血清出现免疫复合物，25%的病人有高丙种球蛋白血症。亚急性感染性心内膜炎有 50%患者类风湿因子阳性。

(四)血培养

血培养是诊断菌血症和感染性心内膜炎的最重要的诊断方法。

(五)X 线检查

可了解心脏外形、肺部表现等。

(六)超声心动图

可发现赘生物，对明确感染性心内膜炎诊断有重要价值。经食管超声（TTE)可以检出＜5mm 的赘生物，敏感性在 90%以上。

四、治疗原则

抗微生物药物治疗是治疗本病最重要的措施，首选青霉素，用药原则如下。

1. 早期应用。
2. 大剂量和长疗程。
3. 静脉用药为主。

真题精选

患者，男，35 岁，急性细菌性心内膜炎，首选的药物是

A. 青霉素　B. 红霉素　C. 链霉素　D. 万古霉素　E. 庆大霉素

答案:A

五、护理措施

1. 饮食护理。高热可引起的机体消耗，要给予高热量、高蛋白、高维生素、易消化的软食。

2. 发热护理。

3. 正确采集血标本。

(1) 对于未开始治疗的亚急性感染性心内膜炎病人应在第一日每间隔1小时采血1次，共3次。如次日未见细菌生长，重复采血3次后，开始抗生素治疗。

(2) 已用过抗生素病人，应停药2～7天后采血。

(3) 急性感染心内膜炎病人应在入院后3小时内，每隔1小时1次共取3个血标本后开始治疗。本病的菌血症为持续性，不需要在体温升高时采血，每次取静脉血10～20ml，作需氧和厌氧培养，至少应培养3周。

巅峰速记法: 做血培养时，为了提高阳性率，通常在使用抗生素前或寒战时采集血标本，但感染性心内膜炎的患者不需要在体温升高时采血。

4. 病情观察。

5. 用药护理。在用药过程中要注意观察用药效果和可能出现的毒副反应，如有发生及时报告医生，调整抗生素应用方案。

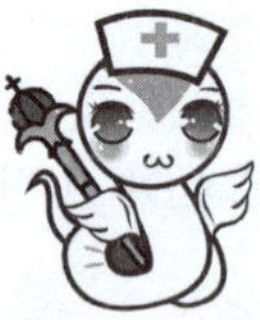

第九节 心肌疾病病人的护理

应试考点

肥厚型心肌病的死亡主因

一、扩张型心肌病

扩张型心肌病是临床心肌病最常见的一种类型。

(一) 病因

近年来研究认为扩张型心肌病的发病与持续病毒感染和自身免疫反应有关，尤其以柯萨奇病毒B感染最为密切。

真题精选

扩张型心肌病的最常见病因是

A. 柯萨奇病毒B感染　B. 细菌　C. 家族史　D. 呼吸道感染　E. 放射性损伤

答案:A

(二)临床表现

1.症状

出现充血性心力衰竭的症状和体征时方就诊。表现：极度乏力、心悸、气急、甚至端坐呼吸、浮肿、肝大等。部分患者可发生栓塞或猝死。

2.体征

心脏扩大为主要体征。常可听到第三或第四心音。心率快时呈奔马律。常合并各种类型的心律失常。

(三)辅助检查

1.X 线检查。

2.心电图。可见心房颤动、传导阻滞等各种心律失常。可有 ST-T 改变，低电压，R 波减低，少数可见病理性 Q 波。

3.超声心动图。超声心动图是首选检查，心脏各腔均增大，以左心室扩大显著，室壁运动减弱，提示心肌收缩力下降。

(四)治疗原则

1.病因治疗

对于原因不明的扩张型心肌病，需寻找病因，给予积极治疗。

2.症状治疗

(1)充血性心力衰竭治疗：限制体力治疗；低钠饮食；应用洋地黄和利尿剂，本病易发生洋地黄中毒，故应慎用；常用血管扩张药物；在病情稳定，射血分数＜40%，可选用 β 受体阻断剂，注意从小剂量开始。

(2)在预防栓塞可给予华法林口服。

(3)预防猝死，室性心律失常和猝死是扩张型心肌病的常见症状。

二、肥厚型心肌病

以心室壁非对称性肥厚，并累及室间隔使心室腔变小为特征，以左心室血液充盈受阻、舒张期顺应性下降为基本病态的心肌病。本病主要死亡原因是心源性猝死，亦为青年猝死的最常见原因。

(一)病因

本病常有明显家族史。研究认为本病是常染色体显性遗传疾病。

(二)临床表现

绝大多数病人可有劳力性呼吸困难；部分病人可有胸痛、心悸、多种形态的心律失常；室性心律失常、左室流出道压力阶差大是引起猝死的主要危险因素。体征：流出道有梗阻的病人可在胸骨左缘第 3～4 肋间听到较粗糙的喷射性收缩期杂音。

(三)辅助检查

1.心电图

可因心肌肥厚的类型不同而有表现不同。最常见的表现为左心室肥大，ST 段压低，胸前导联常出现巨大倒置 T 波，病理性 Q 波。

2. 超声心动图

超声心电图是主要诊断手段。

(四)治疗原则

1. 饮食要求

给予高蛋白、高维生素、清淡饮食，有心力衰竭的病人要低盐饮食。

2. 避免诱因

避免剧烈运动、持重、情绪激动、突然起立或屏气等诱因，减少猝死的发生。

真题精选

患者，男，31岁。因梗阻性肥厚型心肌病入院治疗。患者常有胸痛症状出现，护士需告知其避免胸痛的诱因，其中不包括

A. 突然屏气　B. 持举重物　C. 情绪激动　D. 饱餐　E. 长时间卧床

答案:E

3. 药物治疗

建议应用β受体阻滞剂、钙通道阻滞剂治疗，以减慢心率、降低心肌收缩力，减轻流出道梗阻。避免使用增强心肌收缩力的药物如洋地黄以及减轻心脏负荷的药物（如硝酸甘油）。

4. 手术治疗

切除肥厚的心肌是目前有效治疗的标准方案。

真题精选

患者，男，45岁。梗阻性肥厚型心肌病，病情稳定。今日来院复查时血压为150/90mmHg，护士应指导患者避免使用

A. 氢氯噻嗪　B. 硝酸甘油　C. 阿替洛尔　D. 美托洛尔　E. 硝苯地平

答案:B

三、病毒性心肌炎

病毒性心肌炎指嗜心肌性病毒感染引起的，以心肌非特异性间质性炎症为主要病变的心肌炎。

(一)病因

很多种病毒都可能引起心肌炎，其中以柯萨奇病毒、孤儿病毒(ECHO)、脊髓灰质炎病毒等为常见病毒，尤其是柯萨奇B组病毒为最常见致病原因。

(二)临床表现

1.症状

多数病人在发病前1～3周有病毒感染前驱症状，如发热、全身倦怠感和肌肉痛，或恶心、呕吐、腹泻等消化道症状。随后出现心脏受累症状，如胸痛、心悸、胸闷、呼吸困难、水肿，甚至昏厥，猝死。

2.体征

常有心律失常或有肺部湿啰音、颈静脉怒张、肝大、心脏扩大、下肢水肿等心力衰竭体征。

(三)辅助检查

1.血液检查

血沉增快、C反应蛋白阳性。心肌损伤标志物检查可有心肌肌酸激酶(CK-MB)及肌钙蛋白增高。

2.病毒检测

血清学检测仅对病因有提示作用，不能作为诊断依据。

3.心电图

常见ST段轻度移位和T波倒置。可出现多种心律失常，尤其是室性心律失常和房室传导阻滞等。

(四)治疗要点

病毒性心肌炎尚无特异性治疗措施，最核心的治疗原则是处理好心律失常和心衰。

1.避免运动。心肌炎急性期应限制体力活动直至完全恢复，一般为起病后至少6个月。

2.对症治疗。

3.其他治疗。应用促进心肌代谢的药物。

真题精选

病毒性心肌炎患者的治疗要点不包括

A.预防心力衰竭　B.抗生素治疗　C.抗病毒治疗

D.急性期卧床休息　E.防治心律失常

答案:B

四、护理措施

(一)疼痛护理

立即停止活动，卧床休息；给予吸氧，氧流量2～4L/min；梗阻性肥厚型心肌病病人禁用硝酸脂类药物。

(二)心力衰竭护理

扩张型心肌病病人对洋地黄耐受性差，为此应用洋地黄时应警惕发生中毒。严格控制输液量及滴速，防止诱发急性肺水肿。

(三)晕厥护理

一旦有头晕、黑朦等先兆时立即平卧，以免摔伤。

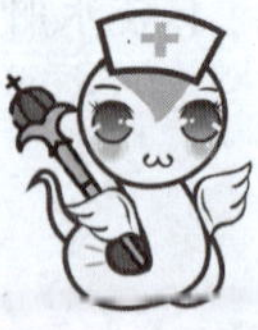

第十节 心包疾病病人的护理

应试考点

1. 心包积液体征
2. 护理措施

一、急性心包炎

(一)临床表现

	纤维蛋白性心包炎	渗出性心包炎
症状	**心前区疼痛**是纤维蛋白性心包炎**主要症状**，疼痛常位于心前区或胸骨后，可放射到颈部、左肩、左臂及左肩胛骨，疼痛性质呈压榨样或锐痛，也可闷痛，**常与呼吸有关**，常因咳嗽、深呼吸、变换体位或吞咽而加重	**呼吸困难**是渗出性心包积液**最突出的症状**，可能与支气管、肺受压及肺淤血有关
体征	**心包摩擦音**是纤维蛋白性心包炎的**典型体征**，多位于心前区，以胸骨**左缘第3～4**肋间、**坐位时身体前倾、深吸气**最为明显，**心前区听到心包摩擦音就可作出心包炎的诊断**	**心音低而遥远**，心浊音界扩大，脉压变小，积液大量时可出现**心包积液征**（Ewart 征），即在左肩胛骨下叩诊浊音和闻及因左肺受压引起的支气管呼吸音。心包出现大量渗液可造成体循环淤血，表现出颈静脉怒张、肝肿大、腹水等

●**巅峰速记法：**心肌梗死与纤维蛋白性心包炎临床症状很相似，都可以出现心前区和胸骨后疼痛，向左肩部、左上肢放射。但是心肌梗死的疼痛与咳嗽、呼吸、变换体位无关。主动脉瓣关闭不全和纤维蛋白性心包炎的杂音均在胸骨左缘 3～4 肋间，且坐位前倾和深吸气时易听到。

心包积液快速增加可引起急性心脏压塞，出现气促、血压下降、休克等。如出现亚急性或慢性心脏压塞，表现为颈静脉怒张、静脉压升高、奇脉。奇脉是大量心包积液病人触诊时，桡动脉搏动呈吸气性显著减弱或消失，呼气时又复原的现象。

发生心包填塞时首先行心包穿刺术，缓解心脏压塞症状。

巅峰速记法：奇脉多见于右心衰、缩窄性心包炎和心包积液。

(二)辅助检查

1. X线检查

对渗出性心包炎的典型表现是心影向两侧增大，呈“普大型”（“球型”或“烧瓶形”），而肺部无明显充血。

巅峰速记法：二尖瓣狭窄心脏呈梨形心，法洛四联症呈靴型心，渗出性心包炎呈烧瓶心。

2. 心电图

(1)ST段抬高，呈弓背向下。

(2)心包积液时有QRS低电压。

3. 超声心动图

对诊断心包积液迅速可靠。

4. 心包穿刺

抽取积液确定病因；缓解心脏压塞症状。

二、缩窄性心包炎

(一)病因

病因以结核性心包炎为最常见。

(二)临床表现

常见症状为劳力性呼吸困难；体征有颈静脉怒张、肝大、腹水、下肢水肿、心率增快，可见Kussmaul征(吸气时周围静脉回流增多而已缩窄的心包使心室失去适应性扩张的能力，致静脉压增高，吸气时颈静脉更明显扩张)。

巅峰速记法：Kussmaul征是见于缩窄性心包炎，而Kussmaul呼吸是酸中毒所致的深长规则的大呼吸，频率或快或慢。呼气时有尿氨味见于尿毒症，有烂苹果味见于糖尿病酮症酸中毒。

(三)辅助检查

X线检查：心影偏小、正常或轻度增大。超声心动图：可见心包增厚、僵硬、钙化，室壁活动减弱。

(四)治疗原则

心包切除术是唯一的治疗措施，结核活动已静止即应手术，并在术后继续用药1年。

三、心包炎护理措施

(一)体位与休息

对于呼吸困难病人采取半卧位或前倾坐位。对于有胸痛的病人，不要用力咳嗽、深呼吸或突然改变体位，以免使疼痛加重。避免受凉，防止呼吸道感染，以免加重呼吸困难症状。

(二)饮食护理

嘱病人加强营养，给予高蛋白、高维生素的清淡易消化饮食，限制钠盐摄入，增强机体抵抗力。

四、心包穿刺术的护理

(一)术前护理

1.向病人讲清手术的意义、必要性、操作过程、安全性和可能的并发症和需要配合注意事项，解除病人心理顾虑。争取病人及家属的理解并配合，签署知情同意书。

2.必要时术前用镇静剂，备静脉用阿托品，以备术中发生迷走反射时使用。术前需行超声心动图检查，确定积液量和穿刺部位。③择期操作者可禁食4～6小时。协助病人取坐位或半卧位。

(二)术中护理

1.术中嘱病人勿剧烈咳嗽或深呼吸。

2.抽液过程中要注意随时夹闭胶管，防止空气进入心包腔。

3.抽液要缓慢，每次抽液量不超过1000ml，以防急性右室扩张，一般第一次抽液量不超过300ml，若抽出液为鲜血时，应立即停止抽液，观察有无心脏压塞征象，准备好抢救物品和药品。

4.记录抽出液体量、性质，按要求送化验。

5.注意观察病人的反应，有异常应及时协助医生处理。

真题精选

患者，男，53岁。诊断为“大量心包积液”治疗给予安置心包引流管，对该患者的护理措施，错误的是

A.若患者出现血压下降，心率增快，应警惕患者发生心包填塞

B.若心包引流液小于50ml/d，则可以考虑拔出心包引流管

C.保持心包引流管通畅，避免折叠

D.引流袋要低于心包穿刺点，避免返流

E.第一次引流心包积液不宜超过300ml

答案:B

（三）术后护理

拔除穿刺针后，穿刺部位覆盖无菌纱布，用胶布固定；穿刺后 2 小时继续心电、血压监护，嘱病人休息，并密切观察生命体征变化。心包引流者需做好引流管护理，当心包引流液小于 25ml/d 时可拔管。

真题精选

患者，男，48 岁。患肝硬化 4 年，近来胸闷加重，呼吸困难，经心脏彩超检查发现有大量心包积液，为缓解病人呼吸困难，应采取

A. 平坐位 B. 仰卧位 C. 半坐卧位 D. 膝胸卧位 E. 头底脚高位

答案：C

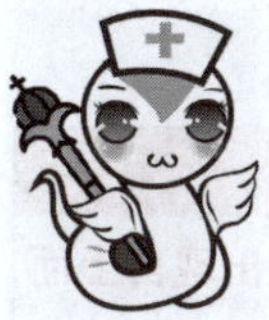

第十一节 周围血管疾病病人的护理

应试考点

1. 下肢静脉曲张护理措施
2. 血栓性脉管炎的好发部位

一、下肢静脉曲张病人的护理

下肢静脉曲张是指下肢浅静脉因血液回流障碍而引起的静脉扩张和迂曲为主要表现的一种疾病。

（一）病因

1. 先天因素

静脉壁薄弱、静脉瓣膜缺陷以及浅静脉内压力持续升高是引起浅静脉曲张的主要原因。

2. 后天因素

循环血量超负荷是造成下肢静脉曲张的后天因素。如长时间站立、重体力劳动、妊娠、肥胖、慢性咳嗽、习惯性便秘的患者。

（二）临床表现

以大隐静脉曲张多见，单独的小隐静脉曲张比较少见；左下肢多见，但双下肢可先后发病。主要表现为下肢浅静脉曲张、蜿蜒扩张、迂曲。

1. 早期

仅在长时间站立后患肢小腿感觉沉重、酸胀、乏力和疼痛。

2. 后期

曲张静脉明显隆起，蜿蜒成团，可出现踝部轻度肿胀和足靴区皮肤营养不良。

真题精选

患者女，27 岁。妊娠 37 周，近日诉左下肢酸胀、疼痛，小腿内侧出现团块状隆起，晨起时消失，该患者是

A. 血栓闭塞性脉管炎 B. 深静脉血栓 C. 下肢静脉曲张

D. 妊娠所致的钙缺乏 E. 下肢软组织感染

答案:C

(三)辅助检查

1. 特殊检查

试验	方法	临床意义	
大隐静脉瓣膜功能试验	病人仰卧，抬高下肢排空静脉，在大腿上 1/3 处扎止血带阻断大隐静脉，病人站立	瓣膜功能不全	10 秒内放开止血带，出现自上而下的静脉逆向充盈
		交通静脉瓣膜关闭不全	未放开止血带前，止血带下方的静脉在 30 秒内已充盈
深静脉通畅试验	止血带阻断大腿浅静脉主干，嘱病人连续用力踢腿或作下蹲活动 10 余次	随着小腿肌收缩迫使浅静脉血向深静脉回流而排空。若在活动后浅静脉曲张更为明显、张力增高，甚至出现胀痛，提示深静脉不通畅	
交通静脉瓣膜功能试验	病人仰卧，抬高下肢，在大腿根部扎上止血带，然后从足趾向上至腘窝缠缚第一根弹力绷带，再自止血带处向下，缠绕第二根弹力绷带，让病人站立，一边向下解开第一根弹力绷带，一边向下缠缚第二根弹力绷带	如果在两根绷带之间的间隙内出现曲张静脉，即意味该处有功能不全的交通静脉	

2. 影像学检查

(1) 下肢静脉造影：金标准。

(2) 血管超声检查：可以观察瓣膜关闭活动及有无逆向血流。

(四)治疗原则

1. 非手术治疗

非手术治疗只能改善症状，主要方法如下。

(1) 促进静脉回流：避免久站、久坐，间歇性抬高患肢。患肢穿弹力袜或用弹力绷带。

(2)注射硬化剂和压迫疗法：适用于病变范围小且局限者，常用的硬化剂有鱼肝油酸钠。将硬化剂注入曲张的静脉后局部加压包扎，利用硬化剂造成的静脉炎症反应使其闭塞。

(3)处理并发症：血栓性浅静脉炎：给予抗菌药物及局部热敷治疗。湿疹和溃疡：抬高患肢并给予创面湿敷。曲张静脉破裂出血：抬高患肢，局部加压包扎止血，必要时予以缝扎止血。

2. 手术治疗

手术治疗是治疗下肢静脉曲张的根本方法。

(五)护理问题

1. 活动无耐力

与下肢静脉回流障碍有关。

2. 皮肤完整性受损

与皮肤营养障碍、慢性溃疡有关。

3. 潜在并发症

深静脉血栓形成、小腿曲张静脉破裂出血。

(六)护理措施

1. 促进下肢静脉回流，改善活动能力

(1)穿弹力袜或扎弹力绷带：穿弹力袜时应抬高患肢，排空曲张静脉内的血液后再穿。弹力绷带应自下而上包扎，包扎不应妨碍关节活动，并注意保持合适的松紧度，以能扪及动脉搏动和保持足部正常皮肤温度为宜。手术后弹力绷带一般需维持1～3个月方可拆除。

(2)保持合适体位：采取良好坐姿，坐时双膝勿交叉过久，以免压迫腘窝、影响静脉回流；休息或卧床时抬高患肢30°～40°，以利静脉回流。

(3)避免引起腹内压和静脉压增高的因素：保持大便通畅、避免长时间站立，肥胖者应有计划地减轻体重。

2. 并发症的预防和护理

(1)术后早期活动：病人卧床期间指导其作足部伸屈和旋转运动；应抬高患肢30°；术后24小时鼓励病人下地行走，促进下肢静脉回流，避免深静脉血栓形成。当下肢深静脉血栓形成，预防肺栓塞应注意：①非手术治疗者，从发病之日起应严格卧床2周。②严禁按摩患肢。③禁止施行对患肢有压迫的检查。④出现栓塞的24小时内，病人应：a. 限制自身活动。b. 保持呼吸节律正常。

(2)保护患肢：活动时避免外伤引起曲张静脉破裂出血，发现并发症时，应及时报告医生妥善处理。

巅峰速记法：手术之后，若下肢静脉内无血栓形成，应鼓励病人下地行走。但是，当下肢静脉血栓形成后，要限制活动，严禁按摩患肢。

二、血栓闭塞性脉管炎病人的护理

主要侵袭四肢的中、小静脉，以下肢静脉多见。好发于男性青壮年。

(一)病因

病因尚未明确，与多种因素有关。

1. 外来因素

主要有吸烟、寒冷与潮湿的生活环境、慢性损伤和感染。

2. 内在因素

自身免疫功能紊乱、性激素和前列腺素失调及遗传因素。上述因素中，主动或被动吸烟是参与本病发生和发展的重要环节。

真题精选

与血栓闭塞性脉管炎关系不大的因素

A. 患肢曾被砸伤　B. 饮酒 10 年余　C. 吸烟 30 年余　D. 在东北居住　E. 有受寒史

答案:B

(二)临床表现

临床上可分为三期。

局部缺血期	以血管痉挛为主，表现为间歇性跛行，还表现为反复发作的游走性血栓性静脉炎。即浅表静脉发红、发热、呈条索状，且有压痛
营养障碍期	静息痛（休息痛）出现持续性疼痛，夜间尤甚，剧痛常使其夜不能寐，迫使屈膝抱足而坐，或将患肢垂于床沿，以增加血供缓解疼痛。患肢动脉搏动消失，皮温下降，肢端苍白
组织坏死期	患肢动脉完全闭塞，发生干性坏疽，先见于第一趾尖端

(三)辅助检查

1. 特殊检查

(1)测定跛行距离和跛行时间。

(2)测定皮肤温度：若双侧肢体对应部位皮肤温度相差 2℃以上，提示皮温降低侧肢体动脉血流减少。

(3)检查患肢远端动脉搏动情况：若搏动减弱或不能扪及常提示血流减少。

(4)肢体抬高试验（Buerger 试验）：病人平卧，患肢抬高 45°，持续 60 秒，若出现麻木、疼痛、苍白或蜡黄色者为阳性，提示动脉供血不足。再让病人下肢自然下垂于床缘以下，正常人皮肤色泽可在 10 秒内恢复正常。若超过 45 秒且皮肤色泽不均匀，进一步提示患肢存在动脉供血障碍。

2. 影像学检查

(1)肢体血流图。

(2)超声多普勒检查。

(3)动脉造影：可以明确动脉阻塞的部位、程度、范围及侧支循环建立的情况。

真题精选

患者，男，34岁。左足麻木、疼痛，走路时小腿酸胀、易疲劳，足底有硬胀感，初步诊断为血栓闭塞性脉管炎，可确诊的辅助检查是

A.肢体抬高试验 B.静脉注射硫酸镁10ml C.仔细检查肢体动脉搏动情况

D.行交感神经阻滞 E.行动脉造影

答案:E

(四)治疗原则

防止病变进展，改善和促进下肢血液循环。

1.非手术治疗

(1)一般治疗：①严禁吸烟，以消除烟碱对血管的刺激而引起的血管收缩作用。②防止受冷、受潮和外伤，但不应使用热疗，以免组织需氧量增加而加重症状。③患肢应进行锻炼，以促进侧支循环建立，可指导病人进行Buerger运动：平卧位：抬高患肢45°以上，维持2～3分钟。坐位：双足自然下垂2～5分钟，作足背屈、跖屈和旋转运动。患肢平放休息5分钟；如此重复练习5次，每日数次。

(2)若有以下情况不宜运动：①腿部发生溃疡及坏死时，运动将增加组织耗氧。②动脉或静脉血栓形成时，运动可致血栓脱落造成栓塞。

(3)药物治疗：适用于早、中期病人。可用扩张血管和抑制血小板聚集的药物。

(4)高压氧疗法：通过高压氧治疗，提高血氧含量，促进肢体的血氧弥散，改善组织的缺氧程度。

(5)创面处理：对干性坏疽创面，应在消毒后包扎创面，预防继发感染。感染创面可给予湿敷和换药。

2.手术治疗

目的是增加肢体血供和重建动脉血流管道，改善缺血引起的不良后果。

3.并发症的预防和护理

(1)体位：血管造影术后病人应平卧位，穿刺点加压包扎24小时，患肢制动6～8小时，患侧髋关节伸直、避免弯曲，以免降低加压包扎的效果。静脉手术后抬高患肢30°，制动1周；动脉手术后患肢平放、制动2周。自体血管移植术后愈合较好者，卧床制动时间可适当缩短。病人卧床制动期间应做足部运动，促进局部血液循环。

(2)术后严密观察：①观察病人血压、脉率。②切口、穿刺点渗血或血肿情况。③肢体远端血运情况，双侧足背动脉搏动、皮肤温度、皮肤颜色及感觉，并作记录。

若动脉搏动消失、皮肤温度降低、颜色苍白、感觉麻木，提示有动脉栓塞。

4.其他

血管造影术后鼓励病人多喝水，促进造影剂的排泄，必要时可给予补液。记录24小时的尿量。

真题精选

患者男，62岁。左侧行血栓闭塞性脉管炎术后1天，自诉“左脚没有感觉”，护士观察时发现左侧足背动脉搏动消失，皮肤温度降低，提示患者可能有

A.组织缺氧　B.血管痉挛　C.动脉栓塞　D.血管炎症　E.动脉血栓

答案:C

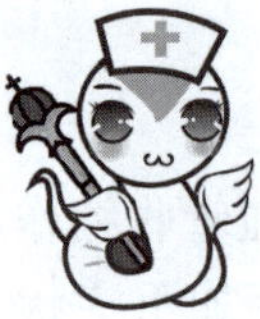

第十二节　心脏骤停病人的护理

应试考点

心肺复苏步骤以及注意事项

一、成人心脏骤停

(一)病因

1.心源性原因

以冠心病最为多见，占80%。

2.非心源性原因

电击、雷击、溺水、严重的电解质与酸碱平衡紊乱。

(二)临床表现

心脏骤停是临床死亡的标志，症状和体征依次出现如下。

1.心音消失，大动脉（成人以颈动脉、股动脉，幼儿以股动脉、肱动脉为准）搏动消失，血压测不出。

2.突然意识丧失或伴抽搐。心脏停搏30秒则陷入昏迷状态。

3.呼吸停止或呈叹息样呼吸，多发生在心脏停搏后20～30秒。

4.瞳孔散大，对光反射消失。

5.皮肤苍白或发绀。

6.心电图表现。

(1)心室颤动或扑动最为常见。

(2)心电-机械分离。

(3)心室静止，呈无电波的一条直线，或仅见心房波。

真题精选

抢救患者首先应该
A.确认现场环境安全 B.判断意识 C.保持呼吸道通畅 D.心脏按压 E.人工呼吸
答案:B

(三)诊断

临床上患者一旦出现意识丧失，大动脉搏动消失即可诊断为心脏骤停。

(四)治疗原则

由于脑细胞对缺氧十分敏感，一般循环停止4～6分钟，大脑将发生不可逆损害。一旦确定心脏骤停，立即就地进行抢救。

1.判断意识与反应

判断过程要求在10秒内完成。

2.心肺复苏

摆好复苏体位进行有效的心肺复苏。应将病人仰卧在坚硬、平坦的地面上；若在床上，必须抽去枕头，垫木板；对疑有颈部损伤者应平移并保持头、胸及足趾在同一水平，以防引起瘫痪。

3.基础生命支持

人工循环C	胸外按压	按压部位为胸骨中下1/3交界处。以另一手的掌根部放在按压区，掌根与胸骨长轴重叠，然后将定位之手放下，将掌根重叠于另一手背上，手指脱离胸壁。抢救者双臂应绷直，双肩在病人胸骨上方正中，垂直向下用力按压
气道通畅A	开放气道	仰头提颏法是最常用的开放气道的方法，头颈部损伤的患者可采用双下颌上提法，禁用仰头抬颈法
人工呼吸B	人工呼吸	口对口人工呼吸是一种快捷有效的通气方法。每30次胸外按压连续给予2次通气
不管单人或双人，胸外心脏按压与人工呼吸之比均为30：2。实施者应在进行人工呼吸前开始胸外按压		
按压频率	为100～120次/分钟	
按压深度	5～6cm	

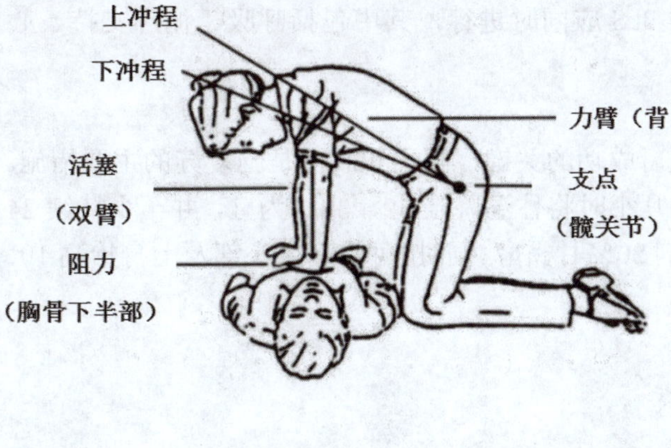

心外按压示意图

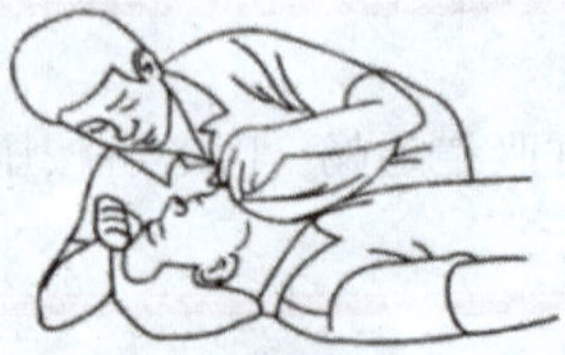

仰头提颏法

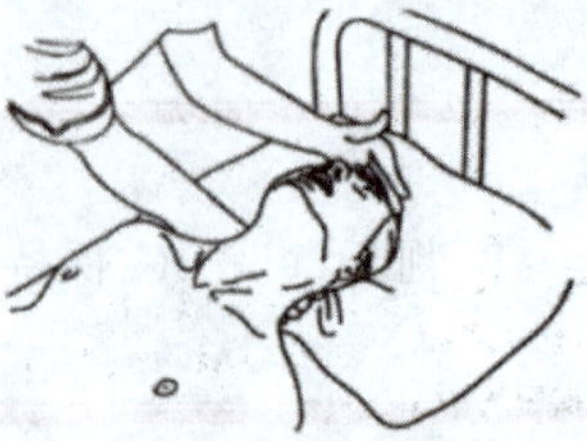

仰头提颈法

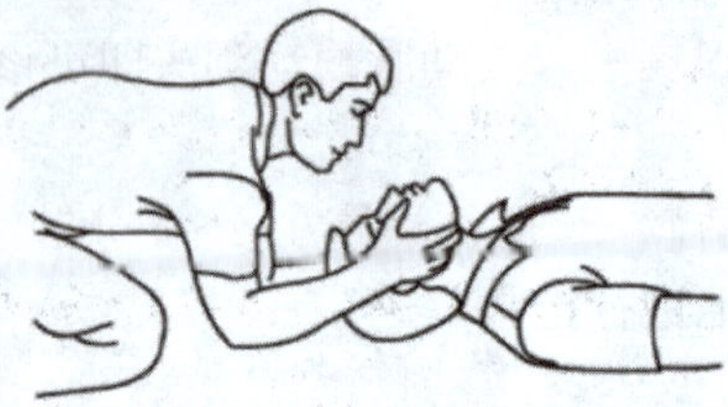

双下颏向上提法

真题精选

进行单人施救心肺复苏时，按压与呼吸的比例为

A. 30：1　B. 15：1　C. 64：4　D. 30：2　E. 15：2

答案:D

成人胸外按压部位为

A. 胸骨下 1/2　B. 胸骨上 1/3　C. 胸骨中上 1/3　D. 胸骨中下 1/3　E. 胸骨下 1/3

答案:D

4. 高级生命支持（二期复苏）

(1) 建立静脉通路：迅速建立至少两条静脉通路，以维持有效循环和使用各类抢救药物。药物治疗是 ACLS 中极为重要的一节，心肺复苏常用的药物如下：①肾上腺素：为救治心脏骤停的首选药物。利多卡因：是治疗和预防心室颤动的首选药物。②碳酸氢钠：纠正代谢性酸中毒的首选用药。③阿托品：提高窦房结和房室结的自律性和传导性，可以抑制腺体分泌有助于改善通气。

(2) 有条件时 ACLS 与 BLS 应同时进行，其中包括呼吸、循环支持、心电监护、电除颤。

5. 复苏后的处理

脑复苏是心肺复苏最后成功的关键，降温和脱水是脑复苏的主要措施。①降温：自主循环恢复后几分钟至几小时将体温降至 32～36℃为宜，并至少持续 24 小时。②脱水：可选用渗透性利尿剂 20%甘露醇。同时，可将病人头部及上身抬高 10°～30°，减轻脑水肿。

二、小儿呼吸心脏骤停

复苏疗程同成人。

	年长儿	幼儿	婴儿	新生儿
按压部位	胸骨下半部		胸骨下 1/3	
手法	同成人双掌法	单掌法	双拇指重叠环抱按压法	环抱法或单手示指、中指按压法
按压频率	100～120 次/分钟		120 次/分钟	
按压深度	至少为胸腔前后径 1/3，以产生大动脉搏动为准			
按压通气比	新生儿为 3∶1，小于 8 岁儿童双人操作为 15∶2，单人操作为 30∶2；大于 8 岁儿童同成人，无论单、双人操作均为 30∶2			

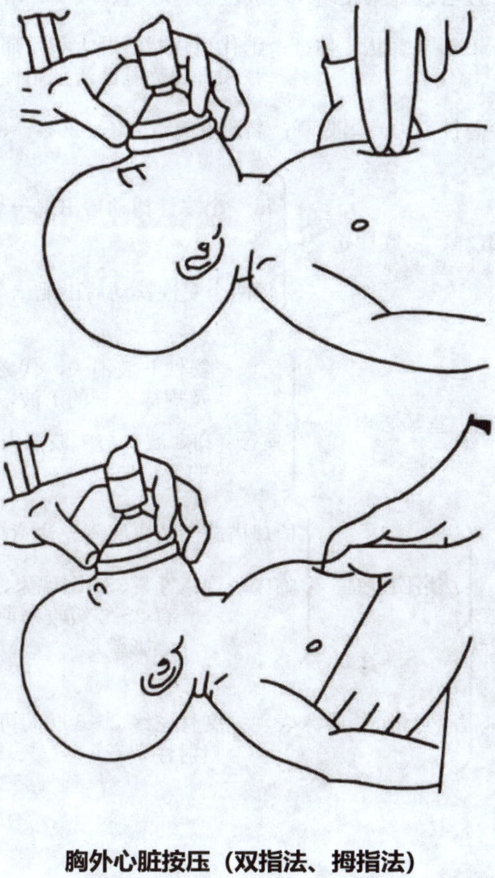

胸外心脏按压（双指法、拇指法）

应试一图通

- **第一节循环系统解剖生理**
  - 二、三尖瓣定义
    - 左心房、左心室之间的瓣膜称二尖瓣
    - 右心房、右心室之间的瓣膜称三尖瓣
  - 心包腔腔内液体作用及正常浆液量
    - 腔内少量浆液起润滑作用
    - 常人一般 15～50ml
  - 冠状动脉作用：营养心脏的血管
- **第二节心功能不全病人的护理**
  - 洋地黄毒性反应、处理措施
    - 胃肠道反应、神经系统反应、心血管系统反应
    - 停药，纠正心律失常
  - 左心衰临床表现：呼吸困难、咳嗽、咳痰、咯血
  - 右心衰症状、体征：消化道症状、肝大和压痛、颈静脉怒张和肝颈静脉回流征阳性、水肿
  - 急性心力衰竭吸氧：高流量氧气,加入 20%～30%乙醇湿化
- **第三节心律失常病人的护理**
  - 二联律、三联律定义
    - 每一个窦性搏动后出现一个期前收缩，称为二联律
    - 每两个窦性搏动后出现一个期前收缩，称为三联律
  - 房颤、室颤心电图
    - 房颤：窦性 P 波消失，代之以大小形态及规律不一的 f 波，R-R 间隔完全不规则
    - 室颤：QRS 波群与 T 波消失，呈完全无规则的波浪曲线
- **第四节先天性心脏病病人的护理**
  - 法洛四联症
    - 护理措施：防止哭闹、注意供给充足液体
    - 临床表现：青紫、蹲踞现象、胸骨缘 2～4、肋间有 2～3 级收缩期喷射性杂音。X 线见心影靴形
  - 房间隔缺损临床表现：胸骨左缘 2～3 肋间可闻及 2～3 级收缩期喷射性杂音

第五节高血压病人的护理
- 分级：正常、正常高限、轻度、中度、重度
- 危险分层：低危、中危、高危、极高危
- 药物治疗：利尿剂、β受体阻滞剂、钙通道阻滞剂、血管紧张素转换酶抑制剂、血管紧张素Ⅱ受体阻滞剂
- 护理措施：卧位、吸氧、用药护理、饮食护理、运动、避免诱因

第六节冠状动脉粥样硬化性心脏病病人的护理
- 心绞痛硝酸甘油服用方式、起效时间为舌下含服、1～2分钟起效
- 心肌梗死
  - 临床表现：疼痛、全身症状、心源性休克、心律失常、心力衰竭
  - 辅助检查：心电图、血心肌坏死标记物、血清心肌酶测定
- 心律失常：是急性心肌梗死病人死亡的主要原因

第七节心脏瓣膜病病人的护理
- 二尖瓣狭窄临床表现：劳力性呼吸困难、二尖瓣面容
- 护理措施：休息与活动、防止栓塞发生

第八节感染性心内膜炎病人的护理
- 血标本的采集：血培养采集的注意事项

第九节心肌疾病病人的护理
- 肥厚性心肌病的死亡主因：心源性猝死

第十节心包疾病病人的护理
- 心包积液体征：心包摩擦音、心包积液征
- 护理措施：体位与休息、饮食护理、心包穿刺术的护理

第十一节周围血管疾病病人的护理
- 下肢静脉曲张护理措施：促进下肢静脉回流、并发症的预防和护理
- 血栓性脉管炎的好发部位：四肢的小动脉

第十二节心脏骤停病人的护理
- 心肺复苏步骤以及注意事项：人工循环（C）、气道通畅（A）、人工呼吸（B）

第三章 消化系统疾病病人的护理

应试策略

本章内容在历年各章节试题中所占比例较大，疾病考察内容的难度相对较小，所以对于提高考试成绩至关重要。本章相互关联的疾病较多，如肝硬化和肝性脑病及上消化道出血、胆石症和胆道感染等，在学习时注意彼此之间的联系。

第一节 消化系统解剖生理

应试考点

上下消化道的分界处

一、胃肠道

(一) 食管

食管是连接咽和胃的通道，全长约25cm。食管的功能是把食物和唾液等运送到胃内。食管壁由黏膜、黏膜下层和肌层组成，没有浆膜层，故食管病变易扩散至纵膈。食管下括约肌是食管下端3～4cm 长的环行肌束。正常人静息时LES 压为10～30mmHg，此高压带可防止胃内容物逆流入食管，其功能失调可引起反流性食管炎和贲门失弛缓症。门静脉高压症时食管下段静脉曲张，破裂时可引起大出血。

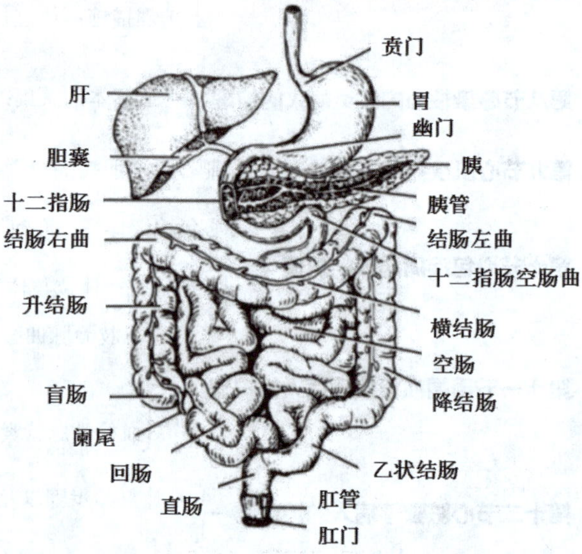

(二) 胃

胃分为贲门部、胃底、胃体和幽门部四部。上端与食管相接处为贲门，下端与十二指肠相接处为幽门。胃壁由黏膜层、黏膜下层、肌层和浆膜层组成。胃的外分泌腺主要有贲门腺、泌酸腺和幽门腺，其中泌酸腺分布在胃底和胃体部，主要由3种细胞组成。

1. 主细胞

分泌胃蛋白酶原。

2. 壁细胞

分泌盐酸和内因子。

3. 黏液细胞

分泌碱性黏液，可中和胃酸和保护胃黏膜。

真题精选

胆汁中参与消化作用的主要成分是

A. 胆色素 B. 胆固醇 C. 脂肪酶 D. 胆盐 E. 蛋白酶

答案:D

胃的主要功能为暂时贮存食物，通过胃蠕动将食物与胃液充分混合，以利形成食糜，并促使胃内容物进入十二指肠。蛋白质物质的化学性消化在胃内开始。幽门括约肌的功能是控制胃内容物进入十二指肠的速度，并能阻止十二指肠内容物反流入胃。一餐含有糖类、蛋白质和脂肪的混合性食物从胃排空需 4～6 小时。

(三)小肠

小肠由十二指肠、空肠和回肠构成。十二指肠始于幽门，下端至十二指肠空肠曲与空肠相连，全长约 25cm，呈“C”形弯曲并包绕胰头。十二指肠分为球部、降部、横部和升部共四段。球部为消化性溃疡好发处。胆总管与胰管分别或汇合开口于降部内后侧壁十二指肠乳头，胆汁和胰液由此进入十二指肠。升部与空肠相连，连接处被屈氏韧带固定，此处为上、下消化道的分界处。小肠的主要功能是消化和吸收。小肠内消化是整个消化过程的主要阶段。

(四)大肠

大肠包括盲肠及阑尾、结肠、直肠三部分，全长约 1.5m。主要生理功能是吸收水分和盐类，并为消化后的食物残渣提供暂时的贮存场所。食物残渣在大肠内的停留时间一般在十余小时以上，经过大肠内细菌酶的发酵和腐败作用，形成粪便，最后排至体外。

(五)阑尾

阑尾起于盲肠根部，附着于盲肠后内侧壁，是三条结肠带的汇合点处。长 5～7cm，体投影约在脐与右髂前上棘连线中外 1/3 交界处，称为麦氏点。阑尾动脉是肠系膜上动脉所属回结肠动脉的分支，属于无侧支的终末动脉，当血运障碍时，易致阑尾坏死。

(六)直肠肛管

直肠肛管由肛管内括约肌、直肠纵肌的下部、肛管外括约肌的深部和部分肛提肌共同组成，具有括约肛管、控制排便的功能，若手术切断后，可引起肛门失禁。齿状线是直肠和肛管的交界线，具有重要的临床意义。

二、肝胆和胰

1. 肝脏为人体最大的腺体器官，主要功能如下。

(1) 生成胆汁：胆汁可促进脂肪在小肠内消化和吸收，各种原因引起胆汁酸合成、转运、分泌、排泄障碍时，可引起淤胆性肝病和脂溶性维生素缺乏。

(2) 解毒作用：肝脏是人体内主要的解毒器官，外来的或体内代谢产生的有毒物质如毒素、细菌、血氨及化学药物均要经过肝脏分解去毒后随胆汁或尿液排出体外，许多激素如雌激素、醛固酮和抗利尿激素在肝脏灭活。

(3) 物质代谢：食物中各种营养成分被消化、吸收后，糖、蛋白质、脂质、维生素等的合成代谢，都需要肝脏参与，例如肝是合成清蛋白和某些凝血因子的唯一场所，肝功能减退时可出现低清蛋白血症和凝血酶原时间延长。

真题精选

胆汁由什么分泌

A. 肝脏　B. 胆囊　C. 胰腺　D. 阑尾　E. 小肠

答案:A

2. 胆道系统开始于肝细胞间的毛细胆管，毛细胆管集合成小叶间胆管，然后汇合成左右肝管自肝门出肝。左右肝管出肝后汇合成肝总管，并与胆囊管汇合成胆总管，开口于十二指肠乳头。胆汁经由胆道系统运输和排泄至十二指肠，胆囊的作用是浓缩胆汁和调节胆流。

3. 胰腺为腹膜后器官，腺体狭长，分头、体、尾三部。胰的输出管为胰管，自胰尾至胰头纵贯胰的全长，穿出胰头后与胆总管合并或分别开口于十二指肠乳头。胰腺具有外分泌和内分泌两种功能。胰液中的消化酶主要有胰淀粉酶、胰脂肪酶、胰蛋白酶和糜蛋白酶，分别为水解淀粉、脂肪和蛋白质这三种主要食物成分的消化酶。胰腺的内分泌由胰岛的多种细胞构成，其中以 B 细胞数量最多，分泌胰岛素；A 细胞分泌胰高血糖素；D 细胞分泌生长抑素。

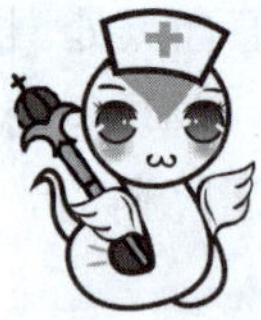

第二节　口炎病人的护理

应试考点

1. 各种口炎的病因
2. 临床表现

3. 护理措施

一、临床表现

(一)鹅口疮

鹅口疮又称雪口病，为白色念珠菌（假丝酵母菌）感染在黏膜表面形成白色斑膜的疾病。多见于新生儿和营养不良、腹泻、长期应用广谱抗生素或激素患儿，使用不洁奶具或出生时经产道均可感染。局部表现为口腔黏膜表面出现白色乳凝块样物，初呈点状或小片状，可逐渐融合成大片，不宜擦去，周围无炎症反应，强行拭去可见充血性创面。患处不痛，不流涎。一般无全身症状。

(二)疱疹性口腔炎

疱疹性口腔炎由单纯疱疹病毒Ⅰ型感染所致，多见于婴幼儿，无明显季节性，传染性强，可在托幼机构发生小流行。从患儿唾液、皮肤病变和大小便中均可分离出疱疹病毒。局部表现为口腔黏膜（牙龈、舌、唇、颊黏膜，有时累及上颚及咽部）早期呈散在或成簇的小水疱，水疱很快破溃形成溃疡，溃疡面覆盖黄白色膜样渗出物，周围绕以红晕。几个小溃疡可融合成较大的溃疡。全身表现有拒食、流涎、哭闹、烦躁、颌下淋巴结肿大。体温在3～5天恢复正常，病程1～2周，淋巴结肿大可持续2～3周。

(三)溃疡性口腔炎

溃疡性口腔炎多见于婴幼儿，主要由链球菌、金黄色葡萄球菌、肺炎链球菌、铜绿假单胞菌或大肠埃希菌等引起。局部表现为初起时口腔黏膜充血、水肿，继而形成大小不等的糜烂面或浅溃疡，散在或融合成片，表面有纤维素性炎性渗出物形成的灰白色假膜，易拭去，露出溢血的创面。全身表现为患儿哭闹、烦躁、拒食、流涎，常有发热，体温可达39～40℃，颌下淋巴结肿大。

巅峰速记法：鹅口疮口腔黏膜出现的是白色乳凝块样物，不易拭去；而溃疡性口腔炎口腔黏膜表面是灰白色假膜，易擦去；疱疹性口腔炎口腔黏膜表面是黄色纤维素性渗出物。

二、护理措施

(一)按医嘱正确涂药

可用2%碳酸氢钠溶液于哺乳前后清洁口腔，局部涂抹10万～20万U/ml制霉菌素鱼肝油混合液；疱疹性口腔炎患儿多饮水、3%过氧化氢溶液清洗口腔，局部可涂疱疹净，亦可涂西瓜霜、锡类散、冰硼散等；溃疡性口腔炎可用3%过氧化氢或0.1%依沙吖啶(利凡诺)溶液清洗溃疡面，局部涂5%金霉素鱼肝油，也可涂冰硼散、锡类散等。伴口唇干裂者可涂液状石蜡或抗生素软膏。涂药前应先清洗口腔，然后将纱布或干棉球垫于颊黏膜腮腺管口或舌系带两侧以隔断唾液；干棉球蘸干溃疡表面后再涂药，涂药后嘱患儿闭口10分钟再去除棉球或纱布，并嘱患儿勿立即漱口、饮水或进食。

(二)饮食护理

饮食以微温或凉的流质为宜，避免酸、咸、辣、热、粗、硬等刺激性食物。在清洁口腔及局部涂药时，动作要轻、快、准，涂药时应用棉签在溃疡面上滚动式涂药，不可摩擦，以免使患儿疼痛加重。

(三)防止继发感染及交叉感染

护士为患儿进行护理前后要洗手，患儿的食具、玩具、毛巾等要及时消毒，鹅口疮患儿使用过的奶瓶、水瓶及奶头应放于5%碳酸氢钠溶液浸泡30分钟后洗净再煮沸消毒。哺乳期妇女的内衣要每天更换并清洗，疱疹性口腔炎具有较强的传染性，应注意与健康儿隔离，以防传染。

巅峰速记法： 鹅口疮患儿宜用2%碳酸氢钠溶液清洁口腔，而使用过的奶瓶、水瓶及奶头应放于5%碳酸氢钠溶液浸泡。

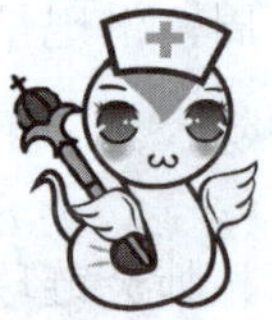

第三节 慢性胃炎病人的护理

应试考点

1. 最常见的病因
2. 最可靠的确诊检查

一、分类

胃炎分为浅表性胃炎、萎缩性胃炎、特殊类型胃炎。

<table>
<tr><th>类型</th><th colspan="2">特点</th></tr>
<tr><td>慢性浅表性胃炎
（非萎缩性胃炎）</td><td colspan="2">指不伴有胃黏膜萎缩性改变、胃黏膜层见以淋巴细胞和浆细胞为主的慢性炎症细胞浸润，主要致病菌为幽门螺杆菌</td></tr>
<tr><td rowspan="2">慢性萎缩性胃炎
（分两种类型）</td><td>多灶萎缩性胃炎（B型胃炎）最主要的病因是幽门螺杆菌，病变部位在胃窦部</td><td rowspan="2">黏膜已经发生萎缩，常伴有肠上皮化生。化生的肠上皮在再生的过程中发育异常，可形成异型增生，又称不典型增生，是胃癌的癌前病变</td></tr>
<tr><td>自身免疫性胃炎（A型胃炎）患者血液中存在自身抗体（如壁细胞抗体），伴恶性贫血者还可查到内因子抗体，病变部位多在胃体部</td></tr>
</table>

二、临床表现

慢性胃炎病程迁延，进展缓慢，缺乏特异性症状。多病人无明显症状，部分有上腹隐痛或不适、食欲不振、饱胀、嗳气、反酸、恶心和呕吐等非特异性的消化不良表现，症状常与进食或食物种类有关。少数可有少量上消化道出血。自身免疫性胃炎病人可出现明显畏食、贫血和体重减轻。

三、辅助检查

(一)胃镜及活组织检查

胃镜及活组织检查是最可靠的确诊方法。活组织检查可进行病理诊断。

(二)幽门螺杆菌检查

可通过侵入性（快速尿素酶测定、组织学检测）和非侵入性（^{13}C 或 ^{14}C 尿素呼气试验）方法检测幽门螺杆菌。

四、治疗原则

抗幽门螺杆菌治疗	2 种抗生素	阿莫西林、克拉霉素、替硝唑、四环素
	1 种质子泵抑制剂	奥美拉唑、兰索拉唑、雷贝拉唑
	一种铋剂	三钾二枸橼酸铋、果胶铋
保护胃黏膜	硫糖铝	餐前 1 小时与睡前服用效果最好
促进胃动力	多潘立酮	应在餐前服用
恶性贫血者	注射维生素 B_{12}	

五、护理措施

(一)休息

急性发作期，应卧床休息；恢复期，病人生活要有规律，避免过度劳累，注意劳逸结合。

(二)饮食护理

急性发作期病人可给予无渣、半流质的温热饮食，如病人有少量出血可给予牛奶、米汤等，以中和胃酸，利于黏膜的恢复。剧烈呕吐、呕血的病人应禁食，进行静脉补充营养。恢复期给予高热量、高蛋白、高维生素、易消化的饮食，避免食用过咸、过甜、辛辣、生冷等刺激性食物。定时进餐、少量多餐、细嚼慢咽，养成良好的饮食卫生习惯。如胃酸缺乏者可酌情食用酸性食物如山楂、食醋、鸡汤。

(三)疼痛的护理

遵医嘱给予局部热敷、按摩、针灸或给止痛药物等缓解疼痛。

(四)心理护理

应注意安慰病人以使其精神放松，消除症状反复发作而产生紧张、焦虑、恐惧心理，保持情绪稳定，从而增强病人对疼痛的耐受性。应指导病人掌握有效的自我保护和保健，减少本病的复发次数。

第四节 消化性溃疡病人的护理

应试考点

1. 消化性溃疡的病因
2. 消化性溃疡的并发症
3. 疼痛特点

一、病因

1. 幽门螺杆菌（Hp）感染。幽门螺杆菌感染为消化性溃疡的重要发病原因。幽门螺杆菌感染破坏了胃十二指肠的黏膜屏障，Hp 分泌的空泡毒素蛋白和细胞毒素相关基因蛋白可造成胃十二指肠黏膜上皮细胞受损和炎症反应，损害了黏膜的防御-修复机制。Hp 感染还可引起高胃泌素血症，胃酸分泌增加，这两方面协同作用促使胃十二指肠黏膜损害，形成溃疡。

2. 胃酸和胃蛋白酶的损害作用。胃蛋白酶的蛋白水解作用和胃酸都对胃和十二指肠黏膜有侵袭作用，胃酸的作用占据主导地位。胃酸分泌过多在十二指肠的发病机制中起主要作用，这可能与十二指肠病人壁细胞总数多、壁细胞对刺激物反应性高、胃酸分泌的正常反馈抑制机制失灵和迷走神经长期兴奋而释放乙酰胆碱，刺激壁细胞分泌盐酸和刺激 G 细胞分泌促胃液素有关。

3. 非甾体抗炎药，除具有直接损伤胃黏膜的作用外，还能抑制前列腺素和前列环素的合成，从而损伤黏膜的保护作用。另外，肾上腺皮质激素也可与溃疡的形成和再活动有关。

4. 粗糙和刺激性食物或饮料可引起黏膜的物理性和化学性损伤。不定时的饮食习惯会破坏胃酸分泌规律。刺激性饮料、烈性酒除直接损伤黏膜外，还能促进胃酸过度分泌。这些因素均可能和消化性溃疡的发生和复发有关。

二、临床表现

消化性溃疡病程以慢性病程、周期性发作、节律性上腹痛为特点，一般春秋季节发作，容易复发，其发作常与不良精神刺激、情绪波动、饮食失调等情况有关。

（一）症状

疼痛	胃溃疡	十二指肠溃疡
部位	胃角或胃窦、胃小弯	十二指肠球部
发病年龄	中老年	青壮年
发病机制	主要是防御/修复因素减弱	主要是侵袭因素增强

疼痛特点	餐后1小时出现，午夜痛少见	餐前痛-进餐后缓解-餐后2～4小时或午夜至凌晨
全身症状	可表现为失眠、多汗等自主神经功能失调的症状，也可有反酸、食欲减退等症状	

真题精选

患者空腹疼痛，见于

A.十二指肠溃疡　B.胃溃疡　C.慢性胃炎　D.胃癌　E.急性胃炎

答案:A

十二指肠溃疡好发部位

A.胃大弯　B.胃小弯　C.胃窦　D.十二指肠球部　E.幽门窦

答案:D

(二)体征

病人在缓解期多无明显体征，发作时可有上腹部固定而局限性压痛点。

(三)并发症

1.出血

出血是消化性溃疡最常见的并发症，十二指肠溃疡比胃溃疡易发生。可表现为呕血与黑便。出血量大时甚至可排鲜血便，出血量小时，粪便隐血试验阳性。

2.穿孔

穿孔常发生于十二指肠溃疡，主要表现腹部剧痛和具有急性腹膜炎的体征。当溃疡病病人腹部疼痛变为持续性，进食或用抑酸药后长时间疼痛不能缓解，并向背部或两侧上腹部放射时，常提示可能出现穿孔。

3.幽门梗阻

少数病例可出现幽门梗阻，主要发生于十二指肠溃疡或幽门管溃疡。主要表现为餐后上腹部饱胀，频繁呕吐宿食，严重时可引起水和电解质紊乱，并有营养不良和体重下降症状。

巅峰速记法： 重度腹泻容易导致代谢性酸中毒，长时间呕吐则导致低钾、低氯性代谢性碱中毒。

真题精选

十二指肠溃疡好发部位为

A.球部　B.乳头的近段降部　C.乳头的远段降部

D.十二指肠水平段　E.十二指肠升段

答案：A

4.癌变

少数胃溃疡可发生癌变，尤其是45岁以上的病人，发生率1%以下，十二指肠溃疡则少见。

三、辅助检查

(一)胃镜检查与黏膜活检（首选）

可直接观察溃疡病变部位、大小、性质，并可进行幽门螺杆菌检测，对消化性溃疡有确诊价值。

(二)X线钡餐检查

溃疡的X线直接征象为龛影，是诊断溃疡的重要依据。

(三)粪便潜血试验

试验阳性提示溃疡有活动，若胃溃疡病人粪便隐血试验持续阳性，应考虑有癌变可能。

四、治疗原则

治疗目的在于消除病因，缓解疼痛，促进溃疡愈合，减少复发、避免并发症的发生。

(一)首先给予根除Hp治疗

质子泵阻滞剂或胶体铋剂和两种抗菌药如氨苄西林、克拉霉素、甲硝唑等三联治疗，可使Hp根除率可在80%以上。

(二)抑制胃内酸度的药物

H_2受体拮抗剂	西咪替丁 法莫替丁	能阻止组胺与H_2受体相结合，使壁细胞分泌胃酸减少
质子泵抑制剂	奥美拉唑	抑制壁细胞胃酸分泌终末步骤中的关键酶H^+-K^+-ATP酶，使其不可逆失活，抑酸作用**最强**，最持久，最强胃酸分泌抑制剂
抗酸药	氢氧化铝	中和作用

巅峰速记法：H_2受体拮抗剂名称多以替丁结尾；质子泵抑制剂名称多以拉唑结尾。

(三)保护黏膜的药物

保护黏膜的药物在酸性环境中，与溃疡面渗出的蛋白质相结合，形成一覆盖溃疡的保护膜。

药物	作用机理	副作用
硫糖铝	①黏覆在溃疡面阻止胃酸、胃蛋白酶侵袭溃疡面 ②促进内源性前列腺素合成 ③刺激内皮生长因子分泌	便秘

枸橼酸铋钾	与琉糖铝相似，有较强抑制幽门螺杆菌的作用	舌苔发黑， 长期服用导致铋中毒
前列腺素类药物（米索前列醇）	①抑制胃酸分泌 ②增加胃黏膜血流量 ③增加胃十二指肠黏膜黏液和碳酸氢盐分泌	主要用于NSAIDs溃疡的预防，副作用为腹泻。可收缩子宫，故孕妇忌用

真题精选

患者男，46 岁。患消化道溃疡多年，今晚饮酒后出现上腹部剧烈疼痛，面色苍白，腹肌紧张，该患者首要的护理措施是

A. 吸氧 B. 继续观察病情 C. 绝对卧床休息 D. 禁食及胃肠减压 E. 建立静脉通路

答案：D

(四)手术治疗

适用于急性穿孔、幽门梗阻、大量出血和恶性溃疡等并发症的消化性溃疡病人。

五、护理措施

(一)疼痛腹痛

1. 指导缓解疼痛

注意观察及详细了解病人疼痛的规律和特点，并按其疼痛特点指导缓解疼痛方法。如十二指肠溃疡表现为空腹痛或午夜痛，指导病人在疼痛前或疼痛时进食碱性食物（如苏打饼干），或服用制酸剂。也可采用局部热敷或针灸止痛。

2. 休息与活动

溃疡活动期且症状较重者，嘱其卧床休息几天至 1～2 周，可使疼痛等症状缓解。病情较轻者则应鼓励其适当活动，以分散注意力。

3. 用药护理

遵医嘱正确服用药物，如抗酸药应在餐后 1 小时及睡前服用，避免与牛奶同时服用；抗胆碱能药及胃动力药应在餐前 1 小时及睡前 1 小时服用。用药期间要注意药物的不良反应和药物的配伍禁忌。

(二)营养失调

低于机体需要量。

1. 进餐方式

指导病人有规律地定时进食，以维持正常消化活动的节律。在溃疡活动期，每天进餐 4～5 次，避免餐间零食和睡前进食，使胃酸分泌有规律。

2. 食物选择

选择营养丰富，易消化的食物。除并发出血或症状较重外，一般无需规定特殊食谱。症状较重的病人以面食为主，因面食柔软易消化，且其含碱能有效中和胃酸，

不习惯于面食则以软米饭或米粥代替。由于蛋白质类食物具有中和胃酸作用，可适量摄取脱脂牛奶，宜安排在两餐之间饮用，避免粗糙、过冷、过热、刺激性食物或饮料。

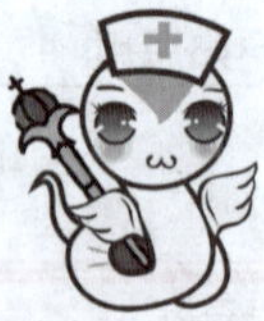

第五节 溃疡性结肠炎病人的护理

应试考点

1. 腹泻的特点
2. 首选药物
3. 首选检查

一、临床表现

起病多为亚急性，少数急性起病，偶见急性暴发起病。病程长，呈慢性经过，常有发作期与缓解期交替，少数症状持续并逐渐加重。

(一)症状

1. 消化系统表现

主要表现为腹泻、黏液脓血便与腹痛。

(1)腹泻，轻者每日排便2～4次，重者每日10余次，粪便呈黏液，脓血便，甚至血便，常有里急后重感觉。

(2)轻、中度腹痛，局限于左下腹或下腹部。排便后疼痛可减轻或缓解。若并发中毒性巨结肠或腹膜炎，可有持续性剧烈腹痛。

(3)还可有腹胀、食欲缺乏、恶心、呕吐。

2. 全身表现

中、重型病人活动期有低热或中等度发热，高热多提示有并发症或急性暴发型。重症病人可出现衰弱、消瘦、贫血、低蛋白血症、水与电解质平衡失调等表现。

巅峰速记法：溃疡性结肠炎=左下腹痛+黏液脓血便+腹痛便后缓解。

(二)体征

病人呈慢性病容，精神状态差，重者呈消瘦贫血貌。轻者仅有左下腹轻压痛，有时可触及痉挛的降结肠和乙状结肠。重症者常有明显腹部压痛和鼓肠。若有反跳痛、腹肌紧张、肠鸣音减弱等应注意中毒性巨结肠和肠穿孔等并发症。

(三)并发症

可并发中毒性巨结肠、直肠结肠癌变、大出血、急性肠穿孔、肠梗阻等。

二、辅助检查

(一)血液检查

可有红细胞、血红蛋白减少；活动期白细胞计数增高，红细胞沉降率增快和C反应蛋白增高是活动期的标志。重症病人可有血清清蛋白下降。

(二)粪便检查

常有黏液脓血便，镜下可见红、脓细胞。

(三)结肠镜检查

全结肠或乙状结肠镜检查对本病诊断、确定病变范围有重要价值。

三、治疗原则

治疗目的在于控制急性发作、缓解病情、减少复发、防止并发症。

(一)一般治疗

急性发作期应卧床休息，保持心情平静。病情严重者应禁食，给完全胃肠外营养治疗，轻、中度者可给予流质饮食。对于腹痛明显病人可服用阿托品。

(二)药物治疗

1. 柳氮磺胺吡啶(SASP)

一般作为首选药物，适用于轻、中型或重型经糖皮质激素治疗已有缓解者。

2. 糖皮质激素

适用于急性暴发型或重型活动期病人。

3. 免疫抑制剂

对于糖皮质激素治疗效果不佳或对激素依赖的慢性持续型病例。

(三)手术治疗

对药物治疗无效、有严重合并症者，应及时采用手术疗法。

真题精选

柳氮磺胺吡啶治疗溃疡性结肠炎的机制是

A. 抑制炎症反应　B. 促进肠上皮细胞再生　C. 降低肠腔酸度，促进溃疡愈合

D. 抑制细菌生长　E. 免疫抑制作用

答案:A

四、护理措施

(一)休息

给病人提供安静、舒适的休息环境，注意劳逸结合，生活要有规律，保持心情舒畅，以减少病人的胃肠蠕动及体力消耗。

(二)严密观察病情

注意监测病人的体温、脉搏、心率、血压的变化，同时观察病人的皮肤弹性、

有无脱水表现。还应注意观察腹泻、腹部压痛及肠鸣音情况，如出现鼓肠、肠鸣音消失、腹痛加剧等情况，要考虑中毒性巨肠的发生，及时报告医生，积极采取抢救措施。

(三)饮食护理

应给予高热量、富营养而少纤维、易消化、软食物，禁食生、冷食物及含纤维素多的蔬菜水果，忌食牛乳和乳制品。急性发作期病人应进食无渣流质或半流质饮食，病情严重者应禁食，并给以胃肠外营养，使肠道得以休息，利于减轻炎症，控制其症状。

(四)腹泻护理

由于病人腹泻次数较多，里急后重症状严重，应将病人安排至离卫生间较近的房间，或室内留置便器。协助病人作好肛门及周围皮肤的护理，如手纸要柔软，擦拭动作宜轻柔，便后用肥皂与温水清洗肛门及周围皮肤，清洗后轻轻拭干，必要时给予护肤软膏涂擦，以防皮肤破损。同时注意观察粪便的量、性状、排便次数。

(五)用药护理

应向病人做好有关药物的用法、作用、副反应等的解释工作。

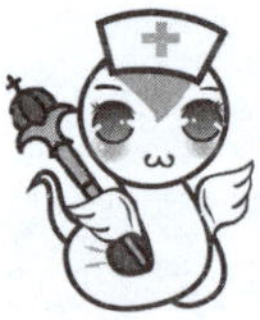

第六节 小儿腹泻病人的护理

应试考点

1. 脱水性质程度
2. 传统口服补液盐(张力)
3. 补液量的计算

小儿腹泻是指由多种病原、多种因素引起的，以大便次数增多和大便性状改变为特点的消化道综合征，严重者可引起水、电解质和酸碱平衡紊乱。发病年龄以6个月至2岁多见，一年四季均可发病，夏秋季发病率最高。

一、病因

(一)易感因素

消化系统发育不成熟、生长发育快、机体防御功能差、肠道菌群失调、人工喂养。

(二)感染因素

1.肠道内感染

可由病毒、细菌、真菌、寄生虫引起，尤以病毒和细菌多见。

2. 肠道外感染

因发热及病原体毒素作用使消化功能紊乱，或肠道外感染的病原体同时感染肠道，故当患中耳炎、肺炎、上呼吸道、泌尿道及皮肤感染时，可伴有腹泻。

(三)非感染因素

主要由饮食不当引起的食饵性腹泻，过敏性腹泻；乳糖酶、双糖酶缺乏或气候突然变化等因素所致腹泻。

二、临床表现

不同病因引起的腹泻常具有不同临床过程。病程在 2 周以内的腹泻为急性腹泻；病程在 2 周至 2 个月的腹泻为迁延性腹泻；病程超过 2 个月的腹泻为慢性腹泻。

(一)腹泻的临床表现

1. 轻型腹泻

多为饮食因素或肠道外感染引起。起病可急可缓，以胃肠道症状为主，表现为食欲缺乏、偶有溢奶或呕吐，大便次数增多，一般每日在 10 次以内，每次大便量不多，稀薄或带水，呈黄色或黄绿色，有酸味，粪质不多，常见白色或黄白色奶瓣和泡沫。一般无脱水及全身中毒症状，多在数日内痊愈。

2. 重型腹泻

多由肠道内感染引起，起病常较急，也可由轻型逐渐加重而致。除有较重的胃肠道症状外，还有明显的脱水、电解质紊乱、酸碱失衡及全身中毒症状。

(1)胃肠道症状：腹泻频繁，每日大便从十余次到数十次；除了腹泻外，常伴有呕吐、腹胀、腹痛、食欲缺乏等。大便呈黄绿色水样或蛋花汤样、量多，含水分多，可有少量黏液，少数患儿也可有少量血便。

(2)全身中毒症状：如发热，体温可达 40℃，烦躁不安或萎靡、嗜睡，进而意识模糊，甚至昏迷、休克等。

(3)水、电解质和酸碱平衡紊乱症状：有脱水、代谢性酸中毒、低钾血症、低钙血症和低镁血症等。

巅峰速记法： 区分轻型和重型腹泻的主要指标是有无水电解质紊乱。

①脱水：主要为口渴、眼窝及前囟凹陷、眼泪及尿量减少、黏膜及皮肤干燥、皮肤弹性差、烦躁、嗜睡甚至昏迷、休克等。脱水程度分为轻、中、重 3 种。临床上可根据前囟及眼窝凹陷、皮肤弹性、循环情况及尿量估计脱水程度。

	轻度	中度	重度
失水占体重百分比	<5%	5%～10%	>10%
精神状态	稍差，略烦躁	烦躁不安或萎靡	淡漠或昏迷
皮肤	稍干、弹性稍差	干、苍白、弹性差	干燥、花纹、弹性极差
黏膜	稍干燥	干燥	极干燥或干裂

眼窝及前囟	稍凹陷	凹陷	明显凹陷
眼泪	有	少	无
口渴	轻	明显	烦渴
尿量	稍少	明显减少	极少或无尿
四肢	温	稍凉	厥冷
周围循环衰竭	无	不明显	明显

由于水和电解质丢失的比例不同而导致不同性质的脱水，以等渗性、低渗性脱水多见。

	低渗性	等渗性	高渗性
血钠（mmol/L）	<130	130～150	>150
皮肤弹性	极差	稍差	尚可
血压	明显下降	下降	正常/稍低
神志	嗜睡/昏迷	萎靡	烦躁/惊厥
水、电解质丢失比例	电解质丢失多于水	水、电解质成比例丢失	水丢失多于电解质

②代谢性酸中毒：发生原因：a. 腹泻丢失大量碱性物质。b. 进食少，肠吸收不良，热能不足导致脂肪分解增加，产生大量酮体。c. 血容量减少，血液浓缩使血流缓慢，组织缺氧导致乳酸堆积。d. 肾血流量不足，酸性代谢产物滞留体内。

	轻度	中度	重度
精神状态	正常	精神萎靡、烦躁不安	昏睡、昏迷
呼吸改变	呼吸稍快	呼吸深大	呼吸深快、节律不整、有烂苹果味
口唇颜色	正常	樱桃红	发绀

③低钾血症主要表现为：a. 神经肌肉兴奋性降低：精神不振、无力、腱反射减弱或消失，腹胀、肠鸣音减弱或消失。b. 心脏损害：心音低钝，心律失常，心电图出现 U 波等。

④低钙和低镁血症：出现低钙症状，表现为抽搐或惊厥。

真题精选

患儿，男，6 个月。腹泻 3 天，稀便每日 20 次左右，出现如图所示表现，其脱水程度

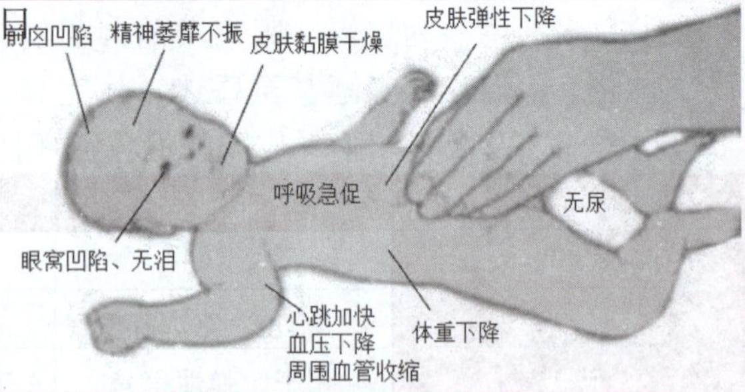

A. 低渗性脱水
B. 重度脱水
C. 中度脱水
D. 不脱水
E. 轻度脱水

答案：B

（二）不同病因所致腹泻的临床特点

	发病特点	全身症状	大便特点	大便检查
轮状病毒肠炎又称秋季腹泻	多发生在秋冬季节，以6～24个月婴幼儿为多	常伴上呼吸道感染症状，感染中毒症状不明显	黄色水样或蛋花汤样，含少量黏液，无腥臭味，每日几次到几十次，量多	少量白细胞，血清抗体多在感染后3周上升
致病性和产毒性大肠埃希菌肠炎	多见于气温较高季节	可伴发热、脱水、电解质紊乱和酸中毒	腹泻频繁，蛋花汤样或水样，含有黏液	镜检无白细胞
侵袭性大肠埃希菌肠炎	多见于气温较高季节	有恶心呕吐、里急后重及全身中毒症状，甚至休克	大便呈黏液、脓血便、有腥臭味	可见大量脓细胞、白细胞和红细胞
出血性大肠埃希菌肠炎	多见于气温较高季节	伴腹痛、体温多正常	开始为黄色水样便后转为血水便，有特殊臭味	有大量红细胞，常无白细胞
金黄色葡萄球菌肠炎	多继发于使用大量抗生素后	不同程度的全身中毒症状、脱水和电解质紊乱	典型大便为暗绿色，量多含黏液，少数为血便	有大量脓细胞和成簇的革兰阳性球菌，培养有葡萄球菌生长
真菌性肠炎	常为白色念珠菌所致，2岁以下婴儿多见	病程迁延，常伴鹅口疮	稀黄，泡沫较多带黏液，有时可见豆腐渣样细块	可见真菌孢子和假菌丝
生理性腹泻	多见于6个月以下婴儿	外观虚胖，常有湿疹，精神、食欲好，体重增长正常	除大便次数增多外，无其他症状，添加辅食后，大便即逐渐转为正常	无异常

三、辅助检查

（一）血常规

白细胞总数及中性粒细胞增多提示细菌感染，降低提示病毒感染，过敏性腹泻及寄生虫感染时嗜酸性粒细胞增多。

（二）粪便检查

肉眼检查大便的性状如外观、颜色、是否有黏液脓血等；大便镜检有无脂肪球、白细胞、红细胞。

(三)血液生化检查

血钠测定可了解脱水的性质；血钾测定可了解有无低钾血症；碳酸氢盐测定可了解体内酸碱平衡失调的性质及程度。

四、治疗原则

(一)调整饮食

腹泻时进食和吸收减少，而肠黏膜损伤恢复、发热时代谢消耗、侵袭性肠炎丢失蛋白等因素使得营养需要增加，如限制饮食或禁食时间过久会造成营养不良，并发酸中毒，以致病情迁延不愈影响生长发育。故应强调继续饮食，满足生理需要，补充疾病消耗，以缩短腹泻后的康复时间。

(二)预防和纠正水、电解质和酸碱平衡紊乱

1.口服补液

口服补液盐（ORS)溶液传统配方为：氯化钠3.5g，枸橼酸2.5g，氯化钾1.5g，葡萄糖20g，加水1000ml配制成张力2/3张的液体。2006年WHO推荐低渗透压配方：氯化钠2.6g，枸橼酸钠2.9g，氯化钾1.5g，葡萄糖13.5g加水到1000ml配成总渗透压245mmol/L，张力为1/2张。一般用于轻、中度脱水无明显呕吐者，新生儿和有明显呕吐、腹胀、心肾功能不全等患儿不宜采用。

2.静脉补液

适用于中度以上脱水、呕吐或腹胀明显的患儿。

(1)常用液体：非电解质溶液：5%葡萄糖溶液为等渗液，10%葡萄糖溶液为高渗液，因葡萄糖输入体内将被氧化分解成水，没有维持血浆渗透压的作用，故属无张力液。电解质溶液：①生理盐水（0.9%氯化钠溶液）：为等渗液。②碳酸氢钠溶液：是治疗代谢性酸中毒的首选药物，1.4%溶液为等渗液，市售5%碳酸氢钠为高渗液，临床一般用10%葡萄糖按3.5倍稀释为等渗液使用。③混合溶液。

混合溶液	生理盐水	葡萄糖	1.4%碳酸氢钠（1.87%乳酸	张力	应用
1：1	1	1	-	1/2	轻、中度等渗性脱水
2：1	2	-	1	等张	低渗性或重度脱水
2：3：1	2	3	1	1/2	轻、中度等渗性脱水
4：3：2	4	3	2	2/3	中度、低渗性脱水
1：2	1	2	-	1/3	高渗性脱水
1：4	1	4	-	1/5	生理需要

(2)补液原则：**输液中按先快后慢、先浓后淡、先盐后糖、见尿补钾、抽搐补钙的原则按医嘱分批输入液体。**第一天的补液总量包括累计损失量、继续损失量和生理需要量三方面。

①补充累计损失：

定输液量（定量）	补液量根据脱水的程度确定。婴幼儿轻度脱水 30～50ml/kg，中度脱水 50～100ml/kg，重度脱水 100～150ml/kg
定输液种类（定性）	补液的种类根据脱水的性质确定。低渗性脱水补 2/3 张含钠液，等渗性脱水补 1/2 张，高渗性脱水补 1/3～1/5 张含钠液，对于判断困难的，先按等渗脱水处理，同时测电解质，确定后指导补液
定输液速度（定速）	补液的速度取决于脱水的程度，原则上先快后慢。对伴有周围循环不良和休克的重度脱水患儿，应快速输入等渗含钠液（2：1 液），按 20ml/kg，总量不超过 300ml，于 30～60 分钟内静脉推注或快速滴入。累计损失量应在 8～12 小时补足，滴速为每小时 8～10ml/kg

②补充继续损失量：补充继续损失量一般用 1/3～1/2 张含钠液。③供给生理需要量：供给基础代谢需要的水 60～80ml/kg，实际用量应除去口服部分，用 1/4～1/5 张含钠液补充。继续损失量和生理需要量在后 16 小时内输入。滴速约为 5ml/(kg·h)。

在实际补液过程中，要对以上三部分需要进行综合分析，对补液量的计算为以上三部分合计，一般轻度脱水 90～120ml/kg，中度脱水 120～150ml/kg，重度脱水 150～180ml/kg，并根据治疗效果，随时进行调整。

真题精选

秋季腹泻最常见的病原体是

A. 金黄色葡萄球菌 B. 大肠埃希菌 C. 耶尔森菌 D. 轮状病毒 E. 柯萨奇病毒

答案：D

五、护理措施

(一)补液的护理

1. 口服补液

正确配制口服补液盐，超过 24 小时未饮用完应弃去。2 岁以下患儿每 1～2 分钟喂 5ml(约 1 小勺)，稍大的患儿可用杯子少量多次饮用，停 10 分钟后再喂，每 2～3 分钟喂 5ml，于 8～12 小时内将累积损失量补足。应注意：(1)按使用说明，一次性冲到规定容量；均匀服用。或遵医嘱稀释至 1/2 液体，以免张力过高。(2)若患儿出现眼睑水肿应停止服用，及时就医。

2. 静脉补液

输液前全面了解患儿的病情，熟悉所输液体的组成、张力、配制方法；严格掌握输液速度，最好使用输液泵控制速度；观察补液效果：准确记录第一次排尿时间，若补液合理，3～4 小时应排尿，表明血容量恢复；若 24 小时患儿皮肤弹性及前囟、眼窝凹陷恢复，说明脱水已纠正；若仅是尿量多而脱水未纠正，可能是输入的液体中葡萄糖比例过高；若补液后患儿出现眼睑水肿，可能是电解质溶液比例过高。

(二)合理喂养

调整饮食应根据个体情况合理调整，呕吐严重者可暂禁食4～6小时（不禁水），好转后尽早恢复喂养；母乳喂养的患儿继续母乳喂养，缩短每次哺乳时间，少量多次喂哺，暂停辅食；人工喂养的患儿可喂稀释的牛奶或米汤、脱脂奶等，腹泻次数减少后给予半流质饮食如粥、面条；病毒性肠炎多继发双糖酶（主要是乳糖酶）缺乏，暂停乳类喂养，改为豆浆、去乳糖配方奶粉等，以减轻腹泻，缩短病程。饮食调整原则为由少到多，由稀到稠，逐渐过渡到正常饮食，调整速度与时间取决于患儿对饮食的耐受情况。

真题精选

小儿腹泻、发热、呕吐3天住院，现遵医嘱给予禁食，请问该患者目前该禁食几小时

A. 4～6小时　B. 6～8小时　C. 8～10小时　D. 10～12小时　E. 24～48小时

答案:A

(三)做好消毒隔离，防止交叉感染

对感染性腹泻的患儿应进行消化道隔离。护理患儿前后要认真洗手，对患儿的食具、玩具、衣物、被服、尿布等要进行消毒处理。

(四)维持皮肤的完整性

1. 患儿每次大便后，都要用温水清洗臀部。清洗臀部时，应用手蘸水进行清洗，避免用毛巾直接擦洗，然后用柔软的毛巾或干纸巾轻轻吸干。

2. 选择柔软、吸水性好的棉织品，勤更换，避免使用不透气的塑料布或橡胶布。兜尿裤时，松紧要合适，包裹过紧影响患儿活动，包裹过松会使大小便外溢。

3. 在季节或室温条件允许情况下，使臀部暴露于空气中，保持皮肤干燥。

4. 局部用红外线灯照射。每次照射时间15～20分钟，每日2～3次。照射时严格掌握灯与臀部的距离，一般为35～45cm，要严格交接班，防止烫伤。臀部烤灯后，酌情涂以润肤油类或药膏。涂抹药膏应使用棉签在皮肤上轻轻滚动涂药，不可上下刷抹，避免涂擦造成患儿疼痛和皮肤损伤。

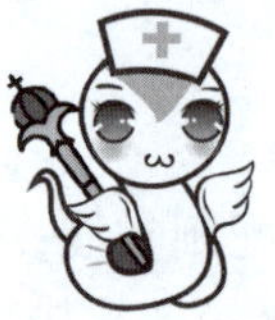

第七节　肠梗阻病人的护理

应试考点

1. 最常见的病因
2. 最严重的类型

3.肠套叠三大表现

肠内容物由于各种原因不能正常运行、顺利通过肠道，称为肠梗阻。是常见的外科急腹症之一。

一、病因及分类

(一)按梗阻发生的基本原因分类

1.机械性肠梗阻

机械性肠梗阻是各种原因导致的肠腔缩窄、肠内容物通过障碍，最常见。主要原因如下。

(1)肠腔内堵塞：如结石、粪块、寄生虫、异物等。

(2)肠管外受压：如肠扭转、腹腔内肿瘤压迫、粘连引起肠管扭曲、嵌顿疝。

(3)肠壁病变：如肿瘤、肠套叠、先天性肠道闭锁等。

2.动力性肠梗阻

动力性肠梗阻是神经反射或毒素刺激引起肠壁肌肉功能紊乱，使肠蠕动消失或肠管痉挛，以致肠内容物无法正常通行，而本身无器质性肠腔狭窄。可分为麻痹性肠梗阻和痉挛性肠梗阻两类。

3.血运性肠梗阻

血运性肠梗阻是肠系膜血栓形成、栓塞或血管受压等使肠管血运障碍，引起肠失去蠕动能力，肠内容物停止运行。随着人口老龄化，动脉硬化等疾病增多，现已不属少见。

(二)按肠壁有无血运障碍分类

1.单纯性肠梗阻

只有肠内容物通过受阻，而无肠管血运障碍。

2.绞窄性肠梗阻

伴有肠管血运障碍的肠梗阻。

(三)其他分类

肠梗阻还可根据梗阻部位分为高位和低位肠梗阻；根据梗阻的程度分为完全性和不完全性肠梗阻；根据梗阻发展的过程分为急性和慢性肠梗阻；当发生肠扭转、结肠肿瘤等时，病变肠袢两端完全阻塞，称为闭袢性肠梗阻。

二、临床表现

(一)症状

症状	特点
腹痛	机械性：阵发性腹部绞痛，肠鸣音亢进，有气过水声或金属音
	绞窄性：腹痛间歇期缩短，呈持续剧烈腹痛，有固定性压痛和腹膜刺激征
	麻痹性：全腹持续性胀痛或不适，肠鸣音减弱或消失

呕吐	高位肠梗阻：呕吐出现早且频繁，主要为胃及十二指肠内容物
	低位肠梗阻：呕吐出现迟而少，呕吐物呈粪样
	麻痹性：呕吐呈溢出性
	绞窄性：呕吐物为血性或棕褐色液体
腹胀	高位肠梗阻腹胀较轻，低位肠梗阻腹胀明显
停止排气排便	完全性：多不再排便排气 不完全性：可有多次少量排便排气 绞窄性：可排血性黏液样便

巅峰速记法：急性绞窄性肠梗阻呕吐物为血性；幽门梗阻呕吐物酸臭无胆汁；低位肠梗阻呕吐物为粪样。

真题精选

高位小肠梗阻最主要的症状是

A. 停止排便排气　B. 肠腔积气　C. 腹胀明显　D. 肠蠕动亢进　E. 呕吐频繁

答案:E

(二)体征

1. 局部

(1)腹部视诊：机械性肠梗阻可见肠型和蠕动波。

(2)触诊：单纯性肠梗阻因肠管膨胀，可有轻度压痛，但无腹膜刺激征。绞窄性肠梗阻时，可有固定压痛和腹膜刺激征。蛔虫性肠梗阻，常在腹中部触及条索状团块。肠套叠时可扪及腊肠样肿块。

(3)叩诊：绞窄性肠梗阻时，腹腔有渗液，移动性浊音可呈阳性。

(4)听诊：机械性肠梗阻时有肠鸣音亢进，气过水音。麻痹性肠梗阻时，则肠鸣音减弱或消失。

2. 全身

肠梗阻初期，病人全身情况可无明显变化。梗阻晚期或绞窄性肠梗阻病人可出现唇干舌燥、眼窝凹陷、皮肤弹性消失、尿少或无尿等明显脱水体征，还可出现脉搏细速、血压下降、面色苍白、四肢发冷等全身中毒和休克征象。

三、治疗原则

治疗原则是纠正肠梗阻引起的全身性生理紊乱和解除梗阻。非手术治疗方法包括：禁食禁饮、胃肠减压。解痉止痛、纠正体液失衡等。常用手术治疗方法有：粘连松解术、肠切开取出异物、肠套叠或肠扭转复位术、肠切除肠吻合术、肠造口术。

具体治疗方法应根据肠梗阻的病因、性质、类型、部位、程度、有无并发症以及病人的全身情况而决定。

四、护理措施

(一)非手术治疗护理/术前护理

1.缓解疼痛与腹胀

(1)胃肠减压：有效的胃肠减压对单纯性肠梗阻和麻痹性肠梗阻可达到解除梗阻的目的。胃肠减压期间应保持减压管通畅和减压装置有效的负压，密切观察并记录引流液的性状及量。如发现血性液体，应考虑肠绞窄的可能。

(2)安置体位：取低半卧位，减轻腹肌紧张，有利于病人的呼吸。

(3)应用解痉剂：在确定无肠绞窄后，可应用阿托品等解痉剂药物，以解除胃肠道平滑肌的痉挛，抑制胃肠道腺体的分泌，使病人腹痛得以缓解。

(4)按摩或针刺疗法：若为不完全性、痉挛性或单纯蛔虫所致的肠梗阻，可适当顺时针轻柔按摩腹部，并遵医嘱配合应用针刺疗法，缓解疼痛。

真题精选

周先生，30岁。1小时前午餐后打篮球时出现腹部剧烈疼痛，持续性，腹胀，呕吐宿食，含少量血性液体，口渴，烦躁不安，中腹部可扪及压痛包块，移动性浊音阳性，肠鸣音减弱，发病以来未排便排气。最有效的护理措施是

A.禁食、胃肠减压　B.口服液状石蜡　C.低压灌肠　D.手术探查　E.抗休克

答案:A

2.维持体液平衡

(1)补液：补充液体的量与种类取决于病情，包括呕吐次数、量及呕吐物的性状等以及皮肤弹性、尿量、尿比重、血液浓缩程度、血清电解质、血气分析结果等。

(2)饮食与营养支持：肠梗阻时需禁食，应给予胃肠外营养。若梗阻解除，病人开始排气、排便，腹痛、腹胀消失12小时后，可进流质饮食，忌食易产气的甜食和牛奶等，如无不适，24小时后进半流质饮食，3日后进软食。

3.严密观察病情变化，及早发现绞窄性肠梗阻

定时测量体温、脉搏、呼吸和血压，以及腹痛、腹胀和呕吐等变化，及时了解病人各项实验室指标。

(二)术后护理

1.体位

全麻术后暂时予以平卧位，头偏向一侧，血压平稳后给予半卧位。

2. 饮食

术后暂禁食，禁食期间给予静脉补液。待肠蠕动恢复、肛门排气后可开始进少量流质，进食后若无不适，逐步过渡至半流质。

3. 术后并发症观察和护理

(1)肠梗阻：鼓励病人术后早期活动，如病情平稳，术后24小时即可开始床上活动，3日后下床活动，以促进机体和胃肠道功能的恢复，防止肠粘连。

(2)腹腔感染及肠瘘：若出现局部或弥漫性腹膜炎表现，腹腔引流管周围流出液体带粪臭味时，应警惕腹腔内感染及肠瘘的可能。

五、几种常见的机械性肠梗阻

(一)粘连性肠梗阻

常在腹腔内手术、炎症、创伤、出血、异物等引起肠粘连的基础上，由于肠功能紊乱、饮食不当、剧烈活动、体位突然改变等因素诱发肠梗阻的发生，临床上有典型的机械性肠梗阻表现。一般采用非手术治疗，严密观察病情，若症状加重或有肠绞窄表现，应及时手术治疗。

(二)蛔虫性肠梗阻

蛔虫性肠梗阻是蛔虫聚集呈成团堵塞肠腔引起的肠梗阻，多为不完全性梗阻。多见于2～10岁儿童，驱虫治疗不当常为诱因。主要表现为脐周阵发性疼痛或呕吐，可有吐蛔虫或便蛔虫的病史，腹胀不明显，但腹部常扪及可以变形、变位的条索状肿块，肠鸣音亢进，腹部X线有成团的虫体阴影。主要采用非手术治疗，如非手术无效或发生腹膜炎者，应手术治疗。

(三)肠扭转

肠扭转是一段肠袢沿其系膜长轴旋转而致的闭袢性肠梗阻。小肠扭转多见于青壮年，常在饱食后剧烈运动而发病。表现为突发脐周剧烈绞痛，腹痛常牵涉腰背痛，频繁呕吐，腹胀不对称，病人早期即可发生休克。腹部检查有时可扪及压痛的扩张肠袢，腹部X线检查符合绞窄性肠梗阻的影像特点。因肠扭转极易发生绞窄性肠梗阻，故应及时手术治疗。

(四)肠套叠

一段肠管套入其相连的肠腔内称为肠套叠。急性肠套叠多见于2岁以内的幼儿，以回盲肠最多见，常为突然发作剧烈的阵发性腹痛，伴有呕吐和果酱样便，腹部可扪及腊肠形、稍有压痛的腹部肿块。X线空气或钡剂灌肠检查，可见空气或钡剂在套叠远端受阻呈“杯口状”阴影。早期可用空气或钡剂灌肠复位，首选空气灌肠。如复位不成功，或病期已超过48小时，或出现肠坏死、肠穿孔，应及时手术治疗。

巅峰速记法： 肠扭转和肠套叠均可突然发生剧烈腹痛，伴有呕吐。做题时，注意抓住题干的关键词。肠扭转通常在剧烈运动时发生，早期就可有休克。而肠套叠多见2岁以内的儿童，大便为果酱样。

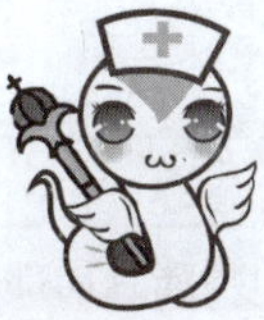

第八节 急性阑尾炎病人的护理

应试考点

1. 典型表现和最常见体征
2. 并发症

一、病因

阑尾管腔阻塞是急性阑尾炎最常见的原因，阑尾管腔阻塞主要是由于管壁内丰富淋巴滤泡的明显增生，其次是粪石阻塞，异物、炎性狭窄、寄生虫、肿瘤等引起。

二、临床表现

腹痛	转移性右下腹痛是典型表现，腹痛多始于上腹部，逐渐移向脐周，6～8小时后疼痛转移并局限于右下腹部。若阑尾发生穿孔，表现为腹痛突然加剧，并有腹膜炎症状
胃肠道症状	发病早期有轻度恶心、呕吐、腹泻等胃肠道症状
腹膜刺激征	压痛、反跳痛、腹肌紧张、肠鸣音减弱等，这是壁层腹膜受炎症刺激出血的防卫反应
右下腹包块	多为阑尾周围脓肿的表现
门静脉炎	阑尾的血液最终回流入门静脉，阑尾炎症时，可导致门静脉炎，出现寒战、高热和黄疸
辅助体征	结肠充气试验、腰大肌试验、闭孔内肌试验、直肠指诊可作为辅助诊断的依据。腰大肌试验阳性提示阑尾位置较深，位于腰大肌前方；闭孔内肌试验阳性提示阑尾位置靠近闭孔内肌

三、治疗原则

急性阑尾炎的治疗首先施行阑尾切除术。非手术治疗仅适用于早期单纯性阑尾炎或有手术禁忌证者；阑尾周围脓肿先使用抗生素控制症状，一般3个月后再行手术切除阑尾。

四、护理措施

（一）减轻或控制疼痛

1. 采取适当卧位

(1) 协助病人采取半卧位或斜坡卧位，以减轻腹壁张力，有助于缓解疼痛。

(2) 指导病人进行有节律的深呼吸，达到放松和减轻疼痛的作用。

2. 禁食

予以禁食，必要时遵医嘱给予胃肠减压，以减轻腹胀和腹痛。

3. 缓解疼痛

对诊断明确疼痛剧烈的病人，可遵医嘱给予解痉或镇痛药，以缓解疼痛。

4. 控制感染

遵医嘱应用抗菌药物，以有效控制感染，达到减轻疼痛的目的。

(二)并发症的预防和护理

出血	多因阑尾系膜结扎线松脱所致，常发生在**术后 24 小时内**
切口感染	是**术后最常见**的并发症。表现为术后 3 天左右体温升高，切口疼痛且局部有红肿、压痛或波动感。应给予抗生素、理疗等治疗，如已化脓应拆线引流
腹腔脓肿	炎症渗液积聚于膈下、肠间、盆腔而形成。表现为术后 5～7 天体温升高，或下降后又上升，并有腹痛、腹胀、腹部包块等。若发生**盆腔脓肿**，可出现直肠刺激症状，如里急后重等症状
肠瘘	多因阑尾残端结扎线松脱，或术中误伤盲肠所致
粘连性肠梗阻	多为不完全性肠梗阻，以**非手术治疗为主**，完全性肠梗阻者应手术治疗
阑尾残株炎	阑尾切除时**残端保留超过 1cm**，术后残株易复发炎症，表现为阑尾炎的症状

真题精选

患者男，因腹部疼痛来医院就诊，确诊为急性阑尾炎，图示其疼痛的压痛点在

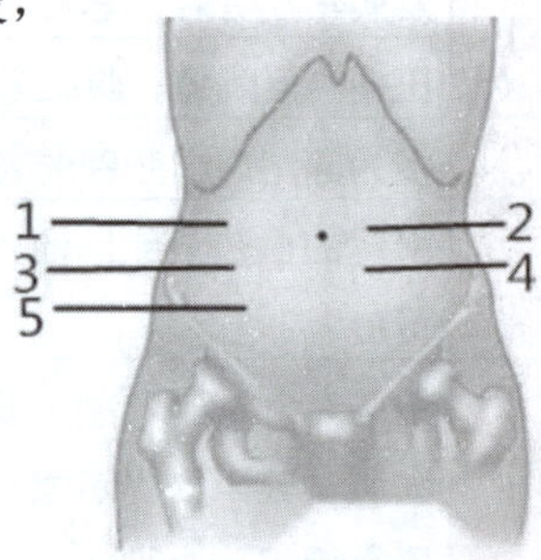

A. 1

B. 2

C. 3

D. 4

E. 5

答案:C

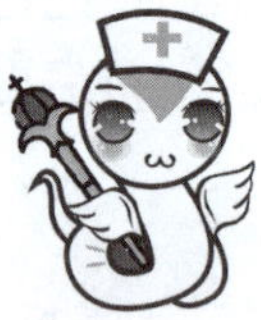

第九节　腹外疝病人的护理

应试考点

1. 术后护理措施

2. 防止复发的措施、健康指导

腹外疝是腹内器官或组织连同腹膜壁层，经腹壁薄弱点或孔隙，向体表突出而形成的包块（疝块）。腹外疝根据其发生部位可以分为**腹股沟斜疝和腹股沟直疝**。

其中以腹股沟斜疝的发病率最高。典型的腹外疝由疝环、疝囊、疝内容物和疝外被盖组成。疝内容物是进入疝囊的腹内脏器或组织，以小肠最为多见，大网膜次之。

一、病因及分类

(一)病因

腹壁强度降低和腹内压力增高是腹外疝发病的两个主要原因。

1. 腹壁强度降低

发生腹外疝的局部腹壁均为强度减弱的区域。

2. 慢性咳嗽、便秘、排尿困难、腹水、妊娠、举重、婴儿经常啼哭等是引起腹内压力增高的常见因素。

(二)分类

根据疝的可复程度和血供情况等，腹外疝可分以下 4 种类型。

1. 易复性疝

凡疝内容物很容易回纳入腹腔的，称为易复性疝。

2. 难复性疝

疝内容物不能或不能完全回纳入腹腔内，称难复性疝。

3. 嵌顿性疝

疝环较小而腹内压突然增高时，疝内容物可强行扩张疝囊颈而进入疝囊，随后因疝囊颈的弹性收缩，将内容物卡住，使其不能回纳，称为嵌顿性疝。

4. 绞窄性疝

嵌顿若未能及时解除，肠管及其系膜受压程度不断加重，可使动脉血流减少，最后导致全阻断，即为绞窄性疝。

二、临床表现

(一)斜疝、直疝的区别

鉴别要点	斜疝	直疝
发病年龄	多见于儿童及成年人	多见于老年
突出途径	经腹股沟管突出，可进阴囊	由直疝三角突出，不进阴囊
疝块外形	椭圆或梨形，上部呈蒂柄状	半球形，基底较宽
回纳疝块后压住深环	疝块不再突出	疝块仍可突出
精索与疝囊的关系	精索在疝囊后方	精索在疝囊前外方
疝囊颈与腹壁下动脉的关系	疝囊颈在腹壁下动脉外侧	疝囊颈在腹壁下动脉内侧
嵌顿机会	较多	较少

(二)股疝

腹内脏器或组织通过股环、经股管向股部卵圆窝突出形成疝，称为股疝。多见于 40 岁以上的妇女，妊娠导致的腹内压增高是引起股疝的主要原因。股疝极易嵌顿。

(三)脐疝

腹腔内脏器或组织通过脐环突出形成的疝，称为脐疝。婴儿脐疝多属先天性，成年人一般都是后天性的。脐疝极少发生嵌顿。啼哭是小儿腹内压增高的常见原因，成人则以肥胖、妊娠为多。

巅峰速记法：腹股沟管内口是腹股沟管深环，外口是浅环，女性腹股沟管内有子宫圆韧带通过，男性有精索通过。直疝三角（海氏三角）的组成：外侧边是腹壁下动脉，内侧边为腹直肌外侧缘，底边为腹股沟韧带。

真题精选

患者，男，65 岁。发现右腹股沟内侧包块 3 年余。3 天前腹股沟包块突然增大，变硬，不能还纳，伴剧烈疼痛。8 小时前疼痛有所缓解，但出现发热。患者最有可能出现了

A. 易复性疝　B. 难复性疝　C. 嵌顿性疝　D. 绞窄性疝　E. 急性阑尾炎

答案:D

三、治疗原则

(一)非手术治疗

1. 1 岁以下婴幼儿可暂不手术。可采用棉线束带或绷带压住腹股沟管深环，防止疝块突出，并给发育中的腹肌以加强腹壁的机会。

2. 医用疝带可用于年老体弱或伴有其他严重疾病而不能手术者。

(二)手术治疗

腹股沟疝一般均应及早施行手术治疗。手术方法可归纳为单纯疝囊高位结扎术和疝修补术。

1. 单纯疝囊高位结扎术

仅适用于婴幼儿或儿童及绞窄性斜疝因肠坏死而局部有严重感染、暂不宜行疝修补术者。

2. 疝修补术

(1)无张力疝修补术，材料易于获得、创伤小、术后下床早、恢复快，但都有潜在的排异和感染的危险。

(2)经腹腔镜疝修补术。

3. 嵌顿性和绞窄性疝的处理

(1)嵌顿性疝具备下列情况者可先试行手法复位。

嵌顿时间在 4 小时内，局部压痛不明显，也无腹部压痛或腹肌紧张等腹膜刺激征者。年老体弱或伴有其他较严重疾病而估计肠袢尚未绞窄坏死者。

(2)绞窄性疝的内容物已坏死，更需手术治疗。

四、护理措施

提供给病人预防腹内压增高的相关知识。

(一)术前护理

1. 消除致腹内压升高的因素

除紧急手术者外，凡术前有咳嗽、便秘、排尿困难等腹压升高因素者，均应给予对症处理，否则易致术后疝复发。

2. 活动与休息

疝块较大者减少活动，多卧床休息；离床活动时使用疝带压住疝环口，避免腹腔内容物脱出而造成疝嵌顿。

3. 病情观察

嵌顿疝发生立即停止活动。

4. 急诊手术

禁食、静脉输液、胃肠减压、抗感染，纠正水、电解质及酸碱平衡失调，并备皮、配血。

(二)术后护理

1. 病情观察。

2. 体位。病人取平卧位，膝下垫一软枕，使髋关节微屈，以松弛腹股沟切口的张力和减少腹腔内压力，利于切口愈合和减轻切口疼痛。

3. 活动。采用无张力疝修补术的病人一般术后当日或次日即可下床活动。年老体弱、复发性疝、绞窄性疝、巨大疝病人可适当延迟下床活动时间。

4. 防止腹内压升高。

5. 预防阴囊水肿。术后可用丁字带将阴囊托起，并密切观察阴囊肿胀情况。

6. 预防切口感染。切口感染是疝复发的主要原因之一。若发现敷料污染或脱落，应及时更换。

真题精选

关于右侧腹股沟斜疝嵌顿病人的术后出院指导，正确的叙述是

A. 减少和消除引起腹外疝复发的因素

B. 出院后 3 天内避免重体力劳动或提举重物

C. 卧床休息，不可增加活动量

D. 可进食刺激性食物

E. 出院后不必定期随访

答案:A

五、健康教育

(一)活动

出院后逐渐增加活动量，3 个月内应避免重体力劳动或提举重物。

(二)避免腹内压升高的因素

指导病人在咳嗽时用手掌按压切口部位，以免缝线撕脱。保持排便通畅，给予便秘者通便药物，嘱病人避免用力排便。

(三)复诊和随诊

定期门诊复查。若疝复发，应及早诊治。

真题精选

对腹外疝患者进行出院指导，正确的内容是

A. 1 个月内避免重体力劳动

B. 3 个月内避免重体力劳动

C. 半年内避免重体力劳动

D. 术后不会复发，可任意活动

E. 少吃富含高维生素的食物

答案:B

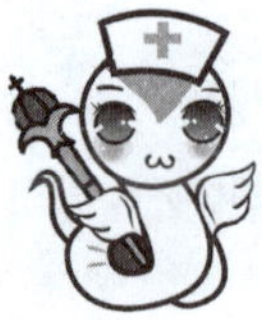

第十节 痔病人的护理

应试考点

1. 内痔分期
2. 治疗原则及护理措施

一、病因及分类

(一)病因

1. 肛窦、肛腺慢性感染的病史。
2. 长期饮酒、好食辛辣等刺激性食物。
3. 长期使腹内压增高的病史或职业因素。
4. 直肠局部解剖因素。

(二)分类

痔可分为内痔、外痔和混合痔 3 类。内痔位于齿状线以上，表面覆盖直肠黏膜。好发于直肠下端的左侧、右前或右后方(截石位 3、7、11 点)；外痔位于齿状线下方，表面覆盖肛管皮肤。

二、临床表现

(一)内痔

主要表现为排便时无痛性出血和痔块脱出，分为 4 期。

分期	出血	痔块脱出
Ⅰ期	便时带血、滴血或喷射状出血，出血可自行停止	痔块不脱出肛门外
Ⅱ期	便血常见	排便时痔块脱出，但便后能自行回纳
Ⅲ期	偶有便血	痔块脱出不能自行回纳，需用手托回
Ⅳ期	偶有便血	痔块长期脱出于肛门外、无法回纳或回纳后又立即脱出

(二)外痔

主要表现为肛门不适、潮湿、有时伴局部瘙痒。若形成血栓性外痔，则有肛门剧痛，排便、咳嗽时加剧，数日后可减轻；在肛门表面可见红色或暗红色硬结。

三、治疗原则及护理措施

(一)一般治疗

适用于痔初期，只需调节饮食，保持大便通畅，便后热水坐浴，多饮水，多吃新鲜水果蔬菜和粗粮，少饮酒，少吃辛辣刺激食物，少吃高热量零食。加强体育锻炼，不需特殊治疗。血栓性外痔经局部热敷、外敷消炎止痛药物后，若疼痛缓解则不需手术。嵌顿性痔初期，应尽早手法还纳痔核。

(二)痔核切除术。

Ⅱ、Ⅲ期内痔及混合痔，行痔核切除术。对疼痛剧烈的血栓性外痔，可行血栓性外痔剥离术。

(三)注射疗法

适用于Ⅰ、Ⅱ期出血性内痔，方法是在痔核的上方的黏膜下层注入硬化剂，使其周围产生无菌性炎症反应，黏膜下组织发生纤维增生，小血管闭塞，痔块硬化萎缩。

真题精选

注射硬化剂治疗Ⅰ、Ⅱ期内痔的药理作用，错误的是

A.痣块萎缩 B.小血管闭塞 C.痣块硬化 D.蛋白凝固 E.组织纤维增生

答案:D

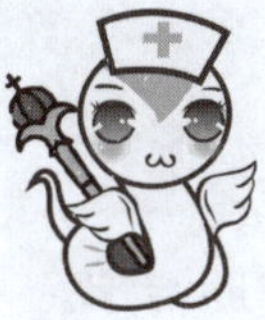

第十一节 肛瘘病人的护理

应试考点

护理措施

一、病因及分类

(一)病因

肛瘘是指直肠下部或肛管与肛周皮肤间形成的慢性感染性管道。常为直肠肛管周围脓肿的后果。

巅峰速记法：直肠肛管周围脓肿常见的病因是肛窦炎、肛腺感染，肛瘘的常见病因是直肠肛管周围脓肿。

(二)分类

根据瘘口与瘘管的数目分	单纯性肛瘘：只存在单一瘘管
	复杂性肛瘘：存在多个瘘口和瘘管，甚至有分支
根据瘘管所在的位置分	低位肛瘘：瘘管位于外括约肌深部以下
	高位肛瘘：瘘管位于外括约肌深部以上

二、临床表现

1. 疼痛。

2. 瘘口排脓。瘘口经常有脓液排出，在脓液排出后，外口可以暂时闭合；当脓液积聚到一定量时，再次冲破外口排脓，如此反复发作。

3. 发热。

4. 肛周瘙痒。瘘口排出的脓液刺激肛周皮肤，使肛门部潮湿、瘙痒，久之可形成湿疹。

三、辅助检查

(一)直肠指检

瘘管位置浅时可触及硬结样内口及条索状瘘管，在内口处有轻压痛。

(二)内镜检查

肛门检查时可发现内口。

(三)特殊检查

从外口注入亚甲蓝溶液1～2ml，根据纱条染色部位确定内口或做碘油瘘管造影检查可明确瘘管分布。

四、治疗原则

(一)瘘管切开术或瘘管切除术

瘘管切开术或瘘管切除术适用于低位肛瘘。

(二)挂线疗法

挂线疗法适用于高位单纯性肛瘘的治疗或高位复杂性肛瘘的辅助治疗。

五、护理措施

(一)饮食

忌辛辣食物，多进新鲜果蔬，多饮水，养成良好排便习惯；术后病人因惧怕疼痛，常拒绝排便，应向其解释术后排便的意义，在有意排便时应及时排便可口服缓泻剂，必要时应用止痛剂以缓解疼痛。

(二)温水坐浴

术后第 2 日开始每日早晚及便后用 1∶5000 高锰酸钾溶液温水坐浴或中药坐浴，既可缓解局部疼痛，又有利于局部炎症的消散、吸收。

(三)挂线后护理

嘱病人每 5～7 天至门诊收紧药线，直到药线脱落。脱线后局部可涂生肌散或抗生素软膏，以促进伤口愈合。

(四)术后并发症的预防和护理

定期行直肠指诊，以及时观察伤口愈合情况。为防止肛门狭窄，术后 5～10 天内可用示指扩肛，每日一次，肛门括约肌松弛者，术后 3 天起指导病人进行提肛运动。

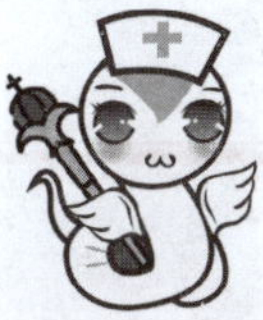

第十二节 直肠肛管周围脓肿病人的护理

应试考点

1. 护理措施

一、病因

绝大部分直肠肛管周围脓肿由肛窦炎、肛腺感染引起。

二、临床表现

肛门周围脓肿	最常见主要表现持续性跳痛局部红肿、触痛，脓肿形成后有波动感，全身感染症状不明显
坐骨肛管间隙脓肿（坐骨肛门窝脓肿）	较常见，脓肿位于肛提肌以下的坐骨、肛管之间的软组织间隙内，初期表现为局部疼痛，炎症较重时局部红肿热痛明显，炎症波及直肠和膀胱时病人出现直肠刺激症状和膀胱刺激症状，如里急后重和排尿困难
骨盆直肠间隙脓肿（骨盆直肠窝脓肿）	引起的全身症状较重而局部体征不明显常表现为直肠刺激症状和膀胱刺激症状，有明显排便痛和排尿困难。直肠指检扪及局限性隆起和触痛，或有波动感，局部穿刺可抽到脓液

三、辅助检查

(一)直肠指检

对直肠肛管周围脓肿有重要意义，常采用膝胸位。

(二)局部穿刺抽脓

有确诊价值，且可将抽出的脓液行细菌培养检查。

四、治疗原则

早期使用抗菌药物、局部理疗或热水坐浴，促使炎症消退。为缓解病人排便时疼痛，可口服缓泻剂或液体石蜡以促进排便。如已形成脓肿，应及时切开排脓。

五、护理措施

(一)热水坐浴

高热病人给予物理降温；用1∶5000高锰酸钾溶液温水坐浴时注意控制好坐浴的时间和水的温度。

(二)保持引流通畅

定时冲洗脓腔，保持引流通畅。当脓液变稀、引流量小于50ml/d时，可考虑拔管。

(三)控制感染

遵医嘱应用抗生素控制感染，有条件时穿刺抽取脓液，并根据药物敏感试验结果选择合适的抗生素治疗。

真题精选

直肠肛管周围脓肿患者肛门坐浴的水温应为

A. 23～26℃　B. 33～36℃　C. 43～46℃　D. 53～56℃　E. 63～66℃

答案:C

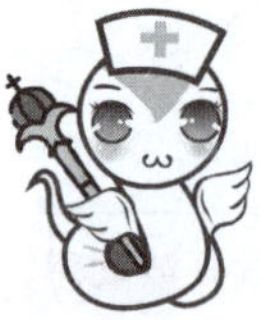

第十三节　肝硬化病人的护理

应试考点

1. 肝硬化病因
2. 并发症
3. 治疗原则

一、病因

在我国病毒性肝炎是引起肝硬化的主要原因，其中以病毒性肝炎当中的乙型肝炎最常见。肝脏组织基本的功能单元是肝小叶，肝硬化的病理特点是正常肝小叶结构破坏和假小叶形成。

真题精选

下列疾病中，以假小叶形成为主要病理改变的是

A. 慢性肝淤血　B. 弥漫型肝癌　C. 急性重型肝炎　D. 肝硬化　E. 亚急性重型肝炎

答案：D

巅峰速记法：肝炎分为甲肝、乙肝、丙肝、丁肝、戊肝，这五种肝炎中，乙肝最常引起肝硬化，甲肝和戊肝不发展为肝硬化。

二、临床表现

(一)代偿期

常以疲乏无力、食欲减退为主要表现。肝轻度肿大。

(二)失代偿期

肝功能退化	全身	营养状况较差，面色晦暗无光泽（肝病面容）
	消化道	食欲减退为最常见症状，畏食，腹胀，进食脂肪后引起的腹泻
	出血和贫血	主要与肝合成凝血因子减少、脾功能亢进和毛细血管脆性增加等因素有关
	内分泌紊乱	雌激素增多 肝掌（手掌大鱼际，小鱼际和指端腹侧部红斑） 蜘蛛痣（于上腔静脉引流区如面、肩、上胸部）
门脉高压症	脾大	首先出现，脾功能亢进，表现为白细胞、血小板和红细胞计数减少
	侧支循环建立和开放	食管下段与胃底静脉曲张（最核心）特征性表现—破裂导致上消化道出血 腹壁静脉曲张：曲张静脉以脐为中心，以脐为中心向上及下腹延伸，脐周静脉明显曲张呈水母头状 痔静脉扩张
	腹水	肝硬化失代偿期最突出的表现
		门静脉压力增高（最主要原因）；低清蛋白血症；肝淋巴液生成过多

真题精选

肝硬化伴大量腹水取半卧位的原因是

A. 有利于腹水消退　B. 增加回心血量　C. 减轻心脏负荷

D. 减轻呼吸困难　E. 降低腹内压力

答案：D

（三）并发症

上消化道大出血	最常见并发症，多因食管胃底静脉曲张破裂而出血，常在食用粗糙的食物时，突发呕血和（或）黑便，引起出血性休克、诱发肝性脑病
感染	因机体抵抗力低下，常易并发细菌感染，自发性细菌性腹膜炎（多为革兰阴性杆菌感染）、治疗首选第三代头孢菌素
肝性脑病	是晚期肝硬化最严重的并发症，亦是最常见的死亡原因
电解质和酸碱平衡紊乱	常见的有低钠血症、低钾低氯血症与代谢性碱中毒
肝癌	肝硬化病人短期内出现病情迅速恶化、肝脏进行性增大、原因不明的持续性肝区疼痛或发热、腹水增多且为血性等。考虑为原发性肝癌
肝肾综合征	也称功能性肾衰竭，表现为少尿或无尿、氮质血症、稀释性低钠血症和低尿钠
肝肺综合征	为严重肝病、肺血管扩张和低氧血症的三联症。表现为呼吸困难、顽固性低氧血症，检查显示肺血管扩张

真题精选

患者男，56 岁。肝硬化 3 年，因肝性脑病入院。为了防止患者病情加重，应给予

A. 低脂肪饮食　B. 低嘌呤饮食　C. 低胆固醇饮食　D. 低蛋白饮食　E. 低盐饮食

答案：D

三、辅助检查

（一）肝功能检查

转氨酶增高，以 ALT(GPT) 增高显著，肝细胞严重坏死时 AST(GOT) 增高会比 ALT 明显。

（二）血生化检查

白蛋白降低、球蛋白增高，白蛋白/球蛋白比值降低或倒置。

（三）免疫学检查

免疫球蛋白 IgG、IgA、IgM 均增高，以 IgG 增高显著，T 淋巴细胞数量降低。

（四）腹水检查

肝硬化腹水多为漏出液，若合并原发性腹膜炎时，可呈渗出液。腹水呈血性，应考虑癌变可能，需作细胞学检查。

（五）肝穿刺活组织检查

取肝脏组织做病理检查见假小叶形成可确诊为肝硬化。

四、治疗原则

（一）饮食

给予高热量、高蛋白质、维生素丰富、易消化的食物。肝功能损害显著或有肝

性脑病先兆者、血氨升高时，应限制或禁食蛋白质；腹水者应限制盐摄入；避免进食粗糙、坚硬或刺激性食物，忌酒，禁用损害肝脏药物。同时根据病情变化及时更改饮食。

真题精选

下列可以快速输注且有利尿作用的液体是

A. 20%甘露醇　　B. 50%葡萄糖溶液　C. 生理盐水

D. 10%葡萄糖溶液　E. 15%山梨醇溶液

答案:A

(二)腹水的治疗

1. 限制钠、水的摄入

限制盐在 1.2～2g/d，进水量限制在 1000ml/d 左右。

2. 增加钠、水的排泄

(1)利尿：主要使用螺内酯，利尿治疗以每天体重减轻不超过 0.5kg 为宜，利尿剂使用不宜过猛，避免诱发肝性脑病、肝肾综合征等。(2)导泻：利尿剂治疗无效可应用导泻药，通过肠道排出水分。(3)腹腔穿刺放腹水：大量腹水者取半卧位，以减轻呼吸困难；少量腹水者取平卧位，以增加肝、肾血流量。为减轻症状可行穿刺放腹水，但会丢失蛋白质，且短期内腹水又复原，应同时给白蛋白静脉点滴，可提高疗效。术后应缚紧腹带，防止腹穿后腹内压骤降。一般每放腹水 1000ml，输注白蛋白 8～10g，肝硬化病人一次放腹水一般不超过 3000ml。

3. 提高血浆胶体渗透压

定期输注新鲜血、白蛋白、血浆。

巅峰速记法：肝病病人忌用吗啡、巴比妥类药物；宜输新鲜血，因库存血含氨量高，易诱发肝性脑病。

4. 腹水浓缩回输

放出腹水，通过浓缩处理后再静脉回输，可消除水、钠潴留，提高血浆白蛋白浓度及有效循环血容量，并能改善肾血液循环，对顽固性腹水是一种较好的治疗方法。

(三)手术治疗

为降低门脉压力及消除脾功能亢进，常行各种分流术和脾切除术。

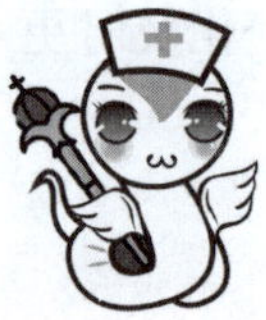

第十四节 细菌性肝脓肿病人的护理

应试考点

1. 感染途径

一、病因

最常见致病菌为大肠埃希菌和金黄色葡萄球菌。胆道系统是最主要的入侵途径和最常见的病因。化脓性阑尾炎可通过门静脉系统入肝引起肝脓肿。胆道疾病所致的肝脓肿常为多发性，以左外叶最多见。

二、临床表现

寒战和高热是最常见的早期症状，一般为弛张热。大多数病人会出现肝区持续性胀痛或钝痛，有时可伴有右肩放射痛或胸痛，肝脏肿大。

真题精选

细菌性肝脓肿的早期临床表现

A. 局部凹陷性水肿　B. 寒战、高热、肝区疼痛、肝肿大　C. 恶心、呕吐

D. 黄疸、右上腹肌紧张　E. 食欲下降

答案:B

巅峰速记法： 肝硬化患者早期肝脏可肿大，但中晚期肝脏缩小；而肝癌、肝脓肿者肝脏肿大。

三、辅助检查

血白细胞计数增高，B 超能分辨肝内直径 2cm 的液性病灶，并明确其部位和大小。诊断性穿刺，抽出脓液即可证实。

四、处理原则

(一)非手术治疗

非手术治疗适用于急性期尚未局限的肝脓肿和多发性小脓肿。

1. 支持治疗

积极提供支持治疗，包括肠内、外营养支持；纠正水、电解质、酸碱失衡；必要时反复多次输血，纠正低蛋白血症；改善肝功能和增强机体抵抗力。

2. 应用抗菌药物

大剂量、联合应用抗菌药物。

3. 经皮肝穿刺脓肿置管引流术

单个较大的脓肿可在 B 超引导下穿刺抽脓，抽除脓液后可向脓腔注入抗菌药物。

4. 中医中药治疗

多与抗菌药物和手术治疗配合应用，以清热解毒为主。

(二)手术治疗

囊肿切开引流术适应于较大的囊肿。

引流管护理	①置病人于半卧位，以利引流和呼吸 ②严格遵守无菌原则：每天用生理盐水多次或持续冲洗脓腔 ③防止感染：每天更换引流瓶 ④拔管：当脓腔引流液少于 10ml 时，可拔除引流管，改为凡士林纱条引流，适时换药，直至脓腔闭合
高热护理	①保持病室空气新鲜，维持室温于 18～22℃，湿度为 50%～60% ②除须控制入水量者，保证高热病人每天至少摄入 2000ml 液体，以防缺水 ③物理降温：头枕冰袋、乙醇擦浴、灌肠（4℃生理盐水）等

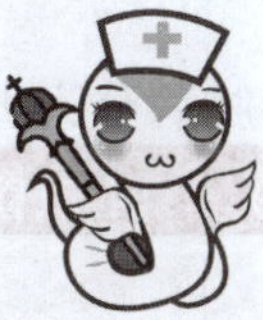

第十五节 肝性脑病病人的护理

应试考点

1. 肝性脑病的病因
2. 肝性脑病的常见诱因
3. 肝性脑病的临床表现
4. 肝性脑病的治疗原则
5. 肝性脑病的护理措施

一、病因

(一)常见病因

各型肝硬化及门体分流手术是引起肝性脑病最常见原因。其中又以病毒性肝炎后肝硬化最多见。部分肝性脑病见于重症病毒性肝炎、中毒性肝炎和药物性肝炎的肝功能急性衰竭阶段。另外，原发性肝癌、妊娠期急性脂肪肝，严重胆道感染等也有发生肝性脑病的病例。

(二)诱因

1. 上消化道出血

出血后血液淤积在胃肠道内，经细菌分解作用后，产生大量的氨，由肠壁扩散至血循环，引起血氨升高，从而促发肝性脑病。

2. 大量排钾利尿，放腹水

可引起低钾性碱中毒，促使 NH_3 透过血-脑屏障，进入脑细胞产生氨中毒。

3. 高蛋白饮食

病人摄入的蛋白过多可加重已经衰竭的肝脏的负担。同时血氨的升高和蛋白质代谢不全促使肝功能衰竭，诱发肝性脑病。

4. 其他

感染、药物、便秘等。

(三)发病机制

1. 氨中毒学说

氨代谢紊乱引起氨中毒是肝性脑病的重要发病机制，氨主要干扰脑细胞的三羧酸循环，使大脑细胞能量供应不足。

2. 假性神经递质学说

肝衰竭时，酪氨酸、苯丙氨酸在肝内清除发生障碍而进入脑组织，形成β-羟酪胺和苯乙醇胺。它们竞争性取代正常神经递质，使神经传导发生障碍而出现意识障碍和昏迷。

二、临床表现

一般根据意识障碍程度、神经系统表现和脑电图改变，将肝性脑病分为五期。

	0期(潜伏期)	一期(前驱期)	二期(昏迷前期)	三期(昏睡期)	四期(昏迷期)
精神行为	无性格、行为异常，无神经系统病理征、脑电图正常	焦虑、欣快激动、淡漠、睡眠倒错、健忘等轻度精神异常，可有扑翼样震颤	嗜睡、行为异常(如衣冠不整或随地大小便)、言语不清、书写障碍及定向力障碍。有腱反射亢进、肌张力增高、踝阵挛及Babinski征阳性等神经体征。此期扑翼样震存在，脑电图有特异性异常	昏睡，但可以唤醒，醒时尚可应答，但常有神志不清和幻觉。各种神经体征持续存在或加重，肌张力增高，四肢被动运动常有抵抗力，锥体束征阳性。扑翼样震颤仍可引出，脑电图明显异常	昏迷，不能唤醒。浅昏迷时，对疼痛等强刺激尚有反应，腱反射和肌张力亢进；深昏迷时，各种腱反射消失，肌张力降低。由于病人不能合作，扑翼样震颤无法引出，脑电图明显异常
腱反射	正常	正常	亢进	亢进	浅昏迷-腱反射亢进 深昏迷-腱反射消失

肌张力	正常	正常	增高	增高	浅昏迷-肌张力增高 深昏迷-肌张力降低
病理反射	无	无	可有	可有	无法引出
扑翼样震颤	+	+	+	+	−
脑电图	正常	正常	特异性异常	异常波形	明显异常

三、辅助检查

(一)血氨

慢性肝性脑病有血氨升高。急性肝性脑病时，血氨多正常。

(二)脑电图检查

正常脑电图呈α波，每秒8～13次。肝性脑病病人的脑电图表现为节律变慢，二至三期病人出现普遍性每秒4～7次δ波或三相波；昏迷时表现为高波幅的δ波，每秒少于4次。脑电图异常提示较为明显的脑功能改变，对肝性脑病预后判断有一定价值。

(三)简易智力测验

用于轻微肝性脑病的筛查。一般将木块图试验、数字连接试验及数字符号试验联合应用。缺点是易受年龄、教育程度的影响。

四、治疗原则

对于肝性脑病的治疗，应立足于早期，采取综合治疗，处理原发病，避免并发症。

消除诱因	积极防治感染和上消化道出血，避免快速、大量排钾利尿和放腹水，纠正电解质和酸碱平衡紊乱，不用或慎用镇静安眠药、麻醉药	
促进代谢，纠正紊乱	降氨药	谷氨酸钾或谷氨酸钠与游离氨结合形成谷氨酰胺，从而降低血氨
	支链氨基酸	可纠正氨基酸代谢的不平衡，抑制大脑中假神经递质的形成
减少肠内毒物的生成和吸收	饮食	急性期首日禁蛋白饮食，慢性肝性脑病病人无禁食蛋白质必要，蛋白质摄入量为1～1.5g/(kg·d)，植物和奶制品蛋白优于动物蛋白
	灌肠或导泻	鼻饲25%硫酸镁30～60ml导泻，以加速氨的排出；也可用生理盐水或弱酸性溶液灌肠，禁用肥皂水灌肠。对急性门体分流性脑病昏迷病人以乳果糖灌肠作为首选治疗
	抑制肠道细菌生长	使用抑制肠道产尿素酶的细菌的口服抗生素，减少氨的生成
	乳果糖或乳梨醇	口服乳果糖，降低pH值，减少氨吸收

巅峰速记法：肝性脑病患者发生碱中毒时，慎用谷氨酸钾，可选用精氨酸。

真题精选

患者男，56 岁。肝硬化病史 12 年，一周前症状加重入院，诊断为肝性脑病，医嘱给予 $MgSO_4$ 溶液导泻，以下不属于应用此药观察重点的是

A. 血压　B. 大便　C. 体温　D. 尿量　E. 呼吸

答案：C

五、护理措施★★★★★

避免各种诱发因素	①禁止给病人应用安眠药和镇静药物 ②防止感染 ③防止大量口服水分或输液，过多液体可引起低血钾，稀释性低血钠、脑水肿等，可加重肝性脑病 ④避免快速利尿和大量放腹水 ⑤保持大便通畅：便秘者，可口服或鼻饲 25%硫酸镁 30～60ml 导泻，也可用生理盐水或弱酸溶液洗肠，忌用肥皂水灌肠
饮食护理	①急性期应无蛋白、高热量和足够的维生素饮食，以糖类为主，减少脂肪类食物 ②昏迷者禁食蛋白质。清醒后可逐步增加蛋白饮食，每天控制在 20g 以内，最好给予植物蛋白，如豆制品。植物蛋白含支链氨基酸，含蛋氨酸、芳香族氨基酸少，适用于肝性脑病 ③显著腹水病人应限制钠、水量，限钠应 2.0g/d，水入量一般为尿量加 1000ml/d ④不宜用维生素 B_6，因其可使多巴在外周神经处转为多巴胺，影响多巴胺进入脑组织，减少中枢神经系统的正常传导递质
用药护理	①新霉素不宜超过一个月，易出现听力和肾功能损害 ②谷氨酸盐为碱性，使用前可先注射 3～5g 维生素 C，尿少或高钾时少用谷氨酸钾，明显腹水或水肿时慎用谷氨酸钠。 ③应用精氨酸，可促进尿素循环，从而降血氨。该药酸性，多用于碱中毒时 ④乳果糖因在肠内产气过多，可能引起腹胀、腹痛、恶心等症状，从小剂量开始使用。 ⑤大量输注葡萄糖的过程中，必须警惕低血钾、心力衰竭

巅峰速记法： 代偿期肝硬化患者选用高热量、高蛋白、高维生素、易消化饮食。肝性脑病患者选用高热量、低脂肪、低盐、忌蛋白饮食。

真题精选

肝性脑病患者灌肠时禁用肥皂水是因为
A. 肥皂水易引起腹胀 B. 肥皂水易造成肠穿孔 C. 可以减少氨的产生和吸收
D. 防止昏迷 E. 可以防止发生酸中毒
答案:C

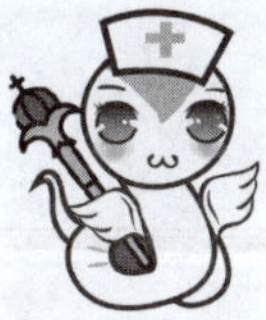

第十六节 胆道感染病人的护理

应试考点

1. 急性胆囊炎的病因
2. 急性胆囊炎的临床表现
3. 急性胆囊炎的首选辅助检查
4. 急性胆囊炎的治疗原则
5. 急性胆囊炎的护理措施
6. 急性梗阻性化脓性胆管炎的病因
7. 急性梗阻性化脓性胆管炎的临床表现
8. 急性梗阻性化脓性胆管炎的治疗原则

胆道感染与胆石症常互为因果关系，胆石症可引起胆道梗阻，梗阻可造成胆汁淤滞、细菌繁殖而致胆道感染。

一、胆囊炎病人的护理

胆囊炎是指发生在胆囊的细菌性和（或）化学性炎症。根据发病的缓急和病程的长短分为急性胆囊炎和慢性胆囊炎。

(一)病因

1. 急性胆囊炎

(1)胆囊管梗阻：由于结石阻塞或嵌顿引起。

(2)细菌感染：细菌多来源于胃肠道。

2. 慢性胆囊炎

慢性胆囊炎大多数继发于急性胆囊炎。

(二)临床表现

1. 急性胆囊炎

(1)症状：多数病人有上腹部疼痛史，表现为右上腹阵发性绞痛，常在饱餐、进食油腻食物后或夜间发作，疼痛可放射至右肩及右肩下部。病人腹痛发作时常伴有恶心、呕吐、厌食等消化道症状。根据胆囊炎症反应程度的不同，病人可出现不同程度的体温升高和脉搏加速。

(2)体征：右上腹可有不同程度和不同范围的压痛、反跳痛和肌紧张，墨菲征阳性(检查者将左手平放于患者右肋部，拇指置于右腹肌外缘与肋弓交界处，嘱患者缓慢深吸气，使肝脏下移，若拇指触及肿大的胆囊引起患者因疼痛而突然屏气，称为 Murphy 征阳性）。

真题精选

墨菲征阳性常见于哪种疾病

A.急性胆囊炎　B.慢性胆囊炎　C.胆结石　D.胆囊癌　E.阑尾炎

答案:A

2.慢性胆囊炎

症状常不典型，主要表现为上腹部饱胀不适、厌食油腻和嗳气等消化不良的症状以及右上腹和肩背部隐痛。多数病人曾有胃病史、典型的胆绞痛病史。

(三)辅助检查

B 超检查（首选）：可显示胆囊增大，胆囊壁增厚，大部分病人可见胆囊内有结石光团。

巅峰速记法：急性胆囊炎=右上腹阵发性绞痛+墨菲征阳性+B 超有强回音光团。

(四)处理原则

主要为手术治疗。手术时机和手术方式取决于病人的病情。一经确诊急性胆囊炎，首选胆囊切除术，手术时机为缓解期。

(五)护理措施

1.减轻或控制疼痛

根据疼痛的程度和性质，采取非药物或药物的方法治疗。药物止痛：对诊断明确的剧烈疼痛者，可遵医嘱通过口服、注射等方式给予消炎利胆、解痉或止痛药，以缓解疼痛。

2.卧床休息

清醒且血压稳定者，改为半卧位，指导病人有节律地呼吸，达到放松和减轻疼痛的效果。

3.维持体液平衡

在病人禁食期间，根据医嘱经静脉补充足够的水、电解质能量和维生素等，以维持水、电解质及酸碱平衡。

4.并发症的预防及护理

如腹痛进行性加重，且范围扩大，出现压痛、反跳痛、肌紧张等，同时伴有寒战、高热的症状，提示胆囊穿孔或病情加重。

二、急性梗阻性化脓性胆管炎

急性化脓性胆管炎又称急性重症胆管炎，是在胆道梗阻基础上并发的急性化脓性细菌感染，急性胆管炎和急性梗阻性化脓性胆管炎是同一疾病的不同发展阶段。

(一)病因

胆管结石是最常见的梗阻因素。造成化脓性感染的致病细菌有大肠埃希菌、变形杆菌、产气杆菌、铜绿假单胞菌等革兰阴性杆菌，厌氧菌亦多见。

(二)临床表现

起病急骤，病情常发展迅猛，在 Charcot 三联症（腹痛、寒战高热、黄疸）的基础上，又出现休克和神经精神症状，具备这五联症（Reynolds 五联症）即可诊断。

(三)辅助检查

1. 实验室检查

白细胞计数升高，可超过 20×10^9/L，中性粒细胞比例明显升高，可出现中毒颗粒；血小板计数降低；凝血酶原时间延长。

2. 影像学检查

B 超检查可显示胆管内有结石影，近段扩张。

3. 其他检查

经皮肝穿刺胆管造影（PTC）和内镜逆行胰胆管造影术（ERCP）检查有助于明确梗阻部位、原因和程度。

(四)治疗原则

紧急手术解除胆道梗阻并减压。手术是以切开减压并引流胆管、挽救生命为主要目的，故手术应力求简单有效，但也要尽可能地仔细探查胆管，力争解除梗阻因素。

(五)护理措施

1. 维持体液平衡。

2. 降低体温。可采用物理降温、药物降温和控制感染。

3. 维持有效呼吸。加强病情观察；采取舒适体位；禁食和胃肠减压；解痉镇痛；氧气吸入。

4. 营养支持。营养不良会影响术后伤口愈合，应给予高蛋白、高碳水化合物、高维生素、低脂的普通饮食或半流质饮食，以维持病人良好的营养状态。

5. 并发症的预防和护理。加强观察、加强腹壁切口、引流量和 T 管护理、加强支持治疗、维护器官功能。

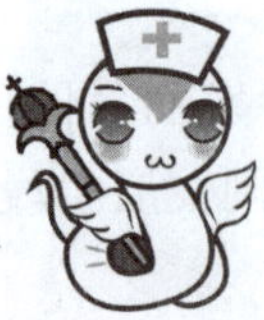

第十七节 胆道蛔虫病病人的护理

应试考点

1. 胆道蛔虫病的临床表现
2. 胆道蛔虫病的治疗原则

胆道蛔虫病是指肠道蛔虫上行钻入胆道所引起的外科急腹症之一。多见于青少年和儿童。

一、病因

蛔虫是肠道内寄生虫，寄生在人体小肠中下段内，当寄生环境发生变化时，如肠道功能紊乱、饥饿、高热、胃酸降低和驱虫不当时，蛔虫达胃、十二指肠内钻入胆道引起症状。

二、临床表现

本病的特点是剧烈的腹部绞痛与不相称的轻微腹部体征，即症状与体征不符。

(一)症状

Oddi 括约肌痉挛，突发性剑突下阵发性“钻顶样”剧烈绞痛，可向右肩背部放射。可伴有恶心、呕吐或呕吐蛔虫。间歇期宛如正常人。

(二)体征

剑突下或偏右有轻度深压痛。

真题精选

患者，男。突发上腹部钻顶样疼痛

A. 胆管炎　B. 胆道堵塞　C. 胆道蛔虫　D. 急性胰腺炎　E. 急性阑尾炎

答案:C

巅峰速记法: 剑突下“钻顶样”疼痛是胆道蛔虫症最特有的症状，在题干中看到这样的疼痛，基本上可确诊为胆道蛔虫病。

真题精选

患儿，7 岁。因阵发性剑突下钻顶样疼痛伴恶心、呕吐半天入院。查体：剑突下压痛，无腹肌紧张，急诊护士应首先考虑

A. 胆内胆管结石　B. 胆外胆管结石　C. 急性阑尾炎　D. 急性胰腺炎　E. 胆道蛔虫病

答案:E

三、辅助检查

B 超检查是本病的首选检查方法。

四、治疗原则

治疗原则：解痉、镇痛、利胆、驱虫、控制感染、纠正水电解质失调。非手术治疗为首选治疗方法，仅在出现严重并发症时才考虑手术治疗。

(一)解痉镇痛

疼痛发作时，可遵医嘱注射阿托品、山莨菪碱（654-2)等胆碱能阻滞剂，必要时可注射哌替啶。

(二)利胆驱虫

发作时可服用利胆排蛔虫的中药和33%硫酸镁。经胃管注入氧气对镇痛和驱虫均有效。驱虫最好在症状缓解期进行，选用左旋咪唑等，应于清晨空腹或晚上睡前服用，服药后注意观察大便中是否有蛔虫卵排除。

(三)控制感染

采用氨基糖苷类和甲硝唑等抗菌药物。

(四)ERCP

通过 ERCP 观察，如蛔虫有部分留在胆道外，可用取石钳将虫体取出。

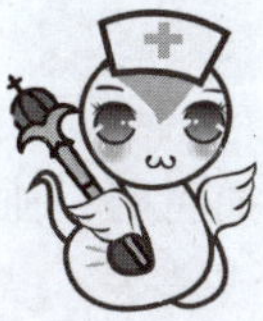

第十八节 胆石症病人的护理

应试考点

1. 胆囊结石的临床表现
2. 胆管结石的临床表现
3. 胆石症术前、术后的护理

胆石症是常见病，随着年龄增长发病率增高，女性比男性高 1 倍左右。胆囊结石发病率较胆管结石高。

一、胆囊结石

(一)病因

本病与脂类代谢异常、胆囊的细菌感染和收缩排空功能减退有关。

(二)临床表现

腹痛是主要的临床表现，起病常在饱餐、进油腻食物后，或在夜间发作。主要表现为右上腹阵发性绞痛、疼痛常放射至右肩或右背部。阵发性右上腹绞痛，Murphy 征阳性(深压胆囊区，嘱病人深吸气，可有触痛反应)。

巅峰速记法：胆囊疾病和细菌性肝脓肿疼痛可放射至右肩部。心绞痛和心肌梗死的疼痛可放射至左肩部和左上肢。

(三)辅助检查

1. 实验室检查

合并胆囊炎时可有血白细胞计数及中性粒细胞比例增高。

2. B超检查（首选）

合并胆囊炎时可有提示胆囊增大，囊壁增厚，大部分病人可见到胆囊结石影像。

(四)治疗原则

手术治疗为主要治疗方法。

二、胆管结石

(一)病因

原发性胆管结石，以胆色素结石或混合性结石为主。继发性胆管结石，以胆固醇结石多见。

(二)临床表现

当结石阻塞胆管并继发感染时可致典型的胆管炎症状：腹痛、寒战高热和黄疸，成为Charcot三联症。

(三)辅助检查

1. 实验室检查

合并感染时，白细胞计数及中性粒细胞比例明显升高；肝细胞损害时，血清转氨酶和碱性磷酸酶增高。血清胆红素、尿胆红素升高，尿胆原降低或消失，粪中尿胆原减少。

2. 影像学检查

B超检查可显示胆管内有结石影，近段扩张。

3. 其他检查

必要时可行PTC、ERCP检查，了解结石的部位、数量、大小和胆管梗阻的部位等。

(四)治疗原则

1. 急诊手术

急诊手术适于积极消炎利胆治疗1～2天病情仍恶化，黄疸加深，胆囊肿大，明显压痛，出现腹膜刺激征或出现Reynolds五联症者应即行胆总管切开取石及引流术。

2. 择期手术

择期手术适用于慢性病人。

三、胆石症病人的护理★★★★★

(一)手术前护理

1.病情观察

密切观察病人病情变化，若出现寒战、高热、腹痛加重、腹痛范围扩大等应考虑病情加重，要及时报告医师，积极进行处理。

2.缓解疼痛

胆绞痛发作时，按医嘱给予解痉、镇静和止痛，常用哌替啶 50mg、阿托品 0.5mg 肌内注射，但勿使用吗啡，以免引起胆道下端括约肌痉挛，使胆道梗阻加重。

真题精选

患者，女，48 岁。因胆石症出现右上腹阵发性绞痛、寒战、高热，医嘱：哌替啶 50mg，肌内注射：阿托品 0.5mg，肌内注射。该患者使用阿托品的主要作用

A.扩散瞳孔　B.兴奋呼吸中枢　C.接触迷走神经的抑制

D.解除平滑肌痉挛　E.抑制腺体分泌

答案:D

(二)术后护理

1.病情观察

若有发热和严重腹痛，可能为胆汁渗漏引起的胆汁性腹膜炎，需立即报告医师处理。

2.T 形引流管的护理

胆总管探查或切开取石术后，在胆总管切开处放置 T 形引流管，一端通向肝管，一端通向十二指肠，由腹壁戳口穿出体外，接引流袋。主要目的是。

(1)引流胆汁。

(2)引流残余结石。

(3)支撑胆道。

3.妥善固定，保持通畅

在改变体位或活动时注意引流管的水平高度不要超过腹部切口高度，以免引流液反流。如观察胆汁引流量突然减少，应注意是否有胆红素沉淀阻塞或蛔虫堵塞，是否管道扭曲、压迫。如有阻塞，可用手由近向远挤压引流管或用少量无菌生理盐水缓慢冲洗，切勿用力推注。

4.观察记录胆汁的量及性状

术后 24 小时内引流量为 300～500ml，以后逐渐减少至每日 200ml 左右。量过少可能因 T 形管阻塞或肝功能衰竭所致；量多可能是胆总管下端不够通畅。正常胆汁呈深绿色或棕黄色，较清晰无沉淀物。颜色过淡，过于稀薄（表示肝功能不佳）、

混浊（感染）或有泥沙样沉淀（结石）均不正常。

真题精选

患者，女，40 岁。行胆总管切开取石 T 管引流术后 5 天，T 管引流液每天 2000ml，示

A. 胆总管下段梗阻　B. 胆汁量正常　C. 胆汁量偏少　D. 肠液反流　E. 肝总管梗阻

答案:A

5. 保持清洁

每日更换一次外接的连接管和引流瓶。

6. 拔管护理

若 T 管引流出的胆汁色泽正常，且引流量逐渐减少，可在术后 10～14 日，试行夹管 1～2 日；夹管期间注意观察病情，若无发热、腹痛、黄疸等症状，可经 T 管作胆道造影，造影后持续引流 24 小时以上；如胆道通畅，无结石或其他病变，再次夹闭 T 管 24～48 小时病人无不适可予拔管。

拔管指征	**黄疸消退无腹痛、发热，大便颜色正常，可以考虑拔管**
拔管时间	**术后 10～14 日，试行夹管观察 1～2 天，夹管期间若无发热、腹痛、黄疸等症状，可经 T 管做胆道造影，造影后持续引流 24 小时以上。如胆道通畅无结石或其他病变，再次夹闭 24～48 小时，病人无不适可予拔管**
拔管后	**残留窦道用凡士林纱布填塞，1～2 日内可自行闭合，若胆道造影发现有残留结石，则需保留 T 管 6 周以上，再做取石或其他处理**

真题精选

患者，女，57 岁。胆总管结石。入院行胆总管切开探查，T 管引流术。术后针对 T 管引流的护理措施，不妥的是

A. 记录引流胆汁的量、色及性状　B. 每日用生理盐水洗 T 管　C. 一般留置 2 周

D. 拔管前经 T 管胆道造影　E. 拔管前夹管观察 1～2 天

答案:B

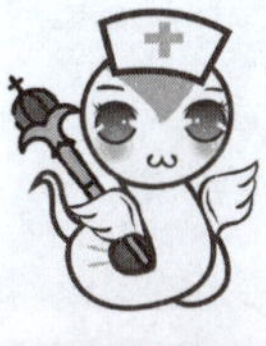

第十九节 急性胰腺炎病人的护理

应试考点

1. 急性胰腺炎的病因、诱因
2. 急性胰腺炎的临床表现
3. 急性胰腺炎的特征性检查
4. 急性胰腺炎的治疗原则

急性胰腺炎是各种病因导致的胰腺及其周围组织被胰腺分泌的消化酶自身消化所致的化学性炎症。

一、病因

引起急性胰腺炎的病因很多，常见的病因为胆道疾病、大量饮酒（国外）、暴饮暴食。

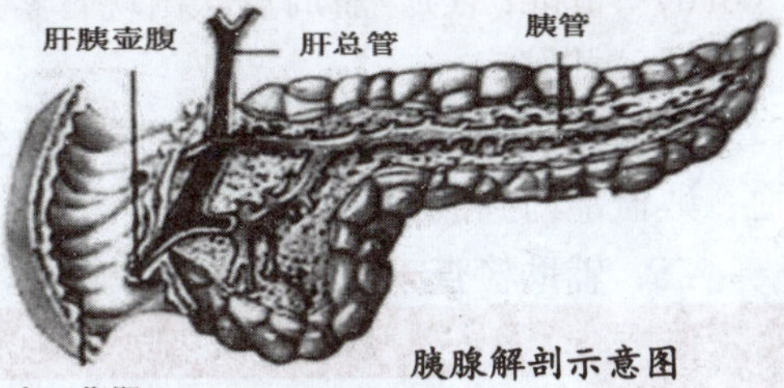

胰腺解剖示意图

巅峰速记法：急性胰腺炎最常见的病因是胆石症，而暴饮暴食是它的诱因。

二、临床表现

(一)症状★★★★★

1.腹痛

为本病主要表现和首发症状。腹痛常位于中左上腹，常向腰背部呈带状放射。进食后疼痛加重，且不易被解痉剂缓解。胆石症发作、暴饮暴食或饮酒多是诱发因素。

真题精选

急性胰腺炎的最典型临床表现是

A.上腹部疼痛　B.消化不良　C.恶心、呕吐　D.肠鸣音减弱　E.腹膜炎体征

答案:A

2.恶心、呕吐与腹胀

起病后常出现频繁恶心、呕吐，可吐出胆汁或咖啡渣样液体，呕吐后腹痛并不减轻。

3. 发热

多数病人出现中度以上发热，一般持续 3～5 天。

4. 低血压或休克

低血压或休克常见于出血坏死型病人。

5. 水、电解质及酸碱平衡紊乱

呕吐频繁病人可有代谢性碱中毒。出血坏死型者常有脱水和代谢性酸中毒，并常伴有低血钾、低血镁、低血钙。低钙血症引起手足抽搐，为预后不佳的表现。

(二) 体征

水肿型胰腺炎病人腹部体征轻微，表现为上腹有轻度压痛，无腹肌紧张与反跳痛。出血坏死型胰腺炎病人，全腹显著压痛与肌紧张，有反跳痛；可出现移动性浊音，腹水多呈血性，腹水中淀粉酶明显升高；腰部两侧可出现灰紫色瘀斑（Grey-Turner 征），脐周皮肤出现青紫，称 Cullen 征。

(三) 并发症

出血坏死型者可出现胰腺脓肿、急性肾衰竭、急性呼吸窘迫综合征、消化道出血、败血症与弥散性血管内凝血等。

三、辅助检查★★★★★

	临床特点	意义
血淀粉酶	2～12h 开始升高，24h 达高峰，持续 3～5d 后逐渐降至正常	血 AM 清淀粉酶值＞500U/L，尿淀粉酶明显升高可确诊，淀粉酶高低与病情不平行
尿淀粉酶	12-14h 开始升高，48h 达高峰，持续 1～2 周	-
C 反应蛋白	C 反应蛋白（CRP）增高提示病情较重	胰腺坏死时，CRP 明显升高
血清脂肪酶	24～72h 开始升高，持续 7～10d	就诊晚患者有诊断价值
血糖	暂时性升高	持久的空腹血糖＞11.2mmol/L 提示胰腺坏死，预后不良
血钙	暂时性低钙血症	＜2mmol/L 提示出血坏死性胰腺炎，预后不良）
B 超	作为初筛检查。后期对胰腺脓肿和假性囊肿有诊断意义	-
增强 CT	为诊断胰腺坏死的最佳方法	-

● **巅峰速记法：**血清淀粉酶正常值 40～180U/L，尿淀粉酶正常值 80～300U/L，血清（胰）淀粉酶超过正常值 3 倍可确诊为本病。

真题精选

患者，男，28 岁。酗酒后突发剧烈上腹绞痛 10h 伴呕吐、冷汗、面色苍白入院，查体：39.1℃，P110 次/分，BP83/60mmHg。腹上区压痛及反跳痛阳性，腹肌紧张，Grey-Turner 征阳性。实验室检查：血清淀粉酶升高，血钙降低，下面最可能的诊断是

A. 急性水肿型胰腺炎 B. 出血坏死型胰腺炎 C. 急性胃穿孔 D. 胃溃疡 E. 胆石症

答案:B

四、治疗原则

治疗以解痉止痛，抑制胰液分泌，补足血容量，维持水、电解质和酸碱平衡，防止和治疗并发症为原则。

(一)非手术治疗

非手术治疗是急性胰腺炎的基础治疗，目的是减少胰液分泌、防止感染。

1. 抑制或减少胰液分泌

(1)禁食：减少胃酸与食物刺激胰液分泌。

(2)胃肠减压：明显腹胀的病人应进行胃肠减压，减轻呕吐与腹胀。

(3)药物治疗：①减少胃酸分泌：可用 H_2 受体拮抗剂。②抑制胃肠分泌：可用抗胆碱能药如阿托品或盐酸消旋山莨菪碱注射液肌注。③生长抑素类药物(施他宁)：具有抑制胰液和胰酶分泌，抑制胰酶合成的作用。常用于重症胰腺炎。

解痉镇痛★★★★★：可用阿托品或盐酸消旋山莨菪碱注射液肌注。每天 2～3 次。疼痛剧烈病人可用哌替啶 50～100mg 肌内注射。但因吗啡可引起 Oddi 括约肌痉挛，加重疼痛，因此禁用吗啡。

●巅峰速记法： 急性胰腺炎和胆道疾病均禁止使用吗啡。

真题精选

患者，女，41 岁。因“急性胰腺炎”收治入院。患者主诉剧烈腹痛，宜选用的止痛药物为

A. 哌替啶 B. 阿司匹林 C. 苯巴比妥 D. 吗啡 E. 地西泮

答案:A

2. 应用抗生素

酌情使用抗生素，以防感染。

3. 补充血容量、抗休克治疗

输全血、血浆、白蛋白或血浆代用品。

4. 抑制胰酶活性

多在出血坏死型胰腺炎早期，可用抑肽酶静脉滴注。

5. 饮食护理

禁食并给予胃肠减压，防止食物及胃液进入十二指肠，刺激胰腺分泌消化酶。腹痛和呕吐基本消失后，可进食低脂低糖流食，而后逐步恢复正常饮食，以便使胰腺分泌减少。可选用少量优质蛋白质，每日供25g左右，以利于胰腺的恢复。

真题精选

女，40岁。急性胰腺炎入院，经保守治疗后好转，出院时护士饮食建议，不妥的是

A. 禁止暴饮暴食　　B. 热量充足、禁酒类饮料　　C. 清淡饮食

D. 清淡饮食，允许少量饮酒　　E. 适量蛋白，禁酒类饮料

答案:D

(二)手术治疗

适用于出血坏死性胰腺炎、胆源性胰腺炎、急性胰腺炎非手术治疗无效者。最常用胰腺及胰周坏死组织清除引流术，若为胆源性胰腺炎，则应同时解除胆道梗阻。术后胃造瘘可引流胃液，减少胰液分泌；肠道功能恢复可进行肠内造瘘，进行肠内营养。

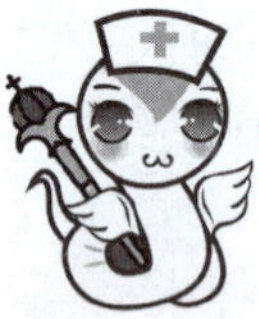

第二十节　上消化道大量出血病人的护理

应试考点

1. 上消化道大量出血的病因
2. 上消化道大量出血的临床表现
3. 上消化道大量出血的治疗原则
4. 上消化道大量出血的护理措施

上消化道出血是指屈氏韧带以上的消化道，包括食管、胃、十二指肠、胰腺、胆道病变引起的出血，以及胃空肠吻合术后的空肠等病变引起的出血。大出血是指数小时内失血量超过1000ml或占循环血容量20%，主要表现为呕血和（或）黑便。常伴有急性周围循环衰竭。

一、病因

上消化道疾病：胃十二指肠疾病最常见的病因是消化性溃疡。各种原因而致的门静脉高压引起食管、胃底静脉曲张破裂。

●**巅峰速记法：**消化性溃疡和肝硬化最常见的并发症是出血，但上消化道出血最常见的病因是消化性溃疡。

二、临床表现

(一)呕血与黑便

为上消化道出血特征性表现。出血部位在幽门以下病人多数只表现为黑便，在幽门以上病人呕血、黑便的症状常兼有，但是在出血量小、出血速度慢病人也常仅见黑便。而幽门以下病变出血量大且速度快，血液可反流入胃也可有呕血。呕血多呈咖啡色，黑便呈柏油样，黏稠而发亮（黑便呈柏油样是由于血红蛋白中铁与肠内硫化物作用形成硫化铁所致）。若出血量大，血液在肠内推进较快，粪便可呈暗红或鲜红色，呕吐的则可为鲜红或有血块，是由于血液未经与胃酸充分混合而呕出。

●**巅峰速记法：**柏油样便提示上消化道出血，白陶土色便提示胆道梗阻，果酱样便见于肠套叠。

(二)失血性周围循环衰竭

急性大量出血，致使周围循环衰竭。

(三)氮质血症

血尿素氮常增高，称其为肠源性氮质血症，一般在大出血后数小时血尿素氮开始上升，48 小时可达高峰，一般不超过 14.3mmol/L(40mg/dl)，3～4 天降至正常。其原因主要是上消化道大量出血后，大量血液进入肠道，血液中蛋白质的消化产物在肠道被吸收引起。

三、辅助检查

内镜检查是上消化道出血病因诊断的首选检查措施。一般在上消化道出血后 48 小时内进行急诊内镜检查，不但可以明确病因，还可作紧急止血治疗。

四、治疗原则及护理措施

(一)一般抢救措施

急性大出血伴恶心、呕吐者应禁食。少量出血无呕吐者，可进温凉、清淡流质。这对消化性溃疡病人尤为重要，因进食可减少胃收缩运动并可中和胃酸，促进溃疡愈合。出血停后改为营养丰富、易消化、无刺激性半流质、软食，少量多餐，逐步过渡到正常饮食。

(二)休息与体位

大量出血病人应绝对卧床休息，采取舒适体位或平卧位，可将下肢略抬高，以保证脑部供血。呕血时头偏向一侧，避免误吸，保证呼吸道通畅。

真题精选

患者，男，20岁。因上消化道大出血伴休克紧急入院抢救，护士采取的措施中不妥的是

A.头低足高卧位　B.暂禁食　C.建立静脉通路　D.迅速交叉配血　E.氧气吸入

答案:A

(三)积极补充血容量

肝硬化病人需输新鲜血，因库存血含氨多易诱发肝性脑病。尽量避免服用对黏膜有刺激的药物。

(四)出血量的估计

每天出血量>5ml可出现大便隐血试验阳性，每天出血量50ml以上可出现黑便。胃内积血250～300ml时可引起呕血，出血量超过1000ml时可出现周围循环衰竭。

(五)止血措施

药物治疗：对于胃、十二指肠出血，可遵医嘱应用去甲肾上腺素胃内灌注治疗。对于食管静脉曲张破裂出血，可应用垂体后叶素（即血管加压素）和生长抑素止血治疗。血管加压素其作用机制是使内脏血管收缩，从而减少门静脉血流量，降低门静脉及其侧支循环的压力，以控制食管胃底曲张静脉的出血。同时用硝酸甘油静脉滴注或舌下含服，以减轻大剂量用血管加压素的不良反应，并且硝酸甘油有协同降低门静脉压力的作用。

(六)三（四）腔二囊管的压迫止血

对肝硬化引起食管、胃底静脉曲张破裂出血者，可应用气囊压迫止血。

1.留置三（四）腔管期间，管外端以绷带连接0.5kg沙袋，经牵引架做持续牵引。定时测气囊内压力，胃囊充气量150～200ml。当胃囊充气不足或破裂时，食管囊可向上移动，阻塞于喉部而引起窒息，观察有无突然发生的呼吸困难或窒息表现。

2.放置三（四）腔管持续压迫12～24小时应放松，每次放气15～30分钟，若继续出血，再注气加压，以免食管胃底黏膜受压过久而致黏膜糜烂、缺血性坏死。间断应用气囊压迫一般以3～4天为限，继续出血者可适当延长。

3.出血停止后，放出囊内气体，继续观察24小时，未再出血可考虑拔管。拔管前口服液状石蜡20～30ml，润滑黏膜和管囊外壁，抽尽囊内气体，以缓慢、轻巧的动作拔管。

巅峰速记法：平卧腿抬起，扩容、暂禁食；食管胃底首镜止，次选三腔、生长抑；溃疡药物常能止，胃镜止血降为次；急诊内镜是首选，三腔每日一放气。

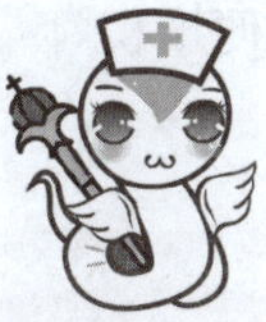

第二十一节 慢性便秘病人的护理

应试考点

1. 便秘的病因
2. 便秘的治疗原则
3. 便秘的护理措施

便秘是指便次太少或排便困难、不畅，粪便干结、太硬，量少，是一种常见的症状，严重时影响生活质量。正常每日排便次数为1～3次。

一、病因：

1. 肠道病变。肠易激综合征，为常见的便秘原因。
2. 全身性疾病。
3. 神经系统疾病。
4. 经常服用某些药物，容易引起便秘。

(1)止痛剂、麻醉剂、肌肉松弛剂。
(2)抗惊厥剂、抗抑郁剂、抗帕金森病药物。
(3)抗胆碱能药、阿片制剂、神经节阻滞剂。
(4)降压药、止酸剂（含钙剂）和利尿剂。

二、临床表现

1. 一周内排便次数少于2～3次，排便困难，大便干结。
2. 表现为排便困难，排便时间可长达30分钟或30分钟以上，或虽每日排便多次，但排出困难。
3. 粪便硬结如羊粪状，且数量很少。

真题精选

慢性便秘患者最主要的临床表现是
A. 缺乏便意、排便艰难　B. 腹痛　C. 里急后重感　D. 恶心、呕吐　E. 腹部下坠感
答案:A

三、治疗原则

(一)食疗

对于膳食纤维摄取少的便秘病人，食用膳食纤维多的食物，膳食纤维最多的食

物是麦麸，如有肠梗阻或巨结肠或巨直肠以及神经性便秘的病人，增加膳食纤维不能达到通便的目的，应减少肠内容物，并定期排便。定时排便能防止粪便堆积。

(二)养成排便习惯

1. 定时排便能防止粪便堆积。

2. 口服平衡电解质液，内含聚乙烯二醇可达到清肠目的。

3. 清肠后可给轻矿物油，或乳果糖使便次至少达到每日1次。常用于治疗习惯性便秘。

4. 直肠括约肌功能紊乱的便秘患者，应用生物反馈方法，来纠正排便时盆底肌和肛门外括约肌的不合适的收缩。

(三)药物治疗

润滑性泻剂	**液状石蜡能软化粪便，可口服或灌肠，但要注意吸入肺内可引起脂性肺炎，故不宜临睡时服用，以餐间服用较合适**
高渗性泻剂	**乳果糖和山梨醇经结肠细菌降解成低分子酸类，增加粪便的渗透性和酸度**
盐类泻剂	**含有不被吸收的阳离子和阴离子，由于渗透压的作用，使腔内保留足够的水分，促进肠蠕动。由于部分镁离子能够吸收，在有肾功能不全的便秘病人，谨慎服用**
刺激性泻剂	**如蓖麻油、蒽醌类药物、酚酞及双醋苯啶等**

(四)手术治疗

对先天性巨结肠（Hirschsprung)病，可取得满意的疗效。对顽固的慢通过性便秘病人，手术治疗可缓减症状。

四、护理措施

1. 多饮开水和吃粗纤维饮食，如芹菜、豆角、白菜等。水果或其他多渣食物如笋类、面粉、麦片、麸皮等也利于通便。

2. 培养病人养成定时排便的习惯。

3. 加强活动和体育锻炼。

4. 提供隐蔽环境。

5. 协助病人采取最佳的排便姿势。

6. 腹部按摩，顺结肠走形方向作环形按摩，刺激肠蠕动，帮助排便。

7. 指导病人正确使用简易通便法，如使用开塞露、甘油栓等。

8. 指导病人正确使用缓泻剂。

9. 必要时灌肠。

10. 有高血压、心脑血管疾患的老年人要避免用力排便，以防发生脑血管意外。

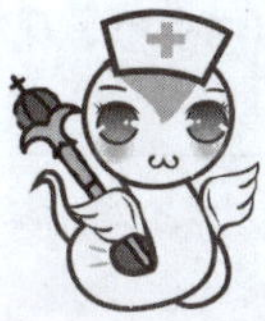

第二十二节 急腹症病人的护理

应试考点

1. 不同病理类型外科急腹症的特点
2. 急腹症常见辅助检查的特征
3. 急腹症的治疗原则
4. 急腹症的护理措施

外科急腹症是指以急性腹痛为主要表现，其临床特点是起病急、病情重、发展迅速、病情多变，因诊断、治疗困难而给病人带来严重危害甚至死亡。

一、病因及腹痛的分类

(一)分类

1.内脏痛

痛觉迟钝，对刺、割、灼等刺激不敏感，一般只对较强的张力（牵拉、膨胀、痉挛）及缺血、炎症等几类刺激较敏感。定位不准确。

2.躯体性疼痛

其特点是对各种疼痛刺激出现迅速而敏感的反应，能准确反映病变刺激的部位。

3.牵涉性疼痛

牵涉性疼痛又称放射痛，指某个内脏病变产生的痛觉信号被定位于远离该内脏的身体其他部位，如急性胆囊炎出现右上腹或剑突下疼痛的同时常伴有右肩背部疼痛；急性胰腺炎的上腹痛同时可伴有左肩至背部疼痛等。

(二)不同病理类型外科急腹症的特点

	症状和体征
炎症性病变	一般起病缓慢，腹痛由轻至重，呈持续性。体温升高，血白细胞及中性粒细胞增高。有固定的压痛点，可伴有反跳痛和肌紧张
穿孔性病变	腹痛突然，呈刀割样持续性剧痛。迅速出现腹膜刺激征，容易波及全腹，但病变处最为显著。有气腹表现：如肝浊音界缩小或消失，X线见膈下游离气体：有移动性浊音，肠鸣音消失
出血性病变	多在外伤后迅速发生，也见于肝癌破裂出血。以失血表现为主，常导致失血性休克，可有不同程度的腹膜刺激征。腹腔穿刺可抽出不凝固性血液，必要时给予腹腔灌洗（用于外伤出血）等检查将有助于诊断
梗阻性病变	起病较急，以阵发性绞痛为主，发病初期多无腹膜刺激征。结合其他伴随症状和体征，以及有关辅助检查，将有助于对肠绞痛、胆绞痛、肾绞痛的病情诊断和估计

绞窄性病变	病情发展迅速，常呈持续性腹痛阵发性加重或持续性剧痛。容易出现腹膜刺激征或休克。可有黏液血便或腹部局限性固定性浊音等特征性表现。根据病史、腹痛部位、化验及其他辅助检查可明确诊断

真题精选

患者，男，38岁。因急腹症手术治疗，术中见腹腔内少量淡黄色腹水，有粪臭味，考虑为哪种病菌所致

A. 金黄色葡萄球菌　B. 大肠埃希菌　C. 变形杆菌　D. 绿脓杆菌　E. 溶血性链球菌

答案:B

二、临床表现

腹痛是急腹症的主要临床症状，常同时伴有恶心、呕吐、腹胀等消化道症状。特点和程度随病因或诱因、发生时间、始发部位、性质、转归而不同。

（一）腹痛症状

	特点	常见疾病
外科腹痛	先有腹痛，后出现发热	胃十二指肠穿孔、急性胰腺炎、肠梗阻、急性阑尾炎（最常见）、肾或输尿管结石
内科腹痛	先发热或呕吐，后腹痛	急性胃肠炎、心肌梗死、腹型过敏性紫癜
妇科腹痛	以下腹部或盆腔内痛为主、常伴有白带增多、阴道流血，或有停经史、月经不规则，或与月经周期有关	急性盆腔炎、异位妊娠破裂出血、卵巢囊肿扭转

（二）伴随症状

1. 呕吐

机械性肠梗阻肠鸣音亢进。腹膜炎致肠麻痹，肠鸣音弱。幽门梗阻时呕吐物无胆汁。高位肠梗阻可吐出大量胆汁。粪臭样呕吐物提示低位肠梗阻。血性或咖啡色呕吐物常提示发生肠绞窄。

2. 腹胀

腹胀逐渐加重，考虑低位肠梗阻，或腹膜炎病情变化而发生麻痹性肠梗阻。

3. 排便改变

肛门停止排便排气，是肠梗阻典型症状之一；腹腔脏器炎症疾病伴有大便次数增多或里急后重感，考虑盆腔脓肿形成；果酱样血便或黏液血便是肠套叠等肠管狭窄的特征。

三、辅助检查

（一）实验室检查

包括三大常规、生化和血黏度检查。急性胰腺炎病人可见血、尿淀粉酶值升高。

(二)影像学检查

1. X 线检查

消化道穿孔可见膈下游离气体；机械性肠梗阻时立位腹部平片可见肠管内存在多个气液平面，麻痹性肠梗阻时可见普遍扩张的肠管。胆结石或泌尿系结石时可见阳性结石影。

2. B 超检查。

3. 钡剂灌肠或充气造影

肠扭转时可见典型的鸟嘴征，肠套叠时可见杯口征。

(三)诊断性穿刺

1. 腹腔穿刺

用于不易明确诊断的急腹症。在任何一侧下腹部，脐与髂前上棘连线的中外 1/3 交界处做穿刺，若抽出不凝固性血性液体，多提示腹腔内出血；若系胆汁性液体，常是胆囊穿孔：若穿刺液的淀粉酶测定结果阳性即考虑为急性胰腺炎。

2. 阴道后穹隆穿刺

异位妊娠破裂时经阴道后穹隆穿刺可抽得不凝血液。盆腔炎病人的阴道后穹隆穿刺液则为脓性。

四、治疗原则

1. 对诊断尚未明确的急腹症病人，禁用吗啡、哌替啶等麻醉性止痛剂，必要时可用阿托品解痉，因为此药不致掩盖症状。禁忌给病人灌肠和用热水袋热敷、禁用泻药。病情允许时，宜取半卧位。

2. 急腹症病人需禁食一段时间，常需要胃肠减压以减轻腹胀。

3. 及时补液，纠正水、电解质紊乱及应用抗生素。

4. 经非手术治疗 6～8 小时，病情未缓解或趋恶化者应考虑手术处理。

真题精选

患者女，42 岁。被汽车撞伤，右上腹剧痛，P100 次/分。BP36 次/分，血压 90/65mmHg，诊断尚未明确时应禁用

A. 安定　B. 吗啡　C. 鲁米那　D. 非那根　E. 氨基乙酸

答案:B

五、护理措施

1. 严密观察病情变化。

2. 宜取半卧位。

3. 急腹症的患者要暂禁食水。

4. 急性肠梗阻和胃肠穿孔的病人必须行胃肠减压，并保持有效引流，及时观察与记录引流情况。

5. 建立静脉输液通道，必要时输血和血浆。

6. 根据医嘱使用抗生素，注意给药浓度、时间、途径及配伍禁忌。

7. 在病情观察期间应慎用止痛剂，凡诊断不明确或治疗方案未确定的急腹症病人，禁用吗啡、哌替啶等麻醉性止痛剂，以免掩盖病情。

真题精选

患者，女，36 岁。因车祸致腹部闭合性损伤入院，左中下腹持续性剧烈疼痛伴腰背部酸痛。患者烦躁不安，诉口渴，血压下降，具体诊断尚未确定，医嘱 X 线平片。适宜的护理措施是

A. 强痛定止痛　B. 哌替啶止痛　C. 给水止渴

D. 确诊前禁食　E. 搀扶患者去放射科做检查

答案:D

应试一图通

第一节消化系统解剖生理
- 十二指肠溃疡的好发部位：十二指肠球部

第二节口炎病人的护理
- 各种口炎的病因：鹅口疮—白色念珠菌感染，疱疹性口腔炎—单纯疱疹病毒感染，溃疡性口腔炎—链球菌、金黄色葡萄球菌、肺炎链球菌等感染
- 临床表现：鹅口疮口腔黏膜：白色乳凝块样物，不易拭去；疱疹性口腔炎口腔黏膜表面是黄色纤维素性渗出物，溃疡性口腔炎口腔黏膜表面是灰白色假膜
- 护理措施
  - 口腔清洁：溃疡性口腔炎可用3%过氧化氢溶液或0.1%依沙吖啶(利凡诺)溶液清洗溃疡面，鹅口疮可用2%的碳酸氢钠溶液清洗，疱疹性口腔炎多饮水，进食后漱口
  - 局部用药：鹅口疮：局部涂抹10万～20万U/ml制霉菌素鱼肝油混合液；疱疹性口腔炎：局部可涂疱疹净、涂西瓜霜、锡类散、冰硼散等；溃疡性口腔炎局部涂5%金霉素鱼肝油

第三节慢性胃炎病人的护理
- 最常见的病因：幽门螺旋杆菌感染
- 最可靠的确诊检查：胃镜及活组织检查

第四节消化性溃疡病人的护理
- 消化性溃疡的病因：幽门螺杆菌感染
- 消化性溃疡的并发症：出血、穿孔、幽门梗阻、癌变
- 疼痛特点：①胃溃疡：进食-疼痛-缓解。②十二指肠溃疡：疼痛-进食-缓解

第五节溃疡性结肠炎病人的护理
- 腹泻的特点：粪便呈黏液，脓血便，伴有里急后重
- 首选药物：柳氮磺胺吡啶
- 首选检查：结肠镜

第六节小儿腹泻的护理
- 脱水性质程度：低渗性血钠（mmol/L）＜130，等渗性130～150，高渗性＞150
- 传统口服补液盐：治疗轻、中度脱水，张力为2/3张
- 补液量的计算：累积损失量+继续损失量+生理需要量

第七节肠梗阻病人的护理
- 最常见的病因：机械性肠梗阻
- 最严重的类型：绞窄性肠梗阻
- 肠套叠三大表现：腹痛、果酱样黏液血便和腹部。腊肠样包块

第八节急性阑尾炎病人的护理
- 典型表现和最常见体征：转移性右下腹痛、右下腹固定的压痛
- 并发症的预防和护理：出血、切口感染、腹腔脓肿、肠瘘、粘连性肠梗阻、阑尾残株炎等

第九节腹外疝病人的护理
- 术后护理措施：体位、活动、预防阴囊水肿、预防切口感染
- 健康指导：活动、避免腹内压升高的因素、复诊和随诊

第十节痔病人的护理
- 内痔分期：Ⅰ期、Ⅱ期、Ⅲ期、Ⅳ期
- 治疗原则及护理措施：一般治疗、红外线凝固疗法、注射疗法等

第十一节肛瘘病人的护理
- 护理措施：饮食、坐浴、挂线后护理、术后并发症的

第十二节直肠肛管周围脓肿病人的护理
- 护理措施：热水坐浴、应用抗生素、对症治疗等

第十三节肝硬化病人的护理
- 肝硬化病因：病毒性肝炎
- 治疗原则：饮食、腹水的治疗

第十四节细菌性肝脓肿病人的护理
- 感染途径：大肠埃希菌和金黄色葡萄球菌

第十五节肝性脑病病人的护理
- 肝性脑病的病因：各型肝硬化及门体分流手术后是引起肝性脑病最常见原因
- 肝性脑病的常见诱因
  - 上消化道出血
  - 大量排钾利尿，放腹水
  - 高蛋白饮食
- 肝性脑病的临床表现
  - 一期（前驱期）：轻度性格改变和行为失常
  - 二期（昏迷前期）：以意识错乱、睡眠障碍、行为失常为主
  - 三期（昏睡期）：以昏睡、精神错乱为主
  - 四期（昏迷期）：昏迷、神志完全丧失，不能唤醒
- 肝性脑病的治疗原则：消除诱因；促进代谢，纠正紊乱；减少肠内毒物的生成和吸收
- 肝性脑病的护理措施：避免各种诱发因素；饮食护理；用药护理

第十六节胆道感染病人的护理

- 急性胆囊炎的病因：胆囊管梗阻；细菌感染
- 急性胆囊炎的临床表现：右上腹阵发性绞痛，常在饱餐、进食油腻食物后或夜间发作
- 急性胆囊炎的首先辅助检查：B 超检查
- 急性胆囊炎的治疗原则：手术治疗
- 急性胆囊炎的护理措施：减轻或控制疼痛；卧床休息；维持体液平衡；并发症的预防及护理
- 急性梗阻性化脓性胆管炎的病因：胆管结石
- 急性梗阻性化脓性胆管炎的临床表现：在 Charcot 三联症的基础上出现休克和神经精神症状
- 急性梗阻性化脓性胆管炎的治疗原则：紧急手术解除胆道梗阻并减压

第十七节胆道蛔虫病病人的护理

- 胆道蛔虫症的临床表现：剑突下阵发性“钻顶样”剧烈绞痛
- 胆道蛔虫症的治疗原则：解痉、镇痛、利胆、驱虫、控制感染

第十八节胆石症病人的护理

- 胆囊结石的临床表现：右上腹阵发性绞痛疼痛常放射至右肩或右背部
- 胆管结石的临床表现：腹痛、寒战高热和黄疸
- 胆石症
  - 术前护理：病情观察；缓解疼痛
  - 术后的护理：病情观察；T 形引流管的护理

第十九节急性胰腺炎病人的护理

- 急性胰腺炎的病因、诱因：胆道疾病、大量饮酒（国外）、暴饮暴食
- 急性胰腺炎的临床表现：腹痛常位于中上腹，常向腰背部呈带状放射
- 急性胰腺炎的特征性检查：血尿淀粉酶检查
- 急性胰腺炎的治疗原则：解痉止痛，抑制胰液分泌

第二十节上消化道大量出血病人的护理

- 上消化道出血的病因：消化性溃疡；食管、胃底静脉曲张破裂
- 上消化道出血的临床表现：呕血与黑便；失血性周围循环衰竭；氮质血症
- 上消化道出血的治疗原则：及时止血
- 上消化道出血的护理措施：一般抢救措施、休息与体位、积极补充血容量、三（四）腔二囊管的压迫止血

第二十一节慢性便秘病人的护理

- 便秘的病因：肠道病变；全身性疾病；神经系统疾病
- 便秘的治疗原则：食疗；养成排便习惯；药物治疗
- 便秘的护理措施：多饮开水和吃粗纤维饮食；养成定时排便的习惯；加强活动和体育锻炼等

第二十二急腹症病人的护理

- 不同病理类型外科急腹症的特点
  - 炎症性病变
  - 穿孔性病变
  - 出血性病变
  - 梗阻性病变
  - 绞窄性病变
- 急腹症常见辅助检查的特征
  - 实验室检查
  - 影像学检查
  - 诊断性穿刺
- 急腹症的治疗原则：禁忌给病人灌肠和用热水袋热敷；禁用泻药；禁用吗啡、哌替啶等麻醉性止痛剂
- 急腹症的护理措施
  - 严密观察病情变化
  - 宜取半卧位
  - 行胃肠减压
  - 建立静脉输液通道

第四章 呼吸系统疾病病人的护理

应试策略

本章疾病种类少，试题分布相对集中，肺炎、COPD、哮喘、肺心病、血气胸等是考试的重点，在学习时要重视。

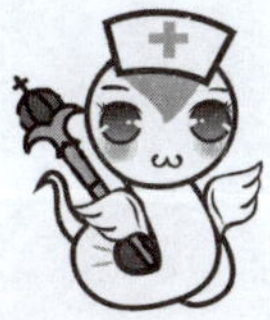

第一节 呼吸系统的解剖生理

应试考点

1. 呼吸系统的组成
2. 肺的呼吸功能

一、呼吸系统的解剖结构

呼吸系统主要包括呼吸道和肺。

(一)呼吸道

以环状软骨为界,分为上呼吸道和下呼吸道。

1. 上呼吸道

上呼吸道由鼻、咽、喉组成。鼻对吸入气体有加温、湿化和净化作用。咽是呼吸道与消化道的共同通路,吞咽时会厌软骨将喉关闭,对防止食物及口腔分泌物吸入呼吸道起重要作用。喉由甲状软骨和环状软骨(内含声带)等构成,环甲膜连接甲状软骨和环状软骨,是喉梗阻时进行环甲膜穿刺的部位。

2. 下呼吸道

下呼吸道由气管、支气管组成。气管在隆凸处(相当于胸骨角）分为左右两主支气管，隆凸是支气管镜检查时的重要标记；在肺门处分为肺叶支气管，进入肺叶。右支气管较左支气管粗、短而陡直，左支气管相对较细长且趋于水平。因此，异物或气管插管更易进入右肺。

临床上将吸气状态下直径小于 2mm 的细小支气管称为小气道,由于小气道管腔纤细,管壁菲薄,无软骨支撑而易扭曲陷闭,在发生炎症时,小气道容易因痉挛和黏液阻塞导致通气障碍。

真题精选

小气道是指细支气管直径是小于
A. 2mm　B. 4mm　C. 6mm　D. 8mm　E. 10mm
答案:A

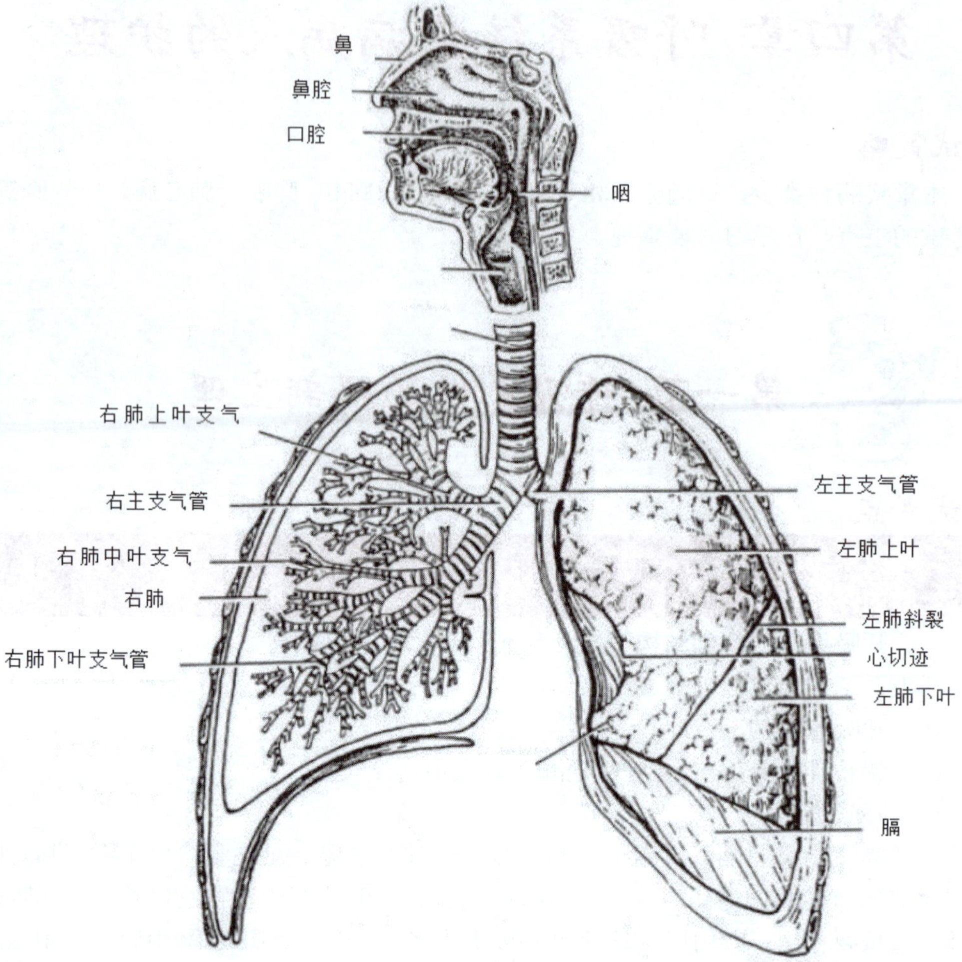

真题精选

左、右主支气管分叉水平对应的解剖部位是

A. 颈静脉切迹　B. 胸骨柄　C. 胸骨角　D. 胸骨体　E. 剑突

答案:C

(二)肺

1. 肺泡

肺泡是气体交换的场所，肺泡周围有丰富的毛细血管网，十分利于气体交换。每个肺泡上有1～2个肺泡孔，相邻肺泡间气体、液体可经泡孔相通。肺泡总面积约有100m^2，在平静状态下，只有1/20的肺泡进行气体交换，因而具有巨大的呼吸储备力。

2. 肺泡上皮细胞

肺泡上皮细胞由Ⅰ型细胞和Ⅱ型细胞组成。其中Ⅰ型细胞是肺泡与毛细血管间进行气体交换的主要场所。Ⅱ型细胞可分泌表面活性物质，降低肺泡表面张力，维持肺泡稳定性，防止肺泡萎缩。

3. 胸膜腔和胸膜腔内压

胸膜的脏壁两层在肺根处相互转折移行所形成的一个密闭的潜在的腔隙，左右各一，互不相通，腔内有少量浆液，可减少呼吸时的摩擦，腔内为负压，有利于肺的扩张。

二、呼吸系统的主要生理功能

（一）肺的呼吸功能

肺的呼吸由外呼吸、气体在血液中运输和内呼吸三个同时进行的。常通过肺通气和肺换气两个过程完成，前者是呼吸过程中最关键的一步。肺换气是指肺泡与血液之间的气体交换，气体交换以弥漫的方式通过呼吸膜进行。

（二）呼吸的调节

机体可以通过呼吸中枢、神经反射和化学反射完成对呼吸的调节，以达到提供足够的氧气、排出二氧化碳及稳定内环境酸碱度的目的。正常情况下，中枢化学感受器通过二氧化碳的变化进行呼吸调节。H^+浓度对呼吸的影响主要是通过刺激外周化学感受器所引起，当H^+浓度增高时，使呼吸加深加快，反之，呼吸运动受抑制。

真题精选

在正常情况下，呼吸中枢发生呼吸冲动，依赖于血液中哪种物质浓度变化的刺激

A. 二氧化碳　B. 氧　C. 一氧化碳　D. 碳酸氢根　E. 酸碱度

答案:A

（三）呼吸系统的防御、免疫功能

呼吸系统具有防止有害物质入侵的防御功能。各种原因引起的防御功能下降或外界的刺激过度，均可引起呼吸系统损伤和病变。

三、儿童呼吸系统解剖生理特点

（一）解剖特点

1. 上呼吸道

婴幼儿鼻根扁而宽，鼻腔相对较短，后鼻道狭窄，无鼻毛，易感染。鼻腔黏膜与鼻窦黏膜相连续，且鼻窦口相对较大，故急性鼻炎时易累积鼻窦。婴幼儿咽鼓管较宽、短、直、呈水平位，故鼻咽炎易侵及中耳而致中耳炎。喉部较窄，呈漏斗型，黏膜柔嫩，血管丰富，易发生炎症肿胀导致声嘶和吸气性呼吸困难。

2. 下呼吸道

气管及支气管管腔相对狭窄，缺乏弹力组织，纤毛运动差，易发生感染导致阻塞。儿童肺泡数量少，肺弹力组织发育差，血管丰富，间质发育旺盛，使其含血量相对多而含气量少，易发生肺部感染，并易引起间质性肺炎、肺不张及肺气肿等。

(二)生理特点

1. 呼吸特点

儿童年龄越小，呼吸频率越快，呈腹式呼吸。随着年龄增加逐渐变成胸式呼吸，7岁后以混合式呼吸为主。儿童各项呼吸功能储备能力较差，患呼吸系统疾病时易发生呼吸功能不全。

2. 免疫特点

小儿呼吸道的非特异性及特异性免疫功能均较差。婴幼儿体内的免疫球蛋白含量低，尤以分泌型 IgA(SIgA)为低，且肺泡巨噬细胞功能不足，故易患呼吸道感染。

真题精选

关于婴儿呼吸系统生理特点的叙述，错误的是

A. 婴儿的呼吸频率较快是正常的

B. 婴儿呼吸节律很规整，若不齐就有大问题

C. 婴儿呈腹式呼吸

D. 婴儿没有什么呼吸储备，容易出现呼吸困难

E. 婴儿气道管径小，容易阻塞

答案:B

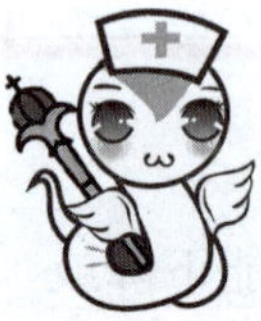

第二节 急性上呼吸道感染病人的护理

应试考点

1. 急性上呼吸道感染的病因
2. 急性上呼吸道感染的临床表现
3. 急性上呼吸道感染的治疗原则
4. 急性感染性喉炎的典型症状
5. 急性感染性喉炎的治疗原则

一、急性上呼吸道感染

(一)病因

急性上呼吸道感染有70%～80%由病毒引起。常见病毒有鼻病毒、流感病毒、

副流感病毒、呼吸道合胞病毒、腺病毒、埃可病毒、柯萨奇病毒、麻疹病毒、风疹病毒等。细菌感染可直接或继发于病毒感染之后发生，以溶血性链球菌多见，其次为流感嗜血杆菌、肺炎球菌、葡萄球菌等，偶见革兰阴性杆菌。本病全年均可发病，以冬、春季节多见，病原体主要通过飞沫、被污染的用具传播。

(二)临床表现

1.普通感冒

普通感冒俗称“伤风”多由鼻病毒、副流感病毒等感染引起。起病急，以鼻咽部症状为主，早期有咽干痒，继而出现打喷嚏、鼻塞、开始流清水样鼻涕，2天后变稠，可伴咽痛、少量咳嗽。一般无发热及全身症状，严重者有发热、轻度畏寒和头痛等。

2.急性病毒性咽炎、喉炎

急性病毒性咽炎、喉炎多由鼻病毒、流感病毒、副流感病毒、呼吸道合胞病毒、腺病毒等感染引起。急性病毒性咽炎表现为咽部发痒和烧灼感，咽痛不明显；急性病毒性喉炎以声音嘶哑、讲话困难、咳嗽伴咽喉疼痛为特征，常有发热。

3.急性咽-扁桃体炎

急性咽-扁桃体炎多由溶血性链球菌感染引起，其次由流感嗜血杆菌、肺炎链球菌和葡萄球菌等感染引起。起病急，有明显咽痛、畏寒、发热，体温在39℃以上。咽部充血，扁桃体充血、肿大，表面有脓性分泌物，颌下淋巴结肿大、有压痛。

真题精选

急性细菌性咽-扁桃体炎有别于其他上呼吸道感染的突出表现是

A.起病急　B.发热　C.咽痛明显　D.鼻黏膜充血肿大　E.颌下淋巴结肿大

答案:C

(三)辅助检查

1.血常规检查

病毒感染者，血白细胞计数正常或偏低，淋巴细胞比例升高。细菌感染时，血白细胞计数和中性粒细胞增多，重者可见核左移现象。

2.病原学检查

病原学检查包括病毒分离、病毒抗原的血清学检查等，有利于判断病毒类型。细菌培养可判断细菌类型和药物敏感试验，以指导临床用药。

(四)治疗原则

1.对症治疗

注意休息、多饮水、戒烟，保持室内空气的流通，防止继发感染。发热、全身酸痛可选用解热止痛药；鼻塞可用1%麻黄碱滴鼻液点鼻，改善鼻塞症状，咽痛时含消炎喉片等。也可以选用清热解毒和抗病毒作用的中药、板蓝根冲剂等治疗。

2. 病因治疗

病毒感染，早期应用抗病毒药有一定的疗效，如利巴韦林。细菌感染，可根据病原菌选用敏感药物。

(五) 护理措施

1. 注意体温的变化，观察病情变化。病人寒战时应保暖，出汗多的病人要做好皮肤的清洁，做好高热护理。防止口腔感染、进食后漱口或口腔护理。

2. 保持室内一定的温、湿度和空气流通。适当休息，病情较重或年老体弱者应卧床休息。注意呼吸道隔离，减少探视，防止交叉感染。

3. 给予清淡、高热量、丰富维生素、易消化食物，避免刺激性食物，忌烟、酒。鼓励病人多饮水，水量视病人体温、出汗及气候等情况而异。

4. 嘱病人按医嘱用药，勿滥用抗生素。注意观察药物的不良反应，应用抗生素时密切注意有无变态反应。

二、急性感染性喉炎病人的护理

急性感染性喉炎是指喉部黏膜急性弥漫性炎症，以犬吠样咳嗽、声音嘶哑、喉鸣和吸气性呼吸困难为特征，多发生于冬春季节，婴幼儿多见。

(一) 病因

由细菌或病毒感染引起。常见的病毒为副流感病毒、流感病毒和腺病毒，常见的细菌为金黄色葡萄球菌、链球菌。

(二) 临床表现

起病急，症状重，有不同程度的发热、犬吠样咳嗽、声音嘶哑、吸气性喉鸣和三凹征，一般白天症状轻，夜间入睡后症状加重。

临床上按吸气性呼吸困难的轻重，将喉梗阻分为4度（见表）。

分度	临床表现	体征
Ⅰ度	仅于活动后出现吸气性喉鸣和呼吸困难	呼吸音及心率无改变
Ⅱ度	安静时有喉鸣和吸气性呼吸困难	可闻喉传导音或管状呼吸音，心率加快
Ⅲ度	喉鸣和吸气性呼吸困难，烦躁不安、口唇及指趾端发绀，双眼圆睁，惊恐万状，头面出汗	呼吸音明显减弱，心音低钝，心率快
Ⅳ度	渐显衰竭，昏睡状态，由于无力呼吸，三凹征可不明显，面色苍白发灰	呼吸音几乎消失，仅有气管传导音，心音低钝，心律不齐

(三) 治疗原则

1. 保持呼吸道通畅

可用1%～3%麻黄碱和肾上腺皮质激素雾化吸入，可迅速缓解症状，消除黏膜水肿。

2. 控制感染

常用药物有青霉素类、氨基糖苷类或头孢菌素类。

3. 对症治疗

缺氧者予以吸氧，烦躁不安者可用异丙嗪镇静，痰多者可选用祛痰剂。

4. 气管切开术

严重缺氧者或有Ⅲ度以上喉梗阻者，应立即进行气管切开术。

真题精选

患儿，男。出现高热、声音嘶哑、犬吠样咳嗽、吸气性喉鸣入院。为迅速缓解症状，护理人员首选的处理方法是

A. 地塞米松雾化吸入　B. 静脉滴注抗生素　C. 静脉滴注泼尼松

D. 口服化痰药　E. 以呼吸机行机械通气

答案:A

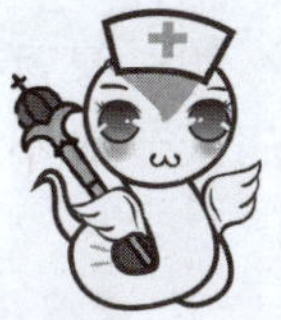

第三节 急性支气管炎病人的护理

应试考点

1. 急性支气管炎的临床表现
2. 急性支气管炎的护理措施

急性支气管炎是指由于各种致病原引起的支气管黏膜的急性炎症，气管常同时受累，故又称为急性气管-支气管炎。主要表现为咳嗽、咳痰、气急、喘息和胸部不适等症状。

一、病因

病毒或细菌感染是最主要病因，过度劳累和受凉是常见诱因。凡能引起上呼吸道感染的病原体均可引起支气管炎，常为混合感染。免疫功能低下、特异性体质、营养不良、佝偻病和支气管局部结构异常等患儿常易反复发生支气管炎。

二、临床表现

1. 大多先有上呼吸道感染症状，以咳嗽为主，初为干咳，以后有痰。婴幼儿全身症状较明显，常有发热、乏力、食欲缺乏、呕吐、腹胀、腹泻等症状，一般无气促和发绀。

2. 体征。两肺呼吸音粗，可闻及不固定的散在干、湿啰音，咳嗽后可减少或消失。支气管痉挛时可闻及哮鸣音。

3. 婴幼儿可发生一种特殊类型的支气管炎，称为哮喘性支气管炎，泛指一组以喘息为突出表现的婴幼儿急性支气管感染。患儿除有上述临床表现外，主要特点包括。

(1)多见于有湿疹或其他过敏史的婴幼儿。

(2)有类似哮喘的临床表现，如呼气性呼吸困难，肺部叩诊呈鼓音，听诊两肺布满哮鸣音及少量粗湿啰音。

(3)有反复发作倾向，但多数患儿预后良好，3～4 岁后发作次数减少渐趋康复，但少数可发展为支气管哮喘。

三、辅助检查

(一)血常规检查

病毒感染者白细胞多正常，细菌感染者白细胞和中性粒细胞增高。

(二)胸部 X 线检查

多无异常改变，或有肺纹理增粗，紊乱。

(三)痰涂片或培养

可发现致病菌。

四、治疗原则

主要是控制感染和止咳、化痰、平喘等对症治疗，常口服祛痰剂，如：复方甘草合剂等；止咳祛痰，口服氨茶碱止喘，也可行超声雾化吸入。有痰病人一般不宜使用可待因等强力镇咳剂或镇静剂，以免抑制咳嗽反射，影响痰液咳出。

五、护理问题

(一)体温过高

病人体温过高与细菌感染或病毒感染有关。

(二)清理呼吸道无效

与呼吸道分泌物过多、痰液黏稠有关。

六、护理措施

(一)保持呼吸道通畅

1. 保持室内空气清新，温湿度适宜，减少对支气管黏膜的刺激，以利于排痰。

2. 注意休息，经常变换患者体位，拍击背部，指导并鼓励患者有效咳嗽，必要时行超声雾化吸入。

3. 遵医嘱使用抗生素、止咳祛痰剂、平喘剂，密切观察用药后的反应。

4. 哮喘性支气管炎的患儿，注意观察有无缺氧症状，必要时给予吸氧。

(二)发热的护理

1. 密切观察体温变化，体温超过 38.5℃时采取物理降温或遵医嘱给予药物降温，以防发生惊厥。

2. 保证充足的水分及营养的供给

多饮水，给营养丰富、易于消化的饮食。保持口腔清洁。

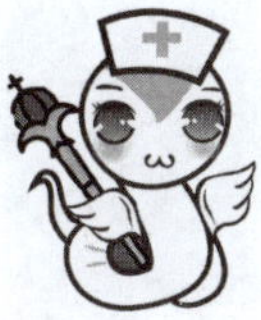

第四节 肺炎病人的护理

应试考点

1. 肺炎链球菌肺炎的临床表现
2. 肺炎链球菌肺炎的治疗原则
3. 小儿肺炎的临床表现
4. 毛细支气管炎的临床表现

肺炎是指发生在终末气道、肺泡及肺间质的炎症。可由多种病原体、理化因素、免疫损伤等引起，细菌性肺炎是最常见的肺炎，也是最常见的感染性疾病之一，是呼吸系统的常见病、多发病。

一、病因与分类

(一)按解剖位置分类

1. 大叶性肺炎

致病菌多为肺炎链球菌。病原体先在肺泡引起炎症，经肺泡间孔向其他肺泡扩散，致使病变累及部分肺段或整个肺段、肺叶，又称肺泡性肺炎。主要表现为肺实质炎症，通常不累及支气管。

2. 小叶性肺炎

致病菌有肺炎链球菌、葡萄球菌、病毒、肺炎支原体等。病变起于支气管或细支气管，继而累及终末细支气管和肺泡，又称支气管性肺炎。X 线显示病灶融合成不规则的片状或大片状阴影，密度深浅不一，且不受肺叶和肺段限制，区别于大叶性肺炎。

3. 间质性肺炎

可由细菌、支原体、衣原体、病毒或肺孢子菌等引起。是以肺间质为主的炎症，病变主要累及支气管壁及其周围组织。由于病变在肺间质，呼吸道症状较轻，异常体征较少。X 线通常表现为肺下部的不规则条索状阴影。

(二)按病因学分类

1. 细菌性肺炎

细菌性肺炎是最常见的肺炎，病原菌为：肺炎链球菌、金黄色葡萄球菌、甲型溶血性链球菌等需氧革兰阳性球菌；肺炎克雷白杆菌、流感嗜血杆菌、铜绿假单胞菌等需氧革兰阴性杆菌；棒状杆菌、梭形杆菌等厌氧杆菌。

2. 病毒性肺炎

病毒性肺炎由冠状病毒、腺病毒、流感病毒、呼吸道合胞病毒等引起。

3.非典型病原体肺炎

非典型病原体肺炎常由支原体、衣原体、军团菌等引起。

4.真菌性肺炎

真菌性肺炎由白念珠菌、曲菌、放线菌等引起。

5.理化因素所致的肺炎

理化因素所致的肺炎放射性损伤可引起放射性肺炎；胃酸吸入可引起化学性肺炎。

(三)按感染来源分类

1.社区获得性肺炎

也称医院外获得性肺炎。肺炎链球菌仍为最主要的病原体，非典型病原体所占比例在增加，耐药菌普遍。

2.医院获得性肺炎

简称医院内肺炎，常见病原菌为革兰阴性杆菌，包括铜绿假单胞菌、肺炎克雷白杆菌、大肠埃希菌等。

巅峰速记法：大叶性肺炎、细菌性肺炎、社区获得性肺炎最常见致病菌均为肺炎链球菌。

二、肺炎链球菌肺炎病人的护理

肺炎链球菌肺炎是由肺炎链球菌所引起的肺炎，典型病变呈大叶性分布。以冬季与初春为高发季节，多见于无基础疾病的男性青壮年和老年人。

(一)临床表现

1.症状

发病前常有受凉、淋雨、疲劳等诱因。典型表现起病多急骤，高热、寒战，数小时内体温可达40℃，呈稽留热，高峰在下午或傍晚。全身肌肉酸痛，患侧胸痛明显，深呼吸或咳嗽时加剧，故病人常取患侧卧位。干咳，少量黏痰，可带血丝，典型者在发病24小时后可呈铁锈色痰，与肺泡内浆液渗出和红细胞、白细胞渗出有关。

真题精选

肺炎患者发生胸痛时合适的卧位

A.健侧　B.患侧　C.俯卧　D.平卧　E.半坐卧

答案:B

2.体征

急性面容、面颊绯红、鼻翼翕动、呼吸浅快和口唇青紫。病变范围较广者可出现语颤增强，叩诊呈浊音，病变处可闻及管状呼吸音及湿啰音等。

(二)辅助检查

1.血象检查

白细胞计数可达(10～30)×10^9/L，中性粒细胞比例增多，在80%以上,伴有核左移和（或）细胞内中毒颗粒。

2.X线胸片

X线表现常呈多样性，可呈斑片状或大片状实变阴影，好发于右肺上叶、双肺下叶，在病变区可见多发性蜂窝状小脓肿，叶间裂下移。消散期，因炎性浸润逐渐吸收可有片状区域吸收较快而呈“假空洞”征,一般起病3周后才完全消散。

3.痰涂片

可见大量带荚膜的革兰阳性双球菌或链球菌，痰培养多有肺炎球菌生长。

真题精选

下列疾病中，一般不会导致咯血症状的是

A.支气管扩张症　B.肺结核　C.急性肺水肿　D.肺癌　E.肺炎链球菌肺炎

答案:E

(三)治疗原则

1.抗感染治疗

首选青霉素G治疗。抗生素疗程一般为5～7天，或热退后3天即可停药。

2.对症、支持治疗

尽量不用退热药，避免大量出汗而影响临床判断。禁止用呼吸抑制剂。

(四)护理问题

1.体温过高与感染有关。

2.气体交换受损与肺部感染引起的呼吸道面积减少有关。

3.疼痛与胸膜炎有关。

(五)护理措施

1.缓解不适，促进身心休息

(1)病人应卧床休息，给予高蛋白质、高热量、高维生素、易消化的流质或半流质饮食，鼓励多饮水。

(2)寒战时可用暖水袋或电热毯等保暖，适当增加被褥。

(3)高热者于头部、腋下、腹股沟等处置冰袋，或乙醇擦浴降温，退热时需补充液体，以防虚脱。

(4)胸痛时嘱病人患侧卧位，以减少胸壁的活动，从而缓解疼痛。

2. 促进排痰，改善呼吸

气急者给予半卧位，或遵医嘱给予氧气吸入，流量 2～4L/min。痰稠不易咳出时，可鼓励病人多饮水，亦可给予超声雾化吸入，或遵医嘱给予祛痰剂，以稀释痰液并配合翻身拍背促进痰液排出。

3. 密切观察生命体征和神志、尿量的变化

下列情况应考虑有休克中毒型肺炎的可能。

(1) 出现精神症状。

(2) 体温不升或过高。

(3) 心率＞140 次/分。

(4) 血压逐步下降或降至正常以下。

(5) 脉搏细弱，四肢厥冷，冷汗多，发绀，少尿或无尿。

(6) 白细胞过高(＞30×10^9/L)或过低(＜4×10^9/L)。

4. 休克中毒型肺炎的抢救与护理

(1) 病人取仰卧中凹位，头胸部抬高 20°，下肢抬高约 30°，保温、给氧。

(2) 迅速建立两条静脉通道，保证液体及药物输入；可根据中心静脉压调整输液速度。

(3) 严密观察病情，注意体温、脉搏、呼吸、血压及神志的变化，记录 24 小时出入量；同时配合医师做好抢救工作。

(4) 进行抗休克与抗感染治疗，以维持血容量。遵医嘱给予血管活性药物，使收缩压维持在 90～100mmHg，或用血管扩张药改善微循环；注意水、电解质和酸碱平衡，联合使用广谱抗菌药物控制感染。

真题精选

治疗肺炎球菌肺炎时，首选的抗菌药物是

A. 利复星　B. 红霉素　C. 青霉素　D. 氟康唑　E. 庆大霉素

答案:C

三、小儿肺炎病人的护理

肺炎是儿科常见病，以冬春季节及气候骤变时多见，多由急性上呼吸道感染或支气管炎向下蔓延所致。是指不同病原体及其他因素(如吸入羊水、过敏等)所引起的肺部炎症。临床上以发热、咳嗽、气促、呼吸困难及肺部固定湿啰音为临床表现。支气管肺炎为小儿最常见的肺炎。

(一) 病因

1. 内在因素

婴幼儿中枢神经系统发育尚未完善，机体的免疫功能不全，加上呼吸系统解

剖生理特点，故婴幼儿易患肺炎。

2. 病原体

常见的病原体为病毒和细菌。病毒以呼吸道合胞病毒最多见，其次是鼻病毒、流感病毒、副流感病毒等；细菌以肺炎链球菌多见，其他有流感嗜血杆菌、金黄色葡萄球菌、革兰阴性杆菌及厌氧菌等。肺炎链球菌、流感嗜血杆菌和金黄色葡萄球菌是重症肺炎的主要病因。

(二)临床表现

1. 轻症肺炎

(1)症状：大多起病急，主要表现为发热、咳嗽、气促、精神不振、食欲减退、烦躁不安、轻度腹泻或呕吐。

(2)体征：呼吸增快，多在发热、咳嗽之后出现。呼吸 40～80 次/分，重者可见鼻翼翕动、点头呼吸、三凹征、口周、鼻唇沟和指趾端发绀；可闻及较固定的中、细湿啰音。

2. 重症肺炎

除呼吸系统症状和全身中毒症状外，常有循环、神经和消化系统受累的现象。

(1)循环系统：常见心肌炎、心力衰竭。肺炎合并心衰的表现包括：①呼吸加快（>60 次/分钟）。②心率增快超过 180 次/分钟。③突然极度烦躁不安、面色苍白或发灰、发绀。④心音低钝、奔马律。⑤肝脏迅速增大。⑥尿少或无尿，具备前五项即可诊断。

(2)神经系统：发生脑水肿时出现烦躁或嗜睡、意识障碍、惊厥、前囟隆起、瞳孔对光反射迟钝或消失、呼吸节律不齐甚至停止等。

(3)消化系统：表现为食欲减退、呕吐或腹泻。发生中毒性肠麻痹时出现明显的腹胀，呼吸困难加重，肠鸣音消失；发生消化道出血时出现呕吐咖啡样物，大便潜血试验阳性或柏油样便。

3. 并发症

脓胸、脓气胸、肺大疱等。

真题精选

对于轻症肺炎与重症肺炎的健康评估，最关键的区别点是

A. 呼吸频率 B. 心率的快慢 C. 咳嗽程度 D. 有无呼吸系统外的表现 E. 发热程度

答案:D

4. 几种不同病原体所致肺炎的特点

(1)呼吸道合胞病毒肺炎：本病多见于 3 岁以下婴幼儿，尤以 1 岁以内婴儿多见，重症患儿主要见于 6 个月以下。主要症状为咳嗽、喘息、气促。轻者发热及呼吸困

难等症状不显著，中重症患儿有明显的呼吸困难、喘憋、口周发绀、鼻翼翕动、三凹征及不同程度的发热(低、中或高热)。肺部听诊多有细小或粗、中湿啰音，约2/3患儿有喘鸣音。叩诊一般无浊音。X线表现为两肺可见小点片状、斑片状阴影，部分患儿有不同程度的肺气肿。白细胞总数大多正常。

(2)腺病毒肺炎：腺病毒 (ADV)感染引起，多见于6个月至2岁婴幼儿，冬、春季多发，病死率较高，是婴幼儿肺炎中最严重的类型之一。临床主要特点为急骤发热，高热持续时间长，中毒症状重。多呈稽留热，体温在1～2天即可达到39℃以上，可持续2～3周。起病时即有咳嗽，咳嗽较剧，频咳或阵咳，第3～6日逐渐出现呼吸困难、发绀等表现。本病早期出现精神萎靡、嗜睡、烦躁、面色苍白等全身中毒症状。

(3)肺炎支原体肺炎：又称原发性非典型肺炎，是学龄儿童和青少年常见的一种肺炎，由肺炎支原体(MP)感染所致。本病全年均可发生，各年龄段的儿童均可发病，占儿童肺炎的20%左右。初期刺激性干咳为突出表现，有的类似百日咳样咳嗽，咳出黏稠痰，甚至带血丝。肺部体征常不明显，少数可听到干、湿啰音。婴幼儿起病急，病程长、病情重，以呼吸困难、喘憋和双肺哮鸣音较突出，可闻湿啰音。支原体肺炎首选大环内酯类抗生素，目前临床上以阿奇霉素为首选药物。

(4)金黄色葡萄球菌肺炎：本病多见于新生儿及婴幼儿。本病临床起病急，病情重，进展快，中毒症状明显。多呈弛张热。患儿烦躁不安，面色苍白，咳嗽、呻吟，呼吸困难，肺部体征出现早,常合并循环、神经及消化系统功能障碍。在发展过程中迅速出现肺脓肿，脓胸和脓气胸是本病的特点。

巅峰速记法：呼吸道合胞病毒肺炎-喘憋；支原体肺炎-刺激性干咳；金黄色葡萄球菌肺炎-病情进展快，肺部体征出现早；腺病毒肺炎-多见于6个月至2岁幼儿。

真题精选

肺炎患者咳大量黄色脓痰，最有可能提示感染的是

A.肺炎链球菌　B.金黄色葡萄球菌　C.冠状病毒　D.白念珠菌　E.肺炎支原体

答案:B

(三)辅助检查

1.血常规

病毒性肺炎白细胞总数大多正常或降低；细菌性肺炎白细胞总数及中性粒细胞增高，并有核左移。

2.病原学

可做病毒分离或细菌培养，以明确病原体。

3. 胸部 X 线

早期肺纹理增粗，以后出现大小不等的斑片阴影，可融合成片。

(四)治疗原则

1. 控制感染

根据不同病原体选用敏感抗生素，使用原则为早期、联合、足量、足疗程，重症患儿宜静脉给药；用药时间应持续至体温正常后 5～7 天，临床症状消失后 3 天。病毒感染者，应选用利巴韦林口服或静脉点滴，或干扰素等抗病毒药物；肺炎链球菌肺炎首选青霉素或阿莫西林；金黄色葡萄球菌肺炎甲氧西林敏感者首选苯唑西林或氯唑西林；支原体或衣原体肺炎首选大环内酯类抗生素如红霉素、阿奇霉素。

2. 对症治疗

有缺氧症状时应及时吸氧；发热、咳嗽、咳痰者，给予退热、祛痰、止咳，保持呼吸道通畅；喘憋严重者可用支气管解痉剂；腹胀伴低钾者及时补钾，中毒性肠麻痹者，禁食，肠胃减压，也可使用酚妥拉明静脉注射；纠正水、电解质、酸碱平衡紊乱。

3. 其他

中毒症状明显或严重喘憋、脑水肿、感染性休克、呼吸衰竭者，可短期应用糖皮质激素。防治心力衰竭、中毒性肠麻痹、中毒性脑病等，积极治疗脓胸、脓气胸等并发症。

真题精选

患儿，女，8 岁。因“咳嗽、咳痰、高热 3 天”就诊，X 线胸片，右肺片状阴影，诊为“肺炎”住院治疗，有低热。正确的出院指导是

A. 室温维持 25℃左右　B. 避免活动　C. 体温正常后即可停药

D. 继续服抗生素至疗程结束　E. 少饮水减轻心脏负担

答案:D

巅峰速记法： 呼吸道疾病常见诊断公式:急性上呼吸道感染=咽痛+咳嗽+发热。大叶性肺炎=成人+受凉+高热+咳铁锈色痰。克雷白杆菌肺炎=咳砖红色痰+X 线片空洞征。支原体肺炎=小儿+刺激性干咳+关节疼痛+抗生素无效。支气管肺炎=婴幼儿+发热+呼吸困难(三凹征,鼻翼翕动)。金黄色葡萄球菌肺炎=高热+胸痛+脓血痰+x 线片状影。

(五)护理问题

1. 气体交换受损与肺部炎症有关。

2. 清理呼吸道无效与呼吸道分泌物过多、痰液黏稠有关。

3. 体温过高与肺部炎症有关。

4. 营养失调低于机体需要量与摄入不足、消耗增加有关。

5. 潜在并发症，有心力衰竭等。

(六)护理措施

1. 环境

室温维持在18～20℃，湿度60%为宜。

2. 休息

嘱患儿卧床休息，减少活动，注意内衣宽松，被褥轻暖，保持皮肤清洁，尽量使患儿安静，减少机体的耗氧量。

3. 氧疗

凡有缺氧症状应立即给氧。一般采用鼻导管给氧，氧流量为0.5～1L/min，氧浓度不超过40%，氧气应湿化，以免损伤呼吸道黏膜。缺氧明显者可用面罩给氧，氧流量2～4L/min，氧浓度不超过50%。若出现呼吸衰竭，则使用人工呼吸器，应定时评估给氧效果并记录。

4. 保持呼吸道通畅

(1)指导患者有效咳嗽，定时翻身拍背，帮助痰液排出，分泌物黏稠者应用超声雾化；必要时吸痰、体位引流。

(2)补充营养和水分：给予易消化、营养丰富的流质、半流质饮食，多饮水，少量多餐，避免过饱影响呼吸；喂哺时应耐心，防止呛咳；重症不能进食时，给予静脉输液，输液时应严格控制输液量及滴注速度，最好使用输液泵，以免加重心脏负担，诱发心力衰竭。

5. 密切观察病情

(1)若患儿出现烦躁不安、面色苍白、呼吸加快（>60次/分）、心率增快（>180次/分）、心音低钝或奔马律、肝在短期内迅速增大时，考虑肺炎合并心力衰竭，应及时报告医生，立即给予吸氧并减慢输液速度。若患儿突然咳粉红色泡沫痰，应考虑肺水肿，立即嘱患儿坐位，双腿下垂，给患儿吸入经20%～30%乙醇湿化的氧气，每次吸入不宜超过20分钟。

(2)若患儿出现烦躁、嗜睡、惊厥、昏迷、呼吸不规则等，应考虑脑水肿、中毒性脑病的可能，应立即报告医生并配合抢救。

真题精选

患儿，男，1.5岁。发热，咳嗽4天，曾用青霉素肌内注射治疗无效。昨天起拒食，呕吐，尿量少。进院查体温39.8℃，脉搏180次/分钟，呼吸65次/分钟，精神不振，烦躁不安，口齿发绀，鼻翼翕动，两肺散在细啰音，肝脏右下3cm。实验室检查：血白细胞2.5×10^9/L，中性粒细胞0.90。该患儿最有可能的诊断是

A. 肺炎合并脓胸　B. 肺炎合并中毒性脑病　C. 肺炎合并肺脓肿

D. 肺炎合并心衰　E. 肺炎合并肺大疱

答案:D

四、毛细支气管炎患儿的护理

毛细支气管炎是一种婴幼儿较常见的呼吸道感染，多见于1～6个月的小婴儿。毛细支气管炎的病变主要发生在肺部的细小支气管，以喘息、三凹征和气促为主要临床特点。临床上较难发现未累及肺泡与肺泡间壁的纯粹毛细支气管炎，是一种特殊类型的肺炎，称为喘憋性肺炎。

(一)病因

主要由呼吸道合胞病毒引起,其他依次为副流感病毒、鼻病毒、腺病毒等肺炎支原体也可引起本病。

(二)临床表现

本病常发生于2岁以下婴儿，多数在6个月以内,常为首次发作。典型的毛细支气管炎常发生在上呼吸道感染2日后，出现持续性干咳和发热，喘息和肺部哮鸣音为其突出表现。主要表现为下呼吸道梗阻症状,出现呼气性呼吸困难、呼吸相延长伴喘息。呼吸困难可呈阵发性,间歇期喘息消失。严重发作者，可见面色苍白、烦躁不安，口周和口唇发绀。全身中毒症状较轻，少见高热。呼吸浅而快，60～80次/分，甚至100次/分钟，伴鼻翼翕动和三凹征，心率加快，可达150～200次/分。肺部体征主要为呼气相哮鸣音，亦可闻及中细湿啰音，叩诊可呈过清音。本病高峰期在呼吸困难发生后的48～72小时，病程一般为1～2周。预后一般较好，有20%～40%的患儿可能发展成婴幼儿哮喘。

(三)辅助检查

外周血白细胞总数及分类大多在正常范围内。采集咽拭子或分泌物，可明确病原。胸部X线检查可见不同程度的肺充气过度或肺不张等；血气分析可了解患儿缺氧和CO_2潴留程度。

(四)治疗原则

主要为氧疗、控制喘息、病原治疗等。

1. 氧疗

有缺氧表现，可采用不同方式吸氧。

2. 控制喘息

重症患儿可使用支气管扩张剂雾化吸入。糖皮质激素用于严重的喘息发作者，甲泼尼龙、琥珀酸氢化可的松静脉滴注，可采用吸入型糖皮质激素(如布地奈德悬液等）。

3. 抗感染治疗

病毒感染所致可用利巴韦林静脉滴注或雾化吸入,亦可酌情使用中药制剂。继发细菌感染者应用适当的抗菌药物。

真题精选

患儿，女，3个月。因发热、咳嗽3d病情加剧来诊。查体：患儿烦躁不安，气促，T39℃，P180次/分，R50次/分，肺部可闻及较多细湿啰音，心音低钝，肝肋下3cm。该患儿的护理措施错误的是

A.面罩给氧　　B.置患儿于半卧位　　C.避免各种刺激

D.加快输液速度　　E.咳嗽频率及轻重

答案:D

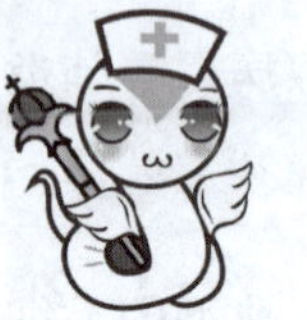

第五节　支气管扩张病人的护理

应试考点

1.支气管扩张的临床表现

2.体位引流

3.咯血的护理

支气管扩张症（简称支扩）是由急、慢性呼吸道感染和支气管阻塞后，反复发生支气管炎症、致使支气管壁结构破坏，引起的支气管异常和持久性扩张。临床特点为慢性咳嗽，咳大量脓痰（和）或反复咯血。多见于儿童或青年期起病。

一、病因

支气管扩张症的主要病因是支气管-肺组织感染和支气管阻塞。以婴幼儿期的麻疹、百日咳、支气管肺炎最为常见。

二、临床表现

(一)症状

1.持续或反复咳嗽、咳(脓)痰

为主要症状,咳嗽咳痰多见于晨起及晚上临睡时，每日痰量可达数百毫升，其严重度可用痰量估计：轻度为<10ml/d,中度为10～150ml/d,重度为>150ml/d。将痰放置数小时后可分三层，上层为泡沫黏液，中层为浆液（混浊黏液），下层为脓性物和坏死组织，伴有厌氧菌感染时痰液恶臭。

2.咯血

反复咯血为本病特点。咯血主要由于支气管小动脉压力较高而破裂所致。咯血量与病情严重程度、病变范围有时不一致，可由痰中带血到大咯血，咯血量少时仅为痰中带血。

小量咯血	<100ml/d
中量咯血	100～500ml/d

大量咯血	＞500ml/d 或 1 次咯血量＞300ml

真题精选

大咯血是指 24h 咯血量超过

A. 100ml　B. 200ml　C. 300ml　D. 400ml　E. 500ml

答案:E

3. 呼吸困难和喘息

提示广泛的支气管扩张或潜在的慢性阻塞性肺疾病。

(二)体征

早期或干性支气管扩张症无异常肺部体征，病变重或继发感染时，在下胸部、背部可闻及固定而持久的局限性粗湿啰音，有时可闻及哮鸣音，伴有慢性缺氧、肺源性心脏病和右心衰的病人出现杵状指（趾）。

真题精选

患者，男，60 岁。患右肺中叶支气管扩张。现患者痰多不易咳出。该患者可能存在的体征是

A. 消瘦、贫血　B. 呼吸运动减弱　C. 局限性哮鸣音

D. 固定而持久的局限性湿性啰音　E. 两肺底满布湿啰音

答案:D

三、辅助检查

(一)X 线检查

囊状支气管扩张的气道表现为显著的囊腔，腔内可存在气液平面，纵切面可显示“双轨征”，横切面显示“环形阴影”，并可见气道壁增厚。

(二)高分辨率 CT

可在横断面上清楚的显示扩张的支气管，由于无创、易重复和易接受的特点，已成为支气管扩张症的主要诊断方法。

(三)纤维支气管镜检查

有助于发现病人的出血部位或阻塞原因，还可局部灌洗，取灌洗液进行细菌学和细胞学检查。

四、治疗原则

治疗原则是控制感染，保持引流通畅，必要时手术治疗。

(一)控制感染

根据症状、体征、痰液性状选择合适的抗生素，必要时可根据痰培养和药物敏感试验选用合适的抗生素。

(二)痰液引流

1. 祛痰剂

常用复方甘草合剂10ml或盐酸氨溴索30mg、溴己新16mg,每日3次，口服。痰液黏稠时加用超声雾化吸入治疗。

2. 体位引流

根据病变部位采取合适体位进行引流。进行头低脚高位引流时，要密切观察病人病情变化及咳痰的情况，以防发生意外。

(三)手术治疗

局限性支气管扩张或反复大咯血，经休息和保守治疗不缓解者应采取手术治疗。

真题精选

为减少支气管扩张患者肺部继发性感染和全身中毒症状，最关键的措施是

A. 加强痰液引流　B. 选择广谱抗生素　C. 使用呼吸兴奋剂

D. 使用支气管扩张剂　E. 注射流感疫苗

答案:A

五、护理措施

(一)排痰

遵医嘱给予祛痰药，指导病人有效咳嗽，辅以叩背，及时排出痰液。痰液黏稠可用生理盐水超声雾化吸入或蒸汽吸入，帮助稀释痰液。

(二)体位引流★★★★★

体位引流是利用重力作用促使呼吸道分泌物流入气管、支气管排出体外的方法，其效果与需引流部位所对应的体位有关。

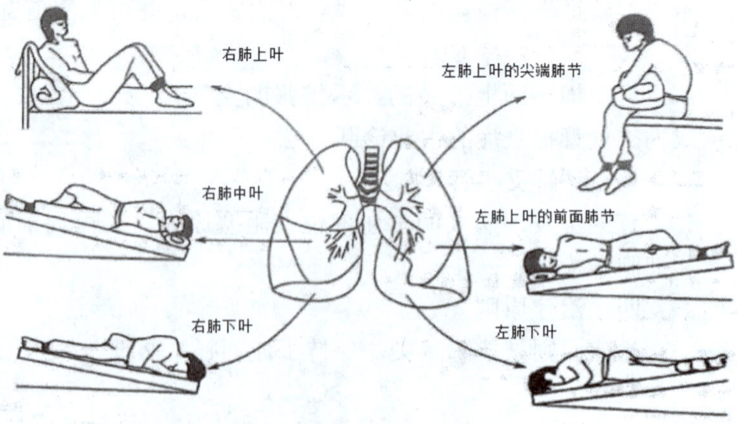

1. 引流宜在饭前进行，早晨清醒后立即进行效果更好，如需在餐后进行，应在餐后1～2小时进行。

2. 依病变部位不同而采取不同的体位，原则上抬高患肺位置，引流支

气管开口向下，有利于分泌物随重力作用流入大支气管和气管排出。首先引流上叶，然后引流下叶后基底段。如果病人不能耐受，应及时调整姿势。头部外伤、胸部创伤、咯血、严重心血管疾病和病人状况不稳定者，不宜采用头低位进行体位引流。

3. 引流时间每次 15～20 分钟，每日 1～3 次，嘱病人间歇做深呼吸后用力咳痰，同时叩患部以提高引流效果。

4. 引流完毕予漱口并记录引流出痰液的量及性质。

5. 引流过程中注意观察病情，若病人出现咯血、发绀、头晕、出汗、疲劳等情况，应及时终止引流；痰量较多的病人引流时，应注意将痰液逐渐咳出，以防发生痰大量同时涌出过多而窒息；患有高血压、心力衰竭及高龄病人禁止体位引流。

真题精选

患者，男，23 岁。患支气管扩张症间断咯血。近日来因咳大量黄色脓痰入院治疗。医院体位引流，护士引导患者做体位引流时错误的是

A. 在饭后半小时进行

B. 引流前做生理盐水超声雾化

C. 引流同时作胸部叩击

D. 引流后可给治疗性雾化吸入

E. 每次引流 15～20 分钟

答案:A

(三)补充营养

给予高热量、高蛋白质、维生素丰富饮食，以补充消耗。保持口腔清洁，要勤漱口，以减少感染并增进食欲。鼓励病人多饮水，每天 1500ml 以上，帮助痰液稀释，有利于排痰。

(四)咯血的护理

1. 小量咯血以静卧休息为主，大量咯血病人应绝对卧床，尽量避免搬动病人。取患侧卧位，可减少患侧胸部的活动，既防止病灶向健侧扩散，同时有利于健侧肺的通气功能。对精神极度紧张、咳嗽剧烈的病人，可给予小剂量镇静剂或镇咳剂。

2. 止血首选垂体后叶素，垂体后叶素能收缩小动脉，减少肺血流量，从而减轻咯血。但也能引起子宫和冠状动脉收缩，故冠心病、高血压、妊娠者禁用。

3. 大量咯血者应禁食，小量咯血者宜进少量温、凉流质饮食，因过冷或过热食物容易加重咯血。多食富含纤维素食物，以保持大便通畅，避免排便时腹压增加而引起再度咯血。

4. 咯血时不要屏气，以免诱发喉头痉挛，导致窒息。一旦出现窒息征象，应立即取头低脚高 45° 俯卧位，面向一侧，轻拍背部，迅速排出血块，或直接刺激咽部

以咳出血块。必要时吸痰，给予高浓度吸氧。

真题精选

患者，男。因近 1 周间断痰中带血来院就诊，10 分钟前患者突然开始大量咯血，护士立即采取的抢救措施中不正确的是

A. 轻拍背部排出血块　B. 取半卧位　C. 保持呼吸通畅

D. 必要时可使用呼吸兴奋剂　E. 头低足高位

答案:B

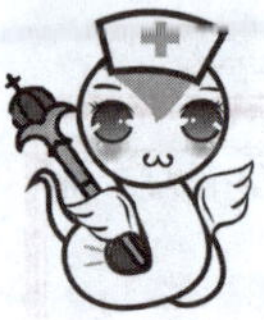

第六节 慢性阻塞性肺疾病病人的护理

应试考点

1. 慢性阻塞性肺疾病的临床表现
2. 慢性阻塞性肺疾病的诊断标准
3. 慢性阻塞性肺疾病的治疗原则
4. 慢性阻塞性肺疾病的护理措施

慢性阻塞性肺疾病（COPD）是以持续气流受限为特征的可以预防和治疗的疾病，气流受限不完全可逆，呈进行性发展。COPD 与慢性支气管炎及肺气肿密切相关。

一、病因

(一)吸烟

吸烟是重要的发病因素。

(二)感染

感染病毒、细菌和支原体是本病发生及加重的重要因素之一；是 COPD 发生发展的重要因素。

(三)环境

大气污染、职业粉尘、化学物质和气候因素，以及人体内蛋白酶增多或α_1抗蛋白酶缺乏等，是本病的诱因。

二、临床表现

(一)症状

起病缓慢，病程长，反复发作。

1. 慢性咳嗽

常晨间咳嗽明显，夜间有阵咳或伴有排痰，随病程发展，咳嗽可终身不愈。

2. 咳痰

清晨排痰较多，一般为白色黏液或浆液性泡沫痰，偶可带血丝。急性发作期痰量增多，可有脓性痰。

3. 气短或呼吸困难

早期在较剧烈活动时出现，逐渐加重，以致在日常活动甚至休息时也感到气短，是 COPD 的标志性症状。

4. 喘息和胸闷

重度病人或急性加重时可出现喘息。

真题精选

提示慢性支气管炎发展为慢性阻塞性肺疾病的突出症状是

A. 进行性加剧的反复咳嗽　B. 逐渐加重的呼吸困难　C. 发热

D. 反复感染、咳大量浓痰　E. 咯血

答案:B

(二)体征

患者表现桶状胸，胸部呼吸活动减弱，语颤减弱，叩诊过清音，心浊音界缩小，肺下界和肝浊音界下降。听诊呼吸音减弱，呼气延长，心音遥远，部分病人可闻及湿性啰音和干性啰音。

真题精选

桶状胸常见于

A. 肺结核　B. 肺气肿　C. 佝偻病　D. 双侧胸腔积液　E. 双侧大叶性肺炎

答案:B

(三)COPD 病程分期

1. 急性加重期

指在疾病发展过程中,短期内咳嗽、咳痰、气短和（或）喘息加重、痰量增多，呈脓性或黏液脓性痰，可伴发热等症状。

2. 稳定期

指病人咳嗽、咳痰、气短等症状稳定或症状轻微。

(四)并发症

可并发慢性呼吸衰竭、自发性气胸、慢性肺源性心脏病等。

三、辅助检查

(一)动脉血气分析

动脉血气分析对确定低氧血症、高碳酸血症、酸碱平衡失调以及判断呼吸衰竭的类型有重要的价值。

(二)X线检查

肺气肿时，两肺透亮度增加，肋间隙增宽。

(三)肺功能检查

肺功能是判断气流受限的主要客观指标，对COPD诊断、严重程度评价、疾病进展、预后及治疗反应等有重要意义。FEV_1/FVC（第1秒用力呼气量占用力肺活量百分比）是评价气流受限的敏感指标。吸入支气管舒张药后$FEV_1/FVC<70\%$，可确定为持续气流受限。

四、治疗原则

(一)稳定期治疗

1.避免诱发因素

劝导吸烟的病人戒烟是减慢肺功能损害最有效的措施。避免接触污染的环境。

2.药物治疗

可使用支气管扩张剂、糖皮质激素和祛痰药等，以预防和减轻症状。其中应用支气管扩张剂是目前控制症状的主要措施。

3.长期家庭氧疗

具体指征如下。

(1)$PaO_2<55mmHg$或$SaO_2<88\%$，有或没有高碳酸血症。

(2)PaO_2 55～60mmHg或$SaO_2<89\%$，并有肺动脉高压、心力衰竭所致水肿或红细胞增多症。一般用鼻导管吸氧，氧流量为1～2L/min，吸氧时间10～15h/d。目的是使病人在静息状态下，达到$PaO_2\geq60mmHg$和(或)使SaO_2升至90%以上。

(二)急性加重期（急性发作期）治疗

1.控制感染

根据病原菌种类及药物敏感情况，选用合理抗生素。

2.合理用氧

根据血气分析，调整吸氧的方式和氧浓度。发生低氧血症者可用鼻导管低流量持续给氧，鼻导管给氧时，吸入的氧浓度与氧流量有关，估算公式为氧浓度$FiO_2(\%)=21+4\times$氧流量（L/min）。一般吸入氧浓度为28%～30%，避免吸入氧浓度过高而引起二氧化碳潴留现象，加重呼吸衰竭。

五、护理问题

(一)气体交换受损

与气道阻塞、通气不足、呼吸肌疲劳、分泌物过多和肺泡呼吸面积减少有关。

(二)清理呼吸道无效

与分泌物增多而黏稠、气道湿度减低及无效咳嗽有关。

(三)焦虑

与健康状况的改变、病情危重及经济状况有关。

六、护理措施

(一)病情观察

观察咳嗽、咳痰及呼吸困难的程度，监测动脉血气分析和水、电解质、酸碱平衡情况。

(二)氧疗护理

对呼吸困难伴低氧血症者，遵医嘱给予氧疗，一般采用鼻导管持续低流量给氧，氧流量1～2L/min，应避免吸入氧浓度过高而引起二氧化碳潴留。提倡长期家庭氧疗，氧疗有效指征：病人呼吸困难减轻、呼吸频率减慢、发绀减轻、心率减慢、活动耐力增加。

(三)用药护理

遵医嘱正确给予抗感染治疗，观察药物疗效和不良反应，有效地控制呼吸道感染。

(四)协助病人呼吸训练，改善呼吸状态。

缩唇呼吸	目的：通过缩唇形成的微弱阻力来延长呼气时间，增加气道压力，延缓气道塌陷	
	吸气与呼气时间比为1∶2或1∶3	
腹式呼吸	体位	立位、平卧位、半卧位最适宜
	方法	鼻吸气，口呼气，呼吸缓慢而均力，吸气时腹肌放松，腹部鼓起，呼气时腹肌收缩，腹部下陷。开始训练时，病人可将一手放在腹部，一手放在前胸，以感知胸腹起伏，呼吸时应使胸廓保持最小的活动度。缩唇呼吸或腹式呼吸每天训练3～4次，每次重复8～10次

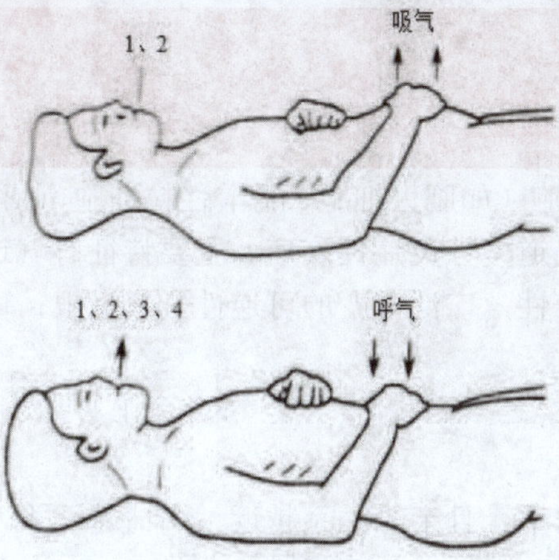

隔式或腹式呼吸

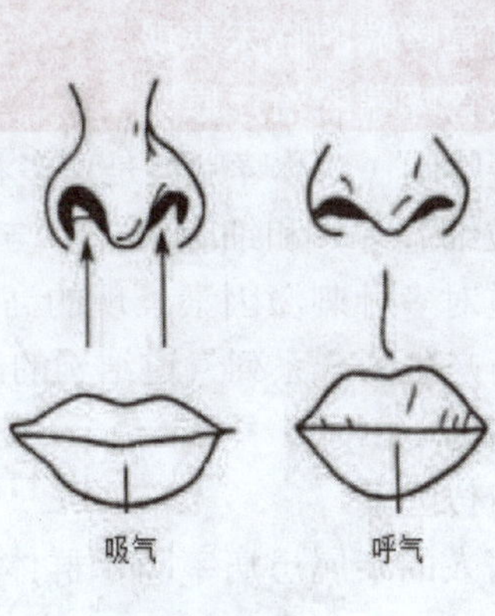

缩唇式呼吸

真题精选

慢性阻塞性肺疾病呼吸衰竭的类型及给氧方式
A. Ⅱ型呼吸衰竭，低流量低浓度持续吸氧
B. Ⅱ型呼吸衰竭，低浓度间断吸氧
C. Ⅱ型呼吸衰竭，高浓度持续吸氧
D. Ⅰ型呼吸衰竭，低浓度吸氧
E. Ⅱ型呼吸衰竭，低浓度持续吸氧
答案:A

(五)保持呼吸道通畅

湿化气道，痰多黏稠、难以咳出的病人需多饮水，以达到稀释痰液的目的。遵医嘱使用祛痰药或给予超声雾化吸入，雾化后协助病人翻身进行背部叩击，有利于分泌物的排出；指导患者有效咳嗽，促进排痰。

(六)消除焦虑

帮助病人消除产生焦虑的原因，针对病人及其家属对疾病的认知和态度以及由此引起的心理、性格、生活方式等方面的改变，与病人和家属共同制定和实施康复计划，消除诱因、定期进行呼吸肌功能锻炼、坚持合理用药、减轻症状、增强战胜疾病的信心。

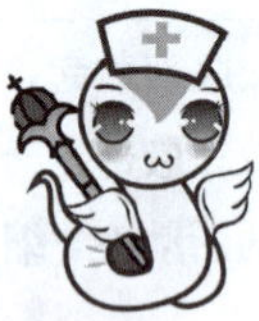

第七节 支气管哮喘病人的护理

应试考点

1. 支气管哮喘的发病机制
2. 支气管哮喘的临床表现
3. 支气管哮喘的治疗原则

支气管哮喘（简称哮喘）是由多种细胞（如肥大细胞、嗜酸性粒细胞、T淋巴细胞、中性粒细胞等）和细胞组分参与的气道慢性炎症性疾病。主要特征有气道慢性炎症，气道对多种刺激因素呈现的高反应性，广泛多变的可逆性气流受限，以及随病程延长而产生的一系列气道结构的改变。

一、病因

(一)遗传因素

哮喘病人的亲属患病率高于群体患病率，且亲缘关系越近、病情越严重，其亲属患病率也越高。有研究表明，与气道高反应性、IgE调节和特应性反应相关的基因

在哮喘的发病中起着重要作用。

(二)环境因素

环境因素为哮喘的主要激发因素，包括如下内容。

1.吸入性过敏原为主

如花粉、尘螨、动物毛屑、二氧化硫等各种特异和非特异性的吸入物。

2.感染(呼吸道感染)

如细菌、病毒、原虫、寄生虫等。

3.食物

如鱼、虾、蟹、蛋类、牛奶等食物。

4.药物

如普萘洛尔（心得安）、阿司匹林、抗生素等。

二、发病机制

哮喘与变态反应、气道炎症、气道反应性增高及神经因素相互作用有关。气道慢性非特异性炎症被认为是哮喘的本质，气道高反应性是哮喘的基本特征，气道重构是哮喘的重要病理特征。

三、临床表现

(一)症状

典型表现为发作性伴有哮鸣音的呼气性呼吸困难，或发作性胸闷和咳嗽，严重者呈被迫坐位或端坐呼吸，干咳或大量白色泡沫痰，甚至出现发绀。夜间及凌晨发作和加重是哮喘的重要临床特征。可在数分钟内发作，持续数小时至数天，应用支气管舒张药后或自行缓解。

真题精选

哮喘的基本病理特征是

A.变态反应 B.气道的高反应 C.气道慢性炎症 D.过敏体质 E.免疫因素

答案:B

支气管哮喘的典型表现为发作性伴有哮鸣音的

A.呼气性呼吸困难 B.吸气性呼吸困难 C.混合性呼吸困难

D.一过性呼吸困难 E.进行性呼吸困难

答案:A

(二)体征

发作时典型的体征为双肺可闻及广泛的哮鸣音，呼气音延长，胸部呈过度充气状态。严重哮喘出现心率增快、奇脉、胸腹反常运动和发绀。但非常严重的哮喘发作，哮鸣音反而减弱，甚至完全消失，表现为“沉默肺”，是病情危重的表现。

(三)并发症

严重发作时可并发气胸、纵隔气肿、肺不张，长期反复发作或感染可并发慢阻肺、支气管扩张和肺源性心脏病。

哮喘急性发作时病情的严重程度分级。

病情程度	临床表现	血气分析	血氧饱和度	支气管舒张剂
轻度	对日常生活影响不大，可平卧，说话连续成句，步行、上楼时有气短。呼吸频率轻度增加，呼吸末期散在哮鸣音。脉率<100次/分，可有焦虑	PaO_2正常 $PaCO_2$<45mHg	>95%	能被控制
中度	稍事活动便有喘息，喜坐位，讲话常有中断。呼吸频率增加，可有三凹征，哮鸣音响亮而弥漫。脉率100～120次/分，时有焦虑和烦躁	$PaO_2$60～80mmHg $PaCO_2$≤45mmHg	91%～95%	仅有部分缓解
重度	休息时感气短，端坐呼吸，只能单字讲话，大汗淋漓。呼吸频率>30次/分，常有三凹征，哮鸣音响亮而弥漫。脉率>120次/分，奇脉，常有焦虑和烦躁	PaO_2<60mmHg $PaCO_2$>45mmHg	≤90%	无效
危重	病人不能讲话，出现嗜睡、意识模糊，呼吸时，哮鸣音明显减弱或消失。脉率>120次/分或变慢和不规则	PaO_2<60mmHg $PaCO_2$>45mmHg	<90%	无效

四、辅助检查

(一)血象检查

发作时可有嗜酸性粒细胞增高；并发感染者白细胞计数和中性粒细胞比例增高。

(二)动脉血气分析

严重发作时可有PaO_2降低，由于过度通气导致$PaCO_2$下降，pH值上升，表现为呼吸性碱中毒。如病情恶化，可出现缺氧及CO_2潴留，表现为呼吸性酸中毒。当$PaCO_2$较前升高，即使在正常范围也可能发生严重气道阻塞。

(三)X线检查

哮喘发作时可见双肺透亮度增加，呈过度充气状态。合并感染时，可见肺纹理增加和炎性浸润阴影。

(四)痰液检查

痰涂片可见嗜酸性粒细胞增多。

五、治疗原则

(一)脱离变应原

部分病人能找到引起哮喘发作的变应原或其他非特异刺激因素，使病人脱离变应原的接触是防治哮喘最有效的方法。

(二)药物治疗★★★★★

治疗哮喘的药物分为控制药物和缓解药物。控制药物指需长期使用的药物，主要用于治疗气道慢性炎症，使哮喘维持临床控制，亦称抗炎药。缓解药物指按需使用的药物，能迅速解除支气管痉挛从而缓解哮喘症状，亦称解痉平喘药。

药物类型	代表药物	常用药物	作用	注意事项
支气管解痉药	β_2受体激动剂	沙丁胺醇（舒喘灵）	是控制哮喘急性发作的首选药	首选吸入法
	茶碱类	氨茶碱	具有舒张支气管和气道抗炎作用	静脉注射速度不宜过快，急性心肌梗死及血压降低的病人禁用。老年人及心动过速的病人宜选二羟丙茶碱
抗炎药物	糖皮质激素	泼尼松（口服） 布地奈德（吸入） 甲泼尼龙（静脉）	是当前控制哮喘最有效的抗炎药物，可控制气道炎症	规律吸入1～2周可起效，注意漱口，防止真菌感染
	色甘酸钠	–	对预防运动和过敏原诱发的哮喘最有效	–

真题精选

治疗支气管哮喘时，快速静注氨茶碱的主要不良反应有

A. 口干和皮疹　B. 心律失常和低血压　C. 腹绞痛和腹泻

D. 耳鸣和高血压　E. 红斑和视物模糊

答案:B

六、护理措施

(一)改善环境条件

保持空气流通，避免花草、地毯、皮毛、烟及尘埃飞扬等诱因。

(二)休息与饮食

嘱患者卧床休息，采取舒适的坐位或半坐位。给予营养丰富、高维生素、清淡流质或半流质饮食，多吃水果和蔬菜，避免进食冷、硬、油煎食物以及可能诱发哮

喘的食物，如鱼、虾、蛋等。

真题精选

患者，女，50 岁。因支气管哮喘急性发作入院，护士应协助患者采取的体位是
A. 半卧位　B. 端坐位　C. 头低脚高位　D. 侧卧位　E. 头高脚低位
答案:B

(三) 保持呼吸道通畅

指导患者尽量将痰咳出，鼓励病人饮水，每日饮水量 2500～3000ml，以补充丢失的水分，稀释痰液。重症者建立静脉通道，遵医嘱补液。定期协助病人翻身、拍背，促使痰液排出，痰液黏稠时，遵医嘱给予祛痰药物或雾化吸入，无效者可用负压吸引器吸痰，给予鼻导管低流量、持续湿化吸氧，改善呼吸。

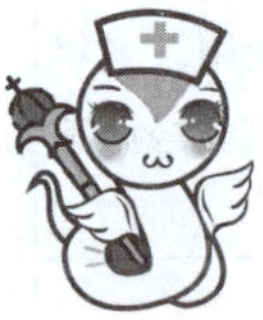

第八节　慢性肺源性心脏病病人的护理

应试考点

1. 肺心病的病因
2. 肺心病的临床表现
3. 肺心病的治疗原则

慢性肺源性心脏病简称慢性肺心病，指由于支气管-肺组织、肺血管或胸廓的慢性病变引起肺组织结构和（或）功能异常，产生肺血管阻力增加，肺动脉压力增高，使右心室扩张和（或）肥厚，伴或不伴右心功能衰竭的心脏病，并排除先天性心脏病和左心病变引起者。

一、病因

(一) 支气管、肺疾病

以慢性阻塞性肺疾病最为多见，其次为支气管哮喘、支气管扩张、重症肺结核、间质性肺炎等。

(二) 胸廓运动障碍性疾病

较少见，严重胸廓畸形或神经肌肉病变均可引起胸廓活动受限、肺受压、支气管扭曲或变形，导致肺功能受损。气道引流不畅，肺部反复感染，并发肺气肿或纤维化。

(三) 肺血管疾病

特发性肺动脉高压、慢性栓塞性肺动脉高压和肺小动脉炎均可引起肺血管阻力

增加、肺动脉压升高和右心室负荷加重，发展成慢性肺心病。

二、临床表现

(一)肺、心功能代偿期

1.症状

咳嗽、咳痰、气急，活动后感心悸、呼吸困难、乏力和活动耐受力下降等。急性感染可加重上述症状。

2.体征

可有不同程度的发绀和肺气肿体征。偶有干、湿性啰音，心音遥远。有右心室肥厚的体征，部分病人可有颈静脉充盈，或肝下界下移。

(二)肺、心功能失代偿期

1.呼吸衰竭（最突出的表现）

(1)症状：呼吸困难加重，夜间为甚，常伴头痛、失眠、食欲下降、白天嗜睡，甚至出现表情淡漠、神志恍惚、谵妄等肺性脑病的表现。

(2)体征：明显发绀,有球结膜充血、水肿，严重时出现颅内压升高的表现。腱反射减弱或消失，出现病理反射。可出现皮肤潮红、多汗。

2.右心衰竭

(1)症状：呼吸气促、心悸、食欲不振、腹胀、恶心等。

(2)体征：发绀明显，颈静脉怒张，心率增快，可出现心律失常，剑突下可闻及收缩期杂音，甚至出现舒张期杂音。肝大且有压痛，肝颈静脉回流征阳性，下肢水肿，重者可有腹水。少数病人可出现肺水肿及全心衰竭的体征。

巅峰速记法：肺心病=慢性肺部病史+心脏扩大演变顺序:慢支-肺气肿-肺心病。

(三)并发症

肺性脑病、电解质及酸碱平衡紊乱、心律失常、休克、消化道出血和弥散性血管内凝血等。其中肺性脑病是慢性肺源性心脏病死亡的首要原因。

真题精选

患者女，慢性肺心病急性发作，现出现头痛、昼眠夜醒、神志恍惚，应考虑

A.窒息先兆 B.呼吸性酸中毒 C.休克早期 D.肺性脑病 E.肺不张

答案:D

三、辅助检查

(一)X线检查

除原有肺、胸基础疾病及急性肺部感染的特征外，尚有肺动脉高压征。

（二）血液检查

红细胞及血红蛋白可升高，全血及血浆黏稠度增加，合并感染时白细胞总数增高，中性粒细胞增加。部分病人可有肾功能或肝功能的改变。

（三）血气分析

慢性肺心病失代偿期可出现低氧血症和（或）高碳酸血症，当 PaO_2＜60mmHg、$PaCO_2$＞50mmHg 时，提示呼吸衰竭的可能。

（四）心电图检查

主要表现有电轴右偏、肺性 P 波，也可见右束支传导阻滞及低电压图形，可作为慢性肺心病的参考条件。

（五）超声心动图检查

可显示右心室流出道内径与右心室内径增大，肺动脉干及右心房增大等改变。

四、治疗原则

（一）急性加重期

积极控制感染，保持呼吸道通畅，改善呼吸功能，纠正缺氧和二氧化碳潴留，控制呼吸衰竭和心力衰竭，积极处理并发症。

控制感染	是急性加重期的治疗关键，根据痰涂片、痰培养及药物敏感试验选择合适的抗生素，常用青霉素、氨基糖苷类、喹诺酮类及头孢菌素类药物
氧疗	在保持呼吸道畅通的前提下，纠正缺氧和 CO_2 潴留。通常采用低浓度、低流量持续给氧，流量 1～2L/min，24h 持续吸氧不间断
控制心力衰竭	①利尿剂：具有减少血容量，减轻右心负荷，消除水肿的作用，选用作用温和的利尿剂，以短期、小剂量为原则 ②正性肌力药：由于慢性缺氧和感染，病人对洋地黄类药物耐受性降低，易发生毒性反应。宜选用作用快、排泄快的洋地黄制剂，小剂量给药，一般为常规剂量的 1/2 或 2/3 量。应用指征：a. 感染已控制，呼吸功能已改善，用利尿剂后仍有反复水肿的心力衰竭病人。b. 以右心衰竭为主要表现而无明显感染的病人。c. 合并急性左心衰者 ③血管扩张剂：可使肺动脉扩张，减低肺动脉高压，减轻右心负荷，但效果不理想。钙拮抗剂有一定的降低肺动脉压效果

真题精选

患者男，56 岁。诊断为慢性肺源性心脏病。血气分析结果示：PaO_2 53mmHg，$PaCO_2$ 61mmHg。其氧疗要求是

A. 持续低流量给氧　B. 低流量间断给氧　C. 高浓度间断给氧

D. 氧疗时间不低于 5 小时　E. 高浓度持续给氧

答案:A

(二)缓解期

1. 应用中西结合方法，积极治疗原发病，避免诱因，减少急性发作，改善心肺功能。

2. 提高机体免疫力。

3. 家庭氧疗，改善呼吸功能。

五、护理措施

1. 鼓励病人咳嗽，给予拍背，促进痰液排出，改善肺泡通气。

2. 经鼻导管持续低流量吸氧，氧浓度一般在25%～29%，氧流量1～2L/min，必要时可通过面罩或呼吸机给氧，吸入的氧必须湿化。

3. 有水肿的病人宜限制水、盐摄入。准确记录24小时出入液量。

4. 改善营养状况，应摄入高蛋白、高维生素、易消化、清淡饮食。

5. 病人烦躁不安时，应警惕呼吸衰竭、电解质紊乱等情况发生，切勿随意使用安眠、镇静剂，以免诱发或加重肺性脑病。

6. 鼓励病人进行腹式呼吸、缩唇呼吸等呼吸功能锻炼，加强呼吸肌肌力和耐力，进行呼吸操和有氧活动，用冷水洗脸、洗鼻等，提高机体的耐受力。

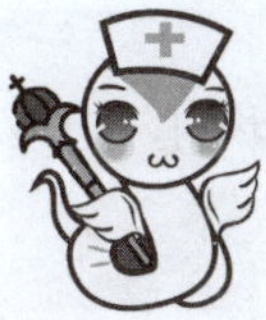

第九节 血气胸病人的护理

应试考点

1. 气胸的分类及临床表现
2. 血气胸的处理要点
3. 胸腔闭式引流的护理

一、气胸

胸膜腔是不含气体的密闭潜在腔隙。当气体进入胸膜腔，造成积气状态时，即为气胸。气胸可分为自发性、外伤性和医源性3类。自发性气胸指肺组织及脏层胸膜的自发破裂，或胸膜下肺大疱自发破裂，使肺及支气管内气体进入胸膜腔所致的气胸，可分为原发性和继发性，前者发生于无基础疾病的健康人，后者发生于有基础疾病的病人。

（一）病因和病理

自发性气胸以继发于肺部基础疾病为多见，其次是原发性自发性气胸。

1. 继发性自发性气胸

由于肺结核、慢性阻塞性肺疾病、艾滋病合并卡氏肺孢子菌感染、肺癌、肺脓肿等肺部基础疾病可引起细支气管的不完全阻塞，形成肺大疱破裂。有些女性可在月经来潮后24～72小时发生气胸，病理机制尚不清楚，可能是胸膜上有异位子宫内膜破裂所致。脏层胸膜破裂或胸膜粘连带撕裂时如导致其中的血管破裂可形成自发性血气胸。

2. 原发性自发性气胸

(1) 多见于瘦高体形的男性青壮年，常规X线检查除可发现胸膜下大疱外，肺部无显著病变。胸膜下大疱的产生原因尚不清楚，可能与吸烟、瘦高体形、非特异性炎症瘢痕或先天性弹力纤维发育不良有关。

(2) 航空、潜水作业时无适当防护措施或从高压环境突然进入低压环境也可发生气胸。抬举重物、用力过猛、剧咳、屏气，甚至大笑等可成为促使气胸发生的诱因。

(3) 气胸发生后，胸膜腔内压力增高，失去了负压对肺的牵引作用，且正压对肺产生压迫，使肺失去膨胀能力，导致限制性通气功能障碍，表现为肺容量减小、肺活量降低、最大通气量降低。但由于初期血流量并不减少，产生通气/血流比例下降、动静脉分流增加，从而出现低氧血症。大量气胸时，不但失去了胸腔负压对静脉血回心的吸引作用，而且胸膜腔内正压还对心脏和大血管产生压迫作用，使心脏充盈减少，导致心排血量减少，出现心率加快，血压降低甚至休克。张力性气胸可引起纵隔移位，导致循环障碍，甚至窒息死亡。

(二) 临床类型

根据脏层胸膜破裂口的情况和气胸发生后对胸膜腔内压力的影响，自发性气胸通常分为以下3种类型。

1. 闭合性（单纯性）气胸

多并发于肋骨骨折，由于肋骨断端刺破肺，空气进入胸膜腔所致。空气从胸壁或肺的伤道进入胸膜腔后，伤道很快闭合，气体不再继续进入胸膜腔，胸膜腔内负压被部分抵消，但胸膜腔内压仍低于大气压，使患侧肺部分萎陷、有效气体交换面积减少，肺的通气和换气功能受损。

2. 交通性（开放性）气胸

多并发于刀刃、锐器或弹片火器等导致的胸部穿透伤。胸膜腔积气且气体经体表伤口随呼吸自由出入胸膜腔。当体表伤口大于气管口径时，空气入量多，胸膜腔内压几乎等于大气压，伤侧肺完全萎缩，纵隔向健侧移位，出现纵隔扑动，影响静脉血液回流，最终引起呼吸和循环障碍。

3. 张力性（高压性）气胸

主要是由于较大的肺泡破裂、较深较大的肺裂伤或支气管破裂所致。由于气管、支气管或肺损伤裂口呈活瓣状，进入胸膜腔的空气不断增多，压力逐渐升高，超过大气压。患侧肺严重萎陷，纵隔显著向健侧移位，健侧肺受压，产生呼吸、循环功能的严重障碍。高压气体经支气管、气管周围疏松结缔组织或壁层胸膜裂伤处进入纵隔及面、颈、胸部皮下形成气肿。此型气胸对呼吸循环的影响最大，可迅速危及生命，应紧急抢救处理。

（三）临床表现

分类	临床表现	体征
闭合性气胸	胸肺萎陷30%以下，无明显症状，不需治疗；超过30%可有胸闷、呼吸急促、呼吸困难等	患侧胸廓饱满，呼吸运动减弱，有时触及皮下少量气肿，语颤减弱，气管向健侧移位，叩诊呈鼓音，呼吸音减弱或消失
开放性气胸	病人有明显的呼吸困难、鼻翼翕动、发绀、血压降低、脉搏细速、甚至休克	气管、心脏明显向健侧移位，患侧胸部叩诊呈鼓音，呼吸音减弱或消失；有时可见伤口，呼吸时有气体进出声音
张力性气胸	病人表现为严重或极度呼吸困难、端坐呼吸、缺氧严重者发绀、烦躁不安、昏迷甚至窒息	伤侧胸部饱满，肋间隙增宽、呼吸运动减弱、颈部、面部、胸部等处可有皮下气肿，气管显著偏向健侧，叩诊呈高度鼓音，听诊呼吸音消失

注：开放性气胸里的纵隔扑动是指吸气时纵隔向健侧移位，呼气时纵隔向患侧移位，纵隔位置随呼吸而左右摆动，最终引起呼吸和循环障碍。

真题精选

患者，男，28岁。胸外伤出现呼吸困难、发绀、脉快，体检时见胸壁有一条约3cm长伤口，呼吸时伤口处有气体进出，伤侧呼吸音消失，首先考虑

A.肋骨骨折　B.闭合性气胸　C.开放性气胸　D.张力性气胸　E.血胸

答案:C

（四）相关检查

1.X线胸片检查

X线胸片检查是诊断气胸的重要方法。

2.气胸典型表现

气胸典型表现是被压缩肺边缘呈外凸弧形线状阴影，称为气胸线，线外透亮度增强，无肺纹理。大量积气时，肺被压向肺门，呈球形高密度影，纵膈和心脏向健侧移位。合并积液或积血时，可见气液平面。气胸容量的大小可根据后前位X线胸片上气胸线到侧胸壁的距离近似判断，当此距离为1cm和2cm时，气胸容量分别约占单侧胸腔容量的25%和50%，故气胸线到侧胸壁的距离<2cm为小量气胸，≥2cm为大量气胸。

（五）治疗要点

1.闭合性气胸

少量气胸无需特殊治疗，积气可于1～2周内自行吸收。由于胸膜腔内气体的吸收有赖于胸膜腔内气体分压与毛细血管气体分压的压力梯度，高浓度吸氧(面罩吸入10L/min的氧)能加大压力梯度，可加快胸膜腔内气体的吸收。大量气胸、症状明显

者需进行胸膜腔穿刺抽尽积气，或行胸膜腔闭式引流术，促使肺及早膨胀，同时采取镇痛及预防感染措施。

2. 开放性气胸

应迅速封闭胸壁伤口，使之成为闭合性气胸，然后按照闭合性气胸处理。

3. 张力性气胸

应紧急在伤侧锁骨中线第 2 肋间穿刺排气，然后行胸膜腔闭式引流，抗休克，预防感染。

（六）护理措施

1. 胸腔穿刺排气

适用于小量气胸(20%以下)、呼吸困难较轻、心肺功能尚好的闭合性气胸病人。通常选择患侧锁骨中线外侧第 2 肋间为穿刺点(局限性气胸除外)。皮肤消毒后，用胸腔穿刺针穿刺入胸腔，并用胶管(便于抽气时钳夹，防止空气进入)将针头与 50ml 或 100ml 注射器相连进行抽气并测压，直到病人呼吸困难缓解为止。胸腔内气体较多时，1 次抽气量不宜超过 1000ml，每天或隔天抽气 1 次。

张力性气胸病人病情危急,紧急时也需立即胸腔穿刺排气。可立即将无菌粗针头经患侧肋间插入胸膜腔,使胸腔内高压气体得以排出,达到暂时减压和挽救生命的目的。

2. 胸腔闭式引流及护理

(1)目的：排除胸腔内液体、气体，恢复和保持胸膜腔负压，维持纵隔的正常位置，促使患侧肺迅速膨胀，防止感染。

(2)胸腔闭式引流的方法：胸腔闭式引流是胸腔内插入引流管，管的下端置于引流瓶水中，维持引流单一方向，避免逆流，以重建胸膜腔负压。引流气体时，一般选在锁骨中线第 2 肋间或腋前线 4～5 肋间插管；引流液体时，选在腋中线与腋后线之间的第 6 或第 7 肋间隙插管引流。

真题精选

患者，女性，40 岁。外伤后出现呼吸困难、发绀、冷汗。体检:心率 120 次/分，血压 70/45mmHg,气管向左偏移，颈部广泛皮下气肿，右侧胸廓饱满，叩诊鼓音，右肺呼吸音消失,若对该病人实施胸腔闭式引流，以排气为主要目的的胸腔引流管安放的位置是

A. 锁骨中线第 2 肋间　B. 锁骨中线第 3 肋间　C. 锁骨重点第 4 肋间

D. 腋中线第 5～6 肋间　E. 腋中线第 7～8 肋间

答案:A

(3)胸腔闭式引流的种类及其装置：①单瓶水封闭式引流：水封瓶的橡胶瓶塞上有两个孔，分别插入长、短管。瓶中装有的500ml无菌生理盐水，使长管的下口浸没液面下3～4cm（至少为1～2cm），短管下口远离液面，使瓶内空气与外界大气相通。使用时，长管上的橡皮管与病人的胸腔引流管相连接，接通后即可见长管内水柱升高至液平面以上8～10cm，并随病人呼吸上下波动；若无波动，则提示引流管不通畅。②双瓶水封闭式引流：一个空瓶收集引流液，而另一个是水封瓶。空引流瓶介于病人和水封瓶之间，引流瓶的橡皮塞上插入两根短管，一根管子与病人胸腔引流管连接，另一根管子用一短橡皮管连接到水封瓶的长管上。③三瓶水封闭式引流：在水封瓶之前增加一贮液瓶，使液体引流入贮液瓶，确定水封瓶液面的恒定。在水封瓶的后端增加一个调压瓶，两根短管子分别接水封瓶和负压吸引，另一根压力调节管，末端插入水面下10～20cm处，可保证负压引力保持在10～20cmH_2O。

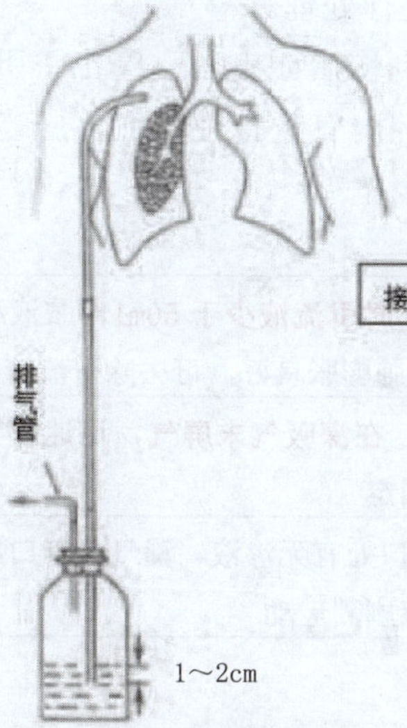

单瓶水封瓶闭式引流

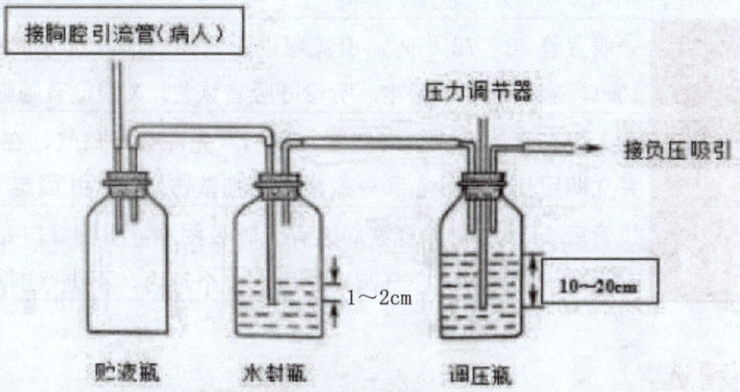

三瓶水封瓶闭式引流

(4)保持管道密闭：①用凡士林纱布严密覆盖胸壁引流管周围。②水封瓶始终保持直立，长管没入水中3～4cm。③更换引流瓶或搬动病人时，先用止血钳双向夹闭引流管，防止空气进入。④放松止血钳时，先将引流瓶安置低于胸壁引流口平面的位置。⑤随时检查引流装置是否密闭，防止引流管脱落。

(5)严格无菌操作：①保持引流装置无菌，定时更换引流装置，并严格遵守无菌技术操作原则。②保持胸壁引流口处敷料清洁、干燥，一旦渗湿，及时更换。③引流瓶位置低于胸壁引流口平面60～100cm，依靠重力引流，以防瓶内液体逆流入胸腔，造成逆行感染。

(6)维持引流通畅：密切观察引流管内的水柱是否随呼吸上下波动及有无气体自

水封瓶液面溢出。必要时，可请病人做深呼吸或咳嗽，如水柱有波动，表明引流通畅；若水柱无波动，提示引流管不通畅或肺已完全复张。若病人症状缓解不明显，甚至出现呼吸困难加重、发绀、大汗、胸闷、气管偏向健侧等症状体征，可能为引流管不通畅或部分滑出胸膜腔，应立即通知医生及时更换导管或作其他处理。如同时引流液体，应定时观察和记录引流液的量、色和性状，为正确及时了解各时间段的引流量，每次观察引流量后可在积液腔做一标记。如果出现引流液浑浊或超过70ml/h应及时通知医生。

(7)体位与活动：最常采用的体位是半坐卧位。如果病人躺向插管侧，可在引流管两旁垫以沙袋或折叠的毛巾，以免压迫引流管。鼓励病人经常深呼吸与咳嗽，以促进肺膨胀，促使胸膜腔气体与液体的排出。当病情稳定，病人可在床上或下床活动。若引流瓶意外打破，应立即将胸侧引流管折曲夹闭。若引流管脱落，应嘱病人呼气，迅速用凡士林纱布及胶带封闭引流口，并立即通知医生进行处理。

(8)胸腔引流的观察与记录：观察引流液量、性状。创伤后如出血已停止，引出胸液多呈暗红色。引流液呈鲜红色，伴有血块，考虑胸腔内有进行性出血，应当立即通知医师，并准备剖胸手术。

(9)拔管指征、方法及注意事项

拔管指征	一般置管48～72小时，引流瓶中无气体溢出、24小时引流液少于50ml，脓液小于10ml，病人无呼吸困难，听诊呼吸音恢复，X线检查肺膨胀良好，可去除引流管
拔管方法	病人坐在床边缘或躺向健侧，嘱病人先深吸一口气，在深吸气末屏气，迅速拔管，并立即用凡士林纱布和厚敷料封闭胸壁伤口，包扎固定
注意事项	拔管后24小时内，观察病人有无呼吸困难，引流管口处有无渗液、漏气，管口周围有无皮下气肿等。在气胸痊愈后的1个月内，不进行剧烈运动

真题精选

患者，女，42岁。胸外伤导致血气胸行胸腔闭式引流，拔管指征不包括

A.引流瓶内无气体溢出　B.胸部X线检查示肺膨胀良好　C.患者无呼吸困难

D.引流48～72小时　E.24小时引流量小于200ml

答案:E

二、血胸

(一)概念及病因

血液积聚在胸膜腔内，称为血胸，是胸部损伤严重并发症之一，可与气胸同时存在，胸内大出血是损伤早期死亡的一个重要原因。

(二)临床表现

因出血的速度及量而异。小量血胸可无明显症状；中等量血胸表现不同程度的内出血症状，有时出现较明显的休克症状；大量血胸表现为明显的内出血症状及休克表现。体检显示肋间隙饱满、气管向健侧移位、叩诊浊音、呼吸音减弱或消失。

分类	积血量	表现
少量血胸	500ml 以下	无明显症状及体征
中量血胸	500～1000ml	表现不同程度的低血容量休克症状
大量血胸	1000ml 以上	明显的内出血症状及休克表现

(三)相关检查

胸腔穿刺：可抽出血性液体时即可确诊。

(四)治疗原则

少量血胸不需特殊治疗。中、大量血胸早期行胸腔穿刺抽出积血,必要时应做闭式胸膜腔引流。

(五)护理措施

1. 指导病人安静休养，减轻其焦虑。

2. 严密观察生命体征变化

对于出血量多的病人，应密切观察呼吸频率幅度及缺氧症状，血压、脉搏、胸腔引流量及色泽并做好记录。

3. 发现活动性出血征象

观察胸腔引流液颜色、性状和量，若每小时引流量超过 200ml 并持续 3 小时以上，引流出的血液很快凝固，持续脉搏加快、血压降低，经补充血容量后血压仍不稳定，血红细胞计数、血红蛋白及血细胞比容持续下降，胸部 X 线显示胸腔大片阴影，则提示有活动性出血的可能，应积极做好开胸手术的术前准备。

4. 并发症护理

对于已感染的血胸，遵医嘱早期给予抗生素抗感染治疗，及时行胸腔闭式引流术。

真题精选

患者，男，30 岁。被利器刺伤胸部引起开放性气胸，为预防感染可使用

A. 激素　B. 维生素　C. 止痛药　D. 止血药　E. 抗生素

答案:E

第十节 呼吸衰竭病人的护理

应试考点

1. 呼吸衰竭的临床表现
2. 呼吸衰竭的诊断标准
3. 呼吸衰竭的治疗原则
4. 呼吸衰竭的氧疗方式

呼吸衰竭是指由于各种原因引起的肺通气和（或）换气功能严重障碍，以致在静息状态下亦不能维持足够的气体交换，导致低氧血症伴（或不伴）高碳酸血症，进而引起一系列病理生理改变和相应临床表现的综合征。

一、病因

(一)气道阻塞性病变

如 COPD、重症哮喘等。

(二)肺组织病变

肺气肿、严重肺炎、肺水肿等。

(三)肺血管疾病

如肺栓塞等。

(四)胸廓和胸膜病变

如严重的胸廓畸形、大量胸腔积液或伴有胸膜肥厚与粘连等可随病情发展引起呼吸衰竭。

(五)神经肌肉疾病

脑血管疾病、颅脑外伤、脑炎以及镇静催眠剂中毒等可直接或间接抑制呼吸中枢。

二、分类

(一)按照动脉血气分类★★★★★

	Ⅰ型呼吸衰竭	Ⅱ型呼吸衰竭
定义	缺氧而无 CO_2 潴留	缺氧伴有 CO_2 潴留
血气特点	$PaO_2<60mmHg$，$PaCO_2$ 正常或下降	$PaO_2<60mmHg$，$PaCO_2>50mmHg$
原因	肺换气功能障碍	肺通气功能障碍（肺泡通气不足）
氧疗	较高浓度（>35%）	低浓度（<35%）

(二)按发病急缓分类

1. 急性呼吸衰竭

由于多种突发致病因素使通气或换气功能迅速出现严重障碍，在短时间内发展为呼吸衰竭。因机体不能很快代偿，如不及时抢救，将危及病人生命。

2. 慢性呼吸衰竭

由于呼吸和神经肌肉系统的慢性疾病，导致呼吸功能损害逐渐加重，经过较长时间发展为呼吸衰竭。由于缺氧和CO_2潴留系逐渐加重，在早期机体可代偿适应，多能耐受轻工作及日常活动，此时称为代偿性慢性呼吸衰竭。若在此基础上并发呼吸系统感染或气道痉挛等，可出现急性加重，在短时间内PaO_2明显下降、PaO_2明显升高，则称为慢性呼衰急性加重，其临床情况兼有急性呼吸衰竭的特点。

三、临床表现

除呼衰原发疾病的症状、体征外、主要为缺氧和CO_2潴留所致的呼吸困难和多脏器功能障碍。

(一)呼吸困难

呼吸困难是最早出现的症状。多数病人有明显的呼吸困难，急性呼吸衰竭早期表现为呼吸频率增加，病情严重时出现呼吸困难，辅助呼吸肌活动增加，可出现三凹征。慢性呼衰表现为呼吸费力伴呼气延长，严重时呼吸浅快，并发CO_2麻醉时，出现浅慢呼吸或潮式呼吸。

(二)发绀

发绀是缺氧的典型表现。当SaO_2低于90%时，出现口唇、指甲和舌发绀。另外，发绀的程度与还原型血红蛋白含量相关，因此红细胞增多者发绀明显，而贫血病人则不明显。

(三)精神-神经症状

急性呼衰可迅速出现精神紊乱、躁狂、昏迷、抽搐等症状。慢性呼衰随着$PaCO_2$升高，出现先兴奋后抑制症状。兴奋症状包括烦躁不安、昼夜颠倒甚至谵妄。CO_2潴留加重时导致肺性脑病，出现抑制症状，表现为表情淡漠、肌肉震颤、间歇抽搐、嗜睡甚至昏迷。

(四)循环系统表现

多数病人出现心动过速，严重缺氧和酸中毒时，可引起周围循环衰竭、血压下降、心肌损害、心律失常甚至心脏骤停。CO_2潴留者出现体表静脉充盈、皮肤潮红、温暖多汗、血压升高；慢性呼衰并发肺心病时可出现体循环淤血等右心衰表现。因脑血管扩张，病人常有搏动性头痛。

(五)消化和泌尿系统表现

严重呼衰时可损害肝、肾功能，并发肺心病时出现尿量减少。部分病人可引起应激性溃疡而发生上消化道出血。

四、辅助检查

(一)血气分析

PaO_2<60mmHg,伴或不伴 $PaCO_2$>50mmHg，pH 值可正常或降低。

(二)影像学检查

X 线胸片、胸部 CT 和放射性核素肺通气/灌注扫描等可协助分析呼衰的原因。

五、治疗原则及护理措施

呼吸衰竭处理原则是保持呼吸道通畅，迅速纠正缺氧、改善通气、积极治疗原发病、消除诱因、加强一般支持治疗和对其他重要脏器功能的监测与支持、预防和治疗并发症。

(一)保持呼吸道通畅

气道不通畅可加重呼吸肌疲劳，气道分泌物积聚时可加重感染，并可导致肺不张，减少呼吸面积，加重呼吸衰竭，因此，保持气道通畅是纠正缺氧和 CO_2 潴留的最重要措施。

1. 清除呼吸道分泌物及异物。

2. 昏迷病人用仰头提颏法打开气道并将口打开。

3. 缓解支气管痉挛。用支气管舒张药如 β_2 肾上腺素受体激动剂、糖皮质激素等缓解支气管痉挛。急性呼吸衰竭病人需静脉给药。

4. 建立人工气道。如上述方法不能有效地保持气道通畅，可采用简易人工气道或气管内导管（气管插管和气管切开）建立人工气道，简易人工气道主要有口咽通气道、鼻咽通气道和喉罩，是气管内导管的临时替代方式。

(二)氧疗

任何类型的呼衰都存在低氧血症，故氧疗是呼衰病人的重要治疗措施，但不同类型的呼吸衰竭其氧疗的指征和给氧方法不同。原则是Ⅱ型呼吸衰竭应给予低浓度（<35%）持续吸氧；Ⅰ型呼吸衰竭给予较高浓度(>35%)给氧。急性呼吸衰竭的给氧原则：在保证 PaO_2 迅速提高到 60mmHg 或 SpO_2 90%以上的前提下，尽量降低吸氧浓度。

(三)增加通气量、减少 CO_2 潴留

1. 呼吸兴奋剂

呼吸兴奋剂通过刺激呼吸中枢或外周化学感受器，增加呼吸频率和潮气量，改善通气。使用原则。

(1)必须在保持气道通畅的前提下使用，否则会促发呼吸肌疲劳，并进而加重 CO_2 潴留。

(2)脑缺氧、脑水肿未纠正而出现频繁抽搐者慎用。

(3)病人的呼吸肌功能应基本正常。

(4)不可突然停药。主要用于以中枢抑制为主所致的呼衰，不宜用于以换气功能障碍为主所致的呼衰。常用药为尼可刹米（可拉明）、洛贝林、多沙普伦等。

2. 机械通气

(1)对于呼吸衰竭严重、经上述处理不能有效地改善缺氧和 CO_2 潴留时，需考虑机械通气。

(2)抗感染。感染是慢性呼衰急性加重的最常见诱因，一些非感染性因素诱发的呼衰加重也常继发感染，因此需进行积极抗感染治疗。

真题精选

不宜应用呼吸兴奋剂的呼吸衰竭

A. 以通气功能障碍为主导致的呼吸衰竭

B. 呼吸肌疲劳导致的呼吸衰竭

C. 重症肌无力引起的呼吸衰竭

D. 严重的上气道阻塞

E. 以镇静药过量引起的呼吸衰竭

答案:D

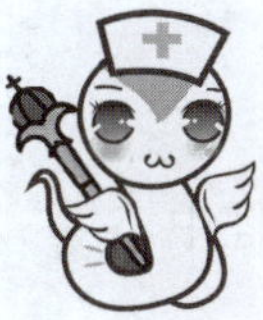

第十一节 急性呼吸窘迫综合征病人的护理

应试考点

1. ARDS 的临床表现
2. ARDS 的诊断标准
3. ARDS 的治疗原则

急性呼吸窘迫综合征（ARDS)是指由各种肺内、外致病因素导致的急性弥漫性、炎症性肺损伤引起的急性呼吸衰竭。临床以呼吸窘迫、顽固性低氧血症和呼吸衰竭为特征，肺部影像学表现为非均一性、渗出性病变。主要病理特征为炎症导致的肺微血管通透性增高、肺泡渗出液中富含蛋白质，进而导致肺水肿和透明膜形成，常伴肺泡出血。病理改变以肺容积减少、肺顺应性降低和严重通气/血流比例失调为主。

真题精选

急性呼吸窘迫综合征早期的病理变化不包括

A. 肺间质水肿　B. 肺泡萎靡　C. 肺泡内透明膜形成

D. 肺充血　E. 肺泡纤维化

答案:E

一、临床表现

主要表现为严重低氧血症和急性进行性呼吸窘迫。最早出现的症状是呼吸加快，并呈进行性加重的呼吸困难和发绀，常伴有烦躁、焦虑、出汗，病人常感到胸廓紧束、严重憋气，即呼吸窘迫综合征，不能被氧疗所改善，也不能用其他心肺疾病所解释。

二、辅助检查

(一)动脉血气分析

以低 PaO_2、低 $PaCO_2$ 和高 pH 值为典型表现。动脉血氧分压（PaO_2）≤60mmHg，$PaCO_2$ ≤35mmHg；ARDS 时氧合指数（PaO_2/FiO_2）≤300mmHg(正常值 400～500mmHg)。氧合指数降低是 ARDS 诊断的必备条件。

(二)X 线胸片

早期可无异常或轻度改变，表现为边缘模糊的肺纹理增多。随病情进展可呈斑片状以至融合呈大片状的磨玻璃或实变浸润阴影，后期可出现肺间质纤维化改变。

三、治疗原则

(一)原发病的治疗

原发病的治疗是治疗 ARDS 的首要原则和基础，应积极寻找原发病灶并予以彻底治疗。原因不明确时，都应怀疑感染的可能，治疗上宜选择广谱抗生素。

(二)纠正缺氧

一般需要高浓度吸氧（>50%），使 PaO_2≥60mmHg 或 SaO_2≥90%，在给氧过程中氧气应充分湿化，防止气道黏膜干裂受损。

(三)机械通气

一旦确诊或疑诊 ARDS 应尽早进行机械通气，以提供充分的通气和氧合，支持器官功能。目前 ARDS 机械通气主要采用肺保护通气，如 PEEP 的调节、小潮气量。

(四)液体管理

为减轻肺水肿，应合理限制液体入量，在血压稳定的前提下，液体出入量宜轻度负平衡。

(五)营养支持

ARDS 患者机体处于高代谢状态，应补充足够的营养，静脉营养可引起感染和血栓形成等并发症，因此宜早期开始胃肠营养，不仅可避免静脉营养的不足，而且能够保护胃肠黏膜，防止肠道菌群失调。

四、护理问题

(一)气体交换受损

与肺间质水肿、肺泡萎缩等病理改变有关。

(二)心排出量减少

与正压通气导致回心血量减少有关。

（三）潜在并发症

误吸、呼吸机相关性肺炎等。

五、护理措施

（一）给氧护理

氧疗是低氧血症病人的重要处理措施，应根据基础疾病、呼吸衰竭的类型和缺氧的严重程度选择适当的给氧方法和吸入氧气浓度。Ⅰ型呼吸衰竭和 ARDS 病人需吸入较高浓度（$FiO_2 > 50\%$）氧气，使 PaO_2 迅速提高到 60mmHg 或 $SaO_2 > 90\%$。Ⅱ型呼吸衰竭的病人一般在 $PaO_2 < 60mmHg$ 时才开始吸氧，应予低浓度（<35%）持续给氧，使 PaO_2 控制在 60mmHg 或 SaO_2 在 90%或略高，以防因缺氧完全纠正，使外周化学感受器失去低氧血症的刺激而导致呼吸抑制，反而会导致呼吸频率和幅度降低，加重缺氧和 CO_2 潴留。

（二）病情观察

监测内容包括。

1. 呼吸状况

呼吸频率、节律和深度。

2. 缺氧及 CO_2 潴留情况

观察有无发绀、球结膜水肿等。

3. 循环状况

监测心率及血压。

4. 意识状况及精神神经状态

观察有无肺性脑病的表现。

5. 液体平衡状态

观察和记录每小时尿量和液体出入量。

6. 实验室检查结果监测

如血气分析等。

（三）保持气道通畅

做好人工气道和机械通气常规护理。

（四）做好心理护理

多与病人交谈，进行心理疏导。

真题精选

患者，男，65 岁，心脏瓣膜置换术后并发急性呼吸窘迫征，需使用呼吸机治疗。患者家庭经济负担大，其家属很担心费用问题，询问护士是否可以不使用呼吸机。护士的最佳做法是

A. 强调使用呼吸机的重要性　B. 告知使用呼吸机的费用　C. 让其直接去问医生

D. 告诉其若放弃治疗则后果自负　E. 与医生讨论是否使用其他治疗方法

答案：A

应试一图通

第一节呼吸系统的解剖生理
- 呼吸系统的组成：呼吸道、肺和胸膜组成
- 肺的呼吸功能：外呼吸、气体在血液中运输和内呼吸三个同时进行

第二节急性上呼吸道感染病人的护理
- 急性上呼吸道感染的病因：70%～80%由病毒感染
- 急性上呼吸道感染的临床表现：普通感冒、病毒性烟炎、喉炎、细菌性烟、扁桃体炎
- 急性上呼吸道感染的治疗原则：对症治疗、病因治疗
- 急性感染性喉炎的典型症状：发热、犬吠样咳嗽、声音嘶哑、吸气性喉鸣、三凹征
- 急性感染性喉炎的治疗原则：保持呼吸道通畅、控制感染、对症治疗等

第三节急性支气管炎病人的护理
- 急性支气管炎的临床表现：咳嗽为主，婴幼儿全身症状为主
- 护理措施：保持呼吸道通畅、发热护理

第四节肺炎病人的护理
- 肺炎链球菌肺炎病人的治疗原则：首选青霉素治疗、对症、支持治疗
- 肺炎链球菌肺炎病人的临床表现：寒战高热+胸痛+铁锈色痰
- 小儿肺炎病人的护理措施：①环境：温度、湿度。②休息。③氧疗。④保持呼吸道通畅
- 毛细支气管炎患儿的临床表现：下呼吸道梗阻症状，出现呼气性呼吸困难、呼吸相延长伴喘息

第五节支气管扩张病人的护理
- 支气管扩张病人的临床表现：①慢性咳嗽、咳大量脓痰。②体征：反复感染出现湿啰音、杵状指
- 体位引流：①引流宜在饭前进行。②依病变部位不同而采取不同的体位。③引流时间。④引流完毕予漱口；⑤引流过程中注意观察病情
- 辅助检查：①X 线检查。②高分辨率 CT：为确诊本病的首选方法。③纤维支气管镜检查
- 咯血：①小量咯血＜100ml/d。②中量咯血 100～500ml/d。③大量咯血＞500ml/d 或 1 次咯血量＞300ml

第六节慢性阻塞性肺疾病病人的护理
- 慢性阻塞性肺疾病的临床表现：慢性咳嗽、咳痰、气短或呼吸困难、喘息和胸闷
- 护理措施：①病情观察。②长期家庭氧疗。③用药护理。④呼吸训练：缩唇呼吸 、腹式呼吸。⑤保持呼吸道通畅

第七节支气管哮喘病人的护理
- 支气管哮喘病人的发病机制:①变态反应。②气道炎症（哮喘的本质）等
- 临床表现:发作性呼气性呼吸困难，端坐呼吸，广泛哮鸣音等
- 药物治疗:①支气管解症药:β_2受体激动剂、茶碱类。②抗炎药物：糖皮质激素、色甘酸纳

第八节慢性肺源性心脏病病人的护理
- 引起支气管、肺疾病的病因：以慢支併发 COPD 最多见
- 临床表现：①代偿期：咳嗽、咳痰、气急。②失代偿期：a.呼吸困难加重,出现肺性脑病(死亡首因)。表现;b.右心衰症状：体循环淤血
- 治疗原则：控制感染、保持呼吸道通畅、强心利尿、长期氧疗等

第九节血气胸病人的护理
- 气胸的治疗要点：①闭合性（必要时穿刺排气）。②开放性（立即封闭伤口）。③张力性（立即穿刺排气）
- 胸腔闭式引流：目的、胸腔闭式引流的方法、胸腔闭式引流的种类及其装置、胸腔引流装置的固定、维持引流通畅、体位与活动、胸腔引流的观察与记录、拔管指征、方法及注意事项

第十节呼吸衰竭病人的护理
- 慢性呼吸衰竭最早出现的症状：呼吸困难
- 最突出、最典型的表现:发绀
- 呼吸衰竭的诊断标准:PaO_2<60mmHg,伴或不伴 $PaCO_2$>50mmHg,pH 值可正常或降低

第十一节 ARDS
- 急性呼吸窘迫综合征最早、最客观的表现：呼吸加快，并呈进行性加重的呼吸困难和发绀
- ARDS 诊断的必备条件：氧合指数降低
- 抢救 ARDS 的最重要措施：迅速纠正低氧血症

第五章 传染病病人的护理

应试策略

本章内容较为重要，每节题量分布较均匀。传染病有其特殊性，病因及流行病学、护理措施及健康教育为高频考点，要给予足够重视。

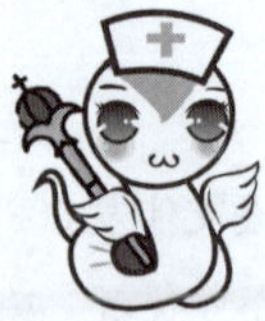

第一节 传染病概述

应试考点

1. 传染病的预防
2. 传染病的分类及管理

一、传染病

传染病流行过程的三个基本条件是传染源、传播途径、人群易感性。大多数传染病以隐性感染最常见，显性感染最易识别。

(一)传染源

病原体已在体内生长繁殖并能将其排出体外的人和动物。

(二)传播途径

空气、飞沫、尘埃是呼吸道传染病的主要传播途径；水、食物、苍蝇是消化道传染病主要传播途径；日常生活接触传播,既可传播消化道传染病，也可传播呼吸道传染病，主要通过接触了被传染源的分泌物和排泄物污染的手或玩具、餐具等日常生活用品而感染；吸血节肢动物是虫媒传播；含有病原体的血液、体液、血制品通过血管进入人体而感染,称为体液传播；当病原体的芽胞或幼虫、虫卵污染土壤时，土壤就成为传染病的传播途径。

(三)人群易感性

某一特定人群中对某种传染病的易感程度。

二、基本特征

传染病的基本特征是病原体、传染性、流行病学特征、感染后免疫。

三、传染病发展和转归

传染病发展和转归路径为：潜伏期—前驱期—症状明显期—恢复期。

四、预防

控制传染源、切断传播途径、保护易感人群。

五、传染病的种类

(一)甲类传染病

指鼠疫、霍乱。

(二)乙类传染病

指传染性非典型肺炎（严重急性呼吸综合征）、艾滋病、病毒性肝炎、脊髓灰质炎、人感染高致病性禽流感、麻疹、肾综合征出血热、狂犬病、流行性乙型脑炎、登革热、炭疽、细菌性和阿米巴性痢疾、肺结核、伤寒和副伤寒、流行性脑脊髓膜炎、百日咳、白喉、新生儿破伤风、猩红热、布鲁菌病、淋病、梅毒、钩端螺旋体病、血吸虫病、疟疾、人感染猪链球菌病、人感染 H_7N_9 禽流感。

对乙类传染病中传染性非典型肺炎、脊髓灰质炎、炭疽中的肺炭疽和人感染高致病性禽流感，采取甲类传染病的预防、控制措施。

(三)丙类传染病

指流行性感冒（含甲型 H_1N_1 流感）、流行性腮腺炎、风疹、急性出血性结膜炎、麻风病、流行性和地方性斑疹伤寒、黑热病、棘球蚴病、丝虫病，除霍乱、细菌性和阿米巴性痢疾、伤寒和副伤寒以外的感染性腹泻病、手足口病。

六、管理传染源

发现甲类传染病和乙类传染病中的传染性非典型肺炎、炭疽中的肺炭疽、脊髓灰质炎和人感染高致病性禽流感病人时，城市应于 2 小时内上报县级疾病预防控制机构，农村不超过 6 小时；对于其他乙类传染病，城镇要求发现后 6 小时内网络直报，农村不超过 12 小时；丙类传染病应于 24 小时内上报。

真题精选

属于乙类传染病，但按甲类管理的疾病是

A. 伤寒　B. 霍乱　C. 禽流感　D. 鼠疫　E. 非典型肺炎

答案:E

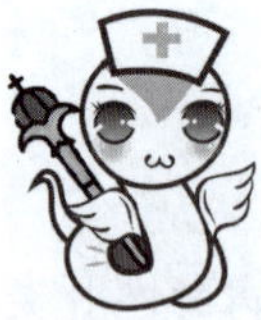

第二节 麻疹病人的护理

应试考点

1. 麻疹的出疹顺序
2. 麻疹的特征性体征
3. 麻疹的隔离方式
4. 麻疹患儿的护理措施

麻疹是由麻疹病毒引起的急性呼吸道传染病，以发热、咳嗽、流涕、结膜炎、口腔麻疹黏膜斑及全身皮肤斑丘疹及疹退后遗留色素沉着伴糠麸样脱屑为特征。本病传染性强，易并发肺炎。

一、病因、发病机制及流行病学

(一)麻疹病毒不耐热

麻疹病毒对紫外线和一般消毒剂敏感，日光照射 20～30 分钟即可失去致病力。麻疹病毒侵入人体后出现两次病毒血症，引起全身广泛性损害而出现高热、皮疹等一系列临床表现。

(二)麻疹病人是唯一的传染源

出疹前 5 天至出疹后 5 天均有传染性，如合并其他并发症，传染性可延长至出疹后 10 天。本病主要通过呼吸道飞沫传播，密切接触者可经污染病毒的手传播。自麻疹疫苗普遍接种以来，麻疹的发病率及死亡率已显著下降。全年均可发病，以冬、春季为主，病后大多可获得终身免疫。

巅峰速记法：麻疹、水痘、流行性腮腺炎共同点：经飞沫或直接接触传播，病后可获终身免疫，是自限性疾病。

真题精选

预防小儿麻疹最有效的措施是

A. 注射干扰素　B. 输注丙种球蛋白　C. 输注血浆　D. 输注全血　E. 接种疫苗

答案:E

二、临床表现★★★★★

典型麻疹分为4期。

分期	病程	临床症状
潜伏期	6～18天，平均10天	潜伏期末可有低热、全身不适
前驱期（出疹前期）	发热到出疹持续3～4天	发热、上呼吸道感染、麻疹黏膜斑，发疹前24～48h出现麻疹黏膜斑（柯氏斑），有早期诊断价值，还可有畏光流泪、黏膜充血
出疹期	多在发热后3～4天出现皮疹	出疹顺序：耳后、发际，渐至前额、面、颈部、躯干、四肢及手掌足底，为淡红色充血性斑丘疹；全身中毒症状加重，伴嗜睡或烦躁不安
恢复期	出疹3～4天后	皮疹按出疹的先后顺序依次消退，可有糠麸样脱屑及棕色色素沉着

常见并发症：肺炎、喉炎、心肌炎、麻疹脑炎等。严重肺炎为麻疹死亡的主要原因。

巅峰速记法：麻疹黏膜斑，出疹前24～48h出现，开始见于第二磨牙相对的颊黏膜上，为直径0.5～1mm的灰白色小点，周围有红晕，常在出疹后1～2天消失，麻疹黏膜斑（柯氏斑）具有早期诊断价值。

三、辅助检查

（一）血清学检查

多采用酶联免疫吸附试验进行麻疹病毒特异性IgM抗体检测，出疹早期即可出现阳性。

（二）病毒学检查

前驱期或出疹初期从呼吸道分泌物中分离出麻疹病毒，或用免疫荧光法检测到麻疹病毒抗原，可早期快速帮助诊断。

四、护理措施★★★★★

（一）维持正常体温

卧床休息至皮疹消退、体温正常。处理麻疹高热时需兼顾透疹，不宜用药物或物理方法强行降温，尤其禁用酒精擦浴、冷敷。体温超过40℃时可用小量的退热剂，以免发生惊厥。

真题精选

麻疹的并发症中，哪种是导致婴幼儿死亡的主要原因

A. 脑炎　B. 肺炎　C. 中耳炎　D. 心血管功能不全　E. 急性硬化性全脑炎

答案:B

巅峰速记法： 新生儿、血液病、麻疹、猩红热禁用乙醇擦浴。

（二）保持皮肤黏膜的完整性

保持皮肤清洁和床单的干燥、清洁，勤剪指甲，防止抓伤皮肤导致继发感染。及时评估透疹情况，保持口腔、眼、耳鼻部的清洁。

（三）保证营养的供应

以清淡、易消化的流食、半流食为宜，少量多餐。鼓励多饮水，恢复期应添加高蛋白、高维生素的食物，无需忌口。

（四）观察病情

麻疹并发症多且重，为及早发现，应密切观察病情，一旦出现相关并发症表现，应及时通知医生予以相应处理。

（五）预防感染的传播

隔离患儿	采取呼吸道隔离至出疹后 5 天，有并发症者延至出疹后 10 天。接触的易感儿隔离观察 21 天
切断传播途径	患儿居室每日通风消毒 2 次；衣被及玩具等在阳光下暴晒 2 小时；接触者离开后须立即在日光下或流动空气中停留 30 分钟以上；医护人员接触患儿前后应洗手、更换隔离衣
保护易感人群	对 8 个月以上未患过麻疹的小儿应接种麻疹减毒活疫苗，18～24 月龄时进行复种。易感儿接触麻疹后及早注射免疫血清球蛋白，可免于发病

巅峰速记法： 易感儿童接触麻疹、水痘和流行性腮腺炎感染者，应隔离观察 3 周。

真题精选

麻疹早期的特征性体征是

A. 高热　B. 上呼吸道炎　C. 淡红色斑丘疹　D. 皮肤瘀点　E. 麻疹黏膜斑

答案:E

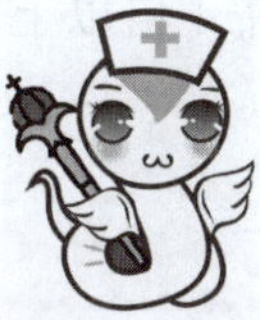

第三节 水痘病人的护理

应试考点

1. 水痘的临床表现
2. 水痘的隔离时间
3. 水痘的护理措施

水痘是由水痘-带状疱疹病毒引起的急性传染病。临床特征为皮肤和黏膜相继出现并同时存在斑疹、丘疹、疱疹和结痂，全身症状轻微。病后可获持久免疫。

一、病因、发病机制及流行病学

水痘病人是唯一的传染源。传播途径为经飞沫或直接接触传播，出疹前 1～2 日至疱疹结痂为止均有传染性。主要见于儿童，以 2～6 岁多见。一年四季均可发病。冬春季高发。皮肤病变仅限于表皮棘细胞层，愈后不留瘢痕。

巅峰速记法： 麻疹、水痘、流行性腮腺炎共同点：经飞沫或直接接触传播，病后可获持久免疫，是自限性疾病。

二、临床表现★★★★★

(一)典型水痘潜伏期约 2 周，前驱期 1～2 天。症状轻微，表现为低热、全身不适、咳嗽等。常在起病当天或次日出现皮疹。

特点	分批出现，初始为红色斑疹或斑丘疹，迅速发展为清亮、椭圆形小水疱，周围伴有红晕，约 24 小时后水疱混浊并呈中间凹陷，壁薄易破，常伴瘙痒，2～3 天开始干枯结痂。不同性状的皮疹同时存在是水痘皮疹的重要特征
分布	向心性分布，躯干多，四肢少
黏膜疱疹	可出现在口腔、咽、结膜和生殖器等处，易破溃形成溃疡
病程发展	轻型水痘多为自限性疾病，皮疹结痂后一般不留瘢痕

(二)并发症常见为皮肤继发性细菌感染。也可并发肺炎、脑炎等。

真题精选

不影响小儿听力的是

A. 自身免疫性疾病　B. 耳毒性药物　C. 细菌性脑膜炎　D. 腮腺炎　E. 水痘

答案:E

三、辅助检查

白细胞总数正常或稍低，双份血清特异性 IgG 抗体滴度增高 4 倍以上有助于诊断，疱疹刮片可见多核巨细胞。

四、治疗原则

(一)抗病毒治疗

阿昔洛韦是目前首选药物,在皮疹出现的 48 小时内服用。

(二)对症治疗

皮肤瘙痒可局部应用炉甘石洗剂或口服抗组胺药，高热时给予退热剂，但禁用阿司匹林，其可诱发 Reye 综合征，有并发症时进行相应对症治疗。皮质激素可导致病毒播散，一般不宜使用。

五、护理措施

(一)维持皮肤完整

保持衣被清洁、干燥，剪短指甲；可遵医嘱口服抗组胺药物，局部用抗生素软膏。

(二)降低体温

可用物理降温，忌用阿司匹林，以免增加 Reye 综合征的危险。卧床休息，饮食清淡，多饮水。

(三)病情观察

注意观察患儿病情变化，及早发现异常通知医生予以相应的治疗。

(四)预防感染传播

保持室内空气新鲜，隔离至疱疹全部结痂为止。易感儿接触后应隔离观察 3 周。

巅峰速记法： 易感儿童接触麻疹、水痘和流行性腮腺炎感染者，应隔离观察 3 周。

真题精选

3 岁幼儿，未患过水痘。现该幼儿园班级里出现水痘患儿，该幼儿在家隔离观察的时间是

A. 1 周　B. 2 周　C. 3 周　D. 4 周　E. 5 周

答案:C

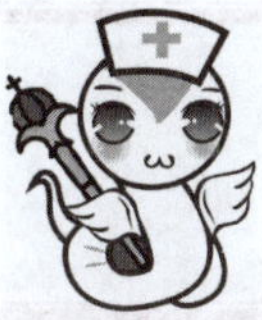

第四节 流行性腮腺炎病人的护理

应试考点

1. 流行性腮腺炎的临床表现
2. 流行性腮腺炎的并发症
3. 流行性腮腺炎的护理措施

流行性腮腺炎是由腮腺炎病毒引起的急性呼吸道传染病，以腮腺肿大、疼痛为特征，多伴发热和咀嚼受限，可累及其他腺体和器官，是一种系统的、多器官受累的疾病。

一、病因、发病机制及流行病学

病人和隐性感染者为本病传染源。自腮腺肿大前 6 天到发病后 9 天内均具传染性。病毒主要通过飞沫、直接接触传播，亦可经唾液污染的食具、玩具等途径传播。好发于 5～15 岁的儿童，无免疫力的成人亦可发病。全年均可发病，以冬春季为主。

真题精选

流行性腮腺炎的传播途径是

A. 呼吸道传播　B. 消化道传播　C. 体液传播　D. 血液传播　E. 虫媒传播

答案:A

巅峰速记法： 麻疹、水痘、流行性腮腺炎共同点：经飞沫或直接接触传播，病后可获持久免疫，是自限性疾病。

二、临床表现

1. 典型病例。以腮腺炎为主要表现。潜伏期 14～25 天，平均 18 天，腮腺肿大常是疾病的首发体征。通常先起于一侧，继之波及对侧，也有双侧同时肿大或始终限于一侧者。肿大以耳垂为中心，向前、后、下发展，边缘不清，表面发热但不红，有疼痛及触痛，张口、咀嚼特别是食酸性食物时胀痛加剧。

真题精选

流行性腮腺炎的潜伏期平均为

A.6天　B.9天　C.12天　D.15天　E.18天

答案:E

2.腮腺炎病毒常侵入神经系统、其他腺体或器官而产生下列症状。

(1)脑膜炎和脑炎：是最常见的并发症。发热、头痛、呕吐、颈项强直等症状。

(2)睾丸炎：是男孩最常见的并发症。多为单侧。开始为睾丸疼痛，随之肿胀伴剧烈触痛，睾丸肿胀持续3天以上才开始消退。

(3)卵巢炎：5%～7%的青春期后女孩可并发卵巢炎，症状多较轻。

(4)胰腺炎：严重的胰腺炎较少见。

三、辅助检查

血清抗体检测中腮腺炎病毒特异性IgM抗体阳性提示近期有感染。

四、治疗原则

本病是自限性疾病，无特殊疗法，主要是对症和支持治疗。可采用中医中药内外兼治。重症患儿可短期使用肾上腺激素治疗。

巅峰速记法：易感儿童接触麻疹、水痘和流行性腮腺炎感染者，应隔离观察3周。

五、护理措施★★★★★

(一)减轻疼痛

1.局部冷敷可减轻炎症充血和疼痛。可用茶水或食醋调中药如意金黄散外敷患处，药物应保持湿润，以发挥药效并防止干裂引起疼痛。

2.保持口腔清洁，鼓励患儿多饮水、勤漱口，防止继发感染。

3.给予清淡、易消化的半流质饮食或软食。忌酸、辣、硬而干燥的食物，以免引起唾液分泌增多，肿痛加剧。

(二)控制体温

高热者给予物理或药物降温。

(三)隔离

患儿应呼吸道隔离至腮腺肿大完全消退后3天为止，有接触史的易感儿观察3周。

(四)冷敷

睾丸炎可用丁字带托起阴囊消肿或局部间歇冷敷以减轻疼痛。

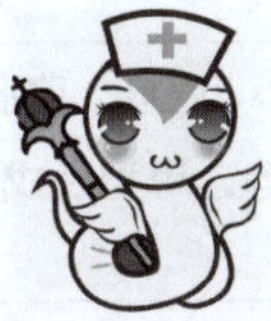

第五节 病毒性肝炎病人的护理

应试考点

1. 病毒性肝炎的传播途径
2. 病毒性肝炎的临床表现
3. 肝炎病毒病原学（标记物）检测的意义
4. 急性和慢性肝炎的区分

病毒性肝炎简称肝炎，是由多种肝炎病毒引起的以肝脏损害为主的全身性疾病。肝炎病毒有甲型、乙型、丙型、丁型及戊型，近年还发现了新的肝炎病毒。各型病原不同，但临床表现基本相似。甲型及戊型主要表现为急性肝炎。而部分乙型、丙型及丁型可转化为慢性肝炎并可发展为肝硬化，且与肝癌的发生有密切的关系。

一、病因与流行病学

由于各种嗜肝病毒感染所致。

传播途径	主要经粪—口传播	甲型和戊型肝炎
	主要经血液体液传播，其次可经母婴传播、性传播、接触传播	乙型、丙型及丁型肝炎
传染源	甲型和戊型肝炎传染源为急性肝炎病人和隐性感染者；乙丙丁型肝炎传染源为三种肝炎的急慢性病人和病毒携带者；慢性病人和 HBsAg 携带者，是乙型肝炎最主要的传染源	

真题精选

患者因食用不洁食物而导致甲型肝炎，应该进行的隔离是

A. 空气隔离　B. 消化道隔离　C. 血液隔离　D. 接触隔离　E. 严密隔离

答案:B

二、临床表现

潜伏期：甲型肝炎 2～6 周，平均 4 周；乙型肝炎 1～6 个月，平均 3 个月；丙型肝炎 2 周至 6 个月，平均 40 天；丁型肝炎 4～20 周；戊型肝炎 2～9 周，平均 6 周。

(一) 急性肝炎

急性肝炎分为两型：急性黄疸型肝炎和急性无黄疸型肝炎。

1. 急性黄疸型肝炎

典型的临床表现分三期。

黄疸前期	平均5～7天。此期以消化道症状最为突出。表现为食欲减退、厌油、恶心、呕吐、腹胀、腹痛和腹泻等消化系统症状，同时还可有畏寒、发热、疲乏及全身不适等。甲型及戊型肝炎起病较急，常有38℃以上的发热
黄疸期	可持续2～6周。尿色加深如浓茶样，巩膜和皮肤黄染，而黄疸前期的症状好转。黄疸可逐渐加深，1～3周达到高峰。部分病人可有短暂粪便颜色变浅、皮肤瘙痒、心动过缓等阻塞性黄疸的现象。体征：常见肝大，质地软，有轻度压痛及叩击痛
恢复期	本期平均持续4周。黄疸逐渐消退，肝脾回缩，肝功能逐渐恢复正常

2. 急性无黄疸型肝炎

较黄疸型肝炎多见。主要表现为消化道症状，此类型常不易被发现，成为容易被忽略的重要传染源。

●**巅峰速记法：**黄疸前期主要表现为消化道症状，黄疸期表现为尿液、粪便和皮肤颜色的异常。

（二）慢性肝炎

病程超过半年者。常见乙、丙、丁型肝炎。通常无发热，症状类似急性肝炎。重度慢性肝炎表现为面色灰暗、蜘蛛痣、肝掌、肝脾大。

（三）重型肝炎

重型肝炎是一种最为严重的临床类型，各型肝炎均可引起，病死率为50%～80%。

1. 重型肝炎的诱因

(1)病后劳累。

(2)感染，常见胆系感染、原发性腹膜炎等。

(3)长期大量酗酒或病后酗酒。

(4)服用对肝脏有损害的药物。

(5)合并妊娠。

2. 临床表现

主要表现为肝衰竭。

(1)黄疸迅速加深，血清胆红素高于171μmol/L。

(2)肝脏进行性缩小，出现肝臭。

(3)出血倾向，凝血酶原活动度（PTA)低于40%。

(4)迅速出现腹水、中毒性鼓肠。

(5)出现肝性脑病；⑥肝肾综合征。

三、辅助检查

(一)血清检查

1. 丙氨酸氨基转移酶（ALT)在肝功能检测中最为常用，是判定肝细胞损害的重要指标。

2. 天门冬氨酸氨基转移酶（AST)升高。

3. 清蛋白下降、球蛋白升高和A/G比值下降，见于慢性肝病。

4. 黄疸型肝炎时，直接和间接胆红素均升高。淤胆型肝炎则以直接胆红素升高为主。

5. 凝血酶原活动度（PTA)检查

PTA与肝损程度成反比，可用于肝衰竭临床诊断及预后判断。肝衰竭PTA常＜40%，PTA愈低，预后愈差。

6. 血氨浓度检测：若并发肝性脑病，可有血氨升高。

(二)肝炎病毒病原学（标记物）检测。★★★★★

1. 甲型肝炎

(1)血清抗-HAV-IgM:是甲肝病毒（HAV)近期感染的指标，是确诊甲型肝炎最主要的标记物。

(2)血清抗-HAV-IgG:见于甲型肝炎疫苗接种后或既往感染HAV的病人，为保护性抗体。

2. 乙型肝炎

表面抗原（HBsAg）	阳性见于乙肝病毒(HBV)感染者，HBV感染后3周血中首先出现HBsAg
表面抗体（抗HBs）	为保护性抗体，阳性见于接种乙型肝炎疫苗后或过去感染HBV并产生免疫力的恢复者
e抗原（HBeAg）	阳性提示HBV复制活跃，传染性较强
e抗体（抗HBe）	阳性提示病毒复制减弱，传染性减弱
核心抗原（HBcAg）	阳性表明HBV有复制，但是在血液中很难检查到
核心抗体（抗HBc）	抗HBc-IgM表示乙肝急性发作期，抗HBc-IgG表示既往感染乙肝
乙型肝炎病毒脱氧核糖核酸(HBV DNA)、DNA聚合酶	反映HBV感染最直接，最特异和最灵敏的指标。两者阳性提示HBV的存在、复制，传染性强

巅峰速记法：表面抗原阳性表示乙肝病毒（HBV)感染者，核心抗原阳性表示HBV有复制，e抗原阳性提示HBV复制活跃，这三个抗原均表示不好的一面，如乙肝病毒感染或复制。

3. 丙型肝炎

(1)丙型肝炎病毒核糖核酸（HCV RNA）可作为抗病毒治疗病例选择及判断疗效的重要指标。

(2)丙型肝炎病毒抗体（抗-HCV)是丙肝病毒（HCV)感染的标记。

4. 丁型肝炎

血清或肝组织中的HDV Ag和（或）HDV RNA阳性有确诊意义。

5. 戊型肝炎

常检测抗-HEV-IgM及抗-HEV-IgG。

注：乙型肝炎临床检查结果分析。

HBsAg	HBeAg	抗HBs	抗HBe	抗HBcIgM	抗HBc IgG	结果分析
+	−	−	−	−	−	HBV感染者或无症状携带者
+	+	−	−	+	−	急性乙肝，传染性强，俗称大三阳
+	−	−	+	−	+	急性感染趋向恢复，俗称小三阳
+	+	−	−	+	+	急性或慢性乙肝，或无症状携带者
−	−	+	+	−	+	乙肝恢复期
−	−	−	−	−	+	既往感染
−	−	+	−	−	−	既往感染或接种疫苗

四、治疗原则

病毒性肝炎的治疗原则为综合性治疗，以休息、营养为主；辅以适当药物治疗，避免使用损害肝脏的药物。

(一)隔离

乙、丙、丁型肝炎按血源性传染病及接触传染病隔离，为阻断母婴传播，对新生儿最适宜的预防方法是应用乙肝疫苗+高效价乙肝免疫球蛋白注射。

(二)休息

急性肝炎的早期卧床休息。病情好转后应注意动静结合，恢复期逐渐增加活动，但要避免过劳。

(三)饮食

急性肝炎应进易消化、维生素含量丰富的清淡食物。慢性肝炎病人宜优质蛋白饮食（肝性脑病时，应限制蛋白入量）。

(四)药物治疗

1. 急性肝炎主要是支持疗法和对症治疗。

2. 慢性肝炎（包括乙型、丙型、丁型）应根据病人的具体情况采取抗病毒药物、调整免疫、保护肝细胞；防止纤维化、改善肝功能、改善微循环等中西医结合治疗措施。

3. 重型肝炎应加强护理，进行监护，密切观察病情。采取阻断肝细胞继续坏死、促进肝细胞再生，改善肝脏微循环，预防和治疗各种并发症等综合措施并加强支持疗法。

五、护理措施

(一)休息与活动

肝功能正常1～3个月可恢复日常活动及工作，但仍应避免过度劳累和重体力劳动。

(二)皮肤护理

预防感染保持皮肤清洁，注意个人卫生，勿搔抓皮肤，避免皮肤受伤。

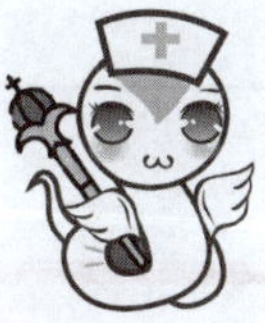

第六节 艾滋病病人的护理

应试考点

1. 艾滋病的传播途径
2. 艾滋病的分期
3. 艾滋病的护理措施

艾滋病又称获得性免疫缺陷综合征（AIDS），是由人类免疫缺陷病毒（HIV）所引起的一种严重传染病。主要通过性接触和血液传播。

HIV在外界的抵抗力不强，对热敏感，在温度56℃下，30分钟就可灭活，75%的乙醇、0.2%次氯酸钠和漂白粉都能将其灭活。但对0.1%甲醛、紫外线、γ射线不敏感。

一、病因与流行病学

病人和HIV无症状病毒携带者是本病的传染源，后者尤为重要。病毒主要存在于血液、精液、子宫和阴道分泌物中。

传播途径包括：①性传播，是艾滋病的主要传播途径。②血液传播。③母婴传播。

高危人群为男性同性恋者、多个性伴侣者、静脉药物依赖者和血制品使用者。

HIV侵入人体后，有选择性的侵犯和破坏 CD_4^+T淋巴细胞，使机体细胞免疫功能受损。

真题精选

HIV感染后对免疫系统造成损害，主要机理是损害哪类细胞

A. 中性粒细胞　B. B淋巴细胞　C. CD_4^+T淋巴细胞

D. CD_8^+T淋巴细胞　E. 自然杀伤（NK）细胞

答案:C

二、临床表现

本病潜伏期长，一般认为2～10年可发展为艾滋病。

分期	特点
急性期（Ⅰ期）	通常发生在感染后2～4周，此期症状常较轻微，易被忽略
无症状期（Ⅱ期）	可检出HIV RNA以及HIV抗体，持续6～8年或更长
艾滋病期（Ⅲ期）	是获得性免疫缺陷综合征病毒感染的最终阶段。易发生机会性感染及恶性肿瘤，继发肿瘤以卡波西肉瘤和淋巴瘤最常见，呼吸系统以肺孢子菌肺炎最为常见，是本病机会性感染死亡的主要原因

真题精选

艾滋病患者肺部机会性感染最常见的病原菌是

A.白色念珠菌　B.结核杆菌　C.疱疹病毒　D.巨细胞病毒　E.肺孢子虫

答案:E

三、辅助检查

1.CD_4^+T淋巴细胞计数下降。

2.HIV-1、HIV-2抗体检测是HIV感染诊断的金标准。

四、治疗原则

目前仍缺乏根治HIV感染的药物，多采用综合治疗：抗HIV病毒治疗，预防和治疗机会性感染，增加机体免疫功能，支持疗法以及心理方面的关怀。其中以抗病毒治疗最为关键。

五、护理措施

1.隔离艾滋病期病人应在执行血液/体液隔离的同时实施保护性隔离。

2.病人的血、排泄物和分泌物应用0.2%次氯酸钠或漂白粉等消毒液消毒。

3.已经感染HIV者应避免妊娠、生育，以防止母婴传播。HIV感染的哺乳期妇女应人工喂养婴儿。

4.用药期间应监测全血细胞计数，以防止中性粒细胞减少症。

5.医护人员在接触病人前后要认真洗手。在换药和做管道护理时，做好接触性隔离。

巅峰速记法：一般的社交活动如握手、共同进餐、共用浴室和游泳池，接吻、昆虫叮咬不会传播艾滋病。

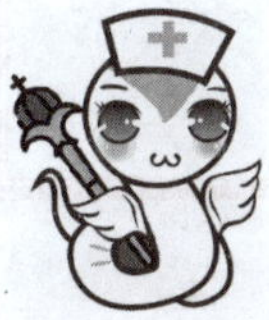

第七节 流行性乙型脑炎病人的护理

应试考点

1. 乙脑的传播途径
2. 乙脑的临床表现
3. 乙脑的护理措施

流行性乙型脑炎简称乙脑，是由乙型脑炎病毒引起，以脑实质炎症为主要病变的中枢神经系统急性传染病。

一、病因、发病机制及流行病学

乙脑是人畜共患的自然疫源性疾病。人和动物感染乙脑病毒后，可发生病毒血症，成为传染源。其中猪是乙脑主要传染源及中间宿主，蚊虫是乙脑主要传播媒介。流行区的小儿为易感人群，非流行区任何年龄人群均对本病易感，以隐性感染最为常见，感染后可获持久免疫力。病人多为10岁以下小儿。夏秋季流行，呈高度散发性，与气温、雨量和蚊虫滋生密度高峰有关。

二、临床表现

潜伏期4～21天，一般为10～14天。

初期	起病急，一般1～3天，高热，伴头痛、恶心、呕吐	
极期	意识障碍为本病主要症状	高热、惊厥（抽搐）及呼吸衰竭是乙脑严重症状，呼吸衰竭为致死的主要原因，三者互为因果，互为影响
	高热，体温高达40℃以上，持续7～10天	
	惊厥或抽搐	
	颅内高压，婴幼儿常有前囟隆起，重者发展为脑疝	
恢复期	体温下降，精神状态逐渐好转	
后遗症期	少数患者仍有精神症状（反应迟钝、失语、吞咽困难）	

并发症：以支气管肺炎最常见。

巅峰速记法： 麻疹最常见的并发症是肺炎。

真题精选

流行性乙型脑炎极期最严重的三种症状是

A. 高热、意识障碍、呼吸衰竭

B. 意识衰竭、呼吸衰竭、循环衰竭

C. 高热、惊厥、呼吸衰竭

D. 高热、惊厥、循环衰竭
E. 惊厥、呼吸衰竭、循环衰竭
答案:C

三、辅助检查

血常规、脑脊液、血清学及脑 CT 检查等。特异性 IgM 抗体在病后 3～4 日即可出现，2 周达到高峰，有早期诊断价值。

巅峰速记法： 支气管哮喘 IgE 抗体增高，麻疹、流行性腮腺炎、流行性乙脑 IgM 抗体阳性。

四、治疗原则

全面支持和对症治疗。处理好高热、惊厥、呼吸衰竭是抢救乙脑病人的关键。

五、护理措施

1. 降低体温。

2. 保持呼吸道通畅：鼓励并协助患儿翻身、拍背；痰液黏稠者给予超声雾化吸入，必要时吸痰；给氧，减轻脑损伤。

3. 控制惊厥。一旦出现，让患儿取仰卧位，头偏向一侧，松解衣服和领口，清除口鼻分泌物；用牙垫或开口器置于患儿上下臼齿之间。遵医嘱使用止惊药物。

真题精选

患儿，男，10 岁。以发热 40.2℃收入院，诊断为乙脑。针对该患儿的高热，护理措施是
A. 严格限制钠盐的摄入
B. 早期足量给予脱水治疗
C. 以药物降温为主，无效时给予物理降温
D. 以物理降温为主，可用小量阿司匹林或肌注安乃近
E. 密切观察低钾的表现
答案:D

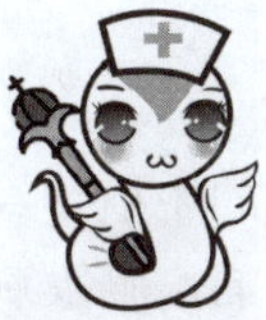

第八节 流行性脑脊髓膜炎病人的护理

应试考点

1. 流行性脑脊髓膜炎的传播方式
2. 流行性脑脊髓膜炎的临床表现
3. 流行性脑脊髓膜炎的护理问题
4. 流行性脑脊髓膜炎的护理措施

流行性脑脊髓膜炎称为流脑，是由脑膜炎奈瑟菌又称脑膜炎球菌引起的急性化脓性脑膜炎。小儿发病率高，经呼吸道传播。临床表现为起病急、突起高热、呕吐、皮肤黏膜淤点、淤斑及脑膜刺激征为主要表现，重者可留有后遗症或死亡。

一、病因、发病机制及流行病学

患者和带菌者为该病主要传染源，从潜伏期末开始至急性期具有传染性，但一般不超过发病后 10 天。病原菌存在于患者或带菌者的鼻咽分泌物中，少部分感染者病原菌可侵入，造成鼻咽部带菌者状态或表现为呼吸道感染，少部分感染者病原菌可侵入循环发生败血症，最终侵犯脑膜导致化脓性脑脊髓膜炎，该病全年均有发病，以冬春季节为主。任何年龄都可患病，以 6 个月到 2 岁婴幼儿发病率最高。

真题精选

流行性脑脊髓炎(流脑)的传播方式

A. 呼吸道传播　B. 消化道传播　C. 接触传播　D. 血液传播　E. 昆虫传播

答案:A

二、临床表现

潜伏期 1～7 天，平均 2～3 天，临床症状轻重悬殊，可分为普通型、爆发型、轻型和慢性型四种类型。

(一) 普通型

本病以普通型最常见，占 90%左右。

1. 上呼吸道感染期(前驱期)

传染性最强。主要表现为上呼吸道感染症状，持续 1～2 天。

2. 败血症期

多突发高热、头痛、呕吐等毒血症状。70%～90%的病人于发病后数小时出现皮肤、眼结膜或软腭黏膜瘀点或淤斑，大小 1～2mm 至 1～2cm，鲜红色，随后变成紫红色，严重者发展至全身皮肤，且迅速融合成大片皮下出血，中央因血栓形成而呈紫黑色坏死或大疱，是本期特征性表现。

3. 脑膜炎期

败血症期的毒血症状及体征仍持续存在，高热持续不退，出现明显的中枢神经系统症状，剧烈头痛、喷射性呕吐、烦躁不安、畏光、颈后部及全身疼痛，脑膜刺激征阳性。部分婴幼儿因囟门未闭，脑膜刺激征可能缺如，而表现为前囟膨隆，张力增大。神志改变以淡漠、嗜睡多见，严重者出现昏迷和惊厥。

4. 恢复期

经治疗后体温逐渐降至正常，淤点、淤斑消失。

(二)暴发型

较少见，凶险、病死率高。临床又分为3种类型。

1. 休克型

以高热、呕吐、惊厥起病。患儿于短时间内出现全身皮肤、黏膜广泛淤点和淤斑，并迅速扩大融合。随后出现面色苍白、四肢末端厥冷、发绀、皮肤呈花斑状，脉搏细速，血压下降等周围循环衰竭表现。

2. 脑膜脑炎型

发病急，除高热、皮肤淤斑外，脑实质损害临床表现明显，出现一系列颅内压增高症状，剧烈头痛、极度烦躁，反复呕吐，频繁惊厥，肌张力增高；嗜睡，并迅速进入昏迷状态，严重者可发生脑疝。

3. 混合型

以上两型临床表现同时或先后出现。

(三)轻型

多见于临床后期，低热、细小出血点，轻度头痛和呕吐。

(四)慢性型

罕见，以间歇发热、皮疹、关节疼痛为特征。

巅峰速记法：流行性脑脊髓膜炎的特征性表现是皮肤黏膜淤点淤斑。

真题精选

患儿男，11岁，以“流行性脑脊髓膜炎”入院治疗。查体：T39.6℃，P108次/分，R20/分，BP110/60mmHg，神志清楚，呼吸规则；双侧瞳孔等大等圆，对光反射灵敏，手臂、胸、腹及下肢等处散在淤点；颈强直（+），克氏征（+）

该患儿目前所处的临床类型为

A. 脑型　B. 轻型　C. 休克型　D. 普通型　E. 暴发型

答案:D

三、辅助检查

(一)血常规

白细胞计数升高，中性粒细胞在80%以上，可出现中毒颗粒和空泡。

(二)脑脊液检查

早期仅有压力升高，外观正常。若临床上表现为脑膜炎，则脑脊液压力明显升高，外观变混浊如米汤样或呈脓样，白细胞数升高，以中性粒细胞为主，蛋白含量增高，糖和氯化物明显减少。

(三)细胞学检查

脑脊液涂片或皮肤淤点涂片找到致病菌，脑脊液、血培养致病菌阳性。

(四)免疫学

测定脑脊液中脑膜炎球菌特异多糖抗原和血清特异抗体。

(五)其他

核酸检测等。

四、治疗

抗生素治疗，首选青霉素；对症及支持治疗。

五、护理问题

1. 组织灌注量无效与内毒素所致微循环障碍有关。
2. 体温过高与细菌感染有关。
3. 皮肤完整性受损与淤点、淤斑有关。
4. 知识缺乏与家长缺乏对疾病的预防、护理知识有关。

六、护理措施

1. 保持有效循环灌注。

(1)监测生命体征、末梢循环、尿量等休克症状，发现异常及时做好抗休克准备。

(2)迅速建立静脉通路，保证输液通畅。

2. 高热的护理。密切监测体温，遵医嘱给予物理降温或药物降温。

3. 密切观察颅内高压或脑疝症状，备好各类急救药品。

4. 保持呼吸道通畅，及时吸氧。

5. 保持皮肤完整。保持床单清洁、平整，较大淤斑坏死让其自行脱落，并按外科创伤处理。淤斑、淤点在吸收过程中有痒感,应剪短患儿指甲，避免抓破皮肤。

6. 休克、昏迷患儿相关护理常规。

7. 防止感染传播。呼吸道隔离至病状消失后3天，但不少于发病后7天。保持室内空气流通，定时空气消毒。患儿呼吸道分泌物及其他被污染物品需消毒处理。对密切接触者，可遵医嘱给予预防药物。

8. 保护易感人群。流行季节前对流行区6个月至15岁的易感人群进行预防接种；密切接触者及家庭内密切接触的儿童可用药物预防，并连用3天，医学观察7天。

七、健康指导

向家长讲解有关流脑的基本知识；教育家长要注意个人与环境卫生，居室应经常通风，盖被勤换、常晒。流行期间不带儿童到公共场所，按时进行预防接种。

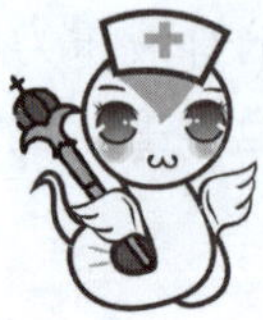

第九节 猩红热病人的护理

应试考点

1. 猩红热的感染途径
2. 猩红热的临床表现
3. 猩红热的护理措施

猩红热是由A组乙型溶血性链球菌引起的急性传染病，临床以发热、咽峡炎、杨梅舌（草莓舌）、全身弥漫性鲜红色皮疹和退疹后片状脱皮为特征。

一、流行病学

病人及带菌者为传染源，主要通过空气飞沫直接传播，亦可由食物、玩具、衣服等物品间接传播。人群普遍易感。以3～7岁儿童发病率高。四季皆可发病，以冬春季多见。

巅峰速记法：猩红热、风湿热、风湿性心脏瓣膜病的致病菌都是A组乙型溶血性链球菌。

二、临床表现★★★★★

(一)出疹多见于发病1～2天后，始于耳后、颈部及上胸部，迅速波及全身。皮疹特点为针尖大小的充血性皮疹，压之褪色，触之有砂纸感，疹间无正常皮肤，有痒感。肘窝、腹股沟等处皮疹密集，易摩擦出血呈紫红色线状，称为帕氏线。面部仅有充血而无皮疹，口鼻周围充血不明显，相比之下略显苍白，称为“口周苍白圈”。病初舌被覆白苔，2～3日白苔脱落，舌乳头红肿突起，称为“杨梅舌”。皮疹于48小时达高峰，持续一周左右，按出疹顺序消退伴脱皮。躯干为糠皮样脱屑，手掌足底可见大片状脱皮，呈“手套”“袜套”状。无色素沉着。

(二)常见并发症为变态反应性疾病，主要有急性肾小球肾炎、风湿病等。

真题精选

猩红热患儿特有的体征是
A. 口周苍白圈　　B. 躯干糠皮样脱屑　C. 皮疹多在发热 2 天后出现
D. 疹间无正常皮肤　E. 多为持续性高热
答案:A

巅峰速记法: 猩红热和麻疹都会出现脱屑，麻疹患者脱屑后有浅褐色色素沉着，而猩红热患者脱屑后无色素沉着。

真题精选

患儿，女，8 岁。确诊猩红热 2 周后并发急性肾小球肾炎，引起并发症的主要原因是链球菌及其病毒入侵人体后产生的
A. 化脓性病变　B. 非特异性炎症　C. 感染性病变　D. 中毒性病变　E. 变态反应性病变
答案:E

三、辅助检查

白细胞总数增高，以中性粒细胞为主，取咽拭子或其他病灶分泌物培养，可检测到溶血性链球菌。

四、治疗原则

青霉素为首选药物。

五、护理措施★★★★★

(一)发热的护理

给予适当物理降温及药物降温，忌用冷水或乙醇擦浴。多饮水，以利散热及排泄毒素。给予营养丰富、富含维生素且易消化的流质、半流质饮食。

(二)药物治疗

遵医嘱及早使用青霉素治疗。

(三)预防感染

保持皮肤、黏膜完整。保持口腔清洁，可用温盐水漱口。避免干硬、辛辣的食物。勤换内衣，温水洗浴。脱皮时可涂凡士林或液体石蜡，有大片脱皮时嘱患儿不要用手强行撕脱，须用消毒剪刀剪掉，以防感染。

(四)病情观察

密切观察尿量、尿色变化，警惕急性肾炎的发生，观察患儿有无关节肿痛等风湿热的迹象，发现异常及时通知医生给予相应治疗。

(五)预防感染的传播

1. 隔离患儿

隔离至症状消失后1周，连续咽拭子培养3次阴性。有化脓性并发症者应隔离至治愈为止。

2. 切断传播途径

室内通风换气或用紫外线照射进行消毒，被患儿分泌物污染的食具、玩具、衣被等采用消毒液浸泡、擦拭、蒸煮或日光暴晒等措施。

3. 保护易感人群

密切接触者需观察7天。

	麻疹	水痘	猩红热
病原菌	麻疹病毒	水痘-带状疱疹病毒	乙型溶血性链球菌
全身症状及其他特征	呼吸道卡他性炎症，结膜炎，流泪畏光，早期有麻疹黏膜斑	症状轻微，表现为低热、全身不适、咳嗽等	全身症状重，有帕氏线、杨梅舌、口周苍白圈等
皮疹特点	红色斑丘疹，自耳后发际、颈部，渐至面部、躯干、四肢及手心足底。疹间皮肤正常。退疹后有色素沉着及米糠样脱皮	皮疹分批出现，初始为红色斑疹，迅速发展为小水疱，易破溃伴瘙痒，皮疹为向心性分布，躯干多，四肢少	皮疹为针尖大小的充血性皮疹，压之褪色，触之有沙砾感，疹间无正常皮肤，有痒感。躯干有糠皮样脱屑，无色素沉着
发热与皮疹的关系	发热3～4天出疹，出疹期热更高，热退疹渐退	发热1天出疹	发热1～2天出疹，出疹时高热
常见并发症	肺炎	皮肤细菌感染	急性肾小球肾炎、风湿病
隔离时间	采取呼吸道隔离至出疹后5天，有并发症者延至出疹后10天	无并发症的患儿多在家隔离治疗，隔离至疱疹全部结痂或出疹后7日止	隔离至症状消失后1周，连续咽拭子培养3次阴性。有化脓性并发症者应隔离至治愈为止
保护易感人群	易感儿接触麻疹后5日内注射免疫球蛋白	易感儿接触后应隔离观察21天	密切接触者需观察7天

巅峰速记法：猩红热接触者，应密切观察7天，可记忆为一个星（猩红热）期7天。

真题精选

治疗猩红热的首选抗菌药物是

A. 头孢菌素　B. 庆大霉素　C. 红霉素　D. 青霉素　E. 链霉素

答案:D

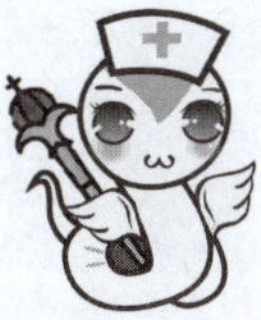

第十节 中毒型细菌性痢疾病人的护理

应试考点

1. 细菌性痢疾的临床表现
2. 细菌性痢疾的护理措施

细菌性痢疾是由志贺菌属引起的肠道传染病。中毒型细菌性痢疾是急性细菌性痢疾的危重型，临床以突发高热、嗜睡、反复惊厥、迅速发生休克和昏迷为特征。

一、病因、发病机制和流行病学

细菌性痢疾的病原菌为痢疾杆菌，痢疾杆菌可释放内毒素和外毒素，内毒素是造成全身中毒症状的主要原因。病人和带菌者是主要传染源，主要通过消化道传播，其次是接触传播。多见于平素体格健壮、营养状况好的2～7岁小儿。发病季节以夏秋多见。

真题精选

患儿，男性，6岁。突然发热，腹痛、腹泻2天，每天排便15次以上，粪便为黏液脓血便，入院查体，体温 39.9℃，血压110/70 mmHg，神志清，双侧瞳孔等大等圆，左下腹压痛。应该采取何种隔离

A. 呼吸道隔离　B. 蚊虫隔离　C. 消化道隔离　D. 飞沫隔离　E. 保护性隔离

答案:C

二、临床表现

潜伏期1～2天。起病急骤，突然高热，高热达40℃以上。临床表现分为4型。

休克型（周围循环衰竭型）	较多见，以感染休克为主要表现（面色苍白、心率快、血压下降）
脑型（呼吸衰竭型）	最为严重，与脑血管痉挛引起脑缺氧、脑水肿、脑疝有关（烦躁不安、惊厥、昏迷、瞳孔不等大、严重者出现中枢性呼吸衰竭）
肺型	主要为呼吸窘迫综合征
混合型	预后最为凶险（兼有以上两种）

巅峰速记法： 中毒性细菌性痢疾的主要死亡原因是昏迷、抽搐和呼吸衰竭。

三、辅助检查

(一)血常规

白细胞总数和中性粒细胞增高。

(二)便常规

黏液脓血便,镜检可见大量脓细胞、红细胞及巨噬细胞。

(三)便培养

分离出痢疾杆菌是确诊的最直接的证据。送检标本应做到尽早、新鲜，选取黏液脓血部分多次送检，以提高检出率。

●**巅峰速记法：**中毒性细菌性痢疾病人排出黏液脓血便，阿米巴痢疾病人排出果酱样便，霍乱病人排出米泔水样便，胆总管梗阻病人排出白陶土色便。

三、治疗原则

包括降温止惊，治疗循环、呼吸衰竭，防止脑水肿，应用抗生素控制感染。通常选用对痢疾杆菌敏感的阿米卡星、头孢噻肟钠、头孢曲松钠等静脉滴注，病情好转后改口服。

五、护理措施

(一)维持正常体温

监测体温变化，综合使用物理降温、药物降温，必要时采用亚冬眠疗法，控制体温在 37℃左右。

(二)维持有效血液循环

对休克患儿适当保暖以改善周围循环。迅速建立并维持静脉通路，遵医嘱进行抗休克治疗。

(三)密切观察病情变化

监测患儿生命体征，密切观察神志、面色、瞳孔、尿量的变化，准确记录 24 小时出入量。观察患儿排便次数及大便性状。准确采集大便标本送检。

(四)预防感染传播

对患儿采取肠道隔离至临床症状消失后 1 周或连续 3 次便培养阴性为止。

真题精选

治疗急性细菌性痢疾的首选药物是

A. 青霉素　B. 氯霉素　C. 链霉素　D. 阿米卡星　E. 复方磺胺甲唑

答案:D

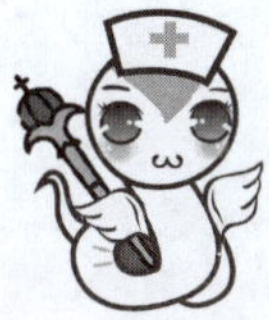

第十一节 结核病病人的护理

应试考点

1. 肺结核的传播途径和临床表现
2. 结核菌素实验结果判断
3. 肺结核的用药原则和药物不良反应
4. 肺结核的护理措施，包括咯血、饮食、痰液的处理
5. 结核性脑膜炎的临床表现
6. 结核性脑膜炎的护理措施
7. 骨与关节结核及肠结核病人的护理

一、肺结核病人的护理

肺结核是结核分枝杆菌引起的肺部慢性传染性疾病。结核分枝杆菌可侵及全身多个脏器，但以肺部最为常见。开放性肺结核病人为重要传染源。

(一)病因

结核分枝杆菌感染。结核菌属分枝杆菌，染色具有抗酸性，又称抗酸杆菌。引起人类结核病的主要是人型菌。此菌对外界抵抗力较强，在阴湿处能生存5个月以上；但在烈日暴晒下2～7小时或煮沸5分钟能被杀死，70%乙醇接触2分钟，亦可杀菌。主要经呼吸道传播，也可通过污染的食物或食具感染。人体感染后是否发病，取决于人体的免疫状态、变态反应和感染细菌的数量、毒力。结核菌侵入人体后4～8周，身体组织对结核菌及其代谢产物所发生的反应称为迟发性变态反应。人体的免疫力低下时，受到大量毒力强的结核分枝杆菌入侵才会发病。

(二)临床表现

1. 症状

起病缓慢，午后低热、盗汗、乏力、食欲不振、体重下降等。呼吸系统症状为咳嗽，多以干咳为主、咯血、胸痛及呼吸困难。而急性粟粒型肺结核、干性肺炎、结核性胸膜炎可有高热、头痛、腹痛、腹胀等症状。胸痛可为结核性胸膜炎首发或主要症状。女性病人可有月经失调、闭经等功能紊乱症状。

2. 体征

可无任何阳性体征或仅在肩胛间区闻及湿啰音。病变范围大而浅者或干酪样坏死可有患侧呼吸运动减弱，语颤增强，叩诊呈浊音，听诊呼吸音减弱等。慢性纤维空洞型肺结核可有胸廓塌陷，纵隔、气管向患侧移位。

(三)辅助检查★★★★★

1. 痰结核分枝杆菌检查

痰结核分枝杆菌检查是确诊肺结核最特异的方法。

2. 影像学检查

胸部 X 线检查是早期诊断肺结核的主要方法。

3. 结核菌素试验

测定人体是否受过结核菌感染。目前多采用 PPD。通常取 0.1ml，即 5 结核菌素单位（IU）于左前臂屈侧作皮内注射，注射后 48～72 小时测量皮肤硬结的直径，≤4mm 为阴性，5～9mm 为弱阳性（＋），10～19mm 为中度阳性（＋＋），≥20mm（儿童≥15mm）或虽＜20mm 但局部出现水疱、坏死或淋巴管炎为强阳性（＋＋＋）。结核菌素试验阳性仅表示曾有结核感染，并不一定患病。若呈强阳性，常提示活动性结核病。结核菌素试验对婴幼儿的诊断价值大于成人，因年龄越小，自然感染率越低。3 岁以下强阳性反应者，应视为有新近感染的活动性结核病，须予治疗。

结核菌素试验阴性反应除提示没有结核菌感染外，还见于人体免疫力、变态反应暂时受抑制情况，如麻疹、百日咳、严重结核病、各种危重病人、营养不良、应用糖皮质激素或免疫抑制剂者和老年人。

4. 纤维支气管镜检查

对本病诊断和鉴别诊断有重要价值。

●**巅峰速记法：**肺结核的早期筛查为胸部 X 线，确诊为痰结核菌检查；结核菌素实验的主要目的是测定人体是否受过结核菌感染。

(四)治疗原则

1. 抗结核化学药物治疗（简称化疗）

化疗对结核病的控制起着决定性作用。化疗原则是早期、联合、适量、规律和全程治疗。

(1)常用药物

利福平（RFP）	副作用为黄疸、转氨酶一过性升高(肝功能损害)
链霉素(SM)	副作用为耳聋(听力损害)和肾功能损害
异烟肼(INH)	副作用为周围神经炎
乙胺丁醇(EMB)	副作用为球后视神经炎

(2)方法

标准疗法	适用于无症状的原发型肺结核：使用异烟肼、链霉素和对氨基水杨酸钠 9～12 个月
两阶段疗法	用于活动性原发型肺结核、急性粟粒性肺结核、结核性脑膜炎 ①强化治疗阶段:联用 3～4 种杀菌药物，旨在有效杀灭繁殖菌，迅速控制病情。在长程化疗时，此阶段一般需 3～4 个月；短程疗法时一般为 2 个月

	②巩固治疗阶段：联用2种抗结核药物，在长程化疗时，此阶段为12～18个月；短程疗法时，一般为4个月
短程疗法	联合用异烟肼、利福平等2个以上杀菌剂，6～9个月。强化阶段在开始的1～3个月内，每天用药。其后是巩固阶段，每周2次用药至疗程结束

2. 对症治疗

(1)高热或大量胸腔积液：可在使用有效抗结核药物同时，短期加用糖皮质激素（泼尼松），以减轻炎症和变态反应，促进渗出液吸收，减少纤维组织形成及胸膜粘连。症状消退后，泼尼松剂量递减直至停药。

(2)咯血：治疗原则为镇静、止血、患侧卧位，必要时用小量镇静、止咳剂。咯血窒息是咯血致死的原因之一，需注意防范和紧急抢救。

(3)胸腔穿刺：结核性胸膜炎病人需及时抽液以缓解症状，防止胸膜肥厚影响肺功能，一般每次抽液量不超过1L。以防抽液过多可使纵隔复位太快，引起循环障碍；抽液过快，可发生肺水肿。抽液时如病人出现头晕、出汗、面色苍白、心悸、脉细、四肢发凉等"胸膜反应"应立即停止抽液，让病人平卧，必要时皮下注射0.1%肾上腺素0.5ml，并密切观察血压变化，预防休克发生。

(五)护理措施★★★★★

1. 做好隔离，预防传染

(1)有条件者，病人应单居一室，进行呼吸道隔离，室内保持通风，每日用紫外线消毒。病人外出时应戴口罩。密切接触者应及早去医院进行有关检查。

(2)嘱病人在咳嗽或打喷嚏时，用双层纸巾遮住口鼻，防飞沫传染。不要随地吐痰，将痰吐在纸上用火焚烧。或痰液须经灭菌处理，痰液吐入带盖的容器内，与等量的1%消毒灵（2%含氯石灰澄清液）浸泡1小时后再弃去。接触痰液后用流水清洗双手。

(3)病人餐具需煮沸消毒或用消毒液浸泡消毒，同桌共餐时使用公筷，以预防传染。

真题精选

肺结核病人用过的餐具采取什么消毒办法

A. 消毒液浸泡法　B. 擦洗　C. 日晒法　D. 高压灭菌法　E. 燃烧法

答案:A

(4)接种卡介苗可以使人体产生针对结核菌的特异性免疫力，减少肺结核的发生。

2. 化疗病人的护理

化疗是结核病的关键治疗，护士要向病人及其家人解释化疗的意义，用药时的注意事项，同时注意观察病人服药情况，及时发现药物的副作用，如利福平可出现黄疸、转氨酶一过性升高及变态反应：链霉素可出现耳聋和肾功能损害；对氨基水杨酸钠可有胃肠道刺激、变态反应；异烟肼可有周围神经炎、中毒性反应；乙胺丁醇可以出现球后视神经炎，一旦出现副作用及时就诊。

3. 营养饮食

肺结核是一种慢性消耗性疾病，饮食宜高热量、富含维生素、高蛋白质，多食牛奶、豆浆、鸡蛋、鱼、肉、水果及蔬菜等。以增强抵抗力，促进病灶愈合。

4. 做好高热病人护理

对于出汗多的病人，及时用温毛巾擦干身体和更换衣被，以防感冒。

5. 咯血护理

(1)病人咯血时护士应给予细致观察与护理，使之有安全感，并作必要的解释，取得病人配合治疗。

(2)安排病人安静休息，避免不必要的交谈，一般静卧休息能使小量咯血自行停止。大咯血病人应绝对卧床休息，减少翻动，协助病人取患侧卧位，有利于健侧通气，对肺结核病人还可防止病灶扩散。

(3)及时应用药物，注意避免药物禁忌和不良反应。

(4)大咯血者暂禁食，小量咯血者宜进少量凉或温的流质饮食，避免饮用浓茶、咖啡、酒等刺激性饮料。多饮水及多食富含纤维素食物，以保持大便通畅。

(5)做好窒息的预防及抢救配合：①密切观察病情变化，注意有无窒息先兆。应向病人说明咯血时不要屏气，应尽量将血轻轻咯出，否则易诱发喉头痉挛，出血引流不畅形成血块，造成呼吸道阻塞、窒息。②准备好抢救用品。一旦出现窒息，立即置病人于头低足高位，轻拍背部以利血块排出；或迅速用机械吸引，以清除呼吸道内积血，必要时立即行气管插管或气管镜直视下吸取血块。③气道通畅后，若病人自主呼吸未恢复，应行人工呼吸。给予高流量吸氧，按医嘱应用呼吸中枢兴奋剂。

真题精选

抢救肺结核咯血窒息病人时，病人应采取的体位是

A. 平卧位　B. 端坐位　C. 俯卧位　D. 头低脚高位　E. 患侧卧位

答案:D

巅峰速记法：头低足高俯卧位，清除淤血轻拍背，必要气插或气切，气道通畅是首位，吸氧浓度要增高，呼吸兴奋效果好。

6. 心理护理

肺结核病程长、恢复慢，且病情易反复，使病人产生急躁、惧怕心理，护士应

做好心理护理，耐心向病人讲解疾病的知识，并给予帮助与支持。

真题精选

患者男，70 岁，患肺结核 20 年，近年来病情反复，经常咯血，表现为烦躁、焦虑，护士在护理过程中，应注意的是

A. 采取严密隔离　B. 讲解疾病知识，给予鼓励和帮助　C. 采取健侧卧位

D. 患者咯血时可进温软软食　E. 低流量吸氧

答案:B

二、结核性脑膜炎病人的护理

结核性脑膜炎是结核菌侵犯脑膜所引起的炎症，是小儿结核病中最严重的类型。多见于 3 岁以内的婴幼儿。

(一)发病机制

由于小儿血脑屏障功能不完善，免疫功能低下，入侵的结核分枝杆菌易通过血行播散而引起结核性脑膜炎。

(二)临床表现

典型结脑起病缓慢，临床可分为 3 期。

早期（前驱期）	1～2 周。主要症状为性情改变，精神呆滞，易疲倦或易激惹，可有低热、盗汗、消瘦及不明原因的呕吐
中期（脑膜刺激期）	1～2 周。主要表现为剧烈头痛、喷射性呕吐、嗜睡，体温增高，惊厥。脑膜刺激征(颈项强直、Kernig 征和 Brudzinski 征阳性)是结脑最主要和常见的体征。婴幼儿以前囟饱满为主。此期还可出现面神经瘫痪等脑神经障碍
晚期(昏迷期)	1～3 周。症状逐渐加重，最终因颅内压急剧增高导致脑疝死亡

(三)脑脊液检查

压力增高，外观透明或呈毛玻璃状；白细胞增高，分类以淋巴细胞为主；蛋白定量增加；糖和氯化物均降低是结核性脑膜炎的典型改变。脑脊液中找到结核杆菌可确诊。

●**巅峰速记法：**流行性乙型脑炎患者，脑脊液检查糖和氯化物多为正常，而结核性脑膜炎脑脊液中糖和氯化物均降低。

(四)治疗原则

主要抓住两个重点环节。一是抗结核治疗，二是降低颅内高压。降低颅内压常用 20%甘露醇。

(五)护理措施

1. 密切观察病情变化。观察患儿生命体征、神志和瞳孔，及早发现颅内高压或脑疝。

2. 患儿应绝对卧床休息，保持室内安静，护理操作尽量集中进行，减少对患儿的刺激。惊厥发作时齿间应置牙垫，防舌咬伤。

3. 遵医嘱给予脱水剂、利尿剂、抗结核药物等，注意液体的速度和药物的副作用。

4. 配合医生作腰穿、侧脑室引流等，做好术后护理。

5. 给予患儿营养丰富、易消化的饮食，保证足够能量以增强机体的抵抗力。昏迷、不能吞咽者，可鼻饲和静脉补液。

6. 保持皮肤的清洁干燥和床铺的清洁平整，及时清除呕吐物和大小便。眼睑不能闭合者，可涂眼膏或用纱布覆盖，保护角膜。每日口腔护理。

7. 采取呼吸道隔离。

8. 加强与患儿家长的沟通，给予耐心解释和心理上的支持，使其减轻焦虑，配合治疗护理。

三、骨与关节结核及肠结核病人的护理

骨与关节结核、肠结核均是由结核分枝杆菌引起的特异性感染。常继发于肺结核，由于抗结核药物的使用和生活条件的改善，发生率明显下降。但近些年来，随着肺结核在全球死灰复燃，骨与关节结核、肠结核的发病率有所增加，应引起高度重视。

(一)发病特征

1. 骨与关节结核

好发于儿童和青壮年，男、女比例无明显差异：多发生在活动多、负重大、易发生创伤的部位，如脊柱、膝关节。

2. 肠结核

主要位于回盲部，也可累及结肠和直肠。

(二)临床表现

1. 骨与关节结核、肠结核病人全身症状

主要为结核病的全身表现，包括低热、疲乏、盗汗、食欲缺乏、消瘦、贫血等症状。

2. 骨与关节结核的局部症状

主要是病变部位的疼痛、关节肿胀、寒性肿胀及窦道，还可出现功能障碍和畸形。肠结核的腹痛多位于右下腹和脐周，并有大便习惯的改变。

(三)治疗

骨与关节结核、肠结核的全身抗结核治疗同肺结核，是治疗的关键。其他有对症治疗、局部治疗、手术治疗。

(四)护理措施

密切观察病情变化，给予营养支持，按时服药、坚持全疗程治疗，监测药物不良反应，定期随访。

应试一图通

第一节传染病概述
- 传染病的预防：传染源、传播途径、人群易感性
- 传染病的分类：甲类、乙类、丙类

第二节麻疹病人的护理
- 麻疹的出疹顺序：耳后发际，渐至前额面颈部、躯干、四肢及手心足底
- 麻疹的隔离方式：呼吸道隔离至出疹后5天
- 麻疹患儿的护理措施：防止皮肤损伤，休息、处理高热时兼顾透疹

第三节水痘病人的护理
- 水痘的临床表现：初始为红色斑疹或斑丘疹,迅速发展为清亮、椭圆形小水疱，向心性分布，躯干多，四肢少
- 水痘的隔离时间：隔离至结痂或出疹后7天

第四节流行性腮腺炎的护理
- 流行性腮腺炎的临床表现：潜伏期14～25天，一侧腮腺肿大常是疾病的首发体征
- 流行性腮腺炎的并发症：脑膜脑炎（最常见的并发症）
- 流行性腮腺炎的护理：减轻疼痛、降温、病情观察、隔离至肿大完全消退后3天

第五节病毒性肝炎的护理
- 病毒性肝炎的传播途径：甲型和戊型肝炎经粪-口传播；乙型、丙型及丁型肝炎经血液体液传播
- 临床表现
  - 慢性肝炎：病程超过半年
  - 甲型病毒性肝炎：急性黄疸型肝炎和急性无黄疸型肝炎
  - 重型肝炎：分型、诱因、表现为肝衰竭
- 肝炎病毒病原学（标记物）检测的意义
  - 甲型肝炎：抗-HAV-IgM是确诊甲型肝炎最主要的标记物
  - 乙型肝炎：表面抗原（HBsAg)阳性见于乙肝病毒（HBV）感染者

第六节艾滋病的护理
- 艾滋病的发病机制：HIV引起
- 艾滋病的隔离方式：血液、体液隔离的同时实施保护性隔离

第七节流行性乙型脑炎的护理
- 乙脑的传播途径：人畜共患，猪是传染源及中间宿主，蚊虫为传播媒介
- 乙脑的临床表现
  - 初期：一般 1～3 天，高热，伴头痛、恶心、呕吐
  - 极期：高热、惊厥、呼吸衰竭、意识障碍为本病主要症状
  - 恢复期：体温下降，精神状态逐渐好转。
  - 后遗症期

第八节流行性脑脊髓膜炎的护理
- 流行性脑脊髓膜炎的传播方式：呼吸道隔离至病状消失后 3 天，但不少于发病后 7 天
- 流行性脑脊髓膜炎的临床表现：高热、呕吐、皮肤黏膜淤点、淤斑及脑膜刺激征为主要表现

第九节猩红热病人的护理
- 猩红热的感染途径：空气飞沫直接传播
- 猩红热的临床表现：皮疹始于耳后、颈部及上胸部，帕氏线、口周苍白圈、杨梅舌
- 猩红热的护理措施：发热的护理，皮肤的护理，预防感染的传播，病情观察

第十节中毒性细菌性痢疾的护理
- 细菌性痢疾的临床表现
  - 休克型（周围循环衰竭型）
  - 脑型（呼吸衰竭型）
  - 肺型：主要为呼吸窘迫综合征
  - 混合型：预后最为凶险
- 细菌性痢疾的护理措施：高热的护理、休克的护理、腹泻的护理

第十一节结核病病人的护理
- 肺结核
  - 传播途径：结核分枝杆菌，经呼吸道传播
  - 临床表现：发热、盗汗、乏力、食欲不振、体重下降
- 结核菌素实验结果判断：阴性、弱阳性、阳性、强阳性
- 肺结核的用药原则和药物不良反应：早期、联合、适量、规律和全程治疗
- 肺结核的护理措施：做好隔离、休息、合理饮食、咯血的护理
- 结核性脑膜炎临床表现
  - 早期性情改变，精神呆滞，易疲倦或易激惹
  - 中期脑膜刺激征
  - 晚期昏迷
- 骨与关节结核及肠结核病人的护理
  - 骨与关节结核：好发于儿童和青壮年
  - 肠结核：主要位于回盲部，也可累及结肠和直肠

第六章 皮肤及皮下组织疾病病人的护理

应试策略

本章节考点和学习内容相对较少，但也有部分重点内容需要熟记。在学习时注意区分各疾病的致病菌、临床表现和护理措施。

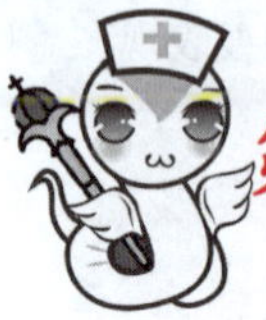

第一节 皮肤及皮下组织化脓性感染病人的护理

应试考点

1.疖、痈的临床表现及处理
2.急性蜂窝织炎的临床表现及处理
3.淋巴管炎的临床表现及处理

一、疖★★★★★

疖是单个毛囊及其所属皮脂腺的急性化脓性感染。疖常发生于毛囊和皮脂腺丰富的头、面部、颈部、背部等。致病菌以金黄色葡萄球菌为主。

(一)临床表现

疖一般无全身症状。面部“危险三角区”的疖受到挤压时，细菌可沿眼静脉和内眦静脉进入颅内的海绵状静脉窦，引起化脓性海绵状静脉窦炎，出现眼部及其周围组织的红肿和疼痛，并有寒战、高热、头痛，甚至昏迷，死亡率很高。

(二)治疗原则

炎症早期红肿阶段局部涂以碘酊,或采用热敷或物理疗法(超短波或红外线)，亦可外敷软膏等方法促使炎症消退。已形成脓肿，须及时切开引流。

巅峰速记法：疖是单个毛囊化脓感染，痈是多个相邻毛囊化脓感染。

二、痈

痈是多个相邻毛囊及其周围组织的急性化脓性感染，或由多个疖融合而成。多见于成年人，常发生在皮肤较厚的颈部和背部。痈的发生与皮肤不洁、擦伤、人体抵抗力低下有关。致病菌以金黄色葡萄球菌为主。

(一)临床表现

初起为小片皮肤硬肿，色暗红，表面可有数个凸出点或脓点，疼痛较轻。继之皮肤肿硬范围增大，周围出现浸润性水肿，局部疼痛加重，伴引流区淋巴结肿痛，有明显的全身症状。随着感染区脓点增大、增多，中央部位破溃出脓，坏死脱落，疮口呈蜂窝状。血常规检查白细胞计数及中性粒细胞比例明显增加。严重者可致全身性化脓性感染而危及生命。

(二)治疗原则

1. 局部处理

初期只有红肿时，局部可用50%硫酸镁或75%乙醇湿敷，外敷可选用鱼石脂软膏或金黄散。皮肤呈紫褐色或已破溃流脓时，需及时切开引流，清除坏死组织。术后加强换药，促进肉芽生长。

2. 全身治疗

全身治疗包括休息、加强营养、清洁皮肤和给予足量和有效的广谱抗生素以控制感染、控制血糖。

三、急性蜂窝织炎

急性蜂窝织炎是指皮下、筋膜下、肌间隙或深部疏松结缔组织的一种急性化脓性感染。常因皮肤或软组织损伤而引起，亦可由局部化脓性感染灶扩散而发生。致病菌多为溶血性链球菌，其次为金黄色葡萄球菌、大肠埃希杆菌或其他类型链球菌等。感染灶近侧的淋巴结亦常被累及，可引起脓毒血症或菌血症。

(一)临床表现

1. 浅层的（皮下)急性蜂窝织炎

局部有红、肿、热、痛，继之炎症向四周扩散，肿痛加剧，并出现大小不同的水疱。中央区呈暗红色，边缘稍淡，与周围正常皮肤无明显分界，压之褪色且压痛明显。深部急性蜂窝织炎：局部皮肤红肿虽不明显，但有局部组织肿胀和深压痛，有明显的全身症状。口底、颌下与颈部的急性蜂窝织炎，易致喉头水肿或压迫气管，引起呼吸困难甚至窒息。

2. 由厌氧菌所致的急性蜂窝织炎

常发生在易被肠道或泌尿生殖道排出物污染的会阴部或下腹部伤口处，表现为进行性的皮肤、皮下组织及深筋膜坏死，破溃后脓液有恶臭，局部有捻发音。

(二)治疗原则

局部制动，中西药湿、热敷、理疗；改善全身营养状况；及时应用有效抗生素。脓肿形成应切开引流。对厌氧菌感染者，用3%过氧化氢溶液冲洗伤口和湿敷。口底、颌下的急性蜂窝织炎张力特别高，应尽早切开减压，以防喉头水肿，气管受压而窒息。

真题精选

有厌氧菌所致的蜂窝织炎做创面清洁时，最常见的清洁液
A. 0. 1%碘伏　B. 0. 2%过氧乙醇　C. 外用生理盐水　D. 3%过氧化氢　E. 75%乙醇
答案:D

四、急性淋巴管炎和淋巴结炎

急性淋巴管炎指致病菌从皮肤、黏膜的破损处或其他感染病灶侵入淋巴管，引起淋巴管及其周围组织的急性炎症。若急性淋巴管炎扩散至局部淋巴结或化脓性感染经淋巴管蔓延至所属区域淋巴结，即为急性淋巴结炎。致病菌主要是乙型溶血型链球菌、金黄色葡萄球菌，细菌常经体表小伤口或足癣病灶处侵入。

(一)临床表现

1. 急性淋巴管炎分为网状淋巴管炎和管状淋巴管炎。

(1)网状淋巴管炎即为丹毒。起病急、进展快，先有畏寒、发热、头痛、全身不适等全身症状，继之局部出现片状红疹，颜色鲜红，中央较淡、边界清楚并略隆起。红肿向周围蔓延时，中央红色消退、脱屑，颜色转为棕黄；有时可发生水疱，局部有烧灼样痛。常伴有周围淋巴结肿大和疼痛。感染加重可导致全身脓毒血症。下肢丹毒反复发作可使淋巴管受阻而发生“象皮肿”。

(2)管状淋巴管炎分浅、深两种。浅层急性淋巴管炎，在病灶表面出现一条或多条“红线”，硬而有压痛。深层急性淋巴管炎不出现红线，但患肢肿胀、有条形压痛区。两种淋巴管炎都可能伴有全身症状。

2. 急性淋巴结炎轻者仅有局部淋巴结肿大，略有压痛，重者局部有红、肿、热、痛，甚至形成脓肿并伴有全身症状。

(二)治疗原则

积极治疗原发病灶，全身应用有效抗生素，首选青霉素。患肢抬高并制动，对厌氧菌感染者，以50%硫酸镁湿敷、理疗，以促进炎症消退。急性淋巴结炎一旦形成脓肿则要切开引流。丹毒有接触传染性，应予以接触隔离。

真题精选

患者，女，20 岁。寒战、发热，右小腿内侧皮肤出现鲜红色片状疹，烧灼样疼痛，附近淋巴结肿大疼痛。错误的护理措施是

A. 遵医嘱使用抗生素　B. 嘱患者勿抬高患肢　C. 局部湿热敷

D. 给予物理降温　E. 嘱患者卧床休息

答案:B

患者，女，26 岁。下肢急性淋巴管炎，查体见肢体肿胀明显，局部应擦拭药液是

A. 0.1%碘伏　B. 50%硫酸镁　C. 外用生理盐水　D. 3%过氧化氢　E. 75%乙醇

答案:B

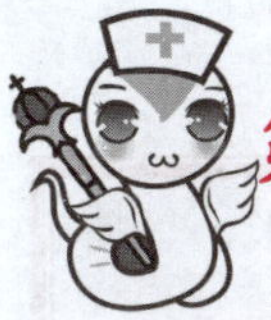

第二节 手部急性化脓性感染病人的护理

应试考点

1. 甲沟炎和脓性指头炎的临床表现
2. 甲沟炎和脓性指头炎的治疗原则

甲沟炎是甲沟或其周围组织的感染，常因微小损伤引起，致病菌主要为金黄色葡萄球菌。脓性指头炎是手指末节掌面皮下组织的化脓性感染，多由刺伤引起，主要的致病菌为金黄色葡萄球菌。

一、临床表现

(一) 甲沟炎表现为一侧甲沟局部红、肿、热、痛。感染可蔓延至甲根部及对侧甲沟，形成半环形脓肿。若未及时切开排脓，脓肿向下蔓延可形成指甲下脓肿，指甲下可见黄白色积脓，有剧痛和局部压痛。多无全身症状。

(二) 脓性指头炎初起，指尖有针刺样疼痛，以后指头肿胀、发红、疼痛剧烈。因局部张力较高，当指动脉受压，疼痛转为搏动样跳痛，多伴有发热、全身不适、血白细胞计数增加等全身症状。若感染进一步加重，组织缺血坏死，神经末梢因受压和营养障碍而麻痹，指头疼痛反而减轻，皮色由红转白。如不及时治疗，发生末节指骨缺血坏死和骨髓炎。

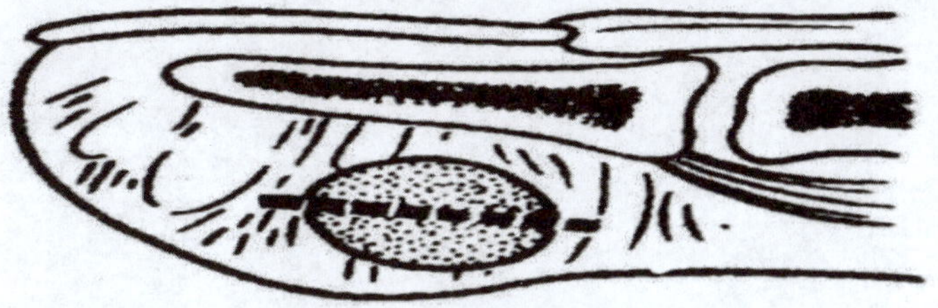

脓性指头炎手术切口示意图

二、治疗原则

初期局部涂鱼石脂软膏导热、理疗，甲沟炎已有脓液时，在甲沟处纵向切开引流；甲根处脓肿形成甲下脓肿者，可行拔甲术，手术避免甲床损伤。脓性指头炎若疼痛剧烈，局部张力较大时，应及时在末节患指侧面作纵行切开减压引流。合理应用抗生素。

三、护理措施

1. 缓解疼痛。患肢制动并抬高。
2. 控制感染，防止并发症。
3. 若脓性指头炎的创面经久不愈，应作 X 线摄片检查，以警惕骨髓炎的发生。

巅峰速记法：疖、痈、甲沟炎、脓性指头炎主要的致病菌为金黄色葡萄球菌；急性蜂窝织炎、急性淋巴管炎主要致病菌多为乙型溶血性链球菌。

真题精选

患者，男性，53 岁。4 天前不慎刺伤手指，当时有少量流血，2 天后患指肿胀，呈搏动性跳痛，患指下垂时加重，对该患者的首要处理措施是

A. 鱼石脂软膏敷贴指头　B. 拔出指甲　C. 切口减压引流
D. 应用抗生素　E. 局部热敷和理疗

答案:C

应试一图通

- **第一节皮肤及皮下组织化脓性感染病人的护理**
  - 疖
    - 表现：局部硬结，中央软化，有波动感
    - 处理：药物消炎、局部排脓
  - 痈
    - 表现：皮肤硬肿，色暗红，表面可有数个凸出点或脓点，疼痛较轻
    - 处理：脓肿切开引流
  - 急性蜂窝织炎的治疗要点：治疗：局部制动、消炎、排脓
  - 淋巴管炎的特点
    - 网状淋巴管炎：即为丹毒，片状红疹
    - 管状淋巴管炎：常见四肢，多条“红线”
- **第二节手部急性化脓性感染病人的护理**
  - 甲沟炎
    - 表现：一侧甲沟局部红、肿、热、痛
    - 治疗：患肢制动并抬高，切开引流
  - 脓性指头
    - 表现：指尖有针刺样疼痛，搏动样跳痛
    - 治疗：患肢制动并抬高，切开引流

第七章 妊娠、分娩和产褥期疾病病人的护理

应试策略

本章疾病数量多，难易差别较大，对考生而言往往感觉较难学习，妊娠期、分娩期及产褥期妇女的护理既是重点也是难点。

第一节 女性生殖系统解剖生理

应试考点

1. 外生殖器
2. 内生殖器
3. 真骨盆
4. 子宫内膜的周期性变化及月经周期的调节

一、外生殖器

外生殖器包括阴阜、大阴唇、小阴唇、阴蒂和阴道前庭。

(一)阴阜

阴阜是耻骨联合前面隆起的脂肪垫，皮下有丰富的脂肪组织与神经。

(二)大阴唇

大阴唇是靠近两股内侧的一对隆起的皮肤皱襞，起自阴阜，止于会阴。外阴局部外伤最易形成血肿的部位。

(三)小阴唇

小阴唇是一对位于大阴唇内侧的薄皱襞，神经末梢丰富，极敏感。

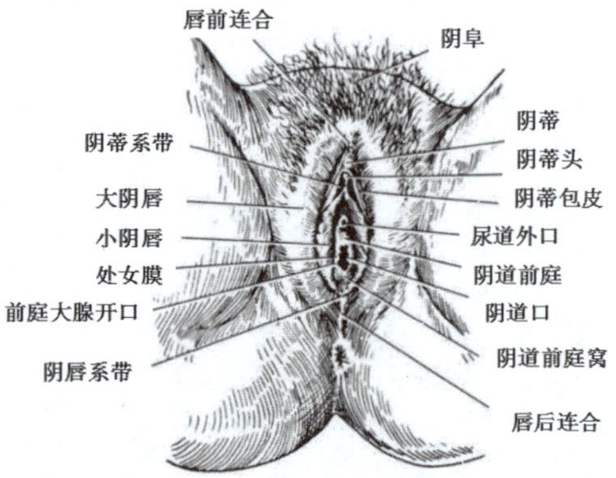

女性外生殖器

(四)阴蒂

阴蒂是位于两侧小阴唇顶端的联合处，神经末梢丰富，有勃起性，为性反应器官。

(五)阴道前庭

阴道前庭是两侧小阴唇之间的菱形区，在此区内有前庭大腺(巴多林腺)位于大

阴唇后部，遇有感染致腺管闭塞，可形成脓肿。在性刺激下，分泌黏液起润滑作用。

二、内生殖器

(一)内生殖器及其功能

内生殖器包括阴道、子宫、输卵管及卵巢，后两者合称子宫附件。

1. 阴道

性交、月经血排出及胎儿娩出的通道。

2. 子宫

(1)功能：为孕育胚胎、胎儿和产生月经的器官。

(2)解剖结构：子宫位于骨盆腔中央，膀胱与直肠之间，呈倒置的梨形。大多数呈前倾前屈位。成人非孕时子宫长 7～8cm，宽 4～5cm，厚 2～3cm，宫腔容量约 5ml，重 50～70g。子宫上部较宽称为子宫体，其上端隆突部分为子宫底，宫底两侧为子宫角，与输卵管相通。子宫下部较窄呈圆柱状称子宫颈，子宫体与子宫颈的比例，婴儿期为 1∶2，成年妇女为 2∶1，老年人为 1∶1。子宫体与子宫颈之间形成的最狭窄部分称为子宫峡部，在非孕期长约 1cm，子宫峡部的上端因在解剖上较狭窄又称解剖学内口，下端宫腔内膜转变为子宫颈黏膜，又称组织学内口。子宫颈内腔呈梭形称宫颈管。

(3)组织结构：子宫体壁分三层，内为黏膜层，子宫内膜中为肌层，外为浆膜层。宫颈管黏膜为单层高柱状上皮，宫颈阴道部为复层扁平上皮，宫颈外口柱状上皮与鳞状上皮交界处，是子宫颈癌的好发部位。

(4)子宫韧带：维持正常位置的韧带共有 4 对。

名称	功能
圆韧带	**维持子宫前倾（直接）**
宫骶韧带	**维持子宫前倾(间接)（将宫颈向后上方牵引）**
阔韧带	**维持子宫在盆腔正中位置**
主韧带	**固定子宫颈，保证子宫不下垂**

巅峰速记法： 圆韧带和宫骶韧带是维持子宫呈前倾位置，但以圆韧带为主要。阔韧带维持子宫于盆腔中央，主韧带固定宫颈位置。

3. 输卵管

输卵管是精子与卵子相遇结合成为受精卵的部位，也是向宫腔运送受精卵的通道。输卵管由内向外分为四部分：间质部、峡部(最狭窄)、壶腹部(正常受精的位置)

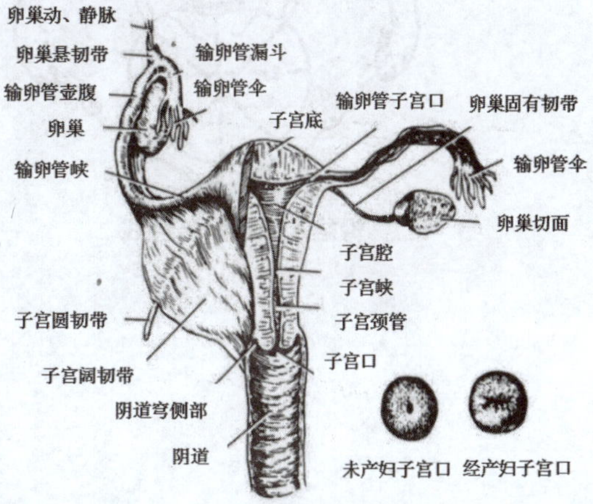

女性内生殖器

和伞端(有拾卵的作用)。

4. 卵巢

位于子宫两侧，附着于阔韧带后叶，是一对产生卵子和分泌性激素的性器官。成年妇女 4cm×3cm×1cm 大小，重 5～6g，绝经后萎缩变小，变硬。

5. 内生殖器的邻近器官

内生殖器的邻近器官有尿道、膀胱、输尿管、直肠和阑尾。它们相互毗邻，相互影响。

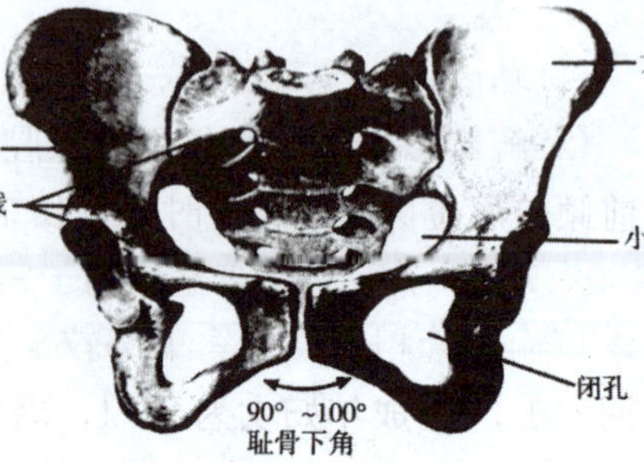

三、骨盆

(一)骨盆的组成及分界

1. 组成

骨盆由1块骶骨、1块尾骨及左右2块髋骨组成。

2. 分界

以耻骨联合上缘、髂耻缘及骶岬上缘的连线为界，将骨盆分为上下两部分。上称假骨盆(大骨盆)，测量其径线可间接了解真骨盆的大小；下称真骨盆(小骨盆)是胎儿娩出的通道，又称骨产道。

(二)骨盆的平面及径线骨盆腔

骨盆的平面及径线骨盆腔分为3个平面。

	前后径(cm)	横径(cm)
入口平面(真假骨盆交界面)	11	13(左右髂耻缘间的最大距离)
中骨盆平面(最小平面)	11.5	10
骨盆出口平面	11.5	9

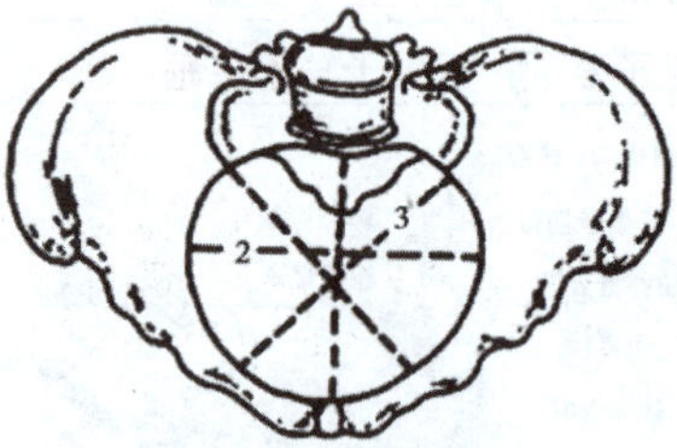

骨盆入口平面各径线

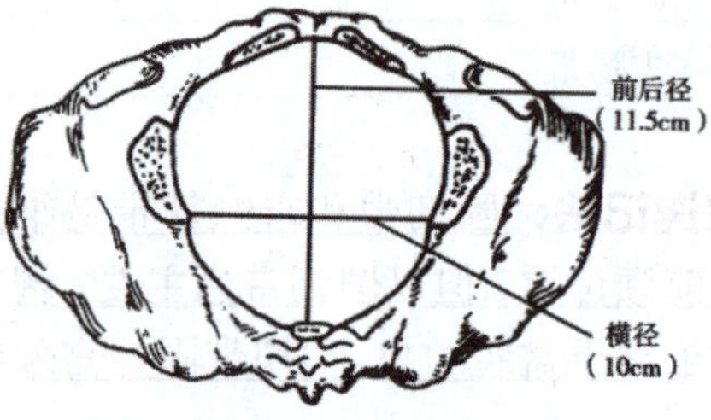

中骨盆平面各径线

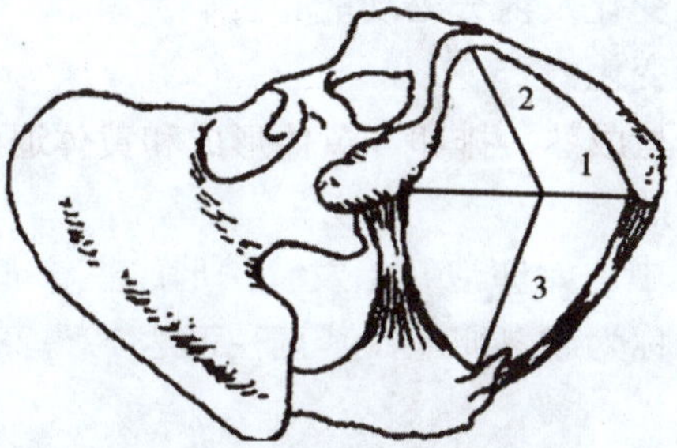

骨盆出口平面各径线(斜面观)

巅峰速记法：三者的前后径大致相等，主要看横径；可记忆为：进入(入口平面)死山(13cm)后就失(10cm)踪(中骨盆平面)了，9天后才走出来(骨盆出口平面)。

1. 入口斜径

左右各一。左骶髂关节至右髂耻隆突间的距离为左斜径；右骶髂关节至左髂耻隆突间的距离为右斜径，平均值约为12.75cm。

2. 骨盆出口平面另外两条径线

出口前矢状径为6cm，出口后矢状径为8.5cm。若出口横径稍短，而出口后矢状径较长，两径之和大于15cm时，一般大小的胎头可通过后三角区经阴道娩出。

四、女性一生各阶段的生理特点

分期	年龄段	生理特点
胎儿期	受精卵形成至胎儿娩出	受精卵是由父系和母系来源的23对（46条）染色体组成的新个体，其中一对为性染色体，XY为男性，XX为女性
新生儿期	出生后4周内	生后几日出现，乳房肿大或有乳样分泌物，阴道血性分泌物(生理性，可自然消退)
儿童期	4周至12岁	体格快速生长发育，生殖器官发育缓慢，8岁开始，少量卵泡发育但不成熟，女性特征开始出现
青春期	10～19岁	卵泡开始发育，从乳房发育、月经初潮(青春期重要的标志)至生殖器官发育成熟的时期
性成熟期	18岁开始持续30年	生育期。周期性排卵，具有生殖功能，生育活动最旺盛
围绝经期	40岁开始，历时长短不一	更年期，卵巢功能逐渐减退，失去周期性排卵的能力。月经开始不规则，直至绝经，生殖器官开始萎缩。自然绝经一般发生于44～54岁
绝经后期	60岁之后	绝经后的生命时期。卵巢功能进一步衰退、老化。卵巢缩小、变硬、表面光滑、生殖器官萎缩

五、卵巢的周期性变化及内分泌功能

(一)卵巢的周期性变化

表现为卵泡的发育与成熟、排卵、黄体形成和黄体退化4个阶段。

1.卵泡的发育与成熟

进入青春期，卵巢中原始卵泡开始发育，形成生长卵泡，每个月经周期一般只有一个卵泡发育成熟，称为成熟卵泡，其直径可达18～23mm。

2.排卵

发育成熟的卵泡接近卵巢表面并向外突出，表面细胞变薄、破裂，出现排卵。排卵的时间一般为下次月经来潮前的14天左右，两侧卵巢交替排卵，或一侧卵巢持续排卵。

3.黄体形成

排卵后，卵泡形成血体。残留的颗粒细胞变大，形成颗粒黄体细胞，此时血体变成黄体。

4.黄体退化

若卵子未受精，排卵后9～10天黄体开始萎缩，血管减少，外观色白，细胞变性。萎缩的黄体最后变成白体。

(二)卵巢功能

产生卵子并排卵(即生殖功能)和分泌女性激素(即内分泌功能)。

(三)卵巢激素的生理功能

卵巢主要合成及分泌的激素有雌激素、孕激素和少量雄激素。

	雌激素	孕激素
子宫	①提高子宫平滑肌对缩宫素的敏感性 ②对子宫内膜有增生作用 ③促进宫颈黏液分泌增多，性状变稀薄	①降低子宫对缩宫素的敏感性 ②使增生期的子宫内膜进入到分泌期 ③抑制宫颈黏液分泌，性状变黏稠
输卵管	加强输卵管节律性收缩	抑制输卵管的收缩
阴道	促使阴道上皮增生和角化	促使阴道上皮脱落
乳腺	使乳腺管增生，乳晕、乳头着色	使乳腺腺泡发育
水和钠	促进水、钠潴留	促进水、钠排泄
调节	通过对下丘脑的正负反馈调节，控制垂体促性腺激素的分泌	通过对下丘脑的正负反馈作用，抑制垂体促性腺激素的分泌
其他	①促进卵泡发育 ②使宫颈口松弛	①使子宫肌肉松弛 ②使排卵后基础体温升高0.3～0.5℃

真题精选

使子宫内膜由增生期变为分泌期的激素是
A.雄激素 B.雌激素 C.孕激素 D.性激素 E.类固醇激素
答案:C

(四)雄激素

1.对生殖系统的作用

促使阴蒂、阴唇和阴阜发育。

2.代谢作用

促进蛋白合成和肌肉生长，刺激骨髓中红细胞的增生

六、子宫内膜的周期性变化及月经周期的调节

(一)子宫内膜的周期性变化

1.增殖期

月经周期的第5～14天，在雌激素的影响下，内膜修复变厚，细胞增生。

2.分泌期

月经周期的第15～28天，此期雌激素和孕激素分泌增加，使子宫内膜在增殖期的基础上，出现分泌期的变化。子宫内膜继续增厚，血管迅速增加，更加弯曲，间质疏松、水肿，腺体增大，为孕卵着床做准备。

3.月经期

月经周期的第1～4天。此期雌、孕激素水平骤然下降。子宫内膜螺旋小动脉开始节律性和阵发性收缩、痉挛，坏死的内膜组织剥落与血液混合排出，形成月经。

巅峰速记法：增殖期与雌激素分泌增多有关，分泌期与雌激素和孕激素分泌增多有关，月经期与雌激素和孕激素分泌减少有关。

(二)月经的周期性调节

月经的周期性调节是通过下丘脑-垂体-卵巢轴实现的。促性腺激素释放激素为下丘脑调节月经的主要激素。

(三)月经的临床表现

月经的临床表现是指有规律的伴随卵巢周期性变化而出现的子宫内膜周期性脱落及出血。规律月经的建立是生殖功能成熟的重要标志。月经第一次来潮称月经初潮。初潮年龄多在13～15岁。初潮的早晚受气候、体质、营养影响。两次月经第1日的间隔时间称为一个月经周期，一般为21～35天，平均28天。正常月经持续2～8天，一般4～6天。正常为20～60ml，超过80ml为月经过多。月经血呈暗红色、不凝固。

(四)青春期

青春期是指从月经初潮至生殖器官发育成熟的时期，月经初潮是青春期的标志。

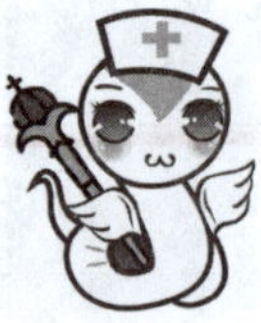

第二节 妊娠期妇女的护理

应试考点

1. 妊娠诊断
2. 血液变化：32～34 周达高峰

妊娠是胚胎和胎儿在母体内发育成长的过程。自精子与卵细胞结合成受精卵开始，孕卵在宫腔着床，直至胎儿及其附属物发育成熟、排出之前的这一段时间称为妊娠期。

一、妊娠生理

(一)受精与着床

1. 受精

已获能的精子和成熟的卵子相结合的过程称为受精。包括以下三个过程：精子获能，受精过程，受精卵的输送与发育。受精通常发生在排卵后 12 小时内，整个受精过程约为 24 小时。

2. 着床

晚期囊胚侵入子宫内膜的过程，称为受精卵着床。

(二)胎儿附属物的形成与功能

胎儿附属物是指胎儿以外的组织，包括胎盘、胎膜、脐带和羊水。

1. 胎盘的形成、结构与功能

(1)胎盘的形成：胎盘由羊膜、叶状绒毛膜和底蜕膜组成。是母体与胎儿间进行物质交换的重要器官。

(2)胎盘的功能：气体交换、营养物质供应、排出胎儿代谢产物、防御功能：母血中的免疫物质如 IgG 可以通过胎盘，使胎儿得到抗体，对胎儿起保护作用。合成功能：胎盘能合成数种激素和酶。①人绒毛膜促性腺激素(HCG)。②人胎盘生乳素(HPL)。③雌激素和孕激素。

2. 胎膜

由绒毛膜(外层)和羊膜(内层)组成。

3. 脐带

妊娠足月胎儿的脐带长 30～100cm，内有一条脐静脉和两条脐动脉。

巅峰速记法：我们运动（动脉）的时候通常是2条腿（2条）。

4. 羊水

正常足月妊娠羊水量为800～1000ml，妊娠36～38周达高峰，可达1500ml，此后羊水量减少，妊娠早期时羊水，主要由母体血清经胎膜进入羊膜腔的透析液。妊娠中期以后，胎儿尿液是羊水的重要来源。羊水的功能：①防止胎体粘连；保持羊膜腔内恒温；有利于胎儿体液平衡；避免胎儿局部受压。②保护母体：临产后，前羊水囊扩张子宫颈口及阴道；破膜后羊水冲洗阴道可减少感染发生的机会。

（三）胎儿发育及生理特点

1. 胎儿发育特征

在受精后8周（妊娠第10周）的人胚称胚胎，从受精第9周（妊娠第11周）起称胎儿。胎儿发育的特征大致如下。

孕龄	身长（cm）	体重（g）	特征
8周末	-	-	已初具人形，内脏器官基本形成。B超可见胎心搏动。甲状腺是胎儿发育的第一内分泌腺
12周末	9	14	胎儿外生殖器已发育，部分可分辨性别
16周末	16	110	部分孕妇可自觉胎动，X线检查可见到脊柱阴影
20周末	25	320	临床可听到胎心音，出生后有心跳、呼吸、排尿及吞咽动作
24周末	30	630	各脏器均已发育，皮下脂肪开始沉积，出现眉毛及眼毛
28周末	35	1000	可有呼吸运动，但肺泡Ⅱ型细胞产生的表面活性物质含量较少。易患特发性呼吸窘迫综合征，若加强护理，可以存活
36周末	45	2500	指甲已达指端，皮下脂肪发育良好，毳毛明显减小，出生后能啼哭及吸吮，生活力良好
40周末	50	3400	胎儿发育成熟，女性胎儿大小阴唇发育良好，男性胎儿睾丸已降至阴囊，能很好成活

巅峰速记法：爱（2个月）你就会有心动（心脏形成并有搏动），乃三（3个月）月有幸（有生殖器，可分辨性别）。师（4个月）太（胎动），我（5个月）们出去跳（心跳）个舞，呼吸（呼吸）一下新鲜空气吧！拔（8个月）毛（毳毛脱落）。我肺（跟肺有关的呼吸窘迫综合征）都快气（7个月）爆了。

2. 胎儿的生理特点

胎儿循环、营养供给和代谢产物排出均需由脐血管经过胎盘、母体来完成。

二、妊娠期母体变化

（一）生理变化

1. 生殖系统

子宫	子宫峡部	是子宫体与子宫颈之间最狭窄的部分，非孕时长约 1cm，临产时其长度可达 10cm
	子宫颈	孕期子宫颈血管增多伴水肿，外观肥大，呈紫蓝色。颈管腺体因受孕激素影响分泌增多，形成黏稠的黏液栓，有防止细菌侵入的作用
卵巢	妊娠期停止排卵。一侧卵巢可见妊娠黄体，妊娠黄体于妊娠 10 周前产生雌激素及孕激素，以维护妊娠，于妊娠 10 周后由胎盘取代	

2. 循环及血液系统

（1）循环血容量于妊娠 6～8 周起开始增加，至妊娠 32～34 周达高峰，血浆增加多于红细胞增加，血浆约增加 1000ml，红细胞约增加 450ml，使血液稀释，出现妊娠生理性贫血。如孕妇合并心脏病，在妊娠 32～34 周、分娩期（尤其是第二产程）及产褥期最初 3 天之内，因心脏负荷较重，易发生心力衰竭。

（2）妊娠期盆腔血液回流至下腔静脉的血量增加，右旋增大的子宫压迫下腔静脉使血液回流受阻，若长时间处于仰卧位姿势，可引起回心血量减少，心排出量降低，血压下降，称仰卧位低血压综合征。

（3）妊娠期血液处于高凝状态，对预防产后出血有利，血小板数无明显改变。妊娠期血沉加快，可高达 100mm/h。

3. 泌尿系统

由于孕妇及胎儿代谢产物增多，肾脏负担过重。孕妇仰卧位尿量增加，故夜尿量多于日尿量。自妊娠中期，由于孕激素的作用，肾盂及输尿管增粗，孕妇易患急性肾盂肾炎，以右侧多见，可左侧卧位预防。

4. 呼吸系统

妊娠早期孕妇有过度通气现象，有利于提供孕妇和胎儿所需的氧气。妊娠后期以胸式呼吸为主，气体交换保持不减。呼吸次数在妊娠期变化不大，但呼吸较深。

5. 内分泌系统

由于妊娠黄体以及胎盘分泌大量雌、孕激素，促使性腺激素分泌减少，故妊娠期间卵巢内的卵泡不再发育成熟，也无排卵。垂体催乳激素逐渐增量，分娩前达高峰与其他激素协同作用，促进乳腺发育的作用，为产后泌乳作准备。

6. 体重

于妊娠 12 周前体重无明显变化。以后平均每周增加 350g，正常不超过 500g，直至妊娠足月时体重平均增加 12.5kg。

三、妊娠诊断

根据妊娠不同时期的特点，临床将妊娠全过程共 40 周分为 3 个时期：妊娠 13 周末以前称早期妊娠，第 14～27 周末称中期妊娠；第 28 周及其后称晚期妊娠。

早期妊娠	临床表现	①停经是妊娠**最早、最重要**的症状 ②早孕反应：**停经6周左右出现**，多于**妊娠12周**左右自行消失 ③尿频：妊娠早期因增大的子宫压迫膀胱而引起，至**妊娠12周左右消失** ④乳房：乳头及乳晕着色加深，乳晕周围有**深褐色蒙氏结节**出现 ⑤妇科检查：阴道黏膜及宫颈充血，呈紫蓝色，子宫峡部极软，子宫体与子宫颈似不相连，称**黑加征**
	辅助检查	**①妊娠试验：受检者血或尿中HCG含量，协助诊断早期妊娠** **②超声检查：**是检查**早期**妊娠**快速准确**的方法。最早在**停经4～5周**时，宫腔内可见圆形妊娠囊 ③基础体温测定：停经后高温相持续18天不见下降者，早期妊娠的可能性大
中、晚期妊娠的诊断	临床表现	①胎动：孕妇于妊娠18～20周时开始自觉**胎动，妊娠32～34达高峰，38周后逐渐减少，胎动每小时3～5次** ②胎心音：妊娠12周多普勒胎心听诊仪可探测到胎心，妊娠**18～20周**在孕妇腹壁上可听到**胎心音**，似钟“滴答”声。**每分钟110～160次** ③子宫增大：妊娠周数不同子宫大小不同 ④胎体：妊娠20周后可触及胎动，24周后可用四步触诊区分胎头、胎臀、胎背及胎儿四肢

不同妊娠周数的子宫底高度及子宫长度。

妊娠周数	手测子宫底高度	尺测耻骨上宫底高度
满12周	**耻骨联合上2～3横指**	–
满16周	脐耻之间	–
满20周	脐下1横指	18（15.3～21.4）cm
满24周	脐上1横指	24（22～25.1）cm
满28周	**脐上3横指**	**26（22.4～29）cm**
满32周	脐与剑突之间	29（25.3～32）cm
满36周	剑突下2横指	32（29.8～34.5）cm
满40周	脐与剑突之间或略高	**33（30～35.3）cm**

四、胎产式、胎先露、胎方位

由于胎儿在子宫内的位置和姿势不同，因此有不同的胎产式、胎先露和胎方位。

(一)胎产式

胎儿身体纵轴与**母体身体纵轴**之间的关系称胎产式。两轴平行者称纵产式。两轴垂直者称横产式。两轴交叉者称斜产式。

(二)胎先露

最先进入骨盆入口的胎儿部分称胎先露，纵产式有头先露、臀先露，横产式有肩先露。偶见头先露或臀先露与胎手或胎足同时入盆，称复合先露。临床上以**枕先**

露最常见。

(三)胎方位

胎儿先露部的指示点与母体骨盆的关系称胎方位，简称胎位。枕先露以枕骨，面先露以颏骨，臀先露以骶骨，肩先露以肩胛骨为指示点。

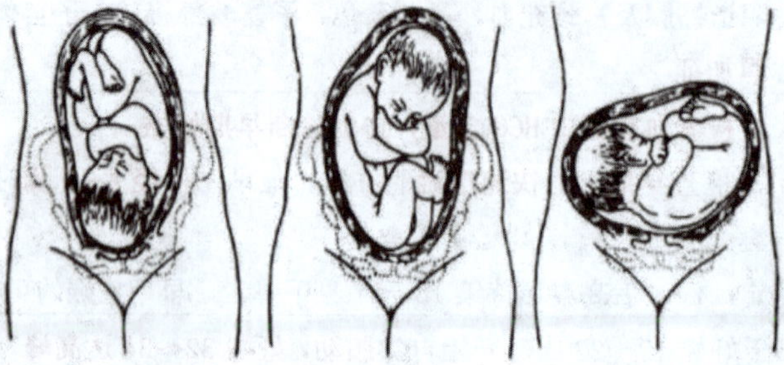

纵产式—头先露　　纵产式—臀先露　　横产式—肩先露

胎产式及胎先露

真题精选

漏斗骨盆胎头内旋导致

A. 持续性枕前位　B. 持续性枕后位　C. 持续性臀先露

D. 持续性肩先露　E. 子宫破裂

答案:B

五、产前检查

产前检查从确诊早孕开始，妊娠 6～13^{+6}周、14～19^{+6}周、20～23^{+6}周、24～27^{+6}周、28～31^{+6}周、32～36^{+6}周各 1 次。凡属高危妊娠者，应酌情增加产前检查次数。

(一)病史

1. 健康史

(1)个人资料。

(2)既往病史。

(3)月经史。

(4)家族史。

(5)丈夫健康状况

(6)目前健康状况。

2. 孕产史

了解既往有无孕产史及其分娩方式，了解本次妊娠妊娠经过的情况，有无病毒感染史及用药情况，胎动开始时间，妊娠过程中有无异常。

3. 预产期推算

了解末次月经(LMP)的日期来推算预产期(EDC)。计算方法为:末次月经第1天起,月份减3或加9,日期加7。如为阴历,月份仍减3或加9,但日期加15。实际分娩日期与推算的预产期可以相差1~2周。

真题精选

初产妇,末次月经第一天日期为2018.6.10,预产期可能为

A. 2019.1.17　B. 2019.2.17　C. 2019.3.17　D. 2019.1.13　E. 2019.2.13

答案:C

(二)身体评估

1. 全身检查。

2. 产科检查。

(1)腹部检查:排尿后,孕妇仰卧于检查床上,头部稍抬高,双腿略屈曲分开,放松腹肌。检查者站在孕妇右侧。①视诊:注意腹形及大小,腹部有无妊娠纹、手术瘢痕和水肿。②触诊:用四步触诊法检查子宫大小、胎产式、胎先露、胎方位及先露是否衔接。③听诊:胎心音在靠近胎背侧上方的孕妇腹壁上听得最清楚。枕先露时,胎心音在脐下方右或左侧;臀先露时,胎心音在脐上方右或左侧;肩先露时,胎心音在脐部下方听得最清楚。

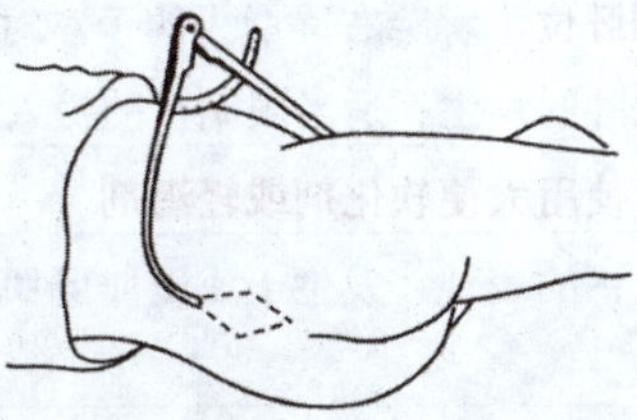

测量骶耻外径

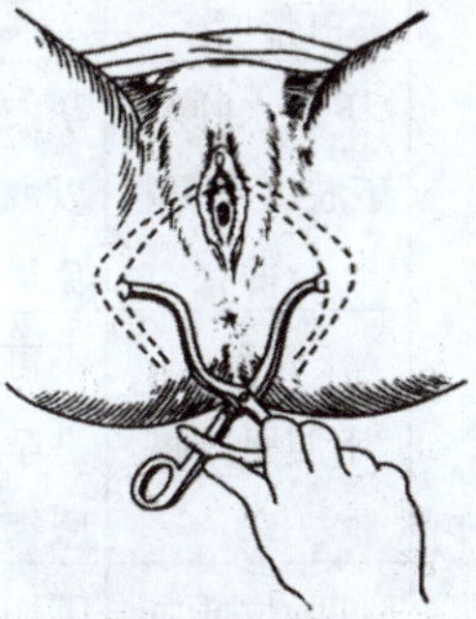

测量坐骨结节间径

(2)骨盆测量:分为骨盆外测量和骨盆内测量两种。

骨盆外测量	初步判断骨盆的大小、分娩的难易 ①坐骨结节间径:又称出口横径,正常值为8.5~9.5cm,平均值9cm ②骶耻外径:正常值18~20cm ③耻骨弓角度:正常为90°
骨盆内测量	孕妇取膀胱截石位,外阴消毒,检查者带消毒手套并涂润滑油。常用径线有: ①骶耻内径也称对角径。正常值为12.5~13cm ②坐骨棘间径:测量两侧坐骨棘间的距离。正常值约为10cm

(3)阴道检查:妊娠最后一个月以及临产后,应避免不必要的检查。

(4)肛诊:可以了解胎先露部、骶骨前面弯曲度、坐骨棘及坐骨切迹宽度以及骶骨关节活动度。

(5)绘制妊娠图:将各项检查结果填于妊娠图中,绘成曲线图,观察动态变化。

真题精选

初产妇，29 岁，既往月经规律，妊娠 38^{+2} 周，门诊查体：宫高在脐剑之间，胎心 130 次/分，指导孕妇进行的最简便有效的判断胎儿安危的方法是

A. 胎儿电子监护　B. B 超　C. 羊膜镜检查　D. OCT 检查　E. 胎动计数

答案:E

六、妊娠期常见症状及其护理

常见症状	护理措施
恶心、呕吐	在妊娠 6 周左右出现，12 周左右消失，应避免空腹，少量多餐；食用清淡食物
尿频、尿急、白带增多	于妊娠初 3 个月及末 3 个月明显，不必处理，此现象产后可逐渐消失
下肢水肿及下肢、外阴静脉曲张	孕妇在妊娠后期常有踝部及小腿下半部轻度水肿，经休息后消退，属正常现象，可以取左侧卧位，解除右旋增大的子宫对下腔静脉的压迫，避免长时间地站或坐，以免加重水肿的发生。适当限制盐的摄入，但不必限制水分
便秘	不可随便使用大便软化剂或轻泻剂
下肢肌肉痉挛	是孕妇缺钙的表现，发生于小腿腓肠肌，于妊娠后期多见，常在夜间发作；可以口服钙剂
仰卧位低血压综合征	因增大的妊娠子宫压迫下腔静脉所致，此时若改为左侧卧位，使下腔静脉血流通畅，血压可恢复
贫血	血容量增加导致血液稀释，出现生理性贫血，应适当增加含铁高的食物摄入，如动物肝脏、瘦肉等

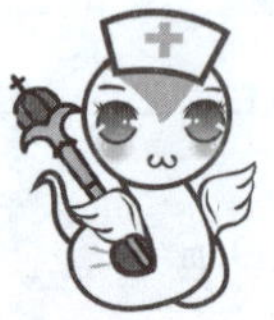

第三节　分娩期妇女的护理

应试考点

1. 先兆临产
2. 临产诊断
3. 分娩期妇女的护理

妊娠满 28 周及以后，从临产开始到胎儿及其附属物由母体产道娩出的过程，称为分娩。妊娠满 37 周至不满 42 足周间分娩，称为足月产。妊娠满 28 周至不满 37 足周间分娩，称为早产。妊娠满 42 周以上分娩，称为过期产。

一、影响分娩的因素

影响正常分娩的因素包括产力、产道、胎儿和精神心理因素。

(一)产力

产力包括子宫收缩力(简称宫缩)、腹肌及膈肌收缩力(统称腹压)和肛提肌收缩力。

1. 子宫收缩力

子宫收缩力是临产后的主要动力。临产后正常的子宫收缩具有三个特点。

(1)节律性：宫缩具有节律性是临产的重要标志之一。临产开始，宫缩持续时间30秒，间歇期5～6分钟。当宫口开全后，宫缩持续时间可长达60秒，间歇期可缩短至1～2分钟。

(2)对称性和极性：正常宫缩每次开始于左右两侧宫角，以微波形式迅速向子宫底部集中，然后再向子宫下段扩散。宫缩以子宫底部最强、最持久，向下则逐渐减弱、变短。

(3)缩复作用：每次宫缩时，子宫肌纤维缩短变宽，宫缩后肌纤维虽又重新松弛，但不能完全恢复到原来长度，经过反复收缩，肌纤维越来越短，此现象称为缩复作用。

2. 腹壁肌及膈肌收缩力(腹压)

腹壁肌及膈肌收缩力是第二产程时娩出胎儿的主要辅助力量。腹压在第三产程中可促使胎盘娩出。

3. 肛提肌收缩力

肛提肌收缩力可协助胎先露部在骨盆腔进行内旋转，当胎头枕部露于耻骨弓下时，能协助胎头仰伸及娩出。

(二)产道

1. 骨产道

骨盆各平面及其径线骨盆腔分为3个骨盆平面。

2. 软产道

软产道是由子宫下段、子宫颈、阴道和骨盆底软组织构成的弯曲管道。

(1)子宫下段的形成：由于子宫肌纤维的缩复作用，子宫上段的肌层越来越厚，子宫下段被牵拉而伸展变薄，由于子宫上下段的肌肉厚薄不同，在两者间的子宫内面形成一环状隆起处，称为生理缩复环。

(2)子宫颈的变化：初产妇一般是宫颈管先消失，宫颈口后扩张，经产妇的宫颈管消失与宫颈口扩张同时进行。胎膜多在宫颈口近开全时自然破裂。

巅峰速记法：经产妇的宫颈管消失与宫颈口扩张同时进行。可记忆为：由于有经验，两件事情可以同时进行，效率高。

(三)胎儿大小

1. 胎头颅骨

胎头是胎体的最大部分，也是胎儿通过产道最困难的部位。胎头颅骨由顶骨、额骨、颞骨各两块及枕骨一块构成。颅骨间的缝隙称为颅缝，两颅缝交界处空隙较大称为囟门。胎头前部菱形的称为前囟，前囟也称为大囟门。后部三角形的称为后囟，后囟也称为小囟门。临床以 B 型超声测此值判断胎儿大小；矢状缝和囟门是确定胎位的重要标记。

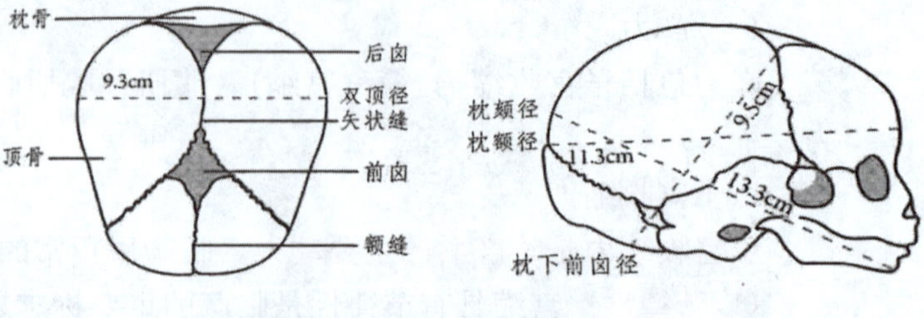

胎儿颅骨、颅缝、囟门及径线

2. 胎头径线

(1)双顶径：为两顶骨隆突间的距离，是胎头最大横径。足月妊娠时平均值约为 9.3cm。

(2)枕额径：又称前后径。为鼻根至枕骨隆突的距离，胎头以此径衔接，妊娠足月时平均为 11.3cm。

(3)枕下前囟径：妊娠足月时平均值约为胎头俯屈后以此径通过产道，足月时约 9.5cm。

(4)枕颏径：妊娠足时平均值约为 13.3cm。

二、正常分娩妇女的护理

(一)枕先露的分娩机制

临床上枕先露占 95.55%～97.55%，以枕左前位最多见。

1. 衔接。衔接指胎头双顶径进入骨盆入口平面，胎头颅骨最低点接近或达到坐骨棘水平，称为衔接(入盆)。衔接时胎头以枕额径入盆。初产妇多在预产期 1～2 周抬头衔接，经产妇多在分娩开始后衔接。

2. 下降。下降贯穿于分娩的全过程。临床上以观察胎头下降的程度，作为判断产程进展的重要标志。先露部颅骨最低点在坐骨棘水平时以“0”表示，在坐骨棘水平面以下 1cm 记为“+1”，以上 1cm 记为“-1”。

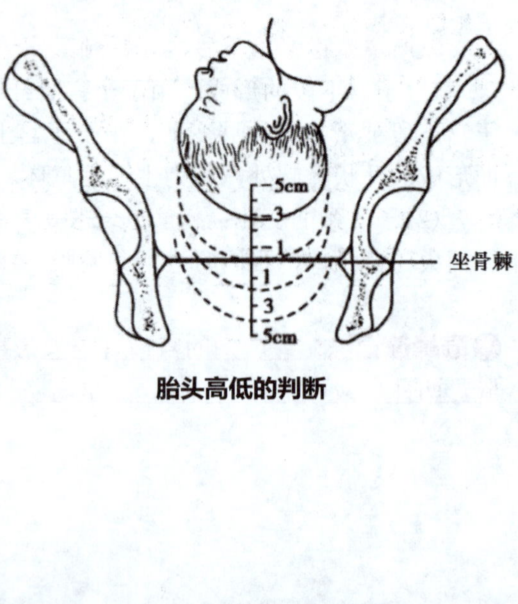

胎头高低的判断

3. 俯屈。胎头下颌接近胸部，由胎头衔接时的枕额径变为枕下前囟径，以适应产道的最小径线，有利于胎头继续下降。

4. 内旋转。

5. 仰伸。

6. 复位及外旋转。

7. 胎儿娩出。

(二)先兆临产

出现预示不久将临产的症状称为先兆临产。特点:

1. 不规律的子宫收缩。

2. 胎儿下降感。

3. 见红为分娩先兆。正式临产前 1~2 天,阴道内流出少量血性黏液或血性白带,称为见红,一般不超过月经出血量。

(三)临产诊断

有规律且逐渐增强的子宫收缩,持续 30 秒或以上,间歇时间 5~6 分钟,同时伴有进行性子宫颈管消失、宫口扩张和胎先露部下降。

巅峰速记法: 先兆临产是不规律的子宫收缩,临产是规律的子宫收缩。

(四)产程分期

分娩的全过程是从规律性宫缩开始至胎儿胎盘娩出,称为总产程。临床上根据不同阶段的特点又分为三个产程。

1. 第一产程(宫颈扩张期)

从有规律宫缩开始至宫口开全。初产妇需 11~12 小时,经产妇 6~8 小时。

2. 第二产程(胎儿娩出期)

从宫颈口开全到胎儿娩出。初产妇需 1~2 小时。经产妇需几分钟至 1 小时。

3. 第三产程(胎盘娩出期)

从胎儿娩出到胎盘娩出。需 5~15 分钟,一般不超过 30 分钟。

(五)产程护理

1. 第一产程妇女的观察和护理

(1)临床表现:①规律宫缩表现为产程开始时,宫缩持续时间较短(约 30 秒),间歇期较长(5~6 分钟)。随着产程进展,持续时间延长(50~60 秒),且强度不断增加,间歇期逐渐缩短(2~3 分钟)。当宫口近开全时,宫缩持续时间可长达 1 分钟或以上,间歇期仅为 1 分钟或稍长。②宫颈扩张分为两期。a. 潜伏期:是指从临产出现规律宫缩至子宫颈扩张 3cm,平均每 2~3 小时扩张 1cm 约需 8 小时,超过 16 小时称为潜伏期延长。b. 活跃期:是指从宫颈扩张 3cm 至宫口开全 10cm,约需 4 小时,超过 8 小时称为活跃期延长。③胎头下降程度是决定能否经阴道分娩的重要观察项目。行阴道检查或肛门检查,以明确胎头颅骨最低点的位置,并能协助判断胎位。④胎膜破裂表现为随着产程的进展,宫缩逐渐加强,子宫羊膜腔内压力更高,当羊膜腔内压力增加到一定程度时,胎膜自然破裂,称为破膜。破膜多发生于宫口近开全时，即为第一产程的活跃期。

(2)护理措施：①待产妇于临产后入院，当发生特殊情况，应紧急入院。a.初产妇宫缩不强且未破膜的待产妇可在室内走动，可有助于加速产程进展。但有合并症的待产妇自觉症状，应卧床取左侧卧位。b.预防尿潴留，临产后应每2～4小时排尿1次，以防止膀胱过胀影响胎先露下降及子宫收缩，延长产程。②产程护理：a.勤听胎心音。b.观察子宫收缩。c.在宫缩时进行肛门检查。若有异常阴道流血或怀疑有前置胎盘，应禁止肛查，以免诱发出血。d.阴道检查应在严密消毒外阴后进行，戴无菌手套。初产妇宫口开全至10cm，经产妇宫口开大3～4cm且宫缩好，可护送产房准备接生。

巅峰速记法： 潜伏期每隔2～4小时观察1次子宫收缩，每小时听胎心音1次；进入活跃期后每1～2小时观察一次宫缩，一般需连续观察至少3次宫缩，每15～30分钟听胎心音1次，每次听诊1分钟。

2.第二产程妇女的观察和护理

(1)临床表现：宫缩持续时间长，间歇时间短，产力最强。宫口开全后，若仍未破膜，常影响胎头下降，应行人工破膜。随着产程进展，会阴逐渐膨隆和变薄，肛门松弛。胎头于宫缩时暴露于阴道口，当宫缩间歇时又缩回阴道内，称为胎头拨露。若在宫缩间歇时，胎头也不再回缩，称为胎头着冠。

(2)辅助检查：用胎儿监护仪监测胎心率可及时发现异常，及时处理。

(3)护理措施：①产房准备。②指导待产妇正确使用腹压：指导待产妇在宫缩时屏气用力，增加腹压，将胎儿娩出，是第二产程的首要护理目标。③观察产程进展：密切监测胎心，每5～10分钟听一次。④接生准备：用消毒纱布蘸肥皂水擦洗外阴部，顺序是阴阜、大阴唇、小阴唇、大腿内1/3、会阴，最后肛门。⑤胎头娩出：当胎头拨露使阴唇后联合紧张时开始保护会阴，让胎头以最小径线在宫缩间歇时缓慢通过阴道口，是预防会阴撕裂的关键。⑥脐带处理：常用气门芯套扎法结扎，用5%聚维酮碘溶液或75%乙醇消毒脐带断面，再用无菌纱布覆盖。处理脐带时注意新生儿的保暖。

真题精选

在宫缩间歇时，胎头也不再回缩，此时胎头双顶径已越过骨盆出口，称为

A.胎膜早破　B.胎头拨露　C.胎头伸缩不良　D.胎头着冠　E.胎头仰伸

答案:D

3. 第三产程妇女的观察及护理

(1) 临床表现：①胎盘剥离征象：子宫体变硬呈球形，子宫底升高达脐上；阴道少量流血；阴道口外露的一段脐带自行延长；在产妇耻骨联合上方轻压子宫下段，子宫体上升而外露的脐带不再回缩。②胎儿娩出后，子宫底降至平脐，宫缩暂停，几分钟后又重新出现。

(2) 护理措施：①协助胎盘娩出。②检查胎盘胎膜。③检查软产道。④预防产后出血：胎儿娩出后，遵医嘱使用缩宫素。⑤新生儿及时护理：新生儿娩出后，采用阿普加(Apgar)评分法判断新生儿有无窒息或窒息的程度。以出生后1分钟时的心率、呼吸、肌张力、喉反射及皮肤颜色五项体征为依据，每项0～2分，满分10分。8～10分为正常新生儿。4～7分为轻度窒息，0～3分为重度窒息。

真题精选

初孕妇，39周。左枕前位，宫口开至4cm，胎膜未破，胎心140次/分，孕妇一直大喊："疼死了，不生了。"此时护士应该帮助产妇

A. 放松，利用间歇期休息　B. 护送产房准备接生　C. 指导产妇在宫缩时屏气用力

D. 嘱咐孕妇别说话　E. 勤听胎心，3～5分钟/次

答案：A

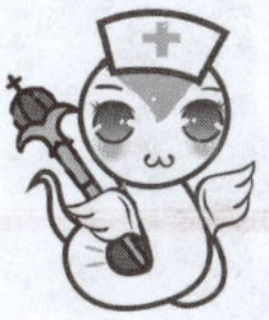

第四节 产褥期妇女的护理

应试考点

1. 护理措施
2. 母乳喂养

从胎盘娩出至产妇除乳腺外全身各器官恢复至非孕期状态的一段时期称为产褥期，一般为6周。

一、产褥期母体变化

(一) 产褥期妇女的生理调适

子宫	产褥期子宫变化最大 ①产后10天子宫降至骨盆腔内，产后6周恢复到正常未孕期大小 ②子宫内膜的再生：胎盘附着处的子宫内膜修复约需至产后6周，其余部分的子宫内膜修复约需3周的时间 ③子宫颈：产后4周时子宫颈完全恢复正常状态。初产妇子宫颈外口由产前的圆形变为"一"字形
内分泌系统	不哺乳的产妇一般产后6～10周月经复潮，产后10周左右恢复排卵；催乳素产后2周降至非孕水平；哺乳产妇一般在产后4～6个月恢复排卵；雌激素、孕激素水平产后一周降至未孕状态
乳房	主要变化是泌乳。初乳是指产后7天内分泌的乳汁，初乳易于消化吸收，有预防感染及利于排出胎粪的作用。一般产后7天，乳房开始分泌过渡乳。产后14天以后乳房分泌成熟乳，呈白色。初乳和成熟乳均有大量的免疫抗体，尤其是免疫球蛋白IgG及分泌型（SIgA）
循环系统	产后72小时内产妇的血液循环增加15%～25%，应注意预防心力衰竭的发生

（二）产褥期妇女的心理调适

1. 依赖期产后1～3天。

2. 依赖-独立期产后3～14天。

3. 独立期产后2周～1个月。

真题精选

产后抑郁症发生率最高的最常见时间为

A. 产后3天　B. 产后5天　C. 产后15～20天　D. 产后20～30天　E. 产后14天内

答案:E

二、产褥期妇女的护理

（一）临床表现

1. 体温

有些产妇产后24小时内体温略有升高，但一般不超过38℃，未母乳喂养的产妇或未做到及时有效的母乳喂养，通常于产后3～4天因乳房血管、淋巴管极度充盈可有发热，称为泌乳热，体温高达39℃，一般仅持续4～16小时，不属病态。产后脉搏60～70次/分钟；呼吸深慢14～16次/分钟。

2. 褥汗

产褥早期皮肤排泄功能旺盛，出汗多，尤其以夜间睡眠和初醒时更明显，一般1

周内可自行好转，不属病态。

3. 产后宫缩痛

产褥早期因子宫收缩，常引起阵发性的腹部剧烈疼痛，尤其是经产妇更为明显，称为产后宫缩痛，一般持续 2～3 天会自行消失。

4. 子宫复旧

胎盘娩出后，子宫收缩变得圆而硬，宫底在脐下一横指。产后第 1 天，宫底稍上升至平脐，以后每天下降 1～2cm。产后 10 天子宫降入骨盆腔内。

5. 会阴

产后会阴可有轻度水肿，一般于产后 2～3 天自行消退，若有会阴侧切伤口或撕裂修补者，会阴处常有疼痛。

6. 恶露

产后随子宫蜕膜特别是胎盘附着处蜕膜的脱落，含有血液、坏死蜕膜等组织经阴道排出，称为恶露，恶露分为：

(1) 血性恶露：产后 3 日内，色红，大量血液、坏死蜕膜及少量胎膜。

(2) 浆液恶露：产后 4～14 天，色淡红，较多坏死胎膜组织、宫腔渗出液、宫颈黏液，少量红细胞、白细胞。

(3) 白色恶露：产后 14 天以后，持续 3 周干净，色白，大量白细胞、坏死蜕膜组织、表皮细胞及细菌。

正常恶露有血腥味，但无臭味，持续 4～6 周，总量为 250～500ml，个体差异较大。若子宫复旧不全或宫腔内残留胎盘、多量胎膜或合并感染时，恶露增多，血性恶露持续时间延长并有臭味。

真题精选

关于产褥期护理措施，错误的叙述是

A. 保证足够的液体输入　B. 每 4 小时测体温一次　C. 给予高蛋白饮食

D. 产妇平卧臀部抬高　E. 遵医嘱使用广谱抗生素

答案：D

(二) 护理措施

1. 休息与活动

产后产妇应尽早活动，经阴道分娩者产后 6～12 小时可下床轻微活动，2 日可在室内随意走动若生命体征平稳，可逐渐增加活动量。早期下床活动可增强血液循环，促进子宫收缩、恶露排出、会阴伤口愈合，促进大小便排泄通畅，并可预防盆腔或下肢静脉血栓形成。应避免负重劳动或蹲位活动，防止子宫脱垂。

2. 生殖器官的观察与护理

(1)子宫收缩：产后2小时内，易发生产后出血。

(2)会阴护理：做好外阴的清洁卫生，预防感染，促进伤口愈合，增加产妇舒适感。冲洗外阴时可用0.05%聚维酮碘擦洗外阴。水肿严重者局部可用50%硫酸镁湿热敷，会阴伤口有硬结者可用大黄、芒硝外敷或用95%乙醇湿热敷。

3. 尿潴留和便秘：因充盈的膀胱可影响子宫收缩，故产后4～6小时应排尿。产妇应多饮水，多食蔬菜及水果，尽早下床运动，以防便秘发生。

三、母乳喂养

(一)母乳喂养的优点

对婴儿有益	①提供营养及促进发育：母乳中所含营养物质最适合婴儿的消化吸收，是婴儿最理想的天然食品 ②提高免疫功能：母乳中含有多种免疫球蛋白，尤其是免疫球蛋白IgG及分泌型(SIgA)，乳铁蛋白溶菌酶等，可以预防呼吸道和肠道疾病 ③有利于牙齿的发育和保护 ④初乳具有轻泻的作用，可减轻新生儿黄疸的发生 ⑤增进母子感情
对母亲有益	①促进子宫收缩，预防产后出血 ②可减低母亲患乳腺癌、卵巢癌的发病率 ③延长排卵时间 ④母乳温度适宜，无污染，喂养方便，可减少家庭经济上的开支

(二)母乳喂养指导

1. 纯母乳喂养与母婴同室

(1)纯母乳喂养指婴儿从出生至产后6个月，除给母乳外不给婴儿其他食品及饮料，包括水，称为纯母乳喂养。母乳喂养以10个月到1年为宜。

(2)母婴同室：指产后母婴24小时在一起，母婴分离不应超过1小时。

2. 护理措施

(1)产前喂养知识教育：向产妇讲解婴儿喂养知识。

(2)产前乳房护理：妊娠37周后用湿毛巾擦洗乳头，每日1次，擦洗时用力适当，不要损伤皮肤，不能用肥皂和酒精。产前经常擦洗乳头能使乳头、乳晕皮肤坚韧，可预防喂奶时乳头疼痛和皲裂，但有流产及早产先兆的孕妇应禁止刺激乳头。

(3)母乳喂养技巧指导：①母亲的体位：母亲可采取坐位或卧位，全身肌肉放松抱好婴儿。母亲的手指贴靠在乳房下的胸壁上，拇指轻压乳房上部，托乳房的手不要太靠近乳头处，食指支撑着乳房基底部。婴儿的头与身体呈一直线，脸对着乳房，鼻子对着乳头，婴儿身体紧贴母亲。②婴儿含接姿势：婴儿的下颌接触到乳房，将乳头和大部分乳晕都含在婴儿口内，下唇外翻，婴儿嘴下方露的乳晕比上方少。

(4)乳头皲裂的护理：造成乳头皲裂的主要原因是婴儿含接姿势不良。发生皲裂后，若症状较轻，可先喂健侧乳房，再喂患侧。喂奶结束时，母亲用食指轻轻向下按压婴儿下颌，避免在口腔负压情况下拉出乳头而引起局部疼痛或皮肤损伤。如果母亲因疼痛拒绝哺乳，应将乳汁挤出收集在一个消毒容器内，用小勺喂哺婴儿，每 3 小时 1 次，直至好转。每次哺乳后，再挤出数滴后奶涂抹于皲裂的乳头、乳晕上，并将乳房暴露在新鲜的空气中，使乳头干燥，有利于伤口愈合。

真题精选

为了避免乳头皲裂，护士指导产妇哺乳时应该注意的是

A. 让新生儿勤吸吮乳头

B. 哺乳前清水清洗乳头

C. 哺乳前碘伏消毒乳头

D. 让新生儿含住乳头及大部分乳晕

E. 苯甲酸雌涂抹乳头防止皲裂

答案:D

(5)乳房肿胀的护理：①原因：产后开奶时间晚、婴儿含接姿势不良、未做到按需哺乳。②预防：分娩后马上吸吮，确保正确的含接姿势，做到充分有效地吸吮，鼓励按需哺乳。③处理：如果婴儿能吸吮应采取正确的含接姿势频繁喂养。若因乳房过度肿胀，可采用热敷、按摩、吸奶器将乳汁挤出。

(6)平坦或凹陷乳头的护理：帮助母亲喂奶时采取正确的喂奶体位。试行不同的喂奶体位。也可采取其他方法。将乳头竖立起来，有利于婴儿含接。

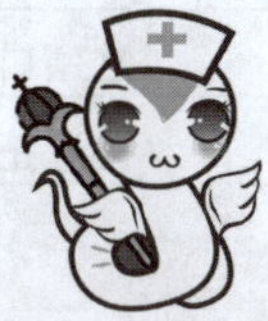

第五节　流产病人的护理

应试考点

1. 临床表现
2. 治疗原则

凡妊娠不足 28 周、胎儿体重不足 1000g 而终止者，称为流产。发生于妊娠 12 周以前者称早期流产，发生在妊娠 12 周至不足 28 周者称晚期流产。自然流产的发生率占全部妊娠的 10%～15%，多数为早期流产。

巅峰速记法：几个易混数值的区分：妊娠诊断：妊娠 13 周末以前称为早期妊娠，第 14～27 周末称为中期妊娠，第 28 周以后称晚期妊娠。分娩：妊娠满 37 周至不足

42周间分娩，称为足月产。妊娠满28周至不满37足周分娩，称为早产。妊娠满42周以上分娩，称为过期产。

一、病因

(一)胚胎因素

胚胎或胎儿染色体异常是导致流产的主要原因。

(二)母体因素

全身性疾病、免疫因素、生殖器官异常等。

(三)父亲因素

精子的染色体异常可导致流产。

(四)环境因素

过度接触放射线和甲醛、砷、铅等化学物质均可引起流产。

二、临床表现

(一)停经

腹痛及阴道出血：是流产的主要临床症状。在流产发展的各个阶段，其症状发生的时间，程度不同，相应的处理原则亦不同。

	先兆流产	难免流产	不全流产	完全流产
妊娠产物	妊娠产物未排出	组织尚未排出：晚期难免流产还可有羊水流出，或见胚胎组织或胎囊堵于宫口	一部分排出体外，尚有部分残留于宫内	已完全排出
阴道流血	少	增多	阴道出血可持续不止引起出血性休克	阴道出血逐渐停止
腹痛	阵发性下腹痛	阵发性腹痛加重	下腹痛减轻	腹痛逐渐消失
宫颈口	未开	宫颈口已扩张	宫颈口已扩张	宫颈口已关闭
子宫	与停经周数相等	与停经周数相同或略小	小于停经周数	接近正常大小

(二)稽留流产

指胚胎或胎儿已死亡，滞留在宫腔内尚未自然排出者。

(三)复发性流产

指同一性伴侣连续发生3次或3次以上的自然流产。

(四)流产合并感染

流产时若阴道流血时间过长、有组织残留于宫腔内或非法堕胎等，有可能引起宫腔内感染。严重时感染可扩展到盆腔、腹腔乃至全身，并发盆腔炎、腹膜炎、败血症及感染性休克等，称感染性流产。

三、辅助检查

(一)妇科检查

在消毒条件下行妇科检查，了解宫颈口及子宫情况等，并应检查双侧附件有无肿块、压痛等。

(二)实验室检查

多采用放射免疫法对绒毛膜促性腺激素、胎盘催乳素(HPL)、孕激素等进行定量测定。

(三)B 超

B 超检查可显示有无胎囊、胎动、胎心等。

四、治疗原则

流产阶段	处理原则
先兆流产	禁止性生活，禁止灌肠，减少刺激。对于黄体功能不足的孕妇每日肌注黄体酮保胎。 预后：流血、腹痛消失继续妊娠；相反则发展为难免流产
难免流产	停止一切保胎措施，及早清除宫腔内容物
不全流产	立即行刮宫术，确保妊娠物完全排出
完全流产	如无感染征象，不需处理
稽留流产	尽量将胎儿和胎盘排出子宫，处理前做凝血功能检查
习惯性流产	预防为主，针对病因进行处理

(一)先兆流产孕妇的护理

需卧床休息，禁止性生活。提供生活护理，禁灌肠，遵医嘱给孕妇适量镇静剂、孕激素等。同时稳定孕妇情绪，增强保胎信心。

(二)妊娠不能继续者的护理

积极采取措施，及时做好终止妊娠的准备。

(三)宫颈内口松弛者

应在妊娠 14～16 周行子宫内口缝合术。

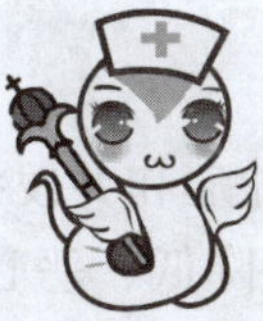

第六节 早产病人的护理

应试考点

临床表现

早产是指妊娠满 28 周至不满 37 足周之间分娩者。此时娩出的新生儿称早产儿，出生体重多在 1000～2499g，各器官发育尚不够成熟，防止早产是降低围生儿死亡率的重要环节。

一、病因

(一)孕妇因素

如合并有感染性疾病、子宫畸形或肌瘤，急、慢性疾病及妊娠并发症时易诱发早产，而且若孕妇有吸烟、酗酒不良行为或精神受到刺激以及承受巨大压力时也可发生早产。

(二)胎儿、胎盘因素

胎膜早破、绒毛膜羊膜炎最常见。

二、临床表现

主要是子宫收缩，最初为不规则宫缩，伴有少许阴道血性分泌物或出血，可发生胎膜早破，继之可发展为规律宫缩，以后进展与足月临产相似。诊断为早产临产的依据是妊娠晚期者子宫收缩规律(20 分钟≥4 次，且每次持续≥30 秒的规律宫缩)，伴以宫颈管消退≥75%，以及进行性宫口扩张 2cm 以上。

三、治疗原则

若胎儿存活，胎膜未破，无胎儿窘迫，通过休息和药物治疗控制宫缩，尽量维持妊娠至足月；若胎膜已破，则尽可能提高早产儿的存活率。

四、护理问题

1. 有新生儿受伤的危险与早产儿发育不成熟有关。
2. 焦虑与担心早产儿预后有关。

五、护理措施

(一)预防早产

做好孕期保健，嘱孕妇保持心情平静。避免诱发宫缩的活动。高危孕妇必须多左侧卧床休息，慎作肛查和阴道检查，积极治疗合并症，宫颈内口松弛者应于孕 14～16 周或更早些时间作子宫内口缝合术。

●**巅峰速记法：**在妊娠期间出现下肢水肿或仰卧位低血压综合征者，可取左侧卧位。早产或流产患者，若有宫颈口松弛应于孕 14～16 周作子宫内口缝合术。

(二)药物治疗

先兆早产的主要治疗为抑制宫缩，积极控制感染，治疗合并症和并发症。①β受体激动剂：不良反应为心跳加快、血压下降、血糖增高、血钾降低、恶心、出汗、头痛等；②硫酸镁：关于硫酸镁的使用注意事项见妊娠期高血压疾病(见本章第八节)。

(三)预防新生儿合并症

在保胎过程中，应行胎心监护，教会病人自己数胎动。在分娩前按医嘱给孕妇糖皮质激素等促胎肺成熟。

(四)为分娩作准备

如早产已不可避免，应尽早决定合理分娩的方式，估计胎儿成熟度低，而产程又需较长时间者，可选用剖宫产术结束分娩；经阴道分娩者，应考虑尽可能缩短产程。同时，充分做好早产儿保暖和复苏的准备。

(五)心理支持

做好心理疏导工作。

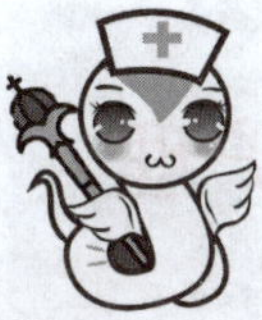

第七节　过期妊娠病人的护理

应试考点

1. 定义
2. 治疗原则

凡平时月经周期规律，妊娠达到或超过42周尚未分娩者称过期妊娠。

真题精选

过期妊娠是指妊娠达到或超过多少周尚未临产

A. 39周　B. 38周　C. 41周　D. 42周　E. 40周

答案:D

一、病因

过期妊娠的病因有雌、孕激素比例失调、头盆不称、胎儿畸形、遗传因素。

二、辅助检查

(一)核实孕周

诊断过期妊娠之前必须准确核实孕周。

(二)胎盘功能检查

妊娠超过40周的孕妇，通过计数胎动进行自我监测尤为重要，胎动计数大于30次/12小时为正常。

三、治疗原则

(一)立即终止妊娠的情况

有下述情况应立即终止妊娠。宫颈条件成熟；胎儿体重大于等于4000g或胎儿宫内生长受限；12小时内胎动小于10次或胎心监护异常；尿比值持续低值；羊水过少和(或)羊水粪染；并发重度子痫前期或子痫。

(二)配合治疗

对于宫颈条件成熟引产者，可在人工破膜后羊水清亮时，采取密切监护下经阴道分娩；若宫颈条件不成熟则促使宫颈成熟，若出现了胎盘功能减退征象或胎儿窘迫现象，应立即剖宫产结束分娩。积极做好各种手术操作的准备和抢救新生儿的准备工作。

(三)及时产检

嘱咐孕妇超过预产期1周末临产者，必须到医院检查。

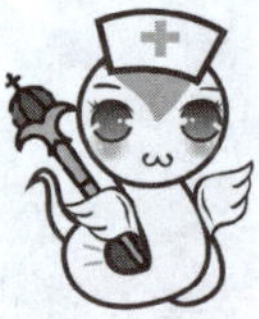

第八节 妊娠期高血压疾病病人的护理

应试考点

1. 临床表现及分类
2. 使用硫酸镁的注意事项

妊娠期高血压疾病是妊娠期特有的疾病。在分娩后消失，是孕产妇及围生儿病率及死亡率的重要原因之一。

一、高危因素与病因

(一)高危因素

可能与以下因素有关。

1. 初产妇。
2. 年轻孕产妇(年龄≤18岁)或高龄产妇(年龄≥35岁)。
3. 寒冷季节或气温变化过大，特别是气压升高时。
4. 精神过度紧张或受刺激致使中枢神经系统功能紊乱者。
5. 有慢性高血压、慢性肾炎、糖尿病等病史的孕妇。
6. 营养不良，低蛋白血症者。
7. 体型矮胖者，即体重指数[体重(kg)/身高(m^2)]>24者。
8. 子宫张力过高者。
9. 家族中有高血压史，尤其是孕妇的母亲有重度史者。

(二)病因学说

1. 免疫机制。
2. 异常滋养层细胞侵入子宫肌层。
3. 血管内皮细胞受损。
4. 遗传因素。
5. 营养缺乏。

二、临床表现及分类

妊高征最基本的病理生理变化是全身小动脉痉挛。

妊娠期高血压疾病分类。

分类	临床表现
妊娠期高血压	BP≥140/90mmHg，妊娠期首次出现，并于产后12周恢复正常；尿蛋白(-)，少数病

		人可伴有上腹部不适或血小板减少，产后方可确诊
子痫前期	轻度	妊娠20周后出现BP≥140/90mmHg，尿蛋白≥0.3g/24h或随机尿蛋白(+)。可伴有上腹不适、头痛等症状
	重度	BP≥160/110mmHg，尿蛋白≥ 2.0g/24h或随机尿蛋白(++)；血清肌酐＞106μmol/L血小板＜100×10^9/L，LDH升高，血清ALT或AST升高，持续性头痛或视觉障碍，持续性上腹不适
子痫		在子痫前期的基础上进而出现抽搐发作，或伴昏迷，称为子痫，多发生在妊娠晚期或临产前，个别发生于产后24小时内，称产后子痫
慢性高血压并发子痫前期		高血压孕妇妊娠20周以前无尿蛋白，若出现尿蛋白≥0.3g/24h；高血压孕妇孕20周后突然尿蛋白增加，血压进一步升高或血小板减少(＜100×10^9/L)
妊娠合并慢性高血压		孕前或孕20周以前BP≥140/90mmHg，或孕20周后首次诊断高血压并持续到产后12周

三、辅助检查

（一）尿常规检查

根据蛋白定量确定病情严重程度，根据镜检出现管型判断肾功能受损情况。

（二）眼底检查

眼底小动脉痉挛情况是反应妊娠期高血压严重程度的一项重要指标。

四、治疗原则

（一）妊娠期高血压

保证充足的睡眠，取左侧卧位，每天休息不少于10小时。可给予镇静剂。密切监护母儿状态；间断吸氧，改善全身主要脏器和胎盘的氧供。保证充足的蛋白质、热量，不限盐和液体，但对于全身水肿者应适当限制盐的摄入。对于孕前奶制品摄入过少的孕妇，应加强孕期补钙，20周开始，每日补钙1～2g。

（二）子痫前期、子痫期孕妇的护理

1.用药护理

镇静选用地西泮；解痉药物硫酸镁，是目前治疗子痫前期和子痫期的首选解痉药物。因为镁离子抑制运动神经末梢释放乙酰胆碱，使骨骼肌疏松。

(1)毒性反应：硫酸镁的滴注速度以1～2g/h为宜，不超过2g/h，每天用量15～20g。硫酸镁过量会使呼吸及心肌收缩功能受到抑制，危及生命。中毒现象首先表现为膝反射减弱或消失，随着血镁浓度的增加可出现全身肌张力减退及呼吸抑制，严重者心脏骤停。

(2)注意事项：护士在用药前及用药过程中均应监测孕妇血压，同时还应检测以下指标：①膝腱反射必须存在；②呼吸不少于16次/分；③尿量每24小时不少于600ml或每小时不少于25ml，尿少提示排泄功能受抑制，镁离子易蓄积而发生中毒。由于钙离子可与镁离子争夺神经细胞上的同一受体，阻止镁离子的继续结合，因此应随时准备好10%的葡萄糖酸钙注射液，以便出现毒性作用时及时予以解毒。10%葡萄糖酸钙 10ml 在静脉推注时宜在 3 分钟以上推完，必要时可每小时重复 1 次，直至呼吸、排尿和神经抑制恢复正常，但 24 小时内不超过 8 次。

●**巅峰速记法：** 子痫首选的解痉药物是硫酸镁，硫酸镁中毒首先出现膝反射减弱或消失，硫酸镁中毒首选的药物是 10%葡萄糖酸钙。记住这三个首选与首先，是考试重点！

真题精选

某孕妇，26 岁。因重度子痫前期应用硫酸镁治疗，发生中毒现象可不停止的输注是

A. 肌内注射山莨菪碱　B. 静脉滴注 50%葡萄糖　C. 静脉滴注低分子右旋糖酐

D. 静脉滴注 10%葡萄糖　E. 静脉滴注 10%葡萄糖酸钙

答案:E

2. 子痫病人的护理

子痫为严重的阶段，是导致母儿死亡的最主要原因。

(1)控制抽搐：病人一旦发生抽搐，应尽快控制。硫酸镁为首选药物。

(2)专人护理，防止受伤：在子痫发生后，应立即保持病人的呼吸道通畅，并立即给氧，用开口器置于上、下磨牙间放置一缠好纱布的压舌板，用舌钳固定舌头以防咬伤唇舌或发生舌后坠。病人取头低侧卧位，以防黏液吸入呼吸道或舌头阻塞呼吸道，也可避免发生低血压综合征。必要时，用吸引器吸出喉部黏液或呕吐物，以免窒息。在病人昏迷或未完全清醒时，禁止给予一切饮食和口服药，防止误入呼吸道而致吸入性肺炎。

(3)减少刺激，以免诱发抽搐：病人应安置于单人暗室，保持绝对安静，空气流通，避免声、光刺激，一切治疗活动和护理操作尽量轻柔且相对集中，限制探视。

●**巅峰速记法：** 对于破伤风的患者，也应置于隔离病室，保持安静，避免声、光刺激。

(4)必要时终止妊娠：要与家属讲解并使其有充分的心理准备，为终止妊娠做好准备。子痫发作者往往在发作后自然临产，应严密观察及时发现产兆，并做好母子抢救准备。如经治疗病情得以控制仍未临产者，应在孕妇清醒后 24～48 小时引产，或子痫病人经药物控制后 6～12 小时，需考虑终止妊娠。护士应做好终止妊娠的准备。

(三)分娩期及产褥期的护理

根据母儿的情形决定孕妇的分娩方式。若经阴道分娩，在第一产程中，应密切

监测病人的血压、脉搏、尿量、胎心及子宫收缩情况以及有无自觉症状；第二产程应尽量缩短，避免产妇用力，初产妇可行会阴侧切并用产钳或胎吸助产。在第三产程中，须预防产后出血，在胎儿娩出前肩后立即静脉推注催产素(禁用麦角新碱)及时娩出胎盘并按摩宫底，观察血压变化，孕妇在产褥期仍需继续监测血压，产后48小时内应至少每4小时观察1次血压。重视病人的主诉。病情较重者于分娩开始即开放静脉。胎儿娩出后测血压，病情稳定者，方可送回病房。重症病人产后应继续硫酸镁治疗1～2日，产后24小时至5日内仍有发生子痫的可能，故不可放松治疗及护理。即使产前未发生抽搐，产后48小时亦有发作的可能，故产后48小时内仍应继续硫酸镁的治疗和护理。使用大量硫酸镁的孕妇，产后易发生子宫收缩乏力，恶露较常人多，因此应严密观察子宫复旧情况，严防产后出血。

第九节 异位妊娠病人的护理

应试考点

1. 常见部位
2. 临床表现

正常妊娠时，受精卵着床于子宫体腔内膜。受精卵在子宫体腔外着床发育时，称为异位妊娠。在异位妊娠中，输卵管妊娠最为常见，输卵管的壶腹部为最常见部位。

真题精选

不是异位妊娠的部位是

A. 卵巢　B. 子宫颈　C. 输卵管　D. 子宫　E. 腹腔

答案:D

一、病因

输卵管炎症是最主要原因，其次还有：输卵管发育不良或功能异常、输卵管手术。

二、临床表现

(一)症状

1. 停经

多数病人会在停经6～8周后出现不规则阴道流血。

2. 腹痛

腹痛是输卵管妊娠患者就诊的主要症状。

3. 阴道流血

胚胎死亡后，常有不规则阴道流血，色暗红或深褐，一般不超过月经量。

4. 晕厥与休克

内出血的症状可能与阴道流血量不成比例。

5. 腹部包块

(二)体征

呈贫血貌。腹部检查：下腹压痛、反跳痛明显，出血较多时，叩诊有移动性浊音。

巅峰速记法： 诊断公式：异位妊娠=阴道流血+停经+下腹剧痛(宫颈举痛)。

三、辅助检查

(一)腹部及盆腔检查

流产或破裂者，阴道后穹隆饱满，有宫颈抬举痛或摇摆痛，是输卵管妊娠的主要体征之一。子宫稍大而软，腹腔内出血多时检查子宫呈漂浮感。

(二)妊娠试验

放射免疫法测血中 HCG 有助于诊断。

(三)阴道后穹隆穿刺

后穹隆穿刺是一种简单可靠的诊断方法。

(四)B 型超声检查

有助于诊断异位妊娠。

(五)腹腔镜检查

适用于输卵管妊娠尚未流产或破裂的早期病人和诊断困难的病人，腹腔内大量出血或伴有休克者，禁做腹腔镜检查。

四、治疗原则

以手术治疗为主，其次是药物治疗。

五、护理措施

(一)手术治疗病人的护理

1. 护士在严密监测病人生命体征的同时，立即开放静脉，交叉配血，做好输血、输液的准备，做好术前准备。

2. 加强心理护理。

(二)非手术治疗病人的护理

1. 护士密切观察病人生命体征，并重视病人的主诉。

2. 随时观察病人阴道出血量，腹痛程度等症状的发展，及时发现病情变化，给予相应护理。

3. 病人应卧床休息，避免腹部压力增大。护士需提供相应的生活护理。

第十节　胎盘早剥病人的护理

应试考点

1. 临床表现

妊娠 20 周后或分娩期，正常位置的胎盘在胎儿娩出前，部分或全部从子宫壁剥离，称为胎盘早剥。

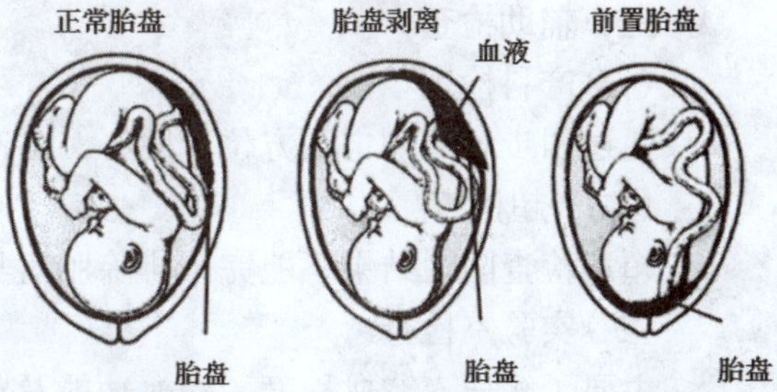

一、病因

(一) 血管病变

妊娠期高血压疾病、慢性高血压和肾炎病人常并发胎盘早剥。

(二) 机械性因素

脐带过短或相对较短时，胎儿下降牵拉脐带造成胎盘早剥。

(三) 宫腔内压力骤然改变

羊水过多，破膜后短时间内大量羊水流出，或双胎妊娠的第一胎娩出过快，可导致胎盘自子宫壁剥离。

(四) 子宫静脉压突然升高

孕产妇长时间取仰卧位时，巨大的妊娠子宫压迫下腔静脉，子宫静脉压升高，导致蜕膜静脉床淤血或破裂，部分或全部胎盘自子宫壁剥离。

(五) 其他

一些高危因素，包括吸烟、营养不良、吸毒等，可致胎盘早剥。

二、临床表现

临床特点是妊娠晚期突然发生的腹部持续性疼痛，伴有或不伴有阴道出血。胎盘剥离面的大小和出血量有关，根据病情严重程度，将胎盘早剥分为 3 度。

(一) Ⅰ度

多见于分娩期，以外出血为主。胎盘剥离面积小，可无腹痛或腹痛轻微，贫血体征不明显。子宫软，大小与妊娠周数相符，胎位清楚，胎心正常。产后检查见胎盘母体面有凝血块及压迹即可确诊。

(二)Ⅱ度

多见于有血管病变的孕妇，以隐性出血为主。胎盘剥离面占胎盘面积 1/3 左右，常有突然发生的持续性腹痛、腰酸或腰背痛，疼痛的程度与胎盘后积血多少成正比。无阴道流血或流血量不多，贫血程度与阴道流血量不相符。子宫大于妊娠周数，宫底因胎盘后血肿增大而升高。胎盘附着处压痛明显(胎盘位于后壁则不明显)，宫缩有间歇，胎位可扪及，胎儿存活。

(三)Ⅲ度

胎盘剥离面超过胎盘面积 1/2，临床表现较Ⅱ度加重。可出现恶心、呕吐、面色苍白、四肢湿冷、脉搏细数、血压下降等休克症状。子宫硬如板状，宫缩间歇时宫体不能松弛，胎位触诊不清，胎心异常或消失。

三、辅助检查

(一)产科检查

通过四步触诊判定胎方位、胎心、宫高、腹部压痛范围和程度等。

(二)B 超检查

超声检查阴性结果不能完全排除胎盘早剥。

(三)实验室检查

主要了解病人贫血程度、凝血功能及肾功能。

四、治疗原则

早期识别，积极纠正休克，应及时终止妊娠，防治并发症。

五、护理措施

(一)纠正休克

迅速开放静脉，积极补充血容量。同时密切监测胎儿状态。

(二)终止妊娠

做好分娩或剖宫产术前准备。

(三)预防产后出血

分娩后及时给缩宫素，必要时作切除子宫的术前准备，同时预防产后出血。

(四)产褥期护理

加强营养，纠正贫血。及时更换消毒会阴垫，保持会阴清洁，防止感染。

第十一节 前置胎盘病人的护理

应试考点

1. 临床表现
2. 护理措施

妊娠 28 周后，胎盘附着于子宫下段，甚至胎盘下缘达到或覆盖宫颈内口，其位置低于胎儿先露部，称为前置胎盘。也是妊娠晚期阴道流血最常见的原因。

一、病因

可能与子宫内膜病变或损伤、胎盘异常、受精卵滋养层发育迟缓等因素有关。

二、临床表现及分类

妊娠晚期或临产时，发生无诱因、无痛性反复阴道流血是前置胎盘的典型症状，阴道流血时间的早晚、反复发作的次数、流血量的多少与前置胎盘的类型有关。

按胎盘边缘与子宫颈内口的关系前置胎盘可分为 3 种类型。

	完全性前置胎盘(中央型)	部分性前置胎盘	边缘性前置胎盘
胎盘覆盖情况	完全覆盖宫颈内口	部分覆盖宫颈内口	胎盘附着于子宫下段，边缘达到宫颈内口，但未超越
初次出血时间	早	介于二者之间	晚，37～40 周或临产后
出血情况	反复出血，次数频繁，量较多	介于二者之间	量少

三、辅助检查

(一) 产科检查

子宫大小与停经月份一致，胎方位清楚，先露高浮，胎心可正常或异常。

(二) B 型超声检查

可显示子宫壁，胎盘，胎先露部及宫颈的位置，并根据胎盘下缘与宫颈内口的关系，确定前置胎盘类型。

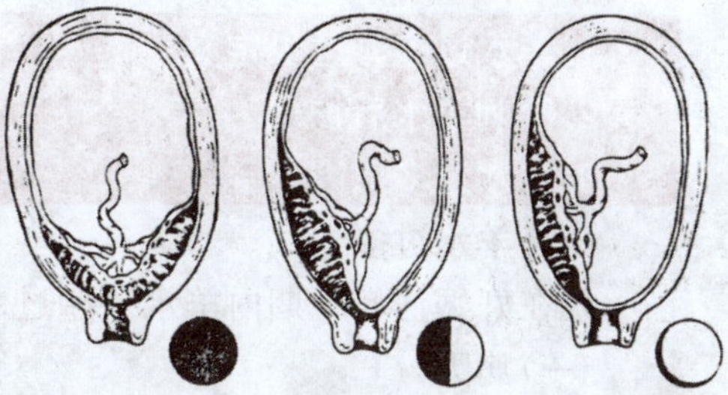

(1) 完全性前置胎盘　(2) 部分性前置胎盘　(3) 边缘性前置胎盘

(三) 阴道检查

一般不主张应用。

四、治疗原则

治疗原则是止血、纠正贫血和预防感染。

(一) 期待疗法

期待疗法适用于妊娠不足 36 周，阴道流血量不多，孕妇全身情况良好，胎儿存活者。

(二)终止妊娠

终止妊娠适用于入院时出血性休克者，或期待疗法中发生大出血或出血量虽少，但妊娠已近足月或已临产者。剖宫产术是处理前置胎盘的主要手段。阴道分娩适用于边缘性前置胎盘，胎先露为头位、临产后产程进展顺利并估计能在短时间内结束分娩者。

五、护理措施

(一)需立即终止妊娠者的护理

孕妇去枕侧卧位，开放静脉，配血，做好输血准备。在抢救休克的同时，做好术前准备，监测母儿生命体征。

(二)接受期待疗法孕妇的护理

1. 有活动性出血的前置胎盘孕妇需绝对卧床休息，以左侧卧位为佳，定时、间断吸氧。进行腹部检查时动作要轻柔，禁作阴道检查及肛查。

2. 纠正贫血。除用药或输血等措施外，还应加强营养指导。

3. 监测病情变化。严密观察并记录孕妇生命体征，预防产后出血和感染。

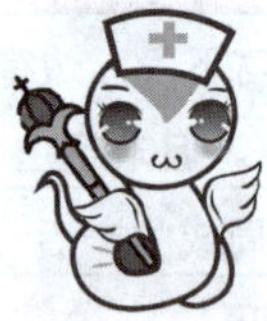

第十二节 羊水量异常病人的护理

应试考点

1. 羊水过多、过少定义
2. 穿刺羊水后护理
3. 羊水过多原因

一、羊水过多

凡在妊娠任何时期内羊水量超过 2000ml 者，称为羊水过多。

(一)病因

1. 多胎妊娠。

2. 胎儿畸形。胎儿畸形以神经系统畸形和消化道畸形最为常见。

3. 孕妇患病。

4. 胎盘脐带病变。

5. 特发性羊水过多。

(二)临床表现

1. 急性羊水过多

急性羊水过多，多发生于妊娠20～24周。病人出现呼吸困难，不能平卧，甚至出现发绀，孕妇表情痛苦，下肢及外阴部水肿、静脉曲张。

2. 慢性羊水过多较多见

慢性羊水过多，多发生于妊娠晚期，羊水可在数周内逐渐增多，多数孕妇能适应。孕妇子宫大于妊娠月份，腹部膨隆，腹壁皮肤发亮、变薄。

(三)辅助检查

1. B超检查

B超检查是重要的辅助检查，能了解羊水量和胎儿情况。

2. 甲胎蛋白测定

甲胎蛋白明显增高提示胎儿可能存在神经管畸形、上消化道闭锁等。

3. 孕妇血糖检查

排除妊娠糖尿病。

(四)治疗原则

1. 经诊断为羊水过多合并胎儿畸形者应尽早终止妊娠。

2. 羊水过多但仍为正常胎儿者，则应根据羊水过多的程度与胎龄决定处理方法。

(五)护理措施

1. 一般护理

嘱卧床休息，指导孕妇摄取低钠饮食，减少增加腹压的活动，以防胎膜早破。

2. 病情观察

观察孕妇的生命体征，定期测量宫高、腹围和体重。观察胎心、胎动及宫缩，及早发现胎儿宫内窘迫及早产征象。人工破膜时应密切观察胎心和宫缩，及时发现胎盘早剥和脐带脱垂的征象。产后应密切观察子宫收缩及阴道流血情况。

3. 配合治疗

在B超检测下避开胎盘部位以第15～18腰椎穿刺针穿刺放羊水时应防止速度过快、量过多每小时约500ml，一次放羊水量不超过1500ml。放羊水后腹部放置沙袋或加腹带包扎。注意无菌操作，防止感染，必要时3周后再次放羊水。

4. 心理护理

耐心解答疑问。

二、羊水过少

(一)羊水过少

妊娠足月时羊水量少于300ml，称为羊水过少。

(二)临床表现

孕妇于胎动时感觉腹痛，检查时发现宫高、腹围小于同期正常妊娠孕妇，子宫的敏感度较高，临产后阵痛剧烈，宫缩不协调，宫口扩张缓慢，产程延长。羊水过少胎儿可发生肺发育不全、胎儿生长受限、胎儿宫内窘迫与新生儿窒息。

(三)辅助检查

1. B 超检查

妊娠晚期羊水最大暗区垂直深度(AFV)≤2cm 为羊水过少，≤1cm 为严重羊水过少。羊水指数(AFI)≤5cm 诊断为羊水过少，≤8cm 为羊水偏少。B 型超声检查还能发现胎儿生长受限、胎儿畸形。

2. 羊水量测量

破膜时可以测量羊水量，但不能做到早期发现。

3. 产科检查：测宫高、腹围及电子胎心监护。

(四)治疗原则

监测羊水量的变化，怀疑羊水过少者，积极寻找原因，必要时及时终止妊娠。

(五)护理措施

1. 必要时及时终止妊娠(妊娠足月)。

2. 配合治疗为合并过期妊娠、胎儿生长受限等需及时终止妊娠者做好阴道助产或剖宫产的准备。

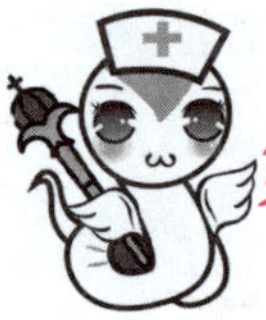

第十三节　多胎妊娠及巨大胎儿病人的护理

应试考点

1. 巨大儿定义

一、多胎妊娠

多胎妊娠是指一次妊娠同时有两个或两个以上的胎儿。

(一)临床表现

妊娠期早孕反应较重，子宫大于妊娠孕周，尤其妊娠 24 周以后。宫底高度大于正常孕周，腹部可触及两个胎头、多个肢体，胎动的部位不固定且胎动频繁，在腹部的不同部位可听到两个胎心音，且两者速率不一、相差大于 10 次/分。

(二)B 型超声检查

B 型超声检查是确诊多胎妊娠的主要方法。

(三)治疗原则

1. 妊娠期

及早诊断出双胎妊娠，加强孕期的管理，增加产前检查的次数，注意休息，加强营养。预防贫血、妊娠期高血压疾病的发生，防止早产、羊水过多、产前出血的发生。

2. 分娩期

密切观察产程进展和胎心变化。若双胎为双头位可行阴道自然分娩；非头位双胎以剖宫产为宜。

3. 产褥期

第二个胎儿娩出后立即肌内注射或静脉点滴催产素，以防止产后出血的发生，同时腹部放置沙袋，防止腹压骤降引起休克。

(四)护理措施

1. 一般护理

(1)营养指导：护士应鼓励孕妇少量多餐。指导孕妇多进食含高蛋白质、高维生素、必需脂肪酸的食物，尤其是注意补充铁、钙、叶酸、维生素等，预防贫血、妊娠期高血压疾病、胎儿生长发育受限，满足妊娠需要。

(2)注意休息，尤其是妊娠最后3个月。防止跌倒，卧床时最好取左侧卧位，增加子宫、胎盘的血供，以减少早产的发生。

(3)增加孕期检查次数，密切监测血压、宫高、腹围和体重的变化。

2. 产后护理

(1)护理人员应陪伴产妇及家属接受新生儿。

(2)注意观察产妇胎位枕左前量和子宫收缩情况，防止产后出血。

二、巨大胎儿

(一)巨大胎儿

体重达到或超过4000g的胎儿，称为巨大胎儿。

(二)B型超声检查

B超检查可帮助确定胎儿是否为巨大胎儿。

(三)处理原则

妊娠期间检查发现胎儿大或既往分娩巨大胎儿者，应检查孕妇有无糖尿病。胎儿体重≥4000g，合并糖尿病者宜剖宫产。胎儿体重大于等于4000g无糖尿病者可阴道试产，但应放宽剖宫产。

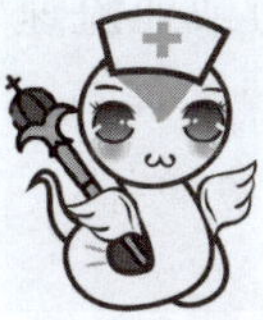

第十四节 胎儿宫内窘迫病人的护理

应试考点

1. 临床表现
2. 护理措施

胎儿窘迫是指胎儿在宫内有缺氧征象，危及胎儿健康和生命者。胎儿窘迫是一种综合症状，主要发生在临产过程，也可发生在妊娠后期。

一、病因、病理

(一)病因

1. 母体因素孕妇有合并症或产力异常等。

2. 胎儿因素。

3. 脐带、胎盘因素。

(二)病理

基本病理生理变化是缺血、缺氧引起的一系列变化。

二、临床表现

1. 胎儿窘迫的主要表现为胎心率异常、胎动异常及羊水胎粪污染或羊水过少。根据其临床表现，可以分为急性和慢性胎儿窘迫。

2. 急性胎儿窘迫多发生在分娩期，早期时表现为胎动频繁，如长时间或严重缺氧，则会使胎心率减慢，进而消失。慢性胎儿窘迫：常发生在妊娠末期，主要表现为胎动减少或消失。胎心率＞160 次/分或＜110 次/分，提示胎儿危险。

真题精选

下列属于胎儿窘迫的临床表现的是

A. 胎心率大于 120 次/分　B. 胎心率小于 160 次/分　C. 胎心率大于 140 次/分

D. 胎心率小于 100 次/分　E. 胎心率小于 130 次/分

答案:D

三、治疗原则

产程中急性胎儿窘迫首先采取对因治疗。积极寻找原因并宫内复苏，病情紧迫或宫内复苏无效者，立即剖宫产。慢性胎儿宫内窘迫根据孕周、病因、胎儿成熟度、缺氧程度等决定。

四、护理问题

1. 气体交换受损(胎儿)与胎盘子宫的血液改变、血流中断(脐带受压)或血流速度减慢有关。

2. 焦虑与胎儿宫内窘迫状态有关。

五、护理措施

1. 一般护理。孕妇左侧卧位，间断吸氧。严密监测胎心变化，每 15 分钟听 1 次胎心或进行胎心监护，注意胎心变化型态。

2. 对手术者做好术前或阴道助娩准备。

3. 作好新生儿抢救和复苏的准备。

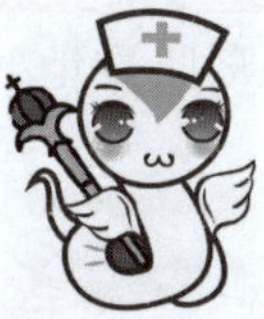

第十五节 胎膜早破病人的护理

应试考点

1.护理措施

胎膜早破是指在临产前胎膜自然破裂，是常见的分娩期并发症。

●**巅峰速记法：**正常情况下，胎膜在宫口近开全时破裂。

一、病因

1.营养因素。缺乏维生素 C、锌及铜，可使胎膜张力下降而破裂。

2.生殖道病原微生物上行感染。

3.羊膜腔内压力增高。

4.胎膜受力不均。胎位异常、宫颈内口松弛等。

(五)其他高危因素

妊娠晚期性生活、过度负重及腹部碰撞等。

二、临床表现

1.孕妇突感有较多液体自阴道流出，不伴有腹痛，可混有胎脂及胎粪，继而少量间断性排出。当咳嗽、打喷嚏、负重等腹压增加时，羊水即流出。

2.行肛诊检查，触不到羊膜囊，上推胎儿先露部可见到流液量增多。

三、辅助检查

阴道液酸碱度检查	正常阴道液呈酸性，pH 值为 4.5～5.5，羊水的 pH 值为 7.0～7.5。胎膜破裂后，阴道液 pH 值升高
阴道液涂片检查	升高用苏丹Ⅲ染色见黄色脂肪小粒，确定羊水准确率达 95%
羊水培养	升高超声引导下羊膜腔穿刺羊水检查是产前辅助检查诊断绒毛膜羊膜炎的重要方法

四、治疗原则

胎膜早破的病人处理原则：应根据孕周、胎儿有无畸形、有无宫内感染等考虑，若妊娠＜24 周内的胎膜早破应终止妊娠；若妊娠在 24～27^{+6} 周符合保胎条件时应根据孕妇和家属的意愿进行保胎或妊娠；妊娠 28～33^{+6} 周符合保胎条件时，应保胎延长孕周至 34 周，保胎过程中并给予糖皮质激素促胎肺成熟；妊娠大于 34 周的孕妇，原则上不予保胎；足月胎膜早破 12 小时内给予引产。存在宫内感染、胎儿窘迫者无论孕周多少，均不宜保胎。胎膜早破大于 12 小时，遵医嘱预防性使用抗生素。

真题精选

某孕妇，26 岁，孕 32 周，突然阴道不自主流液 4 小时入院，入院后医嘱肌注地塞米松，其目的是

A. 促进胎儿肾脏发育　B. 促进胎儿心脏发育　C. 促进胎儿肺成熟

D. 促进胎儿肝脏发育　E. 促进胎儿大脑发育

答案:C

五、护理问题

(一)有感染的危险

与胎膜破裂后，下生殖道内病原体上行感染有关。

(二)有胎儿受伤的危险

与脐带脱垂和早产儿肺部不成熟有关。

六、护理措施

1. 住院待产期间，严密注意胎心音及胎动变化。胎先露部未衔接者绝对卧床休息，抬高臀部，以防脐带脱垂。

2. 定时观察并记录羊水性状，严密观察产妇的生命体征。

3. 保持外阴清洁，勤换消毒会阴垫，每日擦洗会阴部 2 次。

4. 破膜 12 小时以上者应遵医嘱预防性使用抗生素。

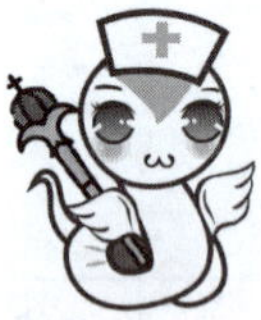

第十六节　妊娠期合并症病人的护理

应试考点

1. 心脏负担最重时期
2. 可否继续妊娠评估

一、妊娠合并心脏病病人的护理

妊娠期、分娩期及产褥期均可能使心脏病病人的心脏负担加重而诱发心力衰竭是孕产妇死亡的重要原因之一。妊娠合并心脏病在我国孕产妇死因顺位中高居第二位，为非直接产科死因的第一位。

(一)心脏病与妊娠的相互影响

1. 妊娠对心脏病的影响

妊娠期	**孕妇总循环血量于妊娠第 6 周开始增加，32～34 周达高峰，易发生心力衰竭**

分娩期	孕妇血流动力学变化最显著的阶段，是心脏负担最重的时期 ①第一产程中，每次子宫收缩将250～500ml的血液挤入体循环，加重心脏负担 ②第二产程中，除子宫收缩外，腹肌和骨骼肌的收缩使外周循环阻力增加，且分娩时产妇屏气用力动作使肺循环压力增加，心脏前后负荷显著加重，易发生心力衰竭 ③第三产程，胎儿娩出后，腹腔内压力骤减，大量血液流向内脏，回心血量减少；继之胎盘循环停止，子宫收缩使子宫血窦内约500ml血液进入体循环，使回心血量骤增，极易诱发心力衰竭
产褥期	产后3天内，子宫收缩和缩复使大量血液进入体循环，易发生心力衰竭

综上所述，妊娠32～34周、分娩期（第一产程末、第二产程）及产后的最初3天内，是患有心脏病的孕妇最危险的时期。

2.心脏病对妊娠的影响

不宜妊娠的心脏病病人一旦受孕或妊娠后心功能状态不良者，则流产、早产、死胎、胎儿生长受限、胎儿宫内窘迫及新生儿窒息的发生率明显增加，围生儿死亡率增高。

根据病人所能耐受的日常体力活动将心功能分为四级：

心功能分级	临床表现	能否妊娠	分挽方式	新生儿喂养方式
心功能Ⅰ级	一般体力活动不受限	可以妊娠	可经阴道分娩	可以哺乳
心功能Ⅱ级	一般体力活动稍微限制，休息时无自觉症状			
心功能Ⅲ级	病人体力活动明显受限，休息时无不适，轻微活动即感不适	不宜妊娠	剖宫产	不宜哺乳
心功能Ⅳ级	不能进行任何体力活动			

决定能否继续妊娠：凡不宜妊娠却已怀孕者，应在妊娠12周前行人工流产术；妊娠超过12周者应密切监护。对顽固性心力衰竭孕妇应在严密监护下行剖宫产术终止妊娠。

巅峰速记法：心功能Ⅰ～Ⅱ级的孕妇且其他条件良好的情况下，可以妊娠，可以经阴道分娩，也可以哺乳。对于心功能Ⅲ～Ⅳ级的孕妇不宜妊娠，不宜哺乳，若已妊娠，可以选择剖宫产终止妊娠。

（二）护理措施

妊娠期	①妊娠20周前每2周进行产前检查1次，妊娠20周后每周1次。若孕期经过顺利者，应在妊娠36～38周入院待产 ②预防心力衰竭，保证孕妇每天至少10小时的睡眠，休息时采取左侧卧位或半卧位。妊娠20周后，预防性应用铁剂预防贫血，每日食盐量不超过4～5g。整个孕期孕妇体

	重增加不超过 12kg ③预防治疗诱发心力衰竭的各种因素，尤其是上呼吸道感染等 ④发生急性心力衰竭时，病人应取坐位，双腿下垂；立即高流量加压吸氧，严重者采用无创呼吸机持续加压，控制心衰同时，紧急剖宫取出胎儿
分娩期	①第一产程，避免用力，防止心力衰竭的发生。每 15 分钟测血压、脉搏、呼吸、心率各 1 次，每 30 分钟测胎心率 1 次。第二产程每 10 分钟测 1 次上述指标或持续监护 ②尽量缩短第二产程，避免产妇屏气用力，以减轻心脏负担 ③第三产程，胎儿娩出后，立即在腹部放置沙袋(1kg)，持续 24 小时。应用缩宫素预防产后出血，禁用麦角新碱，以免静脉压升高，诱发心力衰竭。第三产程后应在产房观察 4 小时
产褥期	产后 72 小时严密检测生命体征，心功能Ⅰ～Ⅱ级的产妇可以母乳喂养；Ⅲ级或以上者，应及时回乳

真题精选

心脏病孕妇大出血不能使用的药物

A. 凝血因子　B. 麦角新碱　C. 硫酸镁　D. 吗啡　E. 甘露醇

答案:B

二、妊娠合并糖尿病病人的护理

(一)糖尿病与妊娠的相互影响

1. 妊娠对糖尿病的影响

妊娠可使原有糖尿病病人的病情加重，使隐性糖尿病显性化，使既往无糖尿病的孕妇发生糖尿病。分娩过程中，产妇易发生低血糖。

2. 糖尿病对妊娠的影响

(1)对孕妇影响：流产率、妊高征、羊水过多、手术产率、产伤及产后出血发生率相对高。

(2)对胎儿的影响：巨大儿、胎儿畸形、早产和胎儿生长受限发生率明显增高。

(3)对新生儿的影响：容易出现新生儿低血糖。

(二)辅助检查

1. 血糖检测

空腹血糖≥ 7.0mmol/L。

2. 口服葡萄糖耐量试验(OGTT)

在妊娠 24～28 周及以后，对所有尚未被诊断为糖尿病的孕妇进行 75g/OGTT。OGTT 的方法：OGTT 前 1 日晚餐后禁食至少 8 小时至次日晨(最迟不超过上午 9 时)，OGTT 试验前连续 3 日正常体力活动、正常饮食，即每日进食碳水化合物不少于 150g，检查期间静坐、禁烟。检查时，5 分钟内口服含 75g 葡萄糖的液体 300ml，分别抽取服糖前、后 1 小时、2 小时的静脉血(从开始饮用葡萄糖水计算时间)。空腹及服糖后 1 小时、2 小时的血糖值分别为 5.1mmol/L、10.0mmol/L、8.5mmol/L，任何一点血糖值达到或超过上述标准即诊断为 GDM。

(三)护理措施

1. 非孕期

严重的糖尿病病人不宜妊娠。

2. 妊娠期

(1)指导孕妇正确控制血糖，使其掌握注射胰岛素的正确过程。预防各种感染，缓解心理压力。

(2)孕期监测血糖变化，并进行肾功能监测及眼底检查。

(3)通过 B 超等了解胎儿健康状况。

(4)控制孕妇饮食并坚持低盐饮食。

(5)适度运动。

(6)孕妇不宜口服降糖药物。

(7)提供心理支持。

3. 分娩期

在控制血糖，确保母儿安全的情况下，尽量推迟终止妊娠的时间，可等待至近预产期(38～39 周)。如有胎位异常、巨大儿、病情严重需终止妊娠时，常选择剖宫产。若胎儿发育正常，宫颈条件较好，则适宜经阴道分娩。阴道分娩时，应严密监测血糖、尿糖和尿酮体。鼓励产妇左侧卧位。密切监护胎儿状况。产程时间不超过 12 小时。

无论新生儿体重大小均按早产儿提供护理。在新生儿娩出 30 分钟后，根据新生儿血糖监测情况定时滴服葡萄糖液防止低血糖，同时预防低血钙、高胆红素血症及呼吸窘迫综合征的发生。多数新生儿在出生后 6 小时内血糖值可恢复正常。糖尿病产妇，鼓励母乳喂养。

4. 产褥期

分娩后胰岛素用量应减少至分娩前 1/2～1/3，并根据产后空腹血糖值调整胰岛素用量。

三、贫血

(一)贫血与妊娠的相互影响

1. 对母体的影响

妊娠可使原有贫血病情加重，从而引起贫血性心脏病，危及孕产妇生命。

2. 对胎儿的影以缺铁性贫血最为常见。

(二)辅助检查

1. 血象

呈小细胞低色素性贫血。血红蛋白小于110g/L，血细胞比容小于0.33或红细胞计数小于$3.5\times10^{12}/L$，则可诊断为妊娠期贫血。

2. 血清铁测定

孕妇血清铁小于6.5μmol/L，为缺铁性贫血。正常成年妇女血清铁7～27μmol/L。

(三)治疗原则

解除病因，治疗并发症，补充铁剂。如血红蛋白小于60g/L，接近预产期或短期内，行剖宫产术者，宜少量多次输血。同时积极预防产后出血和产褥感染。

(四)护理措施

1. 预防

妊娠前积极治疗慢性失血性疾病，改变长期偏食等不良饮食习惯，适度增加营养，必要时补充铁剂，以增加铁的储备。

2. 妊娠期

(1)饮食护理：建议孕妇摄取高铁、高蛋白质及高维生素C食物。多食富含铁的食物。

(2)正确服用铁剂，补充铁剂的同时，服维生素C及稀盐酸可促进铁的吸收。指导饭后或餐中服用铁剂。

巅峰速记法：肝性脑病患者禁用维生素B_6，可以服用维生素C，有利于降氨药物作用的发挥。缺铁性贫血服用维生素C，有利于铁的吸收。

3. 分娩期

重度贫血产妇于临产后配血备用。严密观察产程，第二产程酌情给予阴道助产。预防产后出血。胎儿前肩娩出时，给予宫缩剂。

4. 产褥期

密切观察子宫收缩及阴道流血，继续应用抗生素预防和控制感染，补充铁剂，纠正贫血。

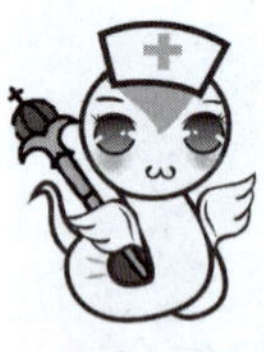

第十七节 产力异常病人的护理

应试考点

产程曲线异常

产力是分娩的动力，在无其他因素影响和作用下，有效的产力能使宫口扩张，胎先露下降，产程不断进展；相反，如果受到来自胎儿、产道或待产妇精神心理因素的影响，即可出现产力异常，产力包括子宫收缩力，腹肌和膈肌收缩力以及肛提肌收缩力，其中以子宫收缩力为主。

在分娩过程中，子宫收缩的节律性、对称性及极性不正常或强度、频率有改变，称为子宫收缩力异常。临床上分为子宫收缩乏力和子宫收缩过强两类，每类又分为协调性子宫收缩和不协调性子宫收缩。

一、病因

(一)子宫收缩乏力

1.头盆不称或胎位异常

是导致继发性宫缩乏力的最常见原因。

2.精神因素

初产妇(尤其是高龄初产妇)精神过度紧张。

(二)子宫收缩过强

急产发生于经产妇，其主要原因是软产道阻力小。

二、临床表现

(一)子宫收缩乏力

1.协调性子宫收缩乏力

具有正常的节律性、对称性和极性，但收缩力弱，持续时间短，间歇期长且不规律。

2.不协调性子宫收缩乏力(无效宫缩)

表现为子宫收缩的极性倒置，来自子宫下段的一处或多处，但宫缩时宫底部不强，中段或下段强，宫缩间歇期子宫壁不能完全松弛。

3.产程曲线异常

潜伏期	指从临产规律宫缩开始至宫口扩张 3cm
活跃期	指从宫口扩张 3cm开始至宫口开全
潜伏期延长	初产妇潜伏期正常需 8小时，最大时限 16小时，超过 16小时称潜伏期延长
活跃期延长	初产妇活跃期正常约需 4小时，最大时限 8小时，超过 8小时称活跃期延长
活跃期停滞	指进入活跃期后，宫口扩张停止超过 4 小时
第二产程延长	指第二产程初产妇超过 2小时（硬膜外麻醉无痛分娩时以超过 3 小时为标准），经产妇超过 1小时尚未分娩
胎头下降延缓	指活跃期晚期及第二产程胎头下降速度初产妇＜1cm/h、经产妇＜2cm/h
胎头下降停滞	指活跃期晚期胎头停留在原处不下降达 1小时以上
滞产或急产	总产程超过 24小时为滞产；总产程不足 3小时为急产

(二)子宫收缩过强

1.协调性子宫

收缩过强子宫收缩的节律性、对称性和极性均正常，仅子宫收缩力过强、过频。

分娩在短时间内结束，总产程不足 3 小时称为急产。产妇往往有痛苦面容，大声叫喊。

2. 不协调性子宫

收缩过强有以下两种表现。

(1)强直性子宫收缩：产妇持续性腹痛、拒按腹部、烦躁不安。胎位触诊不清，胎心音听不清。有时可在脐下或平脐处见一环状凹陷，即病理缩复环。

(2)子宫痉挛性狭窄环：狭窄环持续不放松。产妇持续性腹痛，烦躁，宫颈扩张缓慢，胎先露部下降停滞，胎心率不规则，阴道检查可触及狭窄环。此环特点是不随宫缩上升。

三、对母儿的影响

1. 子宫收缩乏力

易致产后出血。易发生胎儿窘迫。

2. 子宫收缩过强

(1)对产妇的影响：可致初产妇宫颈、阴道及会阴撕裂。

(2)对胎儿的影响：易发生胎儿窘迫；新生儿易发生感染、坠地并导致骨折、外伤。

四、治疗原则

1. 子宫收缩乏力

协调性子宫收缩乏力	①一般处理：鼓励多进食，注意及时排空直肠和膀胱，给予镇静剂 ②加强子宫收缩：人工破膜、静脉滴注缩宫素 ③缩宫素的静脉滴注；一般将缩宫素 2.5U 加入 0.9%的生理盐水 500ml 内，使每滴液含缩宫素 0.33mU，从 4～5 滴/分开始，根据宫缩强弱进行调整，每隔 15 分钟观察 1 次子宫收缩，胎心，通常不超过 60 滴/分。宫缩间隔 2～3 分钟，持续 40～60 秒。若出现 10 分钟内宫缩≥5 次、宫缩持续 1 分钟以上或胎心率有变化，应立即停止滴注
不协调性子宫收缩乏力	可酌情给镇静剂，禁用缩宫素。伴有胎儿宫内窘迫或伴有头盆不称，应及时通知医生，并做好剖宫产和抢救新生儿的准备

2. 子宫收缩过强

协调性子宫收缩过强	①有高位妊娠或异常分娩史的孕妇，预产期前 1～2 周不宜外出，宜提前 2 周住院待产 ②对于已发生产程进展过快的产妇，应指导产妇不要向下屏气，减缓分娩速度 ③若急产来不及消毒即新生儿坠地者，新生儿应肌注维生素 K_1、破伤风抗毒素和抗生素
不协调性子宫收缩过强	①强直性子宫收缩：及时给予宫缩抑制剂，若属梗阻性原因，应立即行剖宫产术 ②子宫痉挛性狭窄环：及时给予纠正；使用镇静剂消除异常宫缩，若不能缓解，宫口未开全，胎先露部高或伴有胎儿窘迫征象，应行剖宫产术 ③正确处理分娩期：分娩时尽可能做会阴侧切术，新生儿按医嘱给维生素 K_1 肌注，预防颅内出血

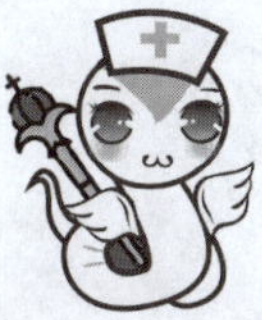

第十八节 产道异常病人的护理

应试考点

三个平面

产道包括骨产道和软产道，是胎儿经阴道娩出的通道，产道异常可使胎儿娩出受阻，临床上以骨产道异常多见。

一、骨产道异常的临床表现

(一)骨盆入口平面狭窄

扁平骨盆入口平面呈横扁圆形，常见于扁平骨盆。表现为胎头衔接受阻，不能入盆，前羊水囊受力不均，易致胎膜早破，或胎头骑跨在耻骨联合上方(即跨耻征阳性)，表现为继发性宫缩乏力。

(二)中骨盆及骨盆出口平面狭窄(漏斗骨盆)

两侧骨盆壁向内倾斜，状似漏斗，坐骨棘间径＜10cm，坐骨结节间径≤8cm，耻骨弓角度＜90°。坐骨结节间径与出口后矢状径之和＜15cm。临产后先露入盆不困难，但容易形成持续性枕横位或枕后位，使产程进展缓慢，甚至停滞。

(三)骨盆三个平面狭窄

骨盆入口、中骨盆及出口平面均狭窄，每个平面径线均小于正常值 2cm 或更多，称为均小骨盆。

三个平面	测量	
骨盆入口平面	髂嵴间径 骶耻外径 对角径	骨盆入口前后径 骨盆入口横径
中骨盆平面	坐骨棘间径	中骨盆的横径
骨盆出口平面	坐骨结节间径 出口后矢状径 耻骨弓角度	骨盆出口的横径

二、软产道异常的临床表现

(一)外阴异常

外阴瘢痕、坚韧和水肿。

(二)阴道异常

阴道横膈、纵膈、狭窄和尖锐湿疣。

(三)宫颈异常

1. 宫颈外口黏合、水肿、坚韧、瘢痕、宫颈癌和宫颈肌瘤。

2. 软产道异常可影响胎头娩出，容易发生软产道裂伤、出血和感染。

三、护理措施

(一)产程的护理

1. 了解骨盆和软产道情况，协助医生采取相应措施并做好手术准备。

2. 临产后严密观察产程进展。

3. 可疑头盆不称，协助医师试产。试产的护理要点为：专人守护，保证良好的产力；少肛查，禁灌肠，试产中一般不用镇痛药；密切观察胎儿情况及产程进度，注意有无脐带脱垂；试产 2～4 小时，胎头仍未入盆，并伴胎儿窘迫，停止试产；注意先兆子宫破裂的征象。

4. 中骨盆和出口平面狭窄：遵医嘱做好阴道手术助产和剖宫产的术前准备。

(二)减少新生儿受伤

1. 及时发现胎儿窘迫征象。

2. 仔细检查新生儿有无产伤并重点监护。

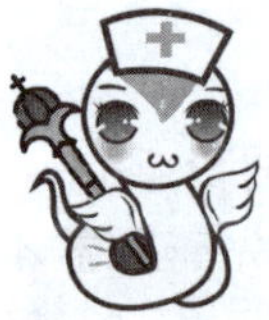

第十九节 胎位异常病人的护理

应试考点

胎位矫正的干预时间、矫正方法

一、临床表现

分娩时除枕前位为正常胎位外，其余均为胎位异常，是造成难产的原因之一。

(一)持续性枕后位、枕横位临产后胎头衔接较晚及俯屈不良

枕后位时，产妇自觉肛门坠胀及排便感，致使宫口尚未开全而过早使用腹压，容易导致宫颈前唇水肿和产妇疲劳，影响产程进展。持续性枕后位、枕横位常致第二产程延长。

(二)臀先露

臀先露是产前最常见的一种异常胎位。可分为单臀先露或腿直臀先露、完全臀先露或混合臀先露及不完全臀先露。

1. 孕妇常感肋下有圆而硬的胎头。

2. 腹部检查。宫底部可触到胎头。若未衔接，耻骨联合上方可触到胎臀，胎心在脐上方听得最清楚；衔接后，胎臀位于耻骨联合之下，胎心听诊以脐下最明显。

3. 肛门检查及阴道检查。肛门检查可触及胎臀、胎足、胎膝。阴道检查，若胎膜已破，可触到胎臀、外生殖器及肛门。

4. 对母、儿的影响。易导致软产道损伤，增加了产褥感染及产后出血的机会。

同时，易致胎膜早破、脐带脱垂、胎儿窘迫甚至死亡、新生儿窒息、新生儿产伤等。

(三)肩先露

胎体横卧于宫腔，其纵轴与母体纵轴垂直为横产式，称横位，先露部为肩部称肩先露。

二、治疗原则

(一)临产前

1.胎位异常者

定期产前检查，妊娠30周以前顺其自然；妊娠30周以后胎位仍不正常者，则根据不同情况予以矫治。若矫治失败，提前1周住院待产，以决定分娩方式。持续性枕后(横)位，若骨盆无异常，胎儿不大时可以试产。试产时应严密观察产程，注意胎头下降、宫口扩张程度、宫缩强弱及胎心有无变化。

2.胎儿发育异常

定期产前检查，一旦发现为巨大胎儿，应及时查明原因，如系糖尿病孕妇则需积极治疗，于孕36周后根据胎儿成熟度、胎盘功能及血糖控制情况择期引产或行剖宫产。各种畸形儿一经确诊，及时终止妊娠。

(二)临产后

根据产妇和胎儿具体情况综合分析采取阴道助产或剖宫产术。

三、护理措施

1.有明显的胎位异常的孕妇，做好剖宫产术的术前准备。

2.选择阴道分娩的孕妇做好如下护理：少活动，一旦胎膜早破，立即观察胎心，抬高床尾，及早发现脐带脱垂情况。按医嘱应用宫缩剂与抗生素，预防产后出血与感染。

真题精选

孕妇王某，28岁。妊娠28周，产前检查发现该孕妇为臀先露，应采取的最佳措施是

A.B超确诊　B.膝胸卧位　C.艾灸至阴穴　D.外倒转术　E.等待自然转为头先露

答案:E

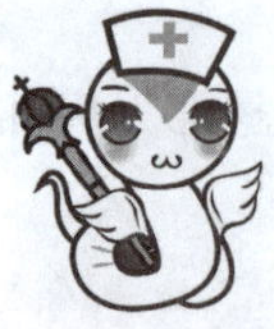

第二十节 产后出血病人的护理

应试考点

1. 定义
2. 护理措施(加强宫缩)

胎儿娩出后 24 小时内由出血量顺产超过 500ml，剖宫产超过 1000ml 者为产后出血。为分娩期的严重并发症，是产妇死亡的重要原因之一，在我国居产妇死亡原因首位。

一、病因

	定义	病因
早期产后出血	胎儿娩出后 24 小时内出血量过 500ml 者，多在产后 2 小时内；在我国居产妇死亡原因的首位	子宫收缩乏力(最常见的原因)、胎盘因素、软产道损伤及凝血机制障碍
晚期产后出血	是指分娩 24小时后，在产褥期内发生的子宫大出血	胎盘、胎膜残留(最常见的原因)蜕膜残留、子宫胎盘附着部位复旧不全等

二、临床表现及治疗原则

症状	临床表现	治疗原则
宫缩乏力	产妇可出现失血性休克表现，子宫轮廓不清，松软如袋状，摸不到宫底或宫底升高	①按摩子宫为常用的有效方法 ②应用宫缩剂 ③应用无菌纱布条填塞宫腔。适用于子宫全部松弛无力，虽经按摩及宫缩剂等处理仍然无效者。24 小时取出纱布，取出前应肌注宫缩剂，且遵医嘱应用抗生素预防感染 ④结扎盆腔血管止血
软产道裂伤	胎儿娩出后立即发生阴道流血，血液鲜红，能自凝，检查宫颈有裂伤。阴道裂伤多在阴道壁、后壁和会阴部	止血的有效措施是及时、准确地修复缝合。若为阴道血肿所致要首先切开血肿，清除血块，缝合止血

胎盘因素	胎盘和(或)胎膜残留时，可在胎盘娩出后仔细检查胎盘、胎膜时，发现胎盘母体面有缺损或胎膜有缺损而边缘有断裂的血管	①胎盘已剥离尚未娩出者，可牵拉脐带，按压宫底协助胎盘娩出 ②胎盘粘连者，可徒手剥离胎盘后娩出 ③胎盘植入者，可手术切除子宫 ④胎盘和胎膜残留者，可行刮宫术
凝血功能障碍	孕前或妊娠期已有全身性出血倾向，胎盘剥离或产道有损伤时，出现凝血功能障碍，血不凝、不易止血	应针对不同病因进行治疗，如血小板减少症、再生障碍性贫血等病人应输新鲜血或成分输血，如发生弥散性血管内凝血应进行抗凝与抗纤溶治疗

三、护理措施

(一)预防产后出血

1. 产时预防

正确处理产程，预防产后出血。第一产程密切观察产程进展，必要时给予镇静剂以保证产妇的休息，防止产程延长；第二产程严格执行无菌技术，指导产妇正确使用腹压，适时适度做会阴侧切，胎头、胎肩娩出要慢，胎肩娩出后立即肌注或静脉滴注缩宫素，以加强子宫收缩；第三产程正确处理胎盘娩出和测量出血量，胎盘未剥离前，不可过早牵拉脐带或按摩、挤压子宫，待胎盘剥离征象出现后，及时协助胎盘娩出，并仔细检查胎盘、胎膜是否完整。

2. 产后预防

胎盘娩出后 2 小时内，产妇仍需留在产房接受监护。密切观察产妇的子宫收缩、阴道出血及会阴伤口情况。督促产妇及时排空膀胱；早期哺乳，可刺激子宫收缩，减少阴道出血量。

3. 预防休克

仔细评估出血量和出血性休克表现，及早补充血容量。

(二)迅速止血，纠正失血性休克及控制感染

1. 针对原因迅速止血

根据出血原因采取针对治疗措施。

2. 失血性休克的护理应及早补充血容量：为病人提供安静的环境，保持平卧、吸氧、保暖；严密观察并详细记录病人的意识状态、皮肤颜色、血压、脉搏、呼吸及尿量；观察子宫收缩情况，阴道出血量等。

3. 预防感染

遵医嘱抗生素预防感染，予会阴擦洗，保持会阴清洁。

真题精选

产妇，30岁。足月分娩一重度窒息女婴，经抢救后复苏。产妇娩出胎盘后，阴道出血呈间歇性，约600ml，色暗红。检查子宫软，按摩后子宫变硬，阴道出血量明显减少

1.该产妇产后出血的主要原因是

A.子宫收缩乏力　B.胎盘胎膜滞留　C.宫颈裂伤

D.会阴、阴道裂伤　E.凝血功能障碍

答案:A

2.以上病例，在新生儿窒息的抢救中，错误的是

A.新生儿置于抢救台，取右侧卧位　B.气管插管，吸净黏液　C.加压供养

D.自主呼吸恢复后，改一般供氧　E.脐静脉给药纠正酸中毒

答案:A

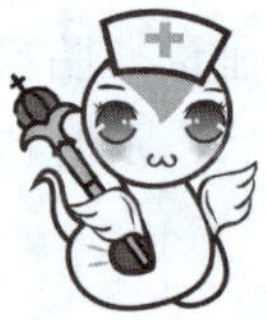

第二十一节　羊水栓塞病人的护理

应试考点

临床表现

羊水栓塞是指在分娩过程中羊水进入母体血循环后引起的肺栓塞、休克、弥散性血管内凝血(DIC)、肾衰竭或猝死的严重分娩并发症。羊水栓塞也可以发生在妊娠10～14周钳刮术时。发生在足月分娩者，其死亡率高达70%。因此，羊水栓塞是孕产妇死亡的重要原因之一。

一、病因

羊水栓塞是由羊水中有形成分进入母体血液引起的。常见的诱发因素包括：子宫收缩过强、急产、胎膜早破、前置胎盘、子宫破裂、剖宫产等，这些诱发因素引起的羊膜腔内压力过高、血窦开放、胎膜破裂等，羊水由开放血管或血窦进入母体血液循环导致本病发生。

二、临床表现

羊水栓塞发病特点是起病急骤、来势凶险。多发生在分娩过程中，尤其是胎儿娩出前后的短时间内。在极短的时间内可因心肺功能衰竭、休克而使病人死亡。典型的临床表现可分为三个渐进阶段：心肺功能衰竭和休克→DIC引起的出血→急性肾衰竭。

巅峰速记法： 诊断公式：羊水栓塞=分娩+呼吸困难或咯血。

三、辅助检查

1. 血涂片。找羊水中有形物质。
2. 床旁胸部 X 线摄片。
3. 床旁心电图或心脏彩色多普勒超声检查。
4. 与 DIC 有关的实验室检查。

四、治疗原则

羊水栓塞一旦确诊，应立即抢救产妇。主要原则为：改善低氧血症；抗过敏和抗休克；防治 DIC 和肾衰竭；预防感染。

五、护理措施

(一) 羊水栓塞的预防

加强产前教育，注意诱发因素，及时发现前置胎盘、胎盘早剥等并发症并及时处理；严密观察产程进展，正确掌握催产素的使用方法，防止宫缩过强，严格掌握破膜时间，人工破膜宜在宫缩的间歇期，破口要小并注意控制羊水的流出速度。

(二) 羊水栓塞病人的处理

配合发现病人有羊水栓塞表现应紧急呼救，寻求高年资医护人员协助抢救。同时给予加压给氧，遵医嘱给予解痉药物：如罂粟碱、阿托品、氨茶碱等药物。必要时做好气管插管的物品准备。遵医嘱予抗过敏、抗休克、升压药物，并做好深静脉穿刺配合。其他人员尽快进行心电、生命体征监护、准确记录出入量，并配合进行高级生命和药物支持。产程中发生者做好新生儿抢救准备。

真题精选

为预防产妇发生羊水栓塞，护理措施不正确的是

A. 宫缩时人工破膜　　B. 严密观察产程进展　　C. 正确使用缩宫素防止宫缩过强

D. 帮助产妇清除思想顾虑　　E. 注意产妇有无胸痛、烦躁、寒战等表现

答案：A

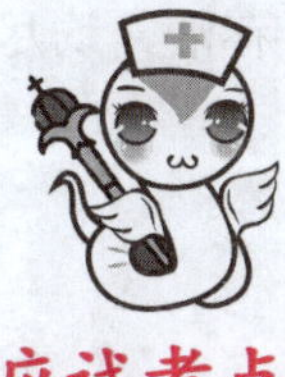

第二十二节　子宫破裂病人的护理

应试考点

修补术后可再次妊娠的时间

子宫破裂根据发生部位分为子宫体部破裂或子宫下段破裂。

一、病因

梗阻性难产、子宫瘢痕、宫缩剂使用不当、手术创伤(若宫口未开全行产钳术、胎头吸引术时，内转胎位术操作不慎等)。

二、临床表现

子宫破裂可发生在妊娠晚期和分娩期，多见于分娩过程中。通常子宫破裂是一个渐进的过程，多数可分为先兆子宫破裂和子宫破裂两个阶段。

(一)先兆子宫破裂

四大主要临床表现是：子宫形成病理性缩复环、子宫压痛、胎心率改变及血尿出现。

(二)子宫破裂

1.完全性子宫破裂

子宫肌层全层破裂，宫腔与腹腔相通，称完全性子宫破裂。子宫破裂常发生于瞬间，产妇突感腹部撕裂剧烈疼痛，子宫收缩骤然停止，腹痛可暂时缓解。即出现面色苍白，出冷汗，脉搏细数，呼吸急促，血压下降等休克征象。体检：全腹有压痛和反跳痛，可在腹壁下清楚地扪及胎体，胎动和胎心消失。

2.不完全性子宫破裂

子宫破裂肌层部分或全部断裂，浆膜层完整，宫腔与腹腔未相通，胎儿及附属物仍在宫腔内，称不完全性子宫破裂。在不全破裂处有明显压痛，不完全破裂累及子宫动脉，可导致急性大出血。

三、辅助检查

(一)血常规检查和尿常规检查

白细胞计数增加，尿常规可见有红细胞或肉眼血尿。

(二)B型超声检查

能协助确定破裂部位及胎儿与子宫的关系。

四、治疗原则

(一)先兆子宫破裂

诊断为先兆子宫破裂立即采取措施抑制子宫收缩，吸氧，立即备血的同时，如全身麻醉或肌注哌替啶100mg,尽快结束分娩。

(二)子宫破裂

在输液、输血、吸氧和抢救休克的同时，一旦确诊，无论胎儿是否存活，均尽快手术治疗。手术前后应给予大量广谱抗生素预防感染。

五、护理措施

(一)预防子宫破裂

1.有子宫破裂高危因素者，应在预产期前1～2周入院待产。

2.严格掌握缩宫剂的应用指征和方法。

(二)先兆子宫破裂病人的护理

1. 提高观察产程的能力，注意胎心的变化。

2. 待产时，仔细观察子宫收缩，发现产妇下腹部压痛或腹部出现病理性缩复环时，立即报告医师并停止催产素引产和一切操作，同时测量产妇的生命体征，给予抑制宫缩，吸氧及做好剖宫产的术前准备。

(三)子宫破裂病人的护理

1. 迅速给予输液、输血，短时间内补足血容量，纠正酸中毒。积极进行抗休克处理。

2. 术中、术后按医嘱应用大剂量抗生素预防感染。

3. 严密观察并记录生命体征、出入量，密切观察出血量。并做好手术前准备。

4. 避孕指导：若无子女者 2 年后可再孕。

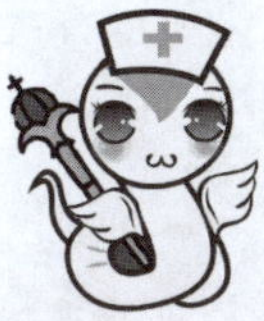

第二十三节 产褥感染病人的护理

应试考点

1. 护理措施

产褥感染是指分娩时及产褥期生殖道受病原体感染引起局部和全身的炎性变化。以混合性感染多见，厌氧菌为主。发病率约为 6%，是产妇死亡的四大原因之一（另外三种是产后出血、妊娠合并心脏病和严重的妊娠高血压疾病）。

一、临床表现

炎症类型	临床表现
急性外阴、阴道、宫颈炎	局部的灼热、疼痛、下坠感、伤口边缘红肿、脓性分泌物。阴道、宫颈感染表现为黏膜充血、溃疡分泌物增多并呈脓性
血栓性静脉炎	来自胎盘剥离处的感染性栓子，经血行播散引起盆腔血栓性静脉炎，病人多于产后 1～2 周继子宫内膜炎后出现反复发作寒战、高热，持续数周 若为下肢血栓性静脉炎，病人除有弛张热外，还有下肢持续性疼痛，局部静脉压痛或触及硬条索状物，血液回流受阻引起下肢水肿、皮肤发白和疼痛(称股白肿)
脓毒症及菌血症	当感染血栓脱落进入血液循环可引起脓毒症，出现肺、脑、肾脓肿或肺栓塞

二、治疗原则

(一)支持疗法

纠正贫血和水、电解质紊乱，加强营养和休息，增强机体抵抗力。

(二)抗生素的应用

抗生素的选择要依据细菌培养和药敏试验结果，首选广谱、高效抗生素等综合治疗，必要时短期加用肾上腺糖皮质激素。

(三)清除宫腔残留物

对盆腔脓肿要切开排脓或穿刺引流。

(四)血栓性静脉炎病人的治疗

对血栓性静脉炎病人，在应用大剂量抗生素的同时，可加用肝素，用药期间检测凝血功能，并口服双香豆素、阿司匹林等，也可用活血化瘀中药治疗。

三、护理措施

1. 采取半卧位或抬高床头，促进恶露引流，炎症局限，防止感染扩散。

2. 作好病情观察与记录。注意观察病人生命体征，恶露的颜色、形状与气味、子宫复旧情况、腹部体征及会阴伤口情况。

3. 保证产妇获得充足休息和睡眠，给予高蛋白、高热量、高维生素饮食；保证足够的液体摄入。

4. 做好会阴部护理，及时更换会阴垫，保持床单及衣物清洁。

5. 需要手术引流的患者做好配合及观察。

6. 对病人出现高热、疼痛、呕吐时按症状进行护理。

第二十四节 晚期产后出血病人的护理

应试考点

临床表现

分娩 24 小时后，在产褥期内发生的子宫大量出血，称晚期产后出血。以产后 1～2 周发病最常见，亦有迟至产后 6 周发病者。

真题精选

晚期产后出血好发于产后

A. 1～2 周　B. 24h　C. 48h　D. 3～4 周　E. 1 个月

答案:A

一、病因

(一)胎盘、胎膜残留

胎盘、胎膜残留是最常见的原因。

(二)蜕膜残留

蜕膜多在产后一周内脱落，并随恶露排出。蜕膜剥离不全，长时间残留，可影响子宫复旧，继发子宫内膜炎症，引起晚期产后出血。

(三)子宫胎盘附着面感染、复旧不全

多发生在2周左右。

(四)术后愈合不良

剖宫产术后切口愈合不良。

二、临床表现

胎盘、胎膜残留	血性恶露持续时间延长，以后反复出血或突然大量出血。检查发现子宫复旧不全。宫口松弛，有时可触及残留组织
蜕膜残留	与胎盘残留不易鉴别，宫腔刮出物病理检查可见蜕膜细胞和红细胞，但不见绒毛
子宫胎盘附着面感染或复旧不全	表现为突然大量阴道流血，检查发现子宫大而软，宫口松弛，阴道及宫口有血块堵塞
剖宫产术后子宫伤口裂开	多见于子宫下段剖宫产横切口两侧端

三、辅助检查

1. 血、尿常规。了解贫血和感染情况。
2. 超声检查。了解宫腔有无残留物及子宫切口愈合情况。
3. 宫腔分泌物培养或涂片检查。
4. 血HCG测定。有助于排除胎盘残留及绒毛膜癌。
5. 病理检查。

四、治疗原则

怀疑有宫内残留物或胎盘附着部位复位不全者，行刮宫术，针对出血原因针对性治疗，同时予抗生素预防并给予对症、支持治疗。

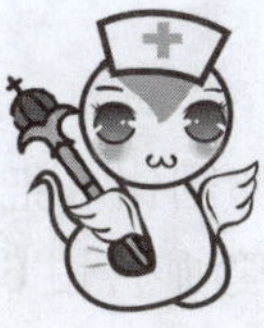

第二十五节 剖宫产术

应试考点

1. 常见的剖宫产方式
2. 剖宫产的护理措施

一、手术方式

(一)子宫下段剖宫产术

子宫下段剖宫产术是目前临床上最常用的剖宫产术式。切口在子宫下段，术时出血少，伤口愈合较好，瘢痕组织少，大网膜、肠管粘连较少见，再次分娩时发生子宫破裂率低。

(二)子宫体部剖宫产术

也称古典式剖宫产术。此法虽易掌握，但术中出血多，切口容易与大网膜、肠管、腹壁腹膜粘连，再次妊娠易发生子宫破裂，其适应证仅用于胎盘前置不能做子宫下段剖宫产术者。

(三)腹膜外剖宫产术

此术式虽较复杂，但不进入腹腔，可减少术后腹腔感染的危险，对有宫腔感染者尤为适用。但因此术式较费时，有胎儿窘迫、胎儿巨大者，技术操作不熟练者不适用。

二、适应证

1. 产力异常、骨盆狭窄、软产道异常、头盆不称、横位、臀位、巨大儿、珍贵儿等。

2. 妊娠并发症和妊娠合并症不宜经阴道分娩者。

3. 脐带脱垂、胎儿宫内窘迫者。

三、禁忌证

死胎及胎儿畸形，不应行剖宫产术终止妊娠。

四、麻醉方式

以持续硬膜外麻醉为主，特殊情况用全麻，也可用局麻。

五、术前评估

1. 评估产妇心理状况，告知产妇剖宫产术的目的，耐心解答有关疑问，缓解其焦虑情绪。

2. 评估并记录产妇生命体征及胎心率的变化。

3. 评估产妇的手术史、药物过敏史等。

4. 评估产妇的宫缩情况、胎先露下降程度、会阴情况等。

六、护理措施

(一)术前准备

1. 物品准备

剖宫产手术包 1 个，内有 25cm 不锈钢盆 1 个，弯盘 1 个，卵圆钳 6 把，1、7 号刀柄各 1 把，解剖镊 2 把，小无齿镊 2 把，大无齿镊 1 把，18cm 弯血管钳 6 把，10cm、12cm、14cm 直血管钳各 4 把，组织钳 4 把，持针器 3 把，吸引器头 1 个，阑尾拉钩 2 个，腹腔双头拉钩 2 个，刀片 3 个，双层剖腹单 1 块，手术衣 6 件，治疗巾 10 块，纱布垫 4 块，纱布 20 块，手套 6 副，1、4、7 号丝线各 1 个，可吸收缝线若干包。

2. 产妇准备

(1)做药物过敏试验、交叉配血试验、备血(估计在术中出血超过 1500ml)等准备。

(2)腹部准备同一般开腹手术。

(3)术前禁用呼吸抑制剂，以防发生新生儿窒息。

(4)做好新生儿保暖和抢救工作，如气管插管，氧气、急救药品等。

(5)协助产妇取左侧卧位倾斜10°～15°，防止仰卧位低血压综合征的发生。

(二)术中配合

协助摆放好产妇的体位，一般为仰卧位，对有血压下降或胎儿宫内窘迫者，可稍倾斜手术台或取侧卧位。

1.密切观察并记录产妇生命体征及胎心音的变化。

2.若因胎头入盆太深致取胎头困难，助手可在台下戴无菌手套自阴道向宫腔方向上推胎头。

3.建立静脉通路、遵医嘱使用缩宫素等。

4.麻醉后行留置导尿，观察并记录尿液颜色，性状及量。

5.当刺破胎膜时应注意产妇有无咳嗽、呼吸困难等症状，预防羊水栓塞的发生。

6.配合进行新生儿抢救与护理。

(三)术后护理

1.密切观察并记录产妇生命体征变化。

2.评估产妇子宫收缩及阴道流血状况，术后24小时产妇取半卧位，以利恶露排出。

3.评估手术切口有无红肿、渗出。

4.留置导尿管24小时，拔管后指导产妇自行排尿。

5.鼓励产妇勤翻身并尽早下床活动，6小时后进流食，根据肠道功能恢复情况指导饮食。

6.指导产妇进行母乳喂养。

7.指导产妇出院后保持外阴部清洁；落实避孕措施，至少应避孕2年；鼓励符合母乳喂养条件的产妇坚持母乳喂养；做产后保健操，促进骨盆肌及腹肌张力恢复；若出现发热、腹痛或阴道流血过多等，及时就医；产后42日去医院做健康检查。

应试一图通

第一节女性生殖系统解剖生理
- 外生殖器：阴阜、大阴唇、小阴唇、阴蒂和阴道前庭
- 内生殖器：阴道、子宫、输卵管及卵巢
- 真骨盆：是胎儿娩出的通道，又称骨产道
- 子宫内膜的周期性变化及月经周期的调节：增生期、分泌期、月经期

第二节妊娠期妇女的护理
- 妊娠诊断：妊娠试验、超声检查、基础体温测定
- 血液变化（32～34周）

第三节分娩期妇女的护理
- 先兆临产：不规律的子宫宫缩、胎儿下降感、见红
- 临产诊断：有规律且逐渐增强的子宫收缩
- 分娩期妇女的护理

第四节产褥期妇女的护理
- 护理措施：休息与活动、生殖器官的观察与护理、尿潴留和便秘
- 母乳喂养：产前乳房护理、母乳喂养技巧指导、乳头的皲裂的护理、乳房肿胀的护理

第五节流产病人的护理
- 临床表现：先兆流产、难免流产、不全流产、完全流产、稽留流产、习惯性流产
- 治疗原则：不同的流产有不同的处理原则

第六节早产病人的护理
- 临床表现：不规则子宫收缩

第七节过期妊娠病人的护理
- 定义：凡平时月经周期规律，妊娠达到或超过42周尚未分娩者称过期妊娠

第八节妊娠期高血压疾病病人的护理
- 临床表现及分类：妊娠期高血压、子痫前期、子痫、慢性高血压并发子痫前期、妊娠合并慢性高血压
- 使用硫酸镁的注意事项：膝腱反射、呼吸、尿量

第九节异位妊娠病人的护理
- 常见部位：输卵管妊娠最为常见，输卵管的壶腹部为最常见部位
- 临床表现：停经、腹痛、阴道流血、晕厥与休克、腹部包块

第十节胎盘早剥病人的护理
- 临床表现：剥离面大小、出血类型、阴道流血量、腹痛等

第十一节前置胎盘病人的护理
- 临床表现：无诱因、无痛性反复阴道流血是前置胎盘的主要症状
- 护理措施：需立即终止妊娠者、接受期待疗法孕妇的管理

第十二节羊水量异常病人的护理
- 羊水过多：凡在妊娠任何时期内羊水量超过2000ml者,称为羊水过多
- 羊水过少：妊娠足月时羊水量少于300ml，称为羊水过少
- 穿刺羊水后护理：腹部放置沙袋或加腹带包扎
- 羊水过多原因：胎儿畸形，以中枢神经系统和上消化道畸形最为常见

第十三节多胎妊娠及巨大胎儿病人的护理
- 巨大儿定义：体重达到或超过 4000g 的胎儿，称为巨大胎儿

第十四节胎儿宫内窘迫病人的护理
- 临床表现：胎心音改变、胎动异常及羊水胎粪污染或羊水过少
- 护理措施：一般护理、做好术前或阴道助娩准备、作好新生儿抢救和复苏的准备

第十五节胎膜早破病人的护理
- 护理措施：严密观察胎心音、胎动、羊水性状、孕妇生命体征，使用抗生素等

第十六节妊娠期合并症病人的护理
- 心脏负担最重时期：妊娠期 32～34 周、分娩期、产后 3 天内
- 可否继续妊娠评估

第十七节产力异常病人的护理
- 产程曲线异常：潜伏期延长、活跃期延长、第二产程延长等

第十八节产道异常病人的护理
- 三个平面：入口平面、中骨盆平面、出口平面

第十九节胎位异常病人的护理
- 胎位矫正的干预时间、矫正方法：妊娠 30 周后胎位不正者,可给予膝胸卧位矫正胎位

第二十节产后出血病人的护理
- 定义：胎儿娩出后 24 小时内由出血量超过 500ml 者为产后出血
- 护理措施（加强宫缩）：预防产后出血、迅速止血

第二十一节羊水栓塞病人的护理
- 临床表现：心肺功能衰竭和休克、DIC 引起的出血、急性肾衰竭

第二十二节子宫破裂病人的护理
- 修补术后可再次妊娠的时间：2 年后可再孕

第二十三节产褥感染病人的护理
- 护理措施：卧位、病情观察、对症处理等

第二十四节晚期产后出血病人的护理
- 临床表现：胎盘、胎膜残留，蜕膜残留，子宫胎盘附着面感染或复旧不全，剖宫产术后子宫伤口裂开

第二十五节剖宫产术
- 常见的剖宫产方式；剖宫产的护理措施

过关必备 · 顶级教辅
全国护士执业资格考试

申庭教育
SHENTING EDUCATION
为每一位奋斗在一线的天使提供帮助

应试金典

人机对话考试用书

护考权威考点大全

下册

重庆保航教育科技有限公司 主编

最新考纲

揭秘考纲 · 聚焦考点　知识清楚 · 方法简单
学习障碍 · 全面清扫　赢在起点 · 悟通护考

四川科学技术出版社

前言

全国护士执业资格考试性质

1. 护士执业资格考试实行国家统一考试制度。统一考试大纲，统一命题，统一合格标准。

2. 护士执业资格考试包括专业实务和实践能力两个科目。一次考试通过两个科目为考试成绩合格。

3. 为加强对考生实践能力的考核，采用“人机对话”考试方式进行。

《护考权威考点大全》对全国护士执业资格考试具有极强的指导性。全书依据最新版全国护士执业资格考试大纲，由申庭教育权威专家编写，其内容直击考点，揭秘命题，知识清楚，方法简单。全书旨在帮助护考生在最短的时间内，以轻松、快捷的方式掌握护考大纲所有的考察内容，从而达到护考一次过关的目的。

《护考权威考点大全》的备考优势

1. 应试考点：在每个小节内容前均有“应试考点”。全面归纳每个小节护考重要考点，使考生复习无遗漏，快速掌握核心考点。

2. 红色印记：应试考点内容均采用红色字体重点标记，同时，护考每年必考考点均用5颗红色星星特殊标记。考点内容清晰展现、一目了然。

3. 真题精选：每一个应试考点均配有历年真题。让考生直观了解应试考点在护考中是怎么样出题的，以什么样的形式进行考察，增强考生机考应试能力。

4. 巅峰速记法：每个应试考点内容下均配有巅峰速记法。解决低效记忆问题，为考生记忆考点提供捷径。

5. 图文并茂：针对临床应试考点均有图片展示。让考生更加贴近临床场景，快速掌握记忆临床考点内容，增强对实践能力的应试作答能力。

6. 表格对比：相近易混淆考点均采用表格对比。防止考生对相近知识点记忆混淆，同时化繁为简，采用表格对比记忆法，高效记忆。

7. 应试一图通：每个章节最后都配有“应试一图通”。“应试一图通”是对本章所有应试考点的总结归纳框图，目的在于帮助考生系统掌握全章应试考点，完成应试考点系统骨架的构建，让考生极大地提升答题正确率和缩短答题时间。

全国护士执业资格考试夺分项

护考夺分项	类型	要求
“最突出”类知识点	必考类考点	牢固掌握
“最常见”类知识点	必考类考点	牢固掌握
“因果关系”类知识点	必考类考点	牢固掌握
治疗类知识点	必考类考点	牢固掌握
时间类知识点	必考类考点	牢固掌握
疾病诊断类知识点	必考类考点	牢固掌握
部位类知识点	必考类考点	牢固掌握
病例类知识点	必考类考点	牢固掌握
病因类知识点	必考类考点	牢固掌握
“最主要”类知识点	必考类考点	牢固掌握
“体位”类知识点	必考类考点	牢固掌握

数据及数据计算类知	必考类考点	牢固掌握
“特征”“特点”类知	必考类考点	牢固掌握
疾病临床表现类知识	必考类考点	牢固掌握
药物类知识点	必考类考点	牢固掌握
“首选”“首先”类知	必考类考点	牢固掌握
“概念”类知识点	必考类考点	牢固掌握
“临床表现”类知识点	必考类考点	牢固掌握
“三联征”类知识点	高频类考点	理解记忆
“适应证”类知识点	高频类考点	理解记忆
“禁忌证”类知识点	高频类考点	理解记忆
“典型”类知识点	高频类考点	理解记忆
“机制”类知识点	高频类考点	理解记忆
“目的”类知识点	高频类考点	理解记忆
“最有效”类知识点	高频类考点	理解记忆
“指标”类知识点	高频类考点	理解记忆
“顺序类”类知识点	高频类考点	理解记忆
“最重要”类知识点	高频类考点	理解记忆
“药物副作用”类知识	高频类考点	理解记忆
“三主症”类知识点	高频类考点	理解记忆

目录

第八章 新生儿和新生儿疾病的护理

第九章 泌尿生殖系统疾病病人的护理

第十一章 损伤、中毒病人的护理

第十二章 肌肉骨骼系统和结缔组织疾病病人的护理

第十三章　肿瘤病人的护理

第十四章　血液、造血器官及免疫疾病病人的护理

第十五章　内分泌、营养及代谢疾病病人的护理

第十六章　神经系统疾病病人的护理

第八章 新生儿和新生儿疾病的护理

应试策略

本章节考点较为集中，在学习时注意正常新生儿和早产儿的区别，掌握新生儿疾病的临床表现及护理措施。

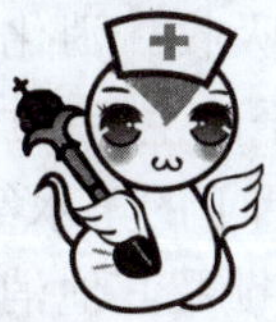

第一节 正常新生儿的护理

应试考点

1. 常见几种特殊生理状态
2. 护理措施

从脐带结扎至生后满 28 天称为新生儿期，期间的小儿称为新生儿。

正常足月儿：是指胎龄满 37～42 周出生，出生体重在 2500～4000g，无任何畸形和疾病的活产婴儿。

一、外观特点

正常新生儿体重在 2500g 以上，身长在 47cm 以上，哭声响亮，肌肉有一定张力，四肢屈曲，皮肤红润，胎毛少，耳壳软骨发育好，指（趾）甲达到或超过指（趾）端，乳晕清楚，乳头突起，乳房可扪到结节，整个足底有较深的足纹，男婴睾丸下降，女婴大阴唇覆盖小阴唇。

二、生理的特点

(一)呼吸系统

胎儿在宫内不需要肺的呼吸，但有微弱的呼吸运动。分娩后新生儿在第一次吸气后紧接着啼哭，肺泡张开。由于呼吸中枢发育不成熟，呼吸节律不规则，频率较快，40 次/分左右。由于胸腔较小，肋间肌肉较弱，胸廓运动较浅，主要靠膈肌运动，以腹式呼吸为主。

巅峰速记法：胎儿在子宫内不需要肺的呼吸，因此含氧量高的器官不是肺，而是肝脏。

(二)循环系统

胎儿出生后血液循环发生巨大变化。

1. 脐带结扎，胎盘-脐血循环终止。

2. 随着呼吸建立和肺膨胀，肺血管阻力降低，肺血流增加。

3. 从肺静脉回流到左心房的血量显著增加，压力增高，使卵圆孔功能性关闭。

4. 由于 PaO_2 增高，动脉导管收缩，出现功能性关闭，完成胎儿循环向成人循环的转变。新生儿心率波动较大，100～150 次/分，平均 120～140 次/分，血压平均为 70/50mmHg。

(三)消化系统

足月儿吞咽功能已经完善，但食管下端括约肌松弛，胃呈水平位，幽门括约肌较发达，易溢乳甚至呕吐。新生儿消化道面积相对较大，有利于吸收。消化道已能分泌大部分消化酶，只是淀粉酶至出生后 4 个月才能达到成人水平。生后 10～12 小时开始排胎粪，2～3 天内排完。胎粪由胎儿肠道分泌物、胆汁及咽下的羊水等组成，呈墨绿色，若超过 24 小时还未见胎粪排出，应检查是否为肛门闭锁及其他消化道畸形。

(四)泌尿系统

新生儿一般出生后 24 小时内排尿。如生后 48 小时无尿，需要检查原因。新生儿肾小球滤过率低，浓缩功能较差，不能迅速排出过多的溶质，易出现水肿或脱水症状；肾脏的稀释功能尚可，而排磷功能较差，因此易导致低钙血症。

(五)免疫系统

胎儿可从母体通过胎盘得到免疫球蛋白 IgG，因此新生儿对一些传染病如麻疹有免疫力而不易感染；而免疫球蛋白 IgA 和 IgM 则不能通过胎盘传给新生儿，因此新生儿易患呼吸道、消化道感染和大肠埃希菌、金黄色葡萄球菌败血症。新生儿单核-吞噬细胞系统和白细胞的吞噬作用较弱，血清补体比成人低，白细胞对真菌的杀灭能力也较低，这是新生儿易被感染的另一原因。人乳的初乳中含较高免疫球蛋白 IgA，应提倡母乳喂养，提高新生儿抵抗力。

(六)血液系统

新生儿出生时血液中细胞数较高，血红蛋白中胎儿血红蛋白（HbF）约占 70%，后渐被成人血红蛋白（HbA）替代。由于胎儿血红蛋白对氧有较强的亲和力，氧离曲线左移，不易将氧释放到组织，所以新生儿缺氧对发绀不明显。足月儿刚出生时白细胞较高，第 3 天开始下降。由于胎儿肝脏维生素 K 储存量少，凝血因子活性低，故生后常规注射维生素 K_1。

(七)神经系统

新生儿脑相对较大，重 300～400g，占体重 10%～20%（成人仅 2%）。脊髓相对较长，大脑皮质兴奋性低，睡眠时间长。新生儿期间视觉、听觉、味觉、触觉、温度觉发育良好，痛觉、嗅觉（除对母乳外）相对较差。足月儿出生时已具有原始的神经反射如觅食反射、吸吮反射、握持反射、拥抱反射和交叉伸腿反射。新生儿巴氏征、克氏征、佛斯特征阳性属于正常现象。

(八)常见几种特殊生理状态

1.生理性体重下降

新生儿出生后数日内，因丢失水分较多及胎粪排出，出现体重下降，但一般不超过10%，生后10天左右恢复到出生时体重。

真题精选

某新生儿，日龄5天，出生体重3kg，目前体重2.8kg，妈妈很担心孩子的体重会持续下降，护士向妈妈解释孩子的体重将会恢复正常，下列解释正确的是

A.1天内恢复正常　B.7天内恢复正常　C.10天内恢复正常

D.2周内恢复正常　E.3周内恢复正常

答案:C

2.乳腺肿大

生后第3～5天，男、女新生儿均可发生乳腺肿大，切勿挤压，以免感染。一般生后2～3周消退。

3.“马牙”和“螳螂嘴”

新生儿上腭中线和齿龈切缘上常有黄白色小斑点，民间称“马牙”，系上皮细胞堆积或黏液腺分泌物积留所致，于生后数周至数月自行消失。新生儿面颊部有脂肪垫，俗称“螳螂嘴”，对吸乳有利，不应挑剔，以免发生感染。

4.生理性黄疸

大部分新生儿在生后2～3日即出现黄疸，4～5日最重，足月儿最迟2周内，早产儿可延迟到3～4周消退，但患儿一般情况良好，食欲正常。

5.假月经

有些女婴生后5～7天阴道可见血性分泌物，可持续1周，称假月经。系因妊娠后期母亲雌激素进入胎儿体内，生后突然中断，形成类似月经的出血，一般不必处理。

真题精选

足月新生儿，女，出生5天。阴道流出少量血性液体，无其他出血倾向，反应好，吸吮有力，大小便正常。正确的护理措施

A.无须处理　B.换血治疗　C.局部包扎止血

D.静脉滴注安络血　E.连续肌注维生素K_1

答案:A

6. 粟粒疹

新生儿生后3周内，可在鼻尖、鼻翼、面颊部长出细小的、白色或黑色的、突出在皮肤表面的皮疹，系新生儿皮脂腺功能未完全发育成熟所致，多自行消退，一般不必处理。

三、护理措施

(一) 保持呼吸道通畅

新生儿娩出后，一切操作均应在保暖条件下进行。在新生儿开始呼吸前应迅速清除口、鼻部的黏液及羊水，以免引起吸入性肺炎。保持新生儿舒适体位，如仰卧时避免颈部前屈或过度后仰，俯卧时头侧向一侧。专人看护，经常检查鼻孔是否通畅，清除鼻孔内分泌物，避免物品阻挡新生儿口鼻腔或按压其胸部。

(二) 维持体温稳定

1. 保暖

新生儿出生后应立即擦干身体，用温暖毛巾包裹，以减少辐射。对流及蒸发散热，并应因地制宜采取不同的保暖措施，使新生儿处于“适中温度”。保暖方法有戴帽、母体胸前怀抱、母亲“袋鼠”式怀抱，应用婴儿暖箱和远红外线辐射床等。此外，接触新生儿的手、仪器、物品等均应保持温度。

2. 新生儿室条件

新生儿室应安置在阳光充足、空气流通的朝南区域。室内最好备有空调和空气净化设备，保持室温在22～24℃ 、相对湿度在55%～65%。每张床最好拥有3m^2的空间，床间距宜1m以上。

(三) 预防感染

1. 严格执行消毒隔离制度

接触新生儿前后勤洗手，避免交叉感染。各类医疗器械定期消毒，每季度对工作人员作1次咽拭子培养，对患病或带菌者暂调离新生儿室。

2. 保持脐部清洁干燥

一般在新生儿分娩后立即结扎脐带，消毒处理好残端。脐带脱落前应注意脐部有无渗血，保持脐部不被污染。脐带脱落后应注意脐窝有无分泌物及肉芽，有分泌物者先用3%的过氧化氢（双氧水）棉签擦拭，再用0.2%～0.5%的碘伏棉签擦拭，并保持干燥。有肉芽组织可用硝酸银烧灼局部。

3. 作好皮肤护理

体温稳定后，每天沐浴1次，以保持皮肤清洁和促进血液循环。检查脐带、皮肤完整性及有无肛旁脓肿等情况，每次大便后用温水清洗会阴及臀部，以防尿布性皮炎。衣服宽大、质软，不用纽扣。

(四) 合理喂养

1. 喂养

正常足月儿提倡早哺乳，一般生后半小时内即可让母亲怀抱新生儿使其吸吮，以促进乳汁分泌，并可防止低血糖。鼓励按需哺乳。无法母乳喂养者先试喂 5%～10% 葡萄糖水，如无消化道畸形，吸吮吞咽功能良好者可给予配方乳。人工喂养者，奶具专用并严格消毒，奶汁流速以连续滴入为宜。奶量以喂奶后安静、不吐、无腹胀和理想的体重增长（15～30g/d，生理性体重下降期除外）为标准。

2. 监测体重

定时、定秤测量。每次测量前均要调节磅秤零点，确保测得体重的精准度，为了解营养状况提供可靠的依据。

四、健康教育

(一)促进母婴感情建立

提倡母婴同室和母乳喂养。在母婴情况允许下，应尽早将新生儿安放在母亲身旁，进行皮肤接触，鼓励提早吸吮，促进感情交流，利于新生儿身心发育。

(二)宣传有关育儿保健知识

与家长沟通时，介绍喂养、保暖、皮肤护理、预防接种、添加辅食的原则等知识。

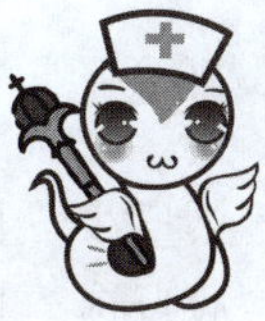

第二节 早产儿的护理

应试考点

1. 早产儿外观特点
2. 早产儿的护理措施

一、外观特点

早产儿体重大多在 2500g 以下，身长不到 47cm，哭声轻，颈肌软弱，四肢肌张力低下，皮肤红嫩，胎毛多，耳壳软，指（趾）甲未达指（趾）端，乳晕不清，足底纹少，男婴睾丸未降或未完全下降，女婴大阴唇不能盖住小阴唇。

二、生理特点

(一)呼吸系统

早产儿呼吸中枢发育不成熟，呼吸浅表而不规则，常出现呼吸暂停现象。由于肺部发育不成熟，肺泡表面活性物质少，易发生肺透明膜病。

(二)循环系统

早产儿心率快，血压较足月儿低，部分可伴有动脉导管未闭。

(三)消化系统

早产儿吸吮能力差，吞咽反射弱，容易呛乳而发生乳汁吸入。胃贲门括约肌松弛、容量小，易发生胃食管反流和溢乳。早产儿各种消化酶不足，尤其是胆酸的分泌较少，对脂肪的消化吸收较差。在缺血、缺氧、喂养不当情况下易发生坏死性小肠炎。此外，由于早产儿的胎粪形成较少和肠蠕动乏力，易发生胎粪延迟排出。

(四)血液系统

早产儿血小板数量较足月略低，贫血常见；维生素 K、铁及维生素 D 贮存较足月儿低，更易发生出血、贫血和佝偻病。

(五)泌尿系统

早产儿肾脏浓缩功能更差，肾小管对醛固酮反应低下，排钠分数高，易产生低钠血症。葡萄糖阈值低，易发生糖尿。碳酸氢根阈值低、肾小管排酸能力差，在用普通牛奶人工喂养时，因为酪蛋白含量较高，可发生晚期代谢性酸中毒。

(六)神经系统

神经系统的功能与胎龄有密切关系，胎龄越小，反射越差。早产儿易发生缺氧，导致缺氧缺血性脑病。此外，由于早产儿脑室管膜下存在发达的胚胎生发层组织，因而易导致颅内出血。

(七)免疫系统

早产儿皮肤娇嫩，屏障功能弱，体液及细胞免疫功能均很不完善，IgG 和补体水平较足月儿更低，极易发生各种感染。

(八)体温调节

早产儿体温调节功能更差，棕色脂肪少，基础代谢低，产热量少，而体表面积相对大，皮下脂肪少，易散热，同时汗腺发育不成熟和缺乏寒战反应。因此，早产儿的体温易随环境温度变化而变化，且常因寒冷而导致硬肿症的发生。

三、护理措施

(一)维持体温稳定

根据早产儿的体重、成熟度及病情，给予不同的保暖措施，加强体温监测。一般体重小于 2000g 者，应尽早置婴儿暖箱保暖。体重大于 2000g 在箱外保暖者，应给予戴帽保暖，以降低氧耗量和散热量。暴露操作应在远红外辐射床保暖下进行；没有条件者，因地制宜，加强保暖，尽量缩短操作时间。维持室温在 24～26℃、相对湿度在 55%～65%。

●**巅峰速记法：** 正常足月儿室温为 22～24℃，而早产儿室内温度要求在 24～26℃。

真题精选

早产儿，胎龄 35 周，目前体重 2100g，护士应将室温保持在

A. 18～20℃　B. 21～23℃　C. 24～26℃　D. 27～28℃　E. 29～30℃

答案:C

（二）合理喂养

尽早开奶，以防止低血糖。提倡母乳喂养，无法母乳喂养者以早产儿配方乳为宜。喂乳量根据早产儿耐受力而定，以不发生胃潴留及呕吐为原则。吸吮能力差和吞咽不协调者可用间歇鼻饲喂养、持续鼻饲喂养，能量不足者以静脉高营养补充并合理安排，补液与喂养时间交叉，尽可能减少血糖浓度波动。每天详细记录出入量、准确测量体重，以便分析、调整喂养方案，满足能量需求。

早产儿缺乏维生素K依赖凝血因子，出生后应及时补充维生素K，预防出血症。除此之外，还应补充维生素A、C、D、E和铁剂等物质。

（三）维持有效呼吸

保持呼吸道通畅，早产儿仰卧时可在肩下放置小的软枕，避免颈部弯曲、呼吸道梗阻。出现发绀时应查明原因，同时给予吸氧，吸入氧浓度以维持动脉血氧分压50～80mmHg或经皮血氧饱和度在88%～93%为宜。一旦症状改善立即停用，预防氧疗并发症。呼吸暂停者给予拍打足底、托背、刺激皮肤等处理，条件允许放置水囊床垫，利用水振动减少呼吸暂停的发生。反复发作者可遵医嘱给予氨茶碱静脉输注。

（四）密切观察病情

早产儿病情变化快，常出现呼吸暂停等生命体征的改变，除应用监护仪监测体温、脉搏、呼吸等生命体征外，还应注意观察患儿的进食情况、精神反应、哭声、反射、面色、皮肤颜色、肢体末梢的温度等情况。若早产儿摄入量不足或疾病影响需药物治疗及补液时，要加强补液管理。配制液体时，剂量要绝对精确。输液过程中，最好使用输液泵，严格控制补液速度，定时巡回记录，防止高血糖、低血糖的发生。

（五）预防感染

严格执行消毒隔离制度，工作人员相对固定，严格控制入室人数，室内物品定期更换消毒，防止交叉感染。强化洗手意识，每次接触早产儿前后要洗手或用快速消毒液擦拭手部，严格控制医源性感染。

四、健康教育

生育早产儿的母亲往往会有忧郁和罪恶感，接受早产儿需要特殊照顾的观念常需一段时间。早产儿往往需要较长时间的住院，这使父母无法确切了解孩子的生活，因此应在提供隔离措施的前提下，鼓励父母进入早产儿室，探视和参与照顾患儿的活动：如抱抚、亲自喂奶等。指导父母冲调奶粉、沐浴、预防接种、门诊随访的相关事项等，以使他们得到良好的信息支持并树立照顾患儿的信心。

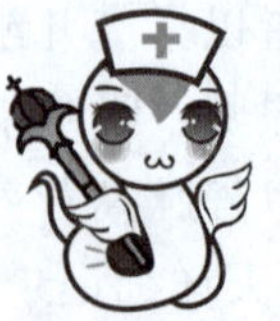

第三节 新生儿窒息的护理

应试考点

1. 病因
2. Apgar 评分
3. 新生儿窒息抢救的首要原则

新生儿窒息是胎儿因缺氧发生宫内窘迫或娩出过程中引起的呼吸、循环障碍，以致生后 1 分钟内无自主呼吸或未能建立规律性呼吸，而导致低氧血症和混合性酸中毒。本病是新生儿伤残和死亡的重要原因之一。

一、病因

凡能造成胎儿或新生儿缺氧的因素均可引起窒息。

(一)孕母因素

孕母患有全身性疾病如糖尿病，心脏病，严重贫血及肺部疾患等。孕母有妊娠高血压综合征。孕母吸毒、吸烟。孕母年龄大于 35 岁或小于 16 岁等。

(二)胎盘和脐带因素

前置胎盘、胎盘早剥、胎盘老化等。脐带受压、打结、绕颈等。

(三)分娩因素

难产，手术产如高位产钳。产程中药物（镇静剂、麻醉剂、催产素）使用不当等。

(四)胎儿因素

早产儿、小于胎龄儿、巨大儿。先天畸形如呼吸道畸形。羊水或胎粪吸入气道。胎儿宫内感染所致神经系统受损等。

二、临床表现

(一)胎儿缺氧

早期有胎动增加，胎儿心率增快，≥160 次/分；晚期胎动减少甚至消失，胎心率变慢或不规则，＜100 次/分，羊水被胎粪污染呈黄绿色或墨绿色。

(二)Apgar 评分

Apgar 评分是一种简易的临床上评价新生儿窒息程度的方法。内容包括心率、呼吸、对刺激的反应、肌张力和皮肤颜色 5 项；每项 0～2 分，总共 10 分，8～10 分为正常，4～7 分为轻度窒息，0～3 分为重度窒息。生后 1 分钟评分可区别窒息程度，5 分钟及 10 分钟评分有助于判断复苏效果和预后。

1. 新生儿 Apgar 评分法

体征	评分标准		
	0	1	2
皮肤颜色	青紫或苍白	躯干红，四肢青紫	全身红
心率（次/分）	无	＜100	＞100
弹足底或插鼻反应	无反应	有些动作，如皱眉	哭，喷嚏
肌张力	松弛	四肢略屈曲	四肢能活动
呼吸	无	慢，不规则	正常，哭声响

2. 窒息程度对比

	轻度（青紫）窒息	重度（苍白）窒息
Apgar 评分	4～7 分	0～3 分
皮肤颜色	青紫色	皮肤苍白，口唇暗紫色
呼吸	浅或不规律	无呼吸或仅有喘息样微弱呼吸
心率	80～120 次/分	心率＜80 次/分
肌张力	肌张力好，四肢稍屈	肌张力低

真题精选

患儿女，足月儿，出生后 1 分钟评估患儿情况：躯干皮肤色红，四肢较紫、心率 120 次/分，哭声响亮、肌张力好，呼吸 45 次/分。该足月儿最终的 Apgar 评分是

A. 6 分　B. 7 分　C. 8 分　D. 9 分　E. 10 分

答案:D

(三)各器官受损表现

窒息、缺氧缺血造成多器官性损伤，但发生的频率和程度则常有差异。

1. 心血管系统

轻症时有传导系统和心肌受损；严重者出现心源性休克和心衰。

2. 呼吸系统

易发生羊水或胎粪吸入综合征，肺出血和持续肺动脉高压，低体重儿常见肺透明膜病、呼吸暂停等。

3. 泌尿系统

急性肾衰时有尿少、蛋白尿、血尿素氨及肌酐增高，肾静脉栓塞时可见肉眼血尿。

4. 中枢神经系统

主要是缺氧缺血性脑病和颅内出血。

5. 代谢方面

常见低血糖，电解质紊乱如低钠血症和低钙血症等。

6. 消化系统

有应激性溃疡和坏死性小肠结肠炎等。缺氧还导致肝葡萄糖醛酸转移酶活力降低，酸中毒更可抑制胆红素与白蛋白结合而使黄疸加重。

三、治疗原则

(一) 预防

预防及积极治疗孕母疾病。

(二) 早期预测

估计胎儿娩出后有窒息危险时，应充分作好准备工作，包括人员、仪器、物品等。

(三) 及时复苏

按 A、B、C、D、E 复苏方案。A. 清理呼吸道；B. 建立呼吸、增加通气；C. 维持正常循环、保证足够心搏出量；D. 药物治疗；E. 评价和环境（保温）。其中 A、B、C 三步最为重要，A 是根本，B 是关键，评价和保温贯穿于整个复苏过程。

巅峰速记法： 新生儿窒息复苏顺序为 A、B、C、D、E 的顺序进行，但是对于心脏骤停者进行复苏的顺序为 C、A、B、D、E。

(四) 复苏后处理

评估和监测呼吸、心率、血压、尿量、肤色、经皮氧饱和度及窒息所致的神经系统症状等，注意维持内环境稳定，控制惊厥，治疗脑水肿。

四、护理措施

(一) 复苏

新生儿窒息的复苏应由产科及儿科医师、护士共同合作进行。

1. 复苏程序

严格按照 A→B→C→D 步骤进行，顺序不能颠倒。复苏过程中严密心电监护。

(1) A(清理呼吸道)：胎头娩出后用挤压法清除口、鼻、咽部黏液及羊水，胎儿娩出断脐后，继续用吸痰管吸出新生儿咽部黏液和羊水，必要时用气管插管吸取，动作轻柔，避免负压过大而损伤气道黏膜。

(2) B(建立呼吸)：确认呼吸道通畅后对无呼吸或心率＜100 次/分的新生儿应进行正压人工呼吸，一般采用自动充气式气囊进行。正压人工呼吸的频率是 40～60 次/分。 正压人工呼吸 30 秒后若心率＜100 次/分，须进行气管插管正压通气。

(3) C（维持正常循环）：胸外按压；使新生儿仰卧于硬垫上，垫上肩垫，颈部轻度仰伸，用拇指法或双指法有节奏地按压胸骨体下 1/3 部位，每分钟按压 120 次，按压深度为胸廓按下 1.5～2cm，按压与通气比为 3∶1。

(4)D(药物治疗)：建立有效静脉通道，保证药物应用；刺激心跳用肾上腺素静脉注射；纠正酸中毒常用5%碳酸氢钠脐静脉缓慢注入；扩容用全血、生理盐水、白蛋白等。

2. 复苏后监护

监护主要内容为体温、呼吸、心率、血压、尿量、肤色和窒息所导致的神经系统症状；注意酸碱失衡、电解质紊乱、大小便异常、感染和喂养等问题。认真观察并作好相关记录。

(二)保暖

在整个抢救过程中必须注意保暖，应在30～32℃的抢救床上进行抢救，胎儿出生后立即擦干躯体的羊水及血迹，减少散热，因为在适宜的温度中新生儿的新陈代谢及耗氧最低，有利于患儿复苏。

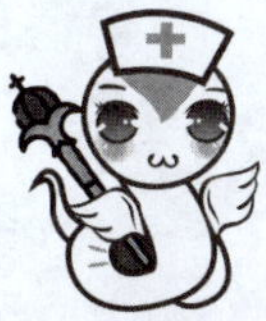

第四节 新生儿缺氧缺血性脑病的护理

应试考点

1. 临床表现
2. 治疗原则

一、病因

(一)缺氧

1. 围生期窒息。
2. 反复呼吸暂停。
3. 严重的呼吸系统疾病。
4. 右向左分流型先天性心脏病等。其中围生期窒息是引起新生儿缺氧缺血性脑病的主要原因。

(二)缺血

1. 心跳停止或严重的心动过缓。
2. 重度心力衰竭或周围循环衰竭。

二、临床表现

主要表现为意识改变及肌张力变化，严重者可伴有脑干功能障碍。根据病情不同分为轻、中、重3度。

(一)轻度

表现为兴奋、激惹，肢体及下颏可出现颤动，吸吮反射正常，拥抱反射活跃，肌张力正常，呼吸平稳，前囟平，一般不出现惊厥。

(二)中度

表现为嗜睡，反应迟钝，肌张力降低，肢体自发动作减少，可出现惊厥。前囟张力正常或稍高，拥抱反射和吸吮反射减弱，瞳孔缩小，对光反应迟钝。

(三)重度

表现为意识不清，常处于昏迷状态，肌张力低下，肢体自发动作消失，惊厥频繁，反复呼吸暂停，前囟张力高，拥抱反射、吸吮反射消失，瞳孔不等大或瞳孔放大，对光反应差，心率减慢。

三、辅助检查

(一)脑电图

可客观反映脑损害的程度。轻度脑电图正常；中度可见癫痫样波或电压改变；重度脑电图及影像诊断明显异常。脑干诱发电位也异常。

(二)头颅 B 超

对脑室及其周围出血具有较高的特异性。

(三)CT 扫描

最适合的检查时间为生后 2～5 日。

四、治疗原则

(一)支持疗法

给氧、纠正酸中毒、改善通气、维持血压稳定、维持血糖在正常高值。

(二)控制惊厥

控制惊厥首选苯巴比妥钠，负荷量为 20mg/kg，15～30 分钟静脉滴入，若不能控制惊厥，1 小时后可加用 10mg/kg，每日维持量为 3～5mg/kg。地西泮（安定）的作用时间短，疗效快，在上述药物疗效不明显时可加用，剂量为 0.1～0.3mg/kg，静脉滴注，两药合用时应注意抑制呼吸的可能性。

真题精选

新生儿缺氧缺血性脑病出现惊厥时首选

A. 地西泮　B. 水合氯醛　C. 苯巴比妥钠　D. 苯妥英钠　E. 氯胺酮

答案:C

(三)治疗脑水肿

出现颅内高压症状可先用呋塞米 1mg/kg，静脉推注；也可用甘露醇，首剂 0.5～0.75g/kg 静脉推注，以后可用 0.25～0.5g/kg，每 4～6 小时 1 次。

(四)亚低温治疗

采用人工诱导方法将体温下降 2～4℃，减少脑组织的基础代谢，保护神经细胞。降温的方式可以采用全身性或选择性头部降温，前者能迅速、稳定地将脑部温度降到预期的温度，但易出现新生儿硬肿症，而后者能避免其缺点，又能发挥脑保护作用。目前亚低温治疗新生儿缺氧缺血性脑病，仅适用于足月儿，对早产儿尚不宜采用。

五、护理措施

(一)给氧

及时清除呼吸道分泌物，保持呼吸道通畅。选择合适的给氧方式，根据患儿缺氧情况，可给予鼻导管吸氧或头罩吸氧，如缺氧严重，可考虑气管插管及机械辅助通气。

(二)监护

严密监护患儿的呼吸、血压、心率、血氧饱和度等，注意观察患儿的神志、瞳孔、前囟张力及抽搐等症状，观察药物反应。

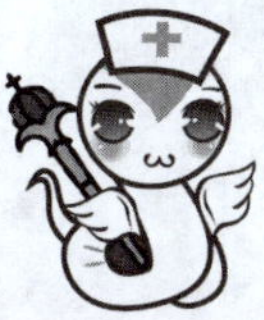

第五节　新生儿颅内出血的护理

应试考点

新生儿颅内出血的原因

新生儿颅内出血主要因缺氧或产伤引起，早产儿发病率较高，是新生儿早期的重要疾病与死亡原因。

一、病因

(一)缺氧

缺氧是导致颅内出血发生的主要原因，多见于未成熟儿。

(二)产伤

因胎头过大、臀产、急产、产程过长、高位产钳、多次吸引器助产等，均可使胎儿头部受挤压而导致小脑幕撕裂而致硬脑膜下出血，大脑表面静脉撕裂常伴有蛛网膜下腔出血。

(三)操作不当

高渗液体快速输入、机械通气不当、血压波动过大、操作时对头部按压过重均可引起颅内出血。

二、临床表现

颅内出血的症状和体征与出血部位及出血量有关，一般出生后1～2天内出现。常见症状如下。

(一)意识形态改变

如激惹、过度兴奋或表情淡漠、嗜睡、昏迷等。

(二)眼症状

如凝视、斜视、眼震颤等。

(三)颅内压增高表现

如前囟隆起、脑性尖叫、惊厥等。

(四)呼吸改变

出现呼吸增快、减慢、不规则或暂停等。

(五)肌张力改变

早期肌张力增高，以后减低。

(六)瞳孔

不对称，对光反应差。

(七)其他

黄疸和贫血。

三、辅助检查

脑脊液检查、CT 和 B 超等有助于诊断和判断预后。

四、治疗原则

(一)止血

可选择使用维生素 K_1、酚磺乙胺（止血敏）、卡巴克络（安络血）和巴曲酶（立止血）等。

(二)镇静、止惊

选用地西泮、苯巴比妥等。

(三)降低颅内压

有颅内压高压者可选用呋塞米。如有瞳孔不等大、呼吸节律不整、叹息样呼吸或双吸气等，可使用甘露醇，剂量根据病情决定。

(四)应用脑代谢激活剂

出血停止后，可给予胞磷胆碱（胞二磷胆碱）、脑活素静脉滴注，10～14 天为 1 个疗程。恢复期可给吡拉西坦（脑复康）。

(五)外科处理

足月儿有症状的硬脑膜下出血，可用腰穿针从前囟边缘进针吸出积血。脑积水早期有症状者可行侧脑室穿刺引流，. 进行性加重者行脑室-腹腔分流。

五、护理措施

(一)密切观察病情，降低颅内压

1. 严密观察病情，注意生命体征、神态、瞳孔变化。密切观察呼吸型态，及时清除呼吸道分泌物，并避免外界因素阻碍患儿气道的通畅。仔细耐心观察惊厥发生的时间、性质。及时记录阳性体征并与医师取得联系。

2. 保持绝对静卧，抬高头部，减少噪音，一切必要的治疗和护理操作要轻、稳、准，尽量减少对患儿移动和刺激，避免反复穿刺，防止加重颅内出血。

（二）合理用氧

根据缺氧程度给予用氧，注意用氧的方式和浓度，足月儿血氧饱和度维持在85%～98%，早产儿维持在88%～93%，防止氧浓度过高或用氧时间过长导致的氧中毒症状。呼吸衰竭或严重的呼吸暂停时需气管插管、机械通气并作好相关护理。

（三）维持体温稳定

体温过高时应予物理降温，体温过低时用远红外床、暖箱或热水袋保暖。

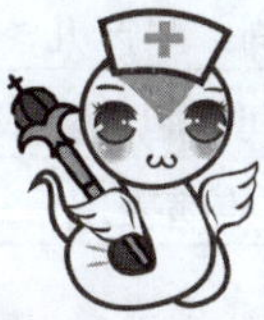

第六节 新生儿黄疸的护理

应试考点

1. 区别生理性和病理性黄疸
2. 临床表现
3. 护理措施

新生儿黄疸是胆红素在体内积聚而引起，其原因很多，有生理性和病理性之分；重者可致中枢神经系统受损，产生胆红素脑病，引起死亡或严重后遗症，故应加强对新生儿黄疸的临床观察，尽快找出原因，及时治疗，加强护理。

一、新生儿胆红素代谢特点

（一）胆红素生成相对较多

新生儿每日生成的胆红素为成人的2倍多，主要属于未结合胆红素。

（二）肝功能不成熟

肝细胞内脲苷二磷酸葡萄糖醛酸基转移酶的量少，且酶的活力不足，不能将未结合胆红素有效转变为结合胆红素，以致未结合胆红素潴留在血液中。

（三）肝脏对胆红素摄取能力差

新生儿肝细胞内Y、Z蛋白含量低，出生后5～10天才达到成人水平；新生儿结合胆红素的形成和排泄功能差。

（四）肠壁吸收胆红素增加（肠肝循环）

由于新生儿肠道内正常菌群尚未建立，不能将进入肠道的胆红素还原成尿胆原、粪胆原排出体外，加之肠道内β-葡萄糖醛酸苷酶活性较高，将结合的胆红素水解成葡萄糖醛酸和未结合胆红素，再经肠壁吸收经门静脉到达肝脏，加重肝脏负担。

二、新生儿黄疸分类

	生理性黄疸	病理性黄疸
出现时间	足月儿生后2～3天出现黄疸 早产儿多于生后3～5天	生后24小时内出现黄疸
体内血清胆红素的量	足月儿<221μmol/L(12.9mg/dl)， 早产儿<256μmol/L(15mg/dl)	205.2μmol/L(12mg/dl)～256.5μmol/L(15mg/dl)
上升速度	每日升高<85μmol/L(5mg/dl)	每日上升>85μmol/L(5mg/dl)
黄疸持续时间	足月儿2周内，早产儿3～4周	足月儿>2周，早产儿>4周
性质	间接胆红素增加为主	直接胆红素、间接胆红素都可增加
伴随表现	一般情况良好	伴有疾病表现

真题精选

1. 以下现病史符合新生儿病理性黄疸的是
A. 血清总胆红素逐渐加重，每日上升2mg
B. 生后24小时内出现黄疸
C. 黄疸持续时间足月儿>1 周
D. 母亲血型A型，患儿血型B型
E. 母亲血型A型，患儿血型O型
答案:B

2. 某新生儿，出生5天。面部黄染，血清胆红素5mg/dl，吃奶好，大小便正常。家属询问出现黄疸的原因，护士正确的回答是
A. 生理性黄疸　B. 新生儿脐炎　C. 新生儿败血症
D. 新生儿溶血症　E. 新生儿胆道闭锁
答案:A

引起病理性黄疸的主要原因有两类。

(一)感染性

1. 新生儿肝炎，大多数为胎儿在宫内由病毒感染所致，以巨细胞病毒最常见。

2. 新生儿败血症及其他感染，由于细菌毒素的侵入加快红细胞破坏、损坏肝细胞所致。

(二)非感染性

1. 新生儿溶血症。

2. 胆道闭锁。多数是由于宫内病毒感染所导致的生后进行性胆管炎、胆管纤维化和胆管闭锁。多在生后2周开始出现黄疸并呈进行性加重；粪色由浅黄转为白色，

肝进行性增大，边硬而光滑，肝功能改变以结合胆红素增高为主。3 个月后逐渐发展为肝硬化。

3. 母乳性黄疸。大约 1%母乳喂养的婴儿可发生母乳性黄疸，其特点是非溶血性未结合胆红素增高，常与生理性黄疸重叠且持续不退，血清胆红素可高达 342μmol/L（20mg/dl），婴儿一般状态良好，黄疸于 4～12 周后下降，无引起黄疸的其他病因可发现。停止母乳喂养后 3 天，如黄疸下降即可确定诊断。目前认为是因为此种母乳内β-葡萄糖醛酸酶活性过高，使胆红素在肠道内重吸收增加而引起黄疸；也有学者认为是此种母乳喂养患儿肠道内能使胆红素转变为尿、粪胆原的细菌过少所造成。

4. 遗传性疾病。红细胞 6-磷酸葡萄糖脱氢酶缺陷在我国南方多见，核黄疸发生率较高；其他如红细胞丙酮酸激酶缺陷病、球形红细胞增多症、半乳糖血症、α_1-抗胰蛋白酶缺乏症、囊性纤维病等。

5. 药物性黄疸。如由维生素 K_3、维生素 K_4、新生霉素等药物引起者。

三、治疗要点

找出原因，采取相应的治疗，适当输入血浆和白蛋白，应用蓝光疗法，防止胆红素脑病发生。

目的	是降低血清未结合胆红素简单而有效的方法。其中以波长 450nm 的蓝光最为有效
具体操作	①将患儿全身裸露，以增加照射皮肤面积，用尿布遮盖会阴部；佩戴遮光眼罩，避免损伤患儿的视网膜 ②单面光疗每 2 小时翻身 1 次 ③监测患儿体温，4 小时测体温 1 次 ④上下灯管距床面距离分别为 40cm 和 20cm
注意事项	①患儿入箱前须清洁皮肤，禁忌在皮肤上涂粉剂或油类 ②如体温高于 37.8℃或低于 35℃时，应暂停光疗 ③对于较重的患儿，一般照射时间较长，但不超过 4 天，对于严重溶血患儿应采取换血疗法 ④光疗超过 24 小时会造成体内核黄素缺乏，一般光疗同时或光疗后应补充核黄素
副作用	发热（最常见）、腹泻、皮疹、核黄素（维生素 B_2）缺乏、低血钙

四、护理措施

（一）密切观察病情

1. 观察皮肤颜色

根据皮肤黄染的部位、范围和深度，估计血清胆红素增高的程度，评价黄疸进展情况。如仅是面部黄染，为轻度黄疸；躯干皮肤黄染，为中度黄疸；如果四肢和手足心也出现黄染，则为重度黄疸。

2. 观察生命体征

体温、脉搏、呼吸及有无出血倾向，观察患儿哭声、吸吮力、肌张力的变化，表现为烦躁、食欲缺乏、拒乳、尖叫、凝视、角弓反张甚至抽搐等症状，表示易出现核黄疸。

3. 观察排泄情况

大小便的次数、量及性质，如有胎粪延迟排出，应给予灌肠处理。

(二)尽早开食

尽早开始喂养，促进胎便排出，同时应保证患儿营养及热量摄入的需要。吮吸能力差的患儿给予鼻饲，不能经口进食或入量不足者，根据医嘱给予静脉营养。

(三)补液

遵医嘱给予补液和白蛋白治疗，纠正酸中毒和防止胆红素脑病的发生。

(四)光照治疗（采用蓝光光源）

1. 遵医嘱选择光源，蓝光最好；选择方法，包括单面光疗法、双面光疗法、毯式光纤黄疸治疗法；选择光疗时间，连续或间歇照射，前者为24小时连续照射，后者为照射10～12小时，停歇12～14小时。

2. 光疗灯管准备，保证每根灯管蓝光亮度，擦净灯管污迹及灰尘；光疗箱要预热，待灯下温度30℃左右放入患儿。

3. 将患儿进行光照治疗时，全身裸露，以增加光照面积；穿好尿裤并戴遮光眼罩，以保护会阴部和眼睛。单面光疗箱每2小时更换体位一次，使皮肤受光均匀并防止压伤；俯卧时需有专人巡视，以免口鼻受压影响呼吸。

真题精选

患儿女，生后7d，以“新生儿黄疸”收入院并行蓝光照射治疗。光疗时，护士应特别注意的是

A. 保护眼睛　B. 及时喂养　C. 监测血压　D. 保持安静　E. 皮肤清洁

答案:A

4. 密切监测血清胆红素浓度，一般12～24小时测定一次。光疗结束后，观察有无反常现象。目前认为光照治疗相当安全，可能出现一过性的并发症表现，如发热、腹泻、皮疹、核黄素缺乏、青铜症及低钙血症等。

5. 光疗中密切观察患儿体温变化，使体温保持在36.5～37.2℃(避免低体温时游离脂酸过高与胆红素竞争和白蛋白结合)，并根据体温调节蓝光箱温度。如体温超过37.8℃ 或低于35℃ ，要暂停光疗。

6. 光照治疗时不显性失水增加，遵医嘱静脉输液及喂奶、喂水，保证营养及水分供应。

7. 预防呕吐，防止窒息；喂养时避免患儿哭闹，应保持安静，喂食速度不宜过快，进食后30分钟内给予头肩部抬高，用柔软布类固定患儿背部使其成右侧卧位。及时清理患儿呕吐物、汗水等，保持光疗箱清洁、干燥。

8. 加强巡视，及时安抚患儿，减少哭闹。当患儿身体移至床周边时，及时将患儿移至床中央区以保证光疗效果。

9. 皮肤、臀部以及脐部护理。避免皮肤损伤，必要时戴手套及脚套保护手足。

10. 光疗停止后，消毒擦拭蓝光箱备用。

五、健康教育

1. 向家长讲解黄疸的病因、临床表现及并发症，让家长了解病情的转归。

2. 适当晒太阳，有助于黄疸消退。室内光线充足时，可将患儿皮肤暴露，照射时注意保暖，不让阳光直射婴儿眼睛，避免损伤。

3. 母乳性黄疸的患儿，可暂停母乳喂养1～3日，或改为隔次母乳喂养，黄疸消退后再恢复母乳喂养。

4. 红细胞6-磷酸葡萄糖脱氢酶缺陷者，出院时给予忌食食品及药品等宣传卡，如忌食蚕豆及其制品，保管患儿衣物时勿放樟脑丸，遵医嘱使用药物，以免诱发溶血。

5. 出院后遵医嘱定期随访。出现黄疸加重、精神不好、拒乳等表现时需立即就诊。发生胆红素脑病后遗症时，及时给予康复治疗，提高生活质量。

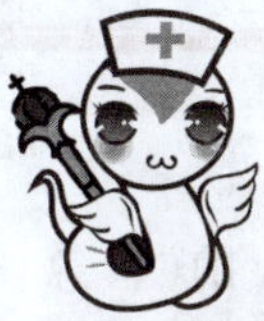

第七节 新生儿寒冷损伤综合征的护理

应试考点

1. 临床表现
2. 治疗新生儿寒冷综合征的关键措施

新生儿寒冷损伤综合征又称新生儿冷伤，主要由受寒引起，其临床特征是低体温和多器官功能损伤，严重者出现皮肤和皮下脂肪变硬和水肿，此时又称新生儿硬肿症。

一、病因

寒冷、早产、感染和窒息为主要病因。

二、临床表现

多发生在冬、春寒冷季节，以出生3日内或早产新生儿多见。发病初期表现为体温降低、吮乳差或拒乳、哭声弱等症状；病情加重时发生硬肿和多器官损害体征。

(一)低体温

体核温度（肛门内5cm处温度）常降至35℃以下，重症＜30℃。新生儿由于腋窝下含有较多棕色脂肪，寒冷时氧化产热，使局部温度升高，此时腋温高于或等于肛温（核心温度）。因此，腋温-肛温差值可作为判断棕色脂肪产热状态的指标。正常状态下，棕色脂肪不产热，$T_{A-R}<0℃$；重症硬肿症，因棕色脂肪耗尽，故 T_{A-R} 也 $<0℃$；新生儿硬肿症初期，棕色脂肪代偿产热增加，则 $T_{A-R}\geq0℃$。

(二)硬肿

由皮脂硬化和水肿所形成，其特点为皮肤硬肿，紧贴皮下组织，不能移动，有水肿者压之有轻度凹陷。硬肿发生顺序是：小腿→大腿外侧→整个下肢→臀部→面颊→上肢→全身。硬肿范围可按：头颈部 20%，双上肢 18%，前胸及腹部 14%，背及腰骶部 14%，臀部 8%，双下肢 26%计算。

真题精选

新生儿寒冷损伤综合征皮肤硬肿发生的顺序是

A. 下肢-臀部-面颊-上肢-全身

B. 臀部-面颊-下肢-上肢-全身

C. 上肢-臀部-面颊-下肢-全身

D. 面颊-臀部-上肢-下肢-全身

E. 面颊-下肢-臀部-上肢-全身

答案:A

(三)多器官功能损害

早期常有心音低钝、心率缓慢、微循环障碍表现；严重时可出现休克、DIC、急性肾衰竭和肺出血等多器官功能衰竭的表现。

(四)病情分度

根据临床表现，病情可分为轻、中和重 3 度。

分度	肛温	腋-肛温差	硬肿范围	全身情况及器官功能改变
轻度	≥35℃	>0	<20%	无明显改变
中度	<35℃	≥0	20%～50%	反应差、功能明显低下
重度	<30℃	<0	>50%	休克、DIC、肺出血、急性肾衰竭

三、治疗原则

(一)复温

复温是低体温患儿治疗的关键。复温原则是逐步复温，循序渐进。

真题精选

新生儿寒冷损伤综合征治疗的关键是

A. 皮肤保护　B. 预防感染　C. 保温复温　D. 营养充足　E. 对症治疗

答案:C

(二)支持疗法

足够的热量有利于体温恢复，根据患者情况选择经口喂养或静脉营养。但应注意严格控制输液量及速度。

(三)合理用药

有感染者选用抗生素。纠正代谢紊乱。有出血倾向者用止血药，高凝状态时考虑用肝素，但DIC已发生出血时不宜用肝素。休克时除扩容纠正酸中毒外，可用多巴胺。

四、护理措施

(一)复温

目的是在体内产热不足的情况下，通过提高环境温度（减少散热或外加热），以恢复和保持正常体温。

1.若肛温＞30℃，T_{A-R}≥0，提示体温虽低，但棕色脂肪产热较好，此时可通过减少散热使体温回升。将患儿置于已预热至中性温度的暖箱中，一般在6～12小时恢复正常体温。

2.当肛温＜30℃时，多数患儿T_{A-R}＜0，提示体温很低，棕色脂肪被耗尽，虽少数患儿T_{A-R}≥0，但体温过低，靠棕色脂肪自身产热难以恢复正常体温，且易造成多器官损害，所以只要肛温＜30℃，一般均应将患儿置于箱温比肛温高1～2℃的暖箱中进行外加热。每小时提高箱温1～1.5℃，箱温不超过34℃，在12～24小时内恢复正常体温。然后根据患儿体温调整暖箱温度。在肛温＞30℃，T_{A-R}＜0时，仍提示棕色脂肪不产热，故此时也应采用外加温使体温回升。

3.如无上述条件者，可采用温水浴、电热毯或母亲怀抱等方式复温，但要防止烫伤。

(二)合理喂养

轻者能吸吮者可经口喂养；吸吮无力者用滴管、鼻饲或静脉营养保证能量供给。

(三)预防感染

作好消毒隔离，加强皮肤护理，经常更换体位，防止体位性水肿和坠积性肺炎，尽量减少肌内注射，防止皮肤破损引起感染。

真题精选

患儿女，早产儿，胎龄32周，出生后6天，近3日患儿哭声减弱，活动减少，拒乳、反应低下。肛温＜30℃，双面颊、肩部、臀部、下腹部、大腿及小腿外侧皮肤发硬，硬肿范围大于60%。按之如象皮样，属重度新生儿寒冷损伤综合征。恢复正常体温需要时间是

A.1～2小时　B.2～4小时　C.4～8小时　D.8～10小时　E.12～24小时

答案：E

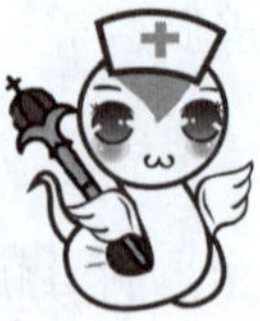

第八节 新生儿脐炎的护理

应试考点

1. 新生儿脐炎最常见的致病菌
2. 用药

一、病因

脐炎是由于断脐时或生后处理不当而被金黄色葡萄球菌、大肠埃希菌或溶血性链球菌等侵染脐部所致的局部炎症。

巅峰速记法： 疖、痈、甲沟炎、脓性指头炎和新生儿脐炎主要的致病菌是金黄色葡萄球菌。

二、临床表现

脐带根部发红，或脱落后伤口不愈合，脐窝湿润。以后脐周围皮肤发生红肿，脐窝有浆液脓性分泌物，带臭味，脐周皮肤红肿扩散，或形成局部脓肿。病情危重者可形成败血症，并有全身中毒症状。可伴发热，吃奶差，精神不好，烦躁不安等。慢性脐炎时局部形成脐部肉芽肿，为一小樱红色肿物突出、表面可有脓性溢液，经久不愈。

三、治疗原则

(一)轻症只需局部用 2%碘酒和 75%乙醇清洗，或用抗生素局部湿敷或抗生素油膏外敷。

(二)脓液较多，有局部扩散或有全身症状者，可根据涂片或细菌培养结果选用适当抗生素。

(三)脐部有肉芽肿可用 10%硝酸银溶液局部涂擦。

四、护理措施

(一)观察脐部有无潮湿、渗液或脓性分泌物，如有应及时治疗。

(二)向家长宣教正确的消毒方法，必须从脐带的根部由内向外环形彻底清洗消毒，保持局部干燥。

(三)脐带残端脱落后，注意观察脐窝内有无樱红色的肉芽肿增生，应及早处理。

(四)避免大小便污染，最好使用吸水、透气性能好的消毒尿布。

(五)进行婴儿脐部护理时，应先洗手，注意婴儿腹部保暖。

(六)脐带残端长时间不脱落，应观察是否断脐时结扎不牢，应考虑重新结扎。

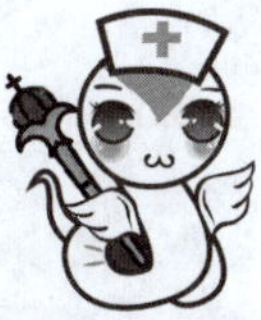

第九节 新生儿低血糖的护理

应试考点

护理措施

新生儿低血糖一般指足月儿出生 3 天内全血血糖＜1.67mmol/L（30mg/dl），3 天后＜2.2mmol/L（40mg/dl）；低体重儿出生 3 天内＜1.1mmol/L（20mg/dl），1 周后＜2.2mmol/L（40mg/dl）。目前认为凡全血血糖＜2.2mmol/L （40mg/dl）应诊断为新生儿低血糖。

一、病因

（一）葡萄糖产生过少和需要量增加

1. 早产儿、小于胎龄儿，主要与肝糖原、脂肪、蛋白贮存不足和糖原异生功能低下有关。

2. 败血症、寒冷损伤、先天性心脏病，主要由于能量摄入不足，代谢率高，而糖的需要量增加，糖原异生作用低下所致。

3. 先天性内分泌和代谢缺陷病常出现持续顽固的低血糖。

（二）葡萄糖消耗增加

多见于糖尿病母亲婴儿、Rh 溶血病、Beckwith 综合征、窒息缺氧及婴儿胰岛素细胞增生症等，均由高胰岛素血症所致。

二、临床表现

无症状或无特异性症状，表现为反应差或烦躁、喂养困难、哭声异常、肌张力低、激惹、惊厥、呼吸暂停等。经补充葡萄糖后症状消失、血糖恢复正常。如反复发作需考虑糖原累积症、先天性垂体功能不全和胰高糖素缺乏症等。

三、辅助检查

常用微量纸片法测定血糖，异常者采静脉血测定血糖以明确诊断。对可能发生低血糖者可在生后进行持续血糖监测。对持续顽固性低血糖者，进一步作血胰岛素、胰高糖素、T_4、TSH、生长激素及皮质醇等检查，以明确是否患有先天性内分泌疾病或代谢性缺陷病。

四、治疗原则

无症状低血糖可给予进食葡萄糖，如无效改为静脉输注葡萄糖。对有症状患儿都应静脉输注葡萄糖。对持续或反复低血糖者除静脉输注葡萄糖外，结合病情予氢化可的松静脉点滴、胰高糖素肌注或泼尼松口服。

五、护理措施

(一)喂养

生后能进食者尽早喂养，根据病情给予10%葡萄糖或吸吮母乳。早产儿或窒息儿尽快建立静脉通路，保证葡萄糖输入。

真题精选

预防新生儿低血糖的主要措施是

A.尽早喂养 B.静脉补液 C.监测血糖 D.观察病情 E.注意保暖

答案:A

(二)监测

定期监测血糖，静脉输注葡萄糖时及时调整输注量及速度，用输液泵控制并每小时观察记录1次。

(三)观察

观察病情变化，注意有无震颤、多汗、呼吸暂停等，有呼吸暂停者及时处理。

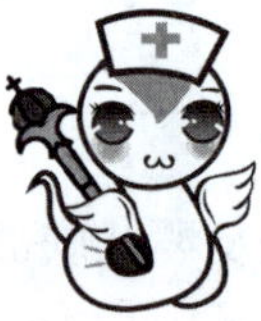

第十节 新生儿低钙血症的护理

应试考点

1.新生儿惊厥常见原因

2.用药护理

新生儿低钙血症是新生儿惊厥常见原因之一，主要与暂时的生理性甲状旁腺功能低下有关。血清总钙低于1.8mmol/L(7.0mg/dl)或游离钙低于0.9mmol/L(3.5mg/dl)即为低钙血症。

一、病因

胎盘能主动向胎儿转运钙，故胎儿通常血钙不低。妊娠晚期母血甲状旁腺激素水平高，分娩时脐血总钙和游离钙均高于母血水平（早产儿血钙水平低），故使胎儿及新生儿甲状旁腺功能暂时受到抑制。出生后因来源于母亲钙的供应中断，而外源钙的摄入又不足，加之新生儿PTH水平较低，骨质中钙不能入血，故导致低钙血症。

(一)早期低血钙

指发生于生后3天内，多见于早产儿、小于胎龄儿、糖尿病及母亲患妊娠高血压综合征所生的婴儿。

(二)晚期低血钙

指发生于生后3天后，高峰期在第1周末，多见于牛乳喂养的足月儿。主要是由于牛乳中磷含量高（900～1000mg/L，人乳150mg/L），钙磷比例不适宜（牛乳1.35∶1，人乳2.25∶1），故不利于钙的吸收。同时新生儿肾小球滤过率低，而肾小管对磷的重吸收能力较强，导致血磷过高、血钙成积于骨，发生低钙血症。

(三)先天性永久性甲状旁腺功能不全：系由于新生儿甲状旁腺先天缺如或发育不全所致，为X-连锁性隐性遗传。具有持久的甲状旁腺功能低下和高磷酸盐血症。常合并胸腺缺如、免疫缺陷、小颌畸形和主动脉弓异常，称DiGeorge综合征。

二、临床表现

症状可轻重不同，与血钙浓度不一定平行，多出现于生后5～10天。主要表现为烦躁不安、肌肉抽动及震颤、手腕内屈、踝部伸直，可有惊跳及惊厥等，喉痉挛不常见。惊厥发作时常伴有呼吸暂停和发绀。早产儿生后3天内易出现血钙降低，通常无明显体征，可能与其发育不完善、血浆蛋白低和酸中毒时血清游离钙相对较高等有关。血钙和尿钙检查有助于诊断。

三、辅助检查

磷＞2.6mmol/L（8mg/dl），碱性磷酸酶多正常。必要时还应检测母血钙、磷和PTH水平。心电图QT间期延长（早产儿＞0.2秒，足月儿＞0.19秒）提示低钙血症。

四、治疗原则

静脉或口服补钙。晚期低血钙患儿应给予母乳或配方乳。甲状旁腺功能不全者除补钙外，加服维生素D。

五、护理问题

(一)有窒息的危险

与低血钙造成喉痉挛有关。

(二)知识缺乏

与缺乏育儿知识有关。

六、护理措施

(一)遵医嘱补钙

1.10%葡萄糖酸钙静注或静滴时均要用5%～10%葡萄糖液稀释至少50%，推注要缓慢，经稀释后药液推注速度＜1ml/min，并予心电监护，以免注入过快引起呕吐和心脏停搏及导致死亡等毒性反应。如心率低于80次/分，应暂停注射。

●**巅峰速记法：**新生儿缺氧缺血性脑病引起的惊厥首选苯巴比妥钠，低钙引起的惊厥首选10%葡萄糖酸钙。

真题精选

新生儿发生低血钙，当心率低于多少时，应停止静脉注射葡萄糖酸钙
A.50次/分　B.60次/分　C.70次/分　D.80次/分　E.90次/分
答案:D

2.静脉用药整个过程应确保输液通畅，以免药物外溢而造成局部组织坏死。一旦发生药液外溢，应立即拔针停止注射，同时使用透明质酸酶对症处理。

3.口服补钙时，应在两次喂奶间给药，禁忌与牛奶搅拌在一起，影响钙吸收。

4.备好吸引器、氧气、气管插管、气管切开等急救物品，一旦发生喉痉挛等紧急情况，便于争分夺秒组织抢救。

(二)健康教育

介绍育儿知识，鼓励母乳喂养，多晒太阳。在不允许母乳喂养的情况下，应给予母乳化配方奶喂养，保证钙的摄入。或牛奶喂养期间，加服钙剂和维生素D。

应试一图通

第一节正常新生儿的护理

- 常见几种特殊生理状态：①生理性体重下降。②乳腺肿大。③“马牙”和“螳螂嘴”。④生理性黄疸。⑤假月经

第二节早产儿的护理

- 早产儿的护理措施：①维持体温稳定。②合理喂养。③维持有效呼吸。④密切观察病情。⑤预防感染

第三节新生儿窒息的护理

- Apgar 评分：内容包括心率、呼吸、对刺激的反应、肌张力和皮肤颜色 5 项；每项 0～2 分，总共 10 分，8～10 分为正常，4～7 分为轻度窒息，0～3 分为重度窒息
- 新生儿窒息抢救的首要原则：保持呼吸道通畅

第四节新生儿缺氧缺血性脑病的护理

- 临床表现：意识改变及肌张力变化，严重者可伴有脑干功能障碍
- 治疗原则：维持有效通气、支持治疗、控制惊厥、防治脑水肿

第五节新生儿颅内出血的护理

- 新生儿颅内出血的原因：早产、缺氧或产伤引起

第六节新生儿黄疸的护理

- 区别生理性和病理性黄疸：生理性黄疸一般在出生后 3 天左右出现，病理性黄疸常在生后 24 小时内出现

第七节新生儿寒冷损伤综合征的护理

- 临床表现：低体温、硬肿、肤色和多器官功能受损
- 治疗新生儿寒冷综合征的关键措施：复温

第八节新生儿脐炎的护理

- 新生儿脐炎最常见的致病菌：金黄色葡萄球菌

第九节新生儿低血糖的护理

- 护理措施：生后能进食者尽早喂养，根据病情给予 10%葡萄糖或吸吮母乳

第十节新生儿低钙血症的护理

- 新生儿惊厥常见原因:新生儿低钙血症

第九章 泌尿生殖系统疾病病人的护理

应试策略

本章疾病涵盖的范围广泛而且复杂，在复习时要抓住重点内容如肾病综合征、慢性肾衰竭及前列腺增生等。

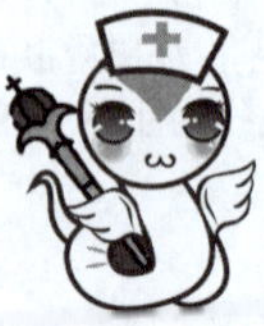

第一节 泌尿系统的解剖生理

应试考点

泌尿系统的组成

一、泌尿系统的解剖结构和生理功能

泌尿系统由肾脏、输尿管、膀胱和尿道等器官组成。其中肾脏是形成尿液的场所，输尿管输送尿液，膀胱贮存尿液，尿道排出尿液。

(一)肾

每个肾由约100万个肾单位组成，每个肾单位由肾小体及与之相连的肾小管组成，是肾脏的基本功能单位。

1. 肾小体

肾小体是由肾小球及肾小囊构成的球状结构。肾小球具有滤过功能，正常成人安静时的双肾血流量约为1L/min。

2. 肾小管

肾小管分为近端小管、细段和远端小管3部分，肾小管的主要功能如下。

(1)重吸收功能。(2)分泌和排泄功能。(3)浓缩和稀释功能。

3. 肾小球旁器

肾小球旁器位于皮质肾单位，由球旁细胞、致密斑和球外系膜细胞三者组成。

4. 肾的皮质和髓质

肾皮质可产生1α-羟化酶，促使25-羟维生素D_3转化为活化形式的1，25-二羟维生素D_3，从而调节钙、磷代谢。此外，当机体组织缺氧时，肾脏产生红细胞生成激素(EPO)增多，刺激骨髓造血细胞和原细胞分化，使红细胞数目增多和血红蛋白合成增多。

(二)输尿管、膀胱和尿道

1. 输尿管

有3个狭窄部，即输尿管的起始部、骨盆入口缘和穿膀胱壁处，是结石易滞留之处。

2. 膀胱

成人一般容量为300～500ml。

3. 尿道

尿道是膀胱通到体外的排尿管道。男性尿道起始于膀胱的尿道内口、终于尿道外口，男性尿道长18～20cm，尿道全程有尿道内口、尿道膜部、尿道外口3处狭窄，是尿路结石最易滞留处，两个弯曲，耻骨下弯、耻骨前弯。女性尿道较男性尿道宽、短、直，起于尿道内口，以尿道外口开口于阴道前庭，长约4～5cm，由于女性尿道宽、短、直，后方又邻近肛门等原因，因而易患尿路逆行感染。

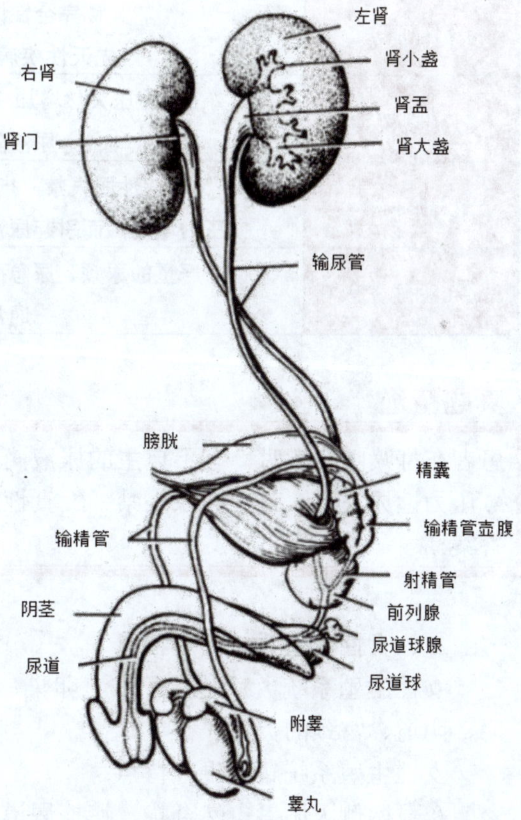

4. 排尿

尿由膀胱排出体外的动作称排尿。排尿是一种反射动作，副交感神经兴奋时，可促进排尿；交感神经兴奋时，则阻止排尿。

(1)异常尿液检查指标：

镜下血尿	>3个红细胞/HP
肉眼血尿	>1L尿含1ml血液
脓尿	>5个白细胞/HP

(2)小儿尿量的特点：

<table>
<tr><th>年龄</th><th>正常尿量（ml/d）</th><th>少尿（ml/d）</th><th>无尿（ml/d）</th></tr>
<tr><td>婴儿期</td><td>400～500</td><td rowspan="2"><200</td><td rowspan="4"><50</td></tr>
<tr><td>幼儿期</td><td>500～600</td></tr>
<tr><td>学龄前期</td><td>600～800</td><td><300</td></tr>
<tr><td>学龄期</td><td>800～1400</td><td><400</td></tr>
<tr><td>成年时期</td><td>1000～2000</td><td><400</td><td><100ml/d</td></tr>
</table>

(3)尿失禁：尿不能控制而自行排出

持续性尿失禁	又称完全性尿失禁，常见原因为外伤、手术、先天性疾病引起的膀胱颈和尿道括约肌受损
压力性尿失禁	当腹压突然增加（如咳嗽、喷嚏、大笑、突然起立时），尿液随意地流出，多见于经产妇
充溢性尿失禁	又称假性尿失禁，指膀胱功能完全失去代偿，膀胱过度充盈，压力增高，而引起尿液不断溢出，见于各种原因所致慢性尿潴留
急迫性尿失禁	严重的尿频、尿急而膀胱不受意识控制而发生的尿液排空，通常发生于膀胱的严重感染

真题精选

患者在打喷嚏咳嗽时，有不自主的尿液滴出，下列选项正确的是

A.压力性尿失禁　B.假性尿失禁　C.真性尿失禁　D.尿潴留　E.病理性尿失禁

答案:A

二、女性生殖系统炎症特点

女性生殖系统炎症是指子宫、卵巢、输卵管、盆腔腹膜、盆腔结缔组织以及外阴、阴道、宫颈的炎症。

女性生殖系统解剖生理特点：

(一)两侧大阴唇自然合拢，遮掩尿道口、阴道口。

(二)在盆底肌的作用下阴道口闭合，阴道前、后壁紧贴，可以防止外界的污染。

(三)阴道具有自净作用

阴道上皮在雌激素的作用下增生变厚，增加了对病原体的抵抗力：阴道上皮内含有丰富的糖原，在阴道杆菌的作用下糖原分解为乳酸，维持正常的阴道酸性环境（pH 值 3.8～4.4），使适应弱碱环境中繁殖的病原体受到抑制。

(四)宫颈黏膜为柱状上皮细胞，黏膜层中的腺体分泌的碱性黏液形成黏液栓将宫颈管与外界隔开。

(五)宫颈阴道部为鳞状上皮细胞，它们具有较强的抗感染能力。

(六)输卵管的蠕动以及输卵管黏膜上皮细胞的纤毛向子宫腔方向摆动，对阻止病原体的侵入有一定的作用。

(七)育龄期妇女子宫内膜周期性脱落，可及时消除子宫腔内的感染。

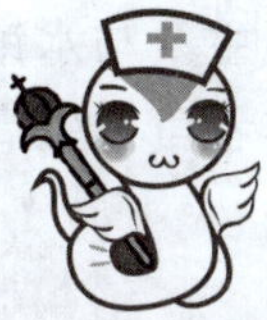

第二节 肾小球肾炎病人的护理

应试考点

1. 急性肾小球肾炎最常见症状
2. 急性肾小球肾炎病人的饮食、休息
3. 慢性肾小球肾炎的潜在并发症
4. 控制慢性肾小球肾炎病情恶化的重要措施

一、急性肾小球肾炎

急性肾小球肾炎是一组起病急，以血尿、蛋白尿、水肿和高血压为主要临床表现的肾脏疾病，可伴有一过性肾功能损害。常发生于β溶血性链球菌“致肾炎菌株”引起的上呼吸道感染。

巅峰速记法： 风湿性心脏瓣膜病、猩红热、急性淋巴管炎主要致病菌是β溶血性链球菌。

(一)临床表现

本病好发于儿童，以5～14岁儿童多见，,男性多见。发病前常有前驱感染，潜伏期为1～3周，平均10天，其中皮肤感染引起者的潜伏期较呼吸感染稍长。典型者呈急性肾炎综合征的表现：

1.尿液改变

(1)尿量减少：见于大部分病人起病初期，尿量常降至400～700ml/d，1～2周后逐渐增多，但无尿少见。

(2)血尿：常为首发症状，几乎见于所有病人，约30%呈肉眼血尿。肉眼血尿多于数日或2周后转为镜下血尿，镜下血尿持续时间较长，运动后并发感染时血尿可暂时加剧。

(3)蛋白尿：绝大多数病人有蛋白尿，多为轻至中度，少数为大量蛋白尿，达到肾病综合征水平。

2.水肿

水肿是最常见的症状，见于80%以上病人。主要为肾小球滤过率下降导致水钠潴留所引起，多表现为晨起眼睑水肿，可伴有双下肢水肿，严重者可出现全身性水肿、胸腔积液和腹水。

3. 高血压

高血压见于80%的病人，多为一过性的轻至中度高血压。其发生主要与水钠潴留有关，故积极利尿后血压可很快恢复正常。严重高血压较少见，重者可发生高血压脑病。

4. 肾功能异常

部分病人在起病早期可因尿量减少而出现一过性肾功能受损，表现为血肌酐轻度升高，常于1～2周后，随尿量增加而恢复至正常，仅极少数病人可出现急性肾损伤。

5. 并发症

部分病人在急性期可发生较严重的并发症。

(1)心力衰竭：以老年病人多见。多在起病后1～2周内发生，但也可为首发症状，其发生与严重水钠潴留、高血压有关。

(2)高血压脑病：以儿童多见，多发生于病程早期。

(3)急性肾衰竭：极少见，急性肾小球肾炎死亡的主要原因，但多数可逆。

(二)辅助检查

1. 尿液检查

几乎所有病人均有镜下血尿，尿沉渣中常有白细胞管型、上皮细胞管型，并可见红细胞管型、颗粒管型。尿蛋白多为（+）～(++)，少数病人可有大量蛋白尿。

2. 肾功能检查

可有轻度肾小球滤过率降低，出现一过性血清肌酐升高。

3. 血清补体测定

发病初期总补体活性（CH50）及补体 C_3 均明显下降，8周内逐渐恢复至正常水平。血清补体的动态变化是PSGN的重要特征。

巅峰速记法： 诊断急性肾小球肾炎，抓住三大特点：①有呼吸道感染史；②有高血压、蛋白尿、水肿、血尿；③血清 C_3 降低。

真题精选

患儿男，7岁。面及眼睑水肿3天，尿少入院。入院前2周患扁桃体炎，体温37.5℃，呼吸80次/分，脉搏24次/分，神志清醒，面部水肿，咽略红，心肺（-），尿常规：RBC(+++)，蛋白（++），管型尿，WBC 5个/HP，该患儿应考虑

A. 尿路感染　B. 单纯性肾病　C. 急性肾炎　D. 慢性肾炎　E. 肾炎性肾病

答案:C

（三）治疗原则

以卧床休息和对症治疗为主，积极预防并发症和保护肾功能，急性肾衰竭病人应予短期透析。

1. 一般治疗

急性期应卧床休息，直至肉眼血尿消失、水肿减退及血压恢复正常。限制水钠摄入，根据病情予以特殊的饮食治疗。

2. 对症治疗

经限制水钠摄入后水肿仍明显者，应适当使用利尿剂治疗。若经限制水钠和应用利尿剂后血压仍不能控制者，应给予降压药治疗，防止心脑血管并发症的发生。

3. 控制感染灶

有上呼吸道或皮肤感染者，应选用无肾毒性抗生素治疗，如青霉素、头孢菌素等，青霉素过敏者可用大环内酯类抗生素，一般不主张长期预防性使用抗生素。

4. 透析治疗

发生急性肾衰竭且有透析指征者，应及时给予短期透析治疗，以渡过危险期。

（四）护理措施

1. 休息

急性期病人应绝对卧床休息 2～3 周，部分病人需卧床休息 4～6 周，待肉眼血尿消失、水肿消退、血压正常后，方可逐步增加活动量。病情稳定后可从事一些轻体力活动，但 1～2 年内应避免重体力活动和劳累。

2. 饮食管理

急性期病人应严格限制钠的摄入，以减轻水肿和心脏负担。一般每天盐的摄入量应低于 3g。病情好转，水肿消退、血压下降后，可由低盐饮食逐渐转为正常饮食。除了限制钠盐外，还应注意控制水和钾的摄入，尤其尿量明显减少者。另外，应根据肾功能调整蛋白质的摄入量，肾功能不全时应适当减少蛋白质的摄入，同时注意给予足够的热量和维生素。

3. 观察病情

(1)尿量：定期测量体重，水肿严重者，每天测体重一次，观察水肿的变化程度。准确记录 24 小时出入量。

(2)血压：监测血压，定时巡视病房，观察病人有无剧烈头痛、呕吐、眼花，视物不清等症状，发现问题及时通知医生。

(3)预防并发症的护理：密切观察病人生命体征的变化，水肿严重者如出现烦躁不安、呼吸困难、心率增快、不能平卧、肺底湿啰音、肝脏增大等，要立即报告医生，同时给予半卧位和吸氧，遵医嘱给予利尿剂，还可静脉点滴硝普钠或酚妥拉明，降低循环血量，减轻心脏负荷，必要时给予洋地黄制剂。

(4)用药护理：注意利尿剂和降压药物的疗效和不良反应。

二、慢性肾小球肾炎

慢性肾小球肾炎是一组以血尿、蛋白尿、高血压、和水肿为临床表现的肾小球疾病。临床特点为病程长，起病初期常无明显症状，以后缓慢持续进行性发展，最终可致慢性肾衰竭。

（一）病因

大多数慢性肾炎的病因不明，仅少数是急性肾炎发展所致。大多数慢性肾炎起病即属慢性肾炎，少数由急性肾小球肾炎演变而来。发病的起始因素是免疫介导炎症，多数病例肾小球内有免疫复合物沉积。非免疫性因素在慢性肾炎的发生与发展中也可能起重要作用，如高血压引起肾小球动脉性损伤、超负荷的蛋白饮食。

（二）临床表现

1. 蛋白尿

蛋白尿是本病必有的表现，尿蛋白量常在 1～3g/d。

2. 血尿

多为镜下血尿，也可出现肉眼血尿及管型尿。

3. 水肿

多为眼睑水肿和下肢轻、中度可凹性水肿，一般无体腔积液。

4. 高血压

可为轻度或持续的中度以上的高血压，严重血压高可致高血压脑病、高血压性心脏病及高血压危象，中度以上的高血压如控制不好，肾功能恶化较快，预后较差。

5. 肾功能损害

呈慢性进行性损害，可因感染、劳累、血压升高或肾毒性药物而急剧恶化，去除诱因后肾功能可在一定程度上缓解。

（三）辅助检查

1. 尿液检查

多数尿蛋白+～+++，24 小时尿蛋白定量常在 1～3g。镜下可见多形性红细胞，可有红细胞管型。

2. 血常规检查

早期血常规检查多正常或轻度贫血。晚期红细胞计数和血红蛋白明显下降。

3. 肾功能检查

晚期血肌酐和血尿素氨增高，内生肌酐清除率明显下降。

4. B 超检查

晚期双肾缩小，皮质变薄。

（四）治疗原则

1. 休息：若尿蛋白不多、水肿不明显、无严重的高血压及肾功能损害时可以从事轻工作，但应避免体力活动、受凉，防止感染，避免用对肾有损害的药物。

2. 饮食：低蛋白低磷饮食，应选用优质蛋白食物。

3.水肿、高血压病人应限制盐（＜3g/d）的摄入。

4.利尿、降压、抗凝治疗：首选血管紧张素转化酶抑制剂（ACEI）和血管紧张素Ⅱ受体拮抗药（ARB）除具有降压作用外，还有减少尿蛋白和延缓肾功能恶化的肾脏保护作用。

巅峰速记法： ACEI类药物的名称多是以普利结尾，如卡托普利、依那普利。这类药最常见的副作用为刺激性干咳；ARB类药物的名称多是以沙坦结尾，如氯沙坦。

(五)护理措施

1.休息

可减轻肾脏负担，减少蛋白尿及水肿。

2.控制及预防感染

(1)遵医嘱给予抗生素，连续使用1～2周。

(2)指导病人避免发生感染措施：避免与上呼吸道感染者接触，保持口腔及皮肤清洁，注意个人卫生；注意保暖、预防感冒，若有喉痛、鼻塞等症状，应及时就医治疗。

3.用药指导

(1)指导病人遵照医嘱坚持长期用药，以延缓或阻止肾功能恶化。

(2)使用降压药时不宜降压过快、过低。

(3)避免使用损伤肾的药物。

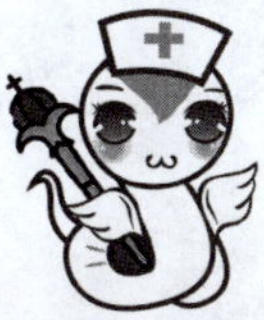

第三节 肾病综合征病人的护理

应试考点

1.临床表现

2.最常见的并发症

肾病综合征指由各种肾脏疾病所致的，以大量蛋白尿（尿蛋白＞3.5g/d）、低蛋白血症（血浆清蛋白＜30g/L）、水肿、高脂血症为临床表现的一组综合征。

一、临床表现

(一)水肿

水肿是肾病综合征最突出的体征，且较重。其发生与低蛋白血症所致血浆胶体渗透压明显下降有关。严重水肿者可出现胸腔、腹腔和心包积液。

(二)高脂血症

肾病综合征常伴有高脂血症。其中以高胆固醇血症最为常见。

(三)大量蛋白尿

肾小球滤过膜的屏障作用受损，典型病例可有大量选择性蛋白尿（尿蛋白＞3.5g/d）。

真题精选

肾病综合征患者最突出的体征是

A. 高血压　B. 水肿　C. 肾区叩击痛　D. 嗜睡　E. 昏迷

答案:B

(四)低蛋白血症

血浆清蛋白＜30g/L，主要为大量清蛋白自尿中丢失所致。

(五)并发症

1. 感染

感染是最常见的并发症。与蛋白质营养不良、免疫功能紊乱及使用大量糖皮质激素等有关。病人可出现全身各系统的感染，常见的如呼吸道、泌尿道、皮肤感染。感染是导致肾病综合征复发及疗效不佳的主要原因之一，严重感染可威胁生命。

2. 血栓及栓塞

血栓及栓塞多见于肾静脉、下肢静脉，较少见其他静脉及动脉。肾静脉血栓形成可使肾病综合征加重。

3. 急性肾损伤

少数可出现急性肾损伤，表现为无明显诱因出现少尿、无尿，扩容利尿无效。

二、辅助检查

(一)尿液检查

尿蛋白定性一般为+++～++++，24 小时尿蛋白定量测定＞3.5g，尿中可有红细胞、颗粒管型等。

(二)血液检查

血浆清蛋白低于 30g/L，血中胆固醇、甘油三酯、低密度脂蛋白及极低密度脂蛋白均可升高，血 IgG 可降低。

(三)肾功能

尿素氮、血清肌酐可正常或升高。

(四)肾活检病理检查

可以确定病理类型，指导治疗及判断预后。

三、治疗原则

1. 一般治疗

(1)休息：严重水肿、体腔积液时需卧床休息。

(2)饮食：蛋白摄入量应为正常入量[0.8～1.0g/(kg·d)]的优质蛋白（富含必需氨基酸的动物蛋白），热量要保证充分，每日每千克体重不少于126～147kJ（30～35kcal）。水肿时应低盐（食盐＜3g/d）。

2.对症治疗

(1)利尿消肿：多数病人经使用糖皮质激素和限水、限钠后可达到利尿消肿的目的。

(2)减少尿蛋白：血管紧张素转换酶抑制剂能直接降低肾小球内压，从而减少尿蛋白排泄，并延缓肾功能损害。

3.抑制免疫与炎性反应

抑制免疫与炎性反应为肾病综合征的主要治疗方法。

(1)糖皮质激素：糖皮质激素可抑制免疫反应，减轻、修复滤过膜损害，并有抗炎、抑制醛固酮和抗利尿激素等作用。常用药物，泼尼松。

(2)细胞毒药物：用于“激素依耐型”或“激素抵抗型”肾病综合征，常与激素合用。常用药物，环磷酰胺，总量达8g后停药。

(3)环孢素：用于激素抵抗和细胞毒素药物无效的难治性肾病综合征。

4.并发症防治

(1)感染：一旦出现感染，应及时选用敏感、强效及无肾毒性的抗生素。

(2)血栓及栓塞：当血液出现高凝状态时应及时给予抗凝剂(如低分子肝素)，一旦出现血栓或栓塞时应及早溶栓，并配合应用抗凝血药。

(3)急性肾损伤：利尿无效且达到透析指征时应进行透析治疗。

四、护理措施

1.适当的休息和活动

全身严重水肿，合并胸腔积液、腹水，出现呼吸困难者应绝对卧床休息，取半卧位。为防止肢体血栓形成，应保持肢体的适度活动。当病情缓解后，可逐渐增加活动量，以利于减少并发症的发生。对于有高血压的病人，应限制活动量。

2.饮食护理

(1)蛋白质为高生物效价的优质蛋白（如植物油、鱼油），但当肾功能不全时，应根据肌酐清除率调整蛋白质的摄入量。(2)脂肪占供能的30%～40%，饱和脂肪酸和非饱和脂肪酸比为1∶1，其余热量由糖供给。(3)水肿时低盐饮食，钠的摄入量不超过3g/d，勿食腌制食品。(4)水的摄入量应根据病情而定，高度水肿而尿量少者应严格控制入量。准确记录出入量。(5)及时补充各种维生素及微量元素。

3.皮肤护理

(1)保持皮肤清洁、干燥。(2)避免皮肤长时间受压，经常更换体位，并有适当支托，预防水肿的皮肤受摩擦或损伤。(3)避免医源性皮肤损伤，注射时用5～6号针头，拔针后压迫一段时间。

4. 用药护理

(1)激素药物:应用激素大剂量冲击治疗时，应对病人实施保护性隔离措施，防止继发感染。(2)利尿药物：观察利尿药的治疗效果及有无不良反应发生，如低钾、低钠、低氮血症性碱中毒等。使用大剂量呋塞米时，应注意观察有无恶心、直立性眩晕、口干、心悸等。注意初始利尿不能过猛，以免血容量不足，诱发血栓形成和损伤肾功能。(3)输注血浆制品：血浆制品输注不可过多过频，因长时间的肾小球高滤过及肾小管高重吸收，有可能造成肾小球及肾小管上皮细胞的损伤，从而损害肾功能，也影响激素的疗效，对伴有心脏病的病人亦要慎用此法利尿。

5. 预防感染

(1)使用激素期间应限制探视，房间每日紫外线消毒 1 小时，病人应戴口罩。(2)严格无菌操作技术。(3)病室定时通风，每次 20～30 分钟，每日 2 次。

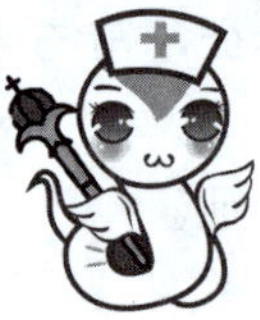

第四节 慢性肾衰竭病人的护理

应试考点

1. 临床表现
2. 治疗原则

慢性肾衰竭简称慢性肾衰（CRF），指各种原发性或继发性慢性肾脏病进行性进展引起 GFR 下降和肾功能损害，出现以代谢产物潴留、水、电解质和酸碱平衡紊乱为主要表现的临床综合征。

根据肾功能损害程度分为四期，肾功能代偿期、肾功能失代偿期、肾衰竭期、尿毒症期。

一、临床表现

慢性肾病起病缓慢，早期常无明显临床症状或有乏力、夜尿增多等症状。出现尿毒症时会导致全身多个系统的功能紊乱。

(一)各系统症状体征

1. 心血管系统

(1)高血压：尿毒症时 80%以上病人有高血压。

(2)心力衰竭：表现为急性左心衰、慢性全心衰竭，是常见的死亡原因。

(3)动脉粥样硬化：本病病人常有高甘油三酯血症及胆固醇升高，动脉粥样硬化发展迅速，是冠心病人主要死因之一。

(4)尿毒症性心包炎：表现为胸痛、心前区可听到心包摩擦音，少数病人可为心包积液，多与尿毒症毒素沉着有关。

2.呼吸系统

代谢产物潴留可引起尿毒症性支气管炎、胸膜炎、肺炎等，表现为气促、酸中毒时呼吸深而长，体液过多、心功能不全时可发生肺水肿。

3.消化系统

胃肠道症状是最早、最常出现的症状。初期表现为食欲不振、腹部不适，以后出现恶心、呕吐、腹泻、消化道出血。

4.血液系统

(1)贫血：尿毒症病人常有的症状为正常色素性正红细胞性贫血，主要是由于红细胞生成减少和破坏增加。

(2)出血倾向：表现为皮下出血、鼻出血、月经过多等。主要为尿毒症时血小板容易被破坏所致。

(3)白细胞异常：中性粒细胞趋化、吞噬和杀菌的能力减弱，因而易发生感染。部分病人白细胞减少。

5.皮肤表现

常见皮肤瘙痒，是慢性肾衰竭最常见症状之一。病人面色较深而萎黄，轻度水肿，称“尿毒症”面容，与贫血、尿素霜的沉积等有关。

6.肾性骨病

可出现纤维化骨炎、尿毒症骨软化症、骨质疏松症和骨硬化症，病情可有骨酸痛，行走不便等。

7.内分泌失调

病人的血浆活性维生素 D_3、红细胞生成激素降低。常有性功能障碍，女性病人月经不规则甚至闭经。男性病人常有阳痿现象。

8.继发感染

尿毒症病人免疫系统功能低下白细胞功能异常，易伴发感染，以肺部及泌尿系统感染多见，且不易控制，多为主要死亡原因之一。

9.代谢紊乱

尿毒症时毒素可干扰胰岛素作用，加强外周组织对胰岛素的抵抗性，表现空腹血糖轻度升高，糖耐量异常。因长期恶心、呕吐使蛋白质摄入不足，出现负氮平衡及低蛋白血症。

(二)水、电解质和酸碱平衡失调

1.脱水或水肿

容易脱水和水肿为尿毒症常见的特点。

2.高钾血症及低钾血症

肾衰晚期，钾平衡失调多见。由于利尿、呕吐、腹泻、摄入不足可出现低钾血症。终末期病人常发生高钾血症，主要因进食水果、肉类多，尿量少即使用保钾利尿药造成。

3.酸中毒

尿毒症病人都有轻重不等的代谢性酸中毒。严重者出现柯氏呼吸。

4.低钙血症与高磷血症

慢性肾衰时，尿磷排出减少，血磷升高。为维持钙、磷乘积，血钙下降。高磷低钙刺激甲状旁腺分泌增加，促使尿磷排出增多，终末期时尿磷排出不增加，甲状旁腺激素分泌增加，导致骨钙脱出，血钙增加，引起肾性骨病。

真题精选

男性，45岁，慢性肾衰竭尿毒症期。因酸中毒给予5%碳酸氢钠250ml，静脉滴注以后出现手足抽搐，最有可能的原因是发生了

A.低血钾　B.低血钙　C.高钠血症　D.碱中毒　E.脑出血

答案:B

二、辅助检查

(一)血常规

红细胞计数下降，血红蛋白多在80g/L以下，最低达20g/L。白细胞与血小板正常或偏低。

(二)尿常规

尿量可正常但夜尿多,尿比重低,严重者尿比重固定在1.010～1.012,尿蛋白+～+++，晚期可阴性。尿沉渣有管型，蜡样管型对诊断有意义。可有红细胞、白细胞，若数量增多表示病情活动或有感染。

(三)肾功能检查

肌酐清除率多在30ml/min以下，血肌酐、尿素、尿酸增高；血清电解质降低或增高，有代谢性酸中毒等。

(四)B超或X线平片

双肾体积小，根据慢性肾脏病的病史，尿毒症临床表现和肾功能损害的指标，即可诊断本病。

诊断要点：根据病史，临床表现，CFR下降，血肌酐、血尿素氮升高，影像学检查示双肾缩小，即可作出诊断。

三、治疗原则

(一)治疗原发病和纠正加重肾衰竭的可逆因素

消除如水电解质紊乱、感染、尿路梗阻、心力衰竭等，是防止肾功能进一步恶化，促使肾功能有不同程度恢复的关键。

(二)饮食治疗

低蛋白[0.6～0.8g/（kg·d)],高生物价优质低蛋白质如鸡蛋、牛奶、瘦肉、鱼

等，蛋白质入量根据肾功能加以调整,应保证供给充足的热量以减少体内蛋白质的分解并补充多种维生素，有高血压、水肿及尿少者应限盐。每日液体入量为前1天出液量加不显性失水500ml来计算。尿量在1000ml/d以上而又无水肿者，可不限制饮水。

(三)对症治疗

1.高血压

容量依赖型病人，限水钠、配合利尿药及降压药等综合治疗；对肾素依赖型高血压，应首选血管紧张素转换酶抑制剂，用药过程中注意药物不良反应。

2.感染

慢性肾衰竭出现感染时，应积极控制感染，避免使用肾毒性药物，病情需要用药时可根据肌酐清除率、药物半衰期来调整药物剂量。

3.代谢性酸中毒

酸中毒不严重可口服碳酸氢钠3～6g/d纠正。当二氧化碳结合力<15mmol/L时，酸中毒明显，可采用碳酸氢钠静滴，速度不宜过快。在纠正酸中毒过程中同时补钙，防止低钙引起的手足抽搐。

4.贫血

重组人类促红细胞生成素是治疗肾性贫血的特效药，同时应补充造血原料（铁剂、叶酸），严重贫血可适当输新鲜血。

(四)透析疗法

可代替失去功能的肾脏排泄各种毒物，减轻症状，维持生命。

四、护理措施

(一)水肿的护理

1.准确记录24小时出入量。

2.指导病人限制液体摄入量，控制水的入量<1500ml/d，并给予低盐（<6g/d）饮食。

3.每天测量体重。

4.严密观察病情变化，定时测量生命体征及血清电解质。

(二)预防感染

1.增加营养，透析病人要进正常蛋白饮食，蛋白质摄入量为每日每千克体重1.2～1.3g，优质蛋白占50%以上。

2.透析治疗时严格无菌操作，家庭腹膜透析时必须每日进行房间空气消毒。

3.指导并协助患者做好皮肤、口腔、外阴的护理。

4.注意保暖，避免与上呼吸道感染的病人接触。

5.长期卧床的病人，应鼓励其进行深呼吸和有效咳嗽，以预防坠积性肺炎的发生。

(三)健康教育

1.强调合理饮食对本病的重要性，严格遵守饮食治疗的原则，尤其是蛋白质的合理摄入和水钠的限制。

2. 根据病情和活动耐力进行适当的活动，以增强机体抵抗力，避免劳力和重体力活动。

3. 定期复查肾功能，血清电解质等，准确记录每日的尿量、血压、体重。

4. 遵医嘱用药，避免使用肾毒性较大的药物。

5. 注意个人卫生，皮肤瘙痒时切勿用力搔抓，以免破损引起感染。注意会阴部的清洁，观察有无尿路刺激征的出现。

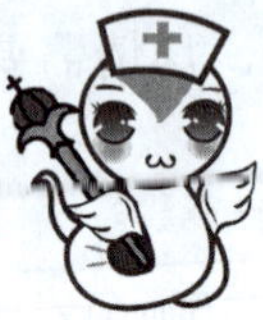

第五节 急性肾衰竭病人的护理

应试考点

1. 病因
2. 补液原则

急性肾衰竭是指由多种原因引起的短期内（数小时或数周）肾功能急剧下降而出现的临床综合征。主要表现为含氮代谢废物蓄积，水、电解质和酸碱失衡紊乱及全身各系统并发症。常伴有少尿或无尿，但也可以无少尿表现。

一、病因

(一)肾前性急性肾衰竭

肾前性急性肾衰竭最常见的病因如下。

1. 血容量不足

主要为各种原因导致的液体丢失、出血或细胞外液重新分布。

2. 心排血量减少

如充血性心力衰竭等严重心脏疾病。

3. 周围血管扩张

如使用降压药物、脓毒血症、过敏性休克等。

4. 肾血管收缩及肾自身调节受损

如使用去甲肾上腺素、非甾体类抗炎药物、血管紧张素转化酶抑制剂等。

(二)肾性急性肾衰竭

肾性急性肾衰竭是肾实质损伤所致，损伤可累及肾单位和间质。常见病因如下。

1. 急性肾小管坏死。急性肾小管坏死为最常见的急性肾衰竭类型，占75%～80%，多由于肾缺血或肾毒性物质引起。

2. 急性间质性肾炎。

3. 肾小球或肾微血管疾病。

4. 肾大血管疾病。

(三)肾后性急性肾衰竭

肾后性急性肾衰竭是急性尿路梗阻所致，梗阻可发生在从肾盂到尿道的尿路任一水平。肾后性急性肾衰竭的肾功能多可在梗阻解除后得以恢复。常见病因有前列腺增生、肿瘤、神经源性膀胱、输尿管结石、肾乳头坏死堵塞、腹膜后肿瘤压迫等。

二、临床表现

典型临床病程可分为 3 期：起始期、维持期、恢复期。

(一)起始期

起始期指肾脏受到缺血或中毒影响而发生损伤的过程。此期尚未发生明显的肾实质损伤，在此阶段急性肾衰竭常可预防。一般持续数小时至几天。但随着肾小管上皮细胞发生明显损伤，GFR 逐渐下降则进入维持期。

(二)维持期

维持期又称少尿期。典型者持续 7～14 天，也可短至几天或长至 4～6 周。GFR 维持在低水平，病人常出现少尿（＜400ml/d 或＜17ml/h）或无尿（＜100ml/d）。但有些病人尿量在 400ml/d 以上，称非少尿型急性肾衰竭，其病情大多较轻。然而不论尿量是否减少，随着肾功能减退，临床上均可出现一系列尿毒症表现。

(三)恢复期

此期肾小管细胞再生、修复，肾小管完整性恢复。肾小球滤过率逐渐恢复至正常或接近正常范围。少尿型病人开始出现利尿，可有多尿表现，每天尿量可达 5L。通常持续 1～3 周，继而逐渐恢复正常。与肾小球滤过率相比，肾小管上皮细胞功能（溶质和水的重要吸收）的恢复相对延迟，常需 3～6 个月恢复正常。部分病人最终遗留不同程度的肾脏结构功能损伤。

三、辅助检查

(一)血液检查

可有轻度贫血，血浆尿素氮和肌酐进行性上升，高分解代谢者上升速度较快。血清钾浓度常高于 5.5mmol/L。血 pH 值常低于 7.35，碳酸氢根离子浓度低于 20mmol/L。血钠、血钙浓度降低，血清磷浓度升高。

(二)尿液检查

尿液外观混浊，尿色深。尿蛋白多为+～++，以小分子蛋白质为主，可见肾小管上皮细胞、上皮细胞管型、颗粒管型及少许红细胞、白细胞等。尿比重低且固定，多在 1.015 以下，尿渗透浓度低于 350mmol/L，尿与血渗透浓度之比低于 1.1。尿钠增高。滤过钠排泄分数(FE_{Na})可反映肾脏排出钠的能力，即 FE_{Na}= (尿钠/血钠) / (尿肌酐/血肌酐) ×100%， ATN 者 FE_{Na} 常大于 1。肾衰指数[尿钠/(尿肌酐/血肌酐)]常大于 1。尿液指标检查必须在输液、使用利尿药和高渗药物之前，否则结果有偏差。

(三)肾活组织检查

肾活组织检查是重要的诊断手段。在排除了肾前性及肾后性原因后，对于没有明确致病原因的肾性急性肾衰竭，如无禁忌证，都应尽早行肾活组织检查。

四、治疗原则

急性肾衰竭应尽早明确诊断，及时纠正可逆病因是恢复肾功能的关键，维持水。电解质和酸碱平衡、预防和治疗并发症以保障病人度过急性肾衰竭的危险期。治疗包括以下方面：

(一)纠正可逆病因

急性肾衰竭治疗首先要纠正可逆的病因，例如各种严重外伤、心力衰竭、急性失血等，应积极扩容、处理血容量不足、休克和感染等。停用影响肾灌注或具有肾毒性的药物。

(二)维持体液平衡

每天补液量应为显性失液量加上非显性失液量减去内生水量，应坚持“量出为入”的原则，控制液体入量。每天大致的进液量可按前一天尿量加 500ml 计算。发热病人只要体重不增加，可适当增加进液量。透析治疗者进液量可适当放宽。

(三)营养支持

补充营养以维持机体的营养状况和正常代谢，有助于损伤细胞的修复和再生，提高存活率。

(四)代谢性酸中毒

代谢性酸中毒应及时处理，如 HCO_3^- 低于 15mmol/L，予 5%碳酸氢钠 100～250ml 静滴。对严重酸中毒者应立即开始透析。

(五)感染

发现感染应尽早使用抗生素。根据细菌培养和药物敏感试验选用对肾无毒或毒性低的药物，并按内生肌酐清除率调整用药剂量。

(六)恢复期治疗

恢复早期肾小球滤过功能尚未完全恢复，肾小管浓缩功能仍较差，每天尿量较多，治疗重点仍为维持水、电解质和酸碱平衡，控制氮质血症，治疗原发病和防治各种并发症。已进行透析者，应维持透析。待血肌酐和尿素氮降至正常范围，可逐渐减少透析频率直至停止透析。后期肾功能恢复，尿量正常，一般无须特殊处理。定期随访肾功能，避免肾毒性药物的使用。

五、护理措施

(一)潜在并发症

潜在并发症有水、电解质、酸碱平衡失调。

1. 休息与体位

应绝对卧床休息以减轻肾脏负担。下肢水肿者抬高下肢促进血液回流。昏迷者按昏迷病人护理常规进行护理。

2. 维持与监测水平衡

坚持“量出为入”的原则。严格记录 24 小时的出入液量，同时将出入量的记录方法、内容告诉病人，以便得到病人的充分配合。

3. 监测并及时处理电解质、酸碱平衡失调。

(二)营养失调

营养失调与低于机体需要量、病人食欲减退、限制蛋白质摄入、透析和原发疾病等因素有关。

1. 饮食护理

对于能进食的病人，给予优质蛋白饮食，蛋白质的摄入量应限制为0.8～1.0g/(kg·d),并适量补充必需氨基酸和非必需氨基酸。对有高分解代谢、营养不良或接受透析的病人，蛋白质摄入量可适当放宽。给予充足热量，每天供给147kJ/kg(35kcal/kg)热量，其中2/3由碳水化合物提供，1/3由酯类提供，以减少机体蛋白质分解。饮食应以清淡流质或半流质食物为主，尽可能减少钠、钾、氯的摄入量。不能经口进食者可用鼻饲或肠外营养。

2. 监测营养状况

监测反映机体营养状况的指标是否改善，如血浆清蛋白等。

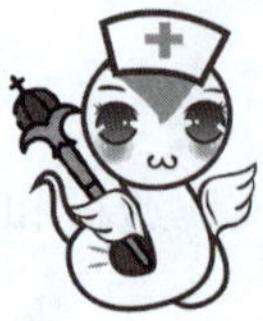

第六节 尿石症病人的护理

应试考点

1. 膀胱结石的典型症状
2. 尿道结石的典型表现

一、上尿路结石

(一)临床表现

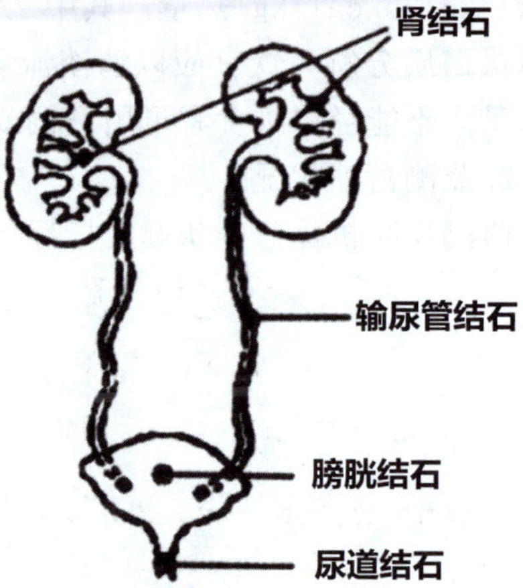

主要表现是与活动有关的疼痛和血尿。

1. 疼痛

肾结石可引起肾区疼痛伴肋脊角叩痛。结石活动或引起输尿管完全性梗阻时，可出现肾绞痛，多发生在深夜至凌晨。

2. 血尿

病人活动或肾绞痛后，所致黏膜损伤，出现肉眼或镜下血尿，多为镜下血尿。

3. 其他症状

结石引起严重的肾积水时，可触到增大的肾脏；继发急性肾盂肾炎或肾积脓时，可有发热、畏寒、脓尿、肾区压痛。双侧上尿路完全性梗阻时可导致无尿；结石伴感染或输尿管膀胱壁段结石时，可有尿频、尿急、尿痛。

(二)辅助检查

1. 泌尿系 X 线平片

90%以上的结石能在正、侧位平片中发现。

2. B 型超声检查

B 型超声检查可以发现平片不能显示的小结石和透 X 线结石，还能显示肾结构改变和肾积水等，是肾结石重要筛查手段。

3. 尿液检查

尿液检查可有镜下血尿，合并感染时可见脓细胞。

(三)治疗原则

根据结石的大小、数目、位置、肾功能和全身情况、有无明确病因及并发症，制订治疗方案。

1. 非手术治疗

非手术治疗适用于结石＜0.6cm，表明光滑、无尿路梗阻或感染、肾功能正常者；

直径＜0.4cm，表面光滑的结石大多能自行排出。

(1)大量饮水：每日饮水量2500ml以上，保持每日尿量在2000ml以上，有利于结石排出。

(2)中西医结合疗法：包括中西药、解痉、利尿、针刺等，可促进排石。

(3)解痉止痛：主要治疗肾绞痛。常用药物有阿托品、哌替啶，应用钙离子通道阻滞剂、吲哚美辛、黄体酮等也可缓解肾绞痛。

(4)控制感染：根据尿细菌培养及药物敏感试验选用合适的抗菌药物控制感染。

(5)调节尿pH值：调节尿pH值可增高结石的溶解度。口服枸橼酸氢钾钠、碳酸氢钠等以碱化尿液，有利于尿酸结石和胱氨酸结石的溶解和消失；口服氯化铵使尿液酸化，有利于防止感染性结石的生长。

2.体外冲击波碎石（ESWL）

在X线、B型超声定位下，将冲击波聚焦作用于结石使之粉碎，然后随尿流排出。大多数上尿路结石适用此法，最适宜于≤2cm的结石。两次治疗间隔时不少于7天。

3.手术治疗

(1)非开放手术：输尿管镜取石或碎石术、经皮肾镜取石或碎石术。

(2)开放手术：仅少数病人，如结石远端存在梗阻、部分泌尿系畸形、结石嵌顿紧密及非开放手术治疗失败、肾积水感染严重或病肾无功能等，需要开放手术治疗。

二、膀胱结石

(一)临床表现

膀胱结石临床主要是膀胱刺激症状，如尿频、尿急和排尿终末疼痛。典型症状为排尿突然中断并感疼痛，常放射至阴茎头部和远端尿道，变换体位又能继续排尿。常有终末血尿，合并感染可出现脓尿。

(二)辅助检查

1.X线平片能显示绝大多数结石。

2.B型超声检查能发现膀胱区的强光团及声影。

3.膀胱镜检查可直观结石，并可发现膀胱病变。

(三)治疗原则

手术去除结石，同时治疗病因。膀胱感染严重时，应用抗生素治疗。经尿道膀胱镜取石术适用于结石直径＜3cm者，较大结石采用液电、超声或弹道气压碎石。

三、尿道结石

(一)临床表现

尿道结石表现为排尿困难、点滴状排尿及尿痛，甚至造成急性尿潴留。前尿道结石可沿尿道扪及。后尿道结石经直肠指诊可触及。

(二)辅助检查

B型超声、X线检查能确定诊断。

(三)治疗原则

前尿道结石可在麻醉下，压迫结石近端尿道，注入无菌液状石蜡，轻轻向远端推挤，钩取和钳出，或应用腔内器械碎石，尽量不做尿道切开取石。后尿道结石，在麻醉下用尿道探条将结石轻轻推入膀胱，再按膀胱结石处理。

巅峰速记法： 输尿管结石=活动后出现血尿+腰部绞痛+X线检查。

四、护理措施

(一)非手术治疗的护理

1. 缓解疼痛

嘱病人卧床休息，局部热敷，指导病人做深呼吸、放松以减轻疼痛。遵医嘱应用解痉止痛药物，并观察疼痛的缓解情况。

2. 鼓励病人大量饮水、多活动

大量饮水可稀释尿液、预防感染、促进排石。在病情允许的情况下，适当做一些跳跃运动或经常改变体位，有助于结石排出。

3. 病情观察

观察尿液颜色与性状、体温及尿液检查结果，及早发现感染征象。观察结石排出情况，做结石成分分析，以指导结石治疗与预防。

(二)体外冲击波碎石的护理

1. 术前准备

术前3日忌食产气食物，术前1日口服缓泻药，当日早晨禁食，教病人练习手术配合体位、固定体位，以确保碎石定位的准确性，术晨行泌尿系统X线平片复查，了解结石是否移位或排出，复查后用平车接送病人，以免结石因活动再次移位。

2. 术后护理

术后卧床休息6小时，鼓励病人多饮水，增加尿量，观察碎石排出情况。根据结石部位，指导体外冲击波碎石治疗后的排石体位。肾结石碎石后一般取健侧卧位。

(三)手术治疗的护理

1. 术前护理

按医嘱给抗生素控制感染。了解疼痛部位、性质，观察血尿情况及有无结石排出。

2. 术后护理

注意伤口及引流管的护理，肾盂造瘘者，不常规冲洗，以免引起感染。必须冲洗时，应严格无菌操作，低压冲洗，冲洗量不超过10ml，并在医生的指导下进行。肾实质切开取石及肾部分切除的病人，应绝对卧床休息2周，以减轻肾的损伤，防止再发生出血。耻骨上膀胱切开取石术后应保持切口清洁干燥，敷料被浸湿时要及时更换。

真题精选

患者，男性，39 岁，排尿时突然中断，剧烈疼痛，改变体位后方可继续排尿，考虑患者为

A. 肾结石　B. 输尿管结石　C. 膀胱结石　D. 尿路结石　E. 膀胱肿瘤

答案:C

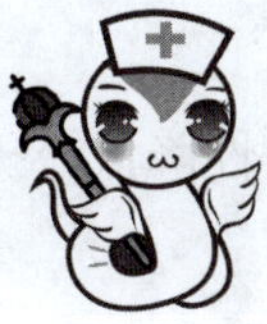

第七节 泌尿系统损伤病人的护理

应试考点

1. 肾损伤的常见症状
2. 确诊膀胱破裂的主要手段
3. 尿道损伤最主要的临床表现

泌尿系统包括上尿路和下尿路，上尿路包括肾和输尿管，下尿路包括膀胱和尿道。泌尿系统损伤中以男性尿道损伤最常见。

一、肾损伤

(一)病因

1. 开放性损伤

开放性损伤因弹片、枪弹、刀刃等锐器所致损伤，常伴有胸、腹部等其他器官的复合型损伤，病情复杂而严重。

2. 闭合性损伤

闭合性损伤临床上最多见，为直接暴力（撞击、跌倒、挤压、肋骨骨折等）或间接暴力（暴力扭转）所致。直接暴力时，上腹部或腰背部受到外力冲撞或挤压是肾损伤最常见的原因。

(二)临床表现

1. 症状

(1)血尿：肾损伤病人大多有血尿，但血尿与损伤程度不一致。肾挫伤或轻微肾裂伤可引起明显肉眼血尿；严重的肾裂伤可能只有轻微血尿或无血尿，如肾蒂血管断裂、肾动脉血栓形成，以及肾盂、输尿管断裂或血块堵塞等。

(2)疼痛：肾包膜下血肿、肾周围软组织损伤、出血或尿外渗等可引起患侧腰、腹部疼痛。血液、尿液进入腹腔或合并腹腔内器官损伤时，可出现腹膜刺激征、腹痛等、血块通过输尿管时，可引起同侧肾绞痛。

2. 体征

出血及尿液外渗可使肾周围组织肿胀，形成腰腹部包块，可有明显触痛和肌紧张。

3. 并发症

(1)休克：严重肾裂伤、肾蒂裂伤或合并其他脏器损伤时，因严重失血常发生休克，可危及生命；

(2)感染与发热：血肿及尿外渗易继发感染并导致发热，但多为低热。若继发肾周围脓肿或化脓性腹膜炎，可出现高热、寒战，并伴有全身中毒症状；严重者可发生感染性休克。

(三)辅助检查

1. 实验室检查

尿常规可见大量红细胞。血常规检查时血红蛋白与血细胞比容持续性降低，提示有活动性出血；血白细胞增多，则提示有感染。

2. 影像学检查

B超检查可了解肾损伤的部位和程度、有无包膜下和肾周血肿及其他器官损伤、对侧肾情况；CT可以清晰显示肾实质裂伤程度、尿外渗和血肿范围，以及肾组织有无活力，可以了解与其他脏器的关系，可作为肾损伤的首选检查。排泄性尿路造影可评价肾损伤的范围、程度及对侧肾功能。

(四)治疗原则

1. 紧急处理

大出血、休克的病人需迅速抢救。密切观察生命体征，予以输血、复苏，尽快进行必要的检查，以确定肾损伤的范围、程度及有无合并其他器官损伤，同时作好急诊手术探查的准备。

2. 非手术治疗

适用于轻型肾裂伤及无其他脏器合并损伤的病人。主要措施包括：绝对卧床休息，早期合理应用广谱抗生素；补充血容量，给予输液、输血等支持治疗；合理运用止痛、镇静和止血药物。

3. 手术治疗

(1)开放性肾损伤：这类损伤的病人几乎都要施行手术探查，特别是枪伤或锐器伤。原则是清创、缝合及引流，并探查有无其他腹部脏器损伤。

(2)闭合性肾损伤：若明确为严重肾裂伤、肾破裂、肾盂破裂或肾蒂伤，需尽早手术。若肾损伤病人在保守治疗期间发生以下情况，也需行手术治疗：①经积极抗休克后生命体征仍未改善，提示有内出血；②血尿逐渐加重，血红蛋白和血细胞比容持续降低；③腰、腹部肿块明显增大；④有腹腔脏器损伤可能。手术方法：依具体情况行肾修补术或肾部分切除术。若患肾无法修复，而对侧肾良好时可施行肾切除。肾动脉损伤性血栓者，一旦确诊，尽快行手术取栓或血管置换术。

(五)护理措施

1. 休息

绝对卧床休息 2～4 周，待病情稳定、血尿消失后可离床活动。通常损伤后 4～6 周，肾挫裂伤才趋于愈合，下床活动过早、过多，有可能再度出血。

2. 病情观察

(1)定时测量血压、脉搏、呼吸，并观察其变化。(2)观察尿液颜色的深浅变化，若血尿颜色逐渐加深，说明出血加重。(3)观察腰、腹部肿块的大小变化。(4)动态监测血红蛋白和血细胞比容变化，以判断出血情况。(5)定时观察体温和血白细胞计数，判断有无继发感染。(6)观察疼痛的部位及程度。

二、膀胱损伤

(一)病因

1. 开放性损伤

膀胱损伤处与体表相通，多见于战伤。由弹片、子弹或锐器贯通所致，常合并其他脏器损伤，如阴道、直肠等，可形成腹壁尿瘘、膀胱直肠瘘或膀胱阴道瘘等。

2. 闭合性损伤

在膀胱充盈时，下腹部遭撞击、挤压或骨盆骨折刺破膀胱壁所致。

(二)临床表现

腹痛	**腹膜外型损伤，表现为下腹部疼痛，可有压痛及腹肌紧张，直肠指诊有触痛及饱满感。腹膜内型损伤，表现为急性腹膜炎症状，并有移动性浊音**
血尿和排尿困难	**膀胱壁轻度挫伤者可仅有少量血尿，而膀胱壁全层破裂时由于尿外渗到膀胱周围或腹腔内，病人可有尿液，但不能排尿或仅排出少量血尿**
并发症	**①休克：多为骨盆骨折引起大出血所致；膀胱破裂引起尿外渗及腹膜炎时，常发生感染性休克 ②尿瘘：开放性损伤时，因体表伤口与膀胱相通而有漏尿；若与直肠、阴道相通，则经肛门、阴道漏尿，闭合性损伤，尿外渗继发感染后可破溃而形成尿瘘**

(三)辅助检查

1. 影像学检查

腹部 X 线检查可发现骨盆骨折或其他骨折。膀胱造影自导尿管注入 15%泛影葡胺 300ml 后摄片，可发现造影剂漏至膀胱外。

2. 导尿试验

经导尿管注入无菌生理盐水 200～300ml 至膀胱，片刻后吸出。液体外漏时，吸出量少于注入量；腹腔液体回流时，吸出量多于注入量。若引流出的液体量明显少于或多于注入量，提示膀胱破裂。

(四)治疗原则

膀胱破裂的处理原则为尿流改道、充分引流外渗的尿液、尽早闭合膀胱壁的缺损。

1. 紧急处理

积极抗休克治疗，如输血、输液、镇痛等，尽早使用广谱抗生素以预防感染。

2. 非手术治疗

膀胱轻度损伤，如挫伤或膀胱造影仅见少量尿液外渗、症状较轻者，可从尿道插入导尿管，持续引流尿液7～10日；合理使用抗生素预防感染。

3. 手术治疗

严重的膀胱破裂伴出血、尿外渗，且病情严重者，尽早施行手术。

4. 并发症的处理

尽量避免切开盆腔血肿，以免引发再次大出血。出血不止者，用纱布填塞止血，24小时后取出。出血难以控制时，可行选择性盆腔血管栓塞术。

（五）护理措施

1. 非手术治疗护理

(1) 感染的预防与护理：①伤口护理：保持伤口的清洁、干燥，敷料浸湿时及时更换。②尿管护理：保持尿管引流通畅，观察尿液的量、颜色和性状，保持尿道口周围清洁、干燥尿管留置7～10天拔除。③遵医嘱应用抗生素，并鼓励病人多饮水。④及早发现感染征象：若病人体温升高、伤口疼痛并伴有血白细胞计数和中性粒细胞比例升高，尿常规示白细胞时，多提示感染，及时通知医生并协助处理。

(2) 维持体液平衡、保证组织有效灌注流量：①密切观察病情：定时测量病人的呼吸、脉搏、血压，准确记录尿量。②输液护理：遵医嘱及时输液，必要时输血，以维持有效循环血量和水、电解质及酸碱平衡；注意保持输液管路通畅；观察有无输液反应。

2. 手术治疗的护理

(1) 严密观察病情：及早发现出血、感染等并发症 。

(2) 膀胱造瘘的护理：保持引流管通畅，防止逆行感染；注意观察引流液的量、色、性状及气味；保持造瘘口周围清洁、干燥。膀胱造瘘管一般留置10日左右拔除，拔管前需先夹闭此管，待病人的排尿情况良好后再行拔管，拔管后用纱布堵塞并覆盖造瘘口。

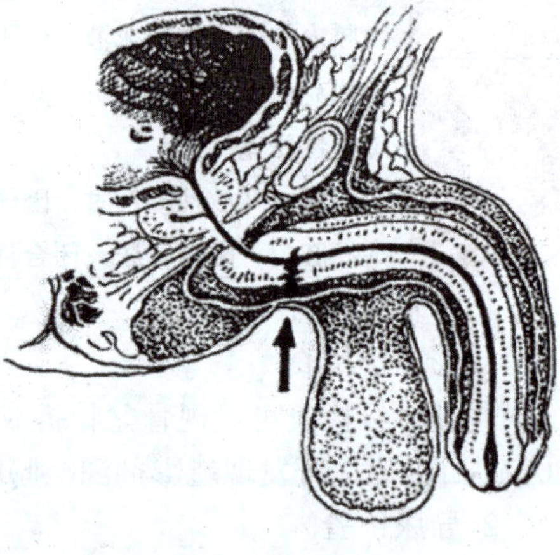

骑跨伤致球部尿道损伤发生机制

三、尿道损伤

尿道损伤多见于男性。男性尿道以尿生殖膈为界，分为前、后两段。前尿道包括球部和阴茎体部，后尿道包括前列腺和膜部。男性尿道损伤是泌尿外科常见的急症，早期处理不当，易产生尿道狭窄、尿瘘等并发症。

(一)病因与分类

1. 按尿道损伤的部位可分以下两个部位

(1)前尿道损伤：多发生于球部，球部尿道固定在会阴部。会阴部骑跨伤时，将尿道挤向耻骨联合下方，引起尿道球部损伤。

(2)后尿道损伤：多发生于膜部。膜部尿道穿过尿生殖膈，当骨盆骨折时，附着于耻骨下支的尿生殖膈突然移位，产生剪切样暴力，使薄弱的膜部尿道撕裂。

真题精选

男性最常见的泌尿系损伤部位是

A. 肾　B. 输尿管　C. 膀胱　D. 前尿道　E. 后尿道

答案:D

2. 按致伤原因可分为以下两种原因

(1)开放性损伤：因弹片、锐器伤所致，常伴有阴茎、阴囊、会阴贯通伤。

(2)闭合性损伤：因外来暴力所致，多为挫伤或撕裂伤。

(二)病理

1. 尿道挫伤

尿道内层损伤，阴茎和筋膜完整；仅有水肿和出血，可以自愈。

2. 尿道裂伤

尿道壁部分断裂，引起尿道周围血肿和尿外渗，愈合后可引起瘢痕性尿道狭窄。

3. 尿道断裂

尿道完全离断，断端退缩、分离，尿道周围血肿和尿外渗明显，可发生尿潴留。

(三)临床表现

1. 症状与体征

(1)疼痛：尿道球部损伤时受伤处疼痛，可放射到尿道口，尤以排尿时为甚。后尿道损伤表现为下腹部疼痛，局部肌紧张并有压痛。

(2)尿道出血：前尿道损伤时，可见尿道外口滴血，尿液可为血尿。后尿道破裂时，可无尿道口流血或仅少量血液流出。

(3)排尿困难：尿道挫裂伤后，因局部水肿或疼痛性括约肌痉挛，发生排尿困难。尿道断裂时，可发生尿潴留。

2. 并发症

(1)休克：骨盆骨折致后尿道损伤，常因合并大出血，引起创伤性、失血性休克。

(2)尿外渗及血肿：尿道断裂后，用力排尿时尿液可从裂口处外渗入周围组织，形成尿外渗，并发感染时则出现脓毒血症；膜部尿道损伤致尿生殖膈撕裂时，会阴、阴囊部出现尿外渗及血肿。

(四)辅助检查

1. 导尿

检查尿道是否连续、完整。严格无菌操作下轻缓插入导尿管，若能顺利插入至膀胱，说明尿道连续而完整。若一次插入困难，不应勉强反复试插，以免加重局部损伤、导致感染。后尿道损伤伴骨盆骨折时，一般不宜导尿。

2. X线检查

骨盆前后位X线摄片显示骨盆骨折。尿道造影可显示尿道损伤部位及程度，尿道断裂可有造影剂外渗，而尿道挫伤则无外渗征象。

(五)治疗原则

1. 紧急处理

损伤严重伴大出血可致休克，须积极抗休克治疗，尽早施行手术治疗。尿潴留者可紧急行耻骨上膀胱穿刺或造瘘术，及时引流出膀胱内尿液。

2. 非手术治疗

尿道挫伤及轻度裂伤者，症状较轻、尿道连续性存在，不需要特殊治疗。应用抗生素预防感染，必要时插入导尿引流2周左右。

3. 手术治疗

后尿道和前尿道的部分及完全断裂也应先试插导尿管，若不成功者考虑手术治疗。

4. 并发症的处理

(1)尿外渗：在尿外渗区作多个皮肤切口，深达浅筋膜下，彻底引流外渗尿液。

(2)尿道狭窄：是尿道损伤最常见的并发症，为预防尿道狭窄，拔除尿管后需定期行尿道扩张术。

(3)直肠损伤：后尿道合并直肠损伤时应立即修补，若并发尿道直肠瘘，应等待3～6个月再施行修补术。

(六)护理措施

1. 密切观察生命体征，防治休克。

2. 术后留置导尿管1～2周，创伤严重者可延长留置时间，以利于尿道损伤的修复。留置尿管期间应做好引流管的护理，积极预防泌尿系统感染。

3. 因病人卧床时间较长，为保持大便通畅，术后第3天开始服用缓泻剂。

4. 病人拔除导尿管后，需定期做尿道扩张术。做好健康教育，确保病人积极配合，坚持治疗。

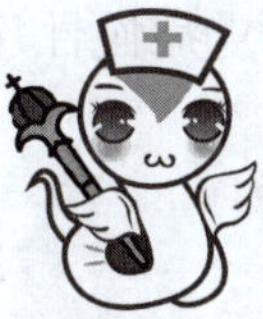

第八节 尿路感染病人的护理

应试考点

1. 尿培养的注意事项
2. 急性膀胱炎的主要表现

一、病因

尿路感染主要为细菌感染所致，致病菌以革兰阴性杆菌为主，其中以大肠埃希菌最常见。大肠埃希菌最常见于无症状性细菌尿、非复杂性尿路感染或首次发生的尿路感染。

巅峰速记法： 大肠埃希菌又称大肠杆菌，为急性肾盂肾炎、细菌性肝脓肿和急性胆囊炎的常见致病菌。

二、发病机制

(一)感染途径

95%尿路感染的致病菌来源于上行感染。当机体抵抗力下降、尿道黏膜有损伤或入侵细菌毒力大、致病力强时，细菌可侵入尿道并沿尿路上行至膀胱、输尿管或肾脏而发生尿路感染。血行感染，临床上少见，多发生于机体免疫力功能极差者，金黄色葡萄球菌为主要致病菌。

(二)机体防御能力

细菌进入泌尿系统后是否引起感染与机体的防御功能和细菌本身的致病力有关。机体的防御功能主要如下。

1. 尿液的冲刷作用可清除绝大部分入侵的细菌。
2. 尿路黏膜及其所分泌 IgA 和 IgG 等可抵御细菌入侵。
3. 尿液中高浓度尿素和酸性环境不利于细菌生长。
4. 男性前列腺分泌物可抑制细菌生长。

(三)易感因素

1. 尿流不畅

尿流不畅是尿路感染最重要的易感因素。

2. 女性因尿道短而直

尿道口离肛门近而易被细菌污染。尤其在经期、妊娠期、绝经期和性生活后较易发生感染。

3. 机体抵抗力降低

全身性疾病如糖尿病、慢性肾脏疾病、慢性腹泻、长期卧床的重症慢性疾病和长期使用糖皮质激素等可使机体抵抗力下降而易发生尿路感染。

4. 尿道口周围或盆腔有炎症

如妇科炎症、细菌性前列腺炎均可引起尿路感染。

三、临床表现

(一)膀胱炎

约占尿路感染的60%，主要表现为尿频、尿急、尿痛等膀胱刺激症状，伴有耻骨上不适。

(二)急性肾盂肾炎

多数起病急骤、常有寒战、高热，伴头痛、全身酸痛、无力、食欲减退等全身症状。泌尿系统表现：常有尿频、尿急、尿痛等膀胱刺激症状，多伴有腰痛或肾区不适，肋脊角压痛和（或）叩击痛。可有脓尿和血尿。部分病人可无明显的膀胱刺激症状，而以全身症状为主，或表现为血尿伴低热和腰痛。

巅峰速记法： 急性肾盂肾炎=全身症状+膀胱刺激征+肾区疼痛。

(三)慢性肾盂肾炎

大多数因急性肾盂肾炎治疗不彻底发展而来。临床表现多不典型，病程长，迁延不愈，反复发作。急性发作时可有全身及尿路刺激症状，与急性肾盂肾炎相似。部分病人仅有低热、乏力，多次尿细菌培养阳性，称为“无症状性菌尿”。

(四)并发症

多见于严重急性肾盂肾炎，可有肾周围炎、肾脓肿、败血症等。

四、辅助检查

(一)尿常规

尿蛋白少量，尿沉渣白细胞、红细胞增多，其中以白细胞最常见＞5 个/HP。若见白细胞（或脓细胞）管型，对肾盂肾炎有诊断价值。

(二)血常规

急性期血白细胞计数和中性粒细胞可增高，慢性期血红蛋白可降低。

(三)尿细菌定量培养

临床常用清洁中段尿作细菌培养、菌落计数、尿细菌定量培养的临床意义为：菌落计数≥10^5/ml 为有意义，10^4～10^5/ml 为可疑阳性，＜10^4/ml 则可能是污染。

(四)肾功能检查

慢性期可出现持续性肾功能损害，肾浓缩功能减退，如夜尿多，尿渗透浓度下降，肌酐清除率降低，血尿素氮、肌酐增高。

五、治疗要点

(一)急性膀胱炎

一般采用单剂量或短程疗法的抗菌药物治疗。

(二)急性肾盂肾炎

卧床休息、多饮水。在尿常规、细菌检查之后，应选用敏感抗菌药物，一般首选对革兰阴性菌敏感的抗生素，如磺胺类、喹诺酮类等，可口服碳酸氢钠碱化尿液，可增强抗生素的疗效，减轻尿路刺激征。

(三)慢性肾盂肾炎

首先去除诱因，选用敏感抗生素，多需两类药物联合应用 2 周，仍有复发者改用其他两种抗生素继续治疗，疗程共 2～4 个月。

六、护理措施

(一)一般护理

1. 休息

急性发作期的第 1 周应卧床休息，慢性肾盂肾炎病人一般也不宜从事重体力活动。

2. 饮食护理

进食清淡并含丰富营养的食物，补充多种维生素。多饮水，一般每天饮水量要在 2500ml 以上，督促病人 2 小时排尿 1 次以冲洗细菌和炎症物质，减少炎症对膀胱和尿道的刺激。

(二)疼痛的护理

肾区疼痛为肾脏炎症所致。减轻疼痛的方法为卧床休息，采用屈曲位，尽量不要站立或坐，因为站立时肾脏受到牵拉，会加重疼痛。

(三)药物护理

1. 一般首选对革兰阴性杆菌有效的药物。症状完全消失，尿检查菌尿转阴，停药后 2 周、6 周复查尿菌均为阴性，可认为临床治愈。喹诺酮类可引起轻度消化道反应、皮肤瘙痒；氨基糖苷类抗生素对肾脏和听神经均有毒性，使用期间注意询问病人的听力。

2. 慢性肾盂肾炎急性发作者，按急性肾盂肾炎治疗。反复发作者，在急性发作控制后应积极寻找易感因素加以治疗，同时给小剂量抗菌病物，参照药物敏感试验，联合间歇交替使用，每疗程约 2 周，总疗程 2～4 个月。

(四)清洁中段尿培养标本的采集

1. 留取尿标本注意勿混入消毒液及阴道分泌物。

2. 宜在使用抗生素药物前或停药后 7 天收集标本，不宜多饮水，并保证尿液在膀胱内停留 6～8 小时，以提高阳性率。

3. 指导病人留取中间一段尿置于无菌容器内，于 1 小时内送检，以防杂菌生长。

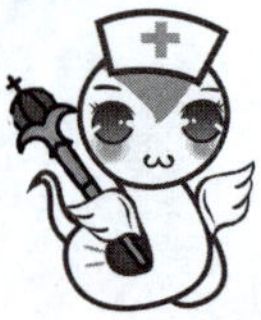

第九节 良性前列腺增生病人的护理

应试考点

1. 前列腺增生最重要的症状
2. 诊断前列腺增生简单易行的方法
3. 发生尿潴留的主要原因

一、病因

目前认为老龄和有功能的睾丸是前列腺增生发病的重要因素。前列腺间质细胞、腺上皮和基质细胞的相互影响，各种生长因子的作用，随年龄增长而出现的睾酮、双氢睾酮及雌激素水平的改变和失去平衡是前列腺增生的重要因素。

二、临床表现

(一)症状

1. 尿频、尿急

尿频是最常见的早期症状，夜间更为明显。有些病人因前列腺充血刺激而出现排尿不尽或尿急等症状。随梗阻加重，残余尿量增多，膀胱有效容量减少，尿频更加明显。

2. 进行性排尿困难

进行性排尿困难是前列腺增生最主要的症状。典型表现是排尿迟缓、断续、尿细而无力、射程短，终末滴沥、排尿时间延长。

巅峰速记法： 前列腺增生典型表现是进行性排尿困难；食管癌典型表现是进行性吞咽困难；胰头癌典型表现是进行性黄疸加重。

真题精选

男性，68 岁，进行性排尿困难 3 年，夜尿 4～5 次，其他系统无特殊疾病。B 超示前列腺增生，残余尿量 120ml，以下患者应采取的治疗方式是

A. 药物治疗如激素、α 受体阻滞剂
B. 听流水声诱导排尿
C. 前列腺切除或经尿道电切前列腺
D. 膀胱造瘘
E. 药物+手术治疗
答案:C

3.尿潴留、尿失禁

严重梗阻者膀胱残余尿增多，长期可导致膀胱无力，发生尿潴留或充盈性尿失禁。前列腺增生的任何阶段，可因天气变化、劳累、饮酒、便秘、久坐等因素，使前列腺突然充血、水肿导致急性尿潴留。

(二)体征

直肠指诊可触及增大的前列腺，表明光滑、质韧、有弹性，边缘清楚，中间沟变浅或消失。

(三)并发症

1.增生的腺体表面黏膜血管破裂时，可发生不同程度的无痛性肉眼血尿。

2.长期梗阻可引起严重肾积水、肾功能损害。

3.长期排尿困难者可并发腹股沟疝、膀胱结石、内痔或脱肛。

三、辅助检查

(一)B超检查

B超检查可经腹壁或直肠进行，测量前列腺体积，判断增生腺体是否突入膀胱，还可测定膀胱残余尿量。经直肠超声检查更为精确。

(二)尿流率检查

尿流率检查可确定前列腺增生病人排尿的梗阻程度。检查时要求排尿量在150～200ml，如最大尿流率＜15ml/s提示排尿不畅；如＜10ml/s则提示梗阻严重，常为手术指征之一。如果排尿困难主要由于逼尿肌功能失常引起，应行尿流动力学检查，以确定有无下尿路梗阻及评估逼尿肌功能。

(三)血清前列腺特异抗原（PSA)测定

当前列腺有结节或质地较硬时，PSA测定有助于排除前列腺癌。PSA敏感性高，但特异性有限。

四、治疗原则

(一)非手术治疗

1.观察随访

无明显症状或症状较轻者，一般不需要治疗，但需密切随访。

2.药物治疗

适用于梗阻较轻、残余量小于50ml者。

(1) α_1受体阻滞剂：可有效降低膀胱颈及前列腺平滑肌张力，减少尿道阻力，改善排尿功能。常用药物有特拉唑嗪、哌唑嗪等。

(2)5α还原酶抑制剂：激素类药物，在前列腺内阻止睾酮转变为双氢睾酮，使前列腺体积缩小，改善排尿症状。

(二)手术治疗

前列腺增生梗阻严重、残余尿量大于60ml、症状明显而药物治疗效果不好，身体状况能耐受手术者，应考虑手术治疗。手术只切除外科包膜以内的增生部分。手术方式主要有经尿道前列腺切除术和经尿道前列腺汽化切除术、耻骨上经膀胱前列腺切除术和耻骨后前列腺切除术。

五、护理措施

(一)预防急性尿潴留

嘱病人食用粗纤维、易消化食物,以防便秘;忌饮酒及辛辣食物;鼓励病人适当限制饮水,可以缓解尿频症状,严禁憋尿,以免诱发急性尿潴留。如出现严重的排尿困难和急性尿潴留,应实行导尿或留置导尿,必要时也可施行耻骨上膀胱造瘘术。

(二)控制出血

手术后利用三腔气囊尿管控制止血,将30~50ml生理盐水注入气囊内,将水囊放在前列腺窝的上方,导尿管固定在大腿的内侧并稍加牵引,需告知病人不可自行移开,直至解除牵引为止。

(三)饮食与休息

术后6小时病人无恶心、呕吐,可进流质饮食,鼓励多饮水,3~7天无腹胀即可恢复正常饮食;注意休息,术后1~2个月患者应避免剧烈活动。

(四)维持膀胱冲洗通畅

施行TURP的病人术后都有肉眼血尿,随着时间的延长血尿颜色逐渐变浅,因此,术后常规用生理盐水持续膀胱冲洗3~5天,以防血块堵塞尿管。冲洗速度可根据尿色而定,色深则快、色浅则慢。若尿色深红或逐渐加深,说明有活动性出血,应及时通知医师处理。若引流不畅应及时抽吸血块,以免造成膀胱充盈、膀胱痉挛而加重出血。膀胱冲洗期间应准确记录冲洗量和排出量,尿量=排出量-冲洗量。

真题精选

前列腺切除术后患者避免剧烈活动的时间是

A.7~8个月　B.3~4个月　C.1~2个月　D.5~6个月　E.9~10个月

答案:C

(五)膀胱痉挛的护理

术后膀胱痉挛可引起阵发性剧痛、诱发出血。此时应嘱病人做深呼吸,以放松腹部肌肉张力。术后留置硬脊膜外麻醉导管者,按需注射小剂量药物有良好效果。

(六)不同手术方式的护理

1.经尿道电切术(TURP)

观察有无TURP综合征,原因是术中大量的冲洗液被吸收使血容量急剧增加,形成稀释性低钠血症,病人可在术后几小时内出现烦躁、恶心、呕吐、抽搐、昏迷,严重者出现肺水肿、脑水肿、心力衰竭等。此时应减慢输液速度,给予高渗盐水利尿剂、脱水剂,对症处理。TURP术后5~7天尿液颜色清澈,即可除导尿管。

2.开放手术

耻骨上经膀胱前列腺切除术后7～10天、耻骨后前列腺切除术后3～4天拔出导尿管；通常术后10～14天，若排尿通畅拔除膀胱造瘘管。若膀胱造瘘口有漏尿可用凡士林油纱填塞瘘口，排尿时用手指压迫瘘口敷料以防漏尿，一般2～3天愈合。

(七)并发症的预防及护理

出血也可能出现在手术后6～10天，此时出血的原因可能是组织坏死或是用力解大便及久坐所引起。TURP术后3周因感冒、酗酒、刺激及活动量增加致电凝痂皮脱落出血。

真题精选

前列腺切除术后早期护理的重点应是

A.观察和防止出血　B.防止感染　C.防止尿道狭窄

D.防止血栓形成　E.防止尿失禁

答案:A

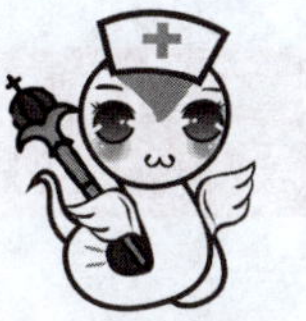

第十节 外阴炎病人的护理

应试考点

外阴炎的治疗要点

外阴炎是由于病原体侵犯或受到各种不良刺激引起外阴部的皮肤与黏膜的炎症，以大小阴唇多见。

一、病因

阴道分泌物、月经血、产后恶露、尿液、粪便等刺激均可引起外阴不同程度的炎症；穿紧身化纤内裤，月经垫通透性差，局部经常潮湿等均可引起外阴部的炎症。

二、临床表现

外阴皮肤瘙痒、疼痛、红肿、烧灼感，于性交、排尿、排便时加重，严重时形成外阴溃疡而致行走不便。检查见局部充血、肿胀、糜烂，有抓痕，严重者形成溃疡或湿疹；慢性炎症者外阴皮肤或黏膜增厚、粗糙、皲裂等，甚至苔癣样变。

三、治疗原则

1.病因治疗

积极寻找病因，因糖尿病的尿液刺激引起的外阴炎应治疗糖尿病；由尿瘘、粪瘘引起的外阴炎应及时修补漏孔。

2. 局部治疗

使用 1∶5000 的高锰酸钾液坐浴，水温在 41～43℃，每日 1～2 次，每次 15～30 分钟，有溃疡者坐浴后局部可涂抹抗生素软膏。

3. 物理治疗

急性期局部照射微波或红外线。

四、护理措施

教会病人坐浴的方法，包括坐浴液的配制、温度、坐浴的时间及注意事项。注意提醒病人正确配制溶液，浓度不宜过浓，以免灼伤皮肤。坐浴时要使会阴部浸没于溶液中，月经期停止坐浴。保持外阴的清洁干燥，注意个人卫生，少食辛辣食物，勿饮酒。不能用刺激性药物或肥皂清洗。

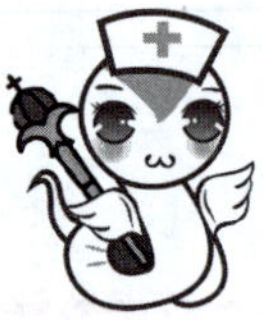

第十一节 阴道炎病人的护理

应试考点

1. 各种阴道炎的临床表现
2. 各种阴道炎的用药

一、滴虫阴道炎

(一)病因

滴虫阴道炎是由阴道毛滴虫引起的常见阴道炎。适宜滴虫生长的温度为 25～40℃、pH 值为 5.2～6.6 的潮湿环境。滴虫滋养体生活力较强，能在 3～5℃生存 21 日，在 46℃时存活 20～60 分钟，在半干燥的环境中能存活 10 小时，在 pH 值为 5.0 以下或 7.5 以上的环境中则不生长。滴虫阴道炎病人的阴道 pH 值一般在 5.0～6.5，多数＞6.0。月经前后阴道 pH 值发生变化，经后接近中性，故隐藏在腺体及阴道皱襞中的滴虫于月经前后常得以繁殖，引起炎症的发作。

(二)临床表现

1. 潜伏期

潜伏期一般为 4～28 天。

2. 症状

表现为稀薄的泡沫状阴道分泌物增多及外阴瘙痒，分泌物可呈脓性、黄绿色、有臭味。瘙痒部位主要为阴道口及外阴，间或有烧灼感、疼痛、性交痛等。若尿道口有感染，可有尿频、尿急、尿痛，有时可见血尿。阴道毛滴虫能吞噬精子，并能阻碍乳酸生成，影响精子在阴道内存活，可致不孕。

真题精选

患者女，35 岁，已婚。主诉近日白带增多，外阴瘙痒伴灼痛 1 周，妇科检查：阴道内多量灰黄色泡沫状分泌物，阴道壁散在红斑点。有助于诊断的检查是

A. 阴道分泌物涂片检查　B. 宫颈刮片　C. 盆腔 B 超　D. 诊断性刮宫　E. 阴道镜检查

答案:A

3. 体征

阴道黏膜充血，严重者有散在出血斑点，甚至宫颈有出血斑点，形成“草莓样”宫颈，后穹隆有多量白带，呈灰黄色、黄白色稀薄液体或黄绿色脓性分泌物，常呈泡沫状。

(三)治疗原则

切断传染途径，杀灭阴道毛虫，恢复阴道正常 pH 值，保持阴道自净功能。

1. 全身用药

初次治疗可选甲硝唑或替硝唑 2g，单次口服，代替方案：甲硝唑 400mg，每日 2 次，7 日为一疗程；治愈率为 90%～95%。

2. 局部用药

甲硝唑阴道泡腾片 200mg 每晚塞入阴道 1 次，7 天为一疗程。

(四)护理措施

1. 指导病人自我护理

注意个人卫生，保持外阴部清洁、干燥，尽量避免搔抓外阴部致皮肤破损。治疗期间禁止性生活、勤换内裤。内裤、坐浴及洗涤用物应煮沸消毒 5～10 分钟以消灭病原体，避免交叉和重复感染的机会。

2. 指导病人正确阴道用药

告知病人各种剂型的阴道用药方法，酸性药液灌冲洗阴道后再塞药的原则。在月经期间暂停坐浴、阴道冲洗及阴道用药。甲硝唑用药期间及停药 24 小时内、替硝唑在用药期间及停药 72 小时内禁止饮酒，甲硝唑可透过胎盘到达胎儿体内，故孕 20 周前禁用此药；甲硝唑可通过乳汁排泄，服药期间及服药后 12～24 小时不宜哺乳，替硝唑服药后 3 日内不宜哺乳。

3. 强调治愈标准及随访

滴虫阴道炎常于月经后复发，故治疗后检查滴虫阴性时，仍应在每次月经后复查阴道分泌物，若经 3 次检查均阴性，方可称为治愈。

巅峰速记法：滴虫性阴道炎在月经干净后复查，连续三次滴虫检查阴性者为治愈。猩红热病人隔离至症状消失后 1 周，连续 3 次咽拭子培养阴性为止。中毒型细菌性痢疾应采取肠道隔离至临床症状消失后 1 周或连续 3 次粪便培养阴性为止。

4. 要求性伴侣同时治疗

滴虫阴道炎主要由性行为传播，性伴侣应同时进行治疗，治疗期间禁止性交。

二、外阴阴道假丝酵母菌病

(一)病因

外阴阴道假丝酵母菌病是由假丝酵母菌引起的常见外阴阴道炎。80%～90%的病原体为白假丝酵母菌，10%～20%为非白假丝酵母菌引起。酸性环境适宜假丝酵母菌生长，假丝酵母菌感染的病人阴道 pH 值在 4.0～4.7，通常＜4.5。假丝酵母菌对热的抵抗力不强，加热至 60℃后 1 小时即可死亡，但对于干燥、日光、紫外线及化学制剂等抵抗力较强。

(二)临床表现

1. 症状

外阴瘙痒、灼痛、性交痛以及尿痛，部分病人阴道分泌物增多。阴道分泌物由脱落上皮细胞和菌丝体、酵母菌和假丝菌组成，其特征是白色稠厚呈凝乳或豆腐渣样。

2. 体征

外阴红斑、水肿，伴有皮肤抓痕，严重者可见皮肤皲裂、表皮脱落。阴道黏膜红肿，小阴唇内侧及阴道黏膜附有白色膜状物，擦除后露出红肿黏膜面，急性期可见糜烂及浅表溃疡。

(三)治疗原则

1. 消除诱因

积极治疗糖尿病，及时停用广谱抗生素、雌激素及皮质类固醇激素。

2. 局部用药

可选咪康唑栓剂、克霉唑栓剂、制菌霉素栓剂等放于阴道内。

3. 全身用药

若不能耐受局部用药者、未婚妇女及不愿意采用局部用药者，可选用口服药物。常用药有：氟康唑、伊曲康唑、酮康唑等。

(四)护理措施

1. 健康指导

培养健康的卫生习惯，保持局部清洁，避免交叉感染。勤换内裤，用过的内裤、盆及毛巾应用开水烫洗。

2. 用药护理

根据病人的具体情况，选择不同的用药途径，并向病人说明用药的目的与方法，为提高用药效果，可用 2%～4%碳酸氢钠液坐浴或阴道冲洗后用药。

巅峰速记法： 在几种阴道炎中，除外阴阴道假丝酵母菌病需用碱性液碳酸氢钠灌洗外，其余均用醋酸。

3. 性伴侣治疗

约15%男性与女性病人接触后患有龟头炎，对有症状男性应进行假丝酵母菌检查及治疗，预防女性重复感染。

4. 妊娠期合并感染者

为避免胎儿感染，应坚持局部治疗，禁用口服唑类药物，可选用克霉唑栓剂等，以7日疗法效果为佳。

三、细菌性阴道炎

细菌性阴道炎是生育年龄妇女最常见的阴道感染。是一种由阴道加特纳菌和一些厌氧菌导致阴道内微生态平衡失调的混合感染。

(一)临床表现

10%～40%病人无任何症状，有症状者主诉白带增多，为均匀一致的稀薄白带，呈灰白色，并有难闻的臭味或鱼腥味。可有轻度外阴瘙痒或烧灼感。

(二)治疗原则

1. 全身用药

连续口服甲硝唑7天。

2. 局部用药

甲硝唑置于阴道内，连续7天。

3. 性伴侣治疗

适于反复发作或难治性细菌性阴道病病人的性伴侣治疗。

4. 妊娠妇女治疗

对于有无症状的孕妇都应给予治疗。

(三)护理措施

1. 注意个人卫生及局部用药前、后手的卫生以减少感染的机会。

2. 指导阴道用药的病人在放药前，用酸性溶液灌洗阴道后再采取下蹲位将药片送入阴道后穹隆部。

四、老年性阴道炎

老年性阴道炎又称萎缩性阴道炎，常见于绝经后的老年妇女。

(一)病因

因卵巢功能衰退，雌激素水平降低，阴道壁萎缩，黏膜变薄，上皮细胞内糖原含量减少，阴道内pH值增高，局部抵抗力降低，致病菌容易入侵繁殖引起炎症。同时，由于阴道黏膜萎缩，上皮菲薄，血运不足，使阴道抵抗力降低，便于细菌侵入繁殖引起炎症病变。

(二)临床表现

1. 症状

外阴瘙痒或灼热感，阴道分泌物增多、稀薄呈淡黄色，严重者呈血性白带，有臭味。感染还可侵犯尿道而出现尿频、尿急、尿痛等泌尿系统的刺激症状。

2. 体征

阴道呈老年性改变、上皮萎缩、皱襞消失、上皮平滑、菲薄、阴道黏膜充血；常有小出血点，有时有表浅溃疡，溃疡面可与对侧粘连，检查时粘连可因分开而引起出血。粘连严重时造成阴道狭窄甚至闭锁，炎性分泌物引流不畅形成阴道积脓或宫腔积脓。

(三)治疗原则

1. 增加阴道酸度

1%乳酸或0.5%醋酸液冲洗阴道，每日1次。

2. 局部用药

诺氟沙星100mg，阴道内放药，共用7～10天。

3. 雌激素替代疗法

乳癌及子宫内膜癌者慎用。

(四)护理措施

1. 不用过热或有刺激性的清洗液清洗外阴，尽量避免使用盆浴，必要时专人专盆。

2. 注意保持外阴清洁，加强锻炼，增加抵抗力。

3. 告知病人严格遵医嘱用药并给予用药的指导。

巅峰速记法：①稀薄泡沫状的分泌物见于滴虫性阴道炎，治疗用甲硝唑；②分泌物呈凝乳或豆腐渣样见于外阴阴道假丝酵母菌病，治疗用咪康唑栓剂；③有血样脓性白带见于老年性阴道炎，治疗用雌激素；④均匀一致的稀薄白带，并有难闻的臭味或鱼腥味见于细菌性阴道炎。

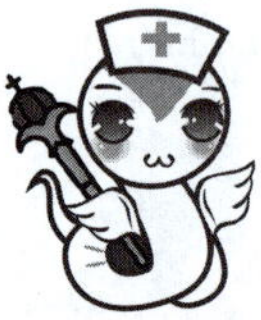

第十二节 宫颈炎和盆腔炎病人的护理

应试考点

1. 宫颈炎的主要症状
2. 宫颈糜烂程度分级
3. 慢性盆腔炎的局部表现

一、宫颈炎

子宫颈炎是妇科最常见的下生殖道炎症之一，包括宫颈阴道部及宫颈管黏膜炎症，临床上有急性和慢性两种。

（一）病因

正常情况下，宫颈具有多种防御功能，是阻止病原菌进入上生殖道的重要防线。但因宫颈容易受流产、分娩、性交或手术操作的损伤；同时，宫颈管的单层柱状上皮抗感染的能力较差，容易发生感染。病原体主要为性传播疾病病原体和内源性病原体。性传播疾病的病原体，如淋病奈瑟菌、沙眼衣原体，主要见于性传播疾病的高危人群。

（二）临床表现

大部分病人无症状，有症状者主要表现为阴道分泌物增多，呈乳白色黏液状，或淡黄色脓性，或血性白带；阴道分泌物刺激可引起外阴瘙痒及灼热感，有时也可出现经间期出血、性交后出血等症状；炎症扩散至盆腔时，可出现腰酸、下腹坠痛；若合并尿路感染，可出现尿频、尿急、尿痛等症状。

真题精选

子宫颈炎的主要症状是

A. 外阴皮肤瘙痒　B. 阴道分泌物稀薄　C. 阴道分泌物增多　D. 泡沫状白带　E. 腹痛

答案:C

妇科检查时可见宫颈充血、水肿、黏膜外翻，有黏液脓性分泌物附着甚至从宫颈管流出，宫颈管黏膜质脆，容易诱发出血。若为淋病奈瑟菌感染，因尿道旁腺、前庭大腺受累，可见尿道口、阴道口黏膜充血和水肿，以及多量脓性分泌物。

部分病人宫颈外口处的宫颈阴道部外观呈细颗粒状的红色区，称为宫颈糜烂样改变。是慢性宫颈炎的最常病理改变。

（三）治疗原则

慢性子宫颈炎以局部治疗为主，可采用物理治疗、药物治疗及手术治疗，以物理治疗最常用且疗效最稳定。进行治疗前，需常规做宫颈癌筛查。

物理治疗	是宫颈糜烂最常用的治疗方法。治疗方法有激光、冷冻、微波等方法，注意事项： ①治疗时机是月经干净后3～7日内 ②急性生殖器炎症者禁忌，因易引起炎症扩散 ③术后每日清洗外阴2次，禁性交及盆浴4～8周 ④术后1～2周脱痂时可有少量出血，术后10天左右为局部脱痂期，阴道可有少量流血，应避免剧烈活动及搬运重物以免引起出血量过多，如出血量多者需急诊处理 ⑤一般两次月经干净后3～7天复查
药物疗法	适用于小面积、炎症浸润浅者
手术疗法	宫颈息肉可手术摘除，术后做病理检查

真题精选

重度宫颈糜烂患者，行物理治疗，禁止性生活的时间是

A. 一个月　B. 半个月　C. 2 个月　D. 3 个月　E. 3 周

答案:C

二、盆腔炎症

盆腔炎是指女性生殖道的一组感染性疾病，主要包括子宫内膜炎、输卵管炎、输卵管卵巢脓肿、盆腔腹膜炎。炎症可局限于一个部位，也可同时累及几个部位，最常见的是输卵管炎及输卵管卵巢炎，单纯的子宫内膜炎或卵巢炎较少见。盆腔炎性疾病多发生在性活跃期、有月经的妇女，初潮前、绝经后或未婚者很少发生盆腔炎性疾病，若发生盆腔炎性疾病也往往是邻近器官炎症的扩散。

(一)病因

导致盆腔炎的病原体有两个来源：①内源性病原体，来自寄居于阴道的菌群，包括需氧菌（金黄色葡萄球菌、溶血性链球菌等）和厌氧菌（脆弱类杆菌、消化球菌等)；②外源性病原体，主要是性传播疾病的病原体，如淋病奈瑟菌、沙眼衣原体、支原体等。

(二)临床表现

1. 急性盆腔炎

(1)症状：病人呈急性病容，心率加快，严重者可出现高热、寒战等。

(2)体征：下腹有压痛、反跳痛、宫颈充血有举痛、子宫体增大、有压痛，活动受限，双侧附件压痛明显。

2. 慢性盆腔炎

(1)症状：下腹坠痛，腰骶部酸痛，月经前，后加重，月经量增多。

(2)体征：子宫及双侧附件有轻度压痛、子宫一侧或双侧有增厚、压痛、宫骶韧带增粗、变硬、有触痛。

(三)治疗原则

1. 急性盆腔炎的治疗

卧床休息、取半坐卧位以促进脓液局限，减少炎症扩散，注意营养，给予高热量、高蛋白、高维生素流食；高热者给予物理降温；遵医嘱给以抗生素治疗。

2. 慢性盆腔炎的治疗

一般采用综合性治疗方案控制炎症，包括中西药结合的治疗、物理治疗和手术治疗，同时注意增强局部和全身的抵抗力。

(四)护理措施

1. 预防炎症扩散，禁止阴道冲洗，尽量避免阴道检查。

2. 指导病人遵医嘱用药, 不中途停药，确保疗效。

3. 指导病人养成良好的卫生习惯，经期不要盆浴、游泳、性交、过度劳累等，注意性生活卫生，减少疾病的发生。

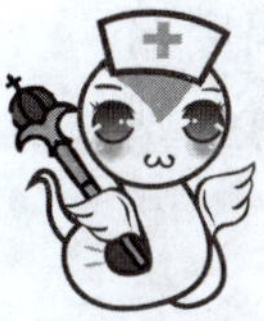

第十三节 功能失调性子宫出血病人的护理

应试考点

无排卵型功血的特点

功能失调性子宫出血简称功血，是指由于生殖内分泌轴功能紊乱造成的异常子宫出血，而全身及内外生殖器官无明显器质性病变存在。常表现为月经周期长短不一，经期延长、经量过多或不规则阴道流血。可分为排卵型功血和无排卵型功血两类，其中无排卵型功血约占85%。功血可发生于月经初潮至绝经间的任何年龄，50%病人发生于绝经前期，30%发生于育龄期，20%发生于青春期。

一、临床表现

（一）无排卵型功血

不规则的子宫出血为临床上最常见症状，特点是月经周期紊乱，经期长短不一，出血量时多时少，量可少至点滴淋漓，或可多至大量出血，有时数周至数月停止，然后出现不规则出血，血量往往较大，持续2～3周甚至更长时间，不易自止。

（二）有排卵型月经失调

1. 月经过多

指月经周期规则，月经期正常，但月经量＞80ml。常因子宫内膜纤溶酶活性过高或前列腺素等血管舒缩因子分泌失调所致。

2. 月经间期出血

(1) 黄体功能异常所致，又分为两种。

黄体功能不全	**月经周期缩短，周期＜21日，月经频发，基础体温呈双相型，但体温上升缓慢，高体温持续时间短**
黄体萎缩不全	**表现为月经周期正常，经期延长，基础体温呈双相型，但体温下降缓慢，高体温持续时间长**

(2) 围排卵期出血：出血期≤7天，出血停止后数天又出血，量少，多数持续1～3天，时有时无。出血原因不明，可能与排卵前后激素水平波动有关。

二、辅助检查

（一）诊断性刮宫（简称诊刮）

通过诊刮达到止血及明确子宫内膜病理诊断的目的。于月经前3～7天或月经来潮6小时内刮宫，子宫内膜不规则脱落者在月经第5～6日，以确定排卵或黄体功能。

不规则流血者可随时进行刮宫。

(二)基础体温测定

基础体温测定是测定排卵简单易行的方法。基础体温呈单相曲线，提示无排卵；有排卵型功血者则表现为双相，黄体功能不足者排卵后体温上升缓慢，上升幅度偏低，升高时间仅维持 9～10 日即下降。若黄体萎缩不全致子宫内膜脱落不全者，则基础体温呈双相但下降缓慢。

(三)宫颈黏液结晶检查

经前检查宫颈黏液，出现羊齿植物叶状结晶者提示无排卵。

巅峰速记法：卵巢排卵后产生黄体，黄体开始分泌孕激素，而孕激素有升高基础体温的作用，使基础体温呈现双相型；故无排卵则为单相型体温。

三、治疗原则

(一)无排卵性功血

1. 止血

(1)性激素:无排卵型功血的治疗首选性激素治疗。

(2)刮宫术:即可迅速止血，同时也具有诊断价值，可了解子宫内膜病理变化，除外恶性病变。

2. 调节月经周期

采用上述方法止血后，因病因并未去除，停药后多数病人病情可复发，需采取措施控制周期，防止功血再次发生。

(1)孕激素:可于撤药性出血第 16～25 天起，使用地屈孕酮或微粒化黄体酮胶囊口服。

(2)口服避孕药:可很好地控制排卵周期，尤其适用于有避孕需求的病人。

(3)左炔诺孕酮宫内缓释系统：可有效治疗功血，原理为在宫腔内局部释放左炔诺孕酮，抑制子宫内膜的生长。

3. 手术治疗

适用于药物效果不佳或不宜用药且无生育要求的病人，尤其是不易随访的年龄较大者及内膜病理为癌前病变或癌变者，可以做子宫内膜去除术或子宫全切术。

(二)有排卵型月经失调

1. 月经过多的治疗

(1)药物的治疗：①止血药:如维生素 K、酚磺乙胺等。②宫腔放置左炔诺孕酮宫内缓释系统，放置后，该系统可在宫腔内释放左炔诺孕酮，有效期一般为 4～5 年。③高效合成孕激素：使用高效合成孕激素可使子宫内膜萎缩。

(2)手术治疗：子宫内膜去除术、子宫全切除术或子宫动脉栓塞术。

2. 月经间期出血的治疗

(1)围排卵期出血：采取止血等对症治疗

(2)经前期出血：出血前补充孕激素或HCG，卵泡期应用枸橼酸氯米酚促排卵、改善卵泡发育及黄体功能。

(3)月经期延长：周期第5～7天，给予小计量雌激素帮助修复子宫内膜，或用枸橼酸氯米酚促卵泡正常发育，或在前个周期的黄体期应用孕激素促进子宫内膜脱落。

(4)月经间期出血：一般于月经第1～5天开始，周期性使用口服避孕药3～6个周期。

(三)护理措施

1. 维持正常血容量

(1)出血期间卧床休息，减少出血量。(2)保持充足的睡眠，避免过度劳累，减少体力消耗。(3)贫血严重者配合医生做好配血、输血、止血措施。

2. 补充营养

鼓励病人进食高蛋白、高维生素及含铁量高的食物，如猪肝、鸡蛋、红枣等含铁高的食物。同时注意多食粗纤维食物，以保持大便的通畅。

3. 预防感染

(1)观察与感染有关征象。(2)做好会阴护理，保持外阴清洁。(3)禁止盆浴、性生活有感染者遵医嘱应用抗生素治疗。

4. 使用性激素的护理

(1)按时按量服用，不得随意漏服、停服。(2)药物减量在止血后开始，3天减量1次，首次不超过原剂量的1/3，直到维持量。(3)按服药后发生撤退性出血时间确定维持量服用时间。(4)使用促排卵药治疗时，应监测基础体温，以监测排卵。(5)大剂量用雌激素时宜在睡前服用，长期用药者，注意肝功能监测。

5. 心理护理

(1)鼓励病人表达内心感受，了解病人的疑虑。(2)向病人介绍相关注意事项。也可以听听音乐、看电视等转移患者的注意力。

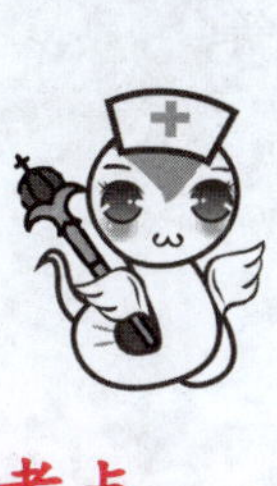

第十四节 痛经病人的护理

应试考点

痛经的主要症状

痛经是妇科最常见的症状之一。是指经前后或月经期出现下腹疼痛、坠胀、腰酸或合并头痛、乏力、头晕、恶心等其他不适，严重者可影响生活和工作质量。痛经分为原发性痛经和继发性痛经，前者指生殖器官无器质性病变的痛经，后者指由于盆腔器质性疾病如子宫内膜异位症、盆腔炎等引起的痛经，其中原发性痛经占痛经 90%以上。

一、病因

(一)内分泌因素

痛经经常发生在有排卵的月经周期，无排卵型子宫内膜因无黄体酮刺激，所含 PG 浓度甚低，月经周期一般不伴有腹痛。

(二)精神、神经因素

内在或外来的应激可使痛阈降低，精神过度紧张、恐惧、焦虑、寒冷刺激、经期剧烈运动以及生化代谢产物均可通过中枢神经系统刺激盆腔疼痛纤维。

二、临床表现

月经期下腹疼痛是原发性痛经的主要症状，疼痛多数位于下腹中线或放射至腰骶部、外阴与肛门，少数人的疼痛可放射至大腿内侧。疼痛的性质以坠痛为主，重者呈痉挛性。疼痛时月经未来潮或仅见少量经血，行经第一日疼痛最剧烈，持续 2～3 天后疼痛即可缓解。可伴随恶心、呕吐、腹泻、乏力、头晕等症状，严重时面色发白、出冷汗。妇科检查无异常发现，偶有触及子宫呈过度的前倾前屈或过度的后倾屈位。

三、辅助检查

(一)超声波检查

排除继发性痛经。

(二)腹腔镜、宫腔镜检查

排除子宫内膜异位症、盆腔粘连、子宫肌瘤、充血及感染等。

四、治疗原则

避免精神刺激或过度疲劳，以对症治疗为主。疼痛不能忍受时使用镇痛、镇静、解痉类药物，有避孕要求的痛经妇女可口服避孕药治疗痛经；前列腺素合成酶抑制剂，防止过强的子宫收缩和痉挛，从而减轻或者消除痛经，适用于不要求避孕或口服避孕药效果不佳的原发性痛经病人。常用药物有布洛芬、酮洛芬等。

五、护理措施

(一)给予心理支持，加强保健，鼓励婚后痛经的妇女及时生育。

(二)指导合理休息与睡眠，摄取足够的营养。

(三)腹部热敷和进食热的饮料有助于缓解疼痛。

(四)按医嘱给予口服避孕药或前列腺素合成酶抑制药。

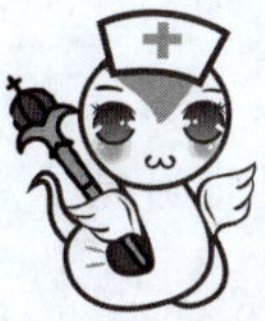

第十五节 围绝经期综合征病人的护理

应试考点

围绝经期综合征的主要表现

围绝经期是指妇女从性成熟期进入老年期的过渡时期，包括绝经前期、绝经期和绝经后期。围绝经期综合征是指由于性激素减少出现月经紊乱、精神神经症状、生殖系统器官萎缩、心血管系统和骨骼方面的一系列变化。多发生在45～55岁妇女。绝经是指月经完全停止1年以上。

一、病因

(一)内分泌因素

为卵巢功能衰退，致雌激素水平下降，使下丘脑-垂体-卵巢轴之间平衡失调，影响了自主神经中枢及其支配下的各脏器功能，从而引发一系列自主神经功能失调的症状。

(二)神经递质

血β-内啡肽及其自身抗体含量明显降低，引起神经内分泌调节功能紊乱。神经递质5-羟色胺水平异常，与情绪变化密切相关。

二、临床表现

(一)近期症状

1. 月经改变

主要症状为月经紊乱。有四种表现：月经频发 、闭经、月经稀发和不规则子宫出血。

2. 血管舒缩症状

主要表现为潮红、潮热，是为围绝经期最常见且典型的症状。

3. 自主神经失调症状

常出现心悸、眩晕、头痛、耳鸣、失眠等自主神经失调症状。

4. 精神神经症状

主要包括情绪、记忆及认知功能症状，多伴有性功能衰退。主要精神症状是忧郁、多疑、焦虑等。

(二)远期症状

1. 泌尿、生殖道症状

出现外阴、阴道干涩，性交痛及反复发生阴道炎。排尿困难、尿急、尿失禁，易反复发作膀胱炎，常有张力性尿失禁。

2. 骨质疏松

绝经后妇女骨质吸收速度快于骨质生成，促使骨质丢失变为疏松。

3. 心血管病变

绝经后妇女糖、脂代谢异常增加，动脉硬化、冠心病的发病风险较绝经前明显增加，这可能与雌激素水平低落有关。

三、治疗原则

(一)一般治疗

围绝经期精神症状可因神经类型不稳定或精神状态不健全而加剧，故应进行心理治疗。必要时可选用适量的镇静药以助睡眠，谷维素有助于调节自主神经功能，可缓解潮热症状。为预防骨质疏松，病人应坚持身体锻炼，增加日晒时间，饮食注意摄取足量蛋白质及含钙丰富食物，并按医嘱补充钙剂。

(二)激素替代治疗

当机体缺乏性激素，并由此发生或将会发生健康问题时，需要外源地给予具有性激素活性的药物，以纠正与性激素不足有关的健康问题。有不明原因的子宫出血、肝胆疾病、血栓性静脉炎等病人不适宜使用激素替代治疗。

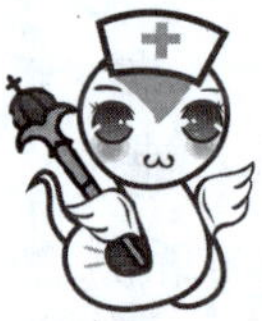

第十六节 子宫内膜异位症病人的护理

应试考点

1. 子宫内膜异位症的好发部位
2. 子宫内膜异位症最典型症状
3. 诊断子宫内膜异位症的最佳方法

子宫内膜异位症是指当具有生长功能的子宫内膜组织出现在子宫腔被覆黏膜以外的其他部位。近年发病率呈上升趋势，人群中5%～15%的妇女患有子宫内膜异位症。异位部位以卵巢最常见。

一、临床表现

(一)症状

1. 疼痛

疼痛为本病的主要症状。

(1)痛经：病人多为继发性痛经且呈进行性加重，疼痛部位多在腰骶及下腹部，可放射到会阴、肛门及阴道等部位。常于月经来潮1～2天开始一直持续到月经结束。

(2)非月经期下腹痛及深部性交痛。

(3)急腹症和盆腔外疼痛。

2. 不孕

与盆腔广泛粘连有关。

3. 月经失调

经量增多、经期延长或月经淋漓不尽。

4. 其他

病人因盆腔粘连、卵巢功能异常等原因，不孕率高达40%；部分可伴发卵巢巧克力囊肿，破裂后后果严重。

（二）辅助检查

1. 阴道和腹部B型超声检查可以确定卵巢子宫内膜异位囊肿的位置、大小和形态，并可发现盆腔检查时未能扪及的包块。

2. 腹腔镜检查是目前国际公认的诊断子宫内膜异位症的最佳方法。

3. CA125（血清癌抗原125）值测定主要用于监测疗效和复发。

二、治疗原则

（一）期待治疗

病人每3～6个月随访一次。适用于症状较轻、有生育要求的病人。

（二）药物治疗

1. 采用性激素抑制治疗使病人假孕或假绝经。

2. 抑制疼痛的对症治疗。

（三）手术治疗

腹腔镜为首选手术方法。适用于药物治疗不佳、病变加重，希望生育者。

（四）手术和药物联合治疗

术前给予药物治疗，使病灶缩小、软化，有利于手术。

真题精选

患者女，28岁，诊断为子宫内膜异位症，该病最典型的症状是

A. 月经增多　B. 肛门坠胀　C. 性交痛　D. 不孕　E. 继发性进行性痛经

答案:E

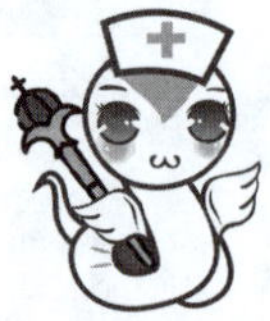

第十七节 子宫脱垂病人的护理

应试考点

子宫脱垂的分度

子宫脱垂是指子宫从正常位置沿着阴道下降，宫颈外口达到坐骨棘水平以下甚至子宫全部脱出于阴道口以外，常伴有阴道前后壁膨出。

一、病因

(一)分娩损伤

分娩损伤是子宫脱垂最主要的病因。

(二)产褥期

产后支持子宫的筋膜和韧带需要 42 天才可恢复，过早进行体力劳动致使过高的腹压将子宫推向阴道。

(三)腹压长期过高

如长期排便困难、慢性咳嗽、重体力劳动；腹腔巨大肿瘤及腹水等。

(四)其他病因

盆底组织退行性变或发育不良。

二、临床分度★★★★★

根据病人平卧用力向下屏气时子宫下降的程度，将子宫脱垂分为 3 度。

Ⅰ度	**轻型**	**宫颈外口距离处女膜缘<4cm，但未达处女膜缘**
	重型	**宫颈已达处女膜缘，但未超出，检查时在阴道口见到宫颈**
Ⅱ度	**轻型**	**宫颈已脱出阴道口，但宫体仍在阴道内**
	重型	**宫颈或部分宫体已脱出阴道口**
Ⅲ度	-	**宫颈和宫体全部脱出阴道口**

●**巅峰速记法：** Ⅰ度和Ⅱ度的区别：Ⅰ度宫颈依然在阴道内；而Ⅱ度宫颈已经脱出阴道口。

真题精选

患者，刘女士，50 岁，孕 4 产 2，主诉经常不明原因阴道内肿胀感。妇科检查：让患者排尿后平卧向下屏气用力，发现宫颈脱出阴道口，但是宫体在阴道内，诊断其子宫脱垂为

A. Ⅰ度轻型　B. Ⅰ度重型　C. Ⅱ度轻型　D. Ⅱ度重型　E. Ⅲ度

答案:C

三、临床表现

Ⅰ度病人多无自觉症状，Ⅱ、Ⅲ度病人主要有如下表现。

(一)下坠感及腰背酸痛

由于下垂子宫对韧带的牵拉，盆腔充血所致。常在久站、走路、蹲位、重体力劳动以后加重，卧床休息以后减轻。

(二)肿物自阴道脱出

常在走路、蹲、排便等腹压增加时阴道口有一肿物脱出。开始时肿物在平卧休息时可变小或消失，严重者休息后亦不能回缩，需用手还纳至阴道内。若脱出的子宫及阴道黏膜水肿，用手还纳也有困难，子宫长期脱出在阴道口外，病人行动极为不便，长期摩擦可出现宫颈溃疡甚至出血，若继发感染则有脓性分泌物。

(三)排便异常

伴膀胱、尿道膨出的病人易出现排尿困难、尿潴留或压力性尿失禁等症状。如继发泌尿道感染可出现尿频、尿急、尿痛等。如合并有直肠膨出的病人可有便秘、排便困难。

四、治疗原则

(一)保守治疗

用于Ⅰ度轻型子宫脱垂、年老不能耐受手术或需生育的病人。

1. 支持疗法

加强营养，合理安排休息和工作，避免重体力劳动；加强盆底肌肉的训练；积极治疗便秘、慢性咳嗽及腹腔巨大肿瘤等增加腹压的疾病。

2. 子宫托治疗

子宫托是一种支持子宫和阴道壁，并使其维持在阴道内而不脱出的工具。常用的有喇叭形、球形和环形，适用于各度子宫脱垂及阴道前后壁膨胀出者。重度子宫脱垂伴盆底肌肉明显萎缩以及宫颈、阴道壁有炎症或溃疡者不宜使用。

(二)手术治疗

用于非手术治疗无效或Ⅱ、Ⅲ度子宫脱垂者，根据患者的年龄、全身状况及生育要求，可分别采取阴道前后壁修补术、阴道前后壁修补术加主韧带缩短及宫颈部分切除术、阴道全子宫切除术及阴道前后壁修补术、阴道纵隔形成术等。

五、护理措施

(一)改善患者一般情况

避免长期超负荷重体力劳动，加强营养，增强体质。教会患者坚持做缩肛锻炼，用力使盆底肌肉收缩3秒以上后放松，每次10～15分钟，每日2～3次，以增强盆底肌肉、肛门括约肌的张力。同时积极治疗原发疾病，如慢性咳嗽、便秘等。

(二)心理护理

子宫脱垂一般病程较长，患者往往有烦躁情绪，护士应亲切地对待患者，鼓励说出自己的疾苦；讲解子宫脱垂的疾病知识和预后；做好家属的工作，让家属理解患者，协助患者早期康复。

(三)放取子宫托的注意事项

子宫托应每天早上放入阴道，睡前取出清洁后备用，避免放置过久压迫生殖道而致糜烂、溃疡，甚至坏死，造成生殖道瘘。月经期及妊娠期停用，绝经后妇女一般在应用子宫托前4～6周开始应用阴道雌激素霜剂，并在放托的过程中长期使用。上托以后，第1、3、6个月各到医院检查一次，以后每3～6个月到医院检查一次。

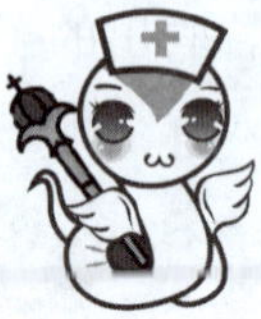

第十八节　急性乳腺炎病人的护理

应试考点

1. 急性乳腺炎最主要的病因
2. 急性乳腺炎病人的治疗要点

急性乳腺炎是乳腺的急性化脓性感染，多见于产后哺乳的妇女，尤以初产妇多见，往往发生在产后3～4周。

一、病因

(一)乳汁淤积

乳汁淤积是急性乳腺炎最常见的原因。

(二)细菌入侵感染

主要途径是乳头破损或皲裂使细菌沿淋巴管入侵。多为金黄色葡萄球菌感染所致。

巅峰速记法：急性乳腺炎、疖、痈、新生儿脐炎、急性感染性心内膜炎致病菌以金黄色葡萄球菌最为常见。

二、临床表现

(一)局部

患侧乳房胀痛，局部红肿、发热，有压痛性肿块；常伴患侧腋窝淋巴结肿大和触痛。

(二)全身

随着炎症发展，病人可有寒战、高热、脉搏加快等脓毒血症表现。

三、辅助检查

(一)实验室检查

血常规可见白细胞计数及中性粒细胞比例升高。

（二）诊断性穿刺

在乳房肿块波动最明显的部位或压痛最明显的区域穿刺，若抽出脓液可确定脓肿形成，脓液应做细菌培养及药物敏感试验。

四、治疗原则

急性乳腺炎的处理原则是控制感染、排空乳汁。脓肿形成前主要以抗生素等治疗为主，脓肿形成后，则需及时行脓肿切开引流。

（一）非手术治疗

1. 一般处理

(1)患乳停止哺乳，并排空乳汁。(2)热敷、药物外敷或理疗，以促进炎症消散。外敷药可用金黄散或鱼石脂软膏；局部皮肤水肿明显者可用25%硫酸镁溶液湿热敷。

2. 抗感染

(1)抗生素：原则为早期、足量应用抗生素。首选青霉素治疗；或根据细菌培养结果调整抗生素。(2)中药治疗：服用清热解毒类中药，如蒲公英、野菊花等。

3. 终止乳汁分泌

感染严重、脓肿引流后或并发乳瘘者终止乳汁分泌。可口服溴隐亭、炒麦芽或己烯雌酚等促进回乳。

（二）手术治疗

脓肿形成后，应及时切开引流。术中应注意。

1. 为避免损伤乳管形成乳瘘，作放射状切口；乳晕部脓肿应沿乳晕边缘作弧形切口；乳房深部脓肿或乳房后脓肿可沿乳房下缘作弧形切口。

2. 切开后以手指轻轻分离多房脓肿的房间隔膜以利引流。

3. 脓腔较大时，可在脓腔的最低部位放引流条，必要时另加切口作对口引流。

五、护理问题

（一）急性疼痛

与乳汁淤积、炎性肿胀有关。

（二）体温过高

与乳腺炎症有关。

（三）知识缺乏

缺乏哺乳期乳房保健的相关知识。

六、护理措施

（一）非手术治疗护理

1. 缓解疼痛

(1)防止乳汁淤积：患乳暂停哺乳，定时用吸乳器吸净乳汁。

(2)局部托起：用宽松胸罩托起患乳，以减轻疼痛和肿胀。

(3)热敷、药物外敷或理疗：以促进局部血液循环和炎症消散。

2. 控制体温和感染

(1)控制感染：遵医嘱早期应用抗生素。

(2)病情观察：定时测量体温、脉搏和呼吸，监测血白细胞计数及分类变化，必要时做血培养及药物敏感试验。

(3)降温：高热者给予物理或药物降温。

(二)手术治疗术后护理

脓肿切开引流后，保持引流通畅，注意观察引流脓液量、颜色及气味的变化，及时更换切口敷料。

七、健康教育

(一)保持乳头清洁

孕期经常用肥皂和温水清洗乳头，妊娠后期每日清洗 1～2 次。产后哺乳前后均用温开水清洗乳头，保持局部清洁干燥。

(二)纠正乳头内陷

乳头内陷者在妊娠期和哺乳期每日挤捏、提拉乳头，矫正内陷。

(三)养成良好哺乳习惯

定时哺乳，每次哺乳时将乳汁吸净，如有淤积应通过按摩或吸乳器排空乳汁；避免婴儿含乳头睡眠的习惯；注意婴儿口腔卫生，及时治疗婴儿口腔炎症。

真题精选

哺乳期妇女预防急性乳腺炎的主要措施是

A. 婴儿睡觉时不含乳头　B. 保持乳头清洁　C. 及时治疗破损乳头

D. 每次哺乳后排空乳汁　E. 养成定时哺乳习惯

答案:D

(四)及时处理乳头破损

乳头、乳晕破损或皲裂者，暂停哺乳，改用吸乳器吸出乳汁哺育婴儿。局部用温水清洗后涂抗生素软膏，待愈合后再哺乳。症状严重时应及时诊治。

应试一图通

第一节泌尿系统的解剖生理
- 泌尿系统系统的组成：肾脏、输尿管、膀胱和尿道

第二节肾小球肾炎病人的护理
- 急性肾小球肾炎最常见症状：水肿
- 急性肾小球肾炎病人的饮食、休息：卧床休息，每天盐的摄入量应低于 3g
- 慢性肾小球肾炎的潜在并发症：慢性肾衰竭
- 控制慢性肾小球肾炎病情恶化的重要措施：积极控制高血压

第三节肾病综合征病人的护理
- 临床表现：大量蛋白尿、低蛋白血症、水肿、高脂血症等
- 最常见的并发症：感染

第四节慢性肾衰竭病人的护理
- 临床表现：①消化系统。②心血管系统。③血液系统。④其他
- 治疗原则：①治疗原发病和纠正加重肾衰的可逆因素。②饮食治疗。③对症治疗。④透析疗法

第五节急性肾衰竭病人的护理
- 病因：肾前性急性肾衰竭、肾性急性肾衰竭、肾后性急性肾衰竭
- 补液原则：坚持“量出为入”的原则

第六节尿石症病人的护理
- 膀胱结石的典型症状:膀胱刺激症状
- 尿道结石典型表现：排尿困难、点滴状排尿及尿痛，甚至造成急性尿潴留

第七节泌尿系统损伤病人的护理
- 肾损伤的常见症状：血尿
- 确诊膀胱破裂的主要手段：膀胱造影
- 尿道损伤最主要的临床表现：尿道出血、排尿困难和尿潴留

第八节尿路感染病人的护理
- 尿培养的注意事项
  - 留取尿标本注意勿混入消毒液及阴道分泌物
  - 宜在使用抗生素药物前或停药后 5 天收集标本，不宜多饮水，并保证尿液在膀胱内停留 6～8 小时，以提高阳性率
  - 指导病人留取中间一段尿置于无菌容器内，于 1 小时内送检，以防杂菌生长
- 急性膀胱炎的主要表现：尿频、尿急、尿痛等膀胱刺激征

第九节良性前列腺增生病人的护理
- 前列腺增生最重要的症状：进行性排尿困难
- 诊断前列腺增生简单易行的方法：直肠指检
- 发生尿潴留的主要原因：前列腺增生

第十节外阴炎病人的护理
- 外阴炎的治疗要点：用 1∶5000 的高锰酸钾液坐浴

第十一节阴道炎病人的护理
- 各种阴道炎的临床表现
  - 滴虫阴道炎：稀薄泡沫状的分泌物
  - 外阴阴道假丝酵母菌病：呈凝乳或豆腐渣样的分泌物
  - 细菌性阴道炎：均匀一致的稀薄白带，并有难闻的臭味或鱼腥味的分泌物
  - 老年性阴道炎：有血样脓性白带
- 各种阴道炎的用药
  - 滴虫阴道炎：甲硝唑
  - 外阴阴道假丝酵母菌病：咪康唑栓剂
  - 细菌性阴道炎：甲硝唑
  - 老年性阴道炎：雌激素

第十二节宫颈炎和盆腔炎病人的护理
- 宫颈炎的主要症状：阴道分泌物增多
- 宫颈糜烂程度分级：糜烂占宫颈面积：①轻度 1/3。②中度 1/3～2/3。③重度 2/3
- 慢性盆腔炎的局部表现：下腹坠胀、隐痛及腰骶部酸痛

第十三节功能失调性子宫出血病人的护理
- 无排卵型功血的特点：月经周期紊乱，经期长短不一，出血量时多时少，量可少至点滴淋漓，或可多至大量出血，有时有数周至数月停止，然后出现不规则出血，血量往往较大，持续 2～3 周甚至更长时间，不易自止

第十四节痛经病人的护理
- 痛经的主要症状：月经期下腹疼痛

第十五节围绝经期综合征病人的护理
- 围绝经期综合征的主要表现：抑郁焦虑、老年痴呆、性格及情绪变化、假性心绞痛、生殖器及乳房萎缩、骨质疏松、皮肤色素沉着，偶有轻度脱发

第十六节子宫内膜异位症病人的护理
- 子宫内膜异位症的好发部位：卵巢
- 子宫内膜异位症最典型症状：继发性、进行性痛经
- 诊断子宫内膜异位症的最佳方法：腹腔镜

第十七节子宫脱垂病人的护理
- 子宫脱垂Ⅰ度
  - 轻型：宫颈外口距离处女膜缘＜4cm，但未达处女膜缘
  - 重型：宫颈已达处女膜缘，但未超出，检查时在阴道口见到宫颈
- 子宫脱垂Ⅱ度
  - 轻型：宫颈已脱出阴道口，但宫体仍在阴道内
  - 重型：宫颈或部分宫体已脱出阴道口
- 子宫脱垂Ⅲ度：宫颈和宫体全部脱出阴道口

第十八节急性乳腺炎病人的护理
- 急性乳腺炎最主要的病因：乳汁淤积
- 急性乳腺炎病人的治疗要点：控制感染、排空乳汁

第十章 精神障碍病人的护理

应试策略

本章内容篇幅虽小，但病种较多，在近年试题中各病种均有分布，除考查考生对精神科护理的知识外，还考查心理学基础知识、精神病人的基础护理等。多数考生缺乏精神科实习经验，故本章节内容显得更显抽象。在复习时，建议打破思维定势，换位思考，重在理解各类精神障碍的对症护理。

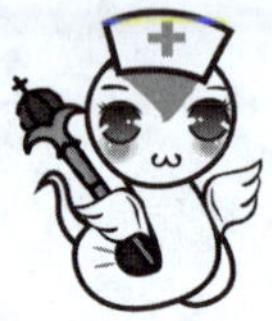

第一节 精神障碍症状学

应试考点

常见精神症状

一、概述

每一精神症状均有其明确的定义，并具有以下特点。

(一)症状的出现不受病人意志的控制。

(二)症状一旦出现，难以通过转移令其消失。

(三)症状的内容与周围客观环境不相称。

(四)症状会给病人带来不同程度的社会功能损害。

二、常见精神症状

(一)感觉障碍

多见于神经系统器质性疾病和分离性障碍。

分类	特点	表现
感觉过敏	对外界一般强度刺激感受性增高	阳光特刺眼，轻触皮肤感到疼痛难忍等
感觉减退	对外界一般刺激感受性降低	对强烈的刺激感觉轻微或完全不能感知
内感性不适	躯体内部产生各种不舒适和(或)难以忍受的异样感觉	如牵拉、挤压、游走、蚁爬感等。性质难以描述和定位

(二)知觉障碍

1. 错觉

错觉指对客观事物歪曲的知觉。临床上多见错听和错视，如将地上的一条绳索看成一条蛇。

2. 幻觉

幻觉指没有现实刺激作用于感觉器官时出现的知觉体验，是一种虚幻的知觉。幻觉是临床上常见的精神病症状，常与妄想并存。

分类	表现
幻听	临床上最常见的幻觉，最具有诊断意义的是言语性幻听，以评论性、议论性和命令性幻听为诊断精神分裂症的重要症状；思维化声：自觉自己思想可以变为言语声（自己他人均能听见），多见于精神分裂症
幻视	病人看到外界不存在的事物，如见鬼
幻嗅	病人可以感受到现实中并不存在的事物所产生的难闻气味
内脏幻觉	病人能清楚地描述到自己某一器官或躯体内部结构存在扭转、穿孔、断裂感受，多见于精神分裂症、抑郁症等
幻味	病人感受到食物中有某种特殊味道，因而拒食
幻触	多见于可卡因中毒所引起的周身麻木感、刀刺感、触电感、虫爬感等，常与被害妄想一起存在

幻觉按体验的来源分为真性幻觉和假性幻觉。

(1) 真性幻觉：病人感知的幻觉形象与真实事物完全相同，存在于外部客观空间，是通过感觉器官而获得的。

(2) 假性幻觉：生于病人的主观空间，如脑内、体内。幻觉不是通过感觉器官而获得。

巅峰速记法： 1. 注意幻视和错觉的区别：错觉是把现实存在的东西错看成别的东西，而幻视是指本来没有任何东西，却看到有东西。2. 内脏幻觉和内感不适的区别：内脏幻觉的病人能够清晰地描述不适的性质和部位，而内感不适却不能。

3. 感知综合障碍

病人对客观事物整体的感知是正确的，但对这一事物的某些个别属性，如形状、大小、位置、距离及颜色等的感知与实际情况不符。

(三) 思维障碍

1. 思维形式障碍

(1) 联想障碍。

类型	表现	疾病
思维奔逸	语速增快，口若悬河，滔滔不绝，主题容易随环境改变	躁狂症
思维迟缓	患者自觉脑子变笨，言语慢、反应慢、思考问题困难、内容不荒谬，能反映现实	抑郁症

思维贫乏	沉默少语，谈话言语空洞单调或词穷句短，大致切题	精神分裂症
思维松弛	说话东拉西扯（核心：答非所问） 缺乏连贯和逻辑（意识清楚）可发展为思维破裂	精神分裂症
思维破裂	言语支离破碎，语词杂乱，没有完整的词	精神分裂症

(2)思维逻辑障碍。

类型	表现	疾病
象征性思维	以无关概念或行动代某一抽象概念，不经解释，旁人不明白	精神分裂症
语词新作	自创一些新的符号、图形、文字来表达一些离奇的概念	精神分裂症
逻辑倒错性思维	推理缺乏逻辑性，无前提及根据，或因果倒置不可理解	精神分裂症和偏执狂

(3)异己体验：这组症状的共同特征是思维的归属性不属于自己，也不受自己控制，是诊断精神分裂症的重要症状。

类型	表现
思维中断	又称思维阻滞，意识清晰情况下，谈话中思路突然中断（思维空白），停顿片刻再开口时已是另外一个新话题
强制性思维	又称思维云集，指病人头脑中出现了大量的不属于自己的思维，这些思维不受病人意愿的支配，强制性地在大脑中涌现，好像在神奇的外力作用下别人思想在自己脑中运行
思维被揭露感或被洞悉感	病人觉得自己的思想未表达就已被人知道，如病人坚信有人在他身上安装了特殊的发射装置，自己头脑中想的事周围人都知道

2. 思维内容障碍

妄想是最常见的思维内容障碍，以被害妄想最常见，一种病理性的歪曲信念，具有以下特征。

(1)思维内容与事实不符，没有客观现实基础。(2)病人对自己的想法坚信不疑，不能被事实所纠正，与其所接受的教育和所处的社会文化背景不相称。(3)妄想内容均涉及病人本人，总是与个人利害有关。(4)妄想具有个人独特性，不为任何集体所共有。

分类	概念	妄想内容
被害妄想	总是觉得有人要害他，多见于精神分裂症，偏执型精神病等	被害（跟踪、陷害、监听、打击、谋害）
关系妄想	患者坚信周围环境的各种变化和一些本来与他不相干的事物，都与他有关系。别人的谈话都是在说他，常与被害妄想交织一起，见于精神分裂症	认为大街上的别人在自己背后指桑骂槐
物理影响妄想	被控制感（思维、情感、行为等），感觉自己是个玩偶	脑子里被装上芯片了

夸大妄想	病人坚信自己具有明显超过实际的能力，见于躁狂症、分裂症和脑器质性疾病	不可一世，皇帝，神仙，大王
罪恶妄想	患者坚信自己犯了严重错误，罪大恶极	见于忧郁症和精神分裂症、罪恶、错误
疑病妄想	认为自己得了严重的病或不治之症，经常诉说某些不适，反复就医，但无阳性结果	自己内脏烂了，脑子空了，血液凝固了等假性疾病
钟情妄想	自作多情、花痴，主要见于精神分裂症、妄想性障碍等	—
嫉妒妄想	无中生有地坚信自己的配偶对自己不忠实	认为伴侣另有外遇

(四)情感障碍

分类	概念	疾病
情感高涨	有与环境不相符的过分的愉悦、欢乐体验	躁狂症
欣快	病人经常面带微笑，但说不清高兴的原因，表情单调刻板，难以引起周围人的共鸣，给人以痴笑的感觉	脑器质性疾病
情感低落	负性情感活动明显增强，忧郁、沮丧、悲观、愁苦等，度日如年，有生不如死的感觉，甚至企图自杀	抑郁状态
焦虑	表现为顾虑重重、紧张恐惧、搓手顿足，似有大祸临头	焦虑症
情感淡漠	情感活动强度的减退，对刺激缺乏相应的情感反应，对生死离别、久别重逢也无动于衷	慢性精神分裂症和脑器质性精神障碍
情感暴发	一种在精神因素作用下突然发作的、具有浓厚的情感色彩，例如哭笑无常，叫喊吵骂等	分离性障碍

巅峰速记法： 情感高涨是与环境不相符的开心、愉悦。而欣快就是无缘无故的开心，开心的程度没有情感高涨那样的夸张。

(五)意志障碍

分类	概念	疾病
意志增强	意志活动增多，在病态情感或妄想的支配下，病人可以持续坚持某些行为	见于躁狂状态
意志减退	指意志活动的减少。病人表现动机不足，常与情感淡漠或低落有关	多见于抑郁症
意志缺乏	指意志活动缺乏。表现为对任何活动都缺乏动机、要求，生活处于被动状态，处处需要别人督促和管理	多见于精神分裂症晚期精神衰退期及痴呆

木僵	动作行为和言语抑制或减少，不语、不动、不食、面部表情固定，大小便潴留，对刺激反应差，如不予治疗，可长时间维持	紧张性-精神分裂症、抑郁性-抑郁症、反应性-应激障碍、痛症器质性-中枢神经系统病变
蜡样屈曲	在木僵的基础上出现，病人四肢任人摆各种姿势不变，常有空气枕头（抽掉枕头，头悬空，为肌张力增高表现）	见于紧张型精神分裂症

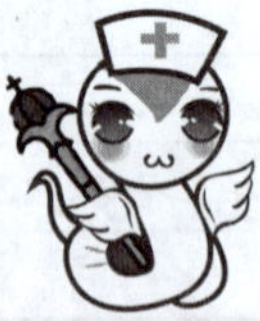

第二节 精神分裂症病人的护理

应试考点

1. 阳性症状：幻觉、妄想
2. 用药
3. 护理措施

一、病因

遗传因素在本病的发生中起重要作用，精神分裂症可能是多基因遗传。多发病于青壮年。

二、临床表现

其表现是差别很大的五大症状，即阳性症状、阴性症状、攻击敌意、认知损害、情感症状。

（一）阳性症状群

幻觉	精神分裂症最突出的感知觉障碍是幻觉，最常见的是幻听，主要是言语性幻听。有时声音重复病人的思想，病人想什么幻听就重复什么（思维鸣响）
妄想	内容以关系妄想、被害妄想最多见，精神分裂症的妄想以原发性妄想为主，为本病特征性症状
被动体验	①精神分裂症的联想过程可在无外界因素影响下突然中断（思维中断），或涌现大量的强制性思维（思维云集） ②被动体验常会与被害妄想联系起来。病人甚至认为有某种特殊的仪器、电波、电子计算机或一种莫名其妙的力量在控制自己（物理影响妄想） ③有的病人坚信自己的内心体验或所想的事已尽人皆知（内心被揭露感）。如果被控制感，强制性思维与假性幻觉，内心被揭露感相结合出现，称康金斯基综合征（精神自动症），对精神分裂症诊断有特殊意义
思维形式障碍	思维联想过程缺乏连贯性和逻辑性是本病特征性症状，破裂性思维是最典型表现

真题精选

精神分裂症的思维障碍除外

A. 思维破裂 B. 思维贫乏 C. 原发性妄想 D. 内感性不适 E. 病理性象征性思维

答案:D

(二)阴性症状群

阴性症状指正常精神活动减退或缺失所带来的表现。包括情感平淡、言语贫乏、意志缺乏、无快感体验等。其中情感迟钝或平淡是精神分裂症的重要特征。

巅峰速记法

阳性症状的特点是正常功能的过度发挥或扭曲,阴性症状则为正常功能的缩减或丧失。

(三)情感症状群

主要包括病人情感的不协调、情感倒错、矛盾情感、情感平淡或淡漠等。

(四)行为症状群

1. 冲动攻击行为

病人可以在精神病性症状支配下出现反复谩骂、威胁或破坏性行为。

2. 紧张综合征

以病人全身肌张力增高而得名,包括紧张性木僵和紧张性兴奋两种状态,两者可交替出现,是精神分裂症紧张型的典型表现。

3. 行为障碍

行为障碍的病人可表现为退缩、无故发笑、独处、发呆或出现冲动行为。

(五)认知症状群

认知功能障碍是精神分裂症的常见症状之一,主要有以下症状。

1. 智力的损害。

2. 学习与记忆功能的损害。

3. 注意的损害。

4. 运动协调性的损害。

5. 言语功能的损害。

思维、情感、意识活动三方面的障碍构成精神分裂的主要特征。

三、治疗原则

1. 精神分裂症的早期干预一般指在病人出现精神病性症状后立即予以干预。在药物治疗方面,应强调早期、低剂量起始,逐渐加量、足量、足疗程的“全病程治疗”的原则。一般急性期6~8周。巩固期治疗3~6个月,剂量与急性期相同。维持期剂量应个体化，维持治疗对于减少复发或再住院具有肯定作用，第一次发作维持治疗1～2年，第二次或多次发作维持治疗时间应更长一些，甚至是终生服药。尽量采取单一用药。

2. 对于出现冲动伤人、木僵或亚木僵、拒食、严重抑郁、自杀倾向的病人可以选择无抽搐电休克治疗，以期快速控制症状。

3. 心理治疗。心理治疗可以改善病人的精神症状、恢复自知力、提高治疗依从性，也可改善家庭成员间的关系，促进病人与社会的接触。

4. 行为治疗。行为治疗有助于纠正病人的某些功能缺陷，提高人际交往技巧。

5. 大部分病人在接受药物治疗，症状基本消失后，仍然存在认知、行为以及个性等方面的问题，还有可能残留部分阳性症状或阴性症状，需要接受精神康复方面的治疗和训练，使病人的精神活动，特别是行为得到最大限度的调整和恢复。

四、护理措施

(一)基础护理

1. 维持正常的营养代谢，保证病人每日的摄入量

分析患者拒食的原因，对症处理：被害妄想者，可采取集体进餐，或采用示范法。对于自责自罪的患者，可以把饭菜拌在一起，让其感觉是剩饭，以达到诱导进食的作用。

2. 帮助病人建立自理模式

兴奋、不合作的病人护理人员要帮助完成晨晚间护理。生活懒散，行为退缩的病人要与病人一起制订生活计划，检查病人完成情况，必要时进行协助。木僵病人要定时为其更衣、沐浴，做好口腔护理和皮肤护理。

3. 创造良好的睡眠环境

保证充足 的睡眠时间。

4. 做好排泄的护理

对于便秘的病人，要鼓励病人多活动、多饮水、多吃水果和含粗纤维的蔬菜。对应用抗精神病药治疗病人蹲位如厕时，注意防止体位性低血压的发生。

(二)安全护理

1. 每30分钟巡视一次，确保病人安全。对自伤、自杀、伤人、兴奋冲动的病人应安置在重点病室。对严重自杀的病人设专人护理，24小时在护理人员视线范围内活动。对极度兴奋，有可能造成意外的病人，必要时要进行保护性约束。对不合作的病人要适当限制其活动范围，防止病人出现私自外出行为。

2. 加强病房设施的检查，发现问题及时处理。办公室、治疗室、饭厅、浴室、杂物间要随时锁门。病人入院、探视、返院后，要认真做好安全检查（包括病人带入的打开包装的液体物品），防止病人将危险物品带入病房。病人需要使用危险物品如刀剪、针时，要在护理人员的协助下完成。要在每日扫床时做好床单位的检查，要及时清除危险物品。

3. 可根据病情指导病人参加各种工娱治疗、行为矫正治疗、音乐治疗，如折纸、编制、养花、体育疗法等。在此过程中要鼓励病人多与其他病友进行交流，从而增强治疗信心。

4. 已婚患者在精神症状未缓解前不宜生育子女。

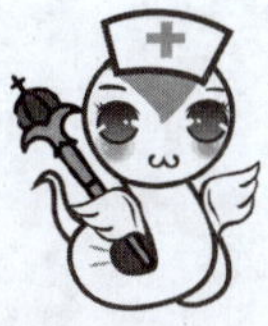

第三节 抑郁症病人的护理

应试考点

1. 用药
2. 临床表现
3. 护理：防自杀

一、病因

(一) 遗传因素。

(二) 心理一社会因素：在情感障碍发作前常常会存在应激性生活事件，在首次发作前出现应激事件的机率更高。

二、临床表现

抑郁发作的表现可分为核心症状、心理症状群与躯体症状群三个方面。

(一) 核心症状

包括心境或情绪低落，兴趣缺乏以及乐趣丧失三主征。这是抑郁的关键症状，诊断抑郁状态时至少应包括此三种症状中的一个。三主征是相互联系的，可以在一个病人身上同时出现，互为因果。

(二) 心理症状群

1. 焦虑、自责自罪。

2. 精神病性症状。主要是妄想或幻觉。

3. 认证症状。主要是注意力和记忆力的下降。认知扭曲也是重要特征之一，如对任何事情都会做出悲观的解释。

4. 自杀观念和行为（最危险）。抑郁症病人半数左右会出现自杀观念。

5. 精神运动性迟滞或激越。

6. 自知力。大部分抑郁症病人自知力完整，主动求治。

(三) 躯体症状群

1. 睡眠紊乱。睡眠紊乱是抑郁状态最常伴随的症状之一，早醒也是不少病人的主诉。

2. 食欲紊乱。食欲紊乱主要表现为食欲下降和体重减轻。

3. 性功能减退。

4. 精力丧失。

5. 晨重暮轻。晨重暮轻即情绪在晨间加重。

三、治疗原则

(一)药物治疗

1. 抗抑郁药物

选择性5-羟色胺再摄取抑制剂（SSRIs)如氟西汀、帕罗西汀、舍曲林、西酞普兰等已成为一线使用的药物。

2. 抗抑郁药治疗无效

主要原因是剂量不足或疗程不够。需要采用足量、足疗程的治疗，尽可能单一用药。

(二)无抽搐电休克治疗

对于药物治疗无效，病情严重的病人可以优先选择。

真题精选

治疗抑郁症发作主要选用的药物是

A. 5-羟色胺再摄取抑制剂　B. 苯二氮䓬类药物　C. 心境稳定剂

D. 非苯二氮䓬类催眠药物　E. 多巴胺与5-羟色胺受体平衡拮抗剂

答案:A

四、护理措施

1. 保证用药安全，监督患者服药。

2. 严密观察病情变化及异常言行，病人有无流露厌世的想法，警惕突然“症状好转”的消极病人伪装痊愈。抑郁症自杀的危险因素如下。

(1)严重的抑郁情绪，顽固而持久的睡眠障碍。(2)伴有自罪妄想、严重自责及紧张激越。(3)缺乏家庭支持系统。(4)有抑郁和自杀家族史。(5)有强烈的自杀观念，或曾经有过自杀史。

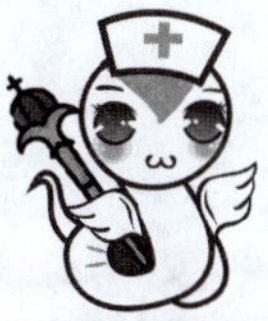

第四节 焦虑症病人的护理

应试考点

1. 护理措施
2. 临床表现
3. 用药

焦虑症是以广泛和持续的显著紧张不安，伴有自主神经功能兴奋和过分警觉为特征的一种慢性焦虑障碍。焦虑症有两种主要的临床形式：广泛性焦虑和惊恐障碍。

一、临床表现

(一)广泛性焦虑症

广泛性焦虑症又称慢性焦虑症，是焦虑症最常见的表现形式。广泛性焦虑症表现为以下几个方面。

1. 精神方面

过分担心而引起的焦虑体验，是广泛性焦虑症的核心症状，患者不能明确意识到他担心的对象或内容，而只是一种提心吊胆、惶恐不安的强烈的内心体验。

2. 躯体方面

运动不安(患者小动作增多、不能静坐、搓手顿足或自感战栗)，肌肉紧张（多表现为紧张性疼痛），自主神经功能紊乱，表现为心跳加速、胸闷气短、皮肤潮红或苍白、口干、便秘或腹泻、出汗、尿急尿频等；部分患者可出现阳痿、早泄、月经紊乱。

3. 警觉性增高

表现为对外界过于敏感、注意力难以集中、易受干扰、难以入眠、睡眠中易于警醒、情绪激惹、易出现惊跳反应。

(二)惊恐障碍

惊恐障碍又称急性焦虑障碍，伴濒死感和自主神经功能紊乱症状，突然出现，历时 5～20 分钟，自行缓解。发作后一切正常，不久后可再发作。可用三方面症状概括:惊恐发作、回避及求助行为、预期焦虑。

二、治疗原则

(一)药物治疗

1. 苯二氮䓬类

使用广泛、有效。常用的药物有地西泮、阿普唑仑；对广泛焦虑障碍的躯体症状的效果较其他药物为佳。缺点是长期大剂量可引起药物依赖和突然撤药时出现戒断症状。

2. 丁螺环酮

对广泛焦虑障碍有效，但起效慢，较少产生药物依赖和戒断症状。

(二)心理治疗

1. 认知行为疗法

包括焦虑控制训练和认知重建。采用想象或现场诱发焦虑，然后进行放松训练，可减轻紧张和焦虑时的躯体症状。对导致焦虑的认知成分，则运用认知重建，矫正病人的歪曲认知，进行矫治。

2. 生物反馈疗法

利用生物反馈信息训练病人放松，以减轻焦虑，对治疗广泛焦虑障碍有效。

三、护理措施

1. 教导放松技巧。(1)鼓励病人以语言表达的方式疏泄情绪，表达病人的焦虑感受。(2)督导病人进行放松调适。(3)鼓励其多参加工娱治疗活动。目的是转移注意力，减轻焦虑情绪。

2. 帮助病人认识焦虑时所呈现的行为模式，护士要接受病人的病态行为，不加以限制和批评。用明确的态度指出其焦虑行为，使其认知并努力减少焦虑行为。

3. 做好基础护理，关注其睡眠环境，视病人特点而定，尽量满足其合理要求，必要时使用药物帮助其渡过难关；保证生理需求。

真题精选

治疗广泛性焦虑障碍时，下述哪项说法不对

A. 三环类药物作为治疗的一线药物

B. β-肾上腺素能受体阻滞剂能减轻自主神经功能失调症状

C. SSRIs 和 SNRIs 对广泛性焦虑有效

D. 通常不长期单独使用苯二氮䓬药控制广泛性焦虑障碍

E. 5-HT 受体的部分激动剂如丁螺环酮可治疗广泛性焦虑障碍

答案:A

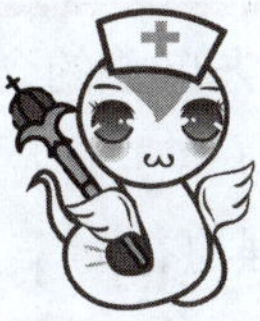

第五节 强迫症病人的护理

应试考点

临床表现

一、病因

(一)生化

证据提示 5-羟色胺系统功能增高与强迫症发病有关。

(二)解剖

强迫症的发病可能与选择性基底节功能失调有关。

(三)心理

弗洛伊德学派认为由于防御机制不能处理好强迫性格形成的焦虑，于是产生强迫症状。

二、临床表现

强迫障碍的基本症状是强迫观念（核心症状，最为常见）和强迫行为。好发于青少年，男性多于女性。

(一)强迫观念

一些字句、话语、观念或信念，反复进入病人意识领域，干扰了正常思维过程，但又无法摆脱。表现为：①强迫怀疑；②强迫性穷思竭虑：病人对日常生活中的一些事情或自然现象，寻根究底，反复思索，明知缺乏现实意义，没有必要，但又不能自我控制；③强迫联想；④强迫意向：指病人明知这样做是荒谬的，努力控制自己不去做，但却无法摆脱这种内心冲动；⑤强迫回忆。

(二)强迫行为

强迫行为是指反复出现的、刻板的仪式动作；病人明知不合理，但又不得不做。以强迫检查和强迫清洗最常见，常继发于强迫怀疑。

三、治疗原则

(一)药物治疗

氟西汀、5-HT 重摄抑制剂氯丙咪嗪最为常用，苯二氮䓬类药物常被用于对抗焦虑情绪，如氯硝西泮（氯硝安定）。一般而言，强迫症药物治疗不短于 6 个月。

真题精选

患者男，35岁，自诉“在天桥上看到火车开过来，就出现想掉下去自杀的念头”，虽不伴有相应的行动，但因此感到焦虑、紧张。护士评估时考虑为

A.强迫怀疑　B.强迫性穷思竭虑　C.强迫情绪　D.强迫意向　E.强迫行为

答案:D

(二)心理治疗

常采用暴露疗法和反应防止法。暴露疗法的目的在于减轻强迫症状伴随的焦虑;反应防止技术的目的在于减少仪式动作和强迫思维出现的频率。

真题精选

患者女，19岁。主诉因“怕脏反复洗手，双手变得粗糙皲裂，明知没必要却无法控制”来就诊。最佳治疗方案是

A.药物治疗+心理治疗　B.抗精神病药物治疗　C.工娱治疗

D.电休克治疗　E.精神分析治疗

答案:A

四、护理措施

(一)强迫行为或强迫性思维

强迫行为给病人本身带来很多痛苦的感受，他们有急切的求治欲，但是接触治疗时往往又心存抵触，有时只谈症状本身而不愿过多地交流，更不愿提及疾病以外的事情，要同情、关心、充分理解病人，尽量避免其他病人的不良干扰。满足病人的合理要求，赢得信任;在此基础上密切观察病人的症状表现及其情绪变化，耐心倾听病人对疾病体验的诉说。

(二)以预防法、自我控制法、阳性强化法等行为治疗

以理论为指导，帮助病人减少和控制症状。

1.在病人自愿的前提下，当病人出现强迫症状之前向护士汇报。

2.护士可帮助病人分析此时的心态和不良感受，而后转移其注意力，引导其参与使其愉悦的活动或森田治疗。

3.当病人按计划执行，立即给予奖励和强化，使病人及时体验成功，并鼓励其继续尝试。

4.第一次的尝试很重要，并且治疗中护士一定要始终陪伴病人，给予支持和鼓励。

(三)做好安全护理

密切观察情绪变化，及时疏导和安慰，保护病人和他人不受伤害。

真题精选

对于强迫症患者，在其自愿参与下，要求患者在出现强迫动作前与护士

A. 减少诱发因素　B. 改善错误的认知　C. 建立护患关系

D. 落实护理计划　E. 减少和控制症状

答案:E

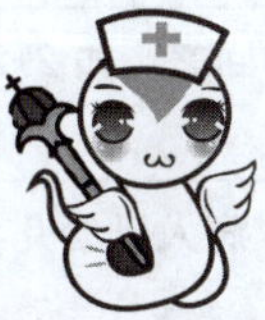

第六节 癔症病人的护理

应试考点

临床表现

分离（转换）障碍是一类由精神因素，如重大生活事件、内心冲突、情绪激动、暗示或自我暗示，作用于易病个体引起的精神障碍。

一、病因

精神因素，特别是精神紧张、恐惧是引发本病的重要因素。

巅峰速记法：与强迫症发病相关的性格特点是：优柔寡断，办事古板，胆小怕事，凡是求全，一丝不苟。与癔症发病相关的性格特点是：自我中心，暗示性强，富有幻想，情感丰富且肤浅。

二、临床表现

(一)分离性障碍

分离性遗忘症	病人没有脑器质性损害，而对自己经历的重大事件突然失去记忆；被遗忘的事件往往与精神创伤有关
分离性神游症	发生在觉醒状态下，病人突然离家出走，历时几十分钟到几天，清醒之后对病中经过不能回忆
分离性木僵状态	出现较深的意识障碍，在相当长时间维持固定的姿势，仰卧或坐着，没有言语和随意动作，对光线、声音和疼痛刺激没有反应

分离性身份识别障碍	病人突然失去对自己往事的全部记忆，记不清原来的自己，以另一种身份进行日常社会活动。表现为两种或两种以上明显不同的人格，各有其记忆、爱好和行为方式，完全独立，交替出现，互无联系

除以上类型分离障碍外，临床上还可见到以下特殊类型。

情感暴发	常在与人争吵、情绪激动时突然发作，意识障碍较轻，哭啼、叫喊，捶胸顿足，撕衣毁物，或以头撞墙；其言语行为有发泄内心愤怒情绪的特点。在人多场合发作尤为剧烈。一般历时数十分钟即可安静下来，事后可有部分遗忘
分离（转换）性障碍性假性痴呆	在精神创伤之后突然出现严重智力障碍，甚至对最简单的问题和其自身状况不能做出正确回答，或给予近似的回答，给人以呆滞的印象，但无脑器质性病变或其他精神病存在
Ganser 综合征	病人有轻度意识模糊，对提问可以理解，但经常给予近似的回答，如 2+2=3，牛有五条腿等，并常伴有行为怪异，或兴奋与木僵交替发作
童样痴呆	精神创伤之后突然表现为儿童样的幼稚语言、表情和动作：病人以幼儿自居，把周围人称呼为“叔叔”“阿姨”
(转换)性障碍性精神病	受到严重的精神创伤之后突然起病，主要表现为明显的行为紊乱，哭笑无常，短暂的幻觉、妄想和思维障碍，以及人格解体等

（二）转化性障碍

患者的躯体症状没有任何可以证实的相应的器质性改变，也常与生理或解剖学原理不符。旁人可以明确感到患者症状带有的情绪性。

运动障碍	表现为肢体瘫痪、肢体震颤、缄默症或失音症。病人不用言语表达意见或回答问题，但可用书写或手势与人交谈，称缄默症。想说话，但发不出声音，或只能用耳语或嘶哑的声音交谈时，则称失音症
痉挛障碍(又称抽搐发作)	常于情绪激动或受到暗示时突然发生。缓慢倒地或卧于床上，全身僵直，肢体一阵阵抖动，或在床上翻滚，或呈角弓反张姿势。但无咬破舌头或大小便失禁。大多历时数十分钟，症状缓解
感觉障碍	①视觉障碍：常突然发生，也可经过治疗，突然恢复正常 ②听觉障碍：多表现为突然听力丧失，电测听和听诱发电位检查正常

真题精选

癔症患者的特点为

A. 人格衰退　　B. 仅见于女性　　C. 与病前性格无关

D. 发病与精神因素无关　　E. 起病突然，症状多样，易复发

答案:E

三、治疗原则

1. 早期充分治疗对防止症状反复发作和疾病的慢性化十分重要。初次发病者，合理的解释，配合理疗和语言暗示可取得良好的效果。

2. 在诊断基本明确以后，应尽可能避免反复检查，过多的、不必要的检查往往会使病情进一步复杂化。

3. 在接触病人和治疗过程中应避免环境中的不良暗示。过多的人围观、对症状过分关注，对病人病情发展表现出强烈的紧张不安，都会使病人寻求注意的倾向增强，从而使病情恶化。

4. 本病是一类容易复发的疾病，及时消除病因，使病人对自己的疾病性质有正确了解，正视存在的个性缺陷，改善人际关系。

四、护理措施

1. 接纳病人并接受其症状，建立良好的关系，运用良好的沟通技巧，保持不批判的态度来接纳病人躯体症状，要给予恰当的关心和照顾，需耐心倾听病人的诉说和感受。

2. 在病人疑病的相关问题上，要遵循科学依据，医护一定要保持高度一致，防止医源性的不良影响。

3. 指导病人学会放松，调试心态的方法，减轻压力造成的焦虑情绪。鼓励其多参加工娱治疗活动，发泄过多的精力，转移注意力，转移对躯体的注意力，并且在活动中使病人能够体现出自己的价值。

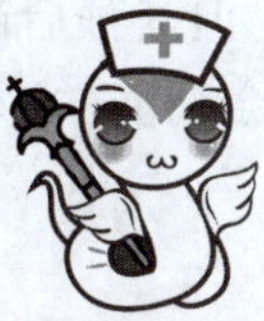

第七节 睡眠障碍病人的护理

应试考点

临床表现

一、失眠症

(一)临床表现

1. 适应性失眠（急性失眠）

起病与明确的应激有关，病期相对短暂，从数天到数周，在脱离或适应了特定的应激源后失眠即缓解。

2. 心理生理性失眠

心理生理性失眠是较高的生理性唤醒水平引起的失眠，伴随清醒时的功能下降。起病形式可以是隐匿的，病人诉从小时候或成年早期即有失眠；也可以是急性的，由适应性失眠（急性失眠）没有及时缓解演变而来。

3. 矛盾性失眠也称睡眠感缺失

主诉严重失眠，但没有客观的睡眠异常的证据，日间功能受损的程度也和所诉的睡眠缺乏的程度不相符。

(二)治疗原则

1. 心理行为治疗

包括刺激控制、生物反馈、放松疗法、认知行为治疗、反意向控制等。帮助病人建立有规律的睡眠节律。

2. 镇静催眠类药物治疗

治疗药物包括苯二氮䓬类和非苯二氮䓬类药物，使用的原则是按需间断使用，首选代谢半衰期较短的药物，如咪哒唑仑、唑吡坦、佐匹克隆、扎兰普隆等，一般不宜超过4周。对有明显抑郁、焦虑情绪的病人，可试用SSRIs类、文拉法辛、曲唑酮或米氮平等抗抑郁剂治疗。

二、嗜睡症

嗜睡症是指日间睡眠过度，或反复短暂睡眠发作，或觉醒维持困难的状况，并无法用睡眠时间不足来解释，且影响到职业和社会功能。

(一)病因

过度嗜睡作为一种临床症状，常见于发作性睡病和病情较重的睡眠呼吸障碍，也可见于脑炎等躯体疾病和抑郁症、精神分裂症等精神疾病。特发性过度嗜睡，其病因不清楚。

(二)治疗原则

了解病因，对因治疗。对特发性过度嗜睡尚无特效的治疗方法，但其预后尚好。发作期间可给予中枢兴奋剂如哌甲酯，对部分病人可减轻嗜睡对社会功能的影响；莫达芬尼疗效与哌甲酯相同，而安全性和依赖性可能更有优势。

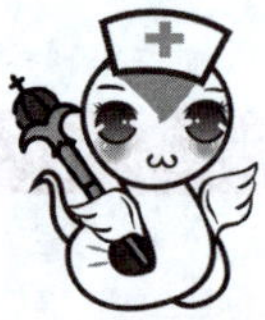

第八节　阿尔茨海默病病人的护理

应试考点

1. 临床表现
2. 护理措施

阿尔茨海默病（AD)是一种中枢神经系统原发性退行性变性疾病，病因及发病机制尚不清楚。主要临床表现是痴呆综合征，是导致老年痴呆的首要原因。

一、病因及发病机制

(一)病因

1.遗传学

家系研究显示AD与一级和二级亲属的痴呆家族史有关。

2.社会心理因素

病前性格孤僻，兴趣狭窄，重大不良生活事件与AD的发病相关。

(二)发病机制

大脑皮质萎缩、神经元改变。神经元数量减少或丧失，伴有大量的神经元纤维缠结、老年斑或神经炎性斑，这是AD的特征性病理改变。这些病理改变多见于萎缩皮质，以颞顶区最明显。

二、临床表现

AD起病潜隐，病情发展慢，无明确的起病期，病程进行性发展。

记忆障碍	是AD的早期突出症状或核心症状。其特点是近事遗忘先出现，记不住新近发生的事，对原有工作不能胜任。主要累及短时记忆、记忆保存和学习新知识困难
视空间和定向障碍	是AD的早期症状之一。如在熟悉的环境中迷失方向，走错卧室、外出找不到回家的路。时间定向差，不知道今天是何年、何月，甚至半夜起床要上街购物
言语障碍	病人的言语障碍呈现特定模式，首先出现语义学障碍，表现为找词困难、张冠李戴。讲话絮叨，病理性赘述。可以出现阅读和书写困难，进而出现命名困难
失认和失用	失认是指感觉功能正常，但不能认识或鉴别物体，如不能认识镜中自己像。失用是指理解和运动功能正常，不能按照指令执行可以自发完成的动作。如不会穿衣，把裤子套在头上，不会系鞋带，不会用剪子等
智力障碍	全面的智力减退，包括理解、推理、判断、抽象、概括和计算等认知功能
人格改变	多见。额叶、颞叶受累的病人常有明显的人格改变，病人变得孤僻，不主动交往，情绪变化变得容易波动，易激惹，有时欣快，无故打骂人，与病前判若两人
精神症状	错觉、幻觉、妄想、情感淡漠等
灾难反应	病人极力否认自己智力缺损，如掩饰记忆力减退，病人用改变话题、开玩笑等方式转移对方注意力。一旦被识破或对病人的生活模式加以干预，如强迫病人如厕或更衣，病人就不能忍受而诱发“灾难”反应，即突然而强烈的言语或人身攻击发作。该反应的终止和发作往往都很突然

三、心理学检查

心理学检查是诊断有无痴呆及痴呆严重程度的重要方法。主要有。

1.简易智力状况检查（MMSE）。

2.长谷川痴呆量表（HDS）。

3.日常生活能力量表（ADL）。

四、治疗原则

本病病因未明，针对病因治疗很难，一般采取以下措施：促智药或改善认知功能的药物。

目的：在于改善认知功能，延缓疾病的进展。

(一)改善认知功能的药物治疗

石杉碱甲(哈伯因)能改善良性记忆障碍(记忆减退)，对AD有一定疗效；多奈哌齐(安理申)用于治疗各期AD，约1/3的AD病人治疗有效，可延缓认知功能及社会功能下降的速度；美金刚是低亲和力、非竞争性N-甲基-d-天冬氨酸(NMDA)受体拮抗剂，也被推荐用于治疗中、重度AD。

(二)对症治疗

目的在于控制伴发的精神行为症状。可针对性的给予抗焦虑药物、抗抑郁药物或抗精神病药物治疗。

五、护理措施

(一)基础护理

提供软食或流质饮食，维持机体水、电解质的平衡。暴饮、暴食病人要控制其进食量；拒绝进食病人，鼓励与他人一起进餐；训练定时排泄习惯，大小便失禁病人需及时处理，晚餐不宜过饱，晚餐后不宜多饮水，不宜参加引起兴奋的娱乐活动。

(二)安全护理

不随意变更病人病室内的物品陈设。介绍病房环境，帮助其确认周围环境，如介绍医务人员，在病室、餐厅、厕所门口张贴醒目标志等；病人外出时须有人陪伴。给病人佩戴身份识别卡(姓名、地址、联系人、电话等)，走失时方便寻找。

(三)症状护理

尽量保持规律性生活方式，鼓励病人做力所能及的事；帮助病人日常活动和个人卫生料理，对自理能力不足者，按严重程度分别进行生活料理操作训练，由简而繁，重复强化，帮助病人保持现有的自理能力。对行为退缩、懒散的病人进行行为训练，鼓励病人参加工娱治疗活动，促使病人记忆和行为等有不同程度的改善。

应试一图通

第一节精神障碍症状学
- 常见精神症状：感觉障碍、知觉障碍、思维障碍、情感障碍、意志障碍

第二节精神分裂症病人的护理
- 阳性症状：幻觉（**最突出的感知觉障碍**）、妄想（特征性症状）

第三节抑郁症病人的护理
- 用药：5-羟色胺再摄取抑制剂（SSRIs）
- 核心症状：心境或情绪低落，兴趣缺乏以及乐趣丧失

第四节焦虑症病人的护理
- 护理措施：教导放松技巧、帮助病人认识焦虑时所呈现的行为模式、做好基础护理

第五节强迫症病人的护理
- 临床表现：强迫观念、强迫意向、强迫行为

第六节癔症病人的护理
- 临床表现：解离性障碍、转化性障碍

第七节睡眠障碍病人的护理
- 临床表现：失眠、嗜睡

第八节阿尔茨海默病病人的护理
- 临床表现：记忆障碍、视空间和定向障碍、言语障碍、失认和失用、智力障碍等
- 护理措施：基础护理、安全护理、症状护理

第十一章 中毒、损伤病人的护理

应试策略

本章在护士执业资格考试中属于复杂的一章，但是重点疾病较为突出，如烧伤、有机磷农药中毒及四肢骨折等。在学习时掌握每小节的重点内容即可。

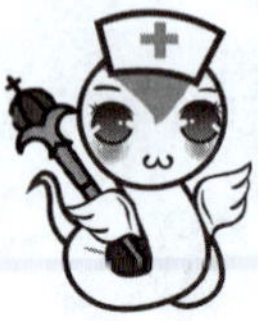

第一节 创伤病人的护理

应试考点

1. 创伤的分类
2. 急救的步骤
3. 扭伤的护理

一、分类

软组织的创伤根据皮肤完整性可分为闭合性损伤和开放性损伤两类。

(一)闭合性损伤

1. 挫伤。
2. 扭伤。
3. 爆震伤。
4. 挤压伤

人体肌肉丰富部位，遭受重物较长时间、较大范围的挤压造成受压部位肌肉广泛缺血坏死，严重者可发生以肌红蛋白尿和高血钾为特征的急性肾衰竭，临床称为挤压综合征。

(二)开放性损伤

1. 擦伤。
2. 刺伤。
3. 切割伤。
4. 裂伤。
5. 撕脱伤。
6. 火器伤。

巅峰速记法： 区分开放性与闭合性损伤，关键是看伤口有没有和外界相通。

二、创伤的修复

创伤修复的基本过程分为炎症反应阶段、组织增生和肉芽形成阶段、组织塑形阶段。

愈合类型	一期愈合	组织修复以原来细胞为主，仅含少量纤维组织，创缘对合整齐、愈合快、功能良好
	二期愈合	以纤维组织修复为主，愈合时间长、瘢痕明显、功能欠佳（创伤大、坏死多、并发感染）
影响因素		局部因素：伤口感染是最常见的原因 全身性因素：主要有营养不良、免疫力低下的疾病等

三、临床表现

(一)局部表现

局部表现为疼痛、肿胀和淤斑、功能障碍、伤口与出血。

(二)全身表现

全身表现为体温增高、全身炎症反应综合征。

四、治疗原则

(一)全身治疗

积极抗休克、保护器官功能、预防继发性感染等。

(二)局部治疗

闭合损伤	如骨折脱位，及时复位，并妥善固定，逐步进行功能锻炼；如颅内出血等，应紧急手术
开放损伤	开放性创伤在伤后12小时内注射破伤风抗毒素。清洁伤口消毒后可以直接缝合。污染伤口清创时间越早越好，伤后6～8小时是最佳时间，此时清创一般可达到一期缝合。若伤口污染较重或超过8小时处理，清创后伤口放置引流条并行延期缝合

五、护理措施

(一)急救

救治工作原则：保存生命第一，恢复功能第二，顾全解剖完整性第三。

1. 抢救生命。优先处理危及生命的紧急情况，如心跳骤停、窒息、活动性大出血、张力性或开放性气胸、休克、腹腔内脏脱出等。

2. 判断伤情。

3. 呼吸支持。立即清理口腔异物，维持呼吸道通畅。

4. 迅速有效止血。以无菌或清洁的敷料包扎伤口。使用止血带止血时，要注意正确的缚扎部位、方法和维持时间，一般每隔0.5～1小时放松2～3分钟，避免引起肢体缺血性坏死。

5. 维持循环功能。

6. 包扎伤口。颅脑、胸部、腹部伤应用无菌敷料或干净布料包扎，封闭开放性气胸的胸壁伤口，用敷料或器具保护腹腔脱出的内脏。

7.妥善固定骨折

8.安全转运。搬动前四肢应妥善固定。疑有脊柱骨折者,应三人以平托法将病人平卧于硬板床上,防止脊髓损伤；胸部损伤重者，宜取伤侧向下的低斜坡卧位，以利于健侧呼吸。转运途中病人的头部应朝后(与运行方向相反)，避免脑缺血突然死亡。

(二)软组织闭合性创伤的护理

1.观察病情。

2.局部制动。抬高患肢15°～30°，以减轻肿胀和疼痛。

3.配合局部治疗。小范围软组织创伤后早期局部冷敷，以减少渗血和肿胀。后期可热敷和理疗，促进吸收和炎症消退。血肿较大者，应在无菌操作下穿刺吸收并加压包扎。

(三)软组织开放性创伤的护理

1.伤口换药顺序

先清洁伤口，再污染伤口，最后感染伤口。

2.换药的次数

一期缝合伤口术后2～3日换药1次,如无感染至拆线时再换药；分泌物不多、肉芽组织生长良好的伤口，每日或隔日换药1次；脓性分泌物多，感染重的伤口，每日换药1次或数次。

3.浅肉芽伤口的处理

(1)肉芽生长健康：以盐水棉球拭去分泌物后，外敷等渗盐水纱布或凡士林纱布即可。

(2)肉芽生长过度：可将其剪平，以棉球压迫止血。

(3)肉芽水肿：可用高渗盐水湿敷。

(4)伤面脓液量多而稀薄：可用0.1%依沙吖啶或0.02%呋喃西林溶液纱布湿敷。

(5)伤面脓液稠厚且坏死组织多：应用硼酸溶液（优琐）等湿敷。

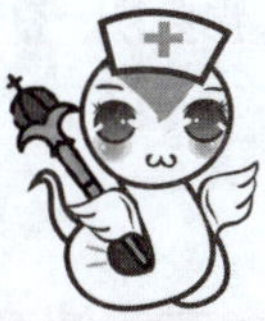

第二节 烧伤病人的护理

应试考点

1. 面积评估、烧伤深度和严重程度分度
2. 补液方法、治疗要点

烧伤（burn）是由热力（火焰、热水、蒸气及高温金属）、电流、放射线以及某些化学物质作用于人体所引起的局部或全身损害，其中以热力烧伤最为常见。

一、病理生理

据烧伤的全身反应及临床过程，临床上将烧伤分为四期。

急性体液渗出期（休克期）	伤后6～12小时内体液渗出最快，持续24～48小时，以后渐趋稳定并开始回吸收。烧伤后48小时内最大的危险是低血容量性休克，同时是致死主要原因
感染期	创面从渗出逐渐转化为吸收为主，创面及组织中的毒素和坏死组织分解产物吸收入血，引起中毒症状
修复期	浅度烧伤多能自行修复；深Ⅱ度烧伤3～4周愈合，留有瘢痕；Ⅲ度烧伤需靠皮肤移植修复
康复期	深度创面愈合后，可形成瘢痕，严重者影响外观和功能；深Ⅱ度和Ⅲ度创面愈合后，常有瘙痒或疼痛，严重大面积深度烧伤愈合后，常需2～3年的调整适应过程

巅峰速记法：烧伤早期主要死亡原因是休克，晚期主要死亡原因是感染。

二、临床表现

（一）烧伤面积 ★★★★★

1. 中国新九分法

中国新九分法适用于较大面积烧伤的评估。该法将体表面积分为11个9%，另加会阴区的1%，构成100%的体表面积。12岁以下小儿，头部面积较大，双下肢面积相对较小，测算方法应结合年龄进行计算。

部位	成人各部位面积（%）	小儿各部位面积（%）
头颈	9×1=9（头部3 面部3 颈部3）	9+（12－年龄）
双上肢	9×2=18（双手5 双前臂6 双上臂7）	9×2
躯干	9×3=27（腹侧13 背侧13 会阴1）	9×3
双下肢	9×5+1=46（双臀5 双大腿21 双小腿13 双足7）	46－（12－年龄）

●**巅峰速记法：** 三三三、五六七/十三、十三、二十一/双臀占五会阴一/小腿十三双足七。

真题精选

病人双前臂、双上臂、头面颈部二度烧伤，烧伤面积为
A. 21%　B. 17%　C. 22%　D. 29%　E. 24%
答案:C

2. 手掌法

手掌法以病人本人五指并拢的 1 个手掌面积约为 1%计算，适用于较小面积烧伤的估测或作为九分法的补充。

（二）烧伤深度

按组织损伤的层次，按国际通用的三度四分法将烧伤分为Ⅰ度、浅Ⅱ度、深Ⅱ度和Ⅲ度烧伤。Ⅰ度、浅Ⅱ度属浅度烧伤；深Ⅱ度和Ⅲ度属深度烧伤。

三度四分法。

深度		烧伤深度	临床特征	感觉	愈合过程
Ⅰ(红斑性)		表皮浅层	局部红斑	灼痛	3～7 天，无瘢痕
Ⅱ(水疱性)	浅Ⅱ度	表皮的全层及真皮浅层	大小不一的水疱，创面基底潮红	疼痛剧烈	1～2 周，多有色素沉着，无瘢痕
	深Ⅱ度	真皮深层	水疱小、疱壁较厚，创面红白相间	迟钝疼痛、拔毛痛	3～4 周，轻度瘢痕和色素沉着
Ⅲ(焦痂性)		皮肤全层，甚至皮下、肌肉、骨骼	无水疱，皮革样树枝状血管栓塞	感觉消失	3～4 周后焦痂自然脱落，愈合后留有瘢痕或畸形

●**巅峰速记法：** 试题中若出现水疱，答案可确定在浅Ⅱ度和深Ⅱ度之间；浅Ⅱ度创面红润，而深Ⅱ度红白相间。

（三）烧伤严重性程度

严重性程度主要与烧伤深度和面积有关，临床上多采取综合性评估，以利于病人分类治疗和效果评价。我国常用的分度法为：

分度	面积	并发症
轻度	Ⅱ度面积＜10%	—
中度	Ⅱ度面积 11%～30%；Ⅲ度面积＜10%	—
重度	烧伤总面积 31%～50%；Ⅲ度面积 11%～20%	休克、呼吸道烧伤或较重复合伤

特重	烧伤总面积＞50%；Ⅲ度面积＞20%	严重并发症

(四)吸入性损伤

吸入性损伤常与头面部烧伤同时发生，由吸入浓烟、火焰、蒸汽、热气或吸入有毒、刺激性气体所致。可有呛咳、声嘶、吞咽疼痛、呼吸困难、发绀、肺部哮鸣音等表现，易发生吸入性窒息或肺部感染。

三、护理措施

(一)现场救护

迅速脱离热源	尽快灭火，脱去燃烧衣物
	热液浸渍的衣裤，可冷水冲淋后剪开取下（防止强行撕脱）
	生石灰烧伤，可先去除石灰粉粒，再用清水长时间地冲洗
	电击伤首先脱离电源，呼吸心跳停止者，立即心肺复苏
抢救生命	是急救的首要原则
预防休克	避免喝白开水，口服盐水，有条件者尽早输液
保护创面	包裹创面，避免受压，防止创面再损伤和污染
尽快转送	转运前和转运中避免使用冬眠药物和呼吸抑制剂

(二)静脉输液的护理★★★★★

1.早期补液方案

伤后第一个24小时补液量按病人每千克体重每1%烧伤面积（Ⅱ～Ⅲ度）补液1.5ml(小儿1.8ml,婴儿2ml)计算，即第一个24小时补液量=体重（kg）×烧伤面积（%）×1.5ml,另加每日生理需水量2000ml,儿童60～80ml/kg,婴儿100ml/kg。晶体（电解质）和胶体溶液的比例一般为2∶1，特重度烧伤为1∶1,即每1%烧伤面积每千克体重补充电解质溶液和胶体溶液各0.75ml。伤后第二个24小时补液量为第一个24小时计算量的一半，日需量不变。

●**巅峰速记法：**烧伤补液和烧伤程度的计算公式中，切记计算烧伤面积是按Ⅱ～Ⅲ度，没有Ⅰ度。

2.液体的种类与安排

晶体液	首选平衡盐液，其次选用等渗盐水
胶体液	首选血浆
方法	烧伤后第1个8h内渗液最快（输入上述总量的1/2），其余在而后的16小时内输完
补液原则	先晶后胶、先盐后糖、先快后慢，胶、晶液体交替输入

3.观察指标

(1)尿量：是判断血容量是否充足的简便而可靠的指标。成人每小时尿量为30ml～50ml,小儿每千克体重每小时不低于1ml。

(2)其他指标：收缩压在 90mmHg 以上，脉压在 20mmHg 以上，说明血容量已基本补足，中心静脉压为 5～12cmH_2O。

(三)创面护理

1. 清创

清创顺序一般自头部、四肢、胸腹部、背部和会阴部顺序进行。剃净创面附近的毛发、剪短指（趾）甲，擦净创周皮肤。用灭菌水冲洗创面，轻拭去黏附物，使创面清洁。创面的完整水疱予以保留，只需抽去水疱液。已脱落的水疱皮予以去除。根据情况取暴露疗法或包扎疗法。Ⅲ度焦痂保持干燥，外涂碘酊，可早期切痂并立即植皮，也可待其自然溶痂脱落再植皮。清创术后注射破伤风抗毒素，必要时及时使用抗生素。

2. 包扎疗法

包扎疗法适用于四肢面积小、浅Ⅱ度烧伤。肢体包扎后应注意抬高患肢，保持关节各部位的功能位。

3. 暴露疗法的护理

暴露疗法的护理适用于Ⅲ度烧伤、特殊部位（头面部、颈部或会阴部）及特殊感染（如铜绿假单胞菌、真菌）的创面、大面积创面。

4. 去痂、植皮护理

去痂、植皮护理适用于深度烧伤创面应早期采取切痂、削痂并植皮。

5. 特殊部位烧伤护理

(1)吸入性损伤：保持呼吸道通畅。

(2)头面、会阴部烧伤：多采用暴露疗法。

(四)防治感染的护理

1. 一般护理。

2. 密切观察病情变化。大面积烧伤患者，铜绿假单胞菌感染最常见，创面常有黄绿色分泌物并伴有恶臭味。

3. 加强营养，维护器官功能。烧伤后病人丢失蛋白质较多，消耗增加，应加强营养，补充高蛋白、高热量以及多种维生素，提高免疫力。大面积烧伤者，可遵医嘱适时输入适量血浆或全血或人体血清蛋白，以增强抵抗力，防治休克。

4. 做好消毒隔离工作。采取保护性隔离措施，防止交叉感染。

真题精选

患者男，33 岁，炼钢工人，工作中不慎被烧伤，Ⅲ度烧伤面积 60%，应采用隔离方式是

A. 接触隔离　B. 消化道隔离　C. 呼吸道隔离　D. 保护性隔离　E. 严密隔离

答案:D

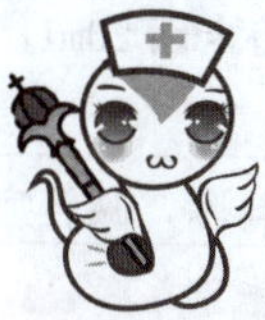

第三节 咬伤病人的护理

应试考点

1. 毒蛇咬伤现场急救措施
2. 犬咬伤的临床表现
3. 预防狂犬病的关键

一、毒蛇咬伤

一般毒蛇头部多呈三角形，色彩斑纹鲜明，被咬处皮肤留下一对大而深的牙痕，全身有中毒症状。无毒蛇头部呈椭圆形，色彩斑纹不鲜明，牙痕小且呈锯齿状，无全身中毒症状。蛇毒是含有多种毒性蛋白质、溶组织酶以及多肽的复合物。蛇毒按毒性分为3类。①神经毒素，以金环、银环蛇毒为代表，对中枢神经和神经肌肉节点有选择性毒性作用，引起肌肉麻痹和呼吸麻痹。②血液毒素，以竹叶青蛇、五步蛇为代表，对血细胞、血管内皮细胞及组织有破坏作用，可引起出血、溶血、休克或心力衰竭等。③混合毒素，以眼镜蛇、蝮蛇为代表，兼有神经、血液毒素特点。

（一）治疗原则

立即伤口近端环形缚扎伤肢，延缓毒素吸收扩散；尽快局部清创排毒，全身应用蛇药、抗蛇毒血清等中和蛇毒；加强对症及支持疗法，防治并发症。

（二）护理措施

1. 现场急救原则

现场急救原则是阻止蛇毒吸收，尽快使蛇毒从局部排出。

（1）镇静：病人切勿惊慌奔跑，以免加速蛇毒的吸收和扩散。

（2）环形缚扎：立即在伤口的近心端用止血带或布带等环形结扎。松紧以阻止静脉和淋巴回流为度。

（3）伤口排毒：大量清水或肥皂水冲洗伤口，用手自上而下向伤口挤压，排出伤口内蛇毒。伤口较深者，可切开伤口周围皮肤，若伤口流血不止，则不宜切开。

2. 急诊护理

（1）伤口处理：患肢下垂并制动，用拔火罐、吸乳器等方法抽吸残余蛇毒。用3%过氧化氢溶液或0.05%高锰酸钾溶液冲洗伤口，然后用高渗盐水或1∶5000高锰酸钾溶液湿敷。局部降温可减少毒素吸收速度。

（2）解毒措施：

解蛇毒中成药	**常用的有南通蛇药、上海蛇药、广州蛇药，还有一些新鲜草药，如半边莲、七叶一枝花、白花蛇舌草等也有解毒作用**

抗蛇毒血清	应用单价和多价抗蛇毒血清，用前需做过敏试验，结果阳性应用脱敏注射法。胰蛋白酶有直接分解蛇毒作用，可取2000～5000U加入0.05%普鲁卡因20ml，在伤口四周做局部浸润或在伤口上方作环状封闭
其他疗法	静脉快速大量输液或用呋塞米、甘露醇等利尿剂，加快蛇毒排除，减轻症状

(3)对症及支持疗法护理：鼓励病人多饮水，选用抗生素防止合并感染，注射破伤风抗毒素。

二、犬咬伤

狂犬病是狂犬病毒所致的急性传染病。临床表现为特有的恐水、怕风、咽喉痉挛、进行性瘫痪等。因恐水症状比较突出，故本病又称恐水症。我国的狂犬病主要由犬传播。

(一)病理病因

主要由狂犬病毒通过动物传播给人而致。狂犬病病毒的糖蛋白能与乙酰胆碱结合，决定了狂犬病毒的噬神经性。传染源主要为病犬，其次为病猫和病狼等。人被患病动物咬伤后，动物唾液中的病毒通过伤口进入人体而引发疾病，少数患者也可以因眼结膜被病兽唾液污染而患病。

狂犬病病毒主要存在于病畜的脑组织和脊髓中，病毒进入人体后首先感染肌细胞，于伤口附近肌细胞内小量繁殖，而后病毒沿周围神经的轴索向中枢神经向心性扩散。

真题精选

狂犬病病毒主要存在于病畜的

A. 肝脏中　B. 肺脏及肝脏中　C. 肾脏及肝脏中

D. 肺脏及肾脏中　E. 脑组织及脊髓中

答案:E

(二)临床表现

潜伏期多数在10日到数月，一般为1～2月，潜伏期的长短与年龄(儿童较短)、伤口部位(头面部咬伤的发病较早)、伤口深浅(伤口深者潜伏期短)、入侵病毒的数量及毒力等因素有关。

典型临床表现过程可分为以下3期。

1. 前驱期或侵袭期

在兴奋状态出现之前，大多数患者有酷似“感冒”的表现;继而出现恐惧不安，对声、光、风、痛等比较敏感,并有喉咙紧缩感。有诊断意义的早期症状是伤口及其附近感觉异常，有麻、痒、痛及蚁走感等，此乃病毒繁殖时刺激神经元所致，持续2～4日。

2. 兴奋期

突出表现为极度恐怖、恐水、怕风、发作性咽肌痉挛，呼吸困难、排尿排便困难及多汗流涎等，本期持续1～3日。

恐水是狂犬病的特殊症状，典型者见水、饮水、听流水声甚至仅提及饮水时，均可引起严重咽喉肌痉挛。怕风也是常见症状之一，微风或其他刺激如光、声、触动等。均可引起咽肌痉挛，严重时尚可引起全身疼痛性抽搐。

3. 麻痹期

出现迟缓性瘫痪，尤以肢体软瘫为多见。本期持续6～18小时。

狂犬病的整个过程一般不超过6日，偶见超过10日者。

（三）治疗原则

1. 单室严格隔离，专人护理。防止一切声、光、风等刺激，一旦发生痉挛，即遵医嘱使用巴比妥类镇静药等。

2. 积极做好对症处理，防治各种并发症。

(1)神经系统：有恐水现象者应禁食禁饮，尽量减少各种刺激。痉挛发作可予以苯妥英钠、地西泮等。脑水肿可予以甘露醇及呋塞米（速尿）等脱水剂，无效时可予以侧脑室引流。

(2)呼吸系统：保持呼吸道通畅，呼吸困难者给予气管切开，机械通气辅助呼吸。

（四）护理问题

1. 恐惧

恐惧与犬咬伤所致恐水有关。

2. 潜在并发症

潜在并发症为窒息。

（五）护理措施

1. 避免发生窒息，保持气道通畅

(1)保持病室安静，避免光、声、风的刺激，防止病人痉挛发作。

(2)尽量集中或在应用镇静药后进行各项护理操作。

(3)保持呼吸道通畅：气道分泌物多时，应及时用吸引器吸出，必要时气管切开或插管。

2. 输液和营养支持护理

发作期病人因不能饮水和多汗，常呈缺水状态，需静脉输液，维持体液平衡。

3. 预防感染

(1)加强伤口护理：早期患肢应下垂。

(2)抗感染。

(3)加强隔离防护：医护人员须戴口罩及手套、穿隔离衣。患者的分泌物、排泄物及其污染物，均需严格消毒。

(六)健康教育

1. 加强宣传，对被允许豢养的犬，要定期进行疫苗注射，注射后登记、挂牌。

2. 教育儿童不要养成接近、抚摸或挑逗犬、猫的习惯，防止发生意外。

3. 若被犬抓伤但无明显伤痕，或被犬舔，或疑与病犬有密切接触者，应尽早注射疫苗。

4. 犬咬伤后，应尽早处理伤口，及时注射疫苗。

(1)立即、就地、彻底冲洗伤口是预防狂犬病的关键。用大量清水反复清洗、彻底冲洗伤口，并用力挤压周围软组织，设法将玷污在伤口的犬唾液和血液冲洗干净。

(2)及时到正规医院继续处理创面和注射狂犬病疫苗。

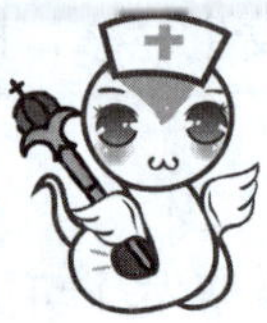

第四节 腹部损伤病人的护理

应试考点

1. 实质性脏器和空腔脏器破裂的体征
2. 缝合伤口拆线时间

一、病因与分类

腹部损伤根据腹壁有无伤口分为开放性和闭合性两大类。开放性损伤腹壁伤口有腹膜破损者为穿透伤；无腹膜破损者为非穿透伤。闭合性损伤多由挤压、冲击、碰撞和爆震等钝性暴力引起。闭合性腹部损伤中常见的依次为脾、肾、小肠、肝、肠系膜等损伤。

二、临床表现

单纯腹壁损伤		腹壁有局限性肿胀、疼痛、压痛
腹腔内脏器损伤	实质性脏器破裂和血管损伤	肝、脾、肾等实质性脏器和大血管破裂时，主要表现为腹腔内出血，出血多者有明显的腹痛和移动性浊音，出现失血性休克表现，腹部压痛、反跳痛和腹肌紧张不剧烈，但脏器破裂时，分泌的液体进入腹腔，则出现明显的腹膜刺激征
	空腔脏器破裂	胃肠道、胆囊、膀胱等空腔脏器破裂后，临床表现上以腹膜炎为主（持续性剧烈腹痛和全身中毒症状），重要体征为明显的腹膜刺激征

真题精选

患者男，35 岁，左上腹外伤后出现面色苍白，四肢冰冷，血压下降，全腹轻度压痛，反跳痛，伴肌紧张，腹部叩诊有移动性浊音。该患者最可能发生了

A.小肠破裂 B.结肠破裂 C.脾破裂 D.肝破裂 E.胃破裂

答案:C

三、辅助检查

1.X 线检查

腹腔游离气体是胃肠道破裂的主要依据，可见膈下新月形阴影。

2.诊断性腹腔穿刺

若抽到不凝固血液提示腹内实质脏器或大血管破裂出血。

四、治疗原则

肝脾破裂致腹腔内进行性大出血者，在抗休克的同时紧急剖腹止血。空腔脏器穿破者，在纠正休克的前提下进行手术。

五、护理措施

(一)急救

首先抢救威胁生命的伤情，如呼吸、心跳骤停、窒息、开放性气胸、明显的外出血等应迅速予以处理。伤员应禁食、胃肠减压，及早应用抗生素、破伤风抗毒素。对有内脏脱出者，一般不可回纳腹腔以免污染，可用消毒碗盖住脱出的内脏，防止受压，外面再加以包扎。

(二)对疑有腹腔内脏损伤病人的护理

病人应绝对卧床，不随意搬动，尽量取半卧位，做到“四禁”，即禁食禁饮、禁忌灌肠、禁用泻药、禁用吗啡等止痛药物。

(三)手术治疗病人的护理

1.手术前护理

主要措施是通知病人禁食禁饮，建立静脉输液通道，遵医嘱输液、输血，及早使用有效的抗生素，胃肠减压，协助做好各项检查，备皮备血，做药物过敏试验，心理护理，术前用药，必要时导尿等。

2.手术后护理

(1)体位：先按麻醉要求安置体位，待全麻清醒或硬膜外麻醉平卧 6 小时后，血压平稳者改为半卧位，以利于腹腔引流，减轻腹痛，改善呼吸循环功能。

(2)禁食、胃肠减压：术后禁食并做好胃肠减压的护理。待肠蠕动恢复、肛门排气后停胃肠减压，若无腹胀不适可拔除胃管。

(3)缝合伤口拆线时间：头面颈部手术后 4～5 日，下腹部及会阴部 6～7 日，胸部、上腹部和背臀部 7～9 日，四肢 10～12 日，减张伤口 14 日。

巅峰速记法：①下腹部6～7日，可记忆为：下（下腹部）流（6）。②胸部7～9日，可记忆为：气（7）胸（胸部）。③四肢10～12日，可记忆为：死（四肢）尸（10）。

(4)腹腔引流护理：普通引流袋每日更换，引流管不能高于腹腔引流出口，以免引起逆行感染。若发现引流液突然减少，病人有腹胀伴发热，应及时检查管腔有无堵塞或引流管滑脱。

(四)腹腔脓肿的防治

急性腹膜炎局限后，残留的脓液未完全吸收，被大网膜、肠袢及肠系膜等粘连分隔，而形成腹腔脓肿，临床上以盆腔、膈下和肠间脓肿较多见。

分类	特点	表现
盆腔脓肿	最为常见，主要表现为直肠或膀胱刺激症状	如下腹坠胀不适、里急后重、黏液便、尿急、尿频、排尿困难等
膈下脓肿	以右膈下脓肿多见	患侧季肋部持续性钝痛，深呼吸时加重，并向肩背部放射，可伴有呃逆
肠间脓肿	肠间脓肿多数经全身应用抗生素、物理透热及支持疗法，脓肿能吸收消散	发热、腹胀、腹痛、腹部压痛或扪及有压痛包块

真题精选

李某，工地工人，今日上工时从高处坠落，以“脾破裂”诊断入院，需立即手术。住院处护士首先应

A. 给予皮肤消毒　B. 通知负责医生　C. 协助办理住院手续

D. 确定患者的护理问题　E. 护送患者入病房抢救

答案:E

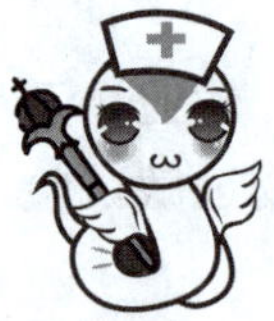

第五节 一氧化碳中毒病人的护理

应试考点

中度中毒的临床表现

一、病因

一氧化碳与血红蛋白的亲和力比氧与血红蛋白亲和力大240倍，与红细胞内血红蛋白结合形成稳定的碳氧血红蛋白（COHb），而碳氧血红蛋白的解离速度仅为氧合血红蛋白的1/3600，故易造成碳氧血红蛋白在体内的蓄积，COHb不能携氧，而且还影响氧合血红蛋白正常解离，即氧不易释放到组织，从而导致组织和细胞

的缺氧。CO 中毒时，脑、心对缺氧最敏感，脑常最先受损。

二、临床表现

根据临床症状的严重程度及血液中碳氧血红蛋白的含量，将急性 CO 中毒分为轻、中、重三度。

程度	临床表现	COHb	处理措施
轻度中毒	头痛、头晕、四肢无力、胸闷、耳鸣、眼花、恶心、呕吐、心悸、嗜睡或意识模糊	10%～20%	及时脱离中毒环境，吸入新鲜空气，症状可较快消失
中度中毒	除上述症状加重外，病人常出现呼吸困难、烦躁、浅昏迷等，口唇呈樱桃红色，为 CO 中毒的体征性表现	30%～40%	及时脱离中毒环境，给予加压吸氧后，常于数小时后清醒，一般无明显的并发症
重度中毒	迅速出现昏迷、呼吸抑制、肺水肿、心律失常和心力衰竭，各种反射消失。还可发生脑水肿伴惊厥、上消化道出血、吸入性肺炎等	40%～60%	给予高压氧治疗，可加速碳氧血红蛋白解离，促进一氧化碳排出。高压氧舱治疗能增加血液中溶解氧，提高动脉血氧分压，可迅速纠正组织缺氧

●**巅峰速记法：**轻度 10%～20%，中度 30%～40%，重度 40～60%。数值的顺序刚好为 1、2（10%～20%）、3、4（30%～40%）、4、6（40%～60%）。

迟发性脑病：指患者神志清醒后，经过一段看似正常的假愈期(多为 2～3 周)后发生以痴呆、精神症状和锥体外系异常为主的神经系统疾病。表现为：①精神异常或意识障碍，呈痴呆、谵妄、木僵或去大脑皮质状态。②锥体外系神经障碍，出现震颤麻痹综合征，表现为表情淡漠、四肢肌张力增强、静止性震颤等。③锥体系神经损害，如偏瘫、病理征阳性或大小便失禁等。④大脑皮质局灶性功能障碍，表现为失明、失语、不能站立或继发性癫痫。⑤脑神经及周围神经损害，如视神经萎缩、听神经损害及周围神经病变等。

三、治疗原则

(一)通风

立即将病人转移到空气新鲜处，松解衣服，注意保暖，保持呼吸道通畅。

(二)纠正缺氧

轻、中度中毒病人可用面罩或鼻导管高流量吸氧；重度中毒病人给予高压氧治疗，可加速碳氧血红蛋白解离，促进一氧化碳排出。高压氧舱治疗能增加血液中溶解氧，提高动脉血氧分压，可迅速纠正组织缺氧。

(三)对症治疗

1. 控制高热

采用物理降温，体表用冰袋，头部用冰帽，降低脑代谢率，增加脑对缺氧的耐受性。必要时可用冬眠药物。频繁抽搐者，首选地西泮进行治疗。

2. 防治脑水肿

应及时使用脱水治疗，最常用20%甘露醇250ml静脉快速滴注。

3. 促进脑细胞功能恢复

常用的有三磷酸腺苷、细胞色素C、辅酶A和大剂量维生素C、维生素B等。

4. 防治并发症及迟发性脑病

昏迷期间保持呼吸道通畅，定时翻身以防发生压疮和肺炎，出现低血压、酸中毒等应给予相应处理。急性CO中毒病人苏醒后，应该休息观察2周，以防迟发性脑病和心脏后发症的发生。

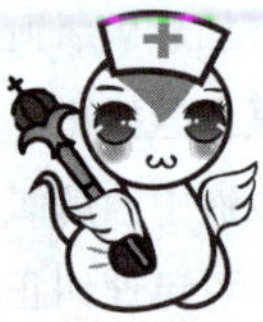

第六节 有机磷中毒病人的护理

应试考点

1. 毒蕈碱样症状临床表现
2. 全血胆碱酯酶活力测定
3. 阿托品化和阿托品中毒临床表现

一、病因

(一)职业性中毒

多由于生产有机磷农药的生产设备密闭不严或在使用中违反操作规定，防护不完善而造成。

(二)生活性中毒

多由于误服、误用引起；此外还有服毒自杀及谋杀他人而中毒者。

二、发病机制

有机磷农药进入机体后的主要毒性是抑制胆碱酯酶的活性，引起乙酰胆碱在运动终端积聚蓄积，使胆碱能神经受到持续冲动，导致先兴奋后衰竭的一系列症状。

三、临床表现

毒蕈碱样症状	出现最早，主要是副交感神经末梢兴奋所致。其表现为腺体分泌增加及平滑肌痉挛。表现为头晕、头痛、多汗、流涎、恶心、呕吐、腹痛、腹泻、瞳孔缩小，视力模糊，支气管分泌物增多、呼吸困难，严重者出现肺水肿
烟碱样症状	主要是横纹肌运动神经过度兴奋，表现为肌纤维颤动。常先从眼睑、面部开始，逐渐发展至四肢，全身肌肉抽搐，严重时可发生呼吸衰竭

迟发性多发神经病	急性严重中毒症状消失后 2～3 周发生迟发性多发神经病，主要表现为下肢无力、瘫痪、四肢肌肉萎缩等症状
中间综合征	急性中毒症状缓解后，迟发性神经病发生前，多在急性中毒后 1～4 天发生，表现为屈颈肌、四肢近端肌肉以及第 3～7 对和第 9～12 对脑神经所支配的部分肌肉肌力减退，出现眼睑下垂、眼外展障碍和面瘫

真题精选

有机磷中毒病人其瞳孔表现为

A. 双侧瞳孔缩小　B. 双侧瞳孔扩大　C. 双侧瞳孔大小不等，忽大忽小

D. 双侧瞳孔同向偏斜　E. 单侧瞳孔扩大、固定

答案:A

四、辅助检查

(一)全血胆碱酯酶活力测定

全血胆碱酯酶活力测定是诊断有机磷杀虫药中毒、判断中毒程度、疗效及预后估计的主要指标。正常人血胆碱酯酶活力为 100%，低于 70%提示中毒。必要时可对呕吐物及呼吸道分泌物作有机磷农药鉴定。

根据症状轻重，将急性有机磷中毒分为轻、中、重三级。

(1)轻度中毒全血胆碱酯酶：活力一般在 70%～50%。

(2)中度中毒全血胆碱酯酶：活力降至 50%～30%。

(3)重度中毒全血胆碱酯酶：活力降至 30%以下。

(二)询问

有机磷农药接触史、典型症状和体征、特殊大蒜气味及全血胆碱酯酶活力测定均为诊断重要依据。

巅峰速记法： 注意区别一氧化碳中毒和有机磷农药中毒百分数数值。一氧化碳中毒中度为 30%～40%，而有机磷中毒中度为 50%～30%。

五、治疗原则

(一)迅速清除毒物

口服中毒者要反复洗胃，可用清水、2%碳酸氢钠（敌百虫禁用）或 1:5000 高锰酸钾溶液（对硫磷忌用）进行洗胃，直至洗清至无大蒜味为止，然后再给硫酸钠导泻。皮肤黏膜吸收中毒者应立即脱离现场，脱去污染衣服，用肥皂水反复清洗污染皮肤、头发和指甲缝隙部位，禁用热水或酒精擦洗，以防皮肤血管扩张

促进毒物吸收。

(二)解毒药物的使用

1. 抗胆碱药

抗胆碱药最常用药物为阿托品。

阿托品使用原则是早期、足量、反复给药，直到毒蕈碱样症状明显好转或有“阿托品化”表现为止。阿托品化表现为：患者瞳孔较前扩大、颜面潮红、口干、皮肤干燥、肺部湿啰音减少或消失、心率加快等。用药过程中，若出现阿托品中毒表现：瞳孔扩大、烦躁不安、意识模糊、谵妄、抽搐、昏迷和尿潴留等，必要时使用毛果芸香碱或新斯的明进行拮抗。

2. 胆碱酯酶复能剂

此类药物能使抑制的胆碱酯酶恢复活性，改善烟碱样症状如缓解肌束震颤，促使昏迷病人苏醒。但对解除毒蕈碱样症状效果差。目前常用：碘解磷定、氯解磷定和双复磷。

巅峰速记法：有机磷农药中毒采用1∶5000高锰酸钾洗胃；敌敌畏、敌百虫采用1∶15000～1∶20000高锰酸钾洗胃。

3. 对症治疗

有机磷中毒的死因主要为呼吸衰竭，其原因是肺水肿、呼吸中枢抑制所致，出院患者需要在家休息2～3周，以防发生迟发型神经症。

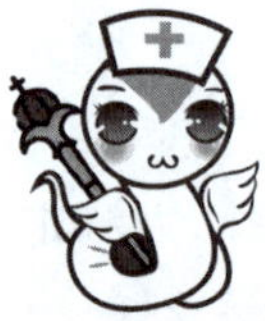

第七节 镇静催眠药中毒病人的护理

应试考点

镇静催眠药治疗原则

镇静催眠药是中枢神经系统抑制药，具有镇静、催眠作用，过多剂量可麻醉全身。

一、病因

长期滥用镇静催眠药，引起耐药性和依赖性而导致慢性中毒。

镇静催眠药可分为以下几类。

(一)苯二氮䓬类

1. 长效类有地西泮、氟西泮。

2. 中效类有阿普唑仑、奥沙西泮、替马西泮。

3. 短效类有三唑仑。

(二)巴比妥类

1. 长效类有巴比妥、苯巴比妥。
2. 中效类有戊巴比妥、异戊巴比妥、布他比妥。
3. 短效类有司可巴比妥、硫喷妥钠。

(三)非巴比妥非苯二氮䓬类

包括水合氯醛、格鲁米特（导眠能）、甲喹酮（安眠酮）、甲丙氨酯（眠尔通）。

(四)吩噻嗪类（抗精神病药）

包括强安定剂或神经阻断剂。

二、临床表现

(一)急性中毒

<table>
<tr><td rowspan="3">巴比妥类</td><td>轻度</td><td>嗜睡或者意识障碍</td></tr>
<tr><td>中度</td><td>昏睡或浅昏迷、腱反射消失、呼吸浅而慢</td></tr>
<tr><td>重度</td><td>进行性中枢神经系统抑制，由嗜睡到深昏迷</td></tr>
<tr><td colspan="2">苯二氮䓬类</td><td>中枢神经系统抑制轻，主症=嗜睡+意识模糊，如出现长时间深昏迷和呼吸抑制，考虑同时服用其他催眠药或酒</td></tr>
<tr><td rowspan="4">非巴比妥非苯二氮䓬类中毒</td><td>水合氯醛</td><td>可有心律失常、肝、肾损害</td></tr>
<tr><td>格鲁米特</td><td>意识障碍周期性波动，有抗胆碱能神经症，如瞳孔散大等</td></tr>
<tr><td>甲喹酮</td><td>可有明显的呼吸抑制，出现锥体束征如肌张力增强、腱反射亢进等</td></tr>
<tr><td>甲丙氨酯</td><td>常有血压下降</td></tr>
<tr><td colspan="2">吩噻嗪类</td><td>最常见为锥体外系反应，临床表现有以下三类：
①震颤麻痹综合征
②静坐不能
③急性肌张力障碍反应如斜颈、吞咽困难等</td></tr>
</table>

(二)戒断综合征

长期服用大剂量镇静催眠药的病人，突然停药或迅速减少药量时，可发生戒断综合征。主要表现为自主神经兴奋性增高和轻、重症神经精神异常。

三、辅助检查

1. 血液、尿液、胃液中药物浓度测定。血液、尿液、胃液中药物浓度测定对诊断有参考意义。
2. 血液生化检查。血液生化检查包括血糖、尿素氮、肌酐、电解质等。
3. 动脉血气分析。

四、治疗原则

清除毒物	①洗胃 ②活性炭及泻药：给予硫酸钠导泻，不能用硫酸镁导泻。硫酸镁对心血管和神经系统有抑制作用，会加重镇静催眠药的中毒 ③碱化尿液、利尿：减少毒物在肾脏的重吸收，用碳酸氢钠碱化尿液，常用呋塞米利尿，只对长效巴比妥类有效，对吩噻嗪类中毒无效 ④血液透析、血液灌流：对苯巴比妥和吩噻嗪类中毒有效，危重病人可考虑应用，对苯二氮䓬类无效
特效解毒疗法	巴比妥类中毒无特效解毒药。氟马西尼是苯二氮䓬类拮抗剂
对症治疗	吩噻嗪类药物中毒无特效解毒剂。因此，首先要彻底清洗胃肠道。治疗以对症及支持疗法为主

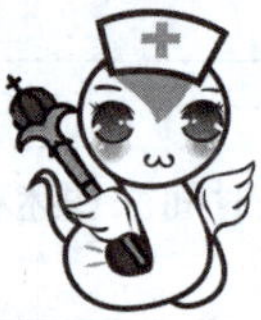

第八节 酒精中毒病人的护理

应试考点

1. 易发生车祸的酒精浓度
2. 急性中毒的治疗原则

一、病因

酒精中毒。

二、临床表现

（一）急性中毒

分期	酒精浓度	表现
兴奋期	11mmol/L(50mg/dl)	头痛、欣快、兴奋
	16mmol/L(75mg/dl)	健谈、饶舌、情绪不稳、易激怒，有粗鲁行为或攻击行动
	22mmol/L(100mg/dl)	驾车易发生车祸
共济失调期	33mmol/L(150mg/dl)	肌肉运动不协调，行动笨拙，眼球震颤，视物模糊，步态不稳（共济失调）
	43mmol/L(200mg/dl)	恶心、呕吐、困倦
昏睡、昏迷期	54mmol/L(250mg/dl)	进入昏迷期
	87mmol/L(400mg/dl)	深昏迷，可有抽搐、大小便失禁，甚至呼吸衰竭而死亡

真题精选

大量饮酒中毒主要造成哪个系统功能抑制

A. 泌尿系统 B. 循环系统 C. 消化系统 D. 呼吸系统 E. 中枢神经系统

答案:E

患者男，20 岁。因“饮酒后昏迷，抽搐 3 小时”急诊入院。患者于 3 小时前饮白酒 800ml 后逐渐胡言乱语，昏睡，继之昏迷，伴有剧烈抽搐，口吐白沫，无双眼上翻，未咬破舌头。最可能的诊断是

A. 癫痫 B. 中风 C. 脑水肿 D. 酒精中毒 E. 食物中毒

答案:D

(二)戒断综合征

长期酗酒者在突然停止饮酒或减少酒量后，可发生。

类型	发病时间	特点
单纯性戒断反应	减少饮酒后 6～24h	震颤+焦虑不安+兴奋+失眠+心动过速等
酒精性幻觉反应	减少饮酒后 24h 内	以幻听为主，也可见幻视、错觉及视物变形。多为迫害妄想
戒断性惊厥反应	多与单纯性戒断反应同时	多数只发作 1～2 次，每次数分钟
震颤谵妄反应	停止饮酒 24～72h	精神错乱（谵妄）、全身肌肉出现粗大震颤、心动过速、血压升高等

(三)慢性中毒

1. Wernicke 脑病

(1)眼部可见眼球震颤、外直肌麻痹。共济失调和步态不稳。

(2)治疗：维生素 B_1 治疗效果良好。

2. Korsakoff 综合征

近记忆力严重丧失，时空定向力障碍，虚构。

真题精选

慢性酒精中毒会导致

A. 眼部可见眼球震颤 B. 肌肉运动不协调 C. 恶心，呕吐

D. 头痛，欣快，兴奋 E. 健谈，饶舌，情绪不稳

答案:A

三、治疗原则

(一)急性中毒

1. 轻症病人无需治疗，兴奋躁动的病人必要时加以约束。

2. 共济失调病人应休息，避免活动以免发生外伤。

3. 昏迷病人重点是维持生命脏器的功能。

(1)维持气道通畅，供氧充足，必要时人工呼吸，气管插管。(2)维持循环功能，注意血压、脉搏，静脉输入5%葡萄糖盐水溶液。可肌注维生素 B_1。对烦躁不安或过度兴奋者，可用小剂量地西泮，避免用吗啡、氯丙嗪、苯巴比妥类镇静药。

(二)按医嘱尽快使用纳洛酮

纳洛酮为纯阿片受体拮抗剂，可使血中酒精含量明显下降，使病人快速清醒。

(三)慢性中毒

Wernicke 脑病注射维生素 $B_1$100mg 有明显效果。葡萄糖应在注射维生素 B_1 后再给，以免在葡萄糖代谢过程中大量消耗维生素 B_1 使病情急剧恶化。Korsakoff 综合征治疗同 Wernicke 脑病。

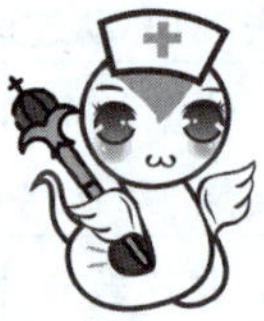

第九节 中暑病人的护理

应试考点

重度中暑分类以及治疗措施

一、病因

环境因素：高温、空气中湿度大、通风不良等。

二、临床表现

先兆中暑出现大汗、口渴、头晕、胸闷、乏力，体温基本正常；轻度中暑者除上述症状外，有面色潮红、大汗、脉搏快速，体温在38℃以上；重度中暑又分为：热衰竭、热痉挛、热射病。

三、治疗原则

类型	特点	治疗措施
热衰竭（中暑衰竭）	最常见，多由于大量出汗导致失水、失钠，血容量不足而引起周围循环衰竭（休克的表现）	纠正血容量不足，静脉补充生理盐水及葡萄糖液、氯化钾
热痉挛（中暑痉挛）	大量出汗后口渴而饮水过多，盐分补充不足，使血中钠、氯下降而引起肌肉痉挛（腓肠肌痉挛最为多见），体温多正常	给予含盐饮料，双下肢腓肠肌发作痉挛时，协助病人按摩局部以减轻疼痛

热射病（中暑高热）	高热、无汗、意识障碍“三联征”为典型表现	快速降温是治疗的首要措施。物理降温：冰袋或酒精擦浴药物降温；药物降温：氯丙嗪；高热伴休克：动脉快速推注4℃5%糖盐水

四、护理措施

(一)病情观察

观察与高热同时存在的其他症状：如是否伴有寒战、大汗、咳嗽、呕吐、腹泻、出血等。

(二)症状护理

1. 双下肢腓肠肌发作痉挛时，协助病人按摩局部以减轻疼痛。

2. 高热者可在大血管处放置冰袋，可用冰水或酒精擦浴，同时不断按摩四肢及躯干皮肤，防止皮肤血管收缩血流淤滞，使血管扩张促进散热。同时使用药物降温时注意观察该药副作用，降温过程中应密切监测肛温，每15～30分钟测量一次。无论何种降温方法，只要体温（肛温）降至38℃，即可考虑终止降温。

3. 惊厥者遵医嘱用地西泮静脉或肌内注射。

(三)环境

病室保持适宜温度，通风良好。

(四)掌握好输液速度

对老年人及原有心脏病者，输液速度要适中，避免发生左心衰竭。

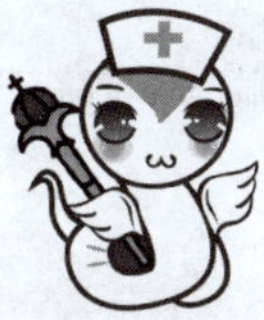

第十节 淹溺病人的护理

应试考点

淹溺病人现场救护原则

一、病因与发病机制

淹溺可分为干性淹溺和湿性淹溺两大类：干性淹溺是指人入水后，因惊慌、恐惧、骤然寒冷等强烈刺激，引起喉头痉挛导致窒息，呼吸道和肺泡很少或无水吸入。湿性淹溺是指人淹没于水中，由于缺氧不能坚持屏气而被迫深呼吸，使大量水进入呼吸道和肺泡，堵塞呼吸道和肺泡发生窒息，心脏因缺氧而发生心跳骤停。

二、临床表现

病人被救出水后往往已处于昏迷状态，皮肤黏膜苍白和发绀、四肢厥冷、呼吸和心跳微弱或停止，口、鼻充满泡沫或污泥、杂草，腹部常隆起伴胃扩张。24～48小时出现脑水肿、急性呼吸窘迫综合征、溶血性贫血、急性肾衰竭或DIC的各种临床表现，合并肺部感染较为常见。

三、辅助检查

动脉血气分析：显示低氧血症和酸中毒。淡水淹溺者的血钠、钾、氯化物降低，有溶血时血钾往往增高。海水淹溺者，其血钙和血镁增高。

四、救护原则与护理措施

救护原则是迅速将病人救离出水，立即恢复有效通气，施行心肺脑复苏，根据病情对症处理。

(一)现场救护

1. 迅速将病人救离出水。

2. 保持呼吸道通畅。立即清除口、鼻腔内淤泥、杂草及呕吐物，有义齿者取下义齿，确保呼吸道通畅。

巅峰速记法： 心脏骤停患者的抢救顺序是C-A-B，强调首先心脏按压。而淹溺患者抢救顺序是A-B-C，强调首先保持呼吸道通畅，供氧为主要目标。因为淹溺患者是窒息缺氧导致的心脏骤停，所以供氧是首要目标。

3. 倒水处理。应采用头低脚高的体位将肺内及胃内积水排出。

4. 心肺复苏。对呼吸和心跳停止的病人应立即进行心肺复苏术。

(二)医院内救护

医院内救护应对症处理。

1. 纠正血容量。

2. 防治脑水肿：可静滴地塞米松和脱水剂连续2～3天，冰帽头部降温。

3. 应用保护肝、肾功能、促进脑功能恢复的药物。

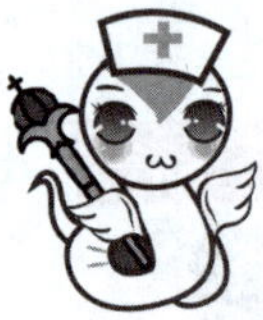

第十一节 细菌性食物中毒病人的护理

应试考点

1. 不同病原菌选用的抗生素

2. 对症护理

一、病因

(一)沙门菌属

沙门菌属是引起胃肠型食物中毒最常见的病原菌之一。

(二)副溶血性弧菌

又称嗜盐杆菌，在56℃热的情况下5～10分钟可死亡。

(三)金黄色葡萄球菌

广泛存在于环境中和人体的皮肤、指甲、鼻咽部和各种皮肤化脓感染灶，此菌在污染的食物中大量繁殖并产生肠毒素而致病。

(四)大肠埃希菌

引起食物中毒的大肠埃希菌有：

产肠毒素大肠埃希菌	**是导致婴幼儿、旅游者腹泻的主要原因**
致病性大肠埃希菌	**是引起婴儿腹泻、大规模食物中毒主要致病菌**
侵袭性大肠埃希菌	**可引起类似细菌性痢疾**
肠出血性大肠埃希菌	**可导致出血性肠炎**

二、临床表现

1.潜伏期短。

2.临床表现。主要表现为腹痛、腹泻、呕吐等症状。

(1)部位：上腹部或脐周疼痛。

(2)性质：呈阵发性或持续性绞痛。

(3)体征：上腹部、脐周有轻度压痛，肠鸣音亢进。

(4)金黄色葡萄球菌性食物中毒：呕吐最严重。

三、治疗原则

(一)适当休息和隔离

消化道隔离。

(二)饮食

采用易消化流质或半流质饮食。

(三)根据不同的病原菌选用抗生素

沙门菌感染用喹诺酮类或氯霉素；副溶血性弧菌感染用氯霉素和四环素或喹诺酮类；大肠埃希菌用阿米卡星。

(四)对症治疗

1.腹痛病人应注意腹部保暖，禁用凉食、冷饮。必要时可遵医嘱使用解痉剂。

2.呕吐者一般不主张止吐处理，因呕吐有助于清除胃肠道的毒素。呕吐严重者可暂时禁食。

3.腹泻是有助于清除胃肠道内毒素，早期不用止泻剂。

4.为补充丢失的水和电解质，要鼓励病人多饮水或饮淡盐水。有脱水症状者要及时口服补盐液或遵医嘱静脉补充生理盐水和葡萄糖盐水。

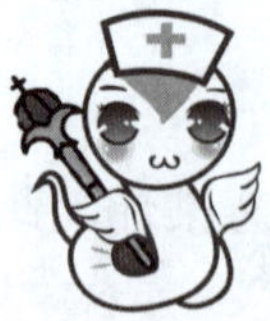

第十二节 小儿气管异物的护理

应试考点

1. 气管异物的治疗方法
2. 术前术后禁食时间

多见于5岁以下儿童。婴幼儿牙及喉反射功能发育不全是最常见的原因。

一、病因

儿童多在进食或口含物品时，因说话、哭、笑、跌倒等原因不慎将异物误吸进入气管和支气管。常见异物种类有花生、黄豆、果核、笔帽、纽扣、硬币等，也有幼儿在吮食果冻类食品时误吸。少数为全麻或昏迷病人的呕吐物误吸所致。

二、临床表现

(一)阵发性、痉挛性咳嗽

阵发性、痉挛性咳嗽是气管、支气管异物的一个典型症状。大部分患儿可照常玩耍，在活动、睡眠时翻身及安静时均可有阵发性、痉挛性咳嗽，有时呈“空空”音，但发音正常。

(二)气管异物

患儿多有不同程度的呼吸困难，重者可出现“三凹征”、面色发绀等，呼吸时胸廓运动可不对称。气管内异物因上下活动，听诊可闻异物“拍击音”，似金属声。支气管异物主要症状是阵发性咳嗽伴喘息。

(三)常见并发症

常见并发症有肺不张、肺气肿、支气管肺炎。

三、辅助检查

常用检查为胸部X线拍片。但除金属异物外，多数异物不能直接在胸片中显示具体位置。如不能确诊，应行支气管镜检查，多能直接发现管腔内异物。

四、护理措施

1. 减少患儿哭闹，以免因异物变位，发生急性喉梗阻，出现窒息危及生命。
2. 内镜下取下异物是唯一有效的治疗方法。支气管镜检查术采用全麻，检查前需禁食6～8小时；吃奶的婴儿为4小时。
3. 内镜检查取出异物后，患儿需在4小时后方可进食。

真题精选

患儿男，3 岁，因进食花生时突然剧咳，面色发绀，护士告诉家长术后该患儿可以进食的时间是

A. 24 小时后　B. 即刻　C. 12 小时后　D. 1 小时后　E. 4 小时后

答案:E

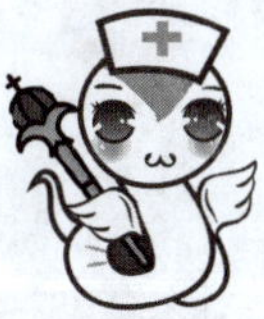

第十三节　破伤风病人的护理

应试考点

1. 典型症状
2. 护理措施

一、病因

破伤风杆菌广泛存在于泥土和人畜粪便中，是一种革兰染色阳性厌氧芽孢梭菌。产生外毒素有两种：痉挛毒素和溶血毒素。常继发于各种创伤（尤其是窄而深的伤口）或不洁条件下的分娩。

真题精选

患者男，46 岁。建筑工人，入院时诊断为破伤风。以下与本病最有关的既往史是

A. 糖尿病病史　B. 工作时被钉子扎伤史　C. 高血压家族史

D. 吸烟 20 年　E. 对花粉过敏

答案:B

二、临床表现

(一)潜伏期

潜伏期平均为 7～8 天，最短 24 小时，最长可达数月。潜伏期越短，预后越差。

(二)前驱症状

患者表现为全身乏力、头晕、头痛、失眠、多汗、咀嚼无力等。以张口不便为特点。

(三)典型症状

在肌肉紧张性收缩（肌强直、发硬）的基础上，呈阵发性强烈痉挛。最先受累的是咀嚼肌，表现为咀嚼不便、张口困难，甚至牙关紧闭；病情进一步加重，依次影响的是面肌、颈项肌、背腹肌、四肢肌、膈肌、肋间肌。面肌痉挛时可出现蹙眉、

口角下缩、咧嘴“苦笑”；颈项肌痉挛时可出现颈部强直、头后仰、腰部前凸、足后屈，形成弓背，而四肢呈屈膝、弯肘、半握拳等痉挛姿态，共同形成“角弓反张”或“侧弓反张”状；主要死亡原因是窒息、心力衰竭、肺部感染。

真题精选

破伤风最先受累的肌肉是

A.四肢肌　B.肋间肌　C.背部肌　D.咀嚼肌　E.颈部肌

答案:D

新生儿破伤风细菌入侵的途径是

A.脐部　B.呼吸道　C.消化道　D.皮肤　E.胎盘

答案:A

三、辅助检查

伤口渗出物作涂片检查可发现破伤风杆菌。

四、治疗原则

(一)清除毒素来源

彻底清除坏死组织和异物,用3%过氧化氢溶液冲洗,敞开伤口，充分引流。

(二)中和游离毒素

1.注射破伤风抗毒素，但若破伤风毒素已与神经组织结合，则难以起效，故应尽早使用。用药前应做过敏试验。

2.深部肌内注射破伤风免疫球蛋白一次，早期应用有效。

(三)控制并解除痉挛

控制并解除痉挛是治疗的重要环节。减少一切不必要的刺激。新生儿破伤风要慎用镇静解痉药物。

(四)防治并发症

给予支持疗法和应用抗生素，首选的抗生素是青霉素。

五、护理措施

(一)一般护理

将病人安置于隔离病室，保持安静，减少一切刺激，遮光，防止噪声，温度15～20℃，湿度约60%。

巅峰速记法：子痫、癫痫、破伤风患者均应保持病室安静、暗光，以免诱发抽搐。

真题精选

患者男在工地上不慎踩到生锈钉子，来医院救治,患者出现牙关紧闭，怕光，该患者适宜什么病房

A. 18～25℃ B. 湿度 50%～80% C. 单人隔离病室

D. 普通病房 E. 经济因素，三人病房

答案:C

(二)破伤风杆菌

破伤风杆菌具有传染性，为防止播散，应执行接触隔离，所有器械、敷料均需专用。使用后器械用 0.5%有效氯溶液浸泡 30 分钟，清洗后高压蒸汽灭菌，敷料应焚烧，用过的大单布类等包好，送环氧乙烷室灭菌后再送洗衣房清洗、消毒，病人的用品和排泄物均应消毒。护理人员应穿隔离衣，防止交叉感染。尽量给病人住单人房间，减少探视。

(三)加强营养

协助病人进食高热量、高蛋白、高维生素的饮食；进食应少量多次，以免引起呛咳、误吸；病情严重者，提供肠内、外营养，以维持人体正常需要。

(四)保护病人，防止受伤

1. 防止病人坠床

使用带护栏的病床。

2. 采用保护措施

必要时使用约束带，防止痉挛发作时病人坠床和自我伤害；关节部位放置软垫保护，防止肌腱断裂和骨折；应用合适的牙垫，防止舌咬伤。

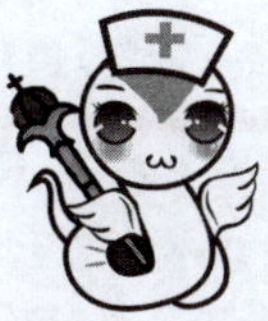

第十四节 肋骨骨折病人的护理

应试考点

1. 连枷胸定义
2. 最易骨折的肋骨

一、病因病理

肋骨骨折多数是外来暴力所致，可分为直接暴力和间接暴力。以 4～7 肋骨骨折最为多见。单根或数根肋骨单处骨折，其上、下有完整的肋骨支持胸廓，对呼吸功能的影响不大。相邻多根、多处骨折因前后端失去支撑，使该部胸廓软化，产生反常呼吸运动，即吸气时，胸腔内负压增高，软化区向内凹陷；呼气时，胸腔内负压

减低，该部胸壁向外凸出，又称连枷胸。如果软化区较广泛，在呼吸时两侧胸膜腔内压力不平衡，可使纵隔左右扑动，影响静脉血液回流，导致缺氧和二氧化碳潴留，严重者可发生呼吸和循环衰竭。

真题精选

患者，男，不慎从高处坠落，最容易发生肋骨骨折的部位是

A. 1～3 肋　B. 8～10 肋　C. 11～12 肋　D. 4～7 肋　E. 1～7 肋

答案:D

二、临床表现

局部疼痛，深呼吸、咳嗽或转动体位时疼痛加剧。受伤处胸壁肿胀、压痛、挤压胸部时疼痛加重，可触及骨摩擦音。连枷胸的病人，出现胸壁反常呼吸运动，病人常伴有明显的呼吸困难。刺破肺出现血、气胸表现。

三、辅助检查

胸部 X 线和 CT 检查可显示肋骨骨折的断端错位、断裂线。并发血、气胸时出现胸膜腔积气、积液征象。

四、治疗原则

(一)闭合性单处肋骨骨折

重点是镇痛、固定胸廓和防治并发症。

真题精选

闭合性单处肋骨骨折最明显的症状是

A. 呼吸改变　B. 局部疼痛　C. 排痰困难　D. 休克　E. 发热

答案:B

(二)闭合性多根多处肋骨骨折

病情危重者，要保持呼吸道通畅，对咳嗽无力、不能有效排痰或呼吸衰竭者，需要行气管插管或气管切开，以利于吸痰、给氧和施行呼吸机辅助呼吸。软化区应用加压包扎（小范围）、牵引（范围大）和内固定法（骨折错位较大）固定软化的胸壁。

(三)开放性肋骨骨折

清创胸壁伤口，固定骨折断端，如胸膜腔已穿破，行闭式胸腔引流。

第十五节　常见四肢骨折病人的护理

应试考点

1. 骨折专有体征
2. 诊断依据
3. 早期、晚期并发症

一、骨折概述

骨的完整性或连续性发生部分或完全中断即为骨折。

(一)分类

1. 按照病因分类

直接暴力	骨折发生在受力的部位，如压轧、撞击等引起骨折
间接暴力	骨折发生在远离暴力作用的部位，如从高处坠下足部着地引起脊椎骨折
肌肉牵拉	肌肉突然猛烈收缩牵拉其附着的骨质，使其发生骨折。如投掷手榴弹用力不当引起肱骨结节撕脱骨折
疲劳性骨折	骨质持续受到轻度劳损引起的骨折，如长途行军导致第2、3跖骨骨折

2. 按照骨折程度及形态

不完全骨折	骨骼连续性没有完全中断，依据骨折形态又分为青枝骨折、裂缝骨折等
完全骨折	骨骼连续性完全中断，按骨折形态又分为横断骨折、斜形骨折、螺旋形骨折、嵌插骨折、压缩骨折、凹陷骨折和骨骺分离等

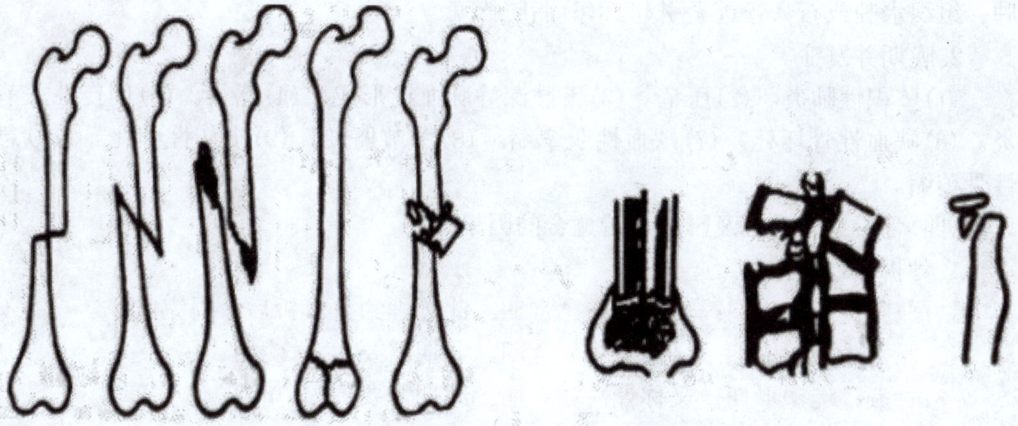

横断骨折　斜形骨折　螺旋形骨折　T形骨折　粉碎性骨折　嵌插骨折　压缩骨折　骨骺分离

3. 按骨折处的稳定性分类

稳定性骨折	**骨折端不易移位或复位后不易再移位的骨折，如不完全性骨折及横断骨折、嵌插骨折等**
不稳定性骨折	**骨折端易移位或复位后易再移位的骨折，如斜形骨折、螺旋形骨折、粉碎性骨折等**

真题精选

属于不完全骨折的是

A. 横断骨折　B. 粉碎性骨折　C. 青枝骨折　D. 斜形骨折　E. 嵌插骨折

答案:C

4. 按骨折端与外界是否相通分类

(1) 闭合性骨折：骨折处皮肤或黏膜完整，骨折端与外界不通。

(2) 开放性骨折：骨折处皮肤或黏膜破损，骨折端与外界相通，易引起感染。

(二) 临床表现

1. 骨折专有体征

畸形、假关节活动（反常活动）、骨擦音或骨擦感。

2. 一般表现

疼痛和压痛、肿胀和淤斑、功能障碍。

(三) 骨折的并发症

1. 早期并发症

(1) 休克：股骨干骨折、骨盆骨折易引起失血性休克。(2) 血管损伤。(3) 神经损伤。(4) 脏器损伤。(5) 骨筋膜室综合征：常见于前臂掌侧和小腿骨折，常由骨折血肿、组织水肿或石膏管过紧引起。(6) 脂肪栓塞。

2. 晚期并发症

(1) 坠积性肺炎。(2) 压疮。(3) 下肢深静脉血栓形成。(4) 感染。(5) 创伤性关节炎。(6) 缺血性骨坏死。(7) 缺血性肌挛缩。(8) 关节僵硬。(9) 损伤性骨化。(10) 急性骨萎缩。

(四) 骨折愈合过程及影响骨折愈合的因素

1. 骨折愈合过程

(1) 血肿炎症机化期：又称纤维愈合期，此过程约在骨折后 2 周完成。

(2) 原始骨痂形成期：又称临床愈合期。此期需要 12～24 周。

(3) 骨痂改造塑形期：又称骨性愈合期。此期需要 1～2 年。

2. 影响骨折愈合的因素

促进骨骼愈合要有足够的接触面、牢固的固定、充分的血供（最主要）。

（五）治疗原则

1. 复位是骨折治疗的首要步骤

复位标准	解剖复位：两骨折端接触面（对位）和两骨折端在纵轴线上的关系（对线）完全良好，恢复了正常的解剖关系 功能复位：两骨折端对位欠佳，但对线基本良好，愈合后肢体功能恢复正常
复位方法	手法复位（闭合性骨折最常用）；切开复位：手术切开骨折部位

2. 固定

外固定	小夹板固定：适用于四肢长骨的稳定骨折，固定范围不包括骨折处的上下关节 石膏绷带固定：可按肢体形状塑形，固定可靠 ，但不利于功能锻炼
牵引固定	皮牵引：力量小（适用老人儿童及股骨近端骨折的病人） 骨牵引：较直接且力量大，利于开放性伤口观察及换药，利于功能锻炼，但不能早期下床活动
内固定	复位准确且固定牢靠但具有创伤，内固定器材有多种，常用的有金属丝、接骨板、螺丝钉、髓内钉、加压钢板等

真题精选

患者，男性，7 岁，外伤后左股骨干骨折，行股骨髁上骨牵引，在护理过程中，如牵引过度可导致以下何种后果

A. 肢体畸形　B. 肌肉萎缩　C. 骨愈合障碍　D. 骨质脱钙　E. 剧烈疼痛

答案:C

3. 功能锻炼

功能锻炼要遵循动静结合，主动、被动结合，循序渐进的原则。

早期	术后 1～2 周，主要目的是促进肢体血液循环、消除肿胀，防止废用综合征
中期	术后 2 周以后，根据病情需要，在医护人员指导和健肢帮助下，配合简单的器械辅助锻炼
晚期	此时病变部位已基本愈合，是功能锻炼的关键时期

（六）护理措施

1. 促进神经、循环功能的恢复

患肢肿胀时，遵医嘱用枕头或悬吊牵引抬高患肢，以促进静脉回流和减轻水肿。但若疑有骨筋膜室综合征发生时，应及时切开减压，严禁局部按摩、热敷、理疗或使患肢高于心脏水平。患肢制动后，固定关节于功能位；股骨转子间骨折牵引治疗者，患肢需取外展中立位，足踝保持于功能位，避免受压，造成足下垂畸形。

巅峰速记法： 毒蛇咬伤和骨筋膜室综合征的患者均不可抬高患肢。

2. 牵引的护理

(1)对抗牵引：下肢牵引时，一般床尾抬高15~30cm，以对抗牵引力量。

(2)保持有效牵引：随时观察牵引的有效性，注意牵引绳是否脱轨，滑轮是否灵活，牵引重锤是否拖地等表现，并及时纠正。

(3)并发症的护理：①牵引针滑脱：预防方法是选好钻孔部位和注意深度，重量不要过大。②牵引针孔感染：保持牵引针孔周围皮肤清洁，在针孔处滴75%乙醇，每日2次，无菌敷料覆盖。③定时测量：每日测量肢体长度，两侧对比，防止牵引力量不足或过度牵引。④关节僵硬：最常见的足下垂畸形。骨折复位固定后，要遵循循序渐进的原则进行功能锻炼。

3. 石膏的护理

(1)石膏干固前护理：①禁止搬动和压迫：在干固前易折断和变形，搬时用手掌平托，禁用手指捏和压迫。②加速干固：欲促使石膏加速干固可提高室温、加强通风、灯泡烘烤、红外线照射等。但要防止烫伤。

(2)保持石膏清洁、干燥：在换药之前，用纱布将换药窗口围好，防止换药或冲洗伤口时污染石膏。石膏如轻微污染，可用湿布擦拭，但不要浸湿石膏。

(3)观察血液循环和神经：包好石膏后，患肢抬高，以利于静脉回流，注意观察肢体远端颜色、温度、感觉和运动。如有疼痛、苍白、冰冷、发绀、麻木时，要警惕石膏过紧，应及时通知医生处理，防止发生骨筋膜室综合征。

(4)并发症的预防及护理。

压疮	包扎石膏时严禁指尖按压，要用手掌托扶。如出现局部持续疼痛，要警惕压疮，不可向石膏内塞垫
失用性骨质疏松和关节僵硬	预防办法是加强功能锻炼
骨筋膜室综合征	预防方法是石膏包扎不要过紧，密切观察，及时发现，迅速减压
石膏综合征	大型石膏或包扎过紧，导致病人呼吸费力，进食困难，胸部发憋，腹部膨胀。预防方法是包扎石膏时适当留有余地，食量不要过多，上腹开窗等

二、四肢骨折病人的护理

(一)肱骨干骨折

肱骨干骨折是发生在肱骨外科颈下1~2cm至肱骨髁上2cm段内的骨折。常见于青年和中年人。

1. 病因

由直接或间接暴力引起。

2. 临床表现

伤侧上臂疼痛、肿胀、畸形、皮下淤斑及功能障碍。主要并发症是桡神经损伤。合并桡神经损伤时可出现垂腕、各手指掌指关节不能背伸，拇指不能伸直，前臂旋后障碍，手背桡侧皮肤感觉减弱或消失等表现。

3. 治疗原则与护理

一般采取手法复位，复位后可用石膏或小夹板固定。伤后2～3周，开始肩、肘关节的主动运动，防止肩关节僵硬或萎缩。

(二)肱骨髁上骨折

肱骨髁上骨折是发生在肱骨干与肱骨髁交界处的骨折。多见于10岁以下的儿童。

1. 病因与分类

根据暴力来源和移位方向，可分伸直型和屈曲型骨折。

	伸直型肱骨髁上骨折	屈曲型肱骨髁上骨折
受伤机制	跌倒时肘关节伸直或半屈，手掌着地	跌倒时肘处于屈曲位，肘关节后方着地
并发症	易损伤桡神经、肱动脉	不易损伤桡神经
肘后三角	正常	不正常
爪形手	肱动脉损伤	–
猿手	正中神经损伤	–
垂腕	桡神经损伤	–

巅峰速记法： 伸直型和屈曲型刚好相反，我们只需要记住一个即可。屈曲型：远折端向前上移位。可记忆为：取（屈曲型）钱（前上方）远（远折断）。

2. 治疗原则与护理

肘部肿胀较轻、桡动脉搏动正常者，可行手法复位和后侧石膏托固定。伸直型骨折复位后固定肘关节于60°～90°屈曲或半屈曲位。伤后第1周，患侧肢体避免活动，1周后逐渐开始握拳、伸指、腕关节屈伸及肩关节活动；4～6周后在去除外固定后，进行肘关节屈伸功能锻炼。

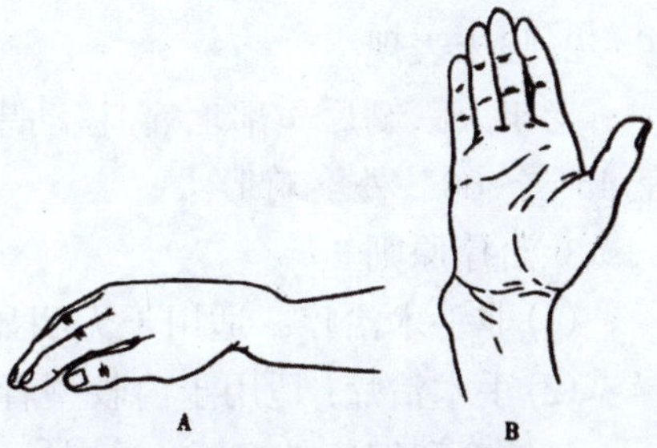

伸直型桡骨下端骨折后典型畸形

A. “银叉”畸形；B. “枪刺样”畸形

(三)桡骨远端伸直型骨折（Colles骨折）

1. 发生于桡骨远端约3cm内的骨折，以老年人多见。

2. 临床表现

典型的畸形表现是侧面观“银叉样”畸形，正面观“枪刺样”畸形。X线正侧位片显示骨折和移位情况。

(四)股骨颈骨折

骨折多发生于中老年人，以女性为多。常出现骨折不愈合和股骨头缺血性坏死，其中以股骨头缺血性坏死多见。

真题精选

患者女，被汽车撞击骨盆。X线提示骨盆环单处骨折，耻骨联合轻度分离。予骨盆兜带悬吊牵引。正确的护理措施是

A. 臀部抬离床面　　B. 限水控便以减少污染　　C. 排便时可放松牵引

D. 牵引期间下肢做伸屈运动　　E. 8周后可以下床行动

答案:A

1. 病因和分类

(1)按骨折线部位分类可分成：①股骨头下骨折。②经股骨颈骨折。③股骨基底骨折。股骨头下骨折和经股骨颈骨折属于关节囊内骨折，由于股骨头的血液循环大部分中断，因而骨折不易愈合和易造成股骨头缺血坏死。基底骨折由于两骨折端的血液循环良好而较易愈合。

(2)按骨折线角度（X线片表现）分类可分为：①内收骨折：远端骨折线与两髂嵴连线的延长线所形成的角度（Pauwels角）＞50°，属于不稳定骨折。②外展骨折：Pauwels角＜30°，属于稳定骨折。

巅峰速记法： 外展骨折：Pauwels角小于30°，属于稳定骨折。可记忆为：在外面（外展骨折）有个稳定（属于稳定）的小三（小于30°）。

2. 临床表现

老年人跌倒后髋部疼痛，移动患肢时疼痛更明显，不敢站立或行走，患肢有短缩，呈45°～60°外旋畸形。

3. 治疗原则

(1)非手术治疗：适用于无明显移位的骨折、外展型或嵌插型等稳定性骨折。

(2)手术治疗：适用于内收型骨折或有移位的骨折、难以牵引复位或手法复位者。

4. 护理和健康教育

保持适当的体位，防止骨折移位。

(1)患肢制动、矫正鞋固定：使患肢呈外展中立位，可穿防旋矫正鞋固定，防止髋关节外旋或脱位。

(2)转移和行走训练：一般牵引6～8周可逐渐在床上坐起，坐起时双腿不能交叉盘腿，3个月后可逐渐使用拐杖，患肢在不负重情况下练习行走，6个月后弃拐行走。行人工全髋关节置换术的病人，指导病人在有人陪伴下正确使用助行器或拐杖行走。

(五)股骨干骨折

1. 中下1/3骨折易引起血管神经损伤。

2. 治疗。皮牵引适用于3岁以下的儿童，采用垂直悬吊牵引，双下肢垂直向上悬吊，牵引重量以使儿童臀部刚好离开床面为宜。

(六)胫腓骨干骨折

胫腓骨干骨折是长骨骨折中最多见的一种，多见于青壮年和儿童。儿童胫腓骨干骨折多为青枝骨折。

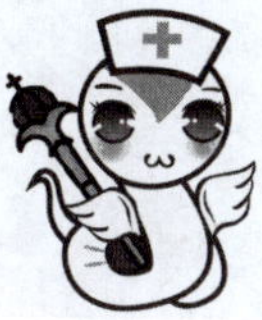

第十六节 骨盆骨折病人的护理

应试考点

并发症

一、病因

年轻人骨盆骨折主要是由于交通事故和高处坠落引起。老年人骨盆骨折最常见的原因是摔倒。

二、临床表现

病人表现为局部肿胀、压痛、畸形、会阴部淤斑，肢体长度不对称，若膀胱和尿道损伤可出现血尿。严重的骨盆骨折伴大量出血时，容易导致腹膜后血肿和出血性休克。骨盆分离试验和骨盆挤压试验阳性。

并发症。

腹膜后血肿	骨折后巨大血肿可沿腹膜后疏松结缔组织间隙蔓延至肾区或膈下，形成巨大的腹膜后血肿，病人可有腹痛、腹胀等腹膜刺激症状。大出血可造成出血性休克，甚至造成病人迅速死亡，护士应严密观察生命体征和意识的变化
膀胱或后尿道损伤	尿道损伤比膀胱损伤多见，表现为疼痛、血尿或无尿。尿道损伤时需行尿道修补术。每日用0.2%碘伏或生理盐水棉球擦洗尿道口
直肠损伤	直肠破裂如发生在腹膜返折以上可引起弥漫性腹膜炎；如在返折以下，则可发生直肠周围感染

三、治疗原则

先处理休克和各种危及生命的合并症，再处理骨折。其非手术治疗。

(一)卧床休息

骨盆边缘骨折、骶尾骨骨折应根据损伤程度卧硬板床休息3～4周，以保持骨盆的稳定。

(二)复位与固定

不稳定性骨折可用骨盆兜悬吊牵引。

四、护理措施

(一)维持排尿、排便通畅

对于尿道损伤致排尿困难者，予以留置导尿，并加强尿道口和导尿管的护理；保持导尿管通畅。

(二)饮食

鼓励病人多食富含膳食纤维的食物、新鲜水果和蔬菜，多饮水，以利大便通畅。明显便秘的病人，可根据医嘱给予开塞露等通便。

(三)皮肤护理

保持个人卫生清洁，骨折愈合后方可向患侧卧位。

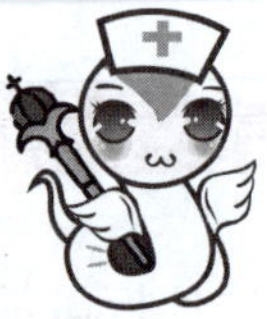

第十七节 颅骨骨折病人的护理

应试考点

颅底骨折临床表现

一、临床表现

颅骨骨折按骨折部位可分为颅盖骨折与颅底骨折；按骨折形态分为线形骨折和凹陷骨折；依骨折部位是否与外界相通分为闭合性骨折和开放性骨折。

(一)颅盖骨折

线形骨折常合并有头皮损伤，骨折本身依靠触诊很难发现。凹陷骨折的骨片陷入颅内，使局部脑组织受压或产生挫裂伤，临床上出现相应的病灶症状和局限性癫痫。

(二)颅底骨折

多为强烈间接暴力引起，常伴有硬脑膜破裂，引起脑脊液外漏或颅内积气。

骨折部位	淤斑部位	脑脊液漏	脑神经损伤
颅前窝	“熊猫眼征”“兔眼征”	鼻漏	嗅神经、视神经
颅中窝	耳后乳突区（Battle 征）	耳、鼻漏	面神经、听神经
颅后窝	乳突部、咽后壁	无	第Ⅸ～Ⅻ对脑神经

真题精选

颅前窝骨折皮下瘀斑的典型特征是

A.三主征　B.“熊猫眼”征　C.三凹征　D.Murphy 征　E.五联征

答案:B

二、辅助检查

（一）X 线检查

颅盖骨折主要靠 X 线摄片确诊。

（二）CT 检查

有助于了解骨折情况和有无合并脑损伤。

三、治疗原则

颅盖骨线形骨折或凹陷性骨折下陷较轻，一般不需处理；骨折凹陷深度超过 1cm，兼有脑受压症状者，则需手术整复或摘除陷入的骨片。颅底骨折本身不需要特殊处理，重点是预防颅内感染，脑脊液漏一般在 2 周内愈合。脑脊液漏 4 周不自行愈合者，可考虑行硬脑膜修补术。

真题精选

降低颅内压使用的甘露醇浓度是

A. 15%　B. 25%　C. 20%　D. 10%　E. 5%

答案:C

四、护理措施

（一）预防颅内感染，促进漏口早日闭合

1. 体位

嘱病人采取半坐卧位，头偏向患侧，维持特定体位至停止漏液后 3～5 日，借重力作用使脑组织移至颅底，促使局部粘连而封闭漏口。

2. 保持局部清洁

每日 2 次清洁、消毒外耳道、鼻腔或口腔，注意棉球不可过湿，以免液体逆流入颅。劝告病人勿挖鼻、抠耳。注意不可堵塞鼻腔。

3. 避免颅内压骤升

嘱病人勿用力屏气排便、咳嗽、擤鼻涕或打喷嚏等，以免颅内压骤然升降导致气颅或脑脊液逆流。

4. 对于脑脊液鼻漏者，不可经鼻腔进行护理操作，严禁从鼻腔吸痰或放入鼻胃管，禁止耳、鼻滴药、冲洗和堵塞，禁忌作腰穿。

（二）注意颅内低压综合征

若脑脊液外漏多，可使颅内压过低而导致颅内血管扩张，出现剧烈头痛、眩晕、呕吐、厌食、反应迟钝、脉搏细弱、血压偏低。头痛在立位时加重，卧位时缓解。若病人出现颅压过低表现时，可遵医嘱补充大量液体以缓解症状。

应试一图通

第一节创伤病人的护理
- 创伤的分类：闭合性损伤、开放性损伤
- 急救的步骤：抢救生命、使用破伤风、清创、安全转运
- 扭伤的护理：伤后前期内冷敷，后期后热敷

第二节烧伤病人的护理
- 面积评估、烧伤深度和严重程度分度：中国新九分法、巴掌法；三度四分法；烧伤严重程度分轻度、中度、重度、特重
- 补液方法、治疗要点

第三节咬伤病人的护理
- 毒蛇咬伤现场急救措施：镇静、环形缚扎、伤口排毒
- 犬咬伤的临床表现：前驱期、兴奋期、麻痹期
- 预防狂犬病的关键：立即、就地、彻底冲洗伤口

第四节腹部损伤病人的护理
- 实质性脏器和空腔脏器破裂的体征：移动性浊音；腹膜刺激征
- 缝合伤口拆线时间：头面颈部手术后4～5日等

第五节一氧化碳中毒病人的护理
- 中度中毒的临床表现：**口唇呈樱桃红色**

第六节有机磷中毒病人的护理
- 毒蕈碱样症状临床表现：瞳孔缩小
- 全血胆碱酯酶活力测定：是诊断有机磷杀虫药中毒、判断中毒程度、疗效及预后估计的主要指标
- 阿托品化和阿托品中毒临床表现：患者瞳孔较前扩大、颜面潮红、口干、皮肤干燥等；瞳孔扩大、烦躁不安、意识模糊、谵妄、抽搐等

第七节镇静催眠药中毒病人的护理
- 镇静催眠药治疗原则：清除毒物、特效解毒疗法、对症治疗

第八节酒精中毒病人的护理
- 易发生车祸的酒精浓度：22mmol/L
- 急性中毒的治疗原则：轻症病人无需治疗；共济失调病人休息；昏迷病人维持气道通畅、维持循环功能

第九节中暑病人的护理
- 重度中暑分类以及治疗措施：热衰竭、热痉挛、热射病

第十节淹溺病人的护理
- 淹溺病人现场救护原则：迅速将病人救离出水，立即恢复有效通气，施行心肺脑复苏，根据病情对症处理

第十一节细菌性食物中毒病人的护理
- 不同病原菌选用的抗生素：沙门菌感染可用氯霉素，副溶血性弧菌可用喹诺酮等
- 对症护理：腹痛病人注意保暖；呕吐者不主张止吐等

第十二节小儿气管异物的护理
- 气管异物的治疗方法：内镜下取异物
- 术前术后禁食时间：术前禁食 6～8 小时；术后 4 小时可进食

第十三节破伤风病人的护理
- 典型症状：张口困难、“苦笑”“角弓反张”等
- 护理措施：一般护理、防止传播措施、加强营养、防止受伤

第十四节肋骨骨折病人的护理
- 连枷胸定义：相邻多根、多处骨折因前后端失去支撑，使该部胸廓软化，产生反常呼吸运动，即吸气时，胸腔内负压增高，软化区向内凹陷；呼气时，胸腔内负压减低，该部胸壁向外凸出，又称连枷胸
- 最易骨折的肋骨：4～7 肋骨

第十五节常见四肢骨折病人的护理
- 骨折专有体征：畸形、假关节活动（异常活动）、骨擦音或骨擦感
- 诊断依据：X 线检查
- 早期、晚期并发症：休克、血管损伤、骨筋膜室综合征等；关节僵硬、缺血性骨坏死等

第十六节骨盆骨折病人的护理
- 并发症：腹膜后血肿、膀胱或后尿道损伤、直肠损伤

第十七节颅骨骨折病人的护理
- 颅底骨折临床表现：颅前窝、颅中窝、颅后窝

第十二章 肌肉骨骼系统和结缔组织疾病病人的护理

应试策略

本章学习内容较为复杂，较抽象，而且考题分布较多。在复习时要抓住重点，有的放矢。学习中应注意各疾病特殊的临床表现、好发部位及护理措施。

第一节 腰腿痛和颈肩痛病人的护理

应试考点

1. 颈椎病的好发部位及临床表现
2. 颈椎病的护理
3. 肩关节周围炎的治疗原则及护理
4. 腰椎间盘突出症的好发部位及临床表现
5. 腰椎间盘突出症的护理
6. 腰椎管狭窄症的临床表现

一、颈椎病

颈椎病是指颈椎间盘退行性变(向四周突出，直接刺激脊髓、神经、血管）及其继发椎间关节退行改变（变性、增生、钙化刺激脊髓、神经、血管)，所致相邻神经、脊髓、椎动脉、食管等受累，产生了相应的临床症状和体征。好发部位依次在颈5～6、颈6～7节段。

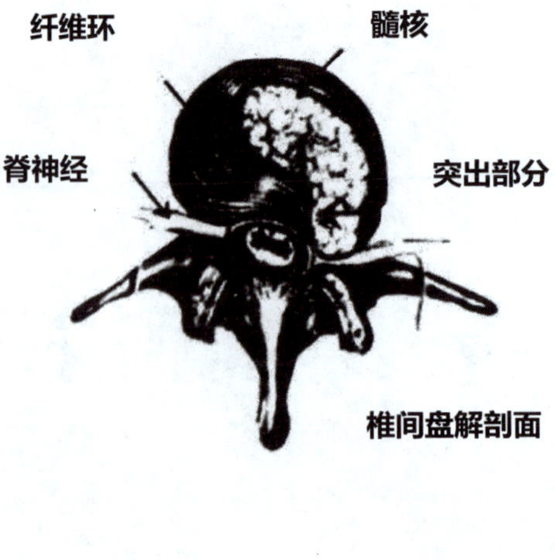

椎间盘解剖面

● **巅峰速记法：**颈椎病好发于颈5～6，腰椎间盘突出症好发腰4～5。可以记忆为：劲（颈椎病）舞（5）玩得快要（腰椎间盘突出症）死（4）了。

(一)临床表现

根据受累组织的不同，颈椎病有不同的表现。

分型	临床表现	治疗
神经根型颈椎病	此型最常见，颈、肩部疼痛，可向上肢放射；上肢牵拉试验（臂丛牵拉试验）、压头试验阳性	可以行非手术治疗：颌枕带牵引、推拿按摩、理疗、药物治疗。无效时可行手术治疗
椎动脉型颈椎病	由椎动脉供血不足所致，颈性眩晕（最多见），头痛、突然摔倒，视觉障碍，耳鸣。眩晕的发作与颈部活动关系密切	
交感神经型颈椎病	由颈椎不稳定刺激颈交感神经所引起。特点是临床症状多而客观体征少，呈神经症的表现 ①交感神经兴奋症状：头痛、视物模糊、耳鸣、心律失常等 ②交感神经抑制症状：头昏、眼花、流泪、鼻塞、血压下降等	
脊髓型颈椎病	此型症状最重，可见四肢乏力、行走、持物不稳，足下踩棉花感觉，四肢反射活跃或亢进，腹壁反射、提睾反射和肛门反射减退或消失，霍夫曼（Hoffmann）征、髌阵挛、巴彬斯基（Babinski）征等阳性	禁用颌枕牵引、推拿按摩治疗

(二)辅助检查

颈椎X线平片正、侧位显示颈椎生理前凸变小或消失，椎间隙变窄，骨质增生，钩椎关节增生。

(三)护理措施

非手术治疗的护理	避免长时间头颈部固定在一种位置状态下工作。睡觉时选用合适的枕头，长度超过肩部16cm、高度以头颈部压下后一拳头高为宜，要求平卧时颈椎不前屈为宜；侧卧时枕头高度以肩的宽高为宜，以保持颈肌处于松弛状态
手术前护理	指导患者进行颈部前屈、后伸、侧屈及侧转等运动
手术后护理	①切口引流条一般在手术后2～3天拔除 ②前路手术后1～3天内易发生呼吸困难，其原因是：切口内出血、手术刺激导致喉头水肿、脊髓受损、植骨块脱落压迫气管。因此，手术后常规床头备气管切开包，以备急用 ③定时翻身：翻身时保持头、颈、躯干中立位，以预防发生并发症 ④防止植骨块脱落移位。手术后保持稳定的头颈部体位，颈部用颈围或颈托制动，头颈两侧垫枕或沙袋。避免头颈过多屈伸，控制旋转活动。在用力咳嗽、喷嚏或排便时，用手轻按颈部切口处，以防植骨块脱落移位 ⑤鼓励早期进行四肢功能锻炼，防止肌萎缩和静脉血栓形成

巅峰速记法： 睡眠调整好枕头的高度，平时转头动作要轻而慢。一般在手术后2～3周协助病人下床活动，坚持四肢肌肉锻炼。

二、肩关节周围炎

(一)临床表现

早期肩部疼痛，逐渐加重，可放射至颈部和上臂中部；夜间明显，影响睡眠。后期肩关节僵硬，逐渐发展，直至各个方向均不能活动。检查肩关节活动受限，以外展、外旋和后伸受限最明显。

(二)辅助检查

X线摄片可见颈肩部骨质疏松征象；肩关节造影见关节囊体积明显缩小。

(三)治疗原则

以非手术治疗为主，急性期肩部制动，局部温热治疗。慢性期坚持锻炼并配合理疗、针灸、推拿等。疼痛明显者口服或外用非甾体类消炎药。指导病人作被动肩关节牵拉训练，以恢复关节活动度。

(四)护理措施

早期被动作肩关节牵拉训练，恢复关节活动度。后期坚持按计划自我锻炼。常用的方法包括爬墙外展、爬墙上举、弯腰垂臂旋转及滑车带臂上举等。日常生活能力训练随着肩关节活动范围的逐渐增加，指导病人进行日常生活能力训练，如穿衣、梳头、洗脸等。

三、腰椎间盘突出症★★★★★

(一)病因

1. 年龄因素

好发年龄为20～50岁，男性多于女性，临床表现多在腰4～5与腰5～骶1间隙。

2. 椎间盘退行性病变是腰椎间盘突出的基本病因。

巅峰速记法： 腰椎间盘突出症=腰痛+坐骨神经痛（直腿抬高试验阳性）。

(二)临床表现

1. 腰痛及坐骨神经痛

沿坐骨神经走行方向的放射痛，从下腰部放射向臀部、大腿后方，甚至到小腿外侧、足背或足外侧，病情严重者有麻木感。咳嗽、排便或打喷嚏时，因腹压增高而使疼痛加剧。

2. 体征

(1)在相应的病变椎间隙、棘突旁侧有探压痛、叩痛，并伴有下肢放射痛。(2)直腿抬高试验及加强试验阳性。(3)感觉、腱反射异常，肌力下降。常见腰5神经根受损时，小腿前外侧及足背内侧痛觉、触觉减退，足趾背伸力减弱。(4)骶1神经根受损时，外踝附近及足外侧痛觉、触觉减退，踝反射减弱或消失。(5)腰部活动受限，尤以前屈受限最明显。

巅峰速记法： 腰5受损：足趾背伸力减弱。可记忆为：人有5（腰5）个脚趾（足趾背伸力）头。骶1受损：踝反射减弱。可记忆为：天下第一（骶1）大坏（踝反射减弱）蛋。

(三)治疗原则

1.非手术治疗

对于年轻、初次发作、症状较轻或病程较短的病人，以及休息后症状可自行缓解的病人，可采用非手术治疗，80%～90%的病人能得到缓解或治愈。主要方法包括绝对卧床休息、持续骨盆水平牵引、硬膜外隙封闭、理疗及推拿按摩。中央型椎间盘突出不宜推拿。

2.手术治疗

不适合非手术治疗或经严格的非手术治疗无效者、马尾神经受压者需手术治疗。

(四）护理措施

1.非手术治疗的护理

卧床休息	急性期需绝对卧硬板床休息。卧床时间须3周或至疼痛症状缓解，然后带腰围下床活动，3个月内不作弯腰持物活动
持续骨盆水平牵引的护理	根据个体差异，牵引重量在7～15kg，床的足端抬高15～30cm以作反牵引，持续2周。注意：孕妇、高血压、心脏病病人禁用骨盆牵引治疗
硬脊膜外隙封闭的护理	常用长效皮质类固醇制剂加利多卡因行硬脊膜外隙封闭，以减轻疼痛、消肿、缓解肌肉痉挛，还可减轻神经根周围的炎症和粘连

2.手术病人的护理

体位	手术后平卧硬板床，一般需卧床1～3周
伤口引流的护理	一般手术24小时后拔除引流管
功能活动	定时进行四肢、尤其是双下肢活动，预防静脉血栓形成及静脉炎的发生。术后第1日开始，练习直腿抬高动作，防止神经根粘连；手术后7日开始进行腰背肌锻炼，预防肌萎缩，增强脊柱稳定性

真题精选

护士指导椎间盘突出症患者术后早期进行直腿抬高练习，是为了预防

A.神经根粘连　B.血肿形成　C.骨质疏松　D.伤口感染　E.肌肉萎缩

答案:A

四、腰椎管狭窄症

(一)病因和病理

在椎管发育不良的基础上发生退行性变是腰椎管狭窄症最多见的原因。先天性椎管狭窄由于骨发育不良所致。后天性椎管狭窄常见于椎管的退行性变。

(二)临床表现

1. 神经源性间歇性跛行

多数病人在行走数百米或更短的距离后，出现下肢疼痛、麻木和无力，需蹲下、弯腰或休息数分钟后，方可继续行走，但继续行走后又复现上述症状。

2. 腰腿痛

可有腰背痛、腰骶部痛和（或）下肢痛。下肢痛为单侧或双侧，多在站立、过伸或行走时症状加重；前屈位、蹲位及骑自行车时疼痛减轻或消失。

3. 马尾神经受压症状

表现为双侧大小腿、足跟后侧及会阴部感觉迟钝，大小便功能障碍。

巅峰速记法：血栓闭塞性脉管炎也可以出现间歇性跛行和腿部的疼痛，但无腰部疼痛和马尾神经受压症状。

(三)辅助检查

1. X线检查

腰部X线摄片可显示椎体、椎间关节和椎板的退行性变，亦可测量腰椎管的矢径和横径。

2. CT检查

可显示中央椎管和侧隐窝狭窄、黄韧带肥厚和腰椎间盘突出。

3. 椎管造影

有较高的辅助诊断价值，但有一定的不良反应。

(四)手术治疗

主要目的是解除对硬膜及神经根的压迫。适用于。

1. 症状严重、经非手术治疗无效者。

2. 神经功能障碍明显，特别是马尾神经功能障碍者。

3. 多数混合性椎管狭窄症的手术方法包括半椎板切除，上关节突、椎板切除，神经根管扩大及神经根粘连松解术等，必要时同期行脊柱融合内固定术。

第二节 骨和关节化脓性感染病人的护理

应试考点

1. 化脓性骨髓炎的临床表现
2. 化脓性骨髓炎的治疗原则和护理措施
3. 化脓性关节炎的好发部位
4. 化脓性关节炎的治疗原则

一、化脓性骨髓炎

化脓性骨髓炎是指骨膜、骨皮质及骨髓由化脓菌感染引起的炎症。可按发病的急缓分为急性和慢性。临床上多见于儿童，以急性血源性骨髓炎多见，好发于长骨的干骺端，如胫骨近端、股骨远端。

(一)病因

致病菌最多见的是金黄色葡萄球菌，其次是乙型溶血性链球菌。

(二)临床表现

起病急，出现寒战、高热，在39℃以上。患处持续性剧痛及深压痛，患肢活动受限。当骨膜下脓肿形成或已进入软组织中，患肢局部红、肿、热、痛或有波动感。脓肿可穿破皮肤形成窦道。

(三)辅助检查

1. 实验室检查

白细胞及中性粒细胞计数明显增高，血中C反应蛋白升高。为获得培养阳性结果，应在寒战、高热时取血，最好在应用抗生素之前取血；局部脓肿穿刺脓液做细菌培养。

2. 局部分层穿刺

对早期诊断有重要价值。

3. 影像学检查

早期X线检查无改变，晚期可出现病骨干骺区骨质破坏，骨密质破坏变薄，亦可见密度很高的死骨形成。

巅峰速记法： 急性化脓性骨髓炎=发热+局部红肿热痛+骨质破坏（或分层穿刺抽出脓液）。

(四)治疗原则

治疗方式	具体治疗
抗生素治疗	早期应用广谱、联合、大剂量有效抗生素，持续应用至少3周
支持疗法	给予营养丰富、易消化的饮食，增强抗病能力，可少量多次输新鲜血液，以增强病人抵抗力；抬高患肢，以利于淋巴和静脉回流，减轻肿胀；高热期间予以降温
局部制动	为减轻疼痛，防止发生肢体挛缩畸形和病理性骨折、脱位，应用局部持续皮牵引或石膏固定。但制动肢体可进行肌肉等长收缩，以免肌肉萎缩和关节僵硬
手术治疗	早期经全身抗生素治疗48～72小时；若效果不佳，可予以手术治疗。手术的目的是引流脓液，控制病变发展。引流方法是钻孔和开窗，于骨髓腔内置管，应用抗生素液持续冲洗引流。引流液连续细菌培养3次为阴性，引流液清亮无脓时，先将冲洗管拔除，3日后再考虑拔除引流管
术后护理	术后保持引流通畅，接口瓶高于床面60～70cm，引流瓶低于床面50cm，引流速度为术后第1日快速滴入，以后维持50～60滴/分钟

真题精选

急性骨髓炎应用大量抗生素治疗不能控制时应采用

A. 皮牵引　B. 停止应用抗生素　C. 局部钻孔引流　D. 输新鲜血　E. 石膏托固定

答案:C

二、化脓性关节炎

化脓性关节炎指发生在关节腔内的化脓性感染，好发于髋关节和膝关节。多见于小儿，尤以营养不良的小儿居多；男性多于女性。

(一)病因

约85%的致病菌为金黄色葡萄球菌。

巅峰速记法：化脓性骨髓炎和化脓性关节炎常见的致病菌均为金黄色葡萄球菌，均以小儿多见。

(二)临床表现

起病急骤，全身不适，乏力，食欲减退，寒战高热，体温可达39℃以上。

(三)体征

病变关节功能障碍。

1. 浅关节病变者

可见关节红、肿、热，局部压痛明显；浮髌实验可为阳性。病人为缓解疼痛，关节多处于半屈曲位。

2.深部关节病变者

局部红、肿、热、压痛多不明显。由于关节内旋受限，关节常处于屈曲、外展、外旋位，病人为避免疼痛，常拒绝做相关关节的检查。

(四)辅助检查

1.实验室检查

白细胞计数及中性粒细胞比值升高，红细胞沉降率增快，C反应蛋白增加。寒战期血培养可检出病原菌。

2.早期X线片

可见关节周围软组织肿胀、关节间隙增宽；骨质破坏或增生。

3.关节腔穿刺

穿刺液呈浆液性、纤维蛋白性或脓性，镜下可见大量脓细胞，穿刺液细菌培养可明确致病菌。

(五)治疗原则

治疗方式	具体治疗
全身治疗	早期、足量、全身性使用抗菌药物
局部治疗	①关节腔内注射抗生素：关节穿刺，抽出积液后注入抗生素，每日1次，至关节积液消失、体温正常 ②关节腔灌洗：每日经灌注管滴入含抗生素的溶液2000～3000ml，直至引流液清澈、细菌培养阴性后停止灌流；待引流数天至无引流液吸出、局部症状和体征消退即可拔管
缓解疼痛	抬高患肢，促进局部血液回流和减轻肿胀；保持患肢于功能位，以预防关节畸形及病理性脱位，可适当服用镇痛剂
功能锻炼	为防止长期制动导致的肌肉萎缩或减轻关节粘连，急性期病人可作患肢骨骼肌的等长收缩和舒张运动；待炎症消退后，关节未明显破坏者可进行关节伸屈功能锻炼
手术治疗	关节切开引流术、关节矫形术、关节镜手术

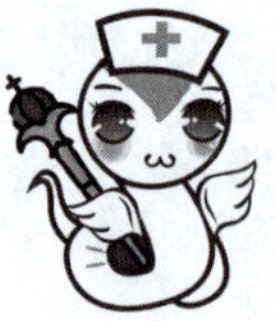

第三节 脊柱及脊髓损伤病人的护理

应试考点

1. 脊椎骨折的常见部位
2. 脊椎骨折的急救搬运
3. 脊椎骨折的康复护理
4. 脊髓损伤的临床表现
5. 脊髓损伤的护理

一、脊柱骨折

脊柱骨折以胸、腰椎骨折多见，颈椎骨折常伴有脱位、脊髓损伤，易致残或危及生命。

(一)临床表现

局部疼痛、肿胀、脊柱活动受限，骨折处棘突有明显压痛和叩击痛；胸、腰椎骨折常有后突畸形；合并截瘫时，损伤脊髓平面感觉、运动、反射障碍，高位截瘫可出现呼吸困难，甚至呼吸停止。

(二)辅助检查

CT、MRI 可进一步显示骨骼、关节和椎管的变化。

(三)治疗原则

病人伴有多发性损伤，如颅脑损伤、胸部损伤、腹部损伤、严重的内外出血以及休克等危及生命的急症应优先处理。

1. 急救搬运脊柱骨折、脱位病人

搬运不当很易引起脊髓损伤，正确的搬运方法是：三人平托病人，同步行动，将病人放在脊柱板、木板或门板上；也可将病人保持平直体位，整体滚动到木板上，严禁弯腰、扭腰。如有颈椎骨折、脱位，需要另加一人牵引固定头部，并与身体保持一致，同步行动。

2. 胸、腰椎骨折病人

椎体压缩不足 1/3 的病人或老年病人不能耐受复位和固定者，应卧硬板床，骨折部位加厚枕，使脊柱过伸，3 日后开始腰背肌锻炼，初起臀部不离床左右移动，以后背伸，使臀部离开床面，逐渐加大力度，伤后第 3 个月可以少许下床，3 个月后逐渐增加下床活动的时间。椎体压缩＞1/3 的年轻病人，可用双踝悬吊法过伸复位，复位后石膏背心固定 3 个月，固定期间坚持每日背肌锻炼。

3. 颈椎骨折病人

一般稳定型骨折采取牵引复位，复位后石膏固定。轻度压缩骨折采用颌枕带卧位牵引复位，牵引重量3kg，复位后头颈胸石膏固定3个月，石膏干固后可起床活动。压缩明显或双侧椎间关节脱位采用持续颅骨牵引复位，牵引重量3～5kg，复位后再牵引2～3周，头颈胸石膏固定3个月。

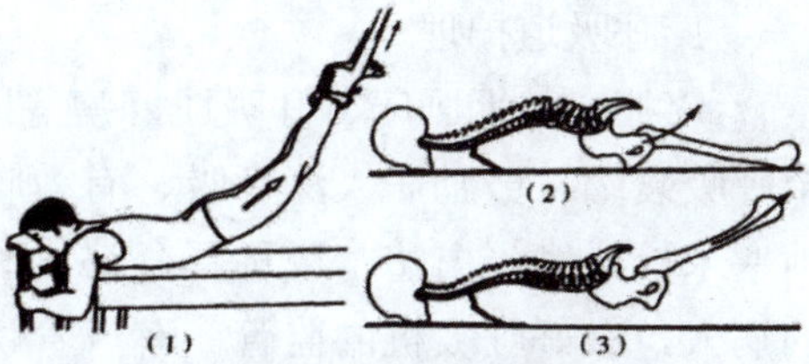

双踝悬吊法过伸复位

4. 爆破型骨折病人

原则上手术治疗，一般经前路手术，祛除骨片、减压、植骨融合及内固定。该类损伤一般病情严重，若存在严重并发伤，待病情稳定后再行手术。

二、脊髓损伤

(一)临床表现

脊髓震荡	**病情最轻。损伤后短暂的功能障碍，数分钟、数小时或稍长时间逐渐恢复。一直至完全恢复，一般不留后遗症**
脊髓挫伤和脊髓受压	**损伤平面以下功能部分或完全丧失，预后取决于损伤程度和解除压迫时间**
脊髓半切征	**同侧肢体的运动和深感觉丧失，对侧肢体的痛觉和温度觉丧失(同深对浅)**
脊髓断裂	**病情最严重，损伤平面以下功能完全丧失**
脊髓圆锥损伤	**会阴部皮肤鞍状感觉消失、括约肌功能及性功能障碍**

(二)辅助检查

1. X线脊柱正、侧位摄片，观察骨折、脱位及移位情况。

2. CT、MRI可显示脊髓受压和椎管内软组织情况。

(三)常见并发症

1. 瘫痪。因脊髓损伤部位和程度不同，表现各异。高位颈髓损伤可导致死亡，低位颈髓损伤可出现高位截瘫，即四肢瘫。

2. 呼吸道感染和呼吸衰竭。呼吸道感染和呼吸衰竭是脊髓损伤的严重并发症。

3. 泌尿系感染和结石。

4. 压疮。

(四)治疗原则

为防止脊髓进一步损伤，应及早采取合适的固定，尽早解除由椎骨骨折、脱位以及血肿等因素对脊髓的压迫，以免发生不可恢复的损害，固定是脊髓功能恢复的关键。同时应用激素、脱水利尿药物减轻脊髓水肿，如地塞米松、甲基泼尼松龙或甘露醇等。尽早应用高压氧治疗效果较好。

(五)截瘫并发症护理

1.呼吸道护理

疼痛、长期卧床、呼吸肌麻痹等因素均可导致呼吸不畅，发生坠积性肺炎，甚至呼吸衰竭。鼓励病人深呼吸、有效咳嗽、翻身拍背，同时给予雾化吸入抗生素、地塞米松或糜蛋白酶，以稀释分泌物利于排出，必要时吸痰。对于呼吸机辅助呼吸的病人，做好呼吸机的监管。有气管切开的病人，保持呼吸道通畅，加强气管切开的护理。

2.泌尿系统护理

做好留置尿管的护理。早期留置尿管持续引流，2～3 周后定时开放，每 4～6 小时开放 1 次，以使膀胱充盈，防止膀胱萎缩及感染，并训练自律性膀胱功能。鼓励病人多饮水，预防泌尿系统感染和结石的发生。

3.皮肤护理

预防的关键是间歇性解除压迫。防治方法是床褥平整、保持皮肤清洁、应用气垫或充气床垫、定时翻身，每 2～3 小时 1 次，24 小时不间断。已发生压疮的，按压疮常规进行护理。

真题精选

患者男，41 岁，体重 82kg,因车祸致胸 3～4 椎骨折。四肢瘫痪，呼吸困难，对自己的病情非常担心。

1.导致呼吸困难的最主要原因是

A.腹胀导致膈肌上移　　B.肺栓塞　C.呼吸肌麻痹

D.痰液分泌过多堵塞气道　E.血块压迫气道

答案:C

2.搬运该患者的方法是

A.单人背起患者搬运

B.单人抱起患者搬运

C.二人搬运，其中一人抬上身，一人抬脚

D.三人搬运，其中二人平托患者躯干，一人抬脚

E.四人搬运，其中三人将患者平托到模板上

答案:E

第四节 关节脱位病人的护理

应试考点

1. 关节脱位的特征表现
2. 肩关节脱位的临床表现
3. 肘关节脱位的临床表现
4. 髋关节脱位的临床表现

一、概述

骨的关节面失去正常的对合关系，为关节脱位。

(一)病因

创伤性脱位多发生于青壮年，主要由外来暴力间接作用于正常关节引起。为最常见病因。

(二)临床表现

特征表现畸形、弹性固定、关节盂空虚。

巅峰速记法：骨折专有体征：畸形、异常活动、骨擦感。畸形是骨折和脱位共有的体征。

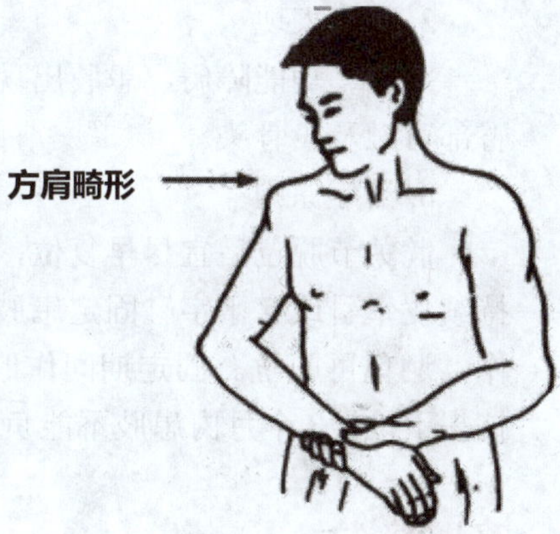

(三)辅助检查

X线检查确定有无脱位及脱位方向，并了解有无骨折。

(四)治疗原则

手法复位为主，早期进行效果好。一般固定2～3周。固定后即开始功能锻炼，早期舒缩患部周围的肌肉及其他关节，去除固定后，逐渐活动患部关节，主动活动为主，被动为辅，配合理疗。

二、常见的关节脱位

(一)肩关节脱位

1.病因分类

多由间接暴力引起。肩关节脱位依暴力作用方向及受伤时体位分为前脱位、后脱位、下脱位、盂上脱位四种类型，前脱位多见。

2. 临床表现

肩部疼痛、肿胀，不能活动，以健手托扶患侧前臂，头部倾斜于患侧。三角肌塌陷，呈“方肩”畸形，原关节盂处空虚。称为杜加试验（Dugas 征）阳性。

3. 治疗原则

复位后将肩关节固定于内收、内旋、屈肘 90°，用三角巾悬吊于胸前，固定 3 周。

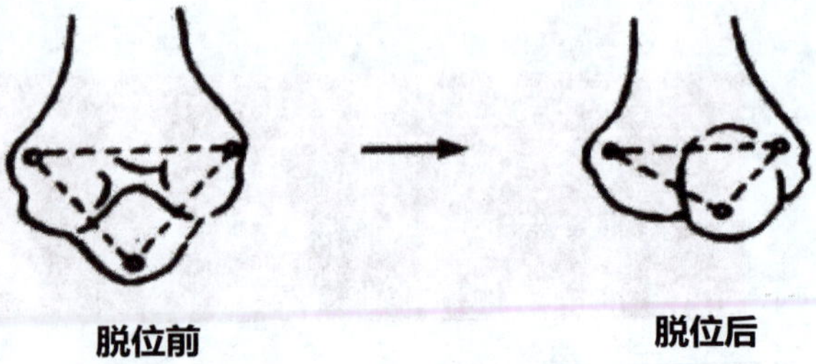

(二)肘关节脱位

1. 病因病理

肘关节后脱位较多见。

2. 临床表现

肘部疼痛、肿胀、活动障碍，明显畸形，肘部弹性固定在半屈位，肘后空虚，可摸到凹陷，肘后三角关系失常。

3. 治疗原则

复位后用长臂石膏托固定肘关节于屈肘 90°，前臂三角巾悬吊于胸前，一般固定 2～3 周。

(三)髋关节脱位

1. 病因分类

髋关节脱位按脱位后股骨头的位置分为后脱位、前脱位、中心脱位三类，其中后脱位最多见。中心脱位都伴有骨盆骨折，甚至盆腔内脏器损伤，一般都出现失血性休克。

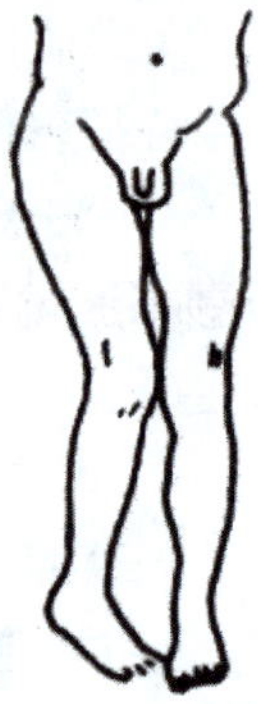

2. 临床表现

疼痛、功能障碍，患肢出现典型的屈曲、内收、内旋、短缩畸形，臀部可触及股骨头。

3. 治疗原则

髋关节脱位后宜尽早复位，最好在 24 小时内。复位后置患肢于外展中立位，用持续皮牵引或穿丁字鞋固定患肢。一般固定 2～3 周，期间严禁屈曲、内收、内旋动作，避免再脱位。固定期间作股四头肌等长收缩，2～3 周后开始活动关节，4 周后扶拐下地，3 个月内患肢不能负重，以防止股骨头变形。

真题精选

患者女，23 岁，左肩关节脱位，服用硫酸可待因止痛，用药期间以下护理措施最重要的是

A. 监测排便情况　B. 监测脉搏　C. 限制液体摄入　D. 监测体温　E. 监测血压

答案:B

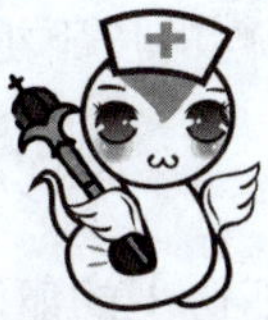

第五节 风湿热病人的护理

应试考点

1. 风湿热的病因
2. 风湿热典型的临床表现
3. 风湿热的治疗原则
4. 风湿热的护理措施

风湿热是由于A组乙型溶血性链球菌感染后发生的一种全身结缔组织病。本病常侵犯关节、心脏、皮肤，也可累及神经及其他脏器，风湿小体或风湿性肉芽肿是特征性病理改变。5～15岁学龄儿童发病较多见，多发于冬春阴雨潮湿季节。

巅峰速记法：风湿热=上呼吸道感染病史+环形红斑+大关节疼痛（或皮下结节）。

一、临床表现

(一)前驱症状

发病前2～5周，常有咽喉炎或扁桃体炎等上呼吸道链球菌感染的临床表现，如发热、咽喉痛、颌下淋巴结肿大、咳嗽等症状。心脏损害最为严重且多见。

(二)典型的临床表现

1. 发热

50%～70%的病人可有发热，热型不规则。

2. 关节炎

关节炎占发病数的50%～60%。典型的关节炎呈游走性、多发性、同时侵犯数个大关节，以膝、踝、肘、腕、肩关节较常见。急性发作时受累关节表现为红肿、灼热、疼痛和压痛，活动受限制。愈后不留畸形。

3. 心脏炎

心脏炎是本病最严重的表现，以心肌炎和心内膜炎最常见。病人常主诉心悸、气短、心前区不适。最常侵犯二尖瓣、其次主动脉瓣。瓣膜炎可有心尖区收缩期杂音，早期杂音响度有易变性。

4. 环形红斑

环形红斑发生率在3%以下。为淡红色、环形、中央苍白，多分布在躯干、肢体的近端，时隐时现，大小不一，压之褪色，不痒。

5. 皮下结节

皮下结节发生率在3%以下，常在心脏炎时出现。多发现于关节伸侧的皮下组织，尤其在肘、膝、腕、枕或胸腰椎棘突处。

6. 舞蹈病

舞蹈病多发生在儿童，在风湿热的后期出现。为一种无目的、不自主的躯干或肢体的动作。以四肢动作最多。

巅峰速记法：系统性红斑狼疮皮肤损害的特点是蝶形红斑，多出现在皮肤暴露部位。而风湿热出现的是环形红斑，多分布在躯干、肢体的近端。

二、辅助检查

（一）白细胞总数轻、中度增高，红细胞沉降率加速、C反应蛋白阳性、血清糖蛋白或粘蛋白增高，α_1-糖蛋白是敏感的急性活动期指标。此四项作为风湿活动的重要指标。

（二）抗链球菌溶血素O试验，检测值高于500U/ml为异常。本法是最常用的链球菌抗体血清试验。找到风湿小体可确诊。

三、治疗原则

（一）一般治疗

应注意保暖，避免潮湿、受寒。急性关节炎病人早期应卧床休息，待血沉、体温正常后开始活动，青霉素是最有效的杀菌剂。

（二）抗风湿治疗

首选药物为非甾体类抗炎药，常用阿司匹林，剂量4～6g/d，分3～4次口服。对心脏炎一般采用糖皮质激素治疗，常用泼尼松30～40mg/d，分3～4次口服，待病情稳定后逐渐减量至10～15mg/d，维持治疗。病情严重者可静脉滴注地塞米松5～10mg/d或氢化可的松200mg/d，待病情稳定后，改为口服激素治疗。单纯关节炎疗程为6～8周，心脏炎的疗程最短。

四、护理措施

（一）限制活动

急性期绝对卧床休息2周，有心脏炎时轻者4周，重者6～12周，伴心力衰竭者待心功能恢复后再卧床3～4周，血沉接近正常时方可逐渐下床活动，活动量应根据心率、心音、呼吸、有无疲劳而调节。一般恢复至正常活动量所需时间是：无心脏受累者1个月，轻度心脏受累者2～3个月，严重心脏炎伴心力衰竭者6个月。

（二）用药护理

阿司匹林可引起胃肠道反应，可在饭后服用或同服氢氧化铝，加用维生素K防止出血。

（三）预防风湿热复发

首选苄星青霉素120万单位肌肉注射，每月一次，至少持续5年，最好持续到25岁，有风湿性心脏病患者，宜终身药物治疗。青霉素过敏者，可用红霉素、林可霉素、磺胺嘧啶等，但需要注意血象，防止白细胞减少症发生。

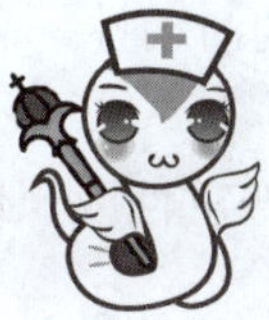

第六节 类风湿关节炎病人的护理

应试考点

1. 类风湿关节炎的病因
2. 类风湿关节炎的临床表现
3. 类风湿性关节炎的特征性检查指标
4. 类风湿性关节炎的护理措施

类风湿关节炎是一种主要表现为周围对称性的多关节慢性炎症为主要临床表现的异质性、系统性、自身免疫性疾病。发病年龄在35～50岁，女性多见。

一、病因

一般认为是某些可疑病原体（细菌、病毒、支原体等）感染人体，在某些诱因（潮湿、寒冷、创伤等）作用下，侵及滑膜和淋巴细胞，引发自身免疫反应，产生一种自身抗体IgM，称类风湿因子（RF）。RF作为一种自身抗原与体内变性的IgM起免疫反应，形成抗原抗体复合物沉积在滑膜组织上，激活补体，产生多种过敏因素，引起关节滑膜炎症，使软骨和骨质破坏加重。

二、临床表现

晨僵	出现在95%的类风湿关节炎患者，晨僵的程度和持续时间可作为判断病情活动度的指标
关节肿痛	典型表现为对称性多关节炎，关节肿痛往往是最早的关节症状，主要侵犯小关节，以腕、掌指关节最常见，多呈对称性、持续性
关节畸形	手指尺侧偏斜而呈“天鹅颈”样及“纽扣花”样
关节外表现	类风湿结节是本病较特异的皮肤表现，多位于关节隆突部及受压部位皮下，如上肢鹰嘴突、腕、踝等关节。无压痛，呈对称分布。类风湿结节表示本病的活动。Felty综合征：指本病合并有脾大、中性粒细胞减少、贫血、血小板减少

●**巅峰速记法：**类风湿性关节炎可出现类风湿结节，多发生在关节隆突部位及受压部位皮下，无痛。风湿热也可出现无痛性结节，但多发生在关节伸侧。

三、辅助检查

(一)血液检查

有轻至中度贫血。白细胞计数及分类多正常。血沉增快，是滑膜炎症的活动性指标。

(二)炎性标志物

C反应蛋白是炎症过程中出现的急性期蛋白，它的增高说明本病的活动性。

(三)免疫学检查

类风湿因子(RF)在70%的病人中呈阳性，其滴度与本病活动性和严重性成正比。

(四)X线检查

早期表现为关节周围软组织肿胀，关节附近骨质疏松，稍后关节间隙因软骨的破坏而变得狭窄；晚期则出现关节半脱位和骨性强直畸形。以手指和腕关节的X线片最有价值。本项检查对本病的诊断、关节病变的分期及判断病情变化均很重要。

巅峰速记法： 类风湿性关节炎=晨僵+小关节畸形+类风湿结节（或RF阳性）。

四、治疗原则

早期诊断和尽早地进行合理治疗是本病治疗的关键。

(一)一般治疗

急性期关节肿痛、发热、内脏受累，病人应卧床休息，但不宜绝对卧床。给予高蛋白质及高维生素饮食，有利于疾病的恢复。恢复期进行适当的关节功能锻炼，或做理疗，避免关节畸形。运动后可用热敷、热水浴、红外线等理疗方法改善血液循环，缓解肌肉挛缩。当病变发展至关节强直时，应保持关节的功能位置，必要时用夹板固定，以保持一定的生活自理能力。

(二)晨僵护理

晨起后行温水浴，或用热水浸泡僵硬的关节，而后活动关节。夜间睡眠戴弹力手套保暖，可减轻晨僵程度。

真题精选

患者女，45岁。患风湿关节炎，自诉最近晨僵较严重，下列缓解晨僵的护理措施正确的是

A. 早晨起床后先用冷水经浸泡僵硬关节然后按摩

B. 夜间睡眠时戴弹力手套保暖

C. 尽量不要活动僵硬的关节

D. 关节内可注射透明酸质

E. 禁用止痛药

答案:B

（三）药物治疗

1. 非甾体类抗炎药

常用药物有阿司匹林、吲哚美辛、布洛芬。通过抑制体内前列腺素的合成，达到消炎止痛的目的。此类药物在服用后易出现胃肠道不良反应，如胃部不适、恶心、反酸，甚至胃黏膜出血。宜餐后服用。

2. 慢作用抗风湿药

本类药物常用的有甲氨蝶呤（MTX）、雷公藤、青霉胺、硫唑嘌呤、环磷酰胺等。见效时间比非甾体类抗炎药缓慢，有控制病程进展的作用。

3. 肾上腺皮质激素

常用药物有泼尼松，本药抗炎作用强，可使关节炎症状得到迅速缓解，但不良反应多，停药后易复发，适用于有关节外症状者。

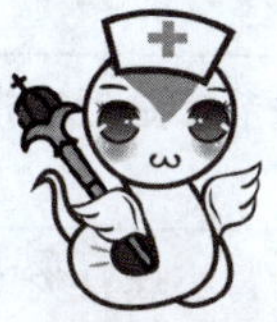

第七节 系统性红斑狼疮病人的护理

应试考点

1. SLE 的临床表现
2. SLE 的特殊病理表现
3. SLE 的特征性抗体
4. SLE 的治疗原则
5. SLE 的护理措施

一、病因和病理

（一）病因

系统性红斑狼疮（SLE）的病因尚不清楚，目前认为在病毒、性激素、环境因素（阳光照射）、药物（普鲁卡因胺、肼屈嗪、氯丙嗪）等因素作用下，易感机体丧失正常免疫耐受性，不能正确识别自身组织，继而出现自身免疫反应，产生以抗核抗体（ANA）为代表的多种自身抗体，体液和细胞免疫紊乱，导致组织炎症性损伤。

（二）病理

基本的病理改变为炎症反应和血管异常。特征性改变有：①苏木紫小体（狼疮小体）为诊断 SLE 的特征性依据。②洋葱皮样病变：即小动脉周围有显著向心性纤维组织增生，尤以脾中央动脉为明显。

真题精选

关于系统性红斑狼疮患者出门，护士嘱其要穿长袖衣裤，其原理是什么

A. 日光中的紫外线使皮肤上皮细胞出现凋亡，新抗原暴露而成为自身抗原

B. 通常系统性红斑狼疮患者皮肤有蝶形红斑，穿长裤和长袖遮盖

C. 穿长袖长裤对致病复合物的形成不利

D. 减少药物副作用

E. 保暖，避免寒冷刺激因素诱发系统性红斑狼疮发病

答案 A

二、临床表现

发热	热型不一，以低、中度热多见，急性活动期可有高热
皮肤黏膜损害	蝶形红斑是 SLE 最具有特征性的皮肤改变，常见于皮肤的暴露部位
关节与肌肉疼痛	85%以上的病人有关节受累，大多数关节肿痛是首发症状，受累的关节常是近端指间关节、腕、足部、膝和踝关节。呈对称分布，较少引起畸形
脏器损害	几乎所有 SLE 病人均有肾脏损害，约半数病人有狼疮性肾炎。表现为肾小球肾炎或肾病综合征，可见不同程度的水肿、血尿、蛋白尿、管型尿、高血压及肾功能损害。血液系统最常见的是正色素细胞性贫血。肾衰竭和感染是 SLE 的主要致死原因

巅峰速记法：风湿性关节炎：游走性四肢大关节肿痛，极少出现畸形。类风湿性关节炎：对称性小关节受累，晚期多有畸形。系统性红斑狼疮：大小关节均可受累，很少畸形和关节脱位。

三、辅助检查

(一)抗核抗体（ANA)

目前本试验已代替了狼疮细胞检查成为主要的筛选指标。SLE 病人 ANA 阳性率达 95%，但特异性不高。它的阳性不能作为 SLE 与其他结缔组织病的鉴别依据。

(二)抗 Sm 抗体

Sm 是细胞核中的酸性核蛋白，特异性高达 99%，但敏感性低，仅为 25%，一般认为抗 Sm 抗体是 SLE 的标志性抗体。

(三)抗双链 DNA 抗体

特异性高达 95%，敏感性仅为 70%，对确诊 SLE 和判断狼疮的活动性参考价值大。

巅峰速记法：系统性红斑狼疮=蝶形红斑+关节疼痛+抗 ANA 阳性（或抗双链 DNA 抗体或抗 Sm 抗体阳性）。

四、鉴别诊断

	风湿热	类风湿性关节炎	SLE
病因	A组乙型溶血性链球菌感染	各种因素引起的自身免疫反应，产生类风湿因子	各种因素引起的自身免疫反应
临床表现	①关节炎呈游走性、多发性，多侵犯大关节，无关节畸形；②环形红斑	①晨僵；②对称性多关节炎；③关节肿痛，多在小关节，有关节畸形；④类风湿结节	①皮肤暴露部位出现蝶形红斑；②近端指间关节肿痛，对称分布，无畸形
特征性检查	风湿小体	类风湿因子（RF）阳性	抗Sm抗体、抗ANA抗体、抗双链DNA抗体阳性
治疗	清除链球菌首选青霉素。抗风湿首选阿司匹林	阿司匹林、甲氨蝶呤、泼尼松	首选糖皮质激素：泼尼松

真题精选

系统性红斑狼疮会累及多个器官，最常累及的是

A.肾脏　B.心脏　C.大脑　D.脾脏　E.肺脏

答案:A

五、治疗原则

（一）一般治疗

活动期病人应注意卧床休息，慢性期或病情稳定者可适当活动，但要注意劳逸结合；注意预防感染，一旦感染应积极治疗；夏天穿长袖衣服戴帽子，减少暴露部位，避免日晒。

巅峰速记法：风湿热、类风湿关节炎、系统性红斑狼疮急性期均应卧床休息，病情稳定期应适当活动。

真题精选

下列哪项不是诱发系统性红斑狼疮的食物

A.蘑菇　B.豆腐　C.烟熏食物　D.油菜　E.芹菜

答案:B

(二)药物治疗

1. 糖皮质激素

糖皮质激素是目前治疗SLE的首选药，用于急性暴发性狼疮、脏器受损、急性溶血性贫血、血小板减少性紫癜等。通常采用泼尼松，每日0.5～1mg/kg,根据病情调整剂量。疗程6周内病情好转后缓慢逐渐减量，防止反跳。

2. 非甾体类抗炎药

非甾体类抗炎药均为口服药，主要用于发热、关节、肌肉酸痛，而无明显血液病变的轻症病人，常用的有阿司匹林、吲哚美辛、布洛芬等。

3. 抗疟药

抗疟药主要治疗盘状狼疮，通常用磷酸氯喹，每日250～500mg,其衍生物排泄缓慢，可在体内蓄积，引起视网膜退行性病变，故应定期查眼底。

4. 免疫抑制剂

免疫抑制剂应用于易复发但因严重不良反应而不能使用激素者。常用的有环磷酰胺、硫唑嘌呤、长春新碱等。此类药毒性较大，使用中应定期查血象、肝功能。

六、护理措施

皮肤护理	①白天穿长袖衣服戴帽子，减少暴露部位，避免日晒。可用清水冲洗皮损处 ②忌用碱性肥皂，避免化妆品及化学药品，防止刺激皮肤 ③保持口腔清洁及黏膜完整，有口腔溃疡的病人，漱口后用中药冰硼散或锡类散涂抹。有细菌感染者，用1∶5000呋喃西林液漱口，局部涂以碘甘油；有真菌感染者用1%～4%碳酸氢钠液漱口，或用2.5%制霉菌素甘油涂敷患处 ④脱发的病人应减少洗头次数，每周2次为宜。忌染发、烫发、卷发
药物护理	①激素类药物勿擅自停药或减量，以免造成疾病治疗“反跳” ②非甾体类抗炎药胃肠道反应多，宜饭后服，具有肾毒性，伴肾炎者禁用 ③免疫抑制剂毒性较大，可导致胃肠不适、肝病、骨髓抑制等，因此应定期查血象、肝功能
饮食护理	给予高蛋白、富含维生素的食物，避免食用刺激性食物。忌食含有补骨脂素的食物，如芹菜、香菜、无花果等

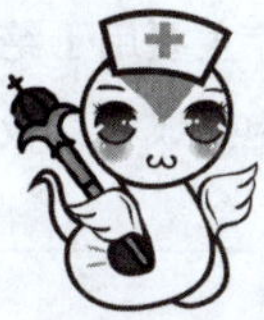

第八节 骨质疏松症病人的护理

应试考点

1. 骨质疏松的临床表现
2. 骨质疏松的护理措施

一、病因及分类

(一)原发性骨质疏松

原发性骨质疏松分为Ⅰ型（绝经后骨质疏松）和Ⅱ型（老年型骨质疏松）。Ⅰ型是由于雌激素缺乏引起，因雌激素缺乏可加速骨的丢失，是绝经后骨质疏松的主因。Ⅱ型多见于60岁以上的老年人，主要累及的部位是脊柱和髋骨。

(二)继发性骨质疏松

继发性骨质疏松是由其他疾病或药物等一些因素所诱发的骨质疏松。

(三)特发性骨质疏松

特发性骨质疏松多伴有遗传家族史。多见于8～12岁的青少年，女性多于男性，妊娠妇女及哺乳期女性所发生的骨质疏松也列入特发性骨质疏松。

二、临床表现

疼痛	**是骨质疏松症最常见、最主要的症状。以腰背痛多见**
身长缩短、驼背	**是继腰背痛后出现的重要体征之一**
骨折	**骨质疏松症骨折发生的特点：在扭转身体、持物、开窗等室内日常活动中，即使没有较大的外力作用也可发生骨折。骨折好发于胸腰椎骨折**
呼吸系统障碍（并发症）	**胸腰椎压缩性骨折导致脊椎后弯、胸廓畸形，病人往往可出现胸闷、气短、呼吸困难等症状**

三、辅助检查

(一)生化检查

测定血、尿的矿物质及相关生化指标有助于判断骨代谢状态及骨更新率的快慢，对骨质疏松症的鉴别诊断有重要意义（另加骨矿密度测量）。

(二)X线检查

X线片仍不失为一种较易普及的检查骨质疏松症的方法。

四、护理措施

特殊治疗	性激素补充疗法，是绝经后骨质疏松症的首选用药，雌激素补充治疗主要用于绝经后女性患者。雄激素则可用于老年男性患者；二膦酸盐：抑制破骨细胞生成和骨吸收。老年患者不宜长期使用，有血栓疾病和肾功能不全者禁用
生活护理	睡硬板床，取仰卧位或侧卧位，鼓励病人多进行户外活动，多晒太阳
饮食护理	应进食高蛋白、高能量、高纤维素、高维生素饮食，吃含钙、蛋白质丰富的食物，如牛奶、虾皮、芝麻、豆制品等。若已发生了骨质疏松症，使每天元素钙摄入量达到800mg
用药的护理	①用钙剂时注意增加饮水量，减少泌尿系统结石形成的机会，宜空腹服用。同时服用维生素D时，不可和绿叶蔬菜一起服用，以免形成钙螯合物而减少钙的吸收 ②二膦酸盐能抑制破骨细胞牛成和骨吸收，应空腹服用，同时饮清水200～300ml，至少半小时内不能进食或喝饮料，也不能平卧，应采取立位或坐位，以减轻对食管的刺激。服药期间不加钙剂，停药期间可给钙剂或维生素D制剂 ③服用性激素应与钙剂、维生素同时使用，反复阴道出血应减少用量，甚至停药
功能锻炼	如因骨痛需暂时卧床，也应鼓励在床上尽可能进行四肢和腹背肌肉的主动或被动运动，防止发生废用性肌萎缩和骨质疏松进一步加重

真题精选

骨质疏松患者常见的症状是

A.疼痛　B.身长缩短　C.驼背　D.呼吸困难　E.骨折

答案:A

应试一图通

第一节腰腿痛和颈肩痛病人的护理
- 颈椎病的好发部位：颈 5～6
- 临床表现：神经根型颈椎病、椎动脉型颈椎病、交感神经型颈椎病、脊髓型颈椎病
- 颈椎病的护理：非手术的护理，手术前的护理，手术后的护理
- 腰椎间盘突出症的临床表现：腰痛及坐骨神经痛，体征
- 腰椎间盘突出症的护理：非手术病人的护理、手术病人的护理
- 腰椎管狭窄症的临床表现：神经源性间歇性跛行；腰腿痛；马尾神经受压症状

第二节骨和关节化脓性感染病人的护理
- 化脓性骨髓炎
  - 临床表现：寒战、高热、患肢局部红、肿、热、痛或有波动感
  - 治疗原则：抗生素治疗、支持疗法、局部制动、手术治疗
  - 护理措施：术后护理，保持引流通畅
- 化脓性关节炎
  - 好发部位：好发于髋关节和膝关节
  - 治疗原则：全身治疗，局部治疗

第三节脊柱及脊髓损伤病人的护理
- 脊椎骨折的常见部位：脊柱骨折以胸、腰椎骨折多见
- 脊椎骨折的急救搬运：三人平托病人，同步行动，将病人放在脊柱板、木板或门板上
- 脊髓损伤的临床表现：脊髓震荡；脊髓挫伤和脊髓受压；脊髓半切征；脊髓断裂
- 脊髓损伤的护理：截瘫的护理；呼吸道护理；泌尿系统护理

第四节关节脱位病人的护理
- 关节脱位的特征表现：畸形、弹性固定、关节盂空虚
- 肩关节脱位的临床表现：肩部疼痛、肿胀，“方肩”畸形
- 肘关节脱位的临床表现：肘部疼痛、肿胀、活动障碍，肘后三点关系失常
- 髋关节脱位的临床表现：典型的屈曲、内收、内旋、短缩畸形

第五节风湿热病人的护理
- 风湿热的病因：A组乙型溶血性链球菌感染
- 风湿热典型的临床表现：发热、关节炎、心脏炎、环形红斑
- 风湿热的治疗原则：一般治疗；抗风湿治疗
- 风湿热的护理措施：限制活动；用药护理；预防风湿热复发

第六节类风湿关节炎病人的护理
- 类风湿关节炎的病因：类风湿因子（RF)的产生
- 类风湿关节炎的临床表现：晨僵、关节肿痛、关节畸形、关节外表现
- 类风湿性关节炎的特征性检查指标：血沉增快，C反应蛋白，类风湿因子
- 类风湿性关节炎的护理措施：晨僵护理

第七节系统性红斑狼疮病人的护理
- SLE的临床表现：发热、皮肤黏膜损害、关节与肌肉疼痛、脏器损害
- SLE的特征性抗体：抗核抗体、抗Sm抗体、抗双链DNA抗体
- SLE的治疗原则：糖皮质激素是目前治疗SLE的首选药
- SLE的护理措施：皮肤护理、药物护理、饮食护理

第八节骨质疏松症病人的护理
- 骨质疏松的临床表现：疼痛、身长缩短、驼背、骨折、呼吸系统障碍
- 骨质疏松的护理措施：特殊治疗；生活护理；饮食护理；用药的护理；功能锻炼

第十三章 肿瘤病人的护理

应试策略

本章共介绍18种肿瘤，手术前后护理在本章尤为重要，不仅包括肿瘤手术前后的护理，也包括本书其他需手术治疗疾病的护理。另外本章考题除考查肿瘤的相关知识外，有很多题目是以肿瘤案例为载体考查对临终病人的心理护理。

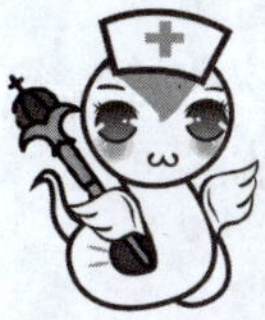

第一节 原发性支气管肺癌病人的护理

应试考点

1. 肺癌的重要致病因素
2. 最常见的症状
3. 术后护理措施

肺癌多数起源于支气管黏膜上皮，因此也称支气管肺癌。肺癌的发病率和死亡率正在迅速上升，而且是世界性的趋势。

一、病因与分类

（一）病因

本病病因尚不完全明确，认为与下列因素有关。

1. 吸烟。吸烟是肺癌的重要致病因素。资料表明，多年每日吸烟40支以上者，肺鳞癌和小细胞癌的发病率比不吸烟者高4～10倍。

2. 化学物质和放射物质。

3. 人体内在因素。如免疫状态、代谢活动、遗传因素、肺部慢性感染、支气管慢性刺激、结核病史等，也可能与肺癌的发病有关。

4. 空气污染。包括室内污染和室外污染。

（二）分类

临床最常见的肺癌可分为两类，非小细胞癌和小细胞癌。

1. 非小细胞癌

主要包括下列3种组织类型。

（1）鳞状细胞癌（鳞癌）：多见于50岁以上的男性，与吸烟关系密切。

（2）腺癌：发病率上升明显，已成为最常见的类型，多见于女性，多数起源于较小的支气管上皮，常在肺边缘部形成直径2～4cm的肿块，故为周围型肺癌；少数则起源于大支气管。

(3)大细胞癌：约半数起源于大支气管，多为中心型肺癌。

2. 小细胞癌（未分化小细胞癌）

发病年龄较轻，多见于 40 岁左右有吸烟史的男性。

(三)转移途径

1. 直接扩散

癌肿可直接扩散侵入邻近肺组织，并穿越肺叶间隙侵入相邻的其他肺叶。癌肿的中心部分可以坏死液化形成癌性空洞。此外，随着癌不断生长扩大，还可以侵及胸内其他器官及胸壁。

2. 淋巴转移（常见的扩散途径）

淋巴道转移是肺癌最常见的转移途径。癌细胞经支气管和肺血管周围的淋巴管，先侵入邻近的肺段或肺叶支气管周围淋巴结，然后到达肺门或隆突下淋巴结，再侵入纵隔和气管旁淋巴结，最后累及锁骨上或颈部淋巴结。

3. 血行转移

多发生在肺癌晚期，小细胞癌和腺癌的血行转移较鳞癌更为常见。

二、临床表现

(一)早期

多无明显表现，癌肿增大后常出现以下表现。

1. 咳嗽

咳嗽最常见，为刺激性干咳或少量黏液痰，抗炎治疗无效。若继发肺部感染，可有脓性痰，痰量增多。

真题精选

支气管肺癌最常见的早期症状

A. 声音嘶哑　B. 胸痛　C. 气促　D. 刺激性干咳　E. 发热

答案:D

2. 血痰

血痰以中心型肺癌多见，多为痰中带血点、血丝或断续地少量咯血，癌肿侵犯大血管可引起大咯血，但较少见。

3. 胸痛

胸痛为肿瘤侵犯胸膜、胸壁、肋骨及其他组织所致。早期表现为胸部不规则隐痛或钝痛。

4. 胸闷、发热

当癌肿引起较大支气管不同程度的阻塞，发生阻塞性肺炎和肺不张，临床上可出现胸闷、局限性哮鸣、气促和发热等症状。

(二)晚期(肿瘤扩展引起的症状)

除发热、体重减轻、食欲减退、倦怠及乏力等全身症状外,还可出现癌肿压迫、侵犯邻近器官、组织或发生远处转移时的征象。

1. 压迫或侵犯膈神经

引起同侧膈肌麻痹。

2. 压迫或侵犯喉返神经

引起声带麻痹、声音嘶哑。

巅峰速记法: 甲状腺手术损伤喉返神经,也可出现声音嘶哑。

3. 压迫上腔静脉

引起上腔静脉压迫综合征,表现为上腔静脉回流受阻,面部、颈部、上肢和上胸部静脉怒张,皮下组织水肿,上肢静脉升高。可出现头痛、头昏或晕厥。

4. 侵犯胸膜及胸壁

可引起剧烈持续的胸痛和胸腔积液。若侵犯胸膜则为尖锐刺痛、呼吸及咳嗽时加重,若压迫肋间神经,疼痛可累及其神经分布区,若侵犯肋骨或胸椎,则相应部位出现压痛。胸膜腔积液常为血性,大量积液可引起气促。

5. 侵入纵隔、压迫食管

可引起吞咽困难,支气管-食管瘘。

6. 压迫颈交感神经

出现 Horner 综合征,表现为病侧眼睑下垂、瞳孔缩小、眼球内陷、同侧额部及胸部无汗或少尿。

7. 肿瘤远处转移征象

(1)脑:头痛最为常见,出现呕吐、视觉障碍、性格改变、眩晕、颅内压增高、脑疝等。

(2)骨:局部疼痛及压痛较常见,转移至椎骨等承重部位则可引起骨折、瘫痪。

(3)肝:肝区疼痛最为常见,出现黄疸、腹水、食欲减退等。

(4)淋巴结:引起淋巴结肿大。

(三)非转移性全身症状

少数病人可出现非转移性全身症状,如杵状指(趾)、骨关节痛、骨膜增生等骨关节病综合征、Cushing 综合征、重症肌无力、男性乳房发育、多发性肌肉神经痛等,称副癌综合征。副癌综合征可能与肺癌组织产生的内分泌物质有关,手术切除癌肿后这些症状可消失。

三、辅助检查

(一)影像学检查

胸部 X 线检查和 CT 检查可了解癌肿大小及其与肺叶、肺段、支气管的关系。5%~

10%无症状肺癌可在X线检查时被发现，CT可发现X线检查隐藏区的早期肺癌病变。肺部可见块状阴影，边缘不清或呈分叶状，周围有毛刺，若有支气管梗阻，可见肺不张；若肿瘤坏死液化可见空洞；若有转移可见相应转移灶。

(二)痰细胞学检查

痰细胞学检查是肺癌普查和诊断的一种简便有效的方法。肺癌表面脱落的癌细胞可随痰咳出，故痰中找到癌细胞即可确诊。

(三)纤维支气管镜检查

本检查诊断中心型肺癌的阳性率较高。可直接观察到肿瘤大小，部位及范围，并可钳取或穿刺病变组织作病理学检查。

四、治疗原则

临床上常采用个体化的综合治疗。一般非小细胞癌以手术治疗为主，辅以化学治疗和放射治疗；小细胞癌则以化学治疗和放射治疗为主。

真题精选

下列肺癌患者对化疗最敏感的是

A.小细胞肺癌　B.非小细胞肺癌　C.鳞癌　D.腺癌　E.大细胞癌

答案:A

五、护理措施

(一)术前护理

改善肺泡的通气与换气功能，预防手术后感染。

1.戒烟

指导并劝告病人停止吸烟。术前戒烟2周以上。

2.维持呼吸道通畅

支气管分泌物较多者，行体位引流；痰液黏稠不易咳出者，行超声雾化，必要时经支气管镜吸出分泌物。遵医嘱给予支气管扩张剂、祛痰剂等药物，以改善呼吸状况。

3.指导训练

指导病人练习腹式深呼吸、有效咳嗽和翻身，以促进肺扩张，减轻术后伤口疼痛和加深呼吸运动。指导病人在床上进行腿部运动，以避免腓肠肌血栓的形成。

(二)术后护理

1.予以合适体位

(1)一般体位：病人未清醒前取平卧位，头偏向一侧；清醒且血压稳定者，可改为半坐卧位。

(2)特殊情况下病人体位：肺段切除术或楔形切除术者，最好选择健侧卧位，促进患侧肺组织扩张；一侧肺叶切除者，如呼吸功能尚可，可采用健侧卧位，利于手术侧残余肺组织的膨胀与扩张，如呼吸功能较差，则取平卧位，避免健侧肺受压而限制肺的通气功能；全肺切除术者，采取1/4患侧卧位，以预防纵隔移位和压迫健侧肺而导致呼吸循环功能障碍；咯血或支气管瘘者，取患侧卧位。

2.维持呼吸道通畅

(1)给氧：常规给予鼻导管吸氧2～4L/min，可根据血气分析结果调整给氧浓度。

(2)深呼吸及咳嗽：病人清醒后立即鼓励并协助其深呼吸和咳嗽，每1～2小时1次。

(3)稀释痰液：呼吸道分泌物黏稠者，可进行超声雾化，以达到稀释痰液、抗感染的目的。

(4)吸痰：对于咳痰无力、呼吸道分泌物滞留的病人用鼻导管行深部吸痰。保留气管插管的病人，随时吸净呼吸道分泌物。

3.维持胸腔引流通畅

定时观察胸腔引流管是否通畅，注意负压波动，定期挤压、防止阻塞。一侧全肺切除术后的病人，由于两侧胸膜腔内压力不平衡，纵膈易向手术侧移位。因此，全肺切除术后病人的胸腔引流管一般呈钳闭状态，以保证术后患侧胸壁有一定的渗液，减轻或纠正纵隔移位。随时观察病人的气管是否居中，有无呼吸或循环功能障碍。若气管明显向健侧移位，应立即听诊肺呼吸音，在排除肺不张后，可酌情放出适量的气体或引流液，气管、纵膈即可恢复中立位。但每次放液量不宜超过100ml，速度宜慢，避免快速多量放液引起纵隔突然移位，导致心搏骤停，术后24～72小时病人病情稳定，暗红色血性引流液逐渐变淡，无气体逸出，胸部X线示肺复张良好，可拔除胸腔引流管。

4.维持液体平衡和补充营养

全肺切除术后病人应控制钠盐摄入量，一般而言，24小时补液量宜控制在2000ml内，速度以20～30滴/分钟为宜。

(三)并发症的观察与护理

1.出血

需严密监测生命体征，定时检查切口敷料及引流管旁有无出血或渗血，严密观察胸腔引流液的颜色、性质、量并记录。当引流的血性引流液量大于100ml/h，呈鲜红色，有血凝块，同时伴有血压下降，脉搏加快、尿量减少等低血容量表现，应考虑活动性出血。需加快输血补液速度，遵医嘱使用止血药，同时保持胸腔引流管通畅，定时挤压管道，使胸内积血得以完全排出，必要时做好剖胸探查的准备。

2.肺不张、肺炎

开胸手术切口深而大，术后伤口疼痛剧烈；全麻使患者膈肌受抑制，术后软弱无力或胸部包扎过紧等，均限制呼吸运动，使患者咳痰无力。若术后患者不能有效排痰，易导致分泌物堵塞支气管，引起肺不张、肺炎。患者出现心动过速、体温升高、哮鸣、发绀、呼吸困难等症状，应立即协助医师行鼻导管深部吸痰或行支气管镜吸痰，病情严重可行气管切开，以确保呼吸道通畅。

3. 支气管-胸膜瘘

支气管-胸膜瘘是肺切除后严重的并发症之一，多由支气管缝合不严密、支气管残端血运不良或支气管缝合处感染、破裂等所致，多发生在术后1周。一旦发现异常，应立即报告医师，并将患者置于患侧卧位，以防漏出液流向健侧。已拔除胸腔引流者，立即重新行胸腔闭式引流术，必要时再次开胸修补瘘孔。

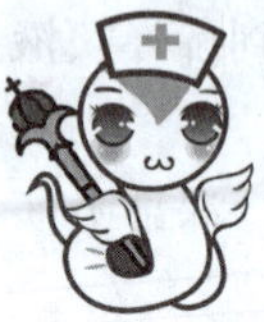

第二节 食管癌病人的护理

应试考点

1. 食管癌的临床表现
2. 转移途径
3. 饮食护理
4. 并发症的观察与处理

食管癌以胸中段多见，其次为胸下段及胸上段。绝大多数为鳞状上皮细胞癌，其次是腺癌。按病理形态分为髓质型、蕈伞型、溃疡型、缩窄型和腔内型，其中以髓质型最多见，恶性程度高。淋巴转移是食管癌的主要转移途径，血行转移较晚。

一、病因

(一)亚硝胺及真菌

亚硝胺是公认的化学致癌物，在高发区的粮食和饮水中，其含量显著增高，且与当地食管癌和食管上皮重度增生的患病率呈正相关。

(二)营养不良及微量元素缺乏

饮食缺乏动物蛋白、新鲜蔬菜和水果，摄入的维生素A、B_1、B_2、C缺乏，是食管癌的危险因素。

(三)饮食习惯

嗜好吸烟、长期饮烈性酒者食管癌发生率明显升高。进食粗糙食物，进食过热、过快等因素易致食管上皮损伤，增加了对致癌物的敏感性。

(四)遗传因素和基因

食管癌的发病常呈家族聚集现象。

二、临床表现

(一)早期

本病早期常无明显症状，进食有哽咽感，胸骨后或剑突下有刺痛、烧灼感、咽部不适、异物感等症状。

（二）中、晚期

典型症状为进行性吞咽困难，初为吞干食困难，继而半流质，最后流质也难以咽下。晚期病人可有不同程度脱水，消瘦，贫血和低蛋白血症等恶病质表现，随着肿瘤发展，食管癌可侵犯邻近器官或向远处转移，出现相应的晚期症状。若出现持续而严重的胸背部疼痛为肿瘤外侵的表现。

（三）体征

病人逐渐消瘦、贫血、营养不良。中晚期病人可触及锁骨上淋巴结肿大，严重者有腹水征。晚期病人出现恶病质。若有肝、脑等脏器转移，可出现黄疸、腹水、昏迷。

巅峰速记法：早有哽咽感，中晚有吞咽难，再加恶病变，声嘶、胸痛也常见。

真题精选

患者刘某，近期出现吞咽困难，为排除食管癌的可能，采用的诊断性检查是

A. 食管镜　B. MRI　C. 食管拉网脱落细胞学检查

D. 食管吞钡 X 线双重造影检查　E. CT

答案：A

三、辅助检查

（一）细胞学检查

带网气囊食管脱落细胞学检查是一种简便易行的普查筛选诊断方法。

（二）X 线食管吞钡造影检查

早期食管癌可见局限性食管黏膜皱襞增粗和中断，小的充盈缺损或龛影；中晚期食管癌可显示病变部位管腔不规则充盈缺损、管腔狭窄，病变段管壁僵硬等典型征象。

（三）CT

胸、腹部 CT 检查能显示食管癌向管腔外扩展的范围及淋巴结转移情况，辅助判断能否手术切除。

（四）内镜检查

食管纤维内镜在直视下观察病变形态，并可钳取活组织作病理学检查。

四、治疗原则

以手术治疗为主，配合放疗和化疗等综合治疗。

真题精选

患者男，48 岁，吞咽困难 1 个月。30 年前因“胃溃疡穿孔”做“胃大部切除术”。入院上消化道造影提示：食管中段主动脉弓水平长 3cm 充盈缺损伴管腔狭窄，黏膜破坏，胃呈术后改变（毕Ⅰ式）。辅助检查未发现远隔转移。如诊断为食管鳞癌，合理的治疗方案是

A. 放疗　B. 化疗　C. 食管内支架　D. 食管癌根治手术　E. 胃造瘘术

答案:D

五、护理措施

(一)营养支持

根据患者进食情况，提供高蛋白、高热量和高维生素的流质或者半流质饮食。长期不能进食者或进食情况差者，可先行胃造瘘，补充营养。

(二)术前准备

1. 呼吸道准备

术前戒烟 2 周，教会患者深呼吸、有效咳嗽、咳痰。

2. 消化道准备

(1)饮食：术前 3 日改流质饮食，术前禁食 12 小时，禁饮 8 小时。

(2)食管癌出现梗阻和炎症者：术前 1 周遵医嘱给予病人分次口服抗生素（如链霉素）溶液，可起到局部抗感染作用。

(3)进食后有滞留或反流者：术前 1 日晚上遵医嘱予以生理盐水 100ml 加抗生素经鼻胃管冲洗食管及胃，可减轻局部充血水肿、减少术中污染、防止吻合口瘘。

(4)拟行结肠代食管手术者：术前 3～5 日口服肠道不吸收的抗生素，如甲硝唑、庆大霉素或新霉素等；术前 2 日进食无渣流质，术前晚行清洁灌肠或全肠道灌洗后禁饮禁食。

(5)术日晨常规留置胃管：胃管通过梗阻部位时不能强行进入，以免穿破食管，可置于梗阻部位上端，待手术中直视下再置于胃中。

(三)术后护理

1. 一般护理

术后待病人麻醉清醒，生命体征平稳后取半卧位。

2. 做好胸腔闭式引流管护理

维持胸腔闭式引流通畅，观察引流液量、性状并记录。若术后胸腔闭式每小时引流量超过 200ml 或 4ml/(kg·h)，连续 3 小时，呈鲜红色并有较多血凝块，病人出现烦躁不安、血压下降、脉搏增快、尿少等血容量不足的表现，应考虑有活动性出血，若引流液量多，由清亮渐转浑浊，则提示有乳糜胸。

3. 胃管护理

如胃管脱出后不应再盲目插入，避免戳穿吻合口。

4. 饮食的护理

术后3～4日内严格禁饮、禁食，禁食期间持续胃肠减压，经静脉补充营养。术后禁食时间应适当延长，待肛门排气后即可停止胃肠减压。留置十二指肠营养管的病人，先滴入少量温盐水，次日开始滴入35～37℃的营养液，每次200～300ml，如无不适可逐渐增加至2000～2500m/d。术后第10天拔除十二指肠营养管，开始经口进流食，一般术后2周改半流食。未留置十二指肠营养管者，经禁食5～6可给全清流食，每2小时100ml，每日6次。流食1周后改为半流食，半流食1周后可进普食。

(四)并发症的观察与处理

出血	观察并记录引流液的性状、量。若引流量持续2小时超过4ml/（kg·h），伴血压下降、脉搏增快、躁动、出冷汗等低血容量表现，应考虑有活动性出血，及时报告医师，并做好再次开胸的准备
吻合口瘘	是术后最严重的并发症，多发生在术后5～10日，发生吻合口瘘的原因有： ①食管的解剖特点 ②食管血液供应呈节段性，易造成吻合口缺血 ③吻合口张力太大 ④感染、营养不良、贫血、低蛋白血症等 术后应密切观察病人有无呼吸困难、胸腔积液和全身中毒症状，如持续高热、寒战，甚至休克等吻合口瘘的临床表现。一旦出现上述症状，立即通知医师并配合处理。嘱病人立即禁食禁饮；协助行胸腔闭式引流并常规护理；遵医嘱予以抗感染治疗及营养支持；严密观察生命体征，若出现休克症状，积极抗休克治疗；需再次手术者，积极配合医师完善术前准备
乳糜胸	是食管、贲门癌术后比较严重的并发症，多因伤及胸导管所致，多发生在术后2～10日。如未及时治疗，可在短时期内造成全身消耗、衰竭死亡。故须积极预防和及时处理，其主要护理包括： ①加强观察：注意病人有无胸闷、气急、心悸，甚至血压下降 ②协助处理：若诊断成立，迅速处理，即置胸腔闭式引流，及时排除胸腔内乳糜液，促使肺膨胀。可用负压持续吸引，以利胸膜形成粘连 ③给予肠外营养支持

真题精选

患者男，73岁。因食管癌入院手术治疗，身高1.75m,体重50kg,脉搏85次/分,呼吸18次/分,既往吸烟50年,有家族史，平时喜食腌制食品。如诊断为食管癌，合理的治疗方案是

A.放疗　B.化疗　C.食管内支架　D.食管癌根治手术　E.免疫治疗

答案:D

六、健康教育

(一)疾病预防

避免接触引起癌变的因素，加大防癌宣传教育，在高发区人群中做普查和筛检。

(二)饮食指导

根据不同术式，向病人讲解术后进食时间，指导选择合理的饮食及注意事项，预防并发症的发生。

(三)活动与休息

保证充足睡眠，劳逸结合，逐渐增加活动量。术后早期不宜下蹲大小便，以免引起体位性低血压或发生意外。

(四)加强自我观察

若术后3～4周再次出现吞咽困难，可能为吻合口狭窄，应及时就诊。

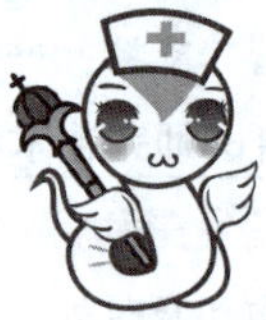

第三节　胃癌病人的护理

应试考点

1. 胃癌的转移途径
2. 胃癌的临床表现
3. 术后护理
4. 胃大部切除术后的常见并发症

一、病理生理与分型

(一)胃癌大体分型

根据胃癌发展所处的阶段可分为早期胃癌和进展期胃癌。

1.早期胃癌

胃癌仅局限于黏膜或黏膜下层，不论病灶大小或有无淋巴结转移。

2.进展期胃癌

包括中、晚期胃癌。癌组织超出黏膜下层侵入胃壁肌层为中期胃癌；病变达浆

膜下层或是超出浆膜向外浸润至邻近脏器或有转移者为晚期胃癌。

(二)组织学分型

世界卫生组织于2000年将胃癌分为以下种类。

1. 腺癌。
2. 乳头状腺癌。
3. 管状腺癌。
4. 黏液腺癌。
5. 印戒细胞癌。
6. 腺磷癌。
7. 鳞状细胞癌。
8. 小细胞癌。
9. 未分化癌。

(三)转移扩散途径

1. 直接浸润

直接浸润是胃癌的主要扩散方式之一。

2. 淋巴转移

淋巴转移是胃癌的主要转移途径，早期胃癌可有淋巴转移，进展期胃癌的淋巴转移率高达70%。

3. 血行转移

血行转移发生在晚期，癌细胞经门静脉或体循环转移至肝、肺、骨骼、肾、脑等，以肝转移为多见。

4. 腹腔种植转移

当胃癌浸润穿透浆膜后，癌细胞可脱落种植于腹膜、大网膜和其他脏器表面形成转移结节。女性病人可发生卵巢转移性肿瘤，称 Krukenberg 瘤。癌细胞广泛播散时，可形成大量癌性腹水。

二、临床表现

(一)症状

早期胃癌无明显症状，部分病人可有上腹隐痛、嗳气、反酸、食欲减退等消化道症状，无特异性。随病情进展，症状日益加重，常有上腹疼痛、食欲缺乏、呕吐、乏力、消瘦等症状。不同部位的胃癌有其特殊表现：贲门胃底癌可有胸骨后疼痛和进行性哽噎感；幽门附近的胃癌可有呕吐宿食的表现；肿瘤溃破血管后可有呕血和黑便。

(二)体征

胃癌早期无明显体征，可仅有上腹部深压不适或疼痛。晚期，可扪及上腹肿块。若出现远处转移时，可有肝大、腹水、锁骨上淋巴结肿大等。

三、辅助检查

(一)纤维胃镜检查

纤维胃镜检查是诊断胃癌最有效的方法，可直接观察病变的部位和范围，并可直接取病变组织作病理学检查。

(二)X线钡餐检查

X线气钡双重造影可发现较小而表浅的病变。

(三)腹部超声

腹部超声主要用于观察胃的邻近脏器受浸润及淋巴结转移的情况。

(四)实验室检查

粪便隐血试验常呈持续阳性。胃液游离酸测定多显示酸缺乏或减少。

巅峰速记法： 胃癌=老年人+慢性溃疡疼痛节律改变+消瘦。

四、处理原则

早期发现、早期诊断和早期治疗是提高胃癌疗效的关键。手术是治疗胃癌的主要手段，也是目前能治愈胃癌的唯一方法。对中晚期胃癌，积极辅以化疗、放疗及免疫治疗等综合治疗以提高疗效。

五、护理措施

(一)术前护理

1.改善病人的营养状况

胃癌病人术前给予高蛋白、高热量、高维生素、低脂肪、易消化和少渣的食物；对不能进食者，应遵医嘱给予静脉输液，补充足够的热量，必要时输血浆或全血，以改善病人的营养状况，提高其对手术的耐受性。

2.胃肠道准备

对有幽门梗阻的病人，在禁食的基础上，术前3日起每晚用温生理盐水洗胃，以减轻胃黏膜的水肿。术前3日给病人口服肠道不吸收的抗菌药物，必要时清洁肠道。

真题精选

幽门梗阻术前3天洗胃应用

A.高渗盐水 B.温等渗盐水 C.温开水 D.5%葡萄糖溶液 E.等渗碳酸氢钠溶液

答案:B

(二)术后护理

1. 观察病情

密切观察生命体征、神志、尿量、切口渗血、渗液和引流液情况等。

2. 禁食、胃肠减压

术后早期禁食、胃肠减压，以减少胃内积气、积液，有利于吻合口的愈合。

3. 体位

全麻清醒前去枕平卧位，头偏向一侧。麻醉清醒后，若血压稳定取低半卧位，有利于呼吸和循环，减少切口缝合处张力，减轻疼痛不适。

4. 营养支持

(1)肠外营养支持：因胃肠减压期间引流出大量含有各种电解质，如钾、钠、氯、碳酸盐等的胃肠液，加之病人禁食，易造成水、电解质酸碱失衡和营养缺乏。因此，术后需及时输液补充病人所需的水、电解质和营养素，必要时输血清清蛋白或全血，以改善病人的营养状况，促进切口愈合。详细记录24小时出入液量，为合理输液提供依据。

(2)早期肠内营养支持：护理时注意：①喂养管的护理：保持喂养管的通畅，防止营养液沉积堵塞导管，每次输注营养液前后用生理盐水或温开水20～30ml冲管，输液过程中每4小时冲管一次。②控制输入营养液的温度、浓度和速度：以37℃左右为宜，温度偏低会刺激肠道引起肠痉挛，导致腹痛、腹泻；温度过高则可能灼伤肠道黏膜，甚至可引起溃疡或出血；营养液浓度过高易诱发倾倒综合征。③并发症的观察：观察有无恶心、呕吐、腹痛、腹胀、腹泻和水电解质紊乱等并发症的发生。

(3)饮食护理：肠蠕动恢复后可拔除胃管，拔胃管后当日可少量饮水或米汤；第2日半量流质饮食，每次50～80ml；第3日进全量流食，每次100～150ml,以蛋汤、菜汤、藕粉为宜；若进食后无腹痛、腹胀等不适，第4日可进半流质饮食，如稀饭；第10～14日可进软食。少食产气食物，忌生、冷、硬和刺激性食物。

(三)并发症的观察和护理

1. 术后出血

术后出血为胃大部切除术后的常见并发症。

(1)禁食和胃肠减压：观察胃肠减压引流液的量和颜色。胃癌手术后24小时内可有少量暗红色或咖啡色液体从胃管引出，一般不超过300ml，以后胃液逐渐转清。若术后短期内从胃管引流出大量鲜红色血液，持续不止，应警惕有术后出血。

真题精选

关于原发性胃癌的叙述，错误的是

A. 手术是治疗胃癌的首选方法

B. 早期无明显症状及体征

C. 血液转移为晚期胃癌最主要的转移途径

D. 早期均会出现恶心呕吐宿食及进食梗阻感
E. 好发于胃窦部
答案:D

(2)腹腔引流：观察和记录腹腔引流液的量、颜色和性质。

(3)止血和输血：若经非手术疗法不能有效止血或出血量大于500ml/h,应积极完善术前准备。

2. 胃肠吻合破裂或瘘

多发生在术后5～7日。多数因吻合处张力过大、低蛋白血症、组织水肿等致组织愈合不良而发生。吻合口破裂引起明显的腹膜炎症状和体征，需立即行手术处理。部分患者可向外穿破而发生腹外瘘，经局部引流、胃肠减压和积极的支持治疗，一般在数周后吻合口瘘常能自行愈合。

3. 术后梗阻

(1)输入段梗阻：多见于毕Ⅱ式胃大部切除术后，可分为两类①急性完全性输入段梗阻，典型症状是：患者突发上腹部剧痛、频繁呕吐，量少、不含胆汁，呕吐后症状不缓解。上腹偏右有压痛，甚至扪及包块，应紧急手术治疗。②慢性不完全性梗阻：表现为进食后15～30分钟，上腹突然胀痛或绞痛，喷射状呕吐出大量不含食物的胆汁液体，呕吐后症状消失。若症状在数周或数月内不能缓解，需手术治疗。

(2)吻合口梗阻：常由于吻合口过小或水肿引起。患者表现为进食后上腹饱胀、呕吐；呕吐物为食物，含或不含胆汁。非手术治疗不能解除梗阻者，需手术治疗。

(3)输出段梗阻：多因粘连、大网膜水肿或炎性肿块压迫等所致。表现为上腹饱胀，呕吐食物和胆汁。若不能自行缓解，应手术解除梗阻。

4. 倾倒综合征

(1)早期倾倒综合征：多发生在餐后30分钟，常出现的胃肠症状包括上腹饱胀不适、恶心呕吐和肠鸣频繁，可有绞痛，继而腹泻；循环系统症状有全身无力、头昏、晕厥、面色潮红或苍白、大汗淋漓、心悸、心动过速等。症状持续60～90分钟后自行缓解。多数患者经调整饮食后，症状可减轻或消失。包括少食多餐，避免过甜、过咸、过浓流质，宜进低糖、高蛋白饮食，进餐后平卧20分钟，多数患者在术后半年到1年内能逐渐自愈。

(2)晚期倾倒综合征：又称低血糖综合征。表现为餐后2～4小时患者出现心慌、无力、眩晕、出汗、手颤、嗜睡，也可导致虚脱。出现症状时稍进食，尤其是糖类即可缓解。饮食中减少糖类含量、增加蛋白质比例、少食多餐可防止其发生。

(四)健康教育

术后3年内每3～6个月复查1次，3～5年每半年复查1次，5年后每年1次。若出现异常表现，随时复诊。

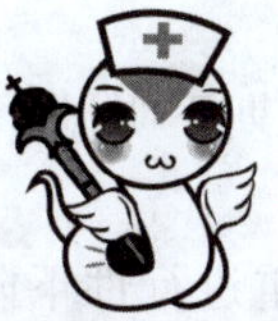

第四节 原发性肝癌病人的护理

应试考点

1. 病因
2. 临床表现
3. 术后护理
4. 术后并发症的预防与护理

一、病因及分型

1. 原发性肝癌的病因和发病机制迄今未明。可能与病毒性肝炎(以乙型肝炎多见)、肝硬化、黄曲霉菌、亚硝胺类致癌物、水土因素等有密切相关。临床注意到肝癌病人常有急性病毒性肝炎—慢性肝炎—肝硬化—肝癌的病史。

2. 原发性肝癌大体可分为结节型、巨块型和弥漫型三类。以结节型多见,多伴有肝硬化。按组织学类型可分为肝细胞型、胆管细胞型和混合型三类;我国以肝细胞型为主。

3. 转移途径

(1)门静脉系统转移为最常见的转移途径。(2)肝外血行转移:其部位最多见于肺,其次为骨、脑等。(3)淋巴转移:肝癌转移至肝门淋巴结为最多,其次为胰周、腹膜后、主动脉旁和左锁骨上淋巴结。(4)直接浸润转移。(5)腹腔种植性转移。

真题精选

1. 在我国诱发原发性肝癌最主要的疾病

A. 甲型肝炎　B. 乙型肝炎　C. 肝脓肿　D. 中毒性肝炎　E. 肝棘球蚴病

答案:B

2. 原发性肝癌的病因不包括

A. 肝炎肝硬化　B. 黄曲霉毒素　C. 寄生虫　D. 饮用水污染　E. 有机磷农药

答案:E

二、临床表现

(一)症状

1. 肝区疼痛

肝区疼痛为最常见和最主要的症状,半数以上病人以此为首发症状,多呈间歇性或持续性钝痛、胀痛或刺痛，夜间或劳累后加重。

2. 消化道症状

表现为食欲减退、腹胀、恶心、呕吐或腹泻等，易被忽视，且早期不明显。

3. 全身症状

(1)消瘦、乏力：早期不明显，随病情发展而逐渐加重，晚期体重进行性下降，可伴有贫血、出血、腹水和水肿等恶病质表现。

(2)发热：多为不明原因的持续性低热或不规则发热，37.5～38℃，个别可达39℃。其特点为抗生素治疗无效，而吲哚美辛常可退热。

(二)体征

1. 肝大与肿块

肝大与肿块为中、晚期肝癌最主要体征。肝呈进行性肿大，质地较硬、表面高低不平、有明显结节或肿块。癌肿位于肝右叶顶部者，肝浊音界上移，膈肌抬高或活动受限，甚至出现胸水。巨大的肝肿块可使右季肋部明显隆起。

2. 黄疸和腹水

黄疸和腹水见于晚期病人。

(三)其他

1. 肝外转移

如发生肺、骨、脑等肝外转移，可呈现相应部位的临床症状。

2. 合并肝硬化者

常有肝掌、蜘蛛痣、脾大、腹水和腹壁静脉曲张等肝硬化门静脉高压症表现。

3. 并发症

肝性脑病、上消化道出血、癌肿破裂出血、肝肾综合征及继发性感染等。

三、辅助检查

(一)甲胎蛋白（AFP)测定

甲胎蛋白测定对诊断肝细胞癌有相对专一性，阳性率约为70%，是目前诊断原发性肝癌最常用的方法和最有价值的肿瘤标志物。

(二)影像学检查

1. B型超声检查

B型超声检查能发现直径为1～3cm或更小的病变，诊断正确率可达90%，是目前诊断肝癌最常用的方法，可作为高发人群首选的普查工具或用于术中病灶定位。

2. CT和MRI检查

CT和MRI检查可检出直径1.0cm左右的小肝癌，诊断符合率达90%以上。

(三)肝穿刺活组织检查

多在B超引导下行细针穿刺活检，具有确诊的意义。肝血管瘤禁止采用该项检查。

巅峰速记法： 肝癌=肝炎（或肝硬化）病史+肝区疼痛+AFP升高+肝脏肿大。

四、处理原则

（一）手术治疗

肝切除术是目前治疗肝癌最有效的方法。主要术式有肝叶切除、半肝切除、肝三叶切除或局部肝切除等。

（二）改善营养状况

1. 术前

原发性肝癌病人宜采用高蛋白、高热量、高维生素饮食。选择病人喜爱的食物种类，安排舒适的环境，少量多餐。此外，还可给予营养支持、输血等，以纠正低蛋白血症，提高手术耐受力。

2. 术后

术后禁食、胃肠减压，待肠蠕动恢复后逐步给予流质、半流质，直至正常饮食。病人术后肝功能受影响，易发生低血糖，禁食期间应从静脉输入葡萄糖液，术后两周内适量补充血清蛋白和血浆，以提高机体抵抗力。

（三）并发症的预防和护理

出血	术前	改善凝血功能： ①术前3天给维生素K_1肌内注射，以改善凝血功能，预防术中、术后出血 ②癌肿破裂出血：是原发性肝癌常见的并发症。尽量避免致肿瘤破裂的诱因，如剧烈咳嗽、用力排便等致腹内压骤升的动作。若病人突然主诉腹痛、伴腹膜刺激征、应怀疑肿瘤破裂出血
	术后	①手术后病人若血压平稳、可给予半卧位，一般不鼓励早期活动、术后24小时内卧床休息，避免剧烈咳嗽，以免引起术后出血 ②手术后当日可从肝旁引流管引流出血性液体100～300ml，若血性液体增多、应警惕腹腔内出血
肝性脑病	禁用	肥皂水灌肠，便秘者可口服乳果糖，促使肠道内氨的排出
膈下积液及脓肿	①多由术后引流不畅或引流管拔除过早引起，多发生在术后1周左右，若病人术后体温正常后再度升高，或术后体温持续不降，应疑有膈下积液或膈下脓肿，B超可明确诊断 ②若已形成膈下脓肿，应穿刺抽脓，对置入引流管者，加强冲洗和吸引护理，鼓励病人取半卧位，以利于呼吸和引流	

（四）其他

1. 维持体液平衡的护理

对肝功能不良伴腹水者，积极保肝治疗，严格控制水和钠盐的摄入量，准确记录24小时出入水量，每天观察、记录体重及腹围变化。

2. 介入治疗的护理

肝动脉化疗栓塞术后护理：术后由于肝动脉血供突然减少，可产生栓塞后综合征，即出现腹痛、发热、恶心、呕吐、血清清蛋白降低、肝功能异常等改变，应作

好如下相应护理

(1)观察并记录生命体征，多数病人于术后 4～8 小时体温升高，持续 1 周左右，是机体对坏死组织吸收的反应。高热者应采取降温措施，避免机体大量消耗。

(2)术后初期摄入清淡、易消化饮食并少量多餐，以减轻恶心、呕吐。

(3)穿刺部位压迫止血 15 分钟再加压包扎，沙袋压迫 6～8 小时，保持穿刺侧肢体伸直 24 小时，并观察穿刺部位有无血肿及渗血。注意观察肢体远端脉搏、皮肤颜色、温度和功能，防止包扎过紧。

(4)栓塞术 1 周后，常因肝缺血影响肝糖原储存和蛋白质合成，应根据医嘱静脉输注白蛋白，适量补充葡萄糖液。准确记录出入量，如出汗、尿量、呕吐物等，作为补液的依据。

(5)注意观察病人有无肝性脑病前驱症状，一旦发现异常，及时配合医生进行处理。

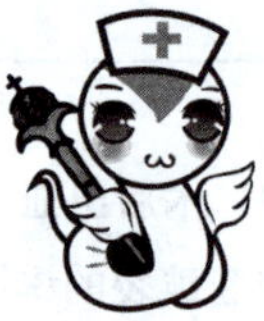

第五节 胰腺癌病人的护理

应试考点

1. 胰腺癌的好发部位
2. 胰腺癌的典型表现
3. 术后护理

胰腺癌是恶性程度很高的一种消化道肿瘤，发病率有明显增加趋势。本病多发生于 40～70 岁中老年人，多发于胰头部，其次为胰体尾部，全胰腺癌少见。

真题精选

胰腺癌最常见的发生部位是

A. 胰管　B. 胰导管　C. 胰头部　D. 胰体部　E. 胰尾部

答案:C

一、病因

胰腺癌好发于高蛋白、高脂肪摄入、嗜酒、吸烟者。

胰腺癌转移和扩散途径主要为局部浸润和淋巴转移，也可经血行转移至肝、肺、骨等处。

二、临床表现

(一)症状

1.上腹痛

上腹痛是最早出现的症状。因胰管梗阻引起胰管内压力增高，甚至小胰管破裂，胰液外溢至胰腺组织呈慢性炎症所致，出现上腹部不适，或隐痛、胀痛、钝痛。晚期因癌肿侵及腹膜后神经组织，出现持续性剧烈疼痛，向腰背部放射，日夜不止，屈膝卧位可稍有缓解。胰体尾部癌的腹痛部位在左上腹或脐周，出现疼痛时已多属晚期。

2.黄疸

黄疸是胰腺癌的主要症状，约80%的胰腺癌病人在发病过程中出现黄疸，以胰头癌病人最常见，因其接近胆总管，使之浸润或压迫所致。黄疸呈进行性加重，可伴皮肤瘙痒、茶色尿和陶土色大便。

巅峰速记法： 胰头癌典型表现为黄疸呈进行性加重，食管癌中晚期主要表现为进行性的吞咽困难，慢性阻塞性肺疾病典型表现为进行性加重的呼吸困难。

3.消化道症状

早期常有食欲减退、上腹饱胀、消化不良、腹泻等症状；晚期癌肿浸润或压迫胃十二指肠，可出现上消化道梗阻或消化道出血。

4.消瘦和乏力

消瘦和乏力是主要临床表现之一，随着病程进展，病人消瘦乏力、体重下降越来越严重，同时伴有贫血、低蛋白血症等。

三、辅助检查

(一)实验室检查

1.血清生化检查

继发胆道梗阻或出现肝转移时，常出现血清胆红素升高，以直接胆红素升高为主，碱性磷酸酶和转氨酶多有升高。

2.免疫学检查

诊断胰腺癌常用的肿瘤标志物有糖链抗原(CA19-9)、癌胚抗原（CEA）和胰胚抗原（POA)。CA19-9对胰腺癌敏感性和特异性较好，其结果优于CEA和POA，还可用于疗效判定、术后随访、监测肿瘤复发及估计预后。

(二)B超检查（首选）

可发现直径≥2.0cm的胰腺癌，可显示胆、胰管扩张；内镜超声检查(EUS)能发现直径≤1.0cm的小胰癌；CT是诊断胰腺癌的重要手段，能清楚显示胰腺形态、肿瘤部位、肿瘤与邻近血管的关系及后腹膜淋巴结转移情况。

四、治疗原则

手术切除是治疗胰腺癌最有效的方法。

(一)手术前护理

饮食	指导病人进食高蛋白、高热量、高维生素、低脂饮食。营养不良者，可经肠内或肠外营养途径改善病人营养状况
改善肝功能	遵医嘱予保肝药、复合维生素 B 等；静脉输注高渗葡萄糖加胰岛素和钾盐，增加肝糖原储备。有黄疸者，静脉输注维生素 K_1，改善凝血功能
疼痛护理	疼痛剧烈者，及时使用镇痛药，评估镇痛药效果，保证病人良好睡眠及休息
肠道准备	术前 3 日开始口服抗生素抑制肠道细菌，预防术后感染；术前 2 日予流质饮食；术前晚清洁灌肠，减少术后腹胀及并发症的发生

真题精选

患者男性，48 岁，上腹部疼痛不适伴进行性加重的黄疸，诊断为胰腺癌。患者术前需补充的维生素是

A. 维生素 A　B. 维生素 B　C. 维生素 C　D. 维生素 D　E. 维生素 K

答案:E

(二)手术后护理

病情观察	密切观察生命体征、腹部体征、伤口及引流情况，准确记录 24 小时出入液量，必要时监测 CVP 及每小时尿量
营养支持	术后早期禁食，禁食期间给予肠外营养支持，维持水、电解质平衡，必要时输注人血清蛋白。拔除胃管后予以流质、半流质饮食，逐渐过渡至正常饮食。术后因胰外分泌功能减退，易发生消化不良、腹泻等，应根据胰腺功能予消化酶制剂或止泻药
并发症的观察及护理	主要包括感染、胰瘘、出血及血糖异常。感染以腹腔内局部细菌感染最常见，若病人免疫力低下，还可合并全身感染。术后严密观察病人有无高热、腹痛和腹胀、白细胞计数升高等。合理使用抗生素，加强全身支持治疗。预防肺部感染，严格执行无菌操作技术。形成腹腔脓肿者，可在 B 超引导下做脓肿穿刺置管引流术。胰瘘是胰十二指肠切除术后最常见的并发症和死亡的主要原因。血糖异常的观察及护理：动态监测血糖水平，对合并高血糖者，调节饮食并遵医嘱注射胰岛素，控制血糖在适当水平；出现低血糖者，适当补充葡萄糖

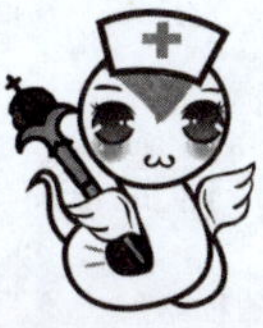

第六节 大肠癌病人的护理

应试考点

1. 结肠癌首先出现的症状
2. 结肠造口护理
3. 直肠癌早期症状
4. 直肠癌的首选检查方法

大肠癌包括结肠癌和直肠癌，是消化道恶性肿瘤之一，发病率在我国位于恶性肿瘤第3位，最常见于直肠，大肠癌的发病率随年龄的增加而逐步上升。

真题精选

大肠癌最常见于

A. 横结肠　B. 盲肠　C. 升结肠　D. 直肠　E. 降结肠

答案:D

一、病因

大肠癌的确切发病原因目前尚不清楚。根据流行病学调查和临床观察分析，可能与以下因素有关。

(一)饮食习惯

大肠癌的发生与高脂肪、高蛋白和低纤维饮食有一定相关性，过多摄入腌制及油煎炸食品可增加肠道中致癌物质，诱发大肠癌；而维生素、微量元素及矿物质的缺乏均可能增加大肠癌的发病概率。

(二)癌前病变

多数大肠癌来自腺瘤癌变，其中以绒毛状腺瘤及家族性肠息肉病癌变率最高；而近年来大肠的某些慢性炎症改变，如溃疡性结肠炎、克罗恩病及血吸虫性肉芽肿也已被列为癌前病变。

(三)遗传因素

10%～15%的大肠癌病人为遗传性结直肠肿瘤，常见的有家族性腺瘤性息肉病及遗传性非息肉病性结肠癌，在散发性大肠癌病人家族成员中，大肠癌的发病率高于一般人群。

二、临床表现

(一)结肠癌

1. 排便习惯和粪便性状改变

常为首先出现的症状，多表现为大便次数增多、腹泻、便秘、排血性、脓性或黏液性便。

2. 腹痛

腹痛也是常见的早期症状。疼痛部位常不确切，程度多较轻，为持续性隐痛或仅为腹部不适或腹胀感；当癌肿并发感染或肠梗阻时腹痛加剧，甚至出现阵发性绞痛。

3. 腹部肿块

腹部肿块以右半结肠癌（右半结肠癌以全身症状、贫血和腹部肿块为主）多见，位于横结肠或乙状结肠的癌肿可有一定活动度。若癌肿穿透肠壁并发感染，可表现为固定压痛的肿块。

4. 肠梗阻

肠梗阻多为中晚期症状。一般呈慢性、低位、不完全性肠梗阻，表现为便秘、腹胀，有时伴腹部胀痛或阵发性绞痛，进食后症状加重。当发生完全肠梗阻时，症状加剧，部分病人可出现呕吐，呕吐物含粪渣。（左半结肠以肠梗阻、便秘、便血为主）

5. 全身症状

由于长期慢性失血、癌肿破溃、感染以及毒素吸收等，病人可出现贫血、消瘦、乏力、低热等全身性表现。晚期可出现肝大、黄疸、水肿、腹水、锁骨上淋巴结肿大及恶病质等。

(二)直肠癌

1. 症状

早期仅有少量便血或排便习惯改变，易被忽视。当病程发展或伴感染时，才出现显著症状。①直肠刺激症状：便意频繁及排便习惯改变，肛门坠胀、里急后重、排便不尽感等。②黏液血便：可出现粪便变形、变细。③相关症状：癌肿侵犯前列腺、膀胱，可出现尿频、尿痛、血尿；晚期出现肝转移时，可有腹水、肝大、黄疸、贫血、消瘦、水肿、恶病质等表现。

2. 体征

在我国多数直肠癌病人可通过直肠指诊在直肠管壁扪及肿块，多质硬，不可推动，同时还能初步了解癌肿与肛缘的距离、大小、硬度、形态及其与周围组织的关系。直肠指诊也是诊断直肠癌的最直接和主要的方法。

真题精选

直肠癌的早期症状是
A. 黏液血便　B. 排便困难、便条变细　C. 里急后重
D. 排便习惯改变　E. 腹胀、腹痛
答案:D

三、辅助检查

(一) 直肠指检

直肠指检是直肠癌的首选检查方法。在我国75%以上的直肠癌病人经直肠指检可触及肿瘤，直肠指检可了解癌肿的部位、大小、范围、距肛缘的距离、固定程度以及与周围组织的关系等。

真题精选

患者女，59岁。近1个月来多次排黏液血便，疑为直肠癌，最简单有效的检查是
A. 直肠指检　B. 大便隐血试验　C. 纤维直肠镜
D. 血清癌胚抗原测定　E. X线钡剂灌肠
答案:A

(二) 实验室检查

1. 大便潜血试验

粪便隐血检查可作为大规模普查或对高危人群的普查，大便阳性者再做进一步检查。

2. 血液检查

癌胚抗原测定对大肠癌的诊断有一定价值。

(三) 内镜检查

可通过直肠镜、乙状结肠镜或纤维结肠镜检查，观察病灶的部位、大小、形态、肠腔狭窄的程度等，并可取活组织做病理检查，是诊断大肠癌最有效、可靠的方法。

巅峰速记法： 结肠癌=老年人+消瘦+排便习惯改变+CEA。

四、治疗原则

大肠癌的治疗是以手术切除为主的综合治疗。直肠癌根治术：切除的范围应包括癌肿、足够的两端肠段、已侵犯的邻近器官的部分或全部、四周可能被浸润的组织及全直肠系膜和淋巴结。

(一)腹会阴部联合直肠癌根治术(Miles 手术)

主要适用于腹膜返折以下的直肠病。不保留肛门。

(二)经腹直肠癌切除术(直肠前切除术,Dixon 手术)

经腹直肠癌切除术是目前应用最多的直肠癌根治术,适用于距肛缘 5cm 以上的直肠癌。保留正常肛门。

(三)经腹直肠癌切除、近端造口、远端封闭手术(Hartmann 手术)

适用于全身一般情况很差,不能耐受 Miles 手术,或急性梗阻不宜行 Dixon 手术的直肠癌病人。

真题精选

下列大肠癌手术术式中,属于姑息性手术的是

A. 右半结肠切除术　B. Miles　C. 左半结肠切除术　D. 短路手术　E. Dixon

答案:D

五、护理措施

(一)手术前护理

1. 营养支持

给予病人高蛋白、高热量、高维生素、易消化的营养丰富的少渣饮食。

2. 肠道准备

充分的肠道准备可减少或避免术中污染、术后感染,预防吻合口瘘,增加手术的成功率。具体包括以下几方面。

(1)饮食准备:①传统饮食准备:术前 3 日进少渣半流质饮食,术前 1~2 日起进无渣流质饮食,并给予蓖麻油 30ml,每日上午 1 次,以减少、软化粪便。②肠内营养:一般术前 3 日口服全营养素,每日 4~6 次,至术前 12 小时。此方法既可满足机体的营养需求,又可减少肠腔粪渣形成,同时有利于肠黏膜的增生、修复,保护肠道黏膜屏障,避免术后肠源性感染并发症。

(2)肠道清洁:一般于术前 1 日进行肠道清洁,目前临床多主张采用全肠道灌洗法,若病人年老体弱无法耐受或存在心、肾功能不全或灌洗不充分时,可考虑配合灌肠法,应洗至粪便清水样,肉眼无粪渣为止。①传统肠道准备法:手术前 3 日进少渣半流质饮食,手术前 2 日起进流质饮食,以减少粪便的产生,有利于肠道清洁;手术前 3 日口服肠道抗菌药物,如庆大霉素及甲硝唑等,抑制肠道细菌;手术前 3 日开始口服或肌内注射维生素 K;手术前 1 日晚及手术日晨清洁灌肠,灌肠时,宜选用粗细合适的橡胶肛管,轻柔插入,禁用高压灌肠,以防刺激肿瘤导致癌细胞扩散。②口服甘露醇肠道准备法:该法较简便,病人于手术前 1 日午餐后 0.5~2 小时口服 5%~10%的甘露醇 1500ml 左右,因甘露醇为高渗性溶液,口服后可保留肠腔水分不

被吸收，并能促进肠蠕动，产生有效腹泻，达到清洁肠道的效果。但因甘露醇在肠道内可被细菌酵解，产生易爆气体，手术中使用电刀时应予注意。对年老体弱、心肾功能不全者禁用。

(3)坐浴及阴道冲洗：直肠癌病人手术前2日每晚用1∶5000高锰酸钾溶液坐浴；女性直肠癌病人遵医嘱予手术前3日每晚冲洗阴道，以备手术中切除子宫及阴道。手术日晨放置胃管和留置导尿管。

(4)口服肠道抗生素：多采用肠道不吸收药物，如新霉素、甲硝唑、庆大霉素等；同时由于控制饮食及服用肠道杀菌剂，维生素K的合成及吸收减少，需适当补充。

(二)手术后护理

1.体位

病情平稳时，宜改为半卧位，以利引流。

2.饮食护理

(1)传统方法：术后早期禁食、胃肠减压、经静脉补充水、电解质及营养物质。术后48～72小时肛门排气或结肠造口开放后，若无腹胀、恶心、呕吐等不良反应，即可拔除胃管，经口进流质饮食，但早期切忌进易引起胀气的食物；术后1周进少渣半流质饮食，2周左右可进普食，注意补充高热量、高蛋白、低脂、维生素丰富的食品，如蛋、鱼类等。

(2)肠内营养：目前大量研究表明，术后早期（约6小时）开始应用肠内全营养制剂可促进肠功能的恢复，维持并修复肠黏膜屏障，改善病人营养状况，减少术后并发症。

3.引流管及局部伤口护理

大肠癌根治术后常放置腹腔引流管，直肠癌根治术后常规放置骶前引流管，并予负压吸引。要保持腹腔及骶前引流管通畅，避免受压、扭曲、堵塞，防止渗血、渗液潴留于残腔；密切观察并记录引流液的色、质、量等，一般骶前引流管放置5～7日，当引流管引流量少、色清时，方可拔除。密切观察引流管出口处伤口情况，注意有无红肿、压痛等感染现象，保持敷料干燥、清洁，如敷料湿透时，应及时更换。

4.留置导尿管护理

直肠癌根治术后，导尿管一般放置1～2周，必须保持其通畅，防止扭曲、受压，观察尿液情况并详细记录；做好导尿管护理，每日冲洗膀胱1次，尿道口护理2次，防止泌尿系感染；拔管前先试行夹管，每4～6小时或病人有尿意时开放，以训练膀胱收缩功能，防止排尿功能障碍。

5.排便护理

大肠癌手术后尤其是Dixon手术后病人，可出现大便次数增多或排便失禁，应该指导病人调整饮食；进行肛门括约肌练习；并在肛周皮肤涂抹氧化锌软膏以保护肛周皮肤。

6. 结肠造口护理

造口护理是手术后护理的重点。

造口局部护理	用凡士林或 0.9%氯化钠溶液纱布外敷结肠造口。手术后 1 周或造口处伤口愈合后，每日扩张造瘘口 1 次，防止造口狭窄。若进食后 3～4 日未排便，可用液状石蜡或肥皂水经结肠造口作低压灌肠，橡胶肛管插入造口不超过 10cm。压力不能过大，以防肠道穿孔
保护腹壁切口	人工肛门手术当日或于术后 2～3 天开放，开放后取造口侧卧位，并用塑料薄膜将腹壁切口与造口隔开，以防流出的稀薄粪便污染腹壁切口而引起感染；造口周围皮肤涂氧化锌软膏，以防粪液刺激造成皮肤炎症
正确使用造口袋	造口袋内充满 1/3 排泄物时，须及时更换，每次更换新袋前先用中性皂液或 0.5%氯己定（洗必泰）溶液清洁造口周围皮肤，再涂上氧化锌软膏，人工造口袋不宜长期持续使用，以免造瘘口黏膜及周围皮肤糜烂
饮食指导	避免使用过多的粗纤维食物以及洋葱、大蒜、豆类、山芋等可产生刺激性气味或胀气的食物。避免食用辛辣食物

(三)并发症的预防护理

病情观察中，要注意手术后各种并发症的发生。

1. 切口感染及裂开

观察病人体温变化及局部切口情况，保持切口清洁、干燥，及时更换敷料。加强营养支持，促进伤口愈合。Miles 手术后病人，下肢外展适当限制，以免造成会阴部切口裂开；会阴部伤口可于骶前引流管拔除后，开始用 1∶5000 高锰酸钾温水坐浴，每日 2 次，手术后常规使用抗生素预防感染。

2. 吻合口瘘

结肠癌切除术后或直肠癌 Dixon 手术后可能发生吻合口瘘。多因手术前肠道准备不充分、低蛋白血症及手术造成局部血供差等所致。常发生于手术后 1 周左右。应注意观察病人有无腹膜炎的表现，有无腹腔炎或盆腔内脓肿的表现，有无从切口渗出或引流管引流出稀粪样肠内容物等。对有大肠吻合口的手术后病人，手术后 7～10 日内严禁灌肠，以免影响吻合口的愈合。若发生瘘，应保持充分、有效的引流，若引流不畅，必要时可手术重新安置引流管；使用有效抗生素控制感染；给予 TPN 以加强营养支持。若瘘口大、渗漏粪液较多，伴有腹膜炎或盆腔脓肿者，则必须再次手术，做瘘口近侧结肠造口或将瘘口肠段外置，以转流粪便，同时手术中作腹腔清理，清除残留粪便以加速愈合。

真题精选

患者男，57岁，直肠癌，拟行Dixon术,术前3天护士遵医嘱给予患者口服甲硝唑，口服此药的目的是

A.清洁肠道　　B.防止术后便秘　C.预防手术癌肿复发

D.防止术中出血　E.杀灭肠道内细菌

答案:E

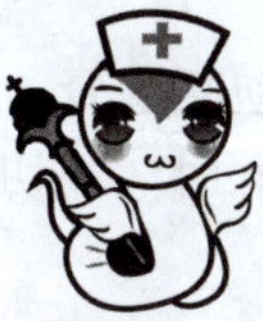

第七节 肾癌病人的护理

应试考点

1.肾癌的临床表现

2.诊断肾癌最可靠的影像学方法

3.术后护理

一、病因

目前研究显示，吸烟可能是肾癌的危险因素，目前认为还与环境污染、职业暴露（如石棉、皮革等）、染色体畸形、抑癌基因缺失等有关。

二、转移途径

肾癌穿透假包膜后直接侵犯肾筋膜和邻近器官组织，向内侵及肾盂肾盏，也可以通过肾静脉、下腔静脉形成癌栓，经血液和淋巴途径转移。最常见的转移部位是肺，其他为肝、骨骼、脑、肾上腺等。淋巴转移最先到肾蒂淋巴结。

巅峰速记法: 胃癌最常见的转移部位是肝。肝癌最常见转移是肝内转移，到晚期可出现肝外转移，肝外转移的部位是肺。而肾癌最常见的转移部位也是肺。

三、临床表现

(一)肾癌三联症

肾癌三联症即血尿、腰痛、肿块。间歇无痛肉眼血尿为常见症状，表明肿瘤已侵及肾盏、肾盂。疼痛常为腰部钝痛或隐痛，血块通过输尿管时可发生肾绞痛。肿瘤较大时在腹部或腰部易被触及。

(二)副瘤综合征

10%～40%的肾癌病人可出现副瘤综合征，常见表现有发热、高血压、血沉增快、高钙血症、高血糖、红细胞增多、肝功能异常，提示深静脉或下肢静脉内癌栓形成。

B超	能够准确地区分肿瘤和囊肿，查出1cm以上的肿瘤，发现肾癌的敏感性高。目前已经作为普查肾肿瘤的方法
CT	CT是目前诊断肾癌最可靠的影像学方法，可明确肾肿瘤大小、部位、邻近器官有无受累等，有助于肿瘤的分期和手术方式确定
X线	泌尿系统平片可见肾外形增大。静脉尿路造影可见肾盏肾盂因肿瘤挤压或侵犯，出现不规则变形、狭窄、拉长、移位或充盈缺损。肿瘤较大、破坏严重时患肾不显影，作逆行肾盂造影可显示患肾情况

四、治疗原则

根治性肾切除术是肾癌最主要的治疗方法。手术切除范围包括患肾、肾周围脂肪及筋膜、近端1/2输尿管、区域淋巴结。肾肿瘤已累及肾上腺时，需切除同侧肾上腺、肾门旁淋巴结。

五、护理措施

（一）术前护理

营养支持、心理护理。

（二）术后护理

1. 卧床与休息

根治性肾切除术病人术后麻醉期已过、血压平稳、可取半卧位。行肾部分切除术者常需卧床3～7日。

2. 并发症的观察和护理

（1）出血：术后定时测量血压、脉搏、呼吸及体温的变化，观察意识。若病人术后引流液量较多、色鲜红且很快凝固，同时伴血压下降、脉搏增快，常提示有出血，应立即通知医生处理。护理措施：遵医嘱应用止血药；对出血量大、血容量不足的病人给予输液和输血；对经处理出血未能停止者，积极做好手术止血准备。

（2）感染：保持切口的清洁、干燥，敷料渗湿时予及时更换；遵医嘱应用抗生素，并鼓励病人多饮水；若病人体温升高、伤口处疼痛并伴有血白细胞计数和中性粒细胞比例升高、尿常规示有白细胞时，多提示有感染，应及时通知医生并协助处理。

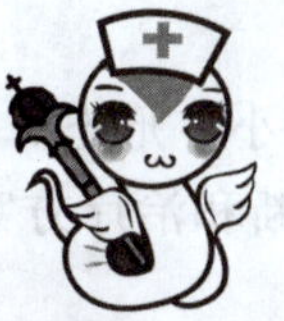

第八节 膀胱癌病人的护理

应试考点

1. 膀胱癌最常见和最早出现的症状
2. 膀胱癌的晚期表现
3. 最重要的检查手段
4. 术后并发症观察与护理

一、病因

吸烟是最常见的致癌因素，吸烟者膀胱癌发病率是非吸烟者的1.8～2倍。

转移途径：肿瘤的扩散主要向膀胱壁浸润，直至累及膀胱旁脂肪组织及邻近器官。淋巴转移为最主要的传播途径，主要转移到盆腔淋巴结。血行转移多在晚期，主要转移至肝、肺、小肠等。

巅峰速记法：与吸烟有密切关系的疾病：肺癌、慢性阻塞性肺疾病、血栓闭塞性脉管炎、胰腺炎、肾癌、膀胱癌。

二、临床表现

(一)症状

1. 血尿

血尿是膀胱癌最常见和最早出现的症状。常表现为间歇性肉眼血尿，可自行减轻或停止，易给病人造成“好转”或“治愈”的错觉而贻误治疗。

2. 膀胱刺激症状

尿频、尿急、尿痛，多为膀胱癌的晚期表现，常因肿瘤坏死、溃疡或并发感染所致。

3. 其他

三角区及膀胱颈部肿瘤可梗阻膀胱出口，造成排尿困难，甚至尿潴留；骨转移病人有骨痛，腹膜后转移或肾积水病人可出现腰痛。

(二)体征

多数病人无明显特征。当肿瘤增大到一定程度，可触到下腹部肿块。发生肝或淋巴结转移时，可扪及肿大的肝或锁骨上淋巴结。

三、辅助检查

(一)膀胱镜检查

膀胱镜检查是最重要的检查手段，能直接观察肿瘤位置、大小、形态、浸润范围等，并可取活组织检查，进行病理分级和分期，有助于确定诊断和治疗方案。

(二)CT、MRI

可了解肿瘤浸润深度及局部转移病灶。

(三)超声检查

在膀胱适度充盈下B超可清断显示肿瘤部位、数目、大小、形态及基底宽窄情况，能分辨0.5cm以上的膀胱肿瘤;可检测上尿路是否有积水扩张。

真题精选

膀胱癌最主要的症状是

A.排尿困难　B.膀胱刺激征　C.无痛性肉眼血尿　D.下腹部肿块　E.尿潴留

答案:C

四、治疗原则

治疗原则是以手术治疗为主的综合治疗。原则上单发、浅、较小的肿瘤可采取保留膀胱的手术；较大、多发、反复复发及三角区肿瘤，应行膀胱全切术。凡保留膀胱的手术治疗，术后需要进行膀胱内药物灌注治疗，以预防或推迟肿瘤复发。

五、护理措施

(一)术前护理

1.饮食与营养

进高热量、高蛋白、高维生素及易消化的饮食，必要时通过静脉补充，纠正营养失调的状态。

2.肠道准备

行肠道代膀胱术者，须作肠道准备。术前3日进少渣半流质饮食，术前1～2日起进无渣流质饮食，口服肠道不吸收抗生素，术前1日及术晨进行肠道清洁。

3.其他

术前2周戒烟，积极处理呼吸道感染。对拟行造口的病人，协助医师/造口治疗师选定好造口位置，并做好标记。

(二)术后护理

1.病情观察与体位

密切观察生命体征、意识与尿量的变化。生命体征平稳后，病人取半坐卧位，以利伤口引流及尿液引流。

2. 引流管的护理

膀胱全切除、尿流改道术后留置的引流管较多。

(1)输尿管支架管：术后双侧输尿管放置支架管的目的是支撑输尿管、引流尿液。护理时应妥善固定，定时挤捏代膀胱的引流管以保持引流通畅，引流袋位置低于膀胱以防止尿液反流。观察引流尿液颜色、量、性状，发现异常立即通知医师处理。输尿管支架管一般于术后10～14日后拔除。

(2)代膀胱造瘘管：原位新膀胱术后留置代膀胱造瘘管的目的为引流尿液及代新膀胱冲洗。术后2～3周，经造影新膀胱无尿瘘及吻合口无狭窄后可拔除。

(3)导尿管：原位新膀胱术后常规留置导尿管，目的包括引流尿液、及训练新膀胱的容量，护理时应经常挤压，避免血块及黏液堵塞。待新膀胱容量达150ml以上可拔除。

(4)盆腔引流管：目的是引流盆腔的积血积液，也是观察有无发生活动性出血与尿瘘的重要途径，一般术后3～5日拔除。

3. 造口护理

及时清理造口及周围皮肤黏液，使尿液顺利流出。术后造口周围皮肤表面常可见有白色粉末状结晶物，系由细菌分解尿酸而成。先用白醋清洗，后用清水清洗。

(三)并发症的观察与护理

1. 出血

膀胱全切术创伤大，术后易发生出血。密切观察病情，若病人出现血压下降、脉搏加快，引流管内引出鲜血，每小时100ml以上且易凝固，提示有活动性出血，应及时报告医师处理。

2. 感染

监测体温变化，保持伤口的清洁、干燥，敷料渗湿时及时更换，保持引流管固定良好，引流通畅，更换引流袋严格执行无菌技术。遵医嘱应用抗生素。若病人体温升高、伤口处疼痛、引流液有脓性分泌物或有恶臭，并伴有血白细胞计数升高、中性粒细胞比例升高、尿常规示有白细胞时，多提示有感染，应及时通知医师并协助处理。

3. 尿瘘

术后代膀胱若分泌黏液过多易堵塞导尿管，导致贮尿囊压力增大，易发生尿瘘。此外尿瘘的发生还与手术操作及腹压增高等因素有关。尿瘘常发生的3个部位包括新膀胱与尿道吻合口瘘，新膀胱与输尿管吻合口瘘，新膀胱自身裂开。

(1)表现：尿瘘一旦发生，主要表现为盆腔引流管引流出尿液、切口部位渗出尿液、导尿管引流量减少，病人出现体温升高、腹痛、白细胞计数升高等感染征象。

(2)护理措施：嘱病人取半坐卧位，保持各引流管通畅，盆腔引流管可作低负压吸引，同时遵医嘱使用抗生素。采取上述措施后尿瘘通常可愈合。仍不能控制者，协助医师手术处理。

(四)膀胱灌注化疗的护理

膀胱灌注化疗主要用于保留膀胱的病人，术后早期，每周 1 次。嘱病人灌注前 4 小时禁饮水，排空膀胱。常规消毒外阴及尿道口，置入导尿管，将化疗药物或 BCG 溶于生理盐水 30～50ml 经导尿管注入膀胱再用 10ml 空气冲注管内残留的药液，然后钳夹尿管拔除。药物需保留在膀胱内 0.5～2 小时，协助病人每 15～30 分钟变换 1 次体位，分别取俯、仰、左侧、右侧卧位。灌注后嘱病人多饮水，每日饮水 2500～3000ml，起到生理性膀胱冲洗的作用，减少化疗药物对尿道黏膜的刺激。

六、健康教育

(一)自我护理

1. 非可控术后病人更换尿袋的动作要快，避免尿液外流，并准备足够纸巾吸收尿液，睡觉时可调整尿袋方向与身体纵轴垂直，并接引流袋将尿液引流至床旁的容器中（如尿盆），避免尿液压迫腹部影响睡眠。

2. 可控膀胱术后病人自我导尿应注意清洁双手及导尿管，间隔 3～4 小时导尿 1 次，外出或夜间睡觉可佩戴尿袋避免尿失禁。

(二)原位新膀胱训练

新膀胱造瘘口愈合后指导病人进行新膀胱训练。

1. 贮尿功能

夹闭导尿管，定时放尿，初起每 30 分钟放尿 1 次，逐渐延长至 1～2 小时。放尿前收缩会阴，轻压下腹，逐渐形成新膀胱充盈感。

2. 控尿功能

收缩会阴及肛门括约肌 10～20 次/日，每次维持 10 秒。

3. 排尿功能

选择特定的时间排尿，如餐前 30 分钟，晨起或睡前；定时排尿，一般白天每 2～3 小时排尿 1 次，夜间 2 次，减少尿失禁。

(三)定期复查

保留膀胱手术后，每 3 个月进行 1 次膀胱镜检查，2 年无复发者，改为每半年 1 次；根治性膀胱手术后，终生随访，进行血生化、腹部 B 超盆腔 CT、上尿路造影等检查。

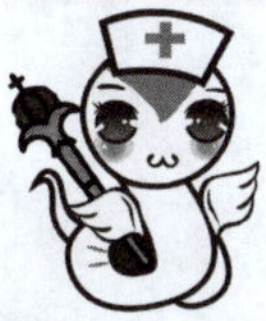

第九节 子宫颈癌病人的护理

应试考点

1. 转移途径
2. 早期表现
3. 宫颈癌筛查的主要方法
4. 健康指导

子宫颈癌是最常见的妇科恶性肿瘤之一。原位癌的高发年龄为30～35岁，浸润癌为50～55岁，严重威胁妇女的生命。

一、病因

国内外大量临床和流行病学资料表明，早年性生活、早育、多产、宫颈慢性炎症以及有性乱史者发病率明显增高；人乳头瘤病毒（HPV)感染是宫颈癌发生的主要危险因素。

巅峰速记法：艾滋病是由HIV（人类免疫缺陷病毒）所引起；乙型病毒肝炎英文缩写HBV；人乳头瘤病毒英文缩写是HPV。注意几个英文缩写的区别。

二、转移途径

宫颈癌以直接蔓延和淋巴转移为主，血行转移极少见，多发生在晚期。其中直接蔓延是最常见的转移途径。

三、临床表现

(一)阴道流血

当癌肿侵及间质内血管时出现流血，出血量与病灶大小、侵及间质内血管情况有关。早期表现为性交后或双合诊检查后有少量出血，称接触性出血。

(二)阴道排液

多发生在阴道流血之后，病人有白色或血性、稀薄如水样或米泔样排液，伴有腥臭味。晚期癌组织坏死继发感染时则出现大量脓性或米汤样恶臭白带。

(三)疼痛

此为晚期症状，表示宫颈旁已有明显浸润。

真题精选

关于子宫颈癌的叙述，正确的是
A.多为鳞癌或腺癌，以腺癌为主
B.转移途径以直接蔓延和淋巴转移为主，血行转移较少见
C.病变多发生在子宫颈外口处
D.宫颈原位癌不属于宫颈上皮内瘤样变
E.可表现为菜花型、浸润性、溃疡型三种类型
答案:B

四、辅助检查

(一)宫颈刮片细胞学检查

宫颈刮片细胞学检查是宫颈癌筛查的主要方法。

(二)宫颈和宫颈管活体组织检查

宫颈和宫颈管活体组织检查是确定宫颈癌前病变和宫颈癌的最可靠方法。

五、护理措施

(一)鼓励病人摄入足够的营养

评估病人对摄入足够营养的认知水平、目前的营养状况及摄入营养物的习惯。注意纠正病人不良的饮食习惯，兼顾病人的嗜好，必要时与营养师联系，以多样化食谱满足病人需要，维持体重不继续下降。

(二)指导病人维持个人卫生

协助病人勤擦身、更衣，保持床单位清洁，注意室内空气流通，促进舒适。指导病人勤换会阴垫，每天冲洗会阴 2 次，便后及时冲洗外阴并更换会阴垫。

(三)协助术后康复

宫颈癌根治术涉及范围广，病人术后反应也较一般腹部手术者大。为此，更要求每 15～30 分钟观察并记录 1 次病人的生命体征及出入量，平稳后再改为每 4 小时一次。注意保持尿导管、腹腔、盆腔各种引流管及阴道引流通畅，认真观察引流液性状及量。通常按医嘱于术后 48～72 小时取出引流管，术后 7～14 天拔除尿管。拔除尿管前 3 天开始夹管，每 2 小时开放一次，定时间放尿以训练膀胱功能，促使恢复正常排尿功能。病人于拔管后 1～2 小时自行排尿 1 次；如不能自解应及时处理，必要时重新留置尿管。拔尿管后 4～6 小时测残余尿量 1 次，如超过 100ml 则需继续留置尿管；少于 100ml 者每日测 1 次，2～4 次均在 100ml 以内者说明膀胱功能已恢复。指导卧床病人进行床上肢体活动，以预防长期卧床并发症的发生。注意渐进性增加活动量，包括参与生活自理。术后需接受放疗、化疗者按有关内容进行护理。

(四)做好出院指导

护士要鼓励病人及家属积极参与出院计划的制订过程，以保证计划的可行性。

凡接受手术治疗的病人，必须见到病理报告单才可以决定出院日期。有淋巴转移的病人，则需继续接受放疗和化疗，以提高5年存活率。向出院病人说明认真随访的重要性，并核实通信地址。一般认为，出院后1个月行首次随访，出院后2年内，每3个月复查1次；3～5年内，每半年复查1次，第6年开始，每年复查1次。病人出现任何症状均应及时随诊。

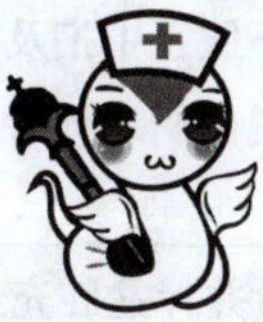

第十节 子宫肌瘤病人的护理

应试考点

临床表现

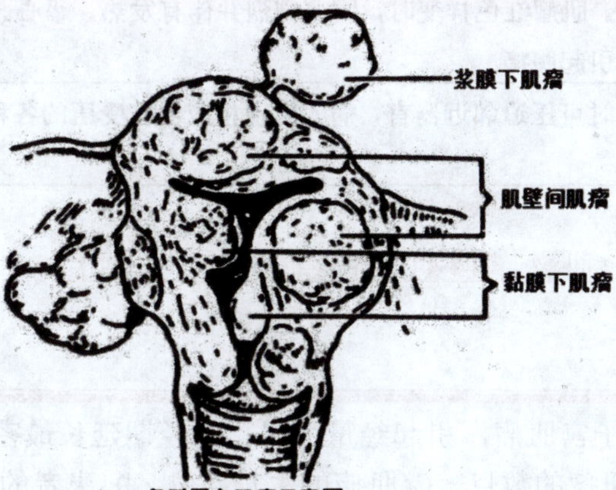

各型子宫肌瘤示意图

子宫肌瘤是女性生殖系统中最常见的良性肿瘤，多见于育龄妇女。

一、病因

子宫肌瘤的确切病因目前尚未找到。一般认为其发生和生长可能与女性性激素长期刺激有关。雌激素能使子宫肌细胞增生肥大，肌层变厚，子宫增大；雌激素还通过子宫肌肉组织内的雌激素受体起作用。近年来发现，孕激素也可刺激子宫肌瘤细胞核分裂,促进肌瘤生长。此外，由于卵巢功能、激素代谢均受到高级神经中枢的调节控制，故有人认为神经中枢对肌瘤的发病也可能起作用。

二、临床表现

月经改变	浆膜下肌瘤、肌壁间小肌瘤的病人常无明显月经改变；大的肌壁间肌瘤可致宫腔及内膜面积增大、子宫收缩不良或子宫内膜增生过长等，致使月经周期缩短，经期延长，经量增多，不规则阴道流血等；黏膜下肌瘤常表现为月经量过多，随肌瘤逐渐增大，经期延长；一旦发生坏死、溃疡、感染时，则有持续性或不规则阴道流血或脓血性排液等。病人因长期月经量过多可引起不同程度的贫血
腹部肿块	当肌瘤逐渐增大致使子宫超过妊娠3个月大小时，病人可于下腹正中扪及肿块，尤其膀胱充盈将子宫推向上方时更容易触及。巨大的黏膜下肌瘤脱出阴道外时，病人会因外阴脱出肿物就医
白带增多	肌壁间肌瘤使宫腔、宫腔内膜面积增大，内膜腺体分泌增加，并伴盆腔充血致白带增多；脱出于阴道内的黏膜下肌瘤表面极易感染、坏死，可产生大量脓血性排液或有腐肉样组织排出，伴有恶臭的阴道溢液
疼痛	通常无腹痛，常为腰酸、下腹坠胀，月经期加重。当浆膜下肌瘤发生蒂扭转时可出现急性腹痛。肌瘤红色样变时，腹痛剧烈并伴有发热、恶心。黏膜下肌瘤由宫腔向外排出时也可引起腹痛
压迫症状	肌瘤增大时可压迫邻近器官，病人出现相应器官受压的各种症状，如尿频、尿急、便秘等

巅峰速记法：子宫肌瘤=育龄期女性+经量过多+子宫增大。

真题精选

女性，40岁。患有子宫肌瘤，引起经量增多。与经期延长最密切的因素是
A.肌瘤的大小　B.肌瘤的数目　C.肌瘤的生长部位　D.患者的年龄　E.肌瘤的变性
答案:C

三、辅助检查

1.B型超声可区分子宫肌瘤与其他盆腔肿块。
2.MRI可准确判断肌瘤大小、数目和位置。
3.宫腔镜、腹腔镜等内镜检查以及子宫输卵管造影，可协助明确诊断。

四、治疗原则

根据病人的年龄、症状、肌瘤大小和数目、生长部位及对生育功能的要求等情况进行全面分析后选择处理方案。可采用保守治疗方法和手术治疗方法。

五、护理措施

(一)积极处理，缓解不适

1.出血多需住院治疗者，应严密观察并记录其生命体征变化情况。

2.协助医师完成血常规及凝血功能检查，测血型、交叉配血以备急用。

3.按医嘱给予止血药和子宫收缩剂；必要时输血、补液、抗感染或刮宫术止血；维持正常血压并纠正贫血状态。

4.巨大肌瘤病人出现局部压迫致尿、便不畅时应予导尿，或用缓泻剂软化粪便，或番泻叶 2～4g 冲饮，以缓解尿潴留、便秘症状。

5.需接受手术治疗者，按腹部及阴道手术病人常规进行护理。若肌瘤脱出阴道内，应保持局部清洁，防止感染。

(二)提供随访及出院指导

1.护士要努力使接受保守治疗的病人明确随访的时间、目的及联系方式，主动配合按时接受随访指导。

2.应该使受术者了解术后 1 个月返院检查的内容、具体时间、地点及联系人等，病人的性生活、日常活动恢复均需通过术后复查全面评估身心状况后确定。任何时候出现不适或异常症状需及时随诊。

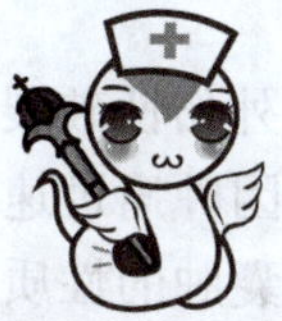

第十一节 卵巢癌病人的护理

应试考点

1.卵巢癌的转移途径

2.常见的并发症

卵巢癌是妇科常见的肿瘤，可发生于任何年龄，是女性生殖器三大恶性肿瘤之一。因早期无明显症状，一旦发现往往已属晚期，因此死亡率居妇科恶性肿瘤之首。

一、转移途径

主要通过直接蔓延及腹腔种植方式转移。癌细胞可直接侵犯包膜累及邻近器官，并广泛种植于腹膜及大网膜表面。由于卵巢有丰富的淋巴引流，瘤栓脱落后可随其邻近淋巴管扩散到髂区及腹主动脉旁淋巴结。因此淋巴结也是重要的转移途径，横隔为转移的好发部位，血行转移者少见。

二、临床表现

(一)卵巢良性肿瘤

初期肿瘤较小，病人多无症状，常在妇科检查时偶然发现。当肿瘤增长至中等大小时，病人可感腹胀或扪及肿块。较大的肿瘤占满盆腔时可出现压迫症状，如尿频、便秘、气急、心悸等。

(二)卵巢恶性肿瘤

早期多无自觉症状，出现症状时往往病情已属晚期。由于肿瘤生长迅速，短期内可有腹胀、腹部出现肿块及腹水。症状轻重取决于肿瘤大小、位置、侵犯邻近器官程度、有无并发症及组织学类型。若肿瘤向周围组织浸润或压迫神经则可引起腹痛、腰痛或下腹疼痛;压迫盆腔静脉可出现下肢水肿;患功能性肿瘤者可出现不规则阴道流血或绝经后阴道流血症状。晚期病人呈明显消瘦、贫血等恶病质现象。

三、并发症

(一)蒂扭转

蒂扭转为妇科常见的急腹症,约10%卵巢肿瘤发生蒂扭转。蒂扭转好发于瘤蒂长、活动度大、中等大小、重心偏于一侧的肿瘤,如畸胎瘤。病人体位突然改变或向同一方向连续转动时、妊娠期或产褥期由于子宫大小、位置的改变均易促发蒂扭转。发生急性蒂扭转后静脉回流受阻,瘤内极度充血,致瘤体迅速增大,后因动脉血流受阻瘤体发生坏死变为紫黑色,可破裂和继发感染。

病人的典型症状为突然发生一侧下腹剧痛,常伴恶心、呕吐甚至休克,系腹膜牵引绞窄所致。盆腔检查可触及张力较大的肿物,压痛以瘤蒂处最剧,并有肌紧张。若为不全扭转者有时可自然复位,腹痛也随之缓解。蒂扭转一经确诊应尽快手术。

(二)破裂

约有3%卵巢肿瘤发生破裂,有外伤性破裂及自发性破裂两种。外伤性破裂可因腹部受重击、分娩、性交、穿刺、盆腔检查等所致;自发性破裂则因肿瘤过速生长所致,多数为恶性肿瘤浸润性生长穿破囊壁引起。症状轻重取决于囊肿的性质及流入腹腔的囊液量,轻者仅感轻度腹痛,重者表现为剧烈腹痛、恶心、呕吐以致腹膜炎及休克。妇科检查可发现腹部压痛、腹肌紧张,可有腹水征,原有的肿块摸不到或扪及缩小的低张性肿块。怀疑肿瘤破裂时应立即剖腹探查。

(三)感染

较少见,多由肿瘤扭转或破裂后与肠管粘连引起,也可来源于邻近器官感染灶如阑尾脓肿扩散。病人表现为发热、腹痛、肿块、腹部压痛、反跳痛、肌紧张及白细胞计数升高等腹膜炎征象。发生感染者应先用抗生素抗感染,后手术切除肿瘤,若短期内不能控制感染则宜即刻手术。

(四)恶变

肿瘤迅速生长尤其双侧性应考虑有恶变可能, 诊断后应尽早手术。

真题精选

某妇女26岁,发现右侧卵巢肿物2年,1小时前突感右下腹剧痛伴恶心、呕吐,妇科检查:子宫(-),右附件有拳头大囊性肿物,边界清、活动差,左附件(-),最可能是

A.肿瘤破裂 B.肿瘤感染 C.右附件肿瘤蒂扭转 D.肿瘤恶变 E.左附件炎性包块

答案:C

四、辅助检查

(一)肿瘤标记物 CA125

肿瘤标记物 CA125 是目前被认为对卵巢上皮性肿瘤较为敏感的肿瘤标记物，阳性率达 80%～90%，但特异性不高，其他妇科疾病或恶性肿瘤也可以引起升高，所以 CA125 水平升高还必须结合临床进行综合分析。

(二)甲胎蛋白（AFP)

甲胎蛋白(AFP)是生殖细胞肿瘤的诊断标记物，内胚窦瘤可以合成 AFP，因此 AFP 是诊断内胚窦瘤的特异性肿瘤标记物。

(三)细胞学检查

通过腹水、腹腔冲洗液和胸腔积液找癌细胞。

五、护理措施

(一)手术前护理

术前护理包括备皮、配血、保留导尿管、灌肠、阴道灌洗等，配血量 800～1000ml。

(二)手术后的护理

1. 术后保留尿管 2～3 天，观察尿的颜色、性质和量及病人尿道口的情况；保留尿管期间每天擦洗尿道口及尿管 2 次，保持尿管通畅并使尿袋低于尿道口水平，防止逆行感染。拔除尿管时动作轻柔，避免损伤尿道黏膜，拔除尿管后鼓励病人多饮水、尽早排尿。

2. 饮食

手术当天禁食，术后第一天可以进食流食，根据排气的情况逐渐进食半流食、普食。行肠道切除手术的患者遵医嘱禁食、水，注意在排气前不能饮牛奶、豆浆及含糖的食品，以防止胀气的发生。

3. 活动

手术后 6～8 小时即可在床上翻身活动，术后第一日可改半卧位，根据体力于下午或术后第二日下地活动。

4. 预防静脉血栓

术后正确穿着抗血栓压力带以促进下肢静脉的回流，使用气压式循环驱动泵按摩下肢，减少静脉血栓的发生。

巅峰速记法：卵巢癌术后的护理措施和宫颈癌术后护理措施类似，唯独不同的是宫颈癌术后导尿管要保留 1～2 周。

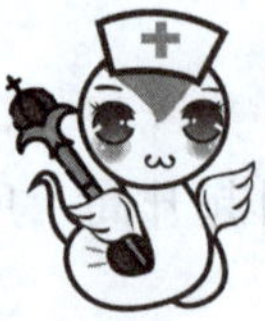

第十二节　绒毛膜癌病人的护理

应试考点

1. 绒毛膜癌的临床表现
2. 护理措施

一、病因

绒毛膜癌是一种高度恶性的滋养细胞肿瘤。病人多为育龄妇女，其中大多数继发于葡萄胎，多发生于葡萄胎后 1 年以上。滋养细胞发生恶变显微镜下检查典型的病变为滋养细胞极度不规则增生，增生与分化不良的滋养细胞排列成片状，侵入子宫内膜和肌层，并伴有大量出血和坏死，绒毛结构消失。

二、临床表现

转移性妊娠滋养细胞肿瘤大多数为绒毛膜癌，症状和体征视转移部位而异。主要经血行播散，最常见的转移部位是肺 80%，其次是阴道 30%、盆腔 20%、肝 10%、脑 10%等，各转移部位共同特点是局部出血。

（一）肺转移

常见症状为咳嗽、血痰或反复咯血、胸痛及呼吸困难。常急性发作，少数情况下可因肺动脉滋养细胞瘤栓形成造成急性肺梗死，出现肺动脉高压和急性肺功能衰竭。当转移灶较小时也可无任何症状。

（二）阴道转移

转移灶常位于阴道前壁，局部表现紫蓝色结节，破溃后引起不规则阴道流血，甚至大出血。

（三）肝转移

预后不良，多同时伴有肺转移，表现为上腹部或肝区疼痛，若病灶穿破肝包膜可出现腹腔内出血，导致死亡。

（四）脑转移

预后凶险，为主要死亡原因。按病情进展可分为三期：①瘤栓期：表现为一过性脑缺血症状，如暂时性失语、失明、突然跌倒等；②脑瘤期：瘤组织增生侵入脑组织形成脑瘤，表现为头痛、喷射性呕吐、偏瘫、抽搐直至昏迷；③脑疝期：瘤组织增大及周围组织出血、水肿，表现为颅内压升高，脑疝形成压迫生命中枢而死亡。

巅峰速记法： 绒毛膜癌=葡萄胎史+阴道流血+HCG 增高+无绒毛结构。

三、治疗原则

以化疗为主，手术和放疗为辅的综合治疗。

四、护理措施

(一)饮食护理

进食高蛋白、高维生素、易消化的饮食，鼓励病人多进食，以增加机体抵抗力。

(二)剧烈腹痛的护理

剧烈腹痛可能是肿瘤穿破子宫的信号，应做好手术准备，常规备皮、配血，准备好抢救物品及药品。

(三)转移病人的护理措施

阴道转移	①阴道转移结节未破溃的病人应以卧床休息为主，避免不必要的阴道检查及盆腔检查。如必须检查要先做指检，动作要轻柔，防止碰破结节引起出血。阴道转移的病人严禁行阴道冲洗 ②减少增加腹压的因素，如恶心、咳嗽，保持大便通畅，必要时给予缓泻剂 ③如发生转移灶破溃大出血时，可用长纱条压迫止血，纱条必须于 48 小时内取出，取出时必须做好输液、输血及抢救的准备。出血未止可再用无菌纱条重新填塞，记录取出和再填入纱条数量并输血、输液、预防感染
肺转移	①卧床休息，减轻病人消耗，呼吸困难者半卧位并吸氧 ②按医嘱给予镇静剂及化疗药物 ③大量咯血时有窒息、休克的危险，给予头低侧卧位，轻击背部，排除积血，同时迅速通知医生，配合医生进行止血抗休克治疗
脑转移	①让患者尽量卧床休息，起床时应人陪伴，以防发生意外损伤。观察颅内压增高的症状。记录出入液量，观察有无电解质紊乱的症状 ②按医嘱给予静脉补液，给予止血剂、脱水剂、吸氧、化疗等，严格控制补液总量和补液速度，以防颅内压升高 ③采取必要的护理措施预防跌倒、咬伤、吸入性肺炎、角膜炎、压疮等发生 ④做好 HCG 测定、腰穿等项目的检查配合 ⑤昏迷、偏瘫者按相应的护理常规实施护理

(四)预防感染

病人化疗首先出现的反应是白细胞减少，因此应预防感染的发生。

第十三节 葡萄胎及侵蚀性葡萄胎病人的护理

应试考点

1. 侵蚀性葡萄胎最常见的症状
2. 葡萄胎的重要辅助检查方法
3. 葡萄胎的健康教育

一、葡萄胎

葡萄胎是一种滋养细胞的良性病变，可发生在任何年龄的生育期妇女。葡萄胎分为完全性和部分性两类。

(一)临床表现

1. 完全性葡萄胎

(1)停经后阴道流血：为最常见的症状。停经 8～12 周开始出现不规则阴道流血，时出时停，量多少不定，若母体大血管破裂可造成大量出血，导致休克甚至死亡，有时在血中可发现水泡状物。若出血时间长又未及时治疗，可导致贫血和感染。

(2)卵巢黄素化囊肿：大量绒毛膜促性腺激素刺激卵巢卵泡内膜细胞发生黄素化而形成囊肿，称为卵巢黄素化囊肿。常为双侧性，也可单侧，大小不等，囊壁薄，表面光滑。一般无症状，偶可发生扭转。黄素化囊肿在水泡状胎块清除后 2～4 个月自行消退。

(3)子宫异常增大、变软：半数以上病人的子宫大于停经月份，质地极软，并伴血清 HCG 水平异常升高，其原因为葡萄胎迅速增长及宫腔内积血所致。约 1/3 病人的子宫大小与停经月份相符，子宫小于停经月份的只占少数，其原因可能与水泡退行性变、停止发展有关。

(二)辅助检查

1. 人绒毛膜促性腺激素（HCG)测定

病人的血、尿 HCG 处于高值范围且持续不降或超出正常妊娠水平。

2. 超声波检查

超声波检查是葡萄胎的重要辅助检查方法，宫腔内充满不均质密集状或短条状回声，呈“落雪状”，若水泡较大则呈“蜂窝状”。

巅峰速记法： 葡萄胎=停经+阴道流血+B 超呈落雪花状或蜂窝状或 HCG 升高。

(三)治疗原则

一旦确诊应及时清除子宫腔内容物，如黄素化囊肿蒂扭转且卵巢血运发生障碍应手术切除患侧卵巢。

(四)护理措施

1.严密观察病情

观察和评估腹痛及阴道流血情况，流血过多时，密切观察血压、脉搏、呼吸等生命体征。观察每次阴道排出物，一旦发现有水泡状组织要送病理检查，并保留消毒纸垫，以评估出血量及流出物的性质。

2.做好术前准备及术中护理

刮宫前配血备用，建立静脉通路，准备好缩宫素和抢救药品及物品。为防止宫缩时将水泡挤入血管造成肺栓塞或转移，缩宫素应在充分扩张宫口、开始吸宫后使用。葡萄胎清宫不易一次吸刮干净，一般于1周后再次刮宫。注意选用大号吸管吸引，待子宫缩小后再慎重刮宫，刮出物选取靠近宫壁的葡萄状组织送病理检查。对合并妊娠期高血压疾病者做好相应的护理。

(五)健康教育

1.告知病人进高蛋白、高维生素、易消化饮食，适当活动，保持睡眠充足。

2.保持外阴清洁，以防感染。葡萄胎清宫术后禁止性生活1个月，以防止感染。

3.做好避孕宣教，告知病人应坚持避孕1年，避孕方法最好选用工具避孕（阴茎套或阴道隔）。

4.定期随访。血清HCG定量测定，葡萄胎清宫后，每周随访一次，直至连续3次正常，以后每个月一次共6个月，然后再2个月一次共6个月，自第一次阴性后共计1年。在随访血、尿HCG的同时，应注意有无阴道异常流血、咳嗽、咯血及其他转移灶症状。定时作妇科检查、盆腔B超及胸片或胸部CT检查。

巅峰速记法：葡萄胎术后禁止性生活1个月，避孕1年，注意别记混淆。

二、侵蚀性葡萄胎

侵蚀性葡萄胎又称恶性葡萄胎，是指病变侵入子宫肌层或转移至近处或远处器官。显微镜下可见葡萄胎组织的滋养细胞有不同程度的增生，并有出血和坏死，但仍可见变形的或完好的绒毛结构。

(一)临床表现

1.侵蚀性葡萄胎大多继发于良性葡萄胎，病人均有葡萄胎病史，多发生在葡萄胎清除术后6个月以内。

(1)不规则阴道流血：葡萄胎清除后、流产或足月产后出现不规则阴道流血，量多少不定，也可表现为一段时间的正常月经后再停经，然后出现阴道流血。长期流血者可致继发贫血。

(2)子宫复旧不全或不均匀增大：葡萄胎排空后4～6周子宫未恢复正常大小，质软，也可因子宫肌层病灶的部位和大小的影响表现为子宫不均匀性增大。

(3)卵巢黄素化囊肿：由于HCG持续作用，在葡萄胎排空、流产或足月产后，卵巢黄素化囊肿可持续存在。

(4)腹痛：一般无腹痛，若肿瘤组织穿破子宫，可引起急性腹痛和腹腔内出血症状。黄素化囊肿发生扭转或破裂时也可出现急性腹痛。

(5)假孕症状：由于肿瘤分泌HCG及雌、孕激素的作用，表现为乳房增大，乳头、乳晕着色，甚至有初乳样分泌，外阴、阴道、宫颈着色，生殖道质地变软。

2. 转移灶表现。侵蚀性葡萄胎最常见的转移部位是肺，其次是阴道、子宫旁，脑转移较少见。出现肺转移时，病人往往有咯血。

真题精选

关于侵蚀性葡萄胎的叙述，正确的是
A. 多继发于人工流产术后
B. 转移灶最常见的部位是肺部
C. 肺部转移灶表现为紫蓝色结节
D. 最主要的症状是停经后阴道出血
E. 侵蚀性葡萄胎是一种良性滋养细胞疾病
答案:B

侵蚀性葡萄胎与绒毛膜癌最主要的区别点是
A. 阴道流血时间长短　B. 距葡萄胎排空后时间长短　C. 尿中HCG值的高低
D. 子宫大小程度不同　E. 活组织镜下见有无绒毛结构
答案:E

(二)辅助检查

血和尿的绒毛膜促性腺激素（HCG)测定。病人往往于葡萄胎排空后9周以上，或流产、足月产、异位妊娠4周以上，血、尿HCG测定持续高水平或一度下降后又上升，排除妊娠物残留或再次妊娠，结合临床表现可诊断。

巅峰速记法：侵蚀性葡萄胎=葡萄胎病史+阴道流血+HCG增高+有绒毛结构，绒毛膜癌=葡萄胎病史+阴道流血+HCG增高+无绒毛结构。

(三)治疗原则

治疗原则以化疗为主，手术和放疗为辅。年轻未生育者尽可能不切除子宫，以保留生育能力，如不得已切除子宫者仍可保留正常卵巢。需手术治疗者一般主张先化疗，待病情基本控制后再行手术，对肝、脑有转移的重症病人可加用放射治疗。

(四)护理措施

1.严密观察病情。严密观察病人腹痛及阴道流血情况，记录出血量，出血多时除密切观察病人的血压、脉搏、呼吸外，配合医生做好抢救工作，及时做好手术准备。动态观察并记录血β-HCG的变化情况，识别转移灶症状，发现异常立即通知医师并配合处理。

2.减轻不适。

3.对疼痛、化疗不良反应等问题积极采取措施减轻症状，尽可能满足病人的合理要求。

(五)健康教育

鼓励病人进食，向其推荐高蛋白、高维生素、易消化的饮食，以增强机体的抵抗力。注意休息，不过分劳累，有转移灶症状出现时应卧床休息，待病情缓解后再适当活动。注意外阴清洁，防止感染，节制性生活，做好避孕指导。出院后严密随访，第一次在出院后3个月，然后每6个月1次至3年，此后每年1次至5年，以后可以每2年一次，随访内容同葡萄胎。随访期间需严格避孕，应于化疗停止≥12个月方可妊娠。

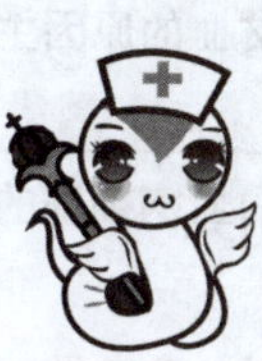

第十四节 白血病病人的护理

应试考点

1.临床表现
2.主要死亡原因
3.化疗的不良反应

一、病因

病因目前尚不完全清楚。可能与发病有关的因素如下。

(一)生物因素

生物因素主要包括病毒感染及自身免疫功能异常。

(二)化学因素

一些化学物质有致白血病的作用，如接触苯及其衍生物的人群白血病的发生率高于一般人群。

(三)放射因素

放射因包括X射线、电离辐射等。

(四)遗传因素

遗传因素、其他血液病。

(五)分类

	发病情况	骨髓象及周围血	骨髓原始细胞数
急性白血病	起病急、进展快、病程短	以原始细胞及早期幼稚细胞为主	一般超过30%
慢性白血病	病情发展缓慢，病程较长	异常成熟细胞为主，伴有幼稚细胞	常不超过10%～15%

二、急性白血病

(一)临床表现

起病急缓不一，急者多为高热或严重出血，缓者常为面色苍白、乏力或轻度出血。

发热	大多数发热由继发感染所致，但白血病本身也能引起发热，即肿瘤性发热。继发感染：主要表现为持续低热或高热甚至超高热，可伴畏寒或寒战及出汗等。肿瘤性发热：主要表现为持续低至中度发热，可有高热
出血	最主要原因是血小板生成减少。与血小板功能异常、凝血因子减少，以及白血病细胞的浸润和感染细菌毒素对血管的损伤等也有关系。出血可发生于全身任何部位，急性早幼粒细胞白血病易并发DIC而出现全身广泛性出血
贫血	常为首发症状，呈进行性加重，半数病人就诊时已为重度贫血。贫血的原因主要是由于骨髓中白血病细胞极度增生与干扰，造成正常红细胞生成减少
器官和组织浸润的表现	①肝、脾和淋巴结：急性白血病可有轻中度肝、脾肿大。主要与白血病细胞的浸润及新陈代谢增高有关 ②骨骼和关节：胸骨下段局部压痛较为常见。四肢关节痛和骨痛以儿童多见 ③中枢神经系统白血病：化疗药物不易通过血-脑脊液屏障，隐藏在中枢神经系统的白血病细胞不能被有效杀灭成为白血病髓外复发的主要根源，多发生在疾病缓解期，多见于急性淋巴细胞性白血病，尤其是儿童。主要为脑膜或中枢神经系统症状，表现为头痛、呕吐、颈强直、重者抽搐、昏迷，但不发热，脑脊液压力增高 ④睾丸受浸润表现为无痛性肿大，多为一侧性

真题精选

患者，男，急性高热、苍白和出血。最能提示患者为急性白血病的是

A.肝、脾肿大　B.四肢关节痛　C.皮肤结节　D.胸骨疼痛　E.黏膜损害

答案:D

(二)辅助检查

1. 血象

白细胞多在（10～50）$\times10^9$/L，少部分低于4×10^9/L或高于100×10^9/L，白细胞过高或过低者预后较差。病人常有不同程度的正细胞性贫血，可见红细胞大小不等，可找到幼红细胞。

2. 骨髓象

骨髓穿刺检查是急性白血病的必查项目和确诊的主要依据，对临床分型、指导治疗和疗效判断、预后估计等意义重大。多数病人的骨髓象呈增生明显活跃或极度活跃，以有关系列的原始细胞、幼稚细胞为主，而较成熟中间阶段的细胞缺如，并残留少量的成熟细胞，形成所谓的“裂孔”现象。若原始细胞占全部骨髓有核细胞的30%以上，则可做出急性白血病的诊断。

(三)治疗原则

1. 对症支持治疗

病情较重的病人须卧床休息，最好是将病人安置在单间病室，骨髓移植病人应在无菌层流室进行治疗。

防治感染	**是保证急性白血病病人争取有效化疗或骨髓移植，降低死亡率的关键措施之一。病人如出现发热，应及时查明感染部位及查找病原菌，使用有效抗生素**
纠正贫血	**严重贫血可吸氧，输浓缩红细胞，维持Hb＞80g/L。但白细胞淤滞时不宜立即输红细胞，以免进一步加重血液黏稠度**
控制出血	**血小板低者可输单采血小板悬液，保持血小板＞20×10^9/L，并发DIC时，则应做出相应处理**
预防尿酸肾病	**由于大量白血病细胞被破坏，尤其是化疗期间，可使血清及尿液中尿酸水平明显升高，尿酸结晶的析出可积聚于肾小管，导致少尿甚至急性肾衰竭。因此，应嘱病人多饮水或给予静脉补液，以保证足够尿量；应碱化尿液和口服别嘌醇**

2. 化学药物治疗

化疗是目前白血病治疗最主要的方法，也是造血干细胞移植的基础。

(1)诱导缓解：是指从化疗开始到完全缓解。完全缓解的标准是白血病的症状、体征消失，血象和骨髓基本正常。目前多采用联合化疗。

巅峰速记法： 急性淋巴细胞的基本方案是VP方案（长春新碱、泼尼松）。急非淋常用DA方案（柔红霉素、阿糖胞苷）。急性非淋巴细胞总的缓解率不如急淋。

(2)缓解后（巩固强化）治疗：目的是继续消灭体内残存的白血病细胞，防止复发，延长缓解期，争取治愈。治疗方法可用原诱导缓解方案或轮换使用多种药物。急性淋巴细胞共计治疗3～4年，急性非淋巴细胞共计治疗1～2年。

3. 中枢神经系统白血病

防治常用药物是甲氨蝶呤，在缓解前用或后鞘内注射，可同时加地塞米松。但可因化疗药物刺激或脑脊液压力改变导致患者头痛，应让其取去枕平卧充分休息（一般4～6小时）可缓解症状。

巅峰速记法：急性淋巴细胞白血病首选VP方案，急性粒细胞白血病首选DA方案，急性早幼粒细胞白血病首选全反式维A酸，慢性粒细胞白血病首选羟基脲，中枢神经系统白血病首选鞘内注射甲氨蝶呤。

4. 骨髓或外周干细胞移植原理

骨髓或外周干细胞移植原理是先用全身放疗和强烈的免疫抑制剂尽量将病人体内的白血病细胞最大可能全部杀灭，同时充分抑制病人的免疫功能，然后植入正常人的骨髓，以使病人恢复正常造血功能。

(四)护理措施

1. 保证休息、活动和睡眠

根据病人的体力，活动与休息可以交替进行，以休息为主。

2. 饮食护理

给予高蛋白、高维生素、高热量饮食。对恶心、呕吐者，应在停止呕吐后指导病人进行深呼吸和有意识吞咽，以减轻恶心症状，可少量多次进食，并可遵医嘱给予止吐药。

3. 化疗不良反应的护理

局部反应	柔红霉素、氮芥等多次静注可引起静脉炎，用药首选中心静脉置管，药物静注速度要慢，在静注后要用生理盐水冲洗静脉，以减轻其刺激。若发生静脉炎需及时使用普鲁卡因局部封闭，或冷敷、休息数天直至静脉炎痊愈。静脉输注时，注意血管要轮换使用
化疗药物外渗的紧急处理	①立即停止药物注入，不要拔针，尽量回抽渗入皮下的药液 ②解毒：氮芥、丝裂霉素、放线菌素D外渗时，解毒药用硫代硫酸钠；多柔比星、长春新碱外渗时，解毒药用8.4%碳酸氢钠 ③封闭：利多卡因局部封闭 ④涂抹：可用50%硫酸镁、中药“六合丹”、多磺酸黏多糖乳膏（喜疗妥）软膏直接涂抹患处 ⑤冷敷：局部24小时冰袋间断冷敷 ⑥抬高：抬高患肢、溃疡、坏死皮肤进行清创换药或植皮，渗漏24小时后，可行红外线、超短波等理疗，炎症消退后功能锻炼。

骨髓抑制	抗白血病药物在杀伤白血病细胞的同时也会损害正常细胞，骨髓抑制作用最强的时间为化疗后第7～14天，恢复时间多为之后的5～10天，在化疗中必须定期查血象、骨髓象
胃肠道反应	某些化疗药物可以引起恶心、呕吐、食欲减退等反应。症状多出现在用药后1～3小时，因此避免在治疗前后2小时内进食，必要时可在治疗前1～2小时给予止吐药。化疗期间病人饮食要清淡、易消化和富有营养，进食后取坐位或半卧位，避免饭后立即平卧
口腔溃疡的护理	①选用漱口液：一般用生理盐水、朵贝尔溶液，若疑为厌氧菌感染可选用1%～3%过氧化氢溶液，若真菌感染可选用1%～4%碳酸氢钠、制霉菌素溶液，每次含漱时间为15～20分钟，至少每天3次，溃疡疼痛严重者可在漱口液中加入2%利多卡因止痛 ②促进溃疡面愈合的用药:碘甘油10ml加蒙脱石散(思密达) 1包与地塞米松5mg,调配成糊状;此外尚可选用溃疡贴膜、外用重组人表皮生长因子衍生物(金因肽)锡类散、新霉素、金霉素甘油等;霉菌感染者可选用制霉菌素甘油。用药方法:三餐后及睡前用漱口液含漱后，将药涂于溃疡处。为保证药物疗效的正常发挥，涂药后2～3小时方可进食或饮水。此外，四氢叶酸钙(口服与含漱)对大剂量甲氨蝶呤化疗引起的口腔溃疡效果显著。

4.其他

(1)长春新碱属于生物碱类，能引起末梢神经炎、手足麻木感，停药后可逐渐消失，可服用维生素B_1治疗。

(2)柔红霉素、阿霉素、高三尖杉酯碱类药物可引起心肌及心脏传导损害，用药前、后应监测病人心率、心律及血压。用药时缓慢静滴，＜40滴/分钟;注意观察病人面色和心率。一旦出现胸闷、心悸、心动过速或心动过缓等表现，应立即报告医生并配合处理。

(3)巯嘌呤、甲氨蝶呤、门冬酰胺酶对肝功能有损害作用，用药期间应注意观察病人有无黄疸，并定期监测肝功能。

(4)环磷酰胺（CTX)可引起脱发及出血性膀胱炎所致血尿，应多饮水，有血尿必须停药。由于大量白血病细胞被破坏，血液及尿中尿酸浓度明显增高，故要求病人多饮水并碱化尿液，给予别嘌醇。

三、慢性髓细胞白血病

慢性白血病按细胞类型分为慢性粒细胞白血病、慢性淋巴细胞白血病、慢性单核细胞白血病三型。我国以慢性粒细胞白血病多见，慢性淋巴细胞白血病较少见、慢性单核细胞白血病罕见。

(一)临床表现

慢性期	起病缓慢、早期常无自觉症状，随病情的发展可出现乏力、低热、多汗或盗汗、体重减轻等代谢亢进的表现。脾大为最突出的体征，可达脐平面，甚至可伸入盆腔，质地坚实、平滑，无压痛。但如发生脾梗死，则压痛明显。大多数病人可有胸骨中下段压痛，半数病人肝脏中度肿大，浅表淋巴结多无肿大。慢性期可持续1～4年

加速期	起病后1～4年间，70%慢性粒细胞白血病病人进入加速期，主要表现为原因不明的高热、虚弱、体重下降、脾脏迅速肿大、骨、关节痛以及逐渐出现贫血、出血。白血病细胞对原来有效的药物发生耐药
急变期	加速期从几个月到1～2年即进入急变期，急变期表现与急性白血病类似，多数为急性粒细胞白血病表现，20%～30%为急性淋巴细胞白血病表现

（二）辅助检查

(1)血象：可见各阶段的中性粒细胞，以中性中幼、晚幼和杆状核粒细胞为主，且数量显著增多，常高于$20\times10^9/L$，疾病晚期可高达$100\times10^9/L$。疾病早期血小板多在正常水平，部分病人增多，晚期血小板逐渐减少，并出现贫血。

(2)骨髓象：骨髓增生明显或极度活跃。以粒细胞为主，粒红比例明显增高，其中中性中幼、晚幼和杆状核细胞明显增多；原粒细胞<10%；嗜酸、嗜碱性粒细胞增多；红系细胞相对减少；巨核细胞正常或增多，晚期减少。

（三）治疗原则

1. 化学治疗

(1)羟基脲：羟基脲是目前治疗慢粒的首选化疗药物。起效快，但持续时间短，用药后2～3天白细胞数下降，停药后很快回升。

(2)白消安：白消安起效较羟基脲慢，但持续时间长，用药2～3周后外周血白细胞才开始减少，停药后白细胞减少可持续2～4周。

2. α-干扰素

该药与羟基脲或小剂量阿糖胞苷联合应用，可提高疗效。

3. 酪氨酸激酶抑制剂

酪氨酸激酶抑制剂能特异性阻断ATP在ABL激酶上的结合位置，使酪氨酸残基不能磷酸化，从而抑制BCR-ABL阳性细胞的增殖。

4. 异基因造血干细胞移植

异基因造血干细胞移植是目前被普遍认可的根治性标准治疗。宜在慢性期待血象和体征控制后尽早进行。HLA相合同胞间移植后，病人3～5年无病存活率为60%～80%。

（四）护理措施

1. 休息与活动

治疗期间要注意休息，尤其贫血较重病人（血红蛋白60g/L以下），以休息为主，不可过劳。

2. 饮食进食

高蛋白、高维生素食品，如瘦肉、鸡、新鲜蔬菜及水果，每日饮水1500ml以上。

3. 症状护理

定期洗澡，注意口腔卫生，少去人群多的地方，以预防感染。脾大显著，易引起左上腹不适，可采取左侧卧位。

4. 药物护理

遵医嘱给病人服用白消安（或羟基脲），定期复查血常规，以不断调整剂量。白消安可引起骨髓抑制、皮肤色素沉着、阳痿、停经。向病人说明药物副作用，使之能与医护人员配合，坚持治疗。

5. 病情观察

注意观察病人有无原因不明的发热、骨痛、贫血、出血加重及脾脏迅速肿大，有变化应及时就诊，以便及早得到治疗。

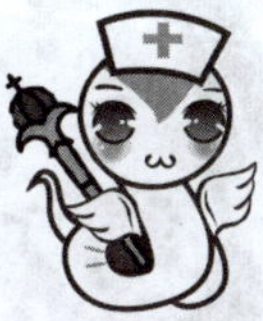

第十五节 骨肉瘤病人的护理

应试考点

1. 骨肉瘤的主要症状
2. 骨肉瘤的转移脏器

骨肉瘤是最常见的原发性恶性骨肿瘤。瘤体一般呈梭形，恶性程度高，预后差。发病年龄以 10～20 岁青少年多见。好发于长管状骨干骺端，股骨远端、胫骨和肱骨近端。

巅峰速记法： 急性血源性骨髓炎和骨肉瘤，好发于长骨的干骺端，如胫骨近端、股骨远端。而化脓性关节炎好发于髋关节和膝关节。

一、临床表现

主要表现为疼痛和局部肿胀。早期症状为局部隐痛，可发生在肿瘤出现以前，起初为间断性疼痛，逐渐发展为持续性剧烈疼痛，尤以夜间为甚。骨端近关节处可见肿块，触之硬度不一，伴有压痛，局部皮温高，静脉怒张。肿块增大时可累及邻近关节，出现关节活动受限。可伴有病理性骨折，多见于以溶骨性病变为主的骨肉瘤。肺转移发生率较高。

巅峰速记法： 绒毛膜癌、肾癌、骨肉瘤最常见转移部位是肺，肝癌肝外转移最常见的部位也是肺。

真题精选

最容易发生骨肉瘤转移的脏器是
A.脑　B.肺　C.肝　D.脾　E.肾
答案:B

二、辅助检查

(一)实验室检查

血清碱性磷酸酶、乳酸脱氢酶升高，与肿瘤细胞的成骨活动有关。术后碱性磷酸酶可下降至正常水平。

(二)影像学检查

X线检查显示病变多起于长骨干骺端，表现为成骨性、溶骨性或混合性骨质破坏。肿瘤生长顶起骨外膜，骨膜下产生新骨，表现为三角状骨膜反应阴影，称Codman三角。若恶性肿瘤生长迅速，超出骨皮质范围，同时血管随之长入，肿瘤骨与反应骨沿放射状血管方向沉积，表现为“日光射线”形态。

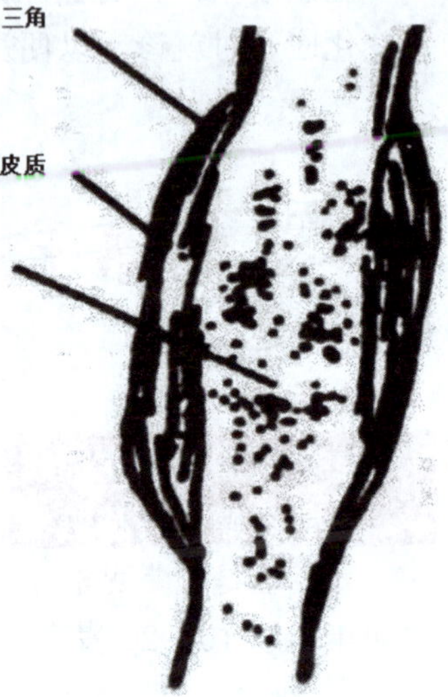

三、治疗原则

骨肉瘤采用以手术为主的综合治疗。明确诊断后，及时进行新辅助化疗，目的是消灭微小转移灶，然后作根治性瘤段切除、灭活再植或置入假体的保肢手术。无保肢条件者行截肢术，截肢平面应超过病骨的近侧关节。术后仍需作大剂量化疗。

四、护理措施

1.缓解疼痛，促进肌肉、关节功能恢复。

2.增强耐力，加强化疗护理。

(1)改善营养状况：鼓励病人增加经口饮食，摄入蛋白质、能量和维生素丰富的食物。对经口摄入不足者，应根据医嘱提供肠内或肠外营养支持，并实施相应的护理措施。

(2)化疗病人的护理：手术前后实施大剂量化疗，有利于骨肉瘤的根治。化疗药物的主要不良反应包括：胃肠道反应、骨髓抑制、肝功能受损、心肌受损、感染、溃疡等。因此，在病人接受大剂量化疗过程中，应加强护理。

化疗期间的护理	**化疗药物一般经静脉给药，药物的剂量根据体重进行计算。药物应现配现用，避免搁置过久，降低疗效。使用多种药物时，每种药物之间应用等渗溶液间隔。一旦药物外渗，应立即停止静脉滴注，局部用50%硫酸镁湿敷，防止皮下组织坏死**

化疗后的观察和护理	①胃肠道反应：最常见，可在化疗前半小时给予止吐药物，以预防恶心、呕吐 ②定期检查血常规，一般用药后 7～10 天，即可有白细胞和血小板的下降。若白细胞降至 3.5×10^9/L 者应遵医嘱停药或减量，血小板降至 80x10^9/L, 白细胞计数低于 1×10^9/L 时应做好保护性隔离，预防交叉感染。 ③化疗病人均有脱发，可在头部放置冰袋降温，减少毛囊部血运，降低头部皮下组织的血药浓度，预防脱发 ④鼓励病人多饮水，尿量保持在每日 3000ml 以上，预防泌尿系感染

3. 截肢术后的护理。

(1)体位：术后 24～48 小时应抬高患肢，预防肿胀。下肢截肢者，每 3～4 小时俯卧 20～30 分钟，并将残肢以枕头支托，压迫向下；仰卧位时，不可抬高患肢，以免造成膝关节的屈曲挛缩。

(2)观察和预防术后出血：注意观察截肢术后肢体残端的渗血情况，创口引流液的性质和引流量。对于渗血较多者，可用棉垫加弹性绷带加压包扎；若出血量较大，应立即扎止血带止血，并告知医师，配合处理。故截肢术后病人床旁应常规放置止血带，以备急用。

(3)幻肢痛：绝大多数截肢病人在术后相当长的一段时间内感到已切除的肢体仍然有疼痛或其他异常感觉，称为幻肢痛。疼痛多为持续性，尤以夜间为甚，属精神因素性疼痛。引导病人注视残肢，接受截肢的现实。应用放松疗法等心理治疗手段逐渐消除幻肢感。对于持续时间长的病人，可轻叩残端，或用理疗、封闭、神经阻断的方法消除幻肢痛。

(4)残肢功能锻炼：一般术后 2 周，伤口愈合后开始功能锻炼。方法是：用弹性绷带每日反复包扎，均匀压迫残端，促进软组织收缩；残端按摩、拍打及蹬踩，增加残端的负重能力。制作临时义肢，鼓励病人拆线后尽早使用，可消除水肿，促进残端成熟，为安装义肢做准备。

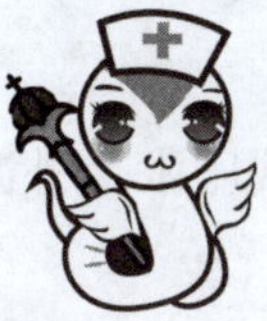

第十六节 颅内肿瘤病人的护理

应试考点

1. 临床表现
2. 诊断的首选方法
3. 术后护理

颅内肿瘤又称脑瘤，包括原发性肿瘤和继发性肿瘤。原发性肿瘤发生于脑组织、脑膜、脑神经、垂体、血管及残余胚胎组织等；继发性肿瘤是身体其他部位恶性肿瘤转移到颅内的肿瘤。

一、临床表现

颅内压增高	呈慢性、进行性加重过程。若未得到及时治疗，轻者可发生视神经萎缩，约80%病人引发视力减退，重者可引起脑疝
局灶症状与体征	是脑瘤直接刺激、压迫和破坏脑组织而出现的局部神经功能紊乱表现，因肿瘤部位而异，如意识障碍、癫痫发作、进行性运动或感觉障碍、视力或视野障碍、语言障碍及共济失调等

真题精选

颅内肿瘤患者最常见的临床表现是

A. 意识障碍　B. 颅内压增高　C. 感觉障碍　D. 癫痫　E. 运动障碍

答案:B

颅内动脉瘤最常见的部位是

A. 大脑中动脉　B. 大脑后动脉　C. 颈内动脉系统　D. 大脑前动脉　E. 基底动脉

答案: C

二、辅助检查

CT 和 MRI 是诊断颅内肿瘤的主要方法，不仅能明确诊断，而且能确定肿瘤的部位和大小及瘤周组织情况。CT 或 MRI 发现垂体腺瘤，尚需作血清内分泌激素测定以确诊。

三、治疗原则

(一)降低颅内压

降低颅内压常用治疗方法有脱水、激素治疗、冬眠低温和脑脊液外引流等。以缓解症状，为手术治疗争取时间。

(二)手术治疗

手术治疗是最直接有效的方法。若肿瘤不能完全切除，可行内减压术、外减压术和脑脊液分流术等，以降低颅内压，延长生命。

(三)放射治疗

放射治疗适用于肿瘤位于重要功能区或部位深不宜手术者，或病人全身情况差不允许手术及对放射治疗较敏感的颅内肿瘤。分为内照射和外照射法。

(四)化学治疗

逐渐成为重要的综合治疗手段之一。但在化疗过程中需防颅内压升高、肿瘤坏死出血及抑制骨髓造血功能等不良反应。

四、护理措施

(一)术前护理

颅内肿瘤病人有各种神经功能障碍，术前要认真评估，协助医师做好各项检查。对失语病人选择有效沟通方法，给予病人和家属心理支持。加强生活护理，特别是视听觉障碍、面瘫、偏瘫的病人，预防意外损伤。经口鼻蝶窦入路手术的病人，术前需剃胡须、剪鼻毛。

(二)术后护理

1. 体位

幕上开颅术后病人应卧向健侧，避免切口受压。幕下开颅术后早期宜取去枕侧卧或侧俯卧位；经口鼻蝶窦入路术后取半卧位，以利伤口引流。后组脑神经受损、吞咽功能障碍者只能取侧卧位，以免口咽部分泌物误入气管。体积较大的肿瘤切除后，因颅腔留有较大空隙，24～48 小时内手术区应保持高位，以免突然翻动时脑和脑干移位，引起大脑上静脉撕裂、硬脑膜下出血或脑干功能衰竭。搬动病人或为其翻身时，应有人扶持头部使头颈部成一直线，防止头颈部过度扭曲或震动。

2. 饮食

术后次日可进流食，以后从半流食逐渐过渡到普食。颅后窝手术或听神经瘤手术后，因舌咽、迷走神经功能障碍而发生吞咽困难、饮水呛咳者，应严格禁食禁饮，采用鼻饲供给营养，待吞咽功能恢复后逐渐练习进食。

3. 创腔引流的护理

手术后创腔引流瓶（袋）放置于头旁枕上或枕边，高度与头部创腔保持一致，以保证创腔内一定的液体压力，可避免脑组织移位。手术 48 小时后，可将引流瓶（袋）略放低，以期较快引流出腔内残留的液体，使脑组织膨出，以减少残腔，避免局部积液造成颅内压增高。引流放置 3～4 日，一旦血性脑脊液转清，即可拔除引流管，以免形成脑脊液漏。

4. 手术后并发症的观察和护理

(1)颅内压增高：主要原因是周围组织损伤、肿瘤切除后局部血流改变、术中牵拉所致脑水肿。水肿密切观察生命体征、意识、瞳孔、肢体功能和颅内压的变化，遵医嘱给予甘露醇和地塞米松等，以降低颅内压。

(2)脑脊液漏：注意伤口、鼻、耳等处有无脑脊液漏。经蝶术后避免剧烈咳嗽，以防脑脊液鼻漏。若出现脑脊液漏，及时通知医生，并作好相应护理。

(3)尿崩症：主要发生于鞍上手术后，如垂体腺瘤、颅咽管瘤等手术涉及下丘脑影响血管升压素分泌所致。病人出现多尿、多饮、口渴，每日尿量>4000ml，尿比重低于 1.005。遵医嘱给予神经垂体后叶素治疗时，准确记录出入液量，根据尿量的增减和血清电解质的水平调节用药剂量。尿量增多期间，须注意补钾，每 1000ml 尿量补充 1g 氯化钾。

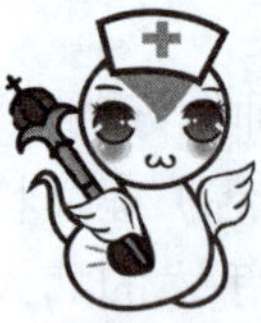

第十七节 乳腺癌病人的护理

应试考点

1. 临床表现
2. 转移途径
3. 术后护理及康复锻炼

乳腺癌是女性发病率最高的恶性肿瘤之一，也是女性最常见的癌症死亡原因。

一、病因

(一)激素作用

乳腺是多种内分泌激素的靶器官，其中雌酮及雌二醇与乳癌的发病有直接的关系。

(二)家族史

一级亲属中有乳腺癌病史者的发病危险性是普通人群的2～3倍。

(三)月经婚史

月经初潮年龄早、绝经年龄晚、不孕及初次足月产年龄较大者发病机会增加。

(四)乳腺良性疾病

与乳腺癌的关系尚有争论，多数认为乳腺小叶有上皮高度增生或不典型增生者可能与乳腺癌发病有关。

(五)饮食与营养

营养过剩、肥胖、高脂饮食可加强或延长雌激素对乳腺上皮细胞的刺激，从而增加发病机会。

(六)环境因素和生活方式

不良的环境因素刺激以及不健康的生活方式，均会导致乳腺癌的发生。

二、病理

(一)病理分型

非浸润性癌、早期浸润性癌、浸润性特殊癌、浸润性非特殊癌和其他罕见癌。

(二)转移途径

主要转移为局部浸润、淋巴转移、血行转移，其中腋窝淋巴结转移最多。

三、临床表现

(一)乳房肿块

1. 早期

表现为患侧乳房出现无痛性、单发的小肿块，病人多在无意中发现而就医。乳块多位于乳房外上象限，质硬、表面不光滑，与周围组织分界不清，在乳房内不易被推动。

2.晚期

肿块固定，不易推动，卫星结节、铠甲胸、皮肤破溃。

(二)乳房的改变

1.酒窝征

若肿瘤累及Cooper韧带，可使其缩短而致肿瘤表面皮肤凹陷，出现“酒窝征”。

2.乳头内陷

邻近乳头或乳晕的癌肿因侵入乳管使之缩短，可将乳头牵向癌肿一侧，进而可使乳头扁平、回缩、凹陷。

3.橘皮征

如皮下淋巴管被癌细胞堵塞，引起淋巴回流障碍，可出现真皮水肿，乳房皮肤呈“橘皮样”改变。

真题精选

乳腺癌特征性的乳腺体特征是

A.肿块　B.酒窝征　C.乳头内陷　D.乳头溢乳　E.红肿热痛

答案:B

(三)转移征象

1.淋巴转移

最初多见于患侧腋窝，少数散在、肿大的淋巴结，质硬，无压痛，可被推动，继而逐渐增多并融合成团，甚至与皮肤和深部组织粘连。

2.血行转移

乳腺癌转移至肺、肝、骨时，可出现相应症状。

巅峰速记法： 乳腺癌=外上象限无痛性不光滑肿块+腋窝淋巴结肿大。

(四)乳腺癌与其他疾病的鉴别

项目	纤维腺瘤	囊性增生病	乳管内乳头状瘤	乳腺癌
年龄	20～25岁	25～40岁	40～50岁	40～60岁
病程	缓慢	缓慢	缓慢	快
疼痛	无	周期性乳房胀痛	无	早期无
肿块数目	常为单个	大小不等结节状	常为单个	常为单个
肝块边界	清楚	不清	清楚	不清

项目	纤维腺瘤	囊性增生病	乳管内乳头状瘤	乳腺癌
乳头溢液	无	有	有	有
移动度	不受限	不受限	不受限	受限
转移病灶	无	无	无	淋巴结或血行转移

四、辅助检查

(一)影像学检查

X线钼靶摄片和干板照相检查，对区别乳房肿块性质有一定的价值，可用于乳癌的普查。

(二)病理学检查

可用细针穿刺肿块吸取组织细胞做细胞学检查。

五、治疗原则

乳腺癌采取以手术治疗为主，辅以化学药物、内分泌、放射治疗和生物治疗等综合治疗。

六、护理措施

(一)手术治疗的护理

1. 手术前护理

妊娠期或哺乳期的乳腺癌病人，前者应立即终止妊娠，后者应断乳，以免因体内激素水平活跃而加快癌肿发展。

2. 手术后护理

(1)卧位：术后待血压平稳后取半卧位,有利于引流和改善呼吸功能。

(2)观察病情：严密观察生命体征变化，观察伤口敷料渗血、渗液情况，并予记录。乳腺癌扩大根治术有损伤胸膜的可能，病人若感到胸闷、呼吸困难，应及时报告医生，以便早期发现和协助处理肺部并发症。

(3)患侧上肢肿胀的护理：患侧腋窝淋巴结切除、头静脉被结扎、腋静脉栓塞、局部积液或感染等因素导致上肢淋巴回流不畅、静脉回流障碍所致。护理时注意以下几点：①避免损伤：勿在患侧上肢测血压、抽血、做静脉或皮下注射等。避免患肢过度负重和外伤。②保护患侧上肢：平卧时患肢用软枕垫高，下床活动时用吊带托或用健侧手将患肢抬高于胸前，以防腋窝皮瓣滑动而影响愈合，避免患肢下垂过久。③促进肿胀消退：按摩患侧上肢或进行握拳、屈、伸肘运动，以促进淋巴回流。肢体肿胀严重者，可弹力绷带包扎或戴弹力袖以促进淋巴回流；局部感染者，及时应用抗生素治疗。

(4)伤口护理：①有效包扎：手术部位用弹力绷带加压包扎，使皮瓣紧贴胸壁，防止积液积气。包扎松紧度以能容纳一手指、维持正常血运、不影响呼吸为宜。②观察皮瓣血液循环：注意皮瓣颜色及创面愈合情况，正常皮瓣的温度较健侧略低，颜色红润，并与胸壁紧贴；若皮瓣颜色暗红，提示血液循环欠佳，有可能坏死，应及时报告医生及时处理。③观察患侧上肢远端血液循环：若手指发麻、皮肤发绀、皮温下降、动脉搏动不能扪及，提示腋窝部血管受压，应及时调整绷带的松紧度。

(5)引流管护理：乳腺癌根治术后，皮瓣下常规放置引流管并接负压引流，以便及时、有效地吸出残腔内的积液、积血，并使皮肤紧贴胸壁，从而有利于皮瓣愈合。护理时注意以下几点：保持有效负压吸引；妥善固定引流管；保持引流通畅；观察引流液的颜色和量；拔管：若引流液转为淡黄色，连续3日每日量少于15ml，创面与皮肤紧贴，手指按压伤口周围皮肤无空虚感，即可考虑拔管。

(6)患侧上肢功能锻炼指导：由于手术切除了胸部肌肉、筋膜和皮肤，使患侧肩关节活动明显受限制。术后加强肩关节活动可增强肌肉力量、松解和预防粘连，最大限度地恢复肩关节的活动范围。为减少和避免术后残疾，鼓励和协助病人早期开始患侧上肢的功能锻炼。①术后24小时内；活动手指及腕部，可做伸指、握拳、屈腕等锻炼。②术后1～3日：进行上肢肌肉等长收缩，可用健侧上肢或由他人协助患侧上肢进行屈肘、伸臂等锻炼，逐渐过渡到肩关节的小范围前屈、后伸运动(前屈＜30°，后伸＜15°)。③术后4～7日：病人可坐起，鼓励病人用患侧手洗脸、刷牙、进食等，并做以患侧手触摸对侧肩部及同侧耳朵的锻炼。④术后1～2周：术后1周皮瓣基本愈合后，开始做肩关节活动，以肩部为中心，指导病人做患肢功能锻炼时应注意锻炼的内容和活动量应根据病人的实际情况而定，一般以每日3～4次，每次20～30分钟为宜。锻炼应循序渐进，功能锻炼的内容应逐渐增加；术后7日内不上举，10日内不外展肩关节，不要以患侧肢体支撑身体，以防皮瓣移动而影响创面愈合。

七、健康教育

出院病人的指导：指导病人自我心理调节，保持豁达开朗的心境和稳定的情绪。介绍出院后化疗、放疗的方案及复查日期。手术后5年内应避免妊娠，因为妊娠可促使乳癌复发。

真题精选

患者女，28岁。乳腺癌扩大根治术后咨询护士可以妊娠的时间是术后

A.1年　B.2年　C.3年　D.4年　E.5年

答案:E

第十八节 子宫内膜癌病人的护理

应试考点

1. 典型症状
2. 最可靠的诊断方法

子宫内膜癌是发生于子宫体内膜层的一组上皮性恶性肿瘤，以来源于子宫内膜腺体的腺癌最为常见。

一、临床表现

(一)异常子宫出血

异常子宫出血是子宫内膜增生过长和子宫内膜癌最常见的临床表现。绝经后阴道出血为绝经后子宫内膜癌病人的主要症状，90% 以上的病人有阴道出血症状。尚未绝经者可表现为经量增多、经期延长或月经紊乱。

(二)阴道异常排液

阴道异常排液多为血性或浆液性分泌物， 合并感染有脓性或脓血性排液，有恶臭。

(三)下腹疼痛及其他症状

下腹疼痛可由宫腔积脓或积液引起，晚期则因癌肿扩散或压迫神经所致腰骶部疼痛;病人还可出现贫血、消瘦及恶病质等体征。

巅峰速记法：无痛性出血为前置胎盘，接触性出血为宫颈癌，绝经后出血为子宫内膜癌。

二、辅助检查

(一)分段诊断性刮宫（简称分段诊刮）

分段诊断性刮宫是诊断子宫内膜癌最可靠的方法。

(二)其他诊断检查

细胞学检查、超声波检查、子宫镜检查及 MRI、CT、淋巴造影检查均有助于确诊。

三、治疗原则

(一)手术治疗

手术治疗是子宫内膜癌病人的首选的治疗方法，通过手术切除病灶，同时进行手术-病理分期，根据病情选择手术方案。

真题精选

患者女，55 岁。因绝经后 5 年后，出现阴道不规则流血入院，经检查诊断为子宫内膜癌。患者咨询本病最常用的治疗方案，护士正确的回答是

A. 化疗　B. 手术治疗　C. 中药治疗　D. 放疗　E. 放化疗结合

答案:B

(二)放射治疗

放射治疗是治疗子宫内膜癌有效方法之一，适用于已有转移或可疑淋巴结转移及复发的内膜癌病人。

(三)药物治疗

1. 孕激素

孕激素适用于晚期或癌症复发者，不能手术切除或年轻、早期、要求保留生育功能者，选用大剂量孕激素也可获得一定效果。

2. 抗雌激素制剂

他莫昔芬是一类非甾体类抗雌激素药物，亦有弱雌激素作用，适应症与孕激素相同，与孕激素配合使用可望增加疗效。

3. 化学药物

化学药物适用于晚期不能手术或治疗后复发者。常用的化疗药物有顺铂、阿霉素等，可单独使用也可几种药物联合应用，还可与孕激素合并应用。

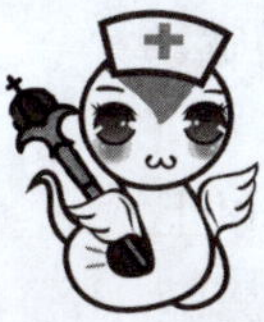

第十九节 甲状腺癌的护理

应试考点

1. 甲状腺癌的临床表现
2. 甲状腺癌的护理措施
3. 术后并发症的防治

一、病理及分类

(一)乳头状腺癌

乳头状腺癌约占成人甲状腺癌的 70%和儿童甲状腺癌的全部。多见于中青年女性，低度恶性，生长较缓慢，较早可出现颈淋巴结转移，但预后较好。

(二)滤泡状腺癌

滤泡状腺癌约占甲状腺癌的 15%。多见于中年人，肿瘤生长较迅速，属中度恶性；可经血液转移至肺、肝、骨和中枢神经系统，预后较乳头状腺癌差。

(三)未分化癌

此类甲状腺癌占5%～10%,多见于老年人。病情发展迅速,其中约50%的患者早期即有颈淋巴结转移,属高度恶性。

(四)髓样癌

髓样癌仅占7%，常伴家族史。预后比乳头状腺癌和滤泡状腺癌差。

二、临床表现

发病初期多无明显症状,仅在颈部出现单个、质地硬而固定、表面高低不平、随吞咽上下移动的肿块。未分化癌肿块可在短期内迅速增大，并侵犯周围组织；因髓样癌组织可产生激素样活性物质，患者可出现腹泻、心悸、脸面潮红和血清钙降低等症状，并伴其他内分泌腺体的增生。

晚期癌肿除伴颈淋巴结肿大外，常因喉返神经、气管或食管受压而出现声音嘶哑、呼吸困难或吞咽困难等；若颈交感神经节受压可引起Horner综合征；若颈丛浅支受累可出现耳、枕和肩等处疼痛。甲状腺癌远处转移多见于扁骨(颅骨、椎骨、胸骨、盆骨等)和肺。

三、辅助检查

(一)实验室检查

除血生化和尿常规检查外，测定甲状腺功能和血清降钙素有助于髓样癌的诊断。

(二)影像学检查

1.B超检查

测定甲状腺大小，探测结节的位置、大小数目及与邻近组织的关系。

2.X线检查

颈部X线摄片可了解有无气管移位狭窄、肿块钙化及上纵隔增宽。

(三)细针穿刺细胞学检查

可明确甲状腺结节性质的有效方法，该诊断的正确率可达80%以上。

(四)放射性核素扫描

甲状腺癌的放射性 ^{131}I 或 ^{99m}Tc 扫描多提示为冷结节且边缘较模糊。

四、治疗原则

手术切除是各型甲状腺癌的基本治疗方式,并辅助应用核素、甲状腺激素和放射外照射等治疗。

(一)手术治疗

一般多行患侧腺体连同峡部全切除、对侧腺体大部分切除,并根据病情及病理类型决定是否加行颈部淋巴结清扫或放射性碘治疗等。

(二)内分泌治疗

甲状腺癌行次全或全切除者应终身服用甲状腺素片，以预防甲状腺功能减退和抑制TSH。

（三）放射性核素治疗

术后 ^{131}I 治疗主要适用于45岁以上乳头状腺癌和滤泡状腺癌、多发性癌灶、局部侵袭性肿瘤及有远处转移者。

（四）放射外照射治疗

主要适用于未分化型甲状腺癌。

五、护理问题

（一）焦虑

焦虑与颈部肿块性质不明、环境改变、担心手术及预后有关。

（二）潜在并发症

潜在并发症有呼吸困难和窒息、喉返或喉上神经损伤、手足抽搐等。

六、护理措施

（一）术前护理

指导患者进行手术体位的练习，将软枕垫于肩部，保持头低颈过伸位以利术中手术野的暴露。指导患者深呼吸，学会有效咳嗽的方法。对精神过度紧张或失眠者，遵医嘱适当应用镇静剂或安眠药物，使其处于接受手术的最佳身心状态。

（二）术后护理

1.病情观察

密切监测患者生命体征的变化，观察切口渗血情况，注意引流液的量和颜色，及时更换浸湿的敷料，估计并记录出血量。了解患者的发音和吞咽情况，判断有无声音嘶哑或音调降低、误咽或呛咳。

2.体位

患者血压平稳或全麻清醒后取半坐卧位，以利呼吸和引流切口内积血。应减少颈部张力，避免剧烈咳嗽、说话过多等，消除出血诱因。

3.引流

为引流伤口渗血、渗液，常放置有乳胶片引流或胶管引流。应始终保持引流通畅，严密观察敷料渗出情况及引流量，术后伤口引流量一般不超过100ml。引流物于术后24～48小时拔除。引流目的是为便于观察切口内出血情况和及时引流切口内的积血，预防术后气管受压。

4.活动和咳痰

指导患者在床上变换体位，起身活动时可用手置于颈后以支撑头部。指导患者深呼吸、有效咳嗽，并用手固定预部以减少震动:亦可行超声雾化吸入，帮助患者及时排出痰液，保持呼吸道通畅，预防肺部并发症。

5.饮食

术后6小时清醒患者如无恶心呕吐，先给予患者温或凉流质饮食。饮食过热可使手术部位血管扩张，加重渗血。嘱病人少量慢咽，以减轻因吞咽引起的疼痛；若患者主诉因疼痛吞咽困难时，可在进食前30分钟给予止痛剂。手术后第2天开始进半流质饮食。

6. 药物

对于甲状腺全切除的患者应早期给予足够量的甲状腺素制剂。

7. 并发症的防治

(1)呼吸困难和窒息:是最危急的并发症，多发生于术后48小时内。临床表现为进行性呼吸困难、烦躁、发绀，甚至窒息；可有颈部肿胀，切口渗出鲜血等。常见原因:①切口内出血压迫气管，主要系手术时止血不完善、血管结扎线滑脱或凝血功能障碍所致。②喉头水肿，可因手术创伤或气管插管所致。③气管塌陷，气管壁长期受肿大甲状腺压迫而发生软化，在切除甲状腺大部分腺体后软化气管壁失去支撑所致。④双侧喉返神经损伤。

对因血肿压迫所致呼吸困难或窒息者，须立即配合进行床边抢救，即剪开缝线，敞开伤口，迅速除去血肿,结扎出血的血管。若患者呼吸仍无改善则需行气管切开、吸氧；待病情好转,再送手术室作进一步检查、止血和其他处理。对喉头水肿所致呼吸困难或窒息者，应即刻遵医嘱应用大剂量激素，如地塞米松30mg静脉滴注,若呼吸困难无好转，可行环甲膜穿刺或气管切开。

(2)喉返神经损伤:主要为手术时损伤所致,少数是由于有血肿或瘢痕组织压迫或牵拉引起。前者在术中立即出现症状，后者在术后数天才出现症状。一侧喉返神经损伤，多引起声音嘶哑，虽可经健侧声带向患侧过度内收而代偿，但不能恢复其原有音色；两侧喉返神经损伤可导致两侧声带麻痹引起失声、呼吸困难，导致窒息，多需立即气管切开。

(3)喉上神经损伤:多为手术时损伤喉上神经所致。若外支损伤，可使环甲肌瘫痪，引起声带松弛、声调降低。患者内支损伤，则使喉部黏膜感觉丧失，患者在进食，尤其饮水时，易发生误咽和呛咳。一般经理疗后可自行恢复。

(4)手足抽搐:由于手术时误切甲状旁腺或术后早期甲状旁腺血液供应不足引起血钙下降和神经、肌肉应激性增高所致。多在术后1～3日出现。多数患者症状轻且短暂，只有面部、唇部或手足部的针刺样麻木感或强直感，经2～3周，未受损伤的甲状旁腺增生，起到代偿作用，症状便消失。严重者可出现面肌和手足的疼痛性痉挛，甚至可发生喉、膈肌痉挛和窒息。抽搐发作处理:立即遵医嘱静脉注射10%葡萄糖酸钙或氯化钙10ml缓慢推注。

甲状腺癌术后并发症

损伤位置	临床表现
一侧喉返神经损伤	声音嘶哑
双侧喉返神经损伤	呼吸困难
喉上神经外支损伤	声带松弛、声调降低
喉上神经内支损伤	饮水时发生误咽和呛咳

七、健康教育

(一)功能锻炼为促进颈部功能恢复，术后患者在切口愈合后可逐渐进行颈部活动，直至出院后3个月。行颈淋巴结清扫术者,因斜方肌不同程度受损，功能锻炼尤为重要。故在切口愈合后即应开始肩关节和颈部的功能锻炼，并随时保持患侧上肢高于健侧的体位，以防肩下垂。

(二)治疗甲状腺全切除者应遵医嘱坚持服用甲状腺素制剂，以预防肿瘤复发。术后需加行放射治疗者应遵医嘱按时治疗。

(三)随访时教会患者颈部自行体检的方法。患者出院后须定期随访，复诊颈部、肺部和甲状腺功能等。若发现结节、肿块或异常应及时就诊。

应试一图通

第一节原发性支气管肺癌病人的护理
- 肺癌的重要致病因素：吸烟
- 最常见的症状：刺激性干咳

第二节食管癌病人的护理
- 食管癌的临床表现：早期为进食有哽咽感 ；中、晚期为进行性吞咽困难
- 转移途径：淋巴转移

第三节胃癌病人的护理
- 早期胃癌的有效方法：纤维胃镜检查
- 胃大部切除术后的常见并发症：术后出血

第四节原发性肝癌病人的护理
- 原发性肝癌最常见和最主要的症状：肝区疼痛
- 原发性肝癌最常用、最重要的方法：甲胎蛋白（AFP)测定

第五节胰腺癌病人的护理
- 胰腺癌的好发部位：胰头部
- 胰腺癌早出现的症状：上腹痛
- 胰腺癌的典型表现：黄疸呈进行性加重

第六节大肠癌病人的护理
- 结肠癌首先出现的症状：排便习惯和粪便性状改变
- 直肠癌的首选检查方法：直肠指检

第七节肾癌病人的护理
- 肾癌的临床表现：肾癌三联症（血尿、腰痛、肿块），和副瘤综合征
- 诊断肾癌最可靠的影像学方法：CT

第八节膀胱癌病人的护理
- 膀胱癌最常见和最早出现的症状：血尿
- 膀胱癌的晚期表现：膀胱刺激症状
- 最重要的检查手段：膀胱镜检查

第九节子宫颈癌病人的护理
- 转移途径：以直接蔓延和淋巴转移为主
- 早期表现：接触性出血
- 宫颈癌筛查的主要方法：宫颈刮片细胞学检查

第十节子宫肌瘤病人的护理
- 临床表现：月经改变、腹部肿块、白带增多、疼痛、压迫症状

第十一节卵巢癌病人的护理
- 卵巢癌的转移途径：直接蔓延及腹腔种植方式转移
- 常见的并发症：蒂扭转

第十二节绒毛膜癌病人的护理
- 移部位共同特点：局部出血

第十三节葡萄胎及侵蚀性葡萄胎病人的护理
- 葡萄胎的重要辅助检查方法：B 超检查
- 葡萄胎的健康教育：葡萄胎术后禁止性生活 1 个月，避孕 1 年，随访 2 年
- 侵蚀性葡萄胎最常见的症状：不规则阴道流血

第十四节白血病病人的护理
- 临床表现：发热、出血、贫血及各种器官浸润所引起的症状和体征
- 主要死亡原因：严重感染

第十五节骨肉瘤病人的护理
- 骨肉瘤的主要症状：局部疼痛
- 骨肉瘤的转移脏器：肺

第十六节颅内肿瘤病人的护理
- 诊断的主要方法：CT 和 MRI
- 最直接有效的方法：手术治疗

第十七节乳腺癌病人的护理
- 临床表现：乳房肿块、乳房的改变
- 转移途径：局部浸润、淋巴转移、血行转移，其中腋窝淋巴结转移最多

第十八节子宫内膜癌病人的护理
- 典型症状：绝经后不规则阴道流血
- 最可靠的方法：分段诊断性刮宫

第十九节甲状腺癌病人的护理
- 典型症状：在颈部出现单个、质地硬而固定、表面高低不平，随吞咽上下移动的肿块
- 并发症：呼吸困难和窒息、喉返神经损伤、喉上神经损伤、手足抽搐

第十四章 血液、造血器官及免疫疾病病人的护理

应试策略

本章考点较为集中，但试题数量少。考试大纲所规定的疾病有很多与血液系统有关联，故本章是学习诸多疾病的基础。学习中注意重点记忆各疾病的辅助检查和炎症性疾病检查中白细胞的变化、各疾病的临床表现和护理措施。

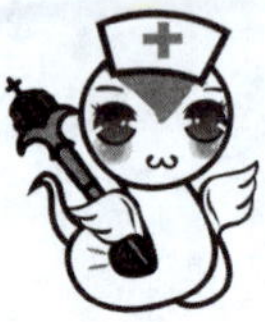

第一节 血液及造血系统的解剖生理

应试考点

1. 血液及造血系统的功能
2. 小儿血液特点

血液系统由血液及造血器官组成。血液由血细胞及血浆组成。造血器官有骨髓、胸腺、肝、脾和淋巴结。

一、血细胞的生成及造血器官

血细胞主要在骨髓生成。血细胞起源于卵黄囊的中胚层造血干细胞，又称多能干细胞，具有不断自我更新与多向分化增殖的能力。胚胎成形后造血干细胞随血流移居肝和脾，最后种植于红骨髓内。所以，在胚胎期 24 周前（6 个月前），胎肝为主要造血器官。婴儿出生后，红骨髓成为主要造血器官。在骨髓造血不能完全代偿时，肝脾可恢复部分造血功能，称为髓外造血。

二、血液组成及血细胞生理功能

(一) 血液组成

血液又称外周血，由血浆及血细胞组成。血细胞成分有红细胞、白细胞及血小板 3 种。

(二) 血细胞的生理特征及功能

红细胞	运输氧和二氧化碳	
白细胞	粒细胞	中性粒：吞噬异物尤其细菌
		嗜酸粒:抗过敏和抗寄生虫
		嗜碱粒：释放组胺及肝素

	单核细胞：清除死亡或不健康的细胞
	淋巴细胞又称免疫细胞：其中 T 细胞参与细胞免疫，B 细胞参与体液免疫
血小板	**参与生理性止血和血液凝固，保持毛细血管内皮完整性**

（三）小儿血液特点

1. 红细胞和血红蛋白量

由于胎儿期处于相对缺氧状态，红细胞和血红蛋白量较高。生后由于自主呼吸建立，红细胞生成素减少，骨髓造血功能暂时性降低，红细胞破坏增加，生长发育迅速，循环血量增加等因素，生后 2～3 个月出现“生理性贫血”，3 个月以后，红细胞生成素的生成增加，红细胞数和血红蛋白量又缓慢增加。

2. 白细胞计数及分类

中性粒细胞和淋巴细胞的两次交叉(比例相等)，第一次交叉出现在生后 4～6 天，第二次交叉出现 4～6 岁，8 岁后白细胞总数接近成人水平。

真题精选

正常小儿白细胞分类出现两次交叉的时间（或年龄）分别是

A. 出生后 2～4 天和 1～3 岁

B. 出生后 4～6 天和 4～6 岁

C. 出生后 6～8 天和 4～6 岁

D. 出生后 8～10 天和 8～10 岁

E. 出生后 13～15 天和 13～15 岁

答案:B

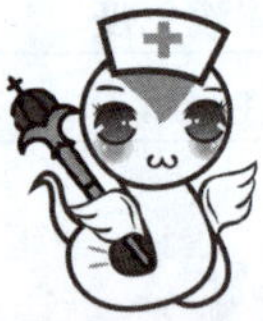

第二节 缺铁性贫血病人的护理

应试考点

1. 小儿贫血的分度
2. 营养性缺铁性贫血的病因
3. 营养性缺铁性贫血的临床表现
4. 营养性缺铁性贫血的治疗原则
5. 营养性缺铁性贫血的护理
6. 服用铁剂的注意事项

一、小儿贫血概述

贫血是指单位容积外周血液中血红蛋白浓度（Hb）、红细胞计数（RBC）和血细胞比容（HCT）低于相同年龄、性别和地区正常值低限的一种常见的临床症状。

小儿贫血的国内诊断标准是：新生儿期血红蛋白（Hb）＜145g/L，1～4个月时Hb＜90g/L，4～6个月时Hb＜100g/L，6个月以上则按WHO标准：6个月至6岁者Hb＜110g/L，6～14岁者Hb＜120g/L为贫血。海拔每升高1000m，Hb上升4%。

(一)贫血的程度

小儿贫血的分度如下。

分度	红细胞（10^9/L）	血红蛋白量（g/L）
轻度	3.00～4.00	91～120
中度	2.00～3.00	60～90
重度	1.00～2.00	30～60
极重度	＜1.00	＜30

(二)贫血的病因学分类

1.红细胞及血红蛋白生成不足

(1)造血物质缺乏：缺乏铁、维生素B_{12}、叶酸等，是小儿贫血最常见的原因。

(2)造血功能障碍：如再生障碍性贫血等。

2.红细胞破坏过多（溶血性贫血）

如遗传性球形红细胞增多症、G-6-PD缺乏、地中海贫血等。

3.红细胞丢失过多（失血性贫血）

包括急性和慢性失血性贫血。

二、营养性缺铁性贫血

营养性缺铁性贫血由于体内铁缺乏导致血红蛋白减少而引起的一种贫血。6个月至2岁的婴幼儿多见。

（一）病因及发病机制★★★★★

需铁量增加而铁摄入不足	是青少年、妇女、儿童缺铁性贫血的原因
	是导致小儿缺铁的主要原因。未及时添加含铁丰富的食物，年长儿偏食等
铁的丢失过多	慢性失血是成人缺铁性贫血最常见和最重要的病因。如消化性溃疡出血、月经过多、痔疮等
生长发育快	对铁的需要量相对增多
铁的吸收及利用障碍	十二指肠及空肠上段是铁的主要吸收部位，胃肠功能、骨髓造血功能等是影响铁吸收的主要因素。胃大部切除术或胃空肠吻合术均可导致铁吸收不良

巅峰速记法：小儿缺铁性贫血的主要原因为铁摄入不足，成人为慢性失血。

（二）临床表现

一般表现	乏力、易倦、头晕、头痛、心悸、气促、耳鸣、纳差及面色苍白、心率增快等	
组织缺铁表现	皮肤干燥，黏膜损害，以口唇甲床最明显。头发枯黄无光泽，可见反甲或匙状甲	
髓外造血表现	肝、脾、淋巴结增大	
非造血系统表现	消化系统	食欲减退、呕吐、腹泻等
	神经系统	精神行为异常、异食癖，儿童生长发育迟缓、智力低下
	心血管系统	严重贫血时心率增快，心脏扩大，甚至发生心力衰竭
	其他	如头发枯黄无光泽，常合并感染等

巅峰速记法：缺铁性贫血可见匙状甲，慢性肺源性心脏病病人可见杵状指，类风湿性关节炎表现为关节梭形畸形。

（三）辅助检查

1. 血常规

血常规主要为小细胞低色素性贫血。

2. 骨髓象

增生活跃，以红系增生为主，尤以中、晚幼红细胞增生为主。

（四）治疗原则

去除病因和铁剂治疗，必要时输血。常用硫酸亚铁、富马酸亚铁等。疗程至血红蛋白正常后继续服用3～6个月。

巅峰速记法： 铁剂治疗有效者于用药后1周左右网织红细胞数量上升，10天左右达高峰。

(五)护理措施

1.纠正不良饮食习惯

合理搭配饮食；告知家长喂养含铁丰富且易吸收的食物；婴儿提倡母乳喂养，按时添加含铁丰富的辅食或补充铁强化食品。

2.按医嘱应用铁剂时需注意★★★★★

①餐后、两餐之间服用	②与维生素C、果汁等同服，以促进铁吸收
③剂量从小开始	④牛奶、茶、抗酸药物等可抑制铁的吸收，应避免
⑤防止过量中毒	⑥吸管或服药后漱口，防止牙齿被染黑
⑦深部肌内注射，抽药和给药必须使用不同针头	

3.适当安排休息和活动

轻度贫血一般不需卧床休息，但应避免剧烈运动,活动间歇应充分休息，保证足够睡眠。严重贫血应根据其活动耐力下降情况制定活动强度、持续时间及休息方式，以不感到疲乏为度。

巅峰速记法： 治疗肝性脑病时，为了增加降氨药物的疗效，可先服用维生素C。

真题精选

与硫酸亚铁合用，可减少铁吸收的是

A.叶酸　B.苄丝肼　C.克拉维酸钾　D.奥美拉唑　E.维生素C

答案:D

第三节 营养性巨幼细胞贫血病人的护理

应试考点

1. 营养性巨幼细胞贫血的病因
2. 营养性巨幼细胞贫血的临床表现
3. 营养性巨幼细胞贫血的辅助检查
4. 营养性巨幼细胞贫血的治疗原则
5. 营养性巨幼细胞贫血的护理

营养性巨幼细胞贫血是由于缺乏维生素 B_{12} 和（或）叶酸所引起的一种大细胞性贫血。

一、病因

(一) 摄入不足

因乳类中维生素 B_{12} 和叶酸含量少，婴幼儿如未及时添加辅食可引起。

(二) 需要量增加

生长发育迅速使需要量增加。

(三) 吸收、转运障碍

慢性腹泻、严重营养不良等可造成吸收障碍。

(四) 其他

药物影响。

二、临床表现

以 6 个月～2 岁多见，起病缓慢。

(一) 一般贫血表现

患儿多虚胖，毛发稀疏细黄，面色苍黄或蜡黄，口唇、指甲等处苍白，常伴肝、脾肿大。

(二) 精神神经症状

患儿可出现烦躁不安、易怒等症状。维生素 B_{12} 缺乏者还可出现表情呆滞、目光发直、嗜睡，对外界反应迟钝，少哭不笑，智力及动作发育落后，甚至倒退。重症病例可出现肢体、躯干、头部和全身震颤、手足无意识运动，甚至抽搐、感觉异常、共济失调、踝阵挛和巴宾斯基征阳性等。叶酸缺乏者不发生神经系统症状，但可导致神经精神异常。

三、辅助检查

（一）骨髓象

增生活跃，以红细胞系统增生为主，各期幼红细胞巨幼变。

（二）血清叶酸和维生素 B_{12} 浓度测定

血清叶酸和维生素 B_{12} 浓度测定为诊断叶酸及维生素 B_{12} 缺乏的重要指标。血清维生素 B_{12}<100ng/L（正常 200～800ng/L）、血清叶酸<3μg/L（正常 5～6μg/L）。

四、治疗原则

祛除病因、补充维生素 B_{12} 和（或）叶酸是治疗的关键。维生素 C 促进叶酸的吸收，同时可提高疗效。一般 2～4 天患儿精神症状好转、食欲增加，随即网织红细胞上升，6～7 天达高峰，2 周后降至正常。

五、护理措施

1. 一般不需卧床休息。严重贫血者适当限制活动。烦躁、震颤、抽搐者遵医嘱用镇静剂，防止外伤。

2. 指导喂养，加强营养改善哺乳母亲营养，及时添加富含维生素 B_{12} 和叶酸的辅食。如叶酸缺乏者应多吃绿叶蔬菜、水果、谷类和动物肉类等；维生素 B_{12} 缺乏者要多吃动物肉类、肝、肾，禽蛋以及海产品。

3. 监测生长发育，评估患儿的体格、智力、运动发育情况，对发育落后者加强训练和教育。

真题精选

关于缺乏叶酸所致营养性巨幼红细胞性贫血的病因，以下哪项不正确

A. 单纯羊乳喂养，未及时添加辅食

B. 长期偏食绿叶蔬菜及动物内脏

C. 长期服用广谱抗生素

D. 长期应用 MTX

E. 慢性腹泻

答案:B

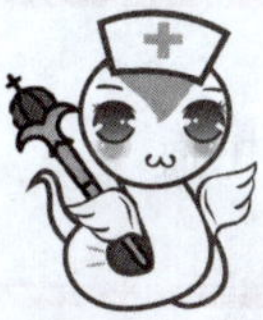

第四节 再生障碍性贫血病人的护理

应试考点

1. 再生障碍性贫血的病因
2. 再生障碍性贫血的临床表现
3. 再生障碍性贫血的治疗原则

一、病因

(一)药物及化学物质

最常见的药物是氯霉素，其余如磺胺、保泰松、阿司匹林等。化学物质以苯及其衍生物最为常见，如油漆、塑料、杀虫剂。

(二)物理因素

X 射线、γ 射线等。

(三)生物因素

各型肝炎病毒、EB 病毒等。

二、临床表现

主要表现为进行性贫血、出血、反复感染而肝、脾、淋巴结多无肿大。依据临床表现的严重程度和发病缓急将再障分为急性型（重型再障）和慢性型（非重型再障）。

(一)急性再生障碍性贫血

起病急、进展迅速，早期表现为出血与感染，随病程的延长出现进行性贫血。出血部位广泛，除皮肤黏膜外，还常有深部出血，如便血、血尿、子宫出血或颅内出血，危及生命。死亡原因为脑出血和严重感染。

(二)慢性再生障碍性贫血

此型较多见，起病及进展较缓慢。贫血往往是首发和主要表现。出血较轻，以皮肤黏膜为主。除女性有子宫出血外，很少有内脏出血。感染以呼吸道感染多见，合并严重感染者少。

巅峰速记法：再生障碍性贫血=贫血+出血倾向+全血细胞减少（或骨髓增生低下）。

真题精选

再生障碍性贫血患者常出现的体征应除外

A.面色苍白　B.肺部感染　C.口咽、肛周感染　D.肝，脾大　E.皮肤黏膜出血

答案:D

三、辅助检查

(一)血象

呈正常细胞贫血，全血细胞减少。白细胞计数以中性粒细胞减少为主。

(二)骨髓象

骨髓穿刺物中骨髓颗粒极少，脂肪滴增多。为确诊再障的主要依据。

1.急性型

骨髓显示增生低下或极度低下，粒、红二系明显减少，无巨核细胞。

2.慢性型

由于造血组织有灶性增生，因此不同部位骨髓象不一致，受损部位造血细胞明显减少，增生部位粒红两系减少不显著。但共同点是巨核细胞都减少。

四、治疗原则★★★★★

(一)去除病因

去除或避免在周围环境中可能导致骨髓损害的因素，禁用对骨髓有抑制的药物。

巅峰速记法：再障的患者，经药物治疗后6个月内可见药物的疗效，1个月网织红细胞升高，3个月后红细胞开始上升。

(二)支持和对症治疗

1.预防和控制感染

发生感染时，早期使用抗生素,以防止感染扩散。

2.止血

皮肤、鼻黏膜出血可用止血药物。出血严重可输浓缩血小板或新鲜冷冻血浆。

3.输血

主要的支持疗法。特别是成分输血，如浓缩红细胞等。

(三)雄激素

雄激素为治疗慢性再障首选药物，作用机制是刺激肾脏产生促红细胞生成素，对骨髓有直接刺激红细胞生成作用。

(四)免疫抑制剂

抗胸腺细胞球蛋白（ATG）和抗淋巴细胞球蛋白（ALG）能抑制病人T淋巴细胞或非特性免疫反应，是目前治疗重型再障的首选药物。环孢素（CsA）适用于各种类

型的再障，与 ATG 或 ALG 合用可提高疗效。

(五)造血生长因子

主要用于重型再障，一般在免疫抑制剂治疗的同时或以后应用，有促进骨髓恢复的作用。

(六)骨髓移植

主要用于重型再障，40 岁以下、未接受输血、未发生感染的病人，有供髓者可考虑。

(七)隔离

当患者粒细胞低于 0.5×10^9/L 时，应给予保护性隔离。

(八)限制活动

一般重度以上贫血，血红蛋白<60g/L 时要以卧床休息为主。中轻度贫血应休息与活动交替进行，活动中如出现心慌、气短应立刻停止活动。

真题精选

治疗慢性再生障碍性贫血的首选药物是

A. 糖皮质激素　B. 免疫抑制剂　C. 造血因子　D. 雄激素　E. 雌激素

答案:D

(九)脑出血的护理

1. 嘱病人多卧床休息，观察病人有无脑出血先兆，如头痛、呕吐、精神烦躁不安等。

2. 若发生颅内出血，处理如下。

(1)迅速通知医生。

(2)病人平卧位，头偏一侧，保持呼吸道通畅。

(3)开放静脉，按医嘱给予脱水剂、止血药或输浓缩血小板。

(4)观察病人意识状态、瞳孔大小、血压、脉搏及呼吸频率、节律。

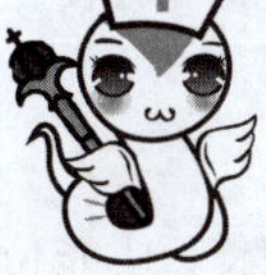

第五节 血友病病人的护理

应试考点

1. 血友病的出血特征
2. 血友病的护理措施

血友病是一组最常见的遗传性凝血因子缺乏的出血性疾病。分为血友病 A(Ⅷ因子缺乏)、血友病B(Ⅸ因子缺乏),以血友病A最为常见。

一、病因

本病为遗传性疾病。

二、临床表现

血友病临床主要表现为出血。血友病A出血较重,血友病B出血较轻。

(一)血友病出血特征

1. 出生即有,伴随终身。

2. 常表现为软组织或深部肌肉内血肿。

3. 负重关节(如膝、踝关节等)反复出血甚为突出,最终可致关节疼痛、肿胀、僵硬、畸形,可伴骨质疏松、关节骨化及相应肌肉萎缩(称血友病关节)。

(二)皮肤紫癜

血友病极少出现皮肤紫癜。重型病人可发生呕血、咯血,甚至颅内出血(致死原因之一)。

三、辅助检查

本病主要为内源性途径凝血障碍,凝血时间和激活部分凝血活酶时间延长,凝血酶原消耗(PCT)不良及简易凝血酶生成试验(STGT)异常。而出血时间、血小板计数均正常。

四、治疗原则

血友病目前尚无根治方法且需终生治疗,最有效的治疗方法仍是替代治疗,最好的治疗方式是预防性治疗。替代治疗的目的是将病人缺乏的凝血因子提高到止血水平,以预防或治疗出血。其原则是尽早、足量和维持足够时间。

五、护理措施

(一)出血的护理

1. 防止外伤,预防出血。避免手术治疗,必须手术时,应根据手术大小调节补充凝血因子的用量。

2. 尽量采用口服用药,不用或少用肌注和静注,必须时,在注射完毕至少压迫针刺部位5分钟,不使用静脉留置套管针,以免针刺点出血;

3. 注意口腔卫生,预防龋齿,避免拔牙;不食带骨、刺以及油炸的食物,避免刺伤消化道黏膜。

(二)关节的护理

关节腔积血导致关节不能正常活动时,应局部制动并保持肢体于功能位。在肿胀未完全消退、肌肉力量未恢复之前切勿使患肢负重。在关节腔出血控制后,功能锻炼的目的是防止关节挛缩、强直、肌肉萎缩和功能丧失。

(三)用药护理

输注凝血因子,应在凝血因子取回后立即输注;输入冷沉淀物时,应在37℃温水融化，并尽快输入；输注过程中注意观察有无输血反应，遵医嘱用药，禁忌使用阿托品、双嘧达莫、阿司匹林等抑制血小板聚集或使血小板减少的药物，以防加重出血。

（四）慢性病人适当限制活动

血小板＜50×10^9/L，应减少活动，增加卧床休息时间，严重出血或血小板＜20×10^9/L，必须绝对卧床。

真题精选

患者男，26 岁。血友病 16 年，胃大部分切除术后 2 小时出现烦躁不安，术口敷料渗血，值班护士首先应采取的措施是

A. 监测血糖变化　B. 监测生命体征　C. 观察皮肤受压情况

D. 查看患者病历　E. 查看四肢活动情况

答案：B

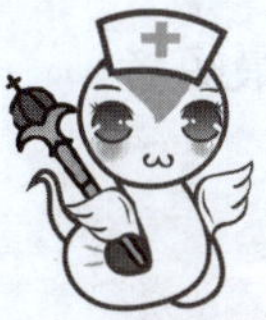

第六节 特发性血小板减少性紫癜病人的护理

应试考点

1. 特发性血小板减少性紫癜的临床表现
2. 特发性血小板减少性紫癜的治疗原则
3. 特发性血小板减少性紫癜的护理措施

特发性血小板减少性紫癜（简称 ITP）是一种自身免疫性出血综合征，也呈自身免疫性血小板减少，是血小板免疫性破坏，外周血中血小板减少的出血性疾病。育龄期女性发病率高于同年龄男性，60 岁以上人群发病率增高。

一、临床表现

本病分急性型和慢性型。

（一）急性型

急性型半数以上见于儿童，起病前 1～6 周常有上呼吸道或病毒感染史，起病急骤，全身的皮肤、黏膜出血。血小板计数＜40×10^9/L 时，可有内脏出血，而颅内出血可危急生命。急性型病程多在 4～6 周恢复，愈后很少复发。

（二）慢性型

慢性型以青年女性多见。起病缓慢隐匿，一般无前驱症状。出血症状较轻，表现为反复发作的皮肤及黏膜淤点、淤斑，可伴轻度脾大，女性病人常以月经过多为主要表现。

巅峰速记法：特发性血小板减少性紫癜=上呼吸道感染（或青年女性）+出血+血小板减少。

真题精选

患儿男，6岁，诊断为特发性血小板减少性紫癜。行生命体征测量时，护士发现患儿出现剧烈头痛、烦躁不安、频繁呕吐、瞳孔大小不等。该患儿最可能出现了

A.急性肺水肿 B.右心衰竭 C.颅内出血 D.消化道出血 E.脑疝

答案:E

二、辅助检查

(一)血象

血小板计数减少程度不一。

(二)骨髓象

骨髓巨核细胞数量增多或正常，形成血小板的巨核细胞减少。

(三)其他

出血时间延长，血块回缩不良，束臂试验阳性。血小板寿命明显缩短，最短者仅几个小时，血小板相关免疫球蛋白（PAIgG)增高。

三、治疗原则

(一)糖皮质激素

糖皮质激素为本病治疗的首选药物，该类药物可以抑制血小板与抗体结合，及时阻止单核-巨噬细胞吞噬破坏血小板（主要是在脾、肝)，并降低血管壁通透性。一般用药后数日即可改善出血症状，但不能根治，停药后易复发。待血小板接近正常后，可逐渐减量，常用小剂量（每日5～10mg)维持3～6个月。应用时，注意监测血压、血糖的变化，预防感染，保护胃黏膜。

(二)脾切除适应证

1.糖皮质激素治疗6个月以上无效者。

2.糖皮质激素治疗有效，维持量必须大于30mg/d。脾切除的作用机制是减少血小板破坏及抗体的产生。

(三)急症治疗

主要的治疗措施有血小板输注、静脉输注丙种球蛋白和静脉注射大剂量甲泼尼龙。适用于：①出血严重而广泛者；②血小板计数＜20×10^9/L者；③疑有或已发生颅内出血者；④近期将实施手术或分娩者。

巅峰速记法：特发性血小板减少性紫癜、系统性红斑狼疮、肾病综合征治疗均首选糖皮质激素。

四、护理措施★★★★★

(一)休息与活动

血小板计数$<20\times10^9/L$时应严格卧床休息，避免外伤，同时应警惕脑出血，便秘、剧烈咳嗽会诱发脑出血，故便秘时要用泻药或开塞露，剧咳者可用镇咳药。保持心情平静。

(二)饮食

宜进食高蛋白、高维生素、少渣饮食。

(三)症状护理

皮肤出血者不可搔抓皮肤，鼻腔出血不止，要用油纱条填塞。便血、呕血、阴道出血需卧床休息，对症处理。

(四)药物护理

本病首选药物为糖皮质激素，用药期间向病人及家属解释药物副作用，说明在减药、停药后副作用可以逐渐消失，以避免病人及家属忧虑。还应定期为病人检查血压、尿糖、白细胞计数，发现可疑副作用及时报告医生。

(五)避免使用损伤血小板的药物

如阿司匹林、双嘧达莫、吲哚美辛、保泰松、右旋糖酐等。

真题精选

患者女性，36岁，诊断为特发性血小板减少性紫癜，入院后告知患者禁用的药物是

A.泼尼松 B.阿司匹林 C.红霉素 D.阿莫西林 E.地西泮

答案:B

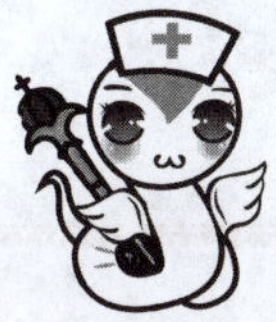

第七节 过敏性紫癜病人的护理

应试考点

1.过敏性紫癜的临床表现
2.过敏性紫癜的治疗原则
3.过敏性紫癜的护理措施

过敏性紫癜是一种常见的血管变态反应性疾病。主要表现为皮肤紫癜、黏膜出血、腹痛、便血、皮疹、关节痛及血尿，多为自限性。本病多见于儿童及青少年，春、秋季多发。

一、病因

感染(最常见的病因):包括细菌（以β溶血性链球菌引起的上呼吸道感染)、病毒

（如麻疹、水痘、风疹病毒）以及肠道寄生虫感染等。

●**巅峰速记法：** 风湿热、急性特发性血小板减少性紫癜、过敏性紫癜发病前都可以有上呼吸道感染病史。

二、临床表现

本病常见症状为过敏性紫癜。根据病变累及部位所出现的表现可分为5型。

单纯型（紫癜型）	最常见。以反复皮肤紫癜为主要表现，多位于下肢及臀部，呈对称分布。分批出现，大小不等，可融合成片或略高出皮肤表面，经7～14日消退
腹型	除皮肤瘀点或紫癜外，最常见的表现形式是腹痛，呈阵发性绞痛，多位于脐周或下腹部，可因腹肌紧张、明显压痛及肠鸣音亢进而误诊为急腹症
关节型	除过皮肤紫癜外，关节部位肿胀、疼痛、压痛及功能障碍等表现。多发生于膝、踝、肘、腕等大关节，反复发作，呈游走性，数日而愈且不留关节畸形
肾型	为本病最严重的临床类型，多见于成年人。多在紫癜发生后1周出现蛋白尿、血尿、管型尿。多数病人在3～4周内恢复。少数可发展为慢性肾炎，甚至尿毒症
混合型	具备2种以上类型的特点，称混合型

●**巅峰速记法：** 风湿热和过敏性紫癜关节型的鉴别：相同点均会出现关节肿痛，呈游走性，好发大关节。不同点风湿热的皮肤表现为典型的环形红斑，过敏性紫癜关节型皮肤表现为紫癜。

真题精选

患儿双下肢出现淤点淤斑，此时患儿可能会出现的最严重的并发症是

A.颅内出血　B.内脏出血　C.皮肤出血　D.肝衰竭　E.呼吸衰竭

答案:A

三、辅助检查

本病缺乏特异性实验室检查，凝血功能相关检查除出血时间（BT）可能延长外，其余均为正常；肾型或混合型过敏性紫癜可有血尿，蛋白尿，管型尿；肾功能受损时可出现血尿素氮升高、内生肌酐清除率下降等。

四、治疗原则

治疗原则是去除致病因素和药物治疗。治疗药物主要如下。

1.可选用抗组胺药，如异丙嗪、阿司咪唑、氯苯那敏（扑尔敏）及静注钙剂等。

2.增加血管壁抵抗力，降低血管壁通透性和脆性的药物，如大剂量维生素C、芦丁。

3.糖皮质激素，对腹型和关节型疗效较好，常用泼尼松，重者可用氢化可的松或地塞米松，疗效不佳者可酌情使用免疫抑制剂环磷酰胺或硫唑嘌呤。

4.肾型可用免疫抑制剂，也可用抗凝治疗或中药治疗。对慢性反复发作者可采用中药治疗。

五、护理措施

(一)急性期

应卧床休息。不要食用易引起过敏的鱼、虾、牛奶等，多吃蔬菜、水果。

(二)症状护理

腹痛时遵医嘱皮下注射阿托品以缓解疼痛；关节型病人应保护病变部位，避免外伤，置受累关节于合适位置，尽量减少活动，以减轻疼痛，促进出血的吸收。

(三)用药护理

应向使用糖皮质激素治疗的病人及家属讲明可能出现的不良反应，并加强护理。嘱应用环磷酰胺的病人多饮水，并注意观察小便量及色泽改变。

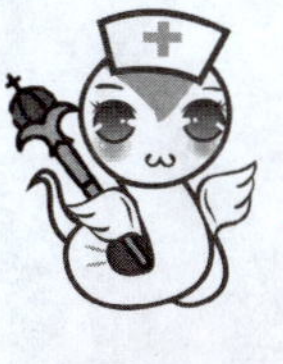

第八节 弥散性血管内凝血病人的护理

应试考点

1.弥散性血管内凝血的表现
2.弥散性血管内凝血的辅助检查
3.弥散性血管内凝血的护理

弥散性血管内凝血（DIC)是一种发生在许多疾病基础上，由致病因素激活凝血及纤溶系统，导致全身微血栓形成，凝血因子大量消耗并继发纤溶亢进，引起全身出血及微循环衰竭的临床综合征。微血栓形成是DIC的基本和特异性病理变化，其发生部位广泛，多见于肺、肾、脑、肝、心、肾上腺、胃肠道及皮肤、黏膜等部位，主要为纤维蛋白血栓及纤维蛋白-血小板血栓。

一、病因

1.感染性疾病是主要原因之一。

2.恶性肿瘤。常见的有急性白血病（急性早幼粒）。

3.病理产科。如胎盘早剥、羊水栓塞等。

4.组织损伤。

二、临床表现

DIC主要表现为微血栓形成、凝血功能异常、微循环障碍。

(一)出血倾向

最常见为自发性、多发性出血。可遍及全身，多见于皮肤、黏膜、伤口及穿刺部位出血。其次为内脏出血，如咯血、呕血、血尿、便血、阴道出血，重者可发生颅内出血。

(二)休克或微循环衰竭

为一过性或持续性血压下降，早期即出现肾、肺、脑等器官功能不全，表现为肢体湿冷、少尿、呼吸困难、发绀及神志改变等。休克程度与出血量常不成比例。

(三)微血管栓塞

微血管栓塞分布广泛。

(四)微血管病性溶血

一般较轻微，可表现为进行性贫血，贫血程度与出血量不成比例。

巅峰速记法： 白血病患者可以出现出血，但骨髓象极度增生；特发性血小板减少性紫癜表现为出血，但血小板减少；DIC 表现为出血和血小板减少，但伴有休克，注意这三个疾病的区分点。

三、辅助检查

(一)消耗性凝血障碍检查

血小板计数减少、凝血酶原时间延长、纤维蛋白原含量逐渐减低。

(二)纤溶亢进检查

纤维蛋白降解产物 FDP 增多、D-二聚体水平升高或阳性、3P 试验阳性等。

四、治疗原则

消除诱因如抗感染、治疗肿瘤、产科及外伤；纠正缺氧、缺血及酸中毒。抗凝治疗原则上使用肝素抗凝。

五、护理措施

(一)生命体征监测

注意意识状态变化，记录 24 小时尿量，观察皮肤颜色、温度、末梢感觉，尤其注意观察各器官的症状和体征。如肺栓塞表现为突然胸痛、呼吸困难、咯血；脑栓塞引起头痛、抽搐、昏迷等；肾栓塞会出现腰痛、血尿、少尿或无尿，甚至发生急性肾衰竭。

(二)用药护理

遵医嘱给予预防低血压的药物，维持静脉输液畅通，以防止血压降低后进一步减少末梢循环血量。在肝素抗凝过程中，补充新鲜凝血因子，并注意观察输血反应。

应试一图通

第一节血液及造血系统的解剖生理
- 血液及造血系统的功能：血细胞的生成及造血器官，骨髓、胸腺、肝、脾和淋巴结
- 小儿血液特点：红细胞和血红蛋白量，白细胞计数及分类

第二节缺铁性贫血病人的护理
- 小儿贫血的分度：轻度、中度、重度、极重度
- 营养性缺铁性贫血的病因：铁摄入不足、丢失过多、生长发育快、吸收及利用障碍
- 营养性缺铁性贫血的临床表现：皮肤黏膜苍白，肝、脾、淋巴结增大
- 营养性缺铁性贫血的治疗原则：祛除病因和铁剂治疗
- 服用铁剂的注意事项：两餐之间服用，与维生素C、果汁等同服，以促进铁吸收

第三节营养性巨幼细胞贫血病人的护理
- 营养性巨幼细胞贫血的病因：缺乏维生素B_{12}和（或）叶酸所引起的一种大细胞性贫血
- 营养性巨幼细胞贫血的临床表现：毛发稀疏细黄，面色苍黄或蜡黄，口唇、指甲等处苍白
- 营养性巨幼细胞贫血的辅助检查：骨髓象以红细胞系统增生为主，维生素B_{12}<100ng/L（正常200～800ng/L）、叶酸<3μg/L（正常5～6μg/L）
- 营养性巨幼细胞贫血的治疗原则：祛除病因、补充维生素B_{12}和（或）叶酸是治疗的关键

第四节再生障碍性贫血病人的护理
- 再生障碍性贫血的病因：药物及化学物质：最常见的药物是氯霉素，化学物质是苯
- 再生障碍性贫血的表现：进行性贫血、出血、反复感染而肝、脾、淋巴结多无肿大
- 血友病的出血特征：①出生即有，伴随终身。②常表现为软组织或深部肌肉内血肿。③负重关节（如膝、踝关节等）反复出血甚为突出

第五节血友病病人的护理
- 再生障碍性贫血的治疗原则：雄激素为治疗慢性再障首选药物
- 血友病的护理措施：出血的护理；关节的护理；用药护理

代谢，降低血钙水平。

真题精选

甲状腺激素包括

A. T_3 B. T_4 C. T_3和 T_4 D. TSH E. TRH

答案:C

四、甲状旁腺

甲状旁腺分泌甲状旁腺激素（PTH）。PTH 促进破骨细胞活动，增加骨钙的再吸收；与降钙素及 1,25-$(OH)_2D_3$共同调节体内钙、磷代谢，维持血钙平衡。

五、肾上腺

肾上腺分为皮质及髓质两部分，生理作用各异。

1. 肾上腺皮质

分泌以醛固酮为主的盐类皮质激素、以皮质醇等为主的糖类皮质激素及脱氢雄酮等性激素。醛固酮促进肾远曲小管和集合管重吸收钠、水和排出钾。

2. 肾上腺髓质

分泌肾上腺素和去甲肾上腺素。肾上腺素作用于α和β受体，使皮肤、黏膜、肾血管、平滑肌收缩（因α受体占优势），以及参与体内物质代谢；去甲肾上腺素主要作用于α受体，有强烈的收缩血管作用而使血压升高。

六、胰岛

分类	分泌激素	作用
胰岛 A 细胞	**胰高血糖素**	**升高血糖**
胰岛 B 细胞	**胰岛素**	**降低血糖**
胰岛 D 细胞	**生长激素释放抑制激素（SS）**	

七、性腺

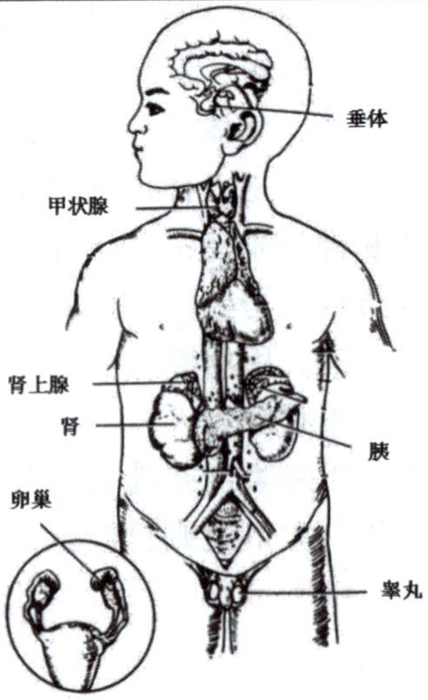

(一) 男性性腺为睾丸

睾丸位于阴囊内，左右各一，椭圆形，表面光滑，其功能除产生精子外，主要分泌雄激素。雄激素的作用是刺激男性性器官发育和男性第二性征的出现，并维持其成熟状态，促进蛋白质的合成、骨骼生长、红细胞生成，以及促进精细管上皮生成精子等。

(二) 女性性腺为卵巢

卵巢位于盆腔内成对的实质性器官，除产生卵子外，主要分泌雌激素和孕激素。雌激素的主要作用是刺激女性性器官发育和女性第二性征的出现，并维持其正常状态。孕激素主要为孕酮，由黄体所分泌，作用于子宫内膜，使其在增生期基础上进入分泌期，准备受精卵着床及正常妊娠的进行，并促进乳腺生长发育，还有致热作用，使排卵后基础体温升高，在水钠代谢方面有抗醛固酮作用。

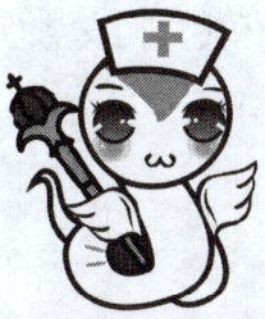

第二节 单纯性甲状腺肿病人的护理

应试考点

健康教育

单纯性甲状腺肿是因缺碘、先天性甲状腺激素合成障碍或致甲状腺肿物质等多种原因引起的非炎症性、非肿瘤性甲状腺肿大，不伴甲状腺功能减退或亢进表现。此病可呈散发性分布，也可地方性分布。

一、病因

1. 碘缺乏是地方性甲状腺肿的主要原因。

2. 致甲状腺肿物质。硫脲类药物、硫氰酸盐、保泰松、碳酸锂等可阻碍 TH 合成引起甲状腺肿。

3. 先天性甲状腺激素合成障碍。青春发育期、妊娠期、哺乳期，机体对甲状腺激素的需要量增加，可出现相对性缺碘而致生理性甲状腺肿。

二、临床表现

甲状腺常呈轻、中度弥漫性肿大，表面平滑，质地较软。若进一步增大，可出现颈部增粗和颈前肿块，扪及甲状腺有多个（或单个）结节并引起压迫症状。

压迫气管	**咳嗽、呼吸困难**
压迫食管	**吞咽困难**
压迫喉返神经	**声音嘶哑、失声**
压迫上腔静脉	**面部青紫、水肿、颈部与胸部浅静脉扩张**

在地方性甲状腺肿流行地区，如自幼碘缺乏严重，可出现地方性呆小病；病人摄入过多的碘时，可诱发碘甲状腺功能亢进症。

三、辅助检查

(一) 甲状腺功能检查

血清 TT_4、TT_3 正常，TT_4/TT_3 增高，血清 TSH 水平一般正常。

(二) 甲状腺摄 ^{131}I 率及 T_3 抑制试验

摄 ^{131}I 率增高但无高峰前移，可被 T_3 所抑制。

(三) 甲状腺扫描

可见弥漫性甲状腺肿，常呈均匀分布。

四、治疗与原则

(一)药物治疗

可使用碘剂、甲状腺制剂，但应避免大剂量碘治疗，以免诱发碘甲亢。

(二)手术治疗

单纯性甲状腺肿一般不须手术治疗。当出现压迫症状、药物治疗无好转者或疑有甲状腺结节癌变时应手术治疗。

五、护理措施

(一)一般护理

向病人阐明单纯性甲状腺肿的病因和防治知识，消除病人因形体改变而引起的自卑与挫折感，正确认识疾病所致的形体外观改变，指导病人利用服饰进行外修饰，完善自我形象。指导病人多食海带、紫菜等海产品含碘丰富的食物。

(二)病情观察

观察病人甲状腺肿大的程度、质地，有无结节和压痛，以及颈部增粗的进展情况。

(三)用药护理

结节性甲状腺肿病人避免大剂量使用碘治疗，以免诱发碘甲亢。

六、健康教育

1. 在地方性甲状腺肿流行地区，开展防治的宣传教育工作，指导病人补充碘盐，指出这是预防缺碘性地方性甲状腺肿最有效的措施。

2. 指导多进食含碘丰富的食物，如海带、紫菜等海产类食品，并避免摄入大量阻碍甲状腺激素合成的食物和药物。阻碍甲状腺激素合成的食物有卷心菜、花生、菠菜、萝卜等，药物有硫氰酸盐、保泰松、碳酸锂等。

3. 嘱病人按医嘱准确服药和坚持长期服药，以免停药后复发。教会病人观察药物疗效及不良反应。

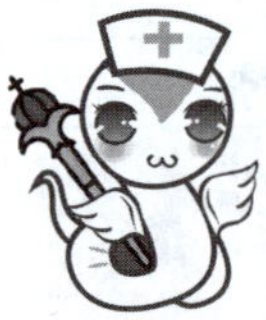

第三节 甲状腺功能亢进症病人的护理

应试考点

1. 用药
2. 突眼的护理
3. 术后并发症

甲状腺功能亢进症简称甲亢，是指由多种病因导致甲状腺功能增强，从而分泌甲状腺激素（TH）过多所致的临床综合征。其中弥漫性毒性甲状腺肿（Graves 病）

最常见，其发病与遗传和自身免疫有关。

一、病因

本病女性多见，各年龄组均可发病，以20～50岁为多。

(一)自身免疫病

人体内T、B淋巴细胞功能缺陷，可合成多种针对自身甲状腺抗原的抗体，是本病的主要原因。

(二)遗传因素

该病有家庭发病倾向。

(三)诱发因素

感染、创伤、精神刺激、劳累。

二、临床表现

(一)典型表现

高代谢症状和体征、甲状腺肿大、眼征是本病典型症状。

高代谢症状	由于TH分泌过多，病人出现疲乏无力、怕热多汗、皮肤潮湿、多食易饥体重下降等
精神神经系统	多言好动、焦躁易怒、记忆力减退、腱反射亢进，手、眼睑震颤等
心血管系统	心率增快、心律失常（如房颤、房扑等）、脉压增大（因收缩压增高而舒张压偏低）
消化系统	食欲亢进，肠蠕动快、排便次数增多，肝大，肝功能异常，偶有黄疸
运动系统	慢性甲亢性肌病，周期性瘫痪，可伴重症肌无力，肌萎缩
血液系统	WBC偏低，血小板寿命短，可出现紫癜
生殖系统	女性月经减少或闭经；男性多阳痿，乳房发育

巅峰速记法： 每个人都想过着猪八戒的生活（多食易饥饿），拥有猴哥的身材（体重下降），而且精神神经系统症状很符合猴哥的性格：神经过敏、多言好动、易激动、注意力不集中、伸舌头和双手震颤。

(二)体征

<table>
<tr><td>甲状腺肿大</td><td colspan="2">呈弥漫性、对称性肿大、随吞咽上下移动，
质软、无压痛、有震颤及血管杂音（特异性体征）</td></tr>
<tr><td rowspan="2">眼征</td><td>单纯性突眼</td><td>轻度突眼：突眼度在18mm以内
瞬目减少或凝视：眼神炯炯发亮
上眼睑挛缩，眼裂增宽
上眼睑移动滞缓
向上看时，前额皮肤不能皱起
两眼内聚减退或不能</td></tr>
<tr><td>浸润性突眼</td><td>眼内异物感、畏光、流泪、复视、视力减退、眼部静息或运动后疼痛等</td></tr>
</table>

	(Graves 眼病)	眼球突出常不对称,突眼度超过正常值上限 3mm,眼睑肿胀,眼睑不能闭合,结膜充血水肿,眼球活动受限;严重者眼球固定,视野缩小,角膜外露而形成角膜溃疡、全眼炎,甚至失明

(三)甲状腺危象

机制	发生原因可能与短时间内大量 T_3、T_4 入血有关
诱因	应激、感染、手术、^{131}I 治疗反应、手术准备不充分等
表现	①体温＞39℃ ②心率＞140 次/分 ③恶心、呕吐、腹泻、大汗、休克 ④烦躁不安、嗜睡(先兆表现)或谵妄、昏迷 ⑤可合并心衰、肺水肿等

三、辅助检查

基础代谢率(BMR)	测定应在禁食 12 小时、睡眠 8 小时以上、静卧空腹状态下进行。常用 BMR 简易计算公式:BMR%＝(脉压＋脉率)－111。正常 BMR 为±10%,＋20%～＋30%为轻度甲状腺功能亢进症,＋30%～＋60%为中度甲状腺功能亢进症,＋60%以上为重度甲状腺功能亢进症
FT_3、FT_4	血清游离甲状腺素(FT_4)、游离三碘甲腺原氨酸(FT_3)不受 TBG 影响,是临床诊断甲亢的首选指标
TT_3、TT_4	甲亢时总 T_3、总 T_4 增高,作为筛选检查
促甲状腺激素(TSH)	血清 TSH 浓度的变化是反映甲状腺功能最敏感的指标,甲亢时 TSH 降低
甲状腺摄 ^{131}I 率	总摄碘率增高
促甲状腺激素释放激素(TRH)兴奋试验	甲亢时 T_3、T_4 增高,反馈抑制 TSH,故 TSH 不受 TRH 兴奋;TRH 给药后 TSH 增高可排除甲亢。本试验安全,可用于老人及心脏病病人

真题精选

1.某甲状腺功能亢进症患者,行基础代谢率测定时间宜在

A.下午 6 点,餐后和静卧　B.清晨,空腹和静卧　C.下午 4 点,静卧

D.午间 12 点,餐后和静卧　E.下午 2 点,静卧

答案:B

2.一男性青年,身高 1.68m,体重 74 kg,可判断他为

A.肥胖　B.消瘦　C.正常　D.超重　E.极度消瘦

答案:D

巅峰速记法: 甲亢=心悸+突眼(眼胀)+情绪激动+多汗+甲状腺肿大。

四、治疗原则

(一)一般治疗

保证休息及营养，避免情绪波动，可适当使用镇静催眠剂，还可给予β受体阻滞剂等。

(二)抗甲状腺药物

目前常用药物分为硫脲类（甲硫氧嘧啶、丙硫氧嘧啶）及咪唑类（他巴唑、甲亢平）。作用机制为抑制甲状腺过氧化物酶，阻断甲状腺激素合成，具有一定的免疫抑制作用。丙硫氧嘧啶可抑制 T_4 转变为 T_3。

(三)外科治疗

甲亢外科治疗的基本方法是甲状腺大部分切除术。

1. 手术适应证

(1)中度以上的原发性甲亢。

(2)继发性甲亢。

(3)高功能腺瘤。

(4)抗甲状腺药物或 ^{131}I 治疗后复发者或坚持长期用药有困难者。

(5)腺体较大，伴有压迫症状或胸骨后甲状腺肿等类型的甲亢。

(6)妊娠早、中期（<5 个月）的甲亢病人具有上述指征者，也应考虑手术治疗。

2. 手术禁忌症

青少年病人、症状较轻者、老年病人或有严重器质性疾病不能耐受手术者。

(四)放射性碘

利用 ^{131}I 释放的β射线破坏甲状腺腺泡上皮，减少甲状腺素的合成与释放。适用于 30 岁以上、不能用药物或手术治疗或复发者。禁用于妊娠哺乳妇女、肝肾功能差、活动性结核等。放射性碘治疗可致永久性甲低。

(五)甲状腺危象的治疗

1. 将病人安置在安静低温的环境中，密切观察神志变化，定时测量生命体征。

2. 对症治疗及处理并发症。

(1)高热时可作药物或物理降温，必要时使用异丙嗪进行人工冬眠。禁用阿司匹林。(2)补充足量液体。(3)持续低流量给氧。(4)积极治疗感染、肺水肿等并发症。

3. 抑制甲状腺激素合成及 T_4 转变 T_3，首选丙硫氧嘧啶。

4. 抑制已合成的甲状腺激素释放放入血，可选用碘化钠卢格碘液。

五、护理措施

(一)一般护理

1. 避免各种刺激，保持病室安静，室温保持在 20℃左右，避免强光和噪音刺激。轻者可适当活动，但不宜紧张和劳累，重者则应卧床休息。

2. 饮食护理给予高热量、高蛋白、高维生素饮食，限制含纤维素高的食物，不宜进食碘含量高的食物，注意补充水分。

(二)症状护理

病人易出汗，应勤洗澡更衣，保持清洁舒适。腹泻较重者，注意保护肛周皮肤。有突眼者，应加强眼部护理。如经常点眼药，外出时戴茶色眼镜，以避免强光与灰尘的刺激，睡前涂眼药膏、戴眼罩，并抬高头部。低盐饮食，以减轻眼球后软组织水肿。

巅峰速记法：眼罩墨镜防刺激，常滴眼药经常提。高枕低盐减水肿，眼部症状收奇效。

(三)药物护理

遵医嘱用药，并注意观察的疗效及不良反应。抗甲状腺药物的常见不良反应有。

1. 粒细胞减少，严重者可致粒细胞缺乏症。主要发生在治疗开始后2～3个月内，需定期复查血常规，当白细胞低于3×10^9/L或中性粒细胞低于1.5×10^9/L时应停药；

2. 皮疹。

3. 中毒性肝病，用药前、后要检查肝功能。

(四)外科手术前后护理

1. 手术前护理

(1)药物准备：碘剂能抑制蛋白水解酶，减少甲状腺球蛋白的分解，从而抑制甲状腺素的释放，还能减少甲状腺血流量，使腺体充血减少，从而变小变硬，有利于手术进行。常用的碘剂为复方碘溶液（Lugol液）服用碘剂一般不要超过3周。当病人情绪稳定，睡眠好转，体重增加，BMR低于+20%，脉率稳定在90次/分以下，腺体缩小变硬，准备就绪，应及时手术。

(2)碘剂抑制甲状腺释放的作用是暂时的，如服用过久后或突然停药，原贮存于甲状腺滤泡内的甲状腺球蛋白大量分解，甲亢症状可重新出现，甚至比原来更为严重。因此，凡不准备手术的病人，一律不要服用碘剂。

(3)对常规应用碘剂或合用抗甲状腺药物效果不佳，即未达到手术前要求指标的病人，可改用盐酸普萘洛尔（心得安）60mg，6小时一次，一般在4～7天即可达到手术前准备的要求。由于普萘洛尔在体内的半衰期不到8小时，所以手术前1～2小时再口服1次。普萘洛尔亦可与碘剂合用。术前不用阿托品，以免引起心动过速。

2. 手术后护理

(1)一般护理：

体位与引流	病人血压平稳或全麻清醒后取半坐卧位，以利呼吸和引流切口内积血。手术区常规放置橡皮片或引流管引流24～48小时，引流积血可预防术后气管受压
活动	在变换体位时用手置于颈后以支撑头部。避免颈部弯曲、过伸或快速的头部运动
饮食	先给予病人少量温或凉水，若无呛咳、误咽等不适，可给予微温流质饮食，饮食过热可使手术部位血管扩张，加重渗血。以后逐步过渡到半流食和软食

药物	病人术后继续服用复方碘化钾溶液，逐日减少，直至病情平稳

(2)手术后并发症的护理：

①呼吸困难和窒息：

病因	最常见的原因为切口内出血压迫气管，其次是喉头水肿、气管塌陷、双侧喉返神经损伤
临床表现	多发生于术后48小时内，是最危急的并发症，表现为进行性呼吸困难、发绀，甚至窒息，可有切口渗血
治疗	术后病人床旁应常规放置气管切开包，如发现病人呼吸困难、切口局部张力较大时须立即进行床旁抢救，及时剪开缝线，迅速除去血肿。对喉头水肿者立即应用大剂量激素，呼吸困难无好转时行环甲膜穿刺或气管切开

②喉返神经损伤及喉上神经损伤：

	损伤部位	临床表现
喉返神经损伤	一侧损伤	声音嘶哑
	双侧损伤	严重者可导致失声或呼吸困难，甚至窒息，需做气管切开
喉上神经损伤	外支损伤	会使环甲肌瘫痪，引起声带松弛、音调降低
	内支损伤	饮水呛咳

巅峰速记法：喉上神经损伤是饮水呛咳，喉返神经损伤是声音嘶哑。可记忆为：反（喉返神经）思（声音嘶哑）。

③手足抽搐：其主要是手术时甲状旁腺被误切除、挫伤或血液供应受累，致血钙浓度下降，神经、肌肉应激性增高所致。抽搐发作时，应立即静脉缓慢注射10%葡萄糖酸钙10～20ml，解除痉挛。

④甲状腺功能低下：须长期补充甲状腺素。用药指导：a.每天按时服药。b.出现心慌、多汗、急躁或畏寒、乏力、精神萎靡不振、嗜睡、食欲减退等甲状腺素过多或过少表现时，不要随意自行停药或变更剂量，应及时报告医生或护士，以便调整剂量。c.随年龄变化药物剂量有可能需要变更，所以最好每年到医院复查一次。

⑤甲状腺危象：预防甲状腺危象的关键是充分的术前准备。

真题精选

患者女，20岁。因近1个月脾气急躁、怕热、多汗、多食、失眠去医院就诊。查体：甲状腺Ⅰ度肿大，两手微抖，眼球有轻度突出，心率90次/分。实验室检查：$T_3$6.5mmol/L，$T_4$263mmol/L，均高于正常水平

1.该患者最可能的诊断是

A.生理性甲状腺肿　B.甲状腺功能亢进性心脏病　C.甲状腺功能亢进症

D.地方性甲状腺肿　E.甲状腺癌

答案：C

2. 该患者的最佳治疗方法是
A. 手术治疗　　B. 放射性 ^{131}I 治疗方法　C. 普萘洛尔治疗
D. 甲巯咪唑治疗　E. 心得安治疗
答案:D

3. 应用此治疗期间，观察的不良反应是
A. 红细胞减少　B. 粒细胞减少　C. 骨质疏松　D. 声音嘶哑　E. 甲状腺功能低下
答案:B

4. 患者出现上述不良反应时，正确的护理措施是
A. 给予含铁丰富的饮食　B. 补充甲状腺素　C. 给予含钙丰富的饮食
D. 给予清咽含片　　　　E. 预防感染
答案:E

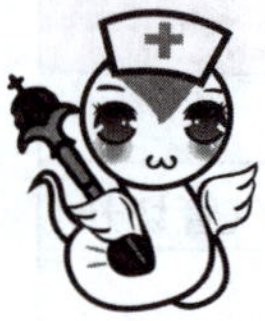

第四节 甲状腺功能减退症病人的护理

应试考点

1. 护理措施

甲状腺功能减退症，简称甲减，是由多种原因引起的 TH 合成、分泌或生物效应不足所致的一级内分泌疾病。

一、病因

1. 原发性甲减最常见，系甲状腺本身疾病引起，其病因有：自身免疫损伤、放疗（如 ^{131}I 治疗等）、甲状腺大部分或全部手术切除后、缺碘、应用抗甲状腺药物。

2. 垂体性甲减由于肿瘤、手术、放疗或产后垂体缺血性坏死等导致垂体 TSH 不足而继发甲状腺功能减退症。

3. 下丘脑性甲减罕见。

4. 甲状腺激素不敏感综合征少见。

二、临床表现

	甲状腺功能亢进	甲状腺功能减退
一般表现	患者常有疲乏无力、多汗、多食易饥饿、体重下降等	有畏寒、少汗、乏力、体温偏低、食欲减退而体重无明显减轻。典型黏液性水肿病人呈现表情淡漠、眼睑水肿、面色苍白、唇厚舌大、皮肤干燥、增厚、粗糙、脱屑、毛发脱落、眉毛稀疏
精神-神经系统	神经过敏、多言好动、失眠、易激动、紧张焦虑、记忆力减退。伸舌和双手	反应迟钝、少言、嗜睡、记忆力减退、智力低下。后期呈痴呆、幻觉、木僵、昏睡或惊厥，

	向前平伸时有细震颤	出现共济失调、眼球震颤等
心血管系统	心率增快、心律失常（房颤多见）、脉压增大	心动过缓、心音减弱
消化系统	胃肠蠕动增快，排便次数增加、稀便	有畏食、腹胀、便秘等
肌肉骨骼系统	主要是甲状腺毒症性周期性瘫痪	肌肉软弱乏力，寒冷时可有暂时性肌强直、痉挛、疼痛等
生殖系统	女性为月经量减少、闭经、不易受孕；男性出现阳痿	有性欲减退，女性常月经过多、经期延长和不育，溢乳；男性出现阳痿

黏液性水肿昏迷：见于严重甲状腺功能减退，与甲状腺危象鉴别如下。

	甲状腺危象	黏液性水肿昏迷
临床表现	①体温＞39℃ ②心率＞140 次/分钟 ③呕吐、腹泻、休克 ④烦躁、嗜睡或谵妄、昏迷	嗜睡，低体温（体温＜35℃），呼吸减慢，心动过缓，血压下降，四肢肌肉松弛，反射减弱或消失，甚至昏迷、休克
治疗	①抑制甲状腺素的合成 ②抑制甲状腺素的释放 ③静滴氢化可的松或地塞米松 ④血液透析 ⑤吸氧；物理降温，补足液体；抗感染	①迅速静脉注射碘塞罗宁，至病人清醒后改口服，静滴氢化可的松，同时每日静脉滴注 5%～10%葡萄糖盐水 ②注意保暖，保持呼吸道通畅

三、辅助检查

(一)血细胞及生化检查

1. 血红蛋白及红细胞减少，多为轻度或中度正细胞正色素性贫血。

2. 血胆固醇、甘油三酯常增高。

(二)甲状腺功能检查

1. 血清 TSH 升高：最敏感的诊断指标。

2. 血 TT_4（或 FT_4）：降低。早于 TT_3（或 FT_3）。

3. 血 TT_3（或 FT_3）：下降。

4. 甲状腺摄 ^{131}I 率降低。

(三)判定病变部位的检查

影像学检查。

四、治疗原则

甲减的治疗主要是对症处理和甲状腺素替代治疗。各种类型的甲减，均需用左甲状腺素替代治疗，永久性甲减者需终身服用。应从小剂量开始服用，不可随意停药或增减剂量。治疗的目标是用最小剂量纠正甲减而不产生明显不良反应，使血 TSH 值恒定在正常范围。替代治疗效果最佳的指标为血 TSH 恒定在正常范围内，应告知长期替代者每 6～12 个月监测一次。

五、护理措施

(一)一般护理

给予高蛋白、高维生素、低钠、低脂饮食，调节室温在22～23℃之间，加强保暖。若有皮肤干燥、粗糙，可局部涂抹乳液和润肤油以保护皮肤，洗澡时避免使用肥皂。

(二)心理护理

以趋势、诚恳的态度与病人沟通，关心病人，安排安静及安全的环境，制定活动计划，鼓励病人参与社交活动，多结交朋友，以降低社交障碍的危机。

(三)便秘的护理

1. 养成规律排便的习惯。
2. 指导病人每日进行适度的活动。
3. 教育病人应多食粗纤维食物，摄入足够的水分。
4. 必要时根据医嘱给予轻泻剂，注意观察有无腹胀、腹痛等麻痹性肠梗阻的表现。

(四)病情观察

观察神志、体温、脉搏、呼吸、血压的变化及全身黏液性水肿情况，每日记录病人体重。

(五)用药护理

1. 指导病人按时服用左甲状腺素。
2. 对于有心脏病、肾炎、高血压的病人，应特别注意遵医嘱的剂量准确给药，不可任意减量或增量。
3. 服用利尿剂时，需记录24小时液体出入量。
4. 替代治疗效果最佳的指标为血TSH恒定在正常范围内，长期替代者宜每6～12个月检测一次。

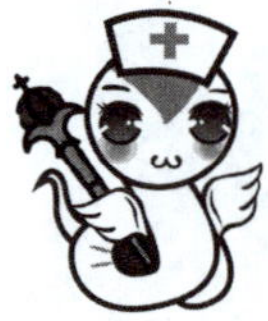

第五节 库欣综合征病人的护理

应试考点

临床表现

库欣综合征(Cushing综合征)是指由多种原因导致肾上腺分泌过多糖皮质激素(主要是皮质醇)所引起的症状群。主要表现有满月脸、多血质、向心性肥胖、皮肤紫纹、痤疮、糖尿病倾向、高血压和骨质疏松等。本症成人多于儿童，女性多于男性，20～45岁居多，男女之比为1∶3～1∶8。

一、病因

(一)Cushing 病

垂体分泌促肾上腺皮质激素（ACTH）过多所致，此类型最多见。

(二)异位 ACTH 综合征

最常见的是肺癌。

二、临床表现

(一)代谢紊乱

典型的“向心性肥胖”、满月脸、多血质。

(二)蛋白质代谢障碍

蛋白质分解加速、合成抑制，致皮肤菲薄形成紫纹，以臀部外侧、下腹部、大腿内外侧等处多见，呈对称性分布；肌肉萎缩无力，腰酸背痛，严重时站立困难，行动不便；骨质疏松，以脊椎和肋骨明显，脊柱变形可发生自发性骨折。

(三)糖代谢障碍

皮质醇有拮抗胰岛素的作用。抑制糖利用，促进糖异生，而致血糖升高，约 20% 的病人出现糖尿病症状，称类固醇性糖尿病。

(四)电解质紊乱

肾上腺皮质癌和异位 ACTH 综合征可有明显低钾低氯性碱中毒。

(五)多器官功能障碍

心血管病变	高血压常见
性功能障碍	女性月经稀少、不规则或闭经，多伴不孕，轻度脱毛，痤疮常见；男性性欲减退、睾丸变软、阴茎缩小，出现阳痿，背部及四肢体毛增多
神经精神症状	不稳定，烦躁、失眠，严重者精神变态，或可发生偏执狂

(六)感染

病人容易发生各种感染，以肺部感染为多见。同时机体防御反应，导致感染后炎症反应不明显，发热不明显。

真题精选

库欣综合征的典型临床表现不包括

A. 低血压　B. 向心性肥胖、皮肤紫纹　C. 情绪不稳定，失眠、烦躁

D. 皮肤变薄，多血质面容　E. 月经不规律

答案:A

三、辅助检查

(一)糖皮质激素分泌异常的检查

1. 尿或血浆皮质醇水平增高且昼夜节律消失。

2. 小剂量地塞米松抑制试验阳性。

(二)病因检查

1. 大剂量地塞米松试验能被抑制到对照值的50%以下者，病变大多为垂体性；不能被抑制者，为原发性肾上腺皮质肿瘤或异位ACTH综合征。

2. ACTH试验。

(三)影像学检查

影像学检查课定位诊断。

四、治疗原则

主要治疗措施可归纳为手术、放射、药物3种。

五、护理措施

(一)一般护理

1. 环境，保证病人的睡眠，尽量取平卧位，抬高双下肢，以利于静脉回流，合理的休息可避免加重水肿。

2. 给予高蛋白、高钾、高钙、低钠、低热量、低碳水化合物饮食，以纠正因代谢障碍所致机体负氮平衡和补充钾、钙，鼓励病人食用柑橘、枇杷、香蕉、南瓜等含钾高的水果。避免刺激性食物，禁烟酒。

(二)病情观察

观察有无低钾血症的表现，如出现恶心、呕吐、腹胀、乏力、心律失常等表现，应及时测血钾的描记心电图，并与医师联系和配合处理。

(三)感染和外伤的预防和护理

1. 本病存在感染易感性，常见有咽部扁桃体感染、皮肤疖痈、口腔念珠菌及泌尿道真菌感染等。一旦发生感染应按医嘱及早治疗，以免扩散。

2. 对有广泛性骨质疏松和骨痛的病人，避免剧烈运动，严防摔伤，变换体位时动作轻柔，防止发生病理性骨折。从病人进行药物注射和护理操作时，动作应轻稳，避免碰击或擦伤皮肤，引起广泛性皮下出血

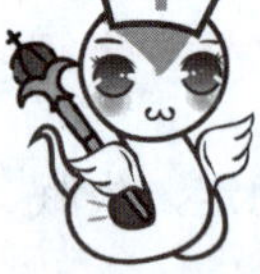

第六节 糖尿病病人的护理

应试考点

1. 并发症相关知识
2. 低血糖反应的处理

糖尿病是由不同原因引起胰岛素分泌或相对不足以及靶细胞对胰岛素敏感性降低，致使体内糖、蛋白质和脂肪代谢异常，以慢性高血糖为突出表现的内分泌代谢疾病。

一、临床表现

	1型糖尿病	2型糖尿病
发病年龄	多见于青少年	多见于成年人，多有肥胖
病因	胰岛β细胞破坏，引起胰岛素绝对缺乏	胰岛素抵抗为主，伴相对胰岛素缺乏
酮症酸中毒	多见	通常无酮症酸中毒倾向，但在感染等应激下，亦可诱发酮症酸中毒等
三多一少症状	有	有
主要死亡原因	并发肾病	心血管疾病

儿童糖尿病起病较急剧，多数患儿常因感染、饮食不当或情绪激惹而诱发。典型症状为多尿、多饮、多食和体重下降，即“三多一少”。

巅峰速记法：1型糖尿病主要死因是肾病，而2型主要死因是心血管疾病，可记忆为：一（1型）生（肾）一世，三心（心血管疾病）二（2型）意。

（一）急性并发症

酮症酸中毒（DKA）为糖尿病急性并发症。

发病机制	酮症酸中毒是最常见的糖尿病急性并发症。糖尿病病情加重，脂肪分解加速，产生大量乙酰乙酸、β羟丁酸和丙酮，三者统称为酮体。当大量的酮体超过机体酸碱平衡的调节能力，发生代谢性酸中毒，称为糖尿病酮症酸中毒，为内科急症之一
诱因	1型糖尿病有发生糖尿病酮症酸中毒倾向，2型糖尿病在一定诱因下也会发生，常见的诱因有感染、胰岛素治疗中断或不适当减量、饮食不当、应激等
临床表现	早期三多一少症状加重，随后食欲减退、恶心、呕吐、呼吸深大（Kussmaul呼吸）、呼气中有烂苹果味。后期可出现明显失水，尿量减少，血压下降，意识模糊，嗜睡以致昏迷

真题精选

患者女，56岁。既有糖尿病史10余年，突发糖尿病酮症酸中毒。此时患者的呼吸气味是

A. 芳香味 B. 肝腥味 C. 大蒜味 D. 烂苹果味 E. 氨臭味

答案:D

（二）慢性并发症

感染	以皮肤、泌尿系统多见
大血管病变	主要表现为动脉粥样硬化，主要侵犯主动脉、冠状动脉、肾动脉，引起冠心病、肾衰竭等，是最严重和突出的并发症

糖尿病肾病	是1型糖尿病病人的主要死亡原因，病情发展分为5期；Ⅰ、Ⅱ期仅有肾本身病理改变；Ⅲ期开始出现微量白蛋白尿；Ⅳ期尿蛋白逐渐增多，可伴有水肿和高血压，肾功能减退；Ⅴ期出现明显的尿毒症症状
神经病变	以周围神经病变最为常见。表现为四肢麻木、刺痛感、蚁走感、袜套样感，感觉过敏或消失；晚期运动神经受累，肌张力下降，肌无力，肌肉萎缩及至瘫痪
眼部病变	视网膜血管硬化、脆弱、出血、增生，最终导致视网膜脱离，视网膜病变是致盲的主要原因之一。除视网膜病变外，白内障、青光眼均易发生
低血糖	一般将血糖＜2.8mmol/L作为低血糖的诊断标准，而糖尿病病人血糖值≤3.9mmol/L，就属于低血糖范畴
糖尿病足	表现为足部溃疡与坏疽，是糖尿病病人截肢的主要原因之一，常见的诱因有：足部皮肤瘙痒而搔抓致皮肤破损、烫伤、碰撞伤、修脚损伤和新鞋磨破伤

(三)辅助检查

尿糖测定	尿酮体阳性提示有酮症酸中毒；尿蛋白阳性提示可能有肾脏的继发损害，尿糖阳性为诊断糖尿病重要线索
血糖	空腹血糖≥7.0mmol/L或有典型糖尿病症状并且餐后任意时刻血糖≥11.1mmol/L考虑为糖尿病
糖耐量试验	仅用于无明显临床症状、尿糖偶尔阳性而血糖正常的患者，正常人口服葡萄糖后1h血糖＜10.0mmol/L、2h血糖＜7.8mmol/L，如果2h血糖≥11.1mmol/L为糖尿病
GHb测定	糖化血红蛋白（GHb）测定可反映取血前8～12周的血糖水平

真题精选

患者男，15岁，150cm，35kg。患者血糖与尿糖显著升高，诊断为1型糖尿病,患者空腹血糖受损是指

A.空腹血糖小于6.0mmol/L

B.空腹血糖小于7.8mmol/L

C.空腹血糖大于或等于11.1mmol/L

D.6.0mmol/L＜空腹血糖＜7.0mmol/L

E.7.8mmol/L＜空腹血糖＜11.1mmol/L

答案:D

(四)治疗原则

强调早期、长期、综合、全面达标及治疗方法个体化原则。综合治疗包含两个含义:糖尿病教育、饮食治疗、运动锻炼、药物治疗、自我监测、心理疏导6个方面，以及降糖、降压、调脂和改变不良生活习惯4项措施。

1. 饮食治疗

(1)饮食治疗：应以控制总热量为原则，实行低糖、低脂（以不饱和脂肪酸为主）、适当蛋白质、高纤维素、高维生素饮食。饮食治疗应特别强调定时、定量。

(2)食物营养成分分配：糖类占总热量的 50%～60%，以主食为主，脂肪＜30%，蛋白质 10%～15%。

(3)三餐热量分配：可根据饮食习惯，选择 1/5、2/5、2/5 或 1/3、1/3、1/3 等均可。

2. 运动治疗原则

运动量强调因人而异、循序渐进、相对定时、定量、适可而止。运动量的简单计算方法：心率=170-年龄。

3. 药物治疗

	作用机制	适应证	常用药	用药护理	不良反应
磺脲类	直接刺激胰岛 B 细胞释放胰岛素	轻、中度 2 型糖尿病	格列本脲、格列齐特等	餐前半小时	低血糖
双胍类	促进外周组织利用葡萄糖，抑制葡萄糖异生及糖原分解	最适合超重的 2 型糖尿病	二甲双胍	进餐时或进餐后服用	酸中毒
α-糖苷酶抑制剂	抑制小肠 α 葡萄糖苷酶活性，减慢葡萄糖吸收	适合空腹血糖正常而餐后血糖高的患者	阿卡波糖、伏格列波糖	应与第一口淀粉类食物同时嚼服	腹胀、腹痛、腹泻或便秘

巅峰速记法： 磺脲类、双胍类、葡萄糖苷酶抑制剂等口服药物最适合治疗 2 型糖尿病，而 1 型糖尿病主要用胰岛素治疗。

真题精选

关于二甲双胍治疗糖尿病的叙述，错误的是
A. 每天最大剂量不应超过 2g
B. 服用时应与第一口饭同时咀嚼
C. 可改善胰岛素敏感性，减轻胰岛素抵抗
D. 可导致腹部不适、恶心、腹泻等不良反应
E. 治疗肥胖或超重的 2 型糖尿病的首选药
答案：B

治疗糖尿病药物拜糖平正确的服药时间是
A. 空腹服用　B. 餐时服用　C. 睡前服用　D. 饭前 1 小时服用　E. 饭后 1 小时服用
答案：B

(五)胰岛素治疗及护理

1.胰岛素

(1)适应证:①1 型糖尿病。②各种严重糖尿病伴急、慢性并发症。③2 型糖尿病经运动、饮食、口服降糖药治疗后血糖控制不满意者。④新发病且与 1 型糖尿病鉴别困难的消瘦糖尿病患者。

(2)剂型:根据作用快慢和维持时间分为速效(超短效)、常规(短效)、中效及长效、预混胰岛素 5 类制剂,速效和短效胰岛素主要控制餐后高血糖;中效胰岛素主要控制两餐后高血糖,以第二餐为主;长效胰岛素主要提供基础水平胰岛素;预混胰岛素为速效或短效与中效胰岛素的混合制剂。一般初始先用速效制剂,小量开始,逐渐增量。

2.胰岛素的使用

(1)胰岛素的保存:胰岛素不宜冰冻,未开封的胰岛素放于冰箱 2～8℃冷藏保存。正在使用的胰岛素在常温下(不超过 25～30℃)可使用 28～30 天,无需放入冰箱。注意胰岛素的有效期和不同剂量。采用 1ml 注射器抽药,避免震荡。为防止注射部位肌肉萎缩,使用前 1 小时自冰箱取出恢复至室温。

(2)胰岛素的注射:两种胰岛素合用时,应先抽吸普通胰岛素,后抽鱼精蛋白锌胰岛素。胰岛素常用皮下注射法,宜选择皮肤疏松部位,如腹部、上臂的前外侧、前内侧、大腿外侧等部位。若病人自己注射,以大腿前侧和腹部最方便。每次注射尽量用同一型号的 1ml 注射器,以保证剂量的绝对准确。按照先短效、后中长效胰岛素顺序抽取药物,混匀后注射。注射部位可选用股前部、腹壁、上臂外侧、臀部,每次注射须更换部位。

(3)准确用药:熟悉各种胰岛素名称、剂型、作用特点等。准确执行医嘱,按时注射,对于每毫升 40U 和 400U 两种规格的胰岛素,使用时应注意注射器与胰岛素浓度匹配。使用胰岛笔时注意与笔芯匹配,每次注射前检查药液质量。

(4)监测血糖:注射胰岛素的病人一般常规监测血糖 2～4 次/天。

(5)防止感染:严格无菌技术,针头一次性使用。

3.不良反应

(1)低血糖反应:

病因	是胰岛素使用过程中最常见的副作用。出现低血糖反应的原因包括不适当的高胰岛素血症或胰岛素反应性释放过多
临床表现	疲乏、饥饿感、出冷汗、脉速、恶心、呕吐、重者可致昏迷,甚至死亡
治疗	一旦发现低血糖反应,反应轻者,可用白糖以温水冲服,较严重者必须静脉注射 50%葡萄糖 20～40ml,一般注射几分钟后逐渐清醒,此时再让其进食,以防止再昏迷

(2)酮症酸中毒：

输液	输液是抢救DKA首要的、极其关键的措施。补液原则为先快后慢，先盐后糖，以扩充血容量，如病人无心力衰竭，在2小时内输入生理盐水1000～2000ml，以后根据血压、心率、尿量等决定输液量和速度。24小时总液量约4000～6000ml，严重失水者可达6000～8000ml
胰岛素治疗	小剂量持续静脉滴注速效胰岛素，按0.1U/(kg·h)的短效胰岛素加入生理盐水中持续静脉滴入或泵入，每1～2小时依据血糖调整胰岛素剂量
纠正电解质及酸碱平衡失调	每小时尿量在40ml以上，血钾低于5.2mmol/l时可在输液和胰岛素治疗的同时补钾，以防低钾血症，一般不必补碱，只有当血pH值≤6.9时，应采用等渗碳酸氢钠(1.25%～1.4%)溶液静脉输入，不宜过快，补碱后监测动脉血气情况

真题精选

皮下注射胰岛素吸收最快的部位是

A.肩胛区域　B.上臂外侧　C.大腿内侧　D.小腿内侧　E.腹壁

答案:E

病人男，患糖尿病多年，每次餐前需要注射胰岛素，注射前应采用的何种溶液消毒

A.酒精　B.碘伏　C.碘酒　D.生理盐水　E.苯扎溴铵

答案:A

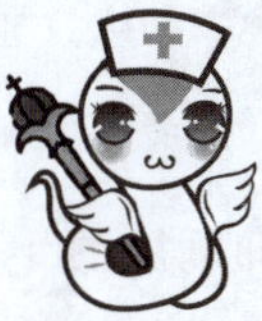

第七节 痛风病人的护理

应试考点

1.饮食指导

一、病因

痛风是嘌呤代谢障碍引起的代谢性疾病。痛风病人常有家庭史，属于多基因遗传缺陷。

二、临床表现

临床多见于40岁以上的男性，女性多在更年期后发病。

无症状期	仅有波动性或持续性高尿酸血症，有些可终身不出现症状
急性痛风性关节炎期	①急性关节炎为痛风的首发症状多在午夜或清晨突然起病，多呈剧痛，数小时内出现受累关节的红、肿、热、痛和功能障碍，第1跖趾关节最常见 ②多于酗酒、过度疲劳、关节受伤、关节疲劳、手术、感染、寒冷、摄入高蛋白和高嘌呤食物等为常见的发病诱因 ③初次发作常呈自限性，数日内自行缓解，此时受累关节局部皮肤出现脱屑和瘙痒，为本病特有的表现
痛风石及慢性关节炎期	痛风石是痛风的特征性损害，由尿酸盐沉积所致，典型部位在耳廓，也常有多关节受累，多见于关节远端，表现为关节肿胀、僵硬、畸形，关节功能障碍等
肾病变期	痛风性肾病：临床表现为尿浓缩功能异常 尿酸性肾石病

三、辅助检查

(一)血尿酸测定

正常男性为150～380μmol/L；女性为100～300μmol/L，男性＞420μmol/L、女性：＞350μmol/L则可确定为高尿酸血症。更年期后接近男性。血尿酸有较大波动，应反复监测。

(二)滑囊液或痛风石内容物检查

在偏振光显微镜下可见针形尿酸盐结晶，是确认本病的依据。

四、治疗原则

(一)高尿酸血症的治疗

1.肾功能良好的病人，应用排尿酸药，用药期间应多饮水。

2.尿酸生成过多或不适合使用排尿酸药物的病人，可应用抑制尿酸生成药物如嘌呤醇。

3.应用碱性药物，可碱化尿液，使尿酸不易在尿中积聚形成结晶。常用药物碳酸氢钠。

(二)急性痛风性关节炎期的治疗

1.秋水仙碱

秋水仙碱是治疗急性痛风性关节炎的传统药物；但药物不良反应的发生率高达40%～75%，表现为恶心、呕吐、厌食、腹胀和水样腹泻，该药还可以引起白细胞减少、血小板减少等骨髓抑制表现以及脱发等。

2.非甾体抗炎药常用药物

(1)吲哚美辛。

(2)双氯芬酸。

(3)布洛芬。

(4)罗非昔布：禁止同时服用两种或多种非甾体抗炎药，否则会加重不良反应。活动性消化性溃疡、消化道出血为禁忌证。

3. 糖皮质激素

在不能使用秋水仙碱和非甾体类抗炎药时或治疗无效可考虑使用，该类药物的特点是起效快、缓解率高，但停药后容易出现症状“反跳”。

五、护理措施

休息与体位	适当运动，防止超重、肥胖。急性关节炎期，应绝对卧床休息，抬高患肢，避免受累关节负重。也可在病床上安放支架支托盖被，减少患部受压。待关节痛缓解 72 小时后，逐渐恢复活动
局部护理	为减轻受累的关节疼痛，可用夹板固定制动，或受累关节给予湿敷，可使用冰敷或25%硫酸镁湿敷，减少炎性渗出，消除关节的肿胀和疼痛
饮食护理	①饮食宜清淡，忌辛辣和刺激性食物。避免进食高嘌呤食物如动物内脏、鱼虾类、河蟹、肉类、蘑菇、黄豆、扁豆、豌豆、浓茶饮酒等；禁食烟酒，每天饮水 2000ml 以上，最好饮用矿泉水，碱化尿液，增加尿酸的排泄 ②指导病人进食碱性食物，如牛奶、鸡蛋、马铃薯、各类蔬菜、柑橘类水果，减少尿酸盐结晶的沉积
运动指导	①运动后疼痛超过 1 小时，应暂时停止此项运动 ②使用大肌群，如用肩部负重者不用手提，能用手臂者不要用手指 ③不要长时间持续进行重体力工作 ④经常改变姿势，若有局部温热和肿胀，尽可能避免其活动

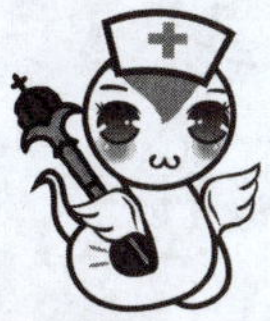

第八节 营养不良病人的护理

应试考点

1. 营养不良的程度

一、病因

多见于 3 岁以下的婴幼儿。长期摄入不足、喂养不当是婴儿营养不良的主要原因。

二、临床表现

营养不良早期表现为体重不增，随后患儿体重下降。皮下脂肪逐渐减少以至消失，皮下脂肪消耗的顺序依次为腹部、躯干、臀部、四肢、最后是面部。腹部皮下脂肪层厚度是判断营养不良程度的重要指标之一。

营养不良患儿常因缺乏蛋白质及造血物质并发营养性贫血；因多种维生素和微

量元素缺乏，易患各种感染，如上呼吸道感染、支气管肺炎、鹅口疮、结核病、中耳炎、尿路感染等；营养不良还可并发自发性低血糖，若不及时诊治，可致死亡。

临床上根据各种症状的程度，将营养不良分为三度。

	营养不良程度		
	Ⅰ（轻）	Ⅱ（中）	Ⅲ（重）
体重低于正常均值	15%～25%	25%～40%	40%以上
腹部皮下脂肪厚度	0.4～0.8cm	<0.4cm	消失
身高（长）	正常	低于正常	明显低于正常
消瘦	不明显	明显	皮包骨样
皮肤	尚正常	干燥、苍白	明显苍白、无弹性，可出现瘀点
肌张力	正常	明显降低、肌肉松弛	肌张力低下、肌肉萎缩
精神状态	正常	烦躁不安	萎靡，反应低下，抑制与烦躁交替

营养不良常见合并症：①营养性贫血，以缺铁性贫血最常见。②多种维生素缺乏而并发干眼症，口腔炎、末梢神经炎，临床维生素A缺乏更多见；③上呼吸道感染、肺炎等感染性疾病。④营养不良性水肿。⑤自发性低血糖，也是导致重度营养不良患儿死亡的重要原因。

真题精选

患儿，男，2岁，由于喂养不当导致出现营养不良，其皮下脂肪最先消耗的部分是

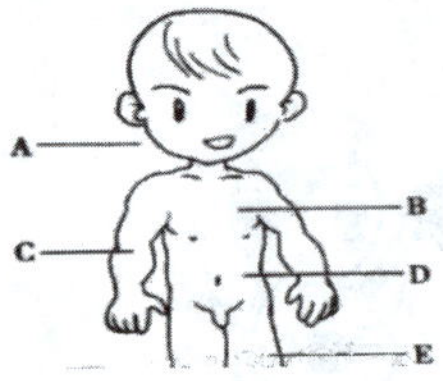

A. A
B. B
C. C
D. D
E. E
答案:D

三、辅助检查

最突出的表现是血清蛋白浓度降低，但不够灵敏；胰岛素样生长因子Ⅰ水平反应灵敏，且不受肝功能的影响，是早期诊断营养不良的可靠指标。

四、护理措施

(一)饮食管理

	轻度营养不良患儿	中、重度营养不良患儿
饮食管理(原则为循序渐进、逐渐补充)	较早添加含蛋白质和热量较高的食物,每日 250～330kJ/kg,以后逐渐递增	热能和营养物质的供给应由低到高,逐渐增加,热量从每日 165～230kJ/kg 开始逐步少量增加
促进消化,改善食欲	给予各种消化酶和 B 族维生素口服	
观察病情,防治低血糖	突发头晕、出冷汗、面色苍白、神志不清时立即静脉注射 25%～50%的葡萄糖液并及时报告医师	

选择食物的原则:一是适合患儿的消化能力,轻度营养不良的患儿,可从牛奶开始,逐渐过渡到带有肉末的辅食。中、重度营养不良患儿则可先给稀释奶或脱脂奶,再给全奶,然后才能给带有肉末的辅食。二要符合营养需要,即高蛋白、高能量、高维生素的饮食,还要根据情况适当补充铁剂。

(二)促进消化、改善食欲

遵医嘱给予各种消化酶(胃蛋白酶、胰酶等)和 B 族维生素口服,以助消化;给予蛋白同化类固醇制剂如苯丙酸诺龙肌注,以促进蛋白质的合成和增进食欲。必要时少量多次输血或氨基酸、脂肪乳等静脉营养物质。

真题精选

苯丙酸诺龙治疗营养不良的主要药理作用是

A. 促进消化　B. 促进机体蛋白质合成　C. 降低血糖,增加饥饿感

D. 改善味觉　E. 清除肠道寄生虫

答案:B

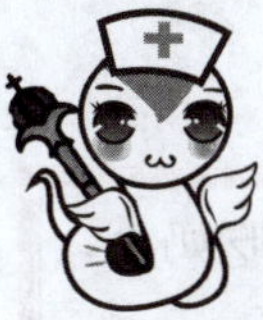

第九节 小儿维生素D缺乏性佝偻病的护理

应试考点

1. 临床表现
2. 治疗原则及护理措施

维生素 D 缺乏性佝偻病是由于体内维生素 D 缺乏,导致钙、磷代谢紊乱,造成以骨骼病变为特征的全身慢性营养性疾病。主要见于 2 岁以下的婴幼儿,为我国儿科重点防治的四病之一。

一、病因

(一)日光照射不足

体内维生素D的主要来源为皮肤内7-脱氢胆固醇经紫外线照射生成。

(二)维生素D缺乏

维生素D摄入不足。

二、临床表现

本病好发于3个月至2岁的小儿，主要表现为生长中的骨骼改变，肌肉松弛和非特异性精神症状。

(一)初期

多见于6个月以内的小儿，主要表现为神经兴奋性增高，如易激惹、烦躁、睡眠不安、夜间啼哭。常伴有室温、与季节无关的多汗，尤其头部多汗而刺激头皮，致婴儿常摇头擦枕，出现枕秃。

(二)激期

初期患儿若未经适当治疗，可发展为激期。

骨骼改变	头部	6个月以内患者，可见颅骨软化，7～8个月患儿可有方颅或鞍形颅，前囟增大及闭合延迟，出牙迟，牙釉质缺乏并易患龋齿
	胸部	胸部骨骼可出现肋骨串珠，郝氏沟，鸡胸，漏斗胸
	四肢	6个月以上，手镯、脚镯；1岁左右形成“O”形腿或“X”形腿
运动功能发育迟缓	表现为头颈软弱无力，坐、立、行等运动功能落后，腹肌张力下降，腹部膨隆、免疫功能低下	
神经、精神发育迟缓	患儿表情淡漠，语言发育迟缓，免疫功能低下，常伴有感染	

(三)恢复期

经适当治疗后，患儿临床症状和体征减轻或接近消失，精神活泼，肌张力恢复。

(四)后遗症期

多见于2岁以后小儿，临床症状消失，仅遗留不同程度的骨骼畸形。

真题精选

患儿男，4个月。近1个月来烦躁，夜间啼哭，睡眠不安，易惊醒，汗多，吃奶少，大便稀，每天2～3次，生后一直牛奶喂养。引起其睡眠不安最可能的原因是

A.生活环境不良　B.缺少母乳喂养　C.父母日常护理不当

D.缺乏维生素D　E.慢性腹泻

答案:D

三、辅助检查

分期	检查显示	
初期	X 线显示正常或钙化稍模糊，25-（OH）D_3下降，血钙正常或稍低、血磷降低，AKP 正常或稍高	
激期	X 线改变	①骺端钙化带消失 ②骨骺端呈杯口、毛刷状 ③骨骺软骨带增宽 ④骨质稀疏、皮质变薄
	血生化改变	血钙稍低，血磷明显降低，钙磷乘积<30，AKP 明显增高
恢复期	血清钙、磷恢复正常	
后遗症期	X 线：正常	

四、治疗原则及护理措施

1. 本病治疗上升在于控制病情活动，防止骨骼畸形。生后 2～3 周后即可带婴儿户外活动，冬季也要每日 1～2 小时户外活动时间。

2. 维生素 D 治疗；活动期佝偻病儿童建议口服维生素 D 治疗，2000～4000IU/d（50～100ug/d）连服 1 个月，之后改为 400～800IU/d（10ug/d）。大剂量中应监测血生化指标，避免高钙血症、高钙尿症。

3. 补充钙剂及微量元素。

巅峰速记法： 新生儿出生后预防剂量为 400～800IU，若出现维生素 D 缺乏，则治疗剂量为 2000～4000IU/d，连服 1 个月后改为预防量为每日 400～800IU/d。

4. 注意加强营养，及时添加辅食。膳食中钙摄入不足时，应适当补充钙剂。严重骨骼畸形者需外科手术矫治。

5. 预防骨骼畸形和骨折：衣着柔软、宽松，床铺松软，避免早坐、站、行；避免久坐、久站，以防发生骨骼畸形。严重佝偻病患儿肋骨、长骨易发生骨折，护理操作时应避免重压和强力牵拉。

6. 加强体格锻炼。对已有骨骼畸形者可采取主动和被动运动的方法矫正。如遗留胸廓畸形，可作俯卧位抬头展胸运动；下肢畸形可施行肌肉按摩，“O”形腿按摩外侧肌，“X”形腿按摩内侧肌，以增加肌张力，矫正畸形。对于行外科手术矫治者，指导家长正确使用矫形器具。

真题精选

维生素 D 缺乏性佝偻病抗惊厥的首选药
A. 地西泮　B. 苯巴比妥钠　C. 葡萄糖酸钙　D. 维生素 D　E. 维生素
答案:A

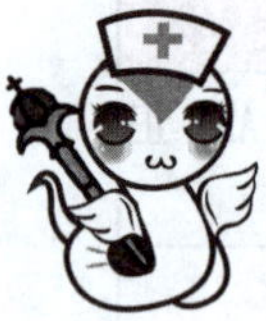

第十节 小儿维生素D缺乏性手足搐搦症的护理

应试考点

1.护理措施

维生素D缺乏性手足搐搦症主要是由于维生素D缺乏，血钙降低，导致神经肌肉兴奋性增高，出现惊厥、喉痉挛或手足抽搐等症状。多见于6个月以内的婴幼儿。

巅峰速记法：营养不良多见于3岁以下婴幼儿，维生素D缺乏性佝偻病主要见于2岁以下的婴幼儿，而维生素D缺乏性手足搐搦症多见于6个月内的婴幼儿。

一、病因

血清钙离子降低是引起惊厥、喉痉挛、手足抽搐的直接原因。维生素D缺乏的早期，钙吸收减少，血钙降低，而甲状旁腺分泌不足，不能促进骨钙动员和增加尿磷排泄，致血钙进一步下降。血钙的正常值2.1～2.6mmol/L，当血钙低于1.75～1.88 mmol/L或血清钙离子浓度在1 mmol/L时，即可出现上述症状。

二、临床表现

典型的临床表现为惊厥、手足抽搐、喉痉挛发作，以无热惊厥最常见，并有不同程度的激期佝偻病的表现。

惊厥	多见于婴儿，一般无发热，常于户外活动后发作。表现为突然发生两眼上翻，面肌和四肢抽动，神志不清。发作停止后意识恢复，精神萎靡而入睡，醒后活泼如常
手足抽搐	多见于较大的婴儿、年长儿。表现为突然发生手足肌肉痉挛成弓形，手腕屈曲，手指僵直，拇指内收贴紧掌心，踝关节僵直，足趾弯曲向下，发作停止后活动自如
喉痉挛	喉痉挛婴幼儿多见。表现为喉部肌肉、声门突发痉挛，出现呼吸困难，吸气时喉鸣，严重者可发生窒息而死亡
特殊性的体征	面神经征、陶瑟征、腓反射

巅峰速记法：维生素D缺乏性佝偻病和维生素D缺乏性手足搐搦症都有维生素D缺乏，但后者惊厥、抽搐、喉痉挛。

三、辅助检查

血钙低于1.75～1.88 mmol/L（7.0～7.5mg/dL），或钙离子小于1.0mmol/L时即可导致神经肌肉兴奋性增高，出现手足抽搐，喉痉挛等。

四、治疗原则

(一)急救处理

立即吸氧，保持呼吸道通畅；控制惊厥与喉痉挛，可用10%水合氯醛每次40～50mg/kg，保留灌肠；或地西泮，每次0.1～0.3mg/kg，肌肉或静脉注射。喉痉挛者需立即将舌头拉出口外，进行人工呼吸或加压给氧，必要时行气管插管或气管切开。

(二)钙剂治疗

常用10%葡萄糖酸钙5～10ml加入10%葡萄糖液5～30ml中，缓慢注射（10分钟以上）或滴注，惊厥反复发作时可每日2～3次，直至惊厥控制后改为口服钙剂。

(三)维生素D治疗

症状控制后按维生素D缺乏性佝偻病补充维生素D。

五、护理问题

(一)有窒息的危险

与惊厥、喉痉挛发作有关。

(二)有受伤的危险

与惊厥发作及手足搐搦有关。

(三)营养失调

低于机体需要量与维生素D缺乏有关。

(四)知识缺乏

患儿家长缺乏维生素D性手足搐搦症相关知识。

六、护理措施

(一)控制惊厥、喉痉挛

遵医嘱立即使用镇静剂、钙剂。静脉注射钙剂时需缓慢推注（10分钟以上）或滴注，以免因血钙骤升，发生呕吐甚至心脏停搏；避免药液外渗。以免造成局部坏死。

(二)防止窒息

密切观察惊厥、喉痉挛的发作情况，作好气管插管或气管切开的术前准备。一旦发现症状应及时吸氧，喉痉挛者需立即将舌头拉出口外，同时将患儿头偏向一侧，清除口鼻分泌物，保持呼吸道通畅，避免吸入窒息；对已出牙的小儿，在上、下门齿间放置牙垫，避免舌被咬伤，必要时行气管插管或气管切开。

(三)定期户外活动，补充维生素D

指导家长合理喂养，合理安排儿童日常生活，坚持每天有一定时间的户外活动，遵医嘱补充维生素D，适量补充钙，以预防维生素D缺乏性手足搐搦症复发及治疗佝偻病。教会家长惊厥、喉痉挛发作时的处理方法。

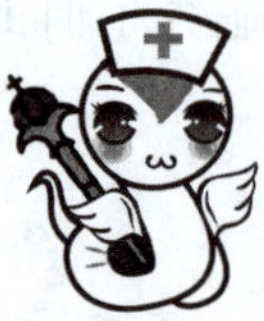

第十一节 血脂异常和脂蛋白异常血症

应试考点

1. 血脂异常的指标
2. 血脂异常的用药护理

血脂异常指血浆中脂质的量和质的异常，通常指血浆中胆固醇和(或)甘油三酯(TG)升高，也包括高密度脂蛋白降低。由于脂质不溶或微溶于水，必须与蛋白质结合成脂蛋白形式才能在血液循环中转运，因此，血脂异常实为脂蛋白异常血症。

一、血脂、载脂蛋白和脂蛋白

(一)血脂

血脂是血浆中的中性脂肪(胆固醇、甘油三酯)和类脂(磷脂、糖脂、固醇、类固醇)的总称。

1.胆固醇

外源性胆固醇来自食物，主要为游离胆固醇，与长链脂肪酸结合形成胆固醇脂。内源性胆固醇在肝和小肠黏膜由乙酸合成而来。循环中胆固醇的去路包括构成细胞膜，生成类胆固醇激素、维生素 D、胆酸盐，储存于组织等。未被吸收的胆固醇在小肠下段转化成类固醇随粪便排出。排入肠腔的胆固醇和胆酸盐可再吸收，经肠肝循环到达肝脏再利用。

2.甘油三酯

外源性甘油三酯也来自食物，经消化、吸收后成为乳糜微粒的主要成分。内源性甘油三酯主要由小肠和肝合成，构成脂蛋白(主要是极低密度脂蛋白)后进入血浆。血浆中的甘油三酯是机体的恒定能量来源，它在脂蛋白脂肪酶(LPL)作用下分解为游离脂肪酸(FFA)供肌细胞氧化或储存于脂肪组织。脂肪组织中的脂肪又可被脂肪酶水解为 FFA 和甘油，进入循环后供其他组织利用。

(二)载脂蛋白(Apo)

载脂蛋白是脂蛋白中的蛋白质，与脂质结合后在血浆中转运脂类。

(三)脂蛋白

脂蛋白是由蛋白质(载脂蛋白)、胆固醇、甘油三酯和磷脂等组成的球形大分子复合物。

1.乳糜微粒(CM)

主要功能是把外源性甘油三酯运送到体内肝外组织，一般不引起动脉粥样硬化，但易诱发急性胰腺炎。

2. 极低密度脂蛋白(VLDL)

主要功能是把内源性甘油三酯运送到体内肝外组织，也向外周组织间接或直接提供胆固醇。目前多认为VLDL水平升高是冠心病的危险因素。

3. 低密度脂蛋白(LDL)

主要功能是将胆固醇转运到肝外组织，是导致动脉粥样硬化的重要脂蛋白，具有更强的致动脉粥样硬化作用。

4. 高密度脂蛋白(HDL)

主要功能是将外周组织包括动脉壁在内的胆固醇转运到肝脏进行代谢，这一过程称为胆固醇的逆转运，可能是抗动脉粥样硬化的主要机制。

二、血脂异常的分类

血脂异常主要有4种分类方法。

(一)表型分类

根据各种血浆脂蛋白升高的程度将脂蛋白异常血症分为6型(Ⅰ、Ⅱa、Ⅱb、Ⅲ、Ⅳ、Ⅴ型)，其中Ⅱa、Ⅱb、Ⅳ较常见。

(二)简易分型

分为高甘油三酯血症、高胆固醇血症、混合型高脂血症和低高密度脂蛋白胆固醇血症。

(三)按是否继发于全身性疾病分类

分为原发性和继发性血脂异常。

(四)基因分类

由于基因缺陷所致的血脂异常称为家族性脂蛋白异常血症，原因不明的称为散发性或多基因性脂蛋白异常血症。

三、病因与发病机制

脂蛋白代谢过程极为复杂，各种原因引起的脂质来源、脂蛋白合成、代谢过程关键酶异常或降解过程受体通路障碍等，均可导致血脂异常。

(一)原发性血脂异常

大多数原发性血脂异常原因不明，一般认为是多个基因与环境因素综合作用的结果。环境因素包括缺乏运动、摄入高热量食物、肥胖、吸烟、酗酒等。某些突变基因已经阐明，如家族性脂蛋白脂酶(LPL)缺乏症和家族性ApoCⅡ缺乏症可因为CM、VLDL降解障碍引起Ⅰ型或Ⅴ型脂蛋白异常血症；家族性高胆固醇血症由于LDL受体缺陷影响LDL的分解代谢，家族性$ApoB_{100}$缺陷症是由于LDL结构异常影响与LDL受体的结合等。

(二)继发性血脂异常

1. 全身系统性疾病

如糖尿病、甲状腺功能减退症、库欣综合征、肝肾疾病、系统性红斑狼疮、骨髓瘤等可引起血脂异常。

2.药物

如噻嗪类利尿剂、某些β受体拮抗药等。长期大量使用糖皮质激素可促进脂肪分解、血浆总胆固醇(TC)和TG水平升高。

四、临床表现

多数血脂异常患者无任何症状和体征，做血液生化检查时才发现。血脂异常的临床表现如下。

(一)黄色瘤、早发性角膜环和脂血症眼底改变

由于脂质在局部沉积所致,其中以黄色瘤较为常见,最常见的是眼睑周围扁平黄色瘤。早发性角膜环见于40岁以下患者,多伴有血脂异常。严重的高甘油三酯血症可产生脂血症眼底改变。

(二)动脉粥样硬化

脂质在血管内皮沉积引起动脉粥样硬化、早发性和进展迅速的心脑血管和周围血管病变。某些家族性血脂异常可于青春期前发生冠心病，甚至心肌梗死。血脂异常作为代谢综合征的一部分，常与肥胖症、高血压、冠心病糖耐量异常或糖尿病等疾病同时存在或先后发生。严重的高胆固醇血症有时可出现游走性多关节炎，严重的高甘油三酯血症可引起急性胰腺炎。

五、实验室及其他检查

测定空腹(禁食12～14小时)血浆或血清TC、TG、HDL-C、LDL-C。抽血前一天的晚餐忌食高脂食物,不饮酒。

中国血脂水平分层标准[mmol/L(mg/dl]

	TC（胆固醇）	LDL-C（低密度脂蛋白）	HDL-C（高密度脂蛋白）	TG（甘油三酯）
合适范围	＜5.18（200）	＜3.37(130)	≥1.04(40)	＜1.76(150)
边缘升高	5.18～6.18(200～239)	3.37～4.13(130～159)	—	1.70～2.26(150～199)
升高	≥6.19(240)	≥4.14(160)	≥1.55(60)	≥2.27(200)
降低	—	—	＜1.04(40)	—

六、治疗原则

纠正血脂异常的目的在于降低缺血性心血管疾病的患病率和死亡率。治疗措施应是综合性的，包括生活方式干预、药物治疗，必要时考虑血浆净化治疗或手术治疗。继发性血脂异常应以治疗原发病为主,如原发病经过治疗恢复正常一段时间后,血脂异常仍然存在,考虑同时有原发性血脂异常，需给予相应治疗。

(一)生活方式干预

生活方式干预是首要的基本治疗措施。

1.医学营养治疗(MNT)

医学营养治疗是治疗血脂异常的基础，需长期坚持。高胆固醇血症要求采用低饱和脂肪酸、低胆固醇饮食，增加不饱和脂肪酸；外源性高甘油三脂血症要求改为严格的低脂肪饮食，脂肪摄入量＜总热量的30%；内源性高甘油三脂血症要注意限制总热量及糖类，减轻体重，并增加多不饱和脂肪酸的摄入。

2.体重

增加有规律的体力活动，控制体重，保持合适的体重指数。

3.其他

戒烟、限盐限酒，禁烈性酒。

(二)药物治疗

	适应证	常用药物
他汀类	高胆固醇血症 以胆固醇升高为主的混合性高脂血症	洛伐他汀、辛伐他汀、普伐他汀、氟伐他汀、阿托伐他汀、瑞舒伐他汀
贝特类	高甘油三酯血症和以甘油三酯升高为主的混合型高脂血症	非诺贝特、苯扎贝特
树脂类	高胆固醇血症和以胆固醇升高为主的混合性高脂血症	考来烯胺(消胆胺)、考来替哌(　降胆宁)等
烟酸类	抑制脂肪组织脂解和减少肝脏中VLDL合成和分泌有关	烟酸、阿昔莫司(氧甲吡嗪)

(三)血浆净化疗法

通过滤过、吸附和沉淀等方法选择性去除血清LDL，是有创治疗，仅用于极个别对他汀类药物过敏或不能耐受的严重难治性高胆固醇血症。

(四)手术治疗

对于非常严重的高胆固醇血症，如纯合子型家族性高胆固醇血症或对药物无法耐受的严重高胆固醇血症患者，可考虑手术治疗，包括部分回肠末段切除术、门腔静脉分流术、肝移植术等。

七、护理问题

(一)知识缺乏

缺乏血脂异常饮食调节及药物治疗的有关知识。

(二)超重/肥胖

与能量摄入和消耗失衡等因素有关。

(三)潜在并发症

本病的潜在并发症为冠心病、脑卒中。

八、护理措施

(一)饮食与运动指导

1. 饮食护理

(1)避免进食高脂、高胆固醇食物:如肥肉、动物油脂、蛋黄、动物内脏、鱼子、鱿鱼等。

(2)摄入低热量饮食:如淀粉、玉米、鱼类、豆类、奶类、蔬菜等,可减少总热量摄入,减少胆固醇合成。

(3)摄入高纤维饮食:如粗粮、杂粮、干豆类、蔬菜、水果等,以增加食物纤维含量,满足患者饱腹感,有利于减少热能的摄入,并提高食物纤维与胆汁酸结合,增加胆盐在粪便中的排泄,降低血清胆固醇浓度。

(4)戒烟限酒:禁用烈性酒,以减少引起动脉粥样硬化的危险因素。

2. 运动指导

提倡中、低强度的有氧运动方式,如快走、慢跑、游泳、太极拳等,运动频率为每周 5 次以上,运动时间为每次 30 分钟,运动强度以微汗、不疲劳为宜,做到循序渐进、持之以恒,有利于减轻体重、降低 TC 和 TG、升高 HDL-C。

(二)用药护理

	不良反应	注意事项
他汀类	腹痛、便秘、肌肉疼痛、失眠、转氨酶升高,极少数严重者可引起横纹肌溶解而致急性肾损伤	除阿托伐他汀和瑞舒伐他汀可在任何时间服药外,其余制剂均为每晚顿服
贝特类	胃肠道反应,一过性血清转氨酶升高,皮疹,血白细胞减少	加强抗凝血药作用,合用时抗凝血药剂量宜减少
烟酸类	面部潮红、瘙痒、高血糖、高尿酸及胃肠道症状	严重不良反应使消化性溃疡恶化,偶见肝功能损害,饭后服用
树脂类	恶心、呕吐、腹胀、腹痛、便秘	干扰其他药物的吸收,如叶酸、地高辛、贝特类、他汀类、抗生素、甲状腺素、脂溶性维生素等,服用本类药物前 1~4 小时或 4 小时后服其他药物

九、健康指导

(一)疾病预防指导

提倡均衡饮食,增加体力活动及体育运动,预防肥胖。对于 45 岁以上及有高血压、高血脂家族史的高危人群应定期监测血脂,早发现、早治疗。

(二)疾病知识指导

指导患者改变不良生活方式,坚持饮食控制和适当运动,控制体重。进食低脂低胆固醇的饮食,增加纤维素的摄入。戒烟、限酒。

(三)用药指导与病情监测

告知患者服用药物的重要性及长期调脂治疗的意义,使血脂保持在适当水平,以减少高血脂对心脑血管的损害。药物治疗过程中，应监测血脂水平以指导治疗，监测不良反应，定期检查肌酶、肝功能、肾功能和血常规等。

十、预后

血脂异常无并发症者，经积极的综合治疗，可减少心脑血管疾病的发生，预后良好。严重血脂异常、并发心脑血管疾病者，要积极治疗相应疾病，其预后与疾病的治疗效果有关。

应试一图通

第一节内分泌系统的解剖生理
- 内分泌腺体的种类：下丘脑、垂体、甲状腺、甲状旁腺、肾上腺、性腺、胰岛等
- 内分泌腺体分泌的激素：下丘脑（TRH、GnRH、CRH、GHRH）、垂体（GH、PRL）等

第二节单纯性甲状腺肿病人的护理
- 健康教育：补充碘盐、多进食含碘丰富的食物、坚持长期准确服药

第三节甲状腺功能亢进症病人的护理
- 用药：硫脲类、咪唑类等
- 突眼的护理：经常点眼药、外出时戴茶色眼镜等
- 术后并发症：呼吸困难和窒息、喉返神经损伤及喉上神经损伤、手足抽搐等

第四节甲状腺功能减退症病人的护理
- 护理措施：一般护理、心理护理、便秘的护理、病情观察、用药护理

第五节库欣综合征病人的护理
- 临床表现：代谢紊乱、蛋白质代谢紊乱、糖代谢紊乱、电解质紊乱、多器官功能紊乱、感染

第六节糖尿病病人的护理
- 并发症相关知识：糖尿病酮症酸中毒、感染、糖尿病肾病等
- 低血糖反应的处理：轻者喝温糖水，重者静注葡萄糖

第七节痛风病人的护理
- 饮食指导：饮食清淡、偏碱性性食物，避免进食高嘌呤食物

第八节营养不良病人的护理
- 营养不良的程度：轻度、中度、重度

第九节小儿维生素D缺乏性佝偻病的护理
- 临床表现：初期、激期、恢复期、后遗症期
- 治疗原则及护理措施：户外活动、维生素D治疗、加强体格锻炼

第十节小儿维生素D缺乏性手足搐搦症的护理
- 护理措施：控制惊厥、防止窒息、定期户外活动

第十一节血脂异常和脂蛋白异常血症
- 实验室检查、饮食护理、用药护理

第十六章 神经系统疾病病人的护理

应试策略

本章是护士执业资格考试的难点和重点。本章疾病逻辑性较强，彼此关联较多，如脑血管疾病、脑损伤等都与颅内压增高有关。学习本章内容最好先掌握解剖知识，根据解剖结构分析各个疾病的考点。对于本章易混淆的知识点以表格的形式罗列出来，要重点掌握。另外对重点内容做了补充，如肌力的分级等。

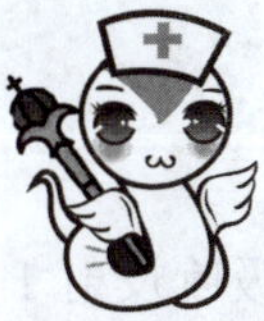

第一节 神经系统解剖生理

应试考点

1. 神经系统解剖
2. 小儿神经系统解剖特点

脑位于颅腔内，分为端脑、间脑、小脑和脑干四部分。脑干自上而下为中脑、脑桥和延髓。颅腔与脊髓腔相连处的出口称为枕骨大孔。

脑神经共有 12 对，脊神经共有 31 对。脑和脊髓的表面有三层膜，由外向内为硬脊膜、蛛网膜和软脊膜。脊髓蛛网膜与软脊膜间的腔隙称蛛网膜下隙，内含脑脊液。脑脊液是无色透明的液体，流动于脑室及蛛网膜下隙内。

脊髓位于椎管内，下端在成人平第一腰椎，新生儿约平第 2 腰椎下缘。

神经调节的基本方式是反射。

真题精选

由脊髓发出的脊神经数量是

A. 31 对　B. 30 对　C. 32 对　D. 29 对　E. 28 对

答案:A

一、小儿神经系统解剖生理特点

(一)脑

小儿出生时大脑的重量约 370g，占体重的 10%～12%，大脑的外观已与成人十分相似，脑表面有主要沟回，但较浅且发育不完善，皮质较薄，细胞分化较差，髓鞘形成不全，对外来刺激反应缓慢且易泛化。大脑皮质下中枢发育已较为成熟，而大脑的皮质及新纹状体发育尚不成熟，灰、白质分界不清，故出生时的各种活动主要靠皮质下中枢调节。小儿的脑耗氧量，在基础代谢状态下占总耗氧的50%，而成人则为20%，小儿缺氧的耐受性较成人更差。

(二)脊髓

小儿脊髓的发育，在出生时已较为成熟，重2～6g，2岁时其结构接近成人。脊髓的结构发育与脊柱的发育相对不平衡，胎儿3个月时两者等长，新生儿脊髓下端在第2腰椎下缘，4岁时达到第1～2腰椎之间。故婴幼儿时期行腰椎穿刺的位置要低，以免损伤脊髓，以第4～5腰椎间隙为宜，4岁以后第3～4腰椎间隙为宜。

(三)神经反射

1. 出生时存在，以后永不消失的反射

包括角膜反射、瞳孔对光反射、结膜反射、吞咽反射等。

2. 出生时存在，以后逐渐消失的反射

包括觅食反射、拥抱反射、握持反射、吸吮反射和颈肢反射。

觅食反射、拥抱反射和握持反射于生后3～4个月逐渐消失，吸吮反射1岁左右消失，颈肢反射5～6个月消失。

3. 出生时不存在，以后出现并永不消失的反射

包括腹壁反射、提睾反射、各种腱反射。

4. 病理反射

包括Babinski征、Gordon征、Oppenheim征等。

正常2岁以内婴幼儿，呈现Babinski征阳性可为生理现象，2岁以上或单侧阳性提示锥体束损伤。

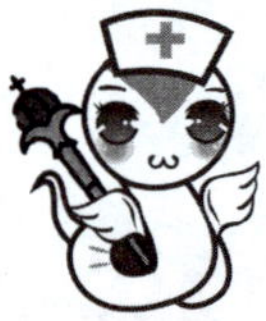

第二节 颅内压增高与脑疝病人的护理

应试考点

1. 颅内高压的临床表现
2. 脑疝的临床表现
3. 颅内压增高的护理
4. 颅内压增高的用药护理
5. 脑室外引流的护理

颅内压是指颅腔内容物对颅腔壁所产生的压力。颅内容物包括脑组织、脑脊液和血液，三者的体积与颅腔容积相适应，使颅内保持稳定的压力，成人正常值为70～200mmH_2O（0.7～2.0kPa），儿童正常值为50～100mmH_2O（0.5～1.0kPa）。

当颅腔内容物体积增加或颅腔容积缩小超过颅腔可代偿的容量，使颅内压持续

高于 200mmH_2O（2kPa）时称为颅内压增高。颅内压持续增高可发生脑疝，脑疝是颅内压增高的危象和引起死亡的主要原因，常见的有小脑幕切迹疝和枕骨大孔疝。

一、病因

(一)颅内容物体积或量增加

脑组织体积增大、脑脊液增多、脑血流量增加等。

(二)颅腔容量缩小或颅腔空间缩小

颅内占位性病变、先天性畸形等。

二、临床表现

(一)颅内压增高“三主征”

头痛、呕吐和视神经乳头水肿是颅内压增高的典型表现。

头痛是颅内压增高最常见症状之一，常在晨起或夜间时出现，咳嗽、低头、用力时加重，头痛部位常在前额、两侧颞部，头痛性质以胀痛和撕裂痛多见。

呕吐常在头痛剧烈时出现，呈喷射性，可伴有恶心，与进食无直接关系。呕吐后头痛有所缓解。

视神经乳头水肿是颅内压增高的重要客观体征之一。早期多不影响视力，存在时间较久者视力减退，严重者失明。

(二)生命体征改变

早期代偿性出现血压升高，脉压增大，脉搏慢而有力，呼吸深而慢(“二慢一高”)，称为库欣反应（Cushing 反应）。病情严重者出现血压下降、脉搏快而弱、呼吸浅促或潮式呼吸，最终因呼吸、循环衰竭而死亡。

(三)意识障碍

急性颅内压增高时，常有进行性意识障碍。慢性颅内压增高时，表现为神志淡漠，反应迟钝和呆滞，症状时轻时重。

真题精选

如图所示，容易早期出现呼吸骤停的脑疝部位是

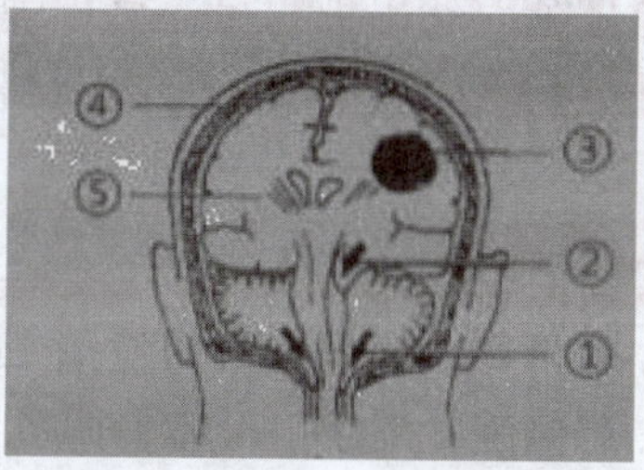

A.⑤

B.④

C.③

D.②

E.①

答案:E

(四)脑疝

脑疝是颅内压增高的严重后果，局部占位性病变使颅内各分腔之间的压力不平

衡,脑组织从高压区向低压区移位,导致脑组织、血管及神经等受压和移位,被挤入小脑幕裂孔、枕骨大孔、大脑镰下间隙等生理性或病理性间隙或孔道中,从而出现的症状称为脑疝。

1. 小脑幕切迹疝

小脑幕切迹疝是小脑幕上方的颞叶海马回、钩回通过小脑幕切迹向幕下移位,故又称颞叶钩回疝。典型的临床表现是颅内压增高的基础上,出现进行性意识障碍(脑干受压),患侧瞳孔(动眼神经受刺激)最初有短暂的缩小,以后逐渐散大,直接或间接对光反射消失。病变对侧肢体瘫痪、肌张力增加、腱反射亢进、病理征阳性。严重者双侧眼球固定及瞳孔散大、对光反射消失、四肢全瘫,去大脑强直,生命体征严重紊乱,最后呼吸停止而死亡。

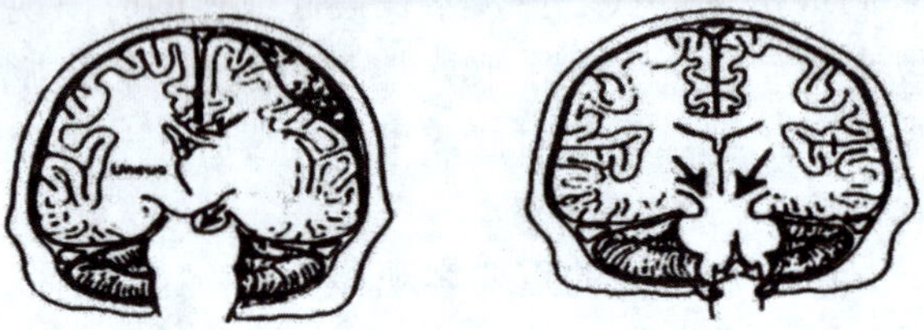

小脑幕切迹疝

2. 枕骨大孔疝

枕骨大孔疝是由小脑幕下的小脑扁桃体经枕骨大孔向椎管内移位,故又称小脑扁桃体疝。常因幕下占位性病变,或作腰穿放出脑脊液过快、过多引起。临床上缺乏特征性表现,容易被误诊。病人常有剧烈头痛,以枕后部疼痛为甚,反复呕吐,颈项强直或强迫体位,生命体征改变出现较早,意识障碍出现较晚。当延髓呼吸中枢受压时,病人早期可突发呼吸骤停而死亡。

● **巅峰速记法:** 小脑幕切迹疝瞳孔改变和意识障碍改变出现较早。而枕骨大孔疝生命体征改变出现较早,意识障碍出现较晚,可在没有意识和瞳孔的改变时早期发生呼吸衰竭。

真题精选

小脑幕切迹疝患者最初瞳孔变化

A. 患侧瞳孔缩小　B. 双侧瞳孔散大　C. 双侧瞳孔缩小

D. 对侧瞳孔散大　E. 对侧瞳孔缩小

答案:A

三、辅助检查

(一)腰椎穿刺

可以直接测量颅内压力，同时取脑脊液送实验室检查。但颅内压增高明显时，腰椎穿刺有导致枕骨大孔疝的危险，应避免进行。

(二)影像学检查

电子计算机X线断层扫描（CT）、磁共振成像（MRI）能显示病变部位的大小和形态，对判断引起颅内压增高的原因具有参考价值。

四、治疗原则

病因治疗是最根本的治疗方法，如手术切除颅内肿瘤、清除颅内血肿、处理大片凹陷性骨折、控制颅内感染等。对原因不明或一时不能解除病因者，先采取限制液体入量，应用脱水剂和糖皮质激素，冬眠低温等治疗方法减轻脑水肿，达到降低颅内压的目的。

五、护理措施★★★★★

(一)一般护理

病人床头抬高15°～30°的斜坡位，有利于颅内静脉回流，减轻脑水肿。不能进食者，成人每天静脉输液量在1500～2000ml，其中等渗盐水不超过500ml，保持每日尿量不少于600ml，并且应控制输液速度，防止短时间内输入大量液体，加重脑水肿。神志清醒者给予普通饮食，但要限制钠盐输入量。昏迷躁动不安者切忌强制约束，以免病人挣扎导致颅内压增高。

(二)防止颅内压骤然升高

1.卧床休息

保持病室安静，清醒病人不要用力坐起或提重物。稳定病人情绪，避免情绪激烈波动，以免血压骤升而加重颅内压增高。

2.保持呼吸道通畅

昏迷病人或排痰困难者，应配合医生及早行气管切开术。

3.避免胸、腹腔内压力增高

要预防和及时治疗感冒；已发生便秘者切勿用力屏气排便，可用缓泻剂或低压小量灌肠排便，避免高压大量灌肠。

(三)用药的护理

1.应用脱水剂

最常用20%甘露醇125～250ml，在15～30分钟内快速静脉滴注，每日2～4次。若同时使用利尿剂，降低颅压效果更好。停止使用脱水剂时，应逐渐减量或延长给药间隔，以防止颅内压反跳现象。

2.应用肾上腺皮质激素

主要通过改善血脑屏障通透性，预防和治疗脑水肿，并能减少脑脊液生成，使颅内压下降。常用地塞米松5～10mg，每日1～2次静脉注射；在治疗中应注意防止感染和应激性溃疡。

真题精选

1岁小儿，因气管异物窒息入院。治疗中并发脑水肿，遵医嘱使用20%甘露醇。护士向家长解释使用此药物的作用是

A. 迅速降颅内压，预防脑疝　B. 预防颅内出血　C. 预防颅内感染

D. 促进脑细胞代谢　E. 兴奋呼吸中枢

答案:A

（四）脑疝的急救与护理

脑疝发生后应保持呼吸道通畅，并输氧，立即使用20%甘露醇200～500ml加地塞米松10mg静脉快速滴入，呋塞米20～40mg静推，以暂时降低颅内压。同时紧急做好术前检查和手术前准备，密切观察生命体征、瞳孔的变化。对呼吸功能障碍者，立即气管插管进行辅助呼吸。

（五）脑室外引流的护理

侧脑室外引流主要用于脑室出血、颅内压增高、急性脑积水的急救，暂时缓解颅内压增高；还可以通过脑室外引流装置监测颅内压变化、采取脑脊液标本进行检验，必要时向脑室内注药治疗。其护理要点如下。

妥善固定	引流管开口应高于侧脑室平面10～15cm，以维持正常的颅内压
控制引流量	引流量每日不超过500ml为宜，避免颅内压骤降造成的危害
保持引流通畅	引流管堵塞时，可挤压引流管或无菌操作下用注射器抽吸，不可用盐水冲洗
观察引流性质	引流出大量血性脑脊液提示脑室内出血，脑脊液混浊提示有感染
严格无菌操作	搬动病人及更换引流袋时先夹住引流管，防止空气进入和脑脊液逆流颅内
拔管指征	持续引流时间通常不超过1周，时间过程易发生颅内感染；拔管前应行CT检查，并先试行夹闭引流管24小时，观察病人有无头痛、呕吐等颅内压升高的症状，拔管时先夹闭引流管，防止逆流感染，拔管后加压包扎，嘱病人卧床休息和减少头部活动

巅峰速记法：注意脑室引流管与T管引流护理的区别。T管一般留置12～14天，T管的水平高度不能超过切口高度，堵塞时可用手由近向远挤压引流管或用少量无菌生理盐水缓慢冲洗，切勿用力推注。

（六）亚低温冬眠疗法的护理

目的是降低脑耗氧量和脑代谢率，减少脑血流量，增加脑对缺血缺氧的耐受力，减轻脑水肿。先按医嘱静脉滴注冬眠药物，通过调节滴速来控制冬眠深度，待病人

进入冬眠状态，方可开始物理降温。降温速度以每小时下降1℃为宜，体温降至肛温32～34℃，腋温降至31～33℃较为理想，体温过低易诱发心律失常。在冬眠降温期间不宜翻身或移动体位，以防发生体位性低血压。严密观察生命体征变化，若脉搏超过100次/分，收缩压低于100mmHg，呼吸慢而不规则时，应及时通知医生停药。冬眠低温疗法时间一般为3～5日，停止时先停物理降温，再逐渐停用冬眠药物，任其自然复温。

● **巅峰速记法：** 亚低温冬眠疗法时先用冬眠药物，再行物理降温；复温的时候先停止物理降温，再停用冬眠药物，顺序是相反的。

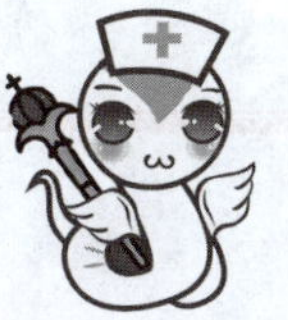

第三节 头皮损伤病人的护理

应试考点

1. 头皮裂伤的处理
2. 头皮血肿的处理
3. 头皮撕脱伤的处理

头皮损伤包括头皮裂伤、头皮血肿和头皮撕脱伤三种。钝器常造成头皮挫伤、不规则的裂伤或血肿；锐器常造成整齐的裂伤；发辫卷入机器则可引起大片头皮撕脱伤。

一、头皮裂伤

头皮裂伤多为锐器或钝器打击所致。出血较多，不易自行停止，严重时发生失血性休克。现场急救可加压包扎止血，尽量在伤后24小时内清创缝合。

二、头皮血肿

头皮水肿多为钝器打击所致，按血肿出现于头皮的不同层次分为三类。

血肿类型	血肿位置	血肿硬度	血肿范围
皮下血肿	皮下组织层	较硬无波动	局限、较小
帽状腱膜下血肿	帽状腱膜与骨膜之间	较软，波动明显	大，可及全头部，可致休克
骨膜下血肿	骨膜与颅骨之间	张力大可有波动	以骨缝为界

头皮血肿应加压包扎，早期冷敷，24～48小时后热敷，促进血肿吸收。血肿较大时可在无菌操作下，行血肿穿刺抽出积血，再加压包扎。

三、头皮撕脱伤

头皮撕脱伤是最严重的头皮损伤，多因妇女长发被卷入转动的机器所致，使头皮自帽状腱膜下或连同骨膜一并撕脱，有时合并颈椎损伤。可分为不完全撕脱和完全撕脱两种。常因剧烈疼痛和大量出血而发生休克。

头皮撕脱的现场急救：应用无菌敷料覆盖创面后，加压包扎止血，同时使用抗生素和止痛药物。完全撕脱的头皮不作任何处理，用无菌敷料包裹，隔水放置于有冰块的容器内随病人一起迅速送至医院。不完全撕脱者争取在伤后6～8小时内清创后缝回原处；如头皮已完全撕脱，清创后行头皮血管吻合，再缝合撕脱的头皮，亦可进行植皮。

真题精选

头皮血肿的患者，在抽吸出积血后应给予

A.热敷　B.红外照射　C.用力揉搓　D.切开引流　E.加压包扎

答案:E

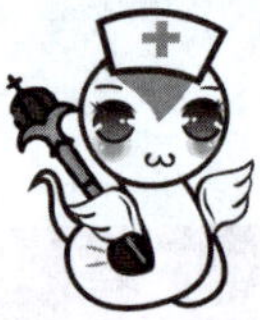

第四节　脑损伤病人的护理

应试考点

1.脑震荡的临床表现及治疗原则
2.脑挫裂伤的临床表现及治疗原则
3.颅内血肿的临床表现及治疗原则
4.脑损伤病人的护理

暴力作用于头部后立即发生的损伤称为原发性脑损伤，主要有脑震荡和脑挫裂伤。头部受伤一段时间后出现的脑受损病变称为继发性损伤，主要有脑水肿和颅内血肿。按伤后脑组织与外界是否相通，分为闭合性和开放性脑损伤两类。

一、脑震荡

脑震荡是指头部受到撞击后，立即发生一过性神经功能障碍，无肉眼可见的神经病理改变，但在显微镜下可见神经组织结构紊乱。

(一)临床表现

病人在伤后立即出现短暂的意识丧失，一般持续时间不超过30分钟，同时伴有面色苍白、出冷汗、血压下降、脉搏变缓、呼吸浅慢，各生理反射迟钝或消失。意识恢复后对受伤时，甚至受伤前一段时间内的情况不能回忆，而对往事记忆清楚，此称为逆行性健忘。清醒后常有头痛、头晕、恶心、呕吐、失眠、不稳定、记忆力减退等症状，一般可持续数日或数周。神经系统检查无明显阳性体征。

(二)治疗原则

脑震荡无需特殊治疗，应卧床休息5～7天，给予镇静剂等对症处理，病人多在2周内恢复正常。

二、脑挫裂伤

脑挫裂伤	脑挫伤（脑组织受破坏较轻，软脑膜完整）
	脑裂伤（软脑膜、血管和脑组织同时破裂，伴有外伤性蛛网膜下腔出血）
	二者同时存在称脑挫裂伤

(一)临床表现

1. 意识障碍

意识障碍是脑挫裂伤最突出的症状之一，伤后立即出现昏迷，大多数昏迷时间超过30分钟，可长达数小时、数日至数月不等，严重者长期持续昏迷。

2. 局灶症状与体征

脑皮质功能区受损时，伤后立即出现相应的神经功能障碍症状或体征，如语言中枢损伤出现失语，运动区受损伤出现锥体束征等。

3. 头痛、呕吐

头痛、呕吐是脑挫裂伤最常见的症状。与颅内压增高、自主神经功能紊乱或外伤性蛛网膜下腔出血有关。合并蛛网膜下腔出血时可有脑膜刺激征阳性，脑脊液检查有红细胞。

4. 颅内压增高与脑疝

因继发脑水肿与颅内压出血引起颅内压增高。

5. CT或MRI检查

CT或MRI检查可显示脑挫裂伤的部位、范围、脑水肿的程度及有无脑室受压及中线结构移位。

(二)治疗原则

挫裂伤一般采用保持呼吸道通畅，防治脑水肿（常用药物有甘露醇、利尿剂、糖皮质激素等），加强支持疗法和对症处理等非手术治疗。当病情恶化出现脑疝征象时，需手术开颅作脑减压术或局部病灶清除术。

真题精选

患者男性，25岁。因脑挫裂伤入院。医嘱给予应用肾上腺皮质激素治疗。其目的是

A. 减轻脑出血　B. 减轻脑水肿　C. 预防应激性溃疡

D. 预防继发感染　E. 预防肌痉挛

答案:B

三、颅内血肿

颅内血肿是颅脑损伤中最常见、最严重、可逆性的继发性脑损伤，按症状出现的时间分为急性血肿（3日内出现症状）、亚急性血肿（伤后3日至3周出现症状）、慢性血肿（伤后3周以上才出现症状）。

按血肿所在部位分为硬脑膜外血肿、硬脑膜下血肿、脑内血肿。

临床类型	特点
硬脑膜外血肿	硬脑膜中动脉破裂引起，有中间清醒期（昏迷-清醒-再昏迷）
硬脑膜下血肿	脑实质血管破裂，持续昏迷或进行性加重，少有“中间清醒期”
脑内血肿	与脑挫裂伤和急性硬脑膜下血肿相似
CT检查有助于明确诊断，一经确认原则上手术治疗，手术清除血肿，并彻底止血	

巅峰速记法：硬脑膜外血肿的诊断公式=外伤+昏迷-清醒-再昏迷。

真题精选

1.外伤后急性硬脑膜外血肿患者典型的意识障碍形式是

A.清醒与朦胧状态交替出现　B.持续性昏迷加重　C.早期清醒，随后逐渐昏迷

D.清醒、随后昏迷、再次清醒　E.昏迷、随后清醒、再次昏迷

答案:E

2.患者，女性，56岁。因车祸致右颞部外伤，伴局部头皮裂伤，当即昏迷，约10分钟后清醒，患者感剧烈头痛，频繁呕吐。入院8小时后发现神志不清,右侧瞳孔散大,左侧肢体偏瘫。根据病史及症状，护士可初步考虑该患者为清醒与朦胧状态交替出现，该患者可能为

A.颅底骨折　B.脑震荡　C.硬脑膜外血肿　D.硬脑膜下血肿　E.脑内血肿

答案:C

3.男，39岁，4小时前突然剧烈头痛，伴呕吐多次。体检:颈部轻度抵抗，克氏征(+)，体温37.2℃，血压135/85mmHg，其他神经系统检查阴性。诊断应首先考虑

A.小脑肿瘤　B.脑炎　C.脑出血　D.蛛网膜下腔出血　E.偏头痛

答案:D

四、脑损伤病人的护理★★★★★

(一)护理问题

1.清理呼吸道无效

清理呼吸道无效与脑损伤后意识障碍有关。

2. 营养失调

营养失调与低于机体需要量 与脑损伤后高代谢、不能进食有关。

3. 有废用综合征的危险

有废用综合征的危险与病人意识不清及长期卧床有关。

4. 潜在并发症

颅内压增高、脑疝。

(二)护理措施

1. 现场急救

首先争分夺秒地抢救心脏骤停、窒息、开放性气胸、大出血等危及生命的伤情，颅脑损伤救护时应做到保持呼吸道通畅，注意保暖，禁用吗啡止痛。脑组织从伤口膨出时，在外露的脑组织周围用消毒纱布卷保护，再用纱布架空包扎，避免脑组织受压，及早使用抗生素和 TAT。

2. 一般护理

(1)体位：意识清醒者采取斜坡卧位，有利于颅内静脉回流。昏迷病人或吞咽功能障碍者宜取侧卧位或侧俯卧位，以免呕吐物、分泌物误吸。

(2)营养支持：昏迷病人须禁食，早期应采用胃肠外营养。每天静脉输液量在 1500～2000ml，其中含钠电解质 500ml，输液速度不可过快。伤后 3 天仍不能进食者，可经鼻胃管补充营养，应控制盐和水的输入量。病人意识好转出现吞咽反射时，可耐心地经口试喂蒸蛋、藕粉等食物。

(3)降低体温：高热使机体代谢增高，加重脑组织缺氧，应及时处理。

(4)躁动的护理：引起躁动的原因很多，如头痛、呼吸道不通畅、尿潴留、便秘、被服被大小便浸湿、肢体受压等，须查明原因及时排除，切勿轻易给予镇静剂，以免影响观察病情。对躁动不可强加约束，避免因过分挣扎使颅内压进一步增高。

3. 保持呼吸道通畅

意识障碍者容易发生误咽误吸，或因下颌松弛导致舌根后坠等原因引起呼吸道梗阻。必须及时清除咽部的呕吐物，并注意吸痰，舌根后坠者放置口咽通气管，必要时气管插管或气管切开。保持有效地吸氧，呼吸换气量明显下降者，应采用机械辅助呼吸。

4. 严密观察病情

(1)意识状态：意识障碍的程度目前通用的格拉斯哥昏迷计分法（GCS），分别对病人的睁眼、言语、运动三方面的反应进行评分，再累计得分，用量化方法来表示意识障碍的程度，最高为 15 分，总分低于 8 分表示昏迷状态，分数越低意识障碍越严重。

格拉斯哥昏迷计分（GCS）。

睁眼反应	计分	言语反应	计分	运动反应	计分
主动睁眼	4	回答正确	5	遵嘱活动	6
呼唤睁眼	3	回答错误	4	刺痛定位	5
刺痛睁眼	2	吐词不清	3	躲避刺痛	4
不能睁眼	1	只能发声	2	刺痛肢屈	3
-	-	不能发声	1	刺痛肢伸	2
-	-	-	-	不能活动	1

巅峰速记法：带“不”字的均为1分，运动反应可记忆为：2345，神曲夺位！神-刺痛肢伸，2分；屈-刺痛肢屈，3分；夺-躲避刺痛，4分；位-刺痛定位，5分。

(2)生命体征：观察生命体征时为了避免病人躁动影响准确性，应先测呼吸，再测脉搏，最后测血压。伤后生命体征出现“两慢一高”，同时有进行性意识障碍，是颅内压增高所致的代偿性生命体征改变；下丘脑或脑干损伤常出现中枢性高热。伤后数日出现高热常提示有继发感染。

(3)瞳孔：注意对比两侧瞳孔的形状、大小和对光反射。伤后立即出现一侧瞳孔散大，是原发性动眼神经损伤所致；伤后瞳孔正常，以后一侧瞳孔先缩小继之进行性散大，并且对光反射减弱或消失，是小脑幕切迹疝的眼征；如双侧瞳孔时大时小，变化不定，对光反射消失，伴眼球运动障碍（如眼球分离、同向凝视），常是中脑损伤的表现；双侧瞳孔散大，对光反射消失、眼球固定伴深昏迷或去大脑强直，多为原发性脑干损伤或临终前的表现。

(4)神经系统体征：原发性脑损伤引起的偏瘫等局灶症状，在受伤当时已出现，且不再继续加重；伤后一段时间出现或继续加重的肢体偏瘫，同时伴有意识障碍和瞳孔变化，多是小脑幕切迹疝压迫中脑的大脑脚，损害其中的锥体束纤维所致。

5. 减轻脑水肿，降低颅内压

按时使用高渗脱水剂、利尿剂、肾上腺皮质激素等药物是减轻脑水肿、降低颅内压力的重要环节。观察用药后的病情变化，是医生调整应用脱水剂间隔时间的依据，避免使颅内压骤然升高。

6. 预防并发症

昏迷病人生理反应减弱或消失，全身抵抗力下降容易发生多种并发症，如压疮、关节僵硬、肌肉挛缩、呼吸道和泌尿系统感染。

7. 手术前后的护理

除继续做好上述护理外，应做好紧急手术前常规准备，手术前2小时内剃净头发，洗净头皮，涂擦75%乙醇并用无菌巾包扎。手术后搬动病人前后应观察呼吸、脉搏和血压的变化。小脑幕上开颅手术后，取健侧或仰卧位，避免切口受压；小脑幕下开颅手术后，应侧卧或侧俯卧位。手术中放置创腔引流管，护理时严格注意无菌操作。严密观察并及时发现手术后颅内出血、感染、癫痫以及应激性溃疡等并发症。不做登高、游泳等有危险的活动，以防发生意外。

真题精选

患者女，42 岁，从高处跌下，头部着地，当时昏迷 10 分钟后清醒，左外耳有出血性液，被家属送来急诊。

1. 确诊最有价值的辅助检查是

A. CT　B. B 超　C. 心电图　D. 胸部 X 线　E. 血常规

答案:A

2. 经过急救后患者意识清楚，拟采取进一步治疗。患者因认为医院过度治疗，所以拒绝治疗。正确的处理措施

A. 强迫治疗　B. 请医生处理　C. 请护士处理

D. 与家属共同劝慰　E. 冷处理，待患者平静后进行劝说

答案:D

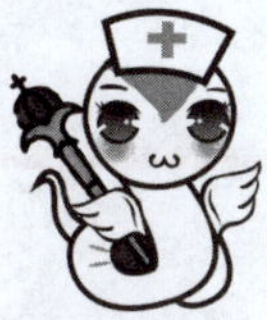

第五节 脑血管疾病病人的护理

应试考点

1. 出血性脑血管病的病因及临床表现
2. 缺血性脑血管病的病因及临床表现
3. 脑血管病的治疗原则
4. 脑血管病的护理措施
5. 几种脑血管病的鉴别要点

按病变性质可分出血性脑血管疾病和缺血性脑血管疾病两大类。前者包括脑出血、蛛网膜下腔出血；后者包括有短暂性脑缺血发作、脑血栓形成、脑栓塞。

一、病因

出血性	脑出血	为脑实质内出血，以内囊出血最为常见 最常见病因为高血压合并细、小动脉硬化
	蛛网膜下腔出血	指脑底部或脑表面血管破裂，血液进入蛛网膜下腔。 最常见病因为先天性脑动脉瘤、为脑部血管畸形，其次是白血病、恶性贫血、再生障碍性贫血等血液病

缺血性	短暂性脑缺血发作（TIA）	由于局部脑组织或视网膜缺血引起的短暂性神经功能缺损，脑动脉粥样硬化或管腔狭窄等出现一过性脑缺血，TIA是缺血性脑卒中最重要的危险因素
	血栓性脑梗死（脑血栓形成）	脑动脉粥样硬化是脑血栓形成最常见和基本病因，常伴高血压病
	脑栓塞	心源性栓子是最常见病因，常见疾病如心房颤动、心脏瓣膜病、心肌梗死、感染性心内膜炎等

真题精选

1.引起短暂性脑缺血发作最主要的病因是

A.高血压　B.心绞痛　C.低血压　D.颈内动脉硬化　E.冠状动脉狭窄

答案:D

2.女性，78岁。由于脑血栓导致左侧肢体偏瘫入院，病情稳定，医嘱二级护理。次日凌晨一时，患者坠床，造成颅内出血，虽经全力抢救，终因伤势过重死亡。家属要求尸检的时间应在

A.6小时内　B.12小时内　C.24小时内　D.48小时内　E.36小时内

答案:D

二、临床表现★★★★★

（一）出血性脑血管疾病的临床表现

分类	发病年龄	发病时间	发病急缓	表现
脑出血	50岁以上	白天发病	病情直接迅速，症状多在数分钟至小时内达高峰	血压突然急骤升高，致脑血管破裂大量出血而发病。常表现为剧烈头痛、头晕、恶心和呕吐（颅内压增高），迅速出现意识障碍，出现“三偏症”（对侧偏瘫、偏身感觉障碍、对侧同向偏盲）
蛛网膜下腔出血	青壮年	活动或情绪激动时	起病急骤	表现为剧烈头痛、喷射性呕吐、脑膜刺激征阳性(是具特征性体征，以颈项强直多见)
脑桥出血	表现为意识障碍较轻，出血灶侧周围性面瘫，对侧肢体中枢性瘫痪，称交叉瘫，瞳孔呈针尖样，还可出现中枢性高热，是因下丘脑下部散热中枢受损所致，解热镇痛药无效，物理降温有效			
小脑出血	表现为眩晕、呕吐、枕部头痛、眼球震颤，共济失调、站立和步态不稳			

(二)缺血性脑血管疾病的临床表现

分类	发病时间	发病急缓	表现
短暂脑缺血（TIA）	一般不超过1小时，最长不超过24小时	起病突然历时短暂	常有偏身感觉障碍、偏瘫或单瘫、单眼失明、眩晕眼震、恶心、呕吐等症状。特征性症状有病变侧单眼一过性黑蒙或失眠，跌倒发作和短暂性全面遗忘症，可反复发作
动脉粥样硬化性血栓性脑梗死（脑血栓形成）	常在睡眠或安静休息时	进展缓慢有前驱症状	晨起时发现半身肢体瘫痪。颈内动脉系统血管闭塞引起病灶对侧瘫痪，偏身感觉障碍，同侧视觉障碍（注意：脑出血是对侧视觉障碍）
脑栓塞	多发生在静止期或活动中	发病急骤多无前驱症状	部分病人有肢体麻木、无力等前驱症状或TIA发作；以偏瘫、失语、偏身感觉障碍和共济失调为主要表现

真题精选

患者男性，68岁，有高血压病史10年。2小时前看电视突然跌倒在地，神志不清，急诊入院。查体：浅昏迷，血压150/100mmHg，脉搏64次/分。头颅CT示左侧基底节区高密度影。患者最有可能发生了

A.脑肿瘤　B.高血压脑病　C.脑脓肿　D.脑出血　E.脑梗死

答案:D

三、辅助检查

(一)影像学检查

1.CT（首选）在脑血管疾病诊断方面CT能够作出早期诊断，准确的鉴别诊断，并能直接显示出部位、范围和出血数量。脑出血在CT图像是呈高密度影，脑缺血造成脑组织水肿和坏死，在CT图像是呈低密度影。是确诊脑出血和蛛网膜下腔出血的首选方法。

2.MRI检查能进一步明确诊断。

3.血管造影（DSA)有助于确诊蛛网膜下腔出血的病因。

(二)脑脊液检查

腰椎穿刺进行脑脊液检查对蛛网膜下腔出血最具有诊断价值和特征性。

(三)肌力分级

肌力分为0～5 六级

1.0级完全测不到肌肉收缩，完全瘫痪。

2.1级有肌肉收缩但不能产生动作。

3.2级可以在床上水平移动但不能抵抗重力作用肢体抬不起来。

4. 3 级可抬起肢体但不能抵抗外力。

5. 4 级可抵抗较弱的外力。

6. 5 级正常人的肌力。

四、治疗原则

(一)出血性脑血管疾病

出血性脑血管疾病以降低颅内压和控制血压为主要措施，同时应用止血药。降颅内压的首选药为20%甘露醇快速滴入。因动脉瘤引起的蛛网膜下腔出血病人，应尽快进行手术治疗。由于头痛剧烈可根据医嘱给予脱水剂、镇静止痛剂，但禁用吗啡，因其有抑制呼吸中枢及降低血压作用。

(二)缺血性脑血管病

缺血性脑血管病以抗凝治疗为主，同时应用血管扩张剂、血液扩充剂以改善微循环。脑血栓发病3～4小时内可做早期溶栓治疗。对重症脑血栓急性期，生命体征不稳定时，不宜口服倍他司汀和桂利嗪，因为虽然有扩血管的作用，但不利于脑缺血的改善。

巅峰速记法： 脑出血内科治疗最重要的是控制脑水肿；脑栓塞防治最重要的是病因治疗。

真题精选

患者男性，53 岁。饮酒时发生言语不清、呕吐，随即昏迷，右侧肢体瘫痪；血压230/120mmHg，诊断为脑出血。为防止出血加重，应首先采取的措施是

A. 控制血压　B. 保护性约束　C. 降低颅内压　D. 止血处理　E. 肢体制动

答案:A

五、护理措施★★★★★

脑出血	脑出血以脱水降颅压，减轻水肿和控制血压为主要措施 ①降颅内压：首选药为20%甘露醇125～250ml快速滴入。头痛剧烈可给予脱水剂、镇静止痛剂，但禁用吗啡，因其有抑制呼吸中枢及降低血压作用。急性期一般不用降压药物，当血压≥220/120mmHg，应采取降压治疗，使血压维持在略高水平或185/105mmHg左右。收缩压在180～200mmHg或舒张压在100～110mmHg，暂不用降压药，脑出血病人血压降低速度不宜过快，急性期血压骤然下降提示病情危重 ②一般护理：卧床休息，急性期避免搬动病人，保持肢体的功能位，一切护理操作均应轻柔，限制探视，头部稍抬高，并头置冰袋，可防止继续脑出血，从而降低颅内压
蛛网膜下腔出血	绝对卧床休息4～6周，并头置冰袋，可防止继续脑出血，女性患者应避孕1～2年

脑血栓	脑血栓病人以抗凝治疗为主，同时应用血管扩张剂，血液扩充剂以改善微循环。脑血栓发病后3～4小时内进行溶栓使用血管再通。采取平卧位，以便使较多血液供给脑部，头部禁止使用冰袋及冷敷，以免脑血管收缩、血流减慢而使脑血流量减少。重症患者急性期生命体征不平稳时，不宜口服桂利嗪和倍他司汀

巅峰速记法：脑出血的病人头部稍抬高并放置冰袋，而脑血栓的病人头部应平卧，且禁止使用冰袋。

（一）补充营养

急性脑出血病人在发病24小时内禁食，24小时后如病情平稳可行鼻饲流质饮食。每次鼻饲前应抽吸胃液观察有无颜色变化，如发现胃液呈咖啡色，应高度重视并及时通知医生进行处理。同时鼻饲液体以不超过30℃为宜。足够蛋白、维生素的摄入。根据尿量调整液体及电解质，保持体液及电解质平衡。每日控制在1500ml左右，注意静滴速度、避免肺水肿。意识清醒后如无吞咽困难，可撤掉胃管，酌情给予易吞咽软食。进食时病人取坐位或健侧卧位（健侧在下），进食应缓慢，食物应送至口腔健侧近舌根处，以利吞咽。

（二）几种脑血管疾病的鉴别★★★★★

种类	原因	发病时间	临床表现	CT检查	处理
脑血栓	脑动脉粥样硬化	安静时（休息）	①有偏瘫、失语、偏深感觉障碍和共济失调等 ②也有头痛、呕吐、意识障碍	24h后梗死区低密度影	溶栓（尿激酶）
脑栓塞	心源性栓子多见	活动时多见	①意识取决于梗死位置和面积 ②偏瘫、失语表现	24～48h病变部位低密度影	溶栓（尿激酶）
脑出血	高血压合并细、小动脉硬化	活动或情绪激动时	①意识障碍明显 ②偏瘫、偏盲、偏身障碍（三偏征）	清楚的高密度影	①降压 ②防脑水肿（甘露醇） ③防止出血
蛛网膜下腔出血	颅内动脉瘤	活动时或情绪激动	①喷射样呕吐 ②脑膜刺激征	高密度影	①止血 ②防治脑血管痉挛
短暂性脑缺血发作	动脉粥样硬化	不分时间	①反复发作 ②持续3～5分钟		抗凝

巅峰速记法：脑血管疾病组合记忆：出血性脑血管疾病由于血液刺激脑膜，可引起

脑膜刺激症阳性，尤其是蛛网膜下腔出血患者，往往有典型的脑膜刺激症。短暂性脑缺血发作，脑梗塞，脑出血，蛛网膜下腔出血患者，往往起病突然，而脑血栓形成者起病缓慢，多在安静休息或睡眠时发病。

六、健康教育

功能锻炼	康复锻炼应在病情稳定后早期进行，瘫痪的肢体坚持被动及主动的功能锻炼；对失语、智力减退的患者，进行耐心的语言和智力训练
长期卧床的患者	长期卧床容易导致肺部感染，痰多不易咳出，药物祛痰，加强翻身、拍背，使痰液松动咳出，减轻肺部感染。长期卧床皮肤受压超过 2 小时，易发生压疮，应加强翻身。按摩受压处，保持皮肤清洁干燥。肢体放置功能位，防畸形
饮食	饮食要营养丰富、低脂、清淡饮食，如鸡蛋、豆制品等。进食困难者，可头偏向一侧，喂食速度慢，避免交谈，防呛咳、窒息
保持大便通畅	保持大便通畅，可食用香蕉、蜂蜜，多进水，加强翻身，按摩腹部，减少便秘。便秘时可使用缓泻药，诱导排便。禁忌用力屏气排便，防再次脑出血
支持服药	应用阿司匹林等药抗血小板聚集药物，可防止血栓形成

第六节 三叉神经痛病人的护理

应试考点

1. 三叉神经痛的临床表现
2. 三叉神经痛的治疗及护理

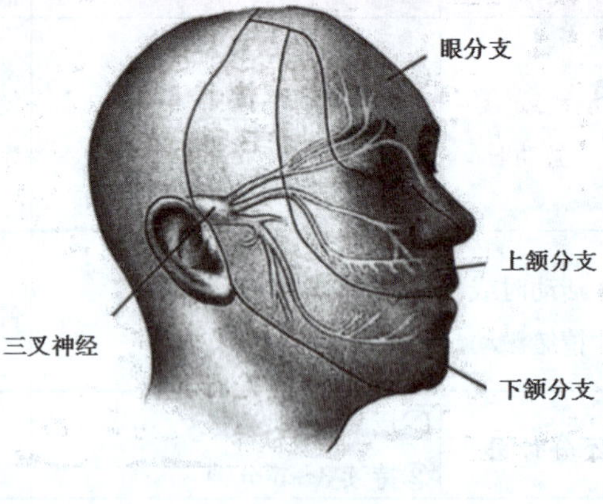

一、临床表现

发病年龄	中年以后，女性多于男性，多为一侧发病
临床特点	①面部剧痛：疼痛常局限于三叉神经 1 或 2 支分布区，以上颌支、下颌支多见。发作时为撕裂样、触电样、闪电样、针刺样、刀割样或烧灼样剧痛 ②疼痛的扳机点：口角、鼻翼、颊部和舌等处最敏感，轻触、轻叩即可诱发，故有“触发点”或“扳机点”之称。洗脸、刷牙、咀嚼、讲话等可诱发 ③周期性发作
神经系统检查	一般无阳性体征

巅峰速记法：在护士资格考试中，若题干中有与“面部突然剧烈的疼痛”相似的描述，可直接诊断为三叉神经痛，因为大纲需要我们所掌握的面部疾病很少，有这种疼痛特点的仅有三叉神经痛。

二、治疗原则

选药物止痛，无效时考虑神经阻滞或手术治疗。卡马西平是首选药，可抑制三叉神经的病理性神经反射，其次可选用苯妥英钠。

三、护理措施

(一)对症护理

1. 告知病人洗脸、刷牙、剃须、咀嚼时动作要轻柔，吃软食、小口咽，以防止疼痛发作。

2. 鼓励病人适当参加娱乐活动（如看电视、听轻音乐、跳交谊舞等），进行指导式想象、气功疗法，以利于病人松弛身心、转移注意力、提高痛阈而减轻疼痛。

(二)用药护理

嘱病人按医嘱从小剂量开始服用卡马西平，逐渐增量，疼痛控制后逐渐减量，以预防或减轻药物副作用。用药过程中加强观察眩晕、嗜睡、恶心、步态不稳、皮疹、白细胞减少等不良反应，轻者多在数日后消失，重者应告知医生，给予对症处理。

四、健康教育

1. 讲解诱因。不适当的洗脸、刷牙、剃须、咀嚼、吞咽、说话等可诱导发作，向病人和家属介绍减轻疼痛的方法，如洗脸、刷牙、剃须、咀嚼时动作要轻柔，吃软食、小口咽，生活有规律、保证充分身心休息等。

2. 说明乐观对待疾病存在的现实和避免诱因的必要性。指导病人服用卡马西平期间不要独自外出，不能开车或高处作业。

3. 遵医嘱用药，不可随意停、换药物。

4. 每周查 1 次血象。

真题精选

男性，41 岁，既往体健，近日因寒冷突然出现左侧面部剧痛，医院诊断为三叉神经痛，首选的治疗药物是

A.阿司匹林　B.6-氨基己酸　C.卡马西平　D.地西泮　E.新斯的明

答案:C

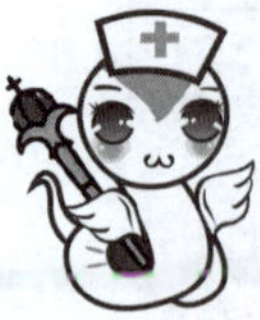

第七节 急性脱髓鞘性多发性神经炎病人的护理

应试考点

1.急性炎症性脱髓鞘性多发性神经炎的临床表现

2.急性炎症性脱髓鞘性多发性神经炎的护理措施

急性炎症性脱髓鞘性多发性神经炎又称吉兰-巴雷综合征（GBS），是神经系统由体液和细胞共同介导的单向性自身免疫性疾病，主要侵犯脊神经根、周围神经和脑神经，主要病变是周围神经广泛的炎症节段性脱髓鞘。病人大多在 2 个月至 1 年基本痊愈。

一、病因

本病的病因及发病机制不明，普遍认为 GBS 是由免疫介导的迟发型超敏反应，临床及流行病学资料显示发病可能与空肠弯曲菌感染有关。

二、临床表现

发病前数日或数周病人常有上呼吸道或消化道感染症状。

弛缓性瘫痪	首发症状为四肢对称性无力，从双下肢开始，并逐渐加重和向上发展至四肢，一般是下肢重于上肢，近端重于远端，表现为双侧对称的下运动神经元性瘫痪。急性呼吸衰竭是本病死亡的主要原因
感觉障碍	起病时肢体远端感觉异常，如麻木、蚁走感、针刺感和烧灼感，伴有肌肉酸痛，或轻微的手套、袜套样感觉减退
脑神经损害	半数以上病人有脑神经损害，而且多为双侧
自主神经损害	以心脏损害最常见也最严重
脑脊液检查	脑脊液改变在发病 1～4 周最明显，表现为细胞数正常而蛋白质明显增高，即蛋白-细胞分离现象，这是 GBS 最重要的特征性检查结果

三、治疗原则

(一)保持呼吸道通畅

维持呼吸功能是提高治愈率、降低死亡率的关键。如有缺氧症状（轻度发绀、烦躁、痰液阻塞、呼吸困难），呼吸肌麻痹是GBS的主要危险，呼吸麻痹的抢救是增加本病的治愈率、降低病死率的关键。

(二)血浆置换

血浆置换可迅速降低抗周围神经髓鞘抗体滴度及清除炎症化学介质补体等，从而减少和避免神经髓鞘损害，促进脱落髓鞘的修复和再生。

(三)免疫球蛋白

在出现呼吸机麻痹前应尽早应用大剂量的免疫球蛋白静滴治疗。

四、护理问题

(一)低效性呼吸型态

与呼吸肌麻痹有关。

(二)清理呼吸道无效

与呼吸肌麻痹、咽反射减弱、肺部感染致呼吸道分泌物增多有关。

(三)躯体移动障碍

与脊神经受累有关。

(四)吞咽障碍

与延髓麻痹致舌咽神经损害有关。

(五)焦虑

与病人担心预后有关。

(六)潜在并发症

急性呼吸衰竭、心脏损害、肺部感染。

五、护理措施

(一)一般护理

保持病室通风良好，环境温度适宜，定时、定期用紫外线消毒。协助病人选择最佳的呼吸姿势和体位，及时排除呼吸道分泌物，保持呼吸道通畅，必要时给予吸氧。减少探视，病房医护人员接触病人时戴口罩，治疗与护理时严格执行无菌操作，防止院内感染。

(二)心理护理

发现病人情绪变化时，应及时帮助指导，包括向病人及家属解释疾病过程及预后，帮助病人尽快适应环境，提供正向效果的信息及自我心理调节的方法，让病人增加舒适感等，使病人能保持稳定的情绪，正确地面对现实、树立信心。

(三)瘫痪护理

1. 肢体瘫痪

定时翻身、按摩、被动和主动运动，保持瘫痪肢体功能位等，对于足下垂的病人，可采用“T”形板固定，病情稳定后，及时进行肢体的被动和主动运动，加强功能锻炼，促进瘫痪肢体功能的恢复。

2. 咽肌瘫痪

做好进食护理，选择适合病人吞咽且营养丰富的食物，保证进食安全，保持营养状况良好，发现误吸时立即急救；若病人不能经口进食，应安排鼻饲，注意进行吞咽功能训练，促进吞咽功能恢复。

(四)病情观察

观察病人呼吸频率、节律和深度，呼吸音及肺部啰音，痰的性状及排痰情况，心率、心律、脉搏、血压，躯体活动能力及皮肤受压情况，吞咽功能，意识状态等，以及时发现病情变化。

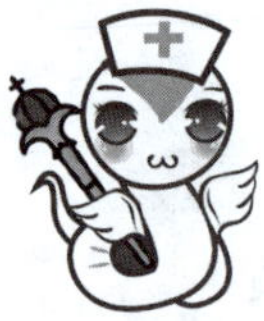

第八节 帕金森病病人的护理

应试考点

1. 帕金森病的临床表现
2. 帕金森病的治疗原则
3. 帕金森病的护理措施

帕金森病又称震颤麻痹，主要病理改变是黑质多巴胺能神经元变性和路易小体形成。临床以静止性震颤、肌强直、运动减少和姿势平衡障碍为主要特征。本病好发 60 岁以上的中老年人，男性略多于女性。本病呈慢性进行性发展，且不能自动缓解，病人主要死于疾病晚期出现的各种并发症。脑部炎症、肿瘤、代谢障碍、脑动脉硬化及使用某些药物如氟桂利嗪、氯丙嗪、利血平等产生的震颤、肌强直等症状，称为帕金森综合征。

一、病因

病因尚未阐明，目前认为并非单因素引起，其中包括神经系统老化、环境因素、遗传等。

二、临床表现

帕金森病好发于 60 岁以后的男性。起病多缓慢，且呈进行性发展，动作不灵活，震颤为疾病早期的首发症状，随疾病进展出现特征表现。

静止性震颤	“搓丸样”动作，静止时震颤明显，震颤常从一侧上肢远端开始。紧张时加重，随意运动时减轻，睡眠时消失
肌强直	伸肌和屈肌张力同时增高，“铅管样强直”“齿轮样强直”“折刀样肌强直”

运动迟缓	随意运动减少，主动运动缓慢；翻身、起立、行走、转弯都显得笨拙缓慢，穿衣、梳头刷牙等动作难以完成。表现为“面具脸”“写字过小征”
姿势步态异常	“冻结现象”、慌张步态、特殊手型
其他	可有感觉障碍，早期出现嗅觉减退或睡眠障碍。常见为自主神经功能障碍的表现，如便秘、多汗、流涎，油脂面或顽固性便秘等

巅峰速记法： 帕金森病=老年人+静止性震颤（写字过小、慌张或前冲步态）。

三、辅助检查

本病缺乏有诊断价值的实验室及其他检查。脑脊液中多巴胺的代谢产物高，香草酸含量可降低，但缺乏特异性。

四、治疗原则

以早使用替代性药物和抗胆碱药物治疗为主，辅以行为治疗，必要时手术治疗，从而达到减轻症状，减少并发症，增强自理能力，延长病人生命的目的。

(一)抗胆碱药

适用于震颤明显的年轻病人。常用盐酸苯海索（安坦）1～2mg 口服，每日 3 次；或选用东莨菪碱、苯扎托品、丙环定等,合并有前列腺肥大及青光眼者禁用此类药物。

(二)多巴胺替代药物

常用左旋多巴（多巴胺的前体),是最基本、最有效的药物。此药进入脑内经多巴脱羧酶作用转化成多巴胺而发挥治疗作用，剂量由 125mg 每日 2 次开始，视症状控制情况，缓慢增加剂量和服药次数，维持量通常为每日 2～4g,分 4 次口服；多巴丝肼（美多巴）是左旋多巴和苄丝肼的混合剂，服药时避免嚼碎药片，出现开关现象时最佳服药时间为饭前 30 分钟或饭后 1 小时，避免与高蛋白食物一起服用，避免突然停药。为不影响左旋多巴的疗效，嘱病人不应同时服用维生素 B_6。

(三)多巴胺受体激动剂

常选用普拉克索和吡贝地尔，在用药时宜从小剂量开始，逐渐缓慢增加剂量直至有效维持。早期病人使用可延迟使用左旋多巴及减少左旋多巴用量，中、晚期病人可改善症状和减少大剂量使用左旋多巴复方制剂所带来的副作用。首次服药后应卧床休息，避免开车或操作机械；为轻微兴奋剂，尽量上午服药，以免影响睡眠。

真题精选

帕金森病的典型表现为

A. 日常活动受限　B. 静止性震颤　C. 肌强直　D. 语言障碍　E. 运动减少

答案:B

(四)手术疗法

适用于症状限于一侧或一侧较重的病例，年龄在60岁以下，且药物治疗无效或副作用严重而不能耐受药物治疗者。

五、护理问题

(一)躯体移动障碍

与黑质病变，锥体外系功能障碍有关。

(二)自尊紊乱

与自体形象改变和生活依赖别人有关。

(三)营养失调低于机体需要量

与舌、腭及咽部肌肉运动障碍致进食减少和肌强直、震颤致机体消耗量增加有关。

(四)自理缺陷

与黑质病变，锥体外系功能障碍有关。

六、护理措施★★★★★

(一)生活护理

1. 指导和鼓励病人自我护理，做力所能及的事情，必要时协助病人洗漱、进食。

2. 对出汗多的病人，指导其穿柔软、宽松的棉质衣物，经常清洁皮肤，勤换被褥衣物，勤洗澡。

3. 对如厕有困难者，提供必需的辅助便器。

4. 鼓励病人独立更衣、修饰，必要时提供帮助，更衣时将病人安置在轮椅或椅子上，建议病人穿不用系带的鞋。

(二)心理护理

1. 鼓励病人表达并倾听他们的感情和对自己的想法和看法；鼓励病人现实地积极评价自己，尽量维持过去的兴趣与爱好。

2. 促进病人与社会的交往，重获角色责任的愿望和能力，鼓励病人参与病房的活动、尽量多走动，避免对病人过于保护。

(三)运动护理

运动能避免肌肉萎缩及保持关节活动度，运动技巧能改善行走能力及减轻颤抖。在实施运动护理时，应注意内容如下。

1. 鼓励病人尽量参与各种形式的活动。

2. 对有功能障碍如起坐困难时，应指导病人在做完每日的一般运动后，协助病人反复练习起坐动作。

3. 对起步较困难或步行时突然僵住不能动的病人，指导病人思想要尽量放松，尽量跨大步，向前走时脚尽量抬高，双臂尽量摆动，眼睛注视前方不要注视地面等，如由家属协助病人行走，应指导其不要强行拉着病人走；在运动锻炼过程中要活动与休息交替进行，对不能行走的病人，应每日协助做全关节运动及伸展运动，按摩四肢肌肉。

(四)饮食护理

1. 安置病人正确的体位，餐前餐后让病人取坐姿坐在椅子上或床沿上保持10～15分钟。

2. 从小量食物开始，让病人逐渐掌握进食的每一步骤，进食时不要催促，并注意保持合适的食物温度，以防进食时烫伤，餐具最好使用不易打碎的不锈钢餐具。

3. 对咀嚼能力减退的病人提供易咀嚼、易消化的细软、无刺激的食物或半流质饮食，如选用稀粥、面片、蒸蛋等精细制作的小块食物或黏稠不易反流的食物，少量分次吞咽。对进流质、饮水反呛病人，经口进食易引起误吸、窒息或吸入性肺炎，应及时给予鼻饲。

4. 饮食以高热量、高维生素、低脂、适量优质蛋白饮食为主，并及时补充水分，蛋白不宜盲目给予过多，以免降低左旋多巴类药物的疗效。

(五)用药护理

1. 服用左旋多巴及混合制剂

主要有恶心、呕吐、厌食、不自主运动、直立性低血压，幻觉、妄想等精神症状，应嘱病人在进食时服药，以减轻消化道症状。为不影响左旋多巴的疗效，嘱病人不应同时服维生素B_6。若出现精神症状、不自主运动、每日多次突然波动于严重运动减少和缓解而伴异动（“开-关”现象）、出现每次服药后药物的作用时间逐渐缩短（“剂末”现象），应报告医生并按医嘱处理。

2. 服用抗胆碱能药

主要有口干、眼花、少汗或无汗、面红、恶心、便秘、失眠和不安，严重者有谵妄、不自主运动等副作用，根据反应轻重，按医嘱处理。合并有前列腺肥大及青光眼者禁用此类药物。

3. 服用多巴胺受体激动剂

主要有恶心、呕吐、低血压和昏厥、红斑性肢痛、便秘、幻觉等副作用。在用药时宜从小剂量开始，逐渐缓慢增加剂量直至有效维持：服药期间病人尽量以避免使用维生素B_6、利血平、氯丙嗪等药物，以免降低疗效或导致直立性低血压。

真题精选

帕金森病患者，出现面部表情呆板，活动笨拙，起床、翻身、步行及转身都迟缓，手指精细动作困难，拟给予药物治疗。对于药物治疗的叙述正确的是

A. 从小剂量开始，缓慢递增

B. 用足量已达到满意疗效

C. 一旦症状改善即可逐渐减量

D. 首选抗胆碱能药物

E. 在晚上加用单胺氧化酶

答案:A

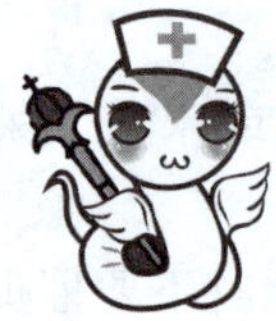

第九节 癫痫病人的护理

应试考点

1. 癫痫的临床表现
2. 癫痫的治疗原则
3. 癫痫的护理措施

癫痫是一组由大脑神经元异常放电所引起的以短暂中枢神经系统功能失常为特征的临床综合征，以发作性、短暂性和重复性为特点。

一、病因

根据现有的检查方法，按有无明确病因将癫痫分为原发性癫痫和继发性癫痫两类。

（一）原发性癫痫又称特发性癫痫

原发性癫痫主要由遗传因素所致，药物治疗效果较好。

（二）继发性癫痫又称症状性癫痫

继发性癫痫占癫痫的大多数，由脑内器质性病变和代谢疾病所致。

二、临床表现★★★★★

癫痫的临床表现极多，但均有短暂性、刻板性、间歇性和反复性发作性的特征。癫痫的发作受遗传和环境因素的影响，多种原发性癫痫的发作与年龄、睡眠有密切关系，部分女性病人仅在月经期或妊娠早期发作，缺乏睡眠、疲劳、饥饿、便秘等可诱发癫痫的发作。

（一）部分性发作

部分性发作为最常见的类型。

单纯部分性发作	特点是无意识障碍，发作时间较短，一般不超过 1 分钟。常以发作性一侧肢体、局部肌肉感觉障碍或节律性抽动为特征，或表现为特殊感觉性发作。如抽搐按大脑皮质运动区的分布顺序扩延，发作自一侧拇指、脚趾、口角开始，渐传至半身，称为 Jackson 发作
复杂部分性发作	特征是有意识障碍，常出现精神症状及自动症
部分继发全身性发作	先出现部分性发作，随之出现全身性发作

（二）全面性发作特征

全面性发作特征是发作时伴有意识障碍或以意识障碍为首发症状，异常放电源于双侧大脑半球。

失神发作	通常称小发作，多见于儿童，病人突然意识短暂中断，停止当时的活动，呼之不应，两眼瞪视不动，一般不会跌倒，手中持物可坠落，持续 5～10 秒后清醒，继续原先

	的活动，但对发作无记忆
肌阵挛发作	表现为突然、快速、短暂的肌肉或肌群收缩
阵挛性发作	仅见于婴幼儿，表现为全身重复性阵挛性抽搐伴意识丧失，之前无强直期，持续 1 分钟至数分钟
强直性发作	常在睡眠中发作，表现为全身强直性肌痉挛，常伴有瞳孔扩大、面色潮红等自主神经紊乱的表现
全面性强直一阵挛发作	过去称为大发作，是最常见的发作类型之一，以意识丧失和全身抽搐为特征。病人意识丧失，全身骨骼肌收缩，此期可有跌倒、外伤、尿失禁
失张力发作	表现为部分或全身肌肉的张力突然降低，造成张口、垂头、肢体下垂和跌倒，持续时间短，一般为数秒至 1 分钟

(三)癫痫持续状态

癫痫持续状态是指一次癫痫发作持续 30 分钟以上，或连续多次发作、发作间期意识或神经功能未恢复至正常水平。

三、辅助检查

脑电图检查：部分病人在发作间歇期也可出现棘波、尖波、棘-慢复合波等病理波。

真题精选

对患者女，50 岁。癫痫大发作，为防止窒息，应采取的措施是

A. 将患者就地平卧　B. 移走身边危险物体　C. 将患者头部放低，偏向一侧

D. 快速静脉滴注脱水剂　E. 迅速喂水喂药

答案:C

四、治疗原则

癫痫发作时的治疗以预防外伤及其他并发症为原则，而不是立即用药。

1. 对继发性癫痫应积极治疗原发病，进行病因治疗，对颅内占位性病变首先考虑手术治疗。

2. 对长期用药者在完全控制发作后应再持续服药 4～5 年，然后再考虑停药，平时要按医嘱定时定量服药，保证一定的血药浓度。

3. 定时测量血中药物浓度以指导用药。

4. 癫痫持续状态在给氧、防护的同时应迅速制止发作，首先给地西泮 10～20mg 静脉注射，注射速度不超过每分钟 2mg，以免抑制呼吸，在监测血药浓度的同时静脉滴入苯妥英钠以控制发作。

巅峰速记法：癫痫持续状态和小儿惊厥首选地西泮，而新生儿缺血缺氧性脑病惊

厥首选苯巴比妥。

真题精选

对癫痫疾病患者的诊断，目前最重要的辅助检查方法是
A.超声　B.颅脑 MRIB.颅脑 MRI　C.颅脑 CT　D.脑电图　E.头部 X 线摄片
答案:D

五、护理措施★★★★★

(一)发作的护理

1.发现发作先兆时，迅速将病人就地平放，避免摔伤；解松领扣和裤带，摘下眼镜、义齿，将手边的柔软物垫在病人头下，移去病人身边的危险物品，以免碰撞。

2.将病人的头部放低，偏向一侧，使唾液和呼吸道分泌物由口角流出，床边备吸引器，并及时吸出痰液，以保持呼吸道通畅。

3.用牙垫或厚纱布垫在上下磨牙间，以防咬伤舌头及颊部，但不可强行硬塞。抽搐发作时，切不可用力按压肢体，以免造成骨折、肌肉撕裂及关节脱位。禁用口表测量体温。

(二)用药护理

1.用药注意事项

药物治疗的原则为从单一小剂量开始、尽量避免联合用药；坚持长期服药，疗程一般在 4～5 年；停药遵循缓慢和逐渐减量的原则，　一般需 6 个月以上的时间。切忌癫痫发作控制后自行停药。

2.药物不良反应的观察和处理

多数抗癫痫药物有胃肠道反应，宜分次餐后口服。苯妥英钠可出现胃肠道反应、牙龈增生、共济失调、粒细胞减少等。卡马西平可引起眩晕、共济失调、白细胞减少、骨髓抑制等；丙戊酸钠可引起食欲缺乏、恶心呕吐、血小板减少、肝损害等。对血液、肝、肾功能有损害的药物，服药前应做血常规、尿常规和肝肾功能检查，服药期间定期抽血做血象和生化检查，必要时做血药浓度的测定，以防药物毒副作用。

(三)癫痫持续状态的护理

1.立即按医嘱缓慢静脉注射地西泮，速度不超过每分钟 2mg，必要时可在 15～30 分钟重复给药；也可用地西泮 60～100mg 溶于 5%葡萄糖或生理盐水中，于 12 小时内缓慢静脉滴注；如出现呼吸变浅、昏迷加深、血压下降，宜暂停注射。异戊巴比妥钠 0.5g 溶于注射用水 10ml 静注，速度不超过每分钟 0.1g，每日限量为 1g，用药时注意有无呼吸抑制和血压下降。

2.保持病室环境安静、光线较暗，避免外界各种刺激。床旁加床档，关节、骨

突处用棉垫保护，以免病人受伤。

3.连续抽搐者应控制入液量，按医嘱快速静滴脱水剂，并给氧气吸入，以防缺氧所致脑水肿。

4.24 小时以上不能经口进食的病人，应给予鼻饲流质，少量多次。

六、健康教育

(一)向病人及其家属介绍有关本病的基本知识及发作时家庭紧急护理方法，如出现先兆时立即就地平躺、头下垫软物、不强行按压肢体，以防受伤；头偏一侧、松解领扣和裤带，以保持呼吸道通畅。

(二)禁止从事带有危险的活动，如攀高、游泳、驾驶、带电作业等，以免发作时对生命有危险。

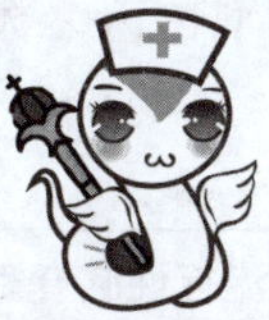

第十节 化脓性脑膜炎病人的护理

应试考点

1. 化脓性脑膜炎的病因
2. 化脓性脑膜炎的脑脊液改变特征
3. 化脓性脑膜炎的护理

一、病因

(一)致病菌的侵袭

多种化脓性细菌均可以引起脑膜炎，但致病菌类型与患儿年龄有密切关系。0～2 个月婴儿易患肠道革兰阴性杆菌(最多见为大肠埃希菌、其次为变形杆菌、铜绿假单胞菌或产气杆菌等)和金黄色葡萄球菌脑膜炎；3 个月至 3 岁婴幼儿易患流感嗜血杆菌脑膜炎；5 岁以上儿童易患脑膜炎球菌、肺炎链球菌脑膜炎。由脑膜炎球菌引起的脑膜炎呈流行性。

(二)机体免疫状态

IgM 是抗革兰阴性杆菌的主要抗体，因新生儿血清中的含量低，故新生儿易患革兰阴性杆菌感染，尤其是易患大肠埃希菌败血症。新生儿、婴幼儿血清中分泌型 IgA(SIgA)含量较低，因此，易患呼吸道和胃肠道感染，导致化脓性脑膜炎。

二、临床表现

其临床表现以发热、呕吐、头痛、烦躁、嗜睡、惊厥、脑膜刺激征及脑脊液改变为主要特征。尤以婴幼儿感染常见。血行感染为最常见的感染途径。多呈暴发性或急性起病。

(一)感染症状

表现为发热、畏寒及上呼吸道感染症状。

(二)颅压增高

剧烈头痛、呕吐、婴儿前囟隆起张力增高，甚至出现脑疝。

(三)脑膜刺激症状

颈项强直（最常见），克氏征、布氏征阳性等。

(四)脑实质损害症状

进行性意识障碍、精神症状，抽搐及偏瘫。

(五)并发症

硬脑膜下积液（最常见）、脑积水、脑室管膜炎。

三、辅助检查

脑脊液检查：压力增高，外观浑浊或呈脓性；白细胞总数增高，多型核占多数，免疫球蛋白 IgG 和 IgM 增高，细菌涂片或细菌培养阳性。

几种脑膜炎脑脊液改变特征：

疾病	结核性脑膜炎	流行性乙型脑炎（乙脑）	病毒性脑膜炎	化脓性脑膜炎	流行性脑脊髓膜炎（流脑）
外观	毛玻璃样	无色透明	无色透明	混浊	混浊
糖和氯化物	降低	正常	正常	下降	下降
蛋白质	增高	正常或轻度增高	正常或轻度增高	增高	增高
细胞	增高 以淋巴细胞为主	增高 先中性粒细胞后以淋巴细胞为主	增高 先中性粒细胞后以淋巴细胞为主	白细胞增高，以中性粒细胞为主	白细胞增高，以中性粒细胞为主

巅峰速记法：结核性脑膜炎和化脓性脑膜炎均可出现白细胞和蛋白定量增高、糖和氯化物含量下降；两者脑脊液性状有区别，结核性脑膜炎外观呈毛玻璃状，而化脓性脑膜炎外观混浊或呈脓性。

四、治疗原则

针对病原菌选取足量敏感抗生素，防治感染性休克，维持血压、防止脑疝。

(一)抗菌治疗

选用对病原菌敏感、易透过血脑屏障、毒性低的抗生素，早期、联合、足量、足疗程静脉给药。力求用药 24 小时内杀灭脑脊液中的致病菌，选用头孢曲松或头孢噻肟。流行性脑脊髓膜炎应用药 7～10 天；肺炎链球菌、流感嗜血杆菌脑膜炎应静脉滴注给药 10～14 天；金黄色葡萄球菌和格兰阴性菌脑膜炎，应用药 21 天以上，伴有并发症的患儿应适当延长给药时间。

(二)肾上腺皮质激素

能够降低血管通透性，减轻脑水肿及颅内高压症状。应用地塞米松每日 0.6mg/（kg·d）静脉滴注，连续 2～3 天。

(三)对症治疗

脱水降压，高热予物理降温，保持呼吸道通畅，惊厥者给予镇静。

五、护理措施

(一)保持病室安静清洁、空气新鲜，提供舒适的环境，每日开窗通风 3～4 次。

(二)惊厥发作时将患儿头偏向一侧，去枕平卧，遵医嘱使用快速脱水剂。

(三)协助生活护理，做好皮肤护理。

(四)密切观察神志意识，生命体征、瞳孔、表情、姿势等变化。

(五)高热患儿每 4 小时测量一次体温且卧床休息。鼓励患儿多饮水，体温高于 38.5℃时，应在 30 分钟内使体温降至正常水平。降温的方法可用物理降温（头枕冰袋、酒精擦浴、温水浴）或药物降温如阿苯片、对乙酰氨基酚（百服宁）、酚麻美敏(泰诺)、阿司匹林等,防止发生惊厥。

(六)预防化脓性脑膜炎应首先预防细菌引起的上呼吸道感染。对恢复期的患儿，应积极进行各种功能锻炼，减少后遗症。

真题精选

预防化脓性脑膜炎的健康教育应强调

A. 限制饮水量　B. 预防细菌引起的上呼吸道感染　C. 预防性使用抗生素

D. 检测基础体温　E. 限制病人户外活动

答案:B

小儿肺炎链球菌感染的化脓性脑膜炎，首选

A. 霉素　B. 红霉素　C. 青霉素　D. 克林霉素　E. 庆大霉素

答案:C

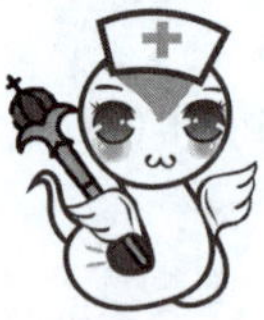

第十一节　病毒性脑膜脑炎病人的护理

应试考点

1. 病毒性脑膜炎的病因
2. 病毒性脑膜炎的临床表现

病程呈自限性，多在 2 周以内，一般不超过 3 周，预后较好，多无并发症。病毒侵犯脑膜同时若亦侵犯脑实质则形成脑膜脑炎。根据病情情况可呈大小不同的流行，亦可散在发病。

一、病因

本病大多数为肠道病毒感染，肠道病毒一般分为 3 种，即脊髓灰质炎病毒、柯萨奇病毒、埃可病毒。

二、临床表现

(一)病毒性脑膜炎

病毒性脑膜炎由柯萨奇病毒或埃可病毒所致的病毒性脑膜炎。急性起病，或先有上感或前驱传染性疾病。主要表现为发热、恶心、呕吐、软弱、嗜睡。年长儿会诉头痛，婴儿则烦躁不安，易激怒。一般很少有严重意识障碍和惊厥。可有颈项强直等脑膜刺激征。但无局限性神经系统体征。病程大多在 1～2 周。

(二)病毒性脑炎

病毒性脑炎病程大多 2～3 周。

1. 大多数患儿在弥漫性大脑病变基础上主要表现为发热、反复惊厥发作、不同程度意识障碍和颅压增高症状。

2. 有的患儿病变主要累及额叶皮质运动区，临床则以反复惊厥发作为主要表现，伴或不伴发热。多数为全部性或局灶性强直-阵挛或阵挛性发作。

3. 若脑部病变主要累及额叶底部、颞叶边缘系统，患者则主要表现为精神情绪异常，如躁狂、幻觉、失语以及定向力、计算力与记忆力障碍等。多种病毒可引起此类表现，但由单纯疱疹病毒引起者最严重。

三、辅助检查

(一)脑脊液检查

外观无色透明，压力正常或稍高，白细胞轻至中度升高，以淋巴细胞增高为主，蛋白轻度增加，糖和氯化物一般在正常范围。

(二)病毒学检查

部分患儿脑脊液病毒培养及特异性抗体测试阳性。

巅峰速记法：结核性脑膜炎和化脓性脑膜炎均可出现白细胞和蛋白定量增高、糖和氯化物含量下降，而病毒性脑膜炎细胞增高以淋巴细胞为主，蛋白轻度增高，糖和氯化物正常。

四、治疗原则

(一)药物治疗

阿昔洛韦（无环鸟苷）或其衍生物更昔洛韦（丙氧鸟苷）。主要对单纯疱疹病毒作用最强。病毒性脑膜炎由柯萨奇或埃可病毒所致者，一般采用激素地塞米松（氟美松）静脉滴注以控制炎性反应，早期适量应用甘露醇及呋塞米（速尿）脱水剂可减轻脑水肿症状。

(二)对症治疗

本病缺乏特异性治疗。但由于病程自限性，急性期正确的支持与对症治疗，是保证病情顺利恢复、降低病死率和致残率的关键。

五、护理措施

(一)饮食指导

进食清淡、易消化的饮食，如瘦肉稀饭、面条、青菜汤等。

(二)昏迷的护理

取平卧位，头偏向一侧，以便让分泌物排出；可抬高床头 30°；每 2 小时翻身 1 次，拍背促痰排出，减少坠积性肺炎，尽早给予鼻饲，保证热量供应；做好口腔护理；保持镇静，因任何躁动不安均能加重脑缺氧，可使用镇静剂。

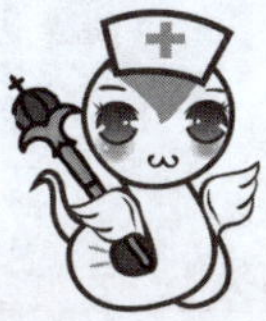

第十二节 小儿惊厥的护理

应试考点

1. 小儿惊厥的临床表现
2. 小儿惊厥的治疗原则
3. 小儿惊厥的护理措施

惊厥是指由于神经细胞异常放电引起全身或局部肌群发生不自主的强直性或阵挛性收缩，同时伴有意识障碍的一种神经系统功能暂时紊乱的状态。惊厥常见于婴幼儿。

一、病因

(一)感染性疾病

1.颅内感染

各种病原体引起的脑膜炎、脑炎及脑脓肿等。

2.颅外感染

各种感染造成的高热惊厥和中毒性脑病等,其中高热惊厥最常见。

(二)非感染性疾病

1.颅内疾病

如原发性癫痫、占位性病变、颅脑损伤、畸形等。

2.颅外疾病

如中毒、水电解质紊乱、低血糖、阿-斯综合征及脑栓塞、高血压脑病及尿毒症等。

二、临床表现

(一)典型表现为突然发生意识丧失,眼球上翻,凝视或斜视,局部或全身肌群出现强直性或阵挛性抽动,持续数秒至数分钟。新生儿及小婴儿惊厥表现不典型。若发作持续超过 30 分钟或 2 次发作间歇期意识不能恢复,称惊厥持续状态。

(二)热性惊厥多由上呼吸道感染引起,典型特点如下。

1.首次发作年龄多于生后 6 个月至 5 岁,男孩多于女孩。

2.大多发生于急骤高热开始后 12 小时之内。

3.发作时间短,在 10 分钟之内,发作后短暂嗜睡。

4.在一次发热性疾病过程中很少连续发作多次,可在以后的发热性疾病中再次发作。

5.没有神经系统异常体征,热退后 1 周做脑电图检查为正常。

巅峰速记法: 小儿惊厥持续状态和癫痫持续状态都是指一次癫痫发作持续 30 分钟以上,或连续多次发作,发作期间意识或神经功能未恢复至正常,哮喘持续状态是指哮喘持续 24 小时以上。

三、辅助检查

(一)血生化检查

查血糖、血钙、血钠、血尿素氮等,鉴别是否为代谢因素致病。

(二)脑脊液检查

主要鉴别有无颅内感染。

(三)眼底检查

若有视网膜下出血提示颅内出血,视乳头水肿提示颅内高压。

四、治疗原则

维持生命体征，控制惊厥发作，治疗惊厥病因，预防惊厥复发。

1.镇静止惊

(1)苯二氮䓬类：控制惊厥的首选药。常用地西泮及咪达唑仑。地西泮每次0.3～0.5mg/kg，注射速度不超过每分钟2mg。必要时5～10分钟可重复应用。过量可致呼吸抑制、血压降低。

(2)苯巴比妥钠：本药肌内注射吸收较慢，不适用于急救。负荷剂量为10mg/kg，静脉注射，速度<25mg/min。维持剂量为3～5mg(kg·d)，分两次使用。该药常用于新生儿厥的初始治疗。

(3)10%水合氯醛：每次0.5ml/kg（50mg/kg)，稀释至3%灌肠。

2.对症治疗

高热者予降温。维持内环境稳定。

3.病因治疗

针对惊厥的不同病因采取相应治疗措施。

● **巅峰速记法：** 癫痫持续状态和小儿惊厥首选地西泮，而新生儿缺血缺氧性脑病惊厥首选苯巴比妥。

五、护理措施

(一)防止窒息

1.发作时应就地抢救，不要搬运，立即让患儿去枕平卧位，头偏向一侧，松解患儿衣领

2.及时清除患儿口鼻腔分泌物、呕吐物等，保证气道通畅；反复惊厥者将舌轻轻向外牵拉，防止舌后坠阻塞呼吸道。

3.备好急救用品，按医嘱给予止惊药物，观察并记录患儿用药后的反应。

(二)防止外伤

在已长牙患儿上下臼齿之间放置牙垫，防止舌咬伤。牙关紧闭时，不要用力撬开，以避免损伤牙齿。放置床档，防止坠床；在床栏杆处放置棉垫，防止患儿抽搐时碰到栏杆，同时将床上硬物移开。若患儿发作时倒在地上应就地抢救，移开可能伤害患儿的物品，勿强力按压或牵拉患儿肢体，以免骨折、脱臼。

(三)密切观察病情变化，预防脑水肿的发生

各种刺激均可使惊厥加剧或时间延长，故应保持患儿安静，避免刺激患儿。密切观察体温、血压、呼吸、脉搏、意识及瞳孔变化，高热时及时采用物理降温，若出现脑水肿早期症状应及时通知医生，并按医嘱用脱水剂。

真题精选

患儿男，14 个月，因“发热、流涕 2 天”就诊。查体：T39℃，P135 次/分，神志清楚，咽部充血，心肺检查无异常。查体时患儿突然双眼上翻，四肢强直性、阵挛性抽搐。

1. 引起患儿病情变化的原因，最可能是

A. 癫痫　B. 低血糖症　C. 高热惊厥　D. 病毒性脑炎　E. 化脓性脑膜炎

答案:C

2. 控制小儿惊厥的首选药物是

A. 10%水合氯醛　B. 苯巴比妥钠　C. 地西泮　D. 氯丙嗪　E. 苯妥英钠

答案:C

3. 为防止患儿外伤，错误的做法是

A. 床边设置防护栏　B. 用约束带固定四肢　C. 移开床上一切硬物

D. 将纱布放在患儿手中　E. 压舌板裹纱布置于上下磨牙间

答案:B

巅峰速记法: 脑部疾病诊断公式:脑出血=老年患者+高血压病史+急性起病,意识障碍+定位体征。脑血栓=安静状态发病(冠心病,高脂血症)。脑栓塞=发病急+心脏栓子(亚急性心内膜炎)。肺栓塞=呼吸困难+胸痛+咯血。蛛网膜下腔出血=发病急+脑膜刺激征+CT。

应试一图通

- **第一节神经系统解剖生理**
  - 神经系统解剖：脊神经共有 31 对，神经调节的基本方式是反射
  - 小儿神经系统解剖特点：脊髓，神经反射
- **第二节颅内压增高与脑疝病人的护理**
  - 颅内高压的临床表现：头痛、呕吐和视神经乳头水肿
  - 脑疝的临床表现
    - 小脑幕切迹疝：进行性意识障碍，患侧瞳孔最初有短暂的缩小，以后逐渐散大
    - 枕骨大孔疝 ：生命体征改变出现较早，意识障碍出现较晚
  - 颅内压增高的护理：一般护理，防止颅内压骤然升高
  - 颅内压增高的用药护理：应用脱水剂，应用肾上腺皮质激素
  - 脑室外引流的护理：妥善固定；控制引流量；保持引流通畅；观察引流性质；严格无菌操作；拔管指征
- **第三节头皮损伤病人的护理**
  - 头皮裂伤的处理：加压包扎止血，在伤后 24 小时内清创缝合
  - 头皮血肿的处理：加压包扎，早期冷敷，24 小时后热敷
  - 头皮撕脱伤的处理：加压包扎止血
- **第四节脑损伤病人的护理**
  - 脑震荡
    - 临床表现：短暂的意识丧失，一般持续时间不超过 30 分钟
    - 治疗原则：脑震荡无需特殊治疗
  - 脑挫裂伤
    - 临床表现：意识障碍，昏迷时间超过 30 分钟
    - 治疗原则：支持疗法和对症处理等非手术治疗
  - 颅内血肿
    - 硬脑膜外血肿:有中间清醒期（昏迷-清醒-再昏迷）
    - 硬脑膜下血肿:少有“中间清醒期”
    - 脑内血肿:与脑挫裂伤和急性硬脑膜下血肿相似
  - 脑损伤病人的护理：一般护理，保持呼吸道通畅，严密观察病情，减轻脑水肿，降低颅内压，预防并发症
- **第五节脑血管疾病病人的护理**
  - 出血性脑血管病的病因及临床表现
    - 脑出血：高血压动脉硬化所致，表现为颅内压增高，“三偏症”
    - 蛛网膜下腔出血：先天性脑动脉瘤，脑膜刺激征阳性，一般无肢体瘫痪
  - 缺血性脑血管病的病因及临床表现
    - 脑血栓：动脉硬化是较常见的病因；晨起时发现半身肢体瘫痪
    - 脑栓塞：心源性为脑栓塞常见病因；偏瘫、失语、偏身感觉障碍和共济失调为主要表现
  - 脑血管病的治疗原则
    - 出血性脑血管疾病：降低颅内压和控制。血压
    - 缺血性脑血管病：抗凝治疗为主
  - 脑血管病的护理措施：降低颅内压，体位，补充营养；健康教育
  - 几种脑血管病的鉴别要点：脑血栓、脑栓塞、脑出血、蛛网膜下腔出血

第六节三叉神经痛病人的护理

- 三叉神经痛的临床表现：三叉神经分布区内反复发作的阵发性剧烈疼痛
- 三叉神经痛的治疗：卡马西平是首选药
- 护理：对症护理；用药护理；健康教育

第七节急性脱髓鞘性多发性神经炎病人的护理

- 急性炎症性脱髓鞘性多发性神经炎的临床表现：感觉障碍、脑神经损害、自主神经损害、弛缓性瘫痪
- 急性炎症性脱髓鞘性多发性神经炎的护理措施：一般护理；心理护理；瘫痪护理；病情观察

第八节帕金森病病人的护理

- 帕金森病的临床表现：动作不灵活和震颤
- 帕金森病的治疗原则：早使用替代性药物和抗胆碱药物治疗为主
- 帕金森病的护理措施：生活护理；心理护理；运动护理；饮食护理；用药护理

第九节癫痫病人的护理

- 癫痫的临床表现：部分性发作：发作时不一定伴有意识障碍；全面性发作：发作时伴有意识障碍
- 癫痫的治疗原则：以预防外伤及其他并发症为原则
- 癫痫的护理措施：发作的护理，用药护理，癫痫持续状态的护理

第十节化脓性脑膜炎病人的护理

- 化脓性脑膜炎的病因：流感嗜血杆菌、肺炎球菌和脑膜炎双球菌
- 化脓性脑膜炎的脑脊液改变特征：压力增高，外观浑浊或呈脓性；白细胞总数增高，多型核占多数
- 化脓性脑膜炎的护理：绝对卧床休息；生活护理；密切观察神志意识；高热的护理

第十一节病毒性脑膜脑炎病人的护理

- 病毒性脑膜炎的病因：柯萨奇病毒或埃可病毒所致
- 病毒性脑膜炎的临床表现：发热、反复惊厥发作、不同程度意识障碍和颅压增高症状

第十二节小儿惊厥的护理

- 小儿惊厥的临床表现：突然发生意识丧失，强直性或阵挛性抽动，持续数秒至数分钟
- 小儿惊厥的治疗原则：去除病因是控制惊厥的根本
- 小儿惊厥的护理措施：防止窒息，防止外伤，密切观察病情变化

第十七章 生命发展保健

应试策略

本章生长发育和小儿保健是历年来重要的考点。建议前两节内容与第七章同步复习，老年保健的部分内容与各系统疾病有交叉和重复，理解即可。

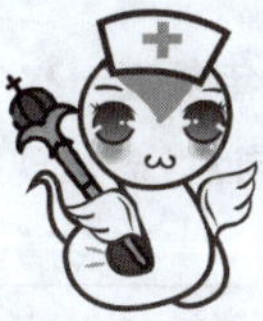

第一节 计划生育

应试考点

1. 避孕套避孕
2. 宫内节育器适应证、放置时间、节育器的原理

一、避孕方法及护理

(一)工具避孕

利用器具阻止精子和卵子结合或通过改变宫腔内环境达到避孕目的的方法。

1. 宫内节育器（IUD）

宫内节育器是我国妇女的主要避孕方式。

(1)避孕原理作用机制，带铜宫内节育器避孕机制：①作用于子宫内膜，引起局部炎症反应，阻止孕卵着床。②前列腺素作用，抑制受精卵的运行，干扰受精卵着床。③IUD 释放的铜离子，对精子有毒性作用。

(2)宫内节育器放置术：

适应证	无禁忌症的育龄妇女
禁忌证	①急、慢性生殖道炎症 ②生殖器官肿瘤 ③月经紊乱:月经过多、过频或不规则出血 ④子宫畸形 ⑤宫颈口过松、重度陈旧性宫颈裂伤或重度子宫脱垂 ⑥严重全身性疾病 ⑦妊娠或妊娠可疑者 ⑧铜过敏者
放置时间	①月经干净后 3~7 天无性交 ②产后 42 天子宫恢复正常大小，恶露已净，会阴伤口已愈合 ③剖宫产术后半年放置

	④人工流产术后可立即放置(子宫收缩不良、出血过多或有感染可能者除外) ⑤哺乳期或月经延期放置时应先排除早孕
术前准备	放置前2次超过37.5℃以上者暂不放置；排空膀胱；按术前会阴、阴道冲洗常规为受术者做阴道准备
术后护理	①术后休息3天，1周内避免重体力劳动 ②禁性生活及盆浴2周 ③3个月内月经或大便时注意有无节育器脱落 ④复查：术后3个月、6个月、1年各复查一次，以后每年复查一次 ⑤术后有少量阴道出血及下腹不适，一般3～7天可逐渐自愈；若出现持续腹痛、发热、出血＞月经量，应随时就诊

(3)宫内节育器取出术：①适应证：a.因不良反应治疗无效或出现并发症者。b.带器妊娠者。c.改用其他避孕措施或绝育者。d.计划再生育者。e.放置期限已满需更换者。f.绝经半年后或月经紊乱者。②取器时间：a.月经干净后3～7天，不同房。b.阴道出血多者随时取出。c.带器妊娠者于人工流产时取出。③护理要点：术后休息1天，禁止性生活和盆浴2周。保持外阴清洁。

(4)宫内节育器的不良反应及护理：①出血：告知患者休息、补充铁剂、严格按照医嘱用药，上述处理无效，应更换节育器或采用其他方法。②腰酸腹胀：重症可休息或给予解痉药物。无效者，更换合适的节育器。

(5)宫内节育器的并发症及护理：①感染：采取抗生素治疗并取出节育器。②节育器嵌顿：确诊后立即取出。③节育器异位。

2.阴茎套

使精液不能入阴道达到避孕目的，有防止性疾病传播的作用。

(二)药物避孕

药物避孕也称激素避孕，目前国内主要为人工合成的甾体激素避孕药，由雌激素和孕激素配伍而成。

1.原理

(1)抑制排卵。(2)干扰受精和受精卵着床。

2.适应证

育龄健康妇女。

3.禁忌证

(1)严重心血管疾病者。(2)急、慢性肝炎和肾炎。(3)血液病、血栓性疾病。(4)内分泌疾病如糖尿病需用胰岛素控制者、甲状腺功能亢进者。(5)恶性肿瘤、癌前期病变、子宫或乳房肿块病人。(6)哺乳期妇女。(7)月经稀少或年龄大于45岁者。(8)原因不明的阴道异常流血。(9)精神生活不能自理的病人。

4.短效口服避孕药注意事项

自月经第5天每晚服1片，连服22天，不能中断；如果漏服，次晨补服，停药

2～7日出现撤药性出血，于下次月经第五日，开始下个周期用药。

5.药物不良反应

(1)类早孕反应：服药1～3个周期症状自行消失。

(2)月经改变：可发生闭经、月经过少。

(3)体重增加。

(4)色素沉着：少数妇女的颜面部皮肤出现淡褐色色素沉着。

(三)其他避孕方法

1.紧急避孕是指在未避孕或避孕失败后采取防止妊娠的方法。方法有宫内节育器和紧急避孕药物。

2.探亲避孕药又称紧急避孕药，分为孕激素制剂、雌激素复合制剂及非孕激素制剂（C53号抗孕药）。不受月经周期时间的限制，在任何一天开始服用均能发挥作用，适用于夫妻分居两地探亲时避孕。

3.安全期避孕法又称自然避孕法。排卵前后5天内为易孕期，其他时间不易受孕，被视为安全期。安全期避孕法失败率高，不宜推广。

真题精选

短效避孕药的主要作用不包括

A.改变子宫内膜外形　B.改变宫颈黏液性状　C.阻碍受精

D.抑制排卵　E.阻碍着床

答案:A

二、终止妊娠方法及护理

(一)早期妊娠终止方法及护理

分为手术流产和药物流产两种方式。

1.手术流产

(1)适应证：①妊娠14周内自愿要求终止妊娠而无禁忌证者。②各种疾病不宜妊娠者。

(2)禁忌证：a.各种疾病的急性期或严重的全身性疾病需经治疗好转后再行手术。b.生殖器官急性炎症者。c.妊娠剧吐酸中毒尚未纠正者。d.术前相隔4小时测2次体温≥37.5℃者。e.负压吸引术用于妊娠10周以内者；钳刮术适用于妊娠10～14周者。

(3)护理措施：①术后在观察室休息1小时，注意观察腹痛及阴道流血情况。②嘱受术者保持外阴清洁，每日清洁会阴，1个月内禁止盆浴、性生活。③吸宫术后休息3周；钳刮术后休息4周；有腹痛或出血多者，应随时就诊。④告知受术者术后阴道出血少于14天，超过14天、腹痛、发热随时就诊。

2. 药物流产

适用于妊娠7周内者。目前米非司酮与米索前列腺素配伍为最佳方案。

药物流产有产后出血时间过长和出血量多等不良反应。用药后应遵医嘱定时复查，若流产失败，宜及时终止；不全流产者，出血量多时需急诊刮宫。

(二) 中期妊娠终止方法及护理

依沙吖啶引产

适应证	妊娠13周至不足28周要求终止而无禁忌证者
禁忌证	①各种疾病的急性期 ②急性肝、肾疾病，心脏病、高血压、血液病 ③术前当日体温两次超过37.5℃者 ④前置胎盘 ⑤剖宫产或肌瘤挖除术2年内，子宫壁有瘢痕、宫颈有陈旧性裂伤者慎用
护理措施	①术前3天禁止性生活，每天冲洗阴道1次或上药 ②引产期间，孕妇应卧床休息，羊膜外给药者绝对卧床休息 ③产后即刻采取回奶措施 ④术后6周内禁止性交及盆浴 ⑤给药5天后仍未临产者即为引产失败

巅峰速记法

早期妊娠终止方法	手术流产	负压吸	妊娠10周以内者
		钳刮术	妊娠10～14周
	药物流产	米非司酮与前列腺醇配伍	妊娠7周内者
中期妊娠终止方法	可行引产术	依沙吖啶（利凡诺）	妊娠13～28周

(三) 女性绝育方法及护理

1. 经腹输卵管结扎术

经腹输卵管结扎术是最常用的绝育术式，结扎部位是输卵管峡部。

真题精选

输卵管结扎部位是输卵管的

A. 间质部　B. 峡部　C. 壶腹部　D. 伞部　E. 漏斗部

答案:B

(1) 禁忌证：24小时内两次体温达37.5℃或以上者。

● **巅峰速记法：**术前测 2 次体温≥37.5℃者不应实施宫内节育器放置术、人工流产术、依沙吖啶引产、经腹输卵管结扎术。

(2)手术时间选择：①非孕妇女应选择在月经结束后 3～7 天。②分娩后 48 小时内，剖宫产、剖宫取胎术同时。③哺乳期或闭经妇女应排除早孕后，再行手术。④难产或疑有感染者，需抗生素预防感染后 3～5 日，无异常情况下可实施手术。

(3)术后护理：术后休息 3～4 周，禁止性生活 1 个月。

● **巅峰速记法：**宫内节育器放置术、宫内节育器取出术、经腹输卵管结扎术的手术时间均可在月经干净后 3～7 天。

2. 经腹腔镜输卵管绝育术

(1)禁忌证：多次腹部手术史或腹腔粘连，心肺功能不全，多部位疝病史等。余同经腹输卵管结扎术。

(2)术前准备：术前灌肠，术前 6 小时禁饮食，术前排空膀胱，术时取头低仰卧位。

(3)术后：术后静卧 4～6 小时后可下床活动。

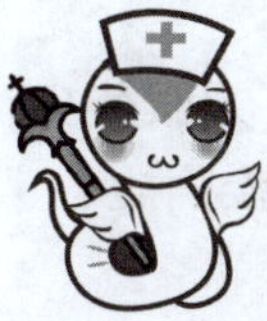

第二节 孕期保健

应试考点

1. 胎动次数
2. 产前检查频率
3. 预产期计算

一、孕期管理

1. 实行孕产期系统保健的三级管理。

2. 对高危妊娠的筛查、监护和管理，目的是为降低孕产妇及围产儿患病率，提高母婴生活质量。

3. 产检时间，理想的产检开始应在怀孕第 3 个月，理想的产检总数应在 11 次以上，少于 5 次则为产检不足。

二、产前检查评估内容

至妊娠 13 周末为妊娠早期，在此期易有流产发生，怀孕妇女应注意避免接触致畸物质；妊娠中期孕妇应注意加强营养，定期产科检查；妊娠晚期时，易见妊娠期高血压疾病的发生等情况。

(一)产科初诊

早孕第12周进行。

1.一般情况

包括姓名、年龄、籍贯、职业（包括工种）、结婚年龄、丈夫健康状况、有无性病，月经情况如初潮、末次月经，并计算预产期[从末次月经第1天开始计算，月数减3或加9，日数加7（农历日数加15）其为预产期]。

巅峰速记法：计算预产期时需注意平年与闰年。

真题精选

28岁孕妇，平素月经规律，月经周期28～30天，末次月经为2012年1月6日，预产期为

A.2012年10月11日 B.2012年10月12日 C.2012年10月13日

D.2012年10月15日 E.2012年10月20日

答案:C

2.孕期情况

早孕反应情况、胎动时间、有无阴道出血、孕早期有无服药史，询问有害药物及致畸因素接触史，有无吸烟、饮酒嗜好、孕产史、既往疾病史、家族病史。

3.体格检查

(1)全身体检：与一般内科检查相同

(2)产科检查：①腹部检查：用产科腹部四步触诊法分别查清宫底、大小、形态、胎方位、胎先露及先露入盆情况。听取胎心音并测数一分钟的胎心数，注意胎心最响亮的部分、是否规律及有无杂音。用皮尺测量耻骨联合上缘至宫底的高度及过脐测量腹围或最大腹围测量，并记录。②子宫底高度测量：子宫底高度测量，在妊娠18～32周时，子宫底的高度（以厘米计）约等于胎儿的妊娠周数（实际临床上也是第12周之后子宫突出骨盆腔后才易自腹部触得）。③测量胎心音：测量胎心在妊娠12周时经由多普勒超声听到胎心音，到妊娠18～20周时一般听诊器也可听到；胎心音正常范围为110～160次/分。④四步触诊法：检查子宫大小、胎产式、胎先露、胎方位及胎先露部是否衔接；检查前应嘱孕妇排空膀胱，然后平躺在检查床上，双腿屈膝，露出腹部。检查者温暖双手，以免接触孕妇时引起不适。

(二)产科复诊

1.检查次数

整个孕期需检查10～12次。

2. 检查时间

孕早期（怀孕前 3 个月）检查一次，如有妊娠剧吐者给予适当的治疗，补充叶酸，剂量为 0.4mg/d。 产检时间为：妊娠 6～13^{+6}周、14～19^{+6}周、20～23^{+6}周、24～27^{+6}周、28～31^{+6}周、32～36^{+6}周各 1 次，37～41 周每周检查 1 次（妊娠 20～36 周，每 4 周 1 次）。

真题精选

早孕流产前常规进行盆腔 B 超检查的目的是
A. 明确早孕诊断　B. 了解胚胎着床位置　C. 排除异位妊娠
D. 明确妊娠周数　E. 排除盆腔肿瘤
答案:B

3. 按时做 B 超检查

(1)16～20 周做唐氏筛查，妊娠 24 周做糖尿病筛查，自妊娠 36 周起每周一次胎心监护等

(2)妊娠 34 周做骨盆检查，包括：①外阴；②巴士腺；③阴道、子宫颈；④子宫；⑤骨盆测量；⑥进行保健指导；⑦预约下次随诊时间。

三、母体和胎儿状况的评估

(一)胎心监护

无应力试验（或称无激惹试验，NST)是指无宫缩、无外界刺激的情况下，对胎儿进行胎心率宫缩图的观察和记录。是以胎动时伴有一过性胎心率加快为基础，又称胎儿加速试验。

1. NST 反应型（或称阳性）

NST 反应型指监护时间内出现 2 次或以上的胎心加速。

2. NST 无反应型（或称阴性）

NST 无反应型指超过 40 分钟没有足够的胎心加速。

(二)胎儿成熟度检查

1. 正确计算妊娠周数。

2. 测量宫底高度和腹围。

3. B 型超声波检查，胎儿双顶径测量值＞8.5cm 时提示胎儿成熟。

(三)胎盘功能检查

1. 胎动

胎动计数≥6 次/2 小时为正常，＜6 次/2 小时或减少 50%者，均应视为子宫胎盘功能不足，应及时就诊。

真题精选

胎动减少是指胎动 12 小时少于

A. 5 次　B. 10 次　C. 15 次　D. 20 次　E. 25 次

答案:B

2. 孕妇尿中雌三醇值测定

孕晚期时若多次测得尿中雌三醇低于 10mg，表示胎盘功能低下。

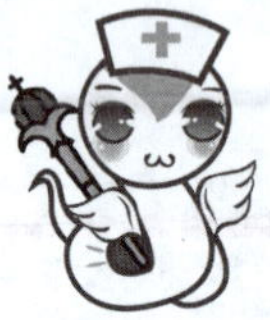

第三节 生长发育

应试考点

1. 体格发育的指标
2. 自我概念形成的时期
3. 生长发育分期
4. 前囟闭合时间

一、小儿年龄分期

胎儿期	指从受精卵形成到胎儿出生，约 40 周
新生儿期	指自胎儿娩出、脐带结扎到生后满 28 天。此期易发生窒息、感染等疾病，死亡率较高。胎龄满 28 周至出生后 7 天，称围生期（又称围产期）
婴儿期	指自出生到满 1 周岁之前，此期为小儿也生后生长发育最迅速的时期，婴儿 6 个月后，体内来自母体的抗体逐渐减少，自身免疫功能尚未成熟，易患感染性疾病
幼儿期	指自 1～3 周岁。此期智能发育较前突出，语言、思维和社会适应性的发育日渐增强，但对自身危险的识别能力不足，易导致疾病的发生和性格行为的偏离，最易发生意外
学龄前期	指自 3 岁后到 6～7 岁入小学前。此期是儿童性格形成的关键时期，好奇多问，模仿性强。此期应培养小儿良好的道德品质和生活能力，为入学作好准备
学龄期	指自入小学前（6～7 岁）到青春期前
青春期	指从第二性征出现到生殖功能基本发育成熟、身高停止增长的时期。女孩青春期开始和结束年龄都比男孩早 2 年左右。青春期年龄范围，女孩从 11～12 岁到 17～18 岁，男孩从 13～14 岁到 18～20 岁为青春期。第二性征逐渐明显，男性肩宽、肌肉发达、声音变粗、长出胡须；女性骨盆变宽、脂肪丰满；到青春末期，女孩出现月经，男孩发生遗精。该期以成熟的认知能力、自我认同感的建立为显著特征

真题精选

小儿身高发育的第一个加速期

A.婴儿期 B.幼儿期 C.学龄前期 D.学龄期 E.青春期

答案:A

二、生长发育的规律及影响因素

生长发育的连续性和阶段性	生后6个月内生长最快，尤其是头3个月，出现生后第一个生长高峰，青春期生长发育速度又加快，出现第二个生长高峰
各系统器官发育的不平衡性	神经系统发育较早，先快后慢；生殖系统发育先慢后快；淋巴系统则先快而后回缩、生殖系统发育最晚
生长发育的顺序性	小儿一般生长发育遵循由上到下、由近至远、由粗到细、由低级到高级、由简单到复杂的顺序
生长发育的个体差异性	生长发育虽按一定规律发展，但在一定范围内存在个体差异，体格上的差异一般随年龄增长而越来越显著，到青春期差异更明显

遗传因素和环境因素是影响小儿生长发育的两个最基本因素。

三、体格生长常用指标及测量方法

体重	体重是小儿体格生长的代表，是营养情况的重要指标，也是临床给药，输液、热量给予的依据。新生儿出生体重平均为3kg；3个月时体重是出生时的2倍；1岁时为出生体重的3倍，2岁4倍(12kg) 1～6个月体重(kg)=出生体重+年龄×0.7(kg) 7～12个月体重(kg)=6(kg)+年龄×0.25(kg) 2～12岁体重(kg)=年龄×2(kg)+8(kg)
身长(高)	身长（高）是反映骨骼发育的重要指标。新生儿出生时平均50cm；1岁时75cm；2岁时85cm 2～12岁身长（高）的估算公式为：身长（cm）=年龄（岁）×7+75（cm）
坐高	坐高指从头顶至坐骨结节的长度，出生时坐高为身高的67%，以后下肢增长比躯干快，6岁时为55%
头围	经眉弓上方、枕后结节绕头一周的长度为头围，其反映脑和颅骨的发育。出生时平均为33～34cm，1岁时46cm，2岁时48cm，5岁时50cm，15岁时54～58cm(接近成人)
胸围	沿乳头下缘水平绕胸一周的长度为胸围。出生时平均为32cm，比头围小1～2cm。1岁时头围和胸围相等，约46cm
腹围	平脐（小婴儿以剑突与脐之间的中点）水平绕腹一周的长度为腹围。2岁前腹围与胸围大约相等，2岁后腹围较胸围小。患腹部疾病如有腹水时需测量腹围

上臂围	沿肩峰与尺骨鹰嘴连线中点的水平绕上臂一周的长度称上臂围，代表上臂骨骼、肌肉、皮下脂肪和皮肤的发育水平以评估小儿营养状况。普查小于 5 岁小儿的营养状况。评估标准为:上臂围>13.5cm 为营养良好；12.5～13.5cm 为营养中等；<12.5cm 为营养不良
牙齿	乳牙共 20 个，一般于 6 个月（4～10 个月）左右开始出乳牙，12 个月未萌出者为乳牙萌出延迟。3 岁前出齐，2 岁以内小儿的乳牙数目约等于月龄减 4～6；6 岁出第一颗恒牙
囟门	婴儿出生时前囟约为 1.5～2.0cm，1～1.5 岁时应闭合，最迟不超过 2 周岁闭合；后囟出生时已经很小或已闭合，最迟出生后 6～8 周闭合

真题精选

正常小儿前囟闭合的年龄

A. 10～11 个月　B. 12～18 个月　C. 20～22 个月　D. 22～24 个月　E. 24～30 个月

答案:B

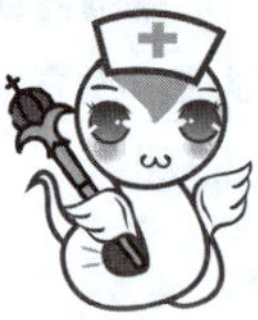

第四节　小儿保健

应试考点

1. 婴儿的最佳食物（母乳加辅食）
2. 辅食的添加

一、新生儿期保健

新生儿身体各组织和器官的功能发育尚不成熟，抵抗力低，特别是生后第 1 周内的新生儿发病率和死亡率极高，故新生儿保健重点应在生后 1 周内。

1. 合理喂养

婴儿出生后，2 小时可按需喂养，鼓励和支持母乳喂养，食后右侧卧位，床头略抬高，避免溢奶引起窒息。

2. 保暖

室内温度保持在 20～22℃，湿度 55%。

3. 预防疾病和意外

新生儿有专用食具，用后要消毒；母亲在哺乳和护理前应洗手。凡患有皮肤病、呼吸道和消化道感染及其他传染病者，不能接触新生儿。按时接种卡介苗和乙肝疫苗。出生两周后应口服维生素 D，预防佝偻病的发生。

4. 坚持家庭访视

分为出院回家后 1～2 天内的初访，生后 5～7 天的周访，生后 10～14 天的半月访视，生后 27～28 天的满月访视。

二、婴儿期保健

1. 合理喂养

正常小儿需要在基础代谢、食物特殊动力作用、活动、生长、排泄5个方面获得能量的供给，特别是生长发育的需要。每日需要能量418.4kJ/kg(100kcal/kg)，其中蛋白质8%～15%；脂肪35%～50%，碳水化合物50%～65%； 同时，需要微量元素和水150ml/（kg·d）。建议开始引入非乳类泥糊状食物的月龄为6月龄，不早于4月龄。食物转换的原则：引入的食物质与量应循序渐进，由少到多，由稀到稠，由细到粗，由一种到多种（单一食物逐次引入的方法可帮助及时了解婴儿是否出现食物过敏及确定过敏原），逐渐过渡到固体食物。

添加辅食顺序。

月龄	6	7～9	10～12
食物性状	泥状食物	末状食物	碎食物
添加辅食	①米汤、米糊、粥：补充能量 ②蛋黄、豆腐、动物血：补充动植物蛋白、铁、维生素 ③菜泥、水果泥：维生素、纤维素、矿物质	①粥、烂面、饼干：补充能量 ②全蛋、鱼、肝泥、肉末：补充动植物蛋白、铁、锌、维生素	厚粥、软饭、面条、馒头、豆制品、碎肉、油

真题精选

婴儿5个月后可以添加什么辅食

A. 馒头　B. 米饭　C. 蛋黄　D. 粥　E. 面条

答案:C

2. 日常护理

(1)每日勤换衣裤，保护会阴皮肤清洁。

(2)衣着：婴儿衣着应简单、宽松、少接缝，以避免摩擦皮肤和便于穿脱及四肢活动。

(3)充足的睡眠。

(4)4～10月乳牙开始萌出，婴儿会有一些不舒服的表现，如吸吮手指、咬东西、拒食等。指导家长给较大婴儿一些较硬的饼干、烤面包片或馒头片等食物咀嚼。

3. 限制活动

家长每日应带婴儿进行户外活动，以增强体质和预防佝偻病的发生。

4. 早期教育

(1)动作的发展：2个月时，婴儿可开始练习空腹俯卧。3～6个月，婴儿喜欢注视和玩弄自己的小手，能够抓握细小的玩具。7～9 个月，用能够滚动的、颜色鲜艳的软球等玩具逗引婴儿爬行。10～12 个月，婴儿会玩“躲猫猫”的游戏，鼓励婴儿学走路。

巅峰速记法： 二抬四翻六会坐，七滚八爬周会走。

(2)语言的培养：语言发展经过发音、理解和表达 3 个阶段。5～6 个月开始培养婴儿对简单语言做出动作反应，如用眼睛找寻询问的物品，用动作回答简单的要求，以发展理解语言的能力。9 个月开始注意培养有意识地模仿发音，如“爸爸”、“妈妈”等。

三、幼儿期保健

1. 合理安排膳食

18 个月左右的小儿可能出现生理性厌食表现，就餐前 15 分钟作好幼儿的心理和生理的就餐准备，不要惩罚儿童，以免影响食欲。

2. 日常护理

(1)幼儿的睡眠时间：一般每晚可睡 10～12 小时，白天小睡 1～2 次。

(2)口腔保健：2～3 岁后，幼儿应能在父母的指导下自己刷牙，定期进行口腔检查。

3. 早期教育

进行大、小便训练；根据年龄选择合适的玩具，促进动作的发展；纠正发音，促进语言的发展；培养幼儿讲究卫生的习惯。

真题精选

一个健康儿体重 7.5kg，身长 62cm，会翻身，能独坐很久，不会爬，能无意识发出“爸爸”“妈妈”等复音，能听懂自己的名字，其月龄最可能为

A. 3～4 个月　B. 5 个月　C. 6 个月　D. 7 个月　E. 8 个月

答案：D

四、学龄前期保健

学龄前期儿童智力发展快，活动范围扩大，自理能力和机体抵抗力增强，是性格形成的关键时期。

(一)合理营养

提供优质蛋白和必需氨基酸，保证身体正常发育。

（二）日常护理

学龄前儿童已有部分自理能力，如进食、洗脸、刷牙、穿衣、如厕等，但其动作缓慢，常需他人帮助，可能要花费成人更多的时间和精力，此时仍应鼓励儿童自理，不能包办。因学龄前期儿童想象力极其丰富，可导致儿童怕黑、做噩梦等，儿童不敢一个人在卧室睡觉，常需要在成人的陪伴。

（三）早期教育

1. 品德教育

培养儿童关心集体、遵守纪律、团结协作、热爱劳动等好品质。

2. 智力发展

成人应有意识地引导儿童进行较复杂的智力游戏，增强其思维能力和动手能力。

（四）预防疾病和意外：每年健康检查和体格测量1～2次。开展安全教育，预防外伤、溺水、中毒、交通事故等意外发生。

（五）防治常见的心理行为问题：包括吮拇指和咬指甲、遗尿、手淫、攻击性或破坏性行为等。

五、学龄期保健

1. 合理营养。重视早餐和课间加餐，要特别重视补充强化铁食物，以减低贫血发病率。

2. 体格锻炼。

3. 预防疾病。此期学校和家庭还应注意培养儿童正确的坐、立、行走等姿势具体措施如下：

（1）培养良好的睡眠习惯。

（2）培养儿童每天早、晚刷牙，饭后漱口的习惯，预防龋齿。

（3）保护视力，写字、读书时书本和眼睛应保持1尺左右（33cm）的距离，保持正确姿势。

（4）应培养正确的坐、立、行走等姿势，避免骨骼畸形。

4. 防止意外事故。

5. 培养良好习惯。培养不吸烟、不饮酒、不随地吐痰等良好习惯。

6. 防治常见的心理行为问题。学龄儿童不适应上学是此期常见问题，需要学校和家长的相互配合，帮助儿童适应学校生活。

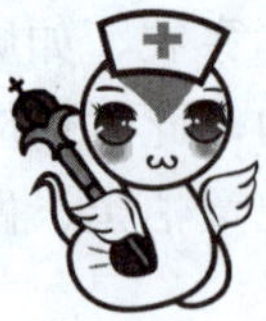

第五节 青春期保健

应试考点

1. 卡介苗、乙肝疫苗（接种部位、时间）、脊髓灰质炎疫苗接种方法
2. 疫苗接种顺序

青春期保健重点是保证充足的营养；加强青春期生理和心理卫生教育，形成健康的生活方式；培养良好的品德。

一、供给充足营养

生长发育的第二个高峰期。脑力劳动和体力运动消耗大，必须增加热能、蛋白质、维生素及矿物质如钙、铁等营养素的摄入。

二、法制和品德教育

青少年思想尚未稳定，易受外界一些错误的和不健康的因素影响，应加以引导。

三、预防疾病和意外

青春期应注意重点防治结核病、风湿病、沙眼、屈光不正、龋齿、肥胖、神经性厌食、月经不调和脊柱侧弯等，意外创伤和事故是青少年，尤其是男性青少年常见的问题，应继续进行安全教育。自杀在女性青少年中多见，必要时可对其进行心理治疗。

四、防治常见的心理行为问题

此期最常见的心理行为问题为多种原因引起的出走、自杀及对自我形象不满而出现的心理问题。家庭及社会应给予重视，并采取积极的措施解决此类问题。

新增考点：预防接种

一、计划免疫

计划免疫是根据小儿的免疫特点和传染病发生的情况制订的免疫程序。其获得的方式为主动免疫、被动免疫两种。

二、免疫程序

1. 儿童计划免疫程序。★★★★★

预防疾病	结核病	脊髓灰质炎	麻疹	百日咳、白喉、破伤风	乙型肝炎
接种疫苗	卡介苗	脊髓灰质炎疫苗	麻疹减毒活疫苗	百日咳菌液、白喉类毒素、破伤	乙型肝炎疫苗

				风类毒素混合合制剂	
初种年龄	出生时	第一次2个月 第二次3个月 第三次4个月 四周岁	8个月以上易感儿	第一次3个月 第二次4个月 第三次5个月	第一次出生时 第二次1个月 第三次6个月
预防疾病	结核病	脊髓灰质炎	麻疹	百日咳、白喉、破伤风	乙型肝炎
接种方法	皮内注射	口服	皮下注射	肌内注射	肌内注射
接种部位	上臂三角肌中部略下处	—	上臂外侧三角肌下缘附着处	上臂外侧三角肌	上臂三角肌
注意事项	2个月以上婴儿接种前应做结核菌素试验，阴性才能接种	冷开水送服，服后1小时内禁饮热水	接种前1个月及接种后2周避免使用胎盘球蛋白、丙种球蛋白制剂	掌握间隔时间，避免无效注射	少数者可出现低热、接种部位红肿等，属正常反应，无须特殊处理

注：具体免疫规划、疫苗接种种类和接种程序，需参照各省、市相关规定。

巅峰速记法： 出生乙肝卡介苗，二月脊灰炎正好，三四五月百白破，八月麻疹岁乙脑。

真题精选

患儿女，生后6天。已完成乙肝疫苗接种，准备出院，再次接种乙肝疫苗的时间应为

A.2个月　B.3个月　C.1个月　D.4个月　E.5个月

答案:C

2.预防接种的反应及处理

一般反应又分为局部反应和全身反应。

	局部反应	全身反应
时间	接种后数小时至24小时左右	一般接种后24小时内
症状	注射部位会出现红、肿、热、痛；有时伴有局部淋巴结肿大	多为中、低度发热，伴有恶心、呕吐、腹痛、腹泻等反应
	红晕直径<2.5cm弱反应，2.5～5cm中等反应，	体温<37.5℃弱反应，37.5～38.5℃中

	>5cm 强反应	等反应，>38.6℃强反应
处理	**热敷、抬高患肢**	**轻微—休息、多饮水　严重—医院就诊**

3.异常

异常发生于少数人，临床症状较重。

(1)过敏性休克：于注射免疫制剂后数秒钟或数分钟内发生。表现为烦躁不安、面色苍白、口唇青紫、四肢湿冷、呼吸困难、脉细速、恶心呕吐、惊厥、大小便失禁以至昏迷。此时应使患儿平卧，头稍低，注意保暖，给予氧气吸入，并立即皮下或静脉注射1∶1000肾上腺素0.5～1ml，必要时可重复注射。

(2)晕针：儿童在空腹、疲劳、室内闷热、紧张或恐惧等情况下，在接种时或几分钟内，出现头晕、心慌、面色苍白、出冷汗、手足冰凉、心跳加快等症状，重者心跳、呼吸减慢，血压下降，知觉丧失。此时应立即使患儿平卧，头稍低，保持安静，饮少量热开水或糖水，一般可恢复正常。数分钟后不恢复正常者，皮下注射1∶1000肾上腺素，每次0.5～1ml。

(3)过敏性皮疹：荨麻疹最为多见，经服用抗组胺药物后即可痊愈。

(4)全身感染：严重原发性免疫缺陷或继发性免疫功能遭受破坏者，接种活菌（疫）苗后可扩散为全身感染。

真题精选

属于疫苗接种异常反应的是

A.心源性反应　B.偶合反应　C.原有疾病加重　D.一般反应　E.变态反应

答案:E

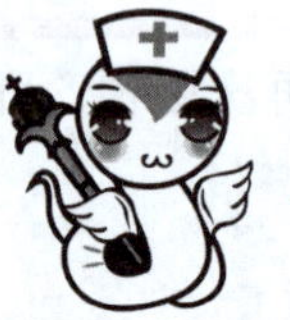

第六节 妇女保健

应试考点

1.围生期保健

2.围绝经期保健

妇女保健工作内容包括：①妇女各期保健。②实行孕产妇系统管理，提高围生期保健质量。③计划生育指导。④常见妇女病及恶性肿瘤的普查、普治。⑤贯彻落实妇女劳动保健制度。

一、青春期保健

青春期保健分三级。一级预防：培养良好的健康行为。二级预防：定期体格检查，早期发现各种疾病和行为异常。三级预防：指青春期女性疾病的治疗和康复。

二、围婚期保健

围婚期保健包括婚前医学检查、围婚期健康教育及婚前卫生咨询。婚前医学检查是对准备结婚的男女双方，对可能患有的影响结婚和生育的疾病进行的医学检查。

三、生育期保健

通过加强孕产期保健，及时诊治高危孕产妇，降低孕产妇死亡率和围生儿死亡率，加强疾病普查及卫生宣传，以便早期发现疾病，早期治疗，确保妇女身心健康。

四、围生期保健

1. 孕前期保健

指导夫妻双方选择最佳的受孕时期，减少高危妊娠和高危儿的发生。

2. 孕期保健

目的是加强母儿监护，预防和减少孕产期并发症。

3. 分娩期保健

目的是确保分娩顺利，母儿安全。

4. 产褥期保健

保健的目的是预防产后出血、感染等并发症的发生。

5. 产后检查及计划生育指导

产后访视开始于产妇出院后 3 日内、产后 14 日和 28 日，共 3 次。产妇于产后 42 日到医院接受全面的健康检查。

6. 哺乳期保健

哺乳期指产妇用自己的乳汁喂养婴儿的时期，纯母乳喂养 6 个月，加辅食后继续母乳喂养到 2 岁。

五、围绝经期保健

此期是妇科肿瘤的好发年龄，每 1～2 年定期进行 1 次妇科常见疾病和肿瘤的筛查。指导避孕至停经 1 年，宫内节育器绝经 1 年后取出。

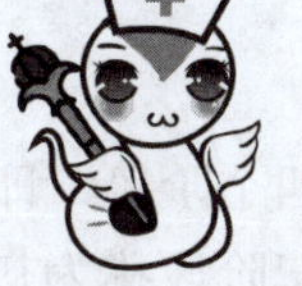

第七节 老年保健

应试考点

老年人用药原则

一、老年人的特点

(一)生理特点

1. 感官系统

易患远视眼、白内障、青光眼；听觉、嗅觉、味觉敏感性降低。皮肤的感觉敏感性降低，阈值升高，从而导致皮肤的触觉、痛觉及温觉均减弱。皮肤的改变是衰老的最初标志。

2. 呼吸系统

胸廓发生桶状变形，导致呼吸功能的降低；呼吸道分泌物不易咳出，从而易引起呼吸道感染；肺换气效率降低。

3. 循环系统

(1) 心脏：收缩力减弱，心排出量可较青年人减少 30%～60%；窦房结内部和周围有网状纤维增生、纤维化、硬化等易发生房室传导阻滞。

(2) 血管：收缩压、脉压升高。

4. 消化系统

(1) 食管：食管蠕动能力减弱，排空时间延长，易引起吞咽困难和食管内食物潴留。

(2) 胃肠道：胃肠的消化吸收功能减弱，尤以钙、铁及维生素 B_{12} 的吸收障碍明显。

5. 泌尿系统

肾脏开始萎缩，肾血流量及肾小球滤过率分别减少，尿液浓缩功能降低。膀胱容量减少、括约肌萎缩，易发生尿急、尿频、尿失禁及夜尿增多等表现。

6. 内分泌系统

(1) 甲状腺：甲状腺激素分泌减少。老年人基础代谢率的降低，可影响脂代谢，易使血中胆固醇水平增高。

(2) 肾上腺：肾上腺功能减退，肾上腺皮质激素分泌失调可引起物质代谢紊乱、应激反应能力降低。

(3) 胰腺：胰岛 β 细胞功能降低，导致糖尿病的发病率增高。

7. 运动系统

(1) 骨骼：骨密度减少、骨质疏松、骨脆性增加，导致易发生骨质疏松症、骨软化症及骨折。

(2) 关节：关节的灵活性减弱。

(二) 心理特点

1. 记忆

记忆是一种重要的心理活动过程。记忆过程可分为四个阶段，即：识记阶段、保持阶段、回忆阶段和再认阶段。在心理学上，又将识记阶段称为初级记忆，将保持阶段、回忆阶段和再认阶段称为次级记忆。

(1) 初级记忆和次级记忆：初级记忆是指对于刚听过或看过、在脑子里仍留有印象的事物的记忆；次级记忆是指对已听过或看过一段时间的事物，经过编码储存在记忆仓库，以后需要加以提取的记忆。记忆的保持能力逐渐下降，但远期记忆的保持相对于近期记忆的保持好。

(2) 再认和回忆：再认是指人们看过、听过或学过的事物再次出现在眼前时能辨认出曾经感知过；如果刺激物不再出现在眼前，而要求将此再现出来时，即为回忆。再认能力比回忆能力好。

(3)机械记忆和逻辑记忆：机械记忆是指只根据材料的外部联系或表现形式，采取简单重复的方式而进行的记忆。逻辑记忆是指在对材料内容理解的基础上，通过材料的内在联系而进行的记忆。老人的逻辑记忆比机械记忆好。

2. 智力

可以分为液态智力和晶态智力。液态智力指获得新观念、洞察复杂关系的能力，一般随年龄的增长而明显减退；而晶态智力主要与后天的知识、文化、经验的积累有关，并不一定随年龄的增长而减退。

3. 思维

思维的敏感度、灵活性、流畅性、独立性及创新性均较其在青年时期减退。

4. 人格

老年人的人格模式分为：整合良好型、防御型、被动依赖型、整合不良型四种适应方式。

(1)整合良好型：能以高度的生活满意感面对新生活，并具备良好的认知能力和自我评价能力。

(2)防御型：特点为完全否认衰老，雄心不减当年，刻意追求目标。

(3)被动依赖型：①寻求援助型：需通过外界的帮助以适应老年期的生活。②冷漠型：对生活无目标，对任何事物均不关心，几乎不与他人联系、不参加任何社会活动。

(4)整合不良型：特点为存在明显的心理障碍，需要在家庭的照顾下和社会组织的帮助下才能生活。

(三)患病特点

1. 临床症状及体征不典型。

2. 多种疾病共存。

3. 病程长、病情重。

4. 易发生意识障碍。以意识障碍为首发症状。

5. 易发生水、电解质紊乱

二、老年人的日常保健

(一)营养需求

1. 蛋白质

要求质优量足。切忌摄入过多的蛋白质：如蛋类、动物内脏等。

2. 热量

适当控制每日总热量。其中60%～70%由膳食中的碳水化合物提供，20%～25%由膳食中的脂肪提供，10%～15%由膳食中的蛋白质提供。

3. 糖

适量选择一些含有果糖的饮食，如蜂蜜、某些糖果、糕点等。对于患有糖尿病、冠心病及肥胖的老年人，应限制糖类的摄入，包括大米、面粉、高粱、荞麦、甘薯等。

4. 脂肪

老年人每日脂肪摄入量以50g为宜，以富含不饱和脂肪酸的植物油为主:即减少猪油、牛油、羊油等动物性脂肪的摄入，适当摄入花生油、豆油、玉米油和菜籽油等植物脂肪。

5. 无机盐和微量元素

补充无机盐和微量元素，如钙、铁等。我国营养学会建议老年人每日钙的供给量为800mg。

6. 水分

一般每日饮水量为1000～2000ml，以保持尿量在1500ml。

7. 科学安排饮食

每日进餐定时定量，早、中、晚三餐食量的比例最好约为：30%、40%、30%，切勿暴饮暴食或过饥过饱。

8. 睡眠

一般每日睡眠6～8小时为宜。

(二)活动与运动保健

1. 活动与运动的原则

因人而异，选择适宜运动。应根据自己的身体状况、所具备的条件，选择适合自己的运动种类、时间、地点。一般而言，运动时间以每日1～2次、每次30分钟为宜，每日运动的总时间不超过2小时。运动的强度应根据老年人运动后心率而定，其计算方法为：一般老年人运动后最宜心率（次/分）＝170-年龄；身体健壮的老年人可采用运动后最高心率（次/分）＝180-年龄。

2. 常用的健身方法

(1)散步：每日步行30～60分钟，每分钟80～90步。脉搏保持在110～120次/分为宜。

(2)游泳：以每日1次或每周3～4次、每次游程不超过500m为宜。水温不宜过低。游泳过程中，若感到不适，如头晕、恶心等，应暂停游泳。患有严重心血管疾病、皮肤病及传染病的老年人不宜参加游泳锻炼。

(三)日常安全的防护

1. 跌倒的防护

(1)老年人在变换体位时，动作不宜过快，以免发生体位性低血压。在行走时，速度也不宜过快，迈步前一定要先站稳。

(2)老年人洗浴时，时间不宜过长（一般不超过20分钟），温度不宜过高（一般水温以35～40℃为宜），提倡坐式淋浴。

(3)外出：尽量避开拥挤时段。

2.用药安全

(1)老年人用药原则：少用药，勿滥用药。注意药物的配伍禁忌。老年人用药后应密切关注有无各种不良反应，若出现皮疹、麻疹、低热、哮喘等症状，应及时就医。

(2)常用药物的注意事项：

降压药物	收缩压下降10～30mmHg、舒张压下降10～20mmHg为宜
	每日7:00、15:00和19:00；睡前不宜服用降压药，以免诱发脑卒中
抗生素	注意其剂量和疗程，以免引发肠道菌群失调等问题
胰岛素	适时调整胰岛素的用量，以免发生低血糖
解热镇痛类药	在服用时宜采取小剂量；避免诱发消化道出血
镇静催眠药	采用小剂量，且最好几种镇静催眠药交替服用；不宜突然停药，以免出现失眠、兴奋、抑郁等问题

真题精选

妇女65岁以后称为

A.绝经过渡期　B.绝经　C.围绝经期　D.绝经后期　E.老年期

答案:E

应试一图通

第一节计划生育
- 避孕套避孕：使精液不能入阴道达到避孕目的有防止性疾病传播的作用
- 宫内节育器适应症、放置时间、节育器的原理

第二节孕期保健
- 胎动次数：12 小时胎动应在 30 次以上为正常
- 产前检查频率：每个孕月检查一次，怀孕 28 周后每 2 周检查一次，怀孕 36 周后每周检查一次
- 预产期计算：从末次月经第 1 天开始计算，月数减 3 或加 9，日数加 7（农历日数加 15）其为预产期

第三节生长发育
- 体格发育的指标：体重、身长、坐高、头围等
- 自我概念形成的时期：学龄前期
- 生长发育分期：胎儿期、新生儿期、婴儿期、幼儿期、学龄前期、学龄期、青春期
- 前囟闭合时间：1～1.5 岁

第四节小儿保健
- 婴儿的最佳食物：母乳加辅食
- 辅食的添加：6 月龄泥状食物，7～9 月龄末状食物，10～12 月龄碎状、指状食物

第五节青春期保健
- 卡介苗、乙肝疫苗、脊髓灰质炎疫苗接种方法：皮内注射、肌内注射、口服
- 疫苗接种顺序：出生乙肝卡介苗，二月脊灰炎正好，三四五月百白破，八月麻疹岁乙脑

第六节妇女保健
- 围生期保健：孕前期保健、孕期保健、分娩期保健、产褥期保健
- 围绝经期保健：每 1～2 年定期进行 1 次妇科常见疾病和肿瘤的筛查

第七节老年保健
- 老年人用药原则：少用药，勿滥用药；注意药物的配伍禁忌；老年人用药后应密切关注有无各种不良反应，若出现皮疹、麻疹、低热、哮喘等症状，应及时就医

第十八章 中医基础知识

应试策略

本章内容虽然独立和抽象，但是纵观近年考试，只要掌握了基础知识，考生凭借常识和理解对绝大多数试题都可正确作答。

应试考点

1. 中医学的阴阳五行学说
2. 藏象、气血津液、经络学说
3. 中医学的辨证论治

一、中医学的基本概念

中医学的两个基本特点：一是对人的整体观念；二是对疾病的辨证论治。

(一) 整体观念

中医学认为人体是以五脏为中心，通过经络系统把六腑、五体、五官、九窍、四肢百骸等全身组织器官联系成一个有机的整体，并通过精、气、血、津液的作用，来完成机体统一的功能活动。

(二) 辨证论治

辨证是将四诊所收集的资料、症状和体征，通过分析综合，辨清疾病的原因、性质、部位，以及邪正之间的关系，概括判断为某种性质的证。论治又称施治，是根据辨证的结果，确定相应的治疗方法。

二、中医基础理论

主要内容分为：阴阳五行、藏象、气血津液、经络、病因与发病、病机、防治原则等七个部分。

(一) 阴阳五行

1. 阴阳的概念

阴阳代表着事物相互对立又相互联系的两个方面。

2. 阴阳学说内容

阴阳学说内容包括：阴阳相互对立制约、阴阳相互依存、阴阳消长平衡、阴阳相互转变。

3. 五行的概念

五行指木、火、土、金、水五种物质及其运动变化。

4. 五行的生克乘侮

相生	是指一事物对另一事物具有促进、助长和滋生的作用。五行中相生的次序是：木生火、火生土、土生金、金生水、水生木
相克	是指一事物对另一事物的生长和功能具有制约的作用。五行相克的次序是：木克土、土克水、水克火、火克金、金克木
乘侮	是指五行之间的生克制化规律遭到破坏后出现的不正常现象
相乘	意为乘虚侵袭，指一行对另一行的过度克制
相侮	就是恃强凌弱，指一行对另一行的反克

巅峰速记法： 五行金木水火土，世间万物由此生；金水木火土金复，以此相依为长促；金木土水火金排，此序相克要记住。

真题精选

中医理论中，一事物对另一事物具有促进、助长和滋生的作用指的是五行之间

A. 相克　B. 相乘　C. 相侮　D. 相生　E. 相助

答案：D

（二）藏象

1. 心、肝、脾、肺、肾称为五脏。
2. 胆、胃、小肠、大肠、膀胱、三焦称为六腑。
3. 脑、髓、骨、脉、胆、女子胞为奇恒之腑。
4. 五脏的主要生理功能。

五脏	主要生理功能
心	主血脉和主神志；心开窍于舌，其华在面，在志为喜，在液为汗；心与小肠相表里
肺	主气、司呼吸，主宣发肃降，通调水道；开窍于鼻，在志为忧（悲），在液为涕，肺与大肠相表里
脾	主运化、升清和统摄血液，脾开窍于口，其华在唇，主肌肉、四肢，在志为思，在液为涎；脾与胃相表里
肝	主疏泄和主藏血，肝开窍于目，主筋，其华在爪，在志为怒，在液为泪，肝与胆相表里
肾	位于腰部，故称“腰为肾之府”。藏精，主水，主纳气；肾主骨生髓，其华在发，开窍于耳和二阴，在志为恐，在液为唾，肾与膀胱相表里

巅峰速记法： 喜伤心、忧伤肺、思伤脾、怒伤肝、恐伤肾。

真题精选

中医学五脏中，心主

A. 主疏通而藏血　B. 主血脉主神智　C. 主疏泄、藏喜

D. 主人体水液运行　E. 主通降

答案:B

开窍于耳的器官是

A. 心　B. 肝　C. 脾　D. 肺　E. 肾

答案:E

5. 六腑的主要生理功能。

六腑	主要生理功能
胆	主决断，助消化
胃	主受纳与腐熟水谷和主降浊
小肠	受盛化物和主泌别清浊
大肠	传化糟粕
膀胱	汇聚水液和储存及排泄尿液
三焦	通行元气和运行水液，通行元气是指三焦是元气运行的通道，元气是人生命活动的原动力，根源于肾，通过三焦而充沛于全身

真题精选

“后天之本”指的是

A. 肝　B. 心　C. 脾　D. 肺　E. 肾

答案:C

(三)气、血、津液

1. 何为精

精有广义与狭义之分。狭义之“精”，即指通常所说的生殖之精；广义之“精”，泛指一切精微物质，包括气、血、津液和从食物中摄取的水谷精微，故称作“精气”。

2. 何为气

气是构成人体和维持人体生命活动的最基本物质。包括：元气、宗气、营气、卫气。

3. 气的主要功能

推动作用、温煦作用、防御作用、固摄作用、气化作用、营养作用。

4. 何为血

血是红色的液态物质，是构成人体和维持人体生命活动的物质之一，具有很高的营养和滋润作用。

5. 血的主要功能

气属阳，血属阴。气能生血、行血、摄血，气为血之帅；血是气的载体，并给气充分的营养，即血为气之母。

6. 何为津液

津液是机体一切正常水液的总称，包括各脏腑组织器官的内在体液及其正常的分泌物，如胃液、肠液和涕、泪等。清而稀薄的称之为津，浊而稠厚的称之为液。

真题精选

增强抵抗力应选用中医八法中的

A. 温法　B. 和法　C. 清法　D. 消法　E. 补法

答案:E

(四)经络

经络是运行全身气血、联络脏腑肢节、沟通上下内外的通路，是经脉和络脉的总称。其中经脉是主干，络脉是分支。

(五)病因与发病

1. 病因

导致疾病发生的原因。主要有六淫、疠气、七情、饮食、劳倦伤、外伤和虫兽等。

2. 六气、六淫

风、寒、暑、湿、燥、火是四季气候中的六种表现，正常情况下称为“六气”。风为百病之长，一是指风邪常兼它邪合而伤人，为外邪致病的先导。因风性开泄，凡寒、湿、暑、燥、热诸邪，常依附于风而侵犯人体，从而形成外感风寒、风湿、风热、风燥等证。

3. “六淫”致病的共同特点

六淫	季节	阴阳	病质
风邪	春	阳邪	善行数变，百病之长，主动
寒邪	冬	阴邪	凝滞，收引
暑邪	夏	阳邪	伤津耗气，多夹湿，只有外感，没有内生
湿邪	长夏	阴邪	粘滞，阻滞气机，湿性重浊
燥邪	秋	阴邪	干涩，易伤津液，易伤肺
火邪	阳盛	阳邪	耗伤津液，易生风动血，易致肿疡，扰心神

4. 疫疠的概念

疠气是一类具有强烈传染性的病邪。其致病特点为发病急骤，病情较重，症状相似，传染性强，易于流行等特点。

5. 七情

即喜、怒、忧、思、悲、恐、惊七种情志变化。

6. 痰饮

一般较稠浊的称为痰，清稀的称为饮。

三、中医的四诊

中医四诊包括：望、闻、问、切四种诊断方法；切脉分为三部：寸、关、尺。

巅峰速记法： 在西医中基本检查方法是：视、触、叩、听、嗅。

真题精选

以下哪一项，不在“七情六欲”的七情中

A. 喜　B. 怒　C. 思　D. 贪　E. 忧

答案:D

四、中医辨证方法

(一)八纲

八纲为表、里、寒、热、虚、实、阴、阳八个辨证的纲领。

(二)表证

表证以疼痛、鼻塞、流清涕、喷嚏、咽喉痒痛为主要表现。

(三)里证

里证泛指病变部位在内，由脏腑、气血、骨髓等受病所反映的证候。以脏腑症状为主要表现。

五、中医治病八法

汗法、吐法、下法、和法、温法、清法、消法、补法为中医治病八法。

六、中药

(一)中药的性能

中药性能是指中药的性质和作用简称药性，药性理论是中药理论的核心，主要包括四气、五味、归经、升降浮沉、毒性等。

(二)中药的四气五味

四气即重要的寒、热、温、凉四种药性，五味是指酸、苦、甘、辛、咸五种味道。酸，有收敛、固涩等作用；苦，有泻火、燥湿、通泄、下降等作用；甘，有滋补、和中或缓急的作用；辛，有发散、行气等作用；咸，有软坚、散结等作用。

(三)中药的服药方法

中药的服药方法分为：口服给药、含漱给药、滴鼻给药、滴眼给药、滴耳给药、皮肤给药、肛门给药、阴道给药、注射给药。

真题精选

具有沉降，固涩作用的是

A.酸　B.咸　C.苦　D.甘　E.辛

答案:A

(四)口服给药

1.服药时间

适时服药是合理用药的重要方面。

(1)清晨空腹时，可避免与食物混合，能迅速吸收入肠，充分发挥药效；而且可以避免晚间频频起床影响睡眠。

(2)驱虫药、攻下药及其他治疗药:胃肠道疾病的药物宜饭前服用,因饭前服用,有利于药物的消化吸收，故多数药物都宜饭前服用。

(3)对胃肠道有刺激性的药物、消食药：宜饭后服用，服药与进食都应间隔1小时左右，以免影响药物与食物的消化吸收与药效的发挥。

(4)安神药：宜在睡前30分钟至1小时服用。

(5)缓下剂：宜在睡前服用，以便于次日清晨排便。

(6)涩精止遗药：宜在晚间服用。

(7)截疟药：宜在疟疾发作前2小时服药。

(8)急性病：这类药不规定时间服用。

2.服药量

(1)一般疾病服药：每日一剂，每剂分2～3次服用。

(2)病情危重者：可每隔4小时左右服药一次，昼夜不停，使药力持续。

(3)发汗药、泻下药：如药力较强，服药应适可而止。一般以得汗、得下为度，以免汗、下太过，损伤正气。

(4)呕吐病人服药：宜小量频服，以免引起呕吐。

(五)汤剂的煎法

1.煎药用具

砂锅是最常用的煎药容器。不锈钢锅、搪瓷锅、玻璃烧杯也可采用，忌用铁锅煎药，中药中的生物碱需要鞣酸溶解才能进入汤药里，鞣酸易与铁结合，会使有效成分减少，对人体有害。

2.煎药前浸泡

煎药前用冷水浸泡30分钟至1小时为宜。

3.煎药时加水要适量

第一煎加水至超过药表面3～5cm为宜，第二煎加水至超过药表面2～3cm为宜。

4.煎药用火

通常遵循“先武后文”的原则。一般在未沸腾前用武火，沸后用文火。

5.煎药时间

中药煎煮时间表如下。

	第一煎于沸后煮	第二煎于沸后煮
一般药	**20～30分钟**	**15～20分钟**
解表药	**10～15分钟**	**10分钟**
滋补药	**30～60分钟**	**30分钟**

6.特殊煎法

包括先煎、后下、包煎、烊化、另（炖）煎、兑服、冲服等。

真题精选

具有性质稳定，传热性能缓和，不易与中药所含成分发生化学变化的最常用的中药煎煮器具是

A.铝锅　B.砂锅　C.铁锅　D.钢锅　E.不锈钢锅

答案:B

应试一图通

中医学的阴阳五行学说
- 阴阳的概念
- 阴阳学说内容
- 五行的概念
- 五行的生克乘侮

藏象、气血津液、经络学说
- 五脏的主要生理功能
- 六腑的主要生理功能
- 气的主要功能
- 血的主要功能

中医学的辨证论治
- 表证、里证

第十九章 法规与护理管理

应试策略

本章内容分布为法律法规和护理管理两大部分，历年考点集中在法规部分，护理管理部分试题数量较少。法规内容有其特殊性，记忆性的知识点偏多，同学们复习时要侧重于准确记忆。

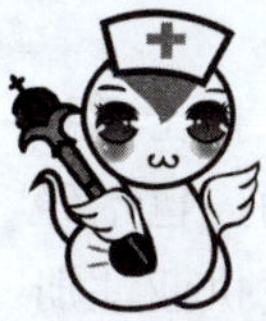

第一节 与护士执业注册相关的法律法规

应试考点

护士执业注册应具备的基本条件

《护士条例》

《护士条例》于 2008 年 5 月 12 日开始实施，本条例对护士执业注册、护士的权利和义务、医疗卫生机构的职责、护士执业的法律责任等内容进行了详细的规定。

一、护士执业注册应具备的基本条件

1. 具有完全民事行为能力，包括 18 周岁以上的公民，16 周岁以上不满 18 周岁的公民，以自己的劳动收入为主要生活来源的，视为完全民事行为能力人。

2. 在中等职业学校、高等学校完成教育部和卫生部规定的普通全日制 3 年以上的护理、助产专业课程学习，包括在教学医院或综合医院完成 8 个月以上护理临床实习，并取得相应学历证书。

3. 通过卫生部组织的护士执业资格考试。

4. 符合护士执业注册管理办法规定的健康标准。

(1)无精神病史。

(2)无色盲、色弱、双耳听力障碍。

(3)无影响履行护理职责的疾病、残疾或者功能障碍。

二、护士的执业注册申请与管理

1. 《护士执业注册管理办法》全文共二十四条，包括行政部门的职责、申请护士执业注册应当具备的条件、护士执业注册的工作程序（包括首次执业注册、变更执业注册、延续执业注册、注销执业注册等情况）以及建立护士执业记录制度等内容。

2. 《护士执业注册管理办法》首先明确指出，各级卫生行政部门是护士执业注册的主管部门及发证机关，负责行政区域内护士执业注册管理工作及各级医疗卫生单位护士执业注册的具体工作，确定了卫生行政部门在护士执业注册管理中的地位和作用。其次，《护士执业注册管理办法》还规定了护士执业注册的工作程序，包括护士首次执业注册、护士变更执业注册、护士延续执业注册、护士重新执业注册、护士注销执业注册等相关程序。

(1)护士首次执业注册：通过护士执业资格考试之日起3年内提出执业注册申请，提交学历证书及专业学习中的临床实习证明、护士执业资格考试成绩合格证明、健康体检证明以及医疗卫生机构拟聘用的相关材料，接受审核。护士执业注册有效期为5年。

(2)护士变更执业注册：执业地点发生变化的，应办理执业注册变更。护士承担卫生行政部门交办或者批准的任务以及履行医疗卫生机构职责的护理活动，包括经医疗卫生机构批准的进修、学术交流的，不需要办理变更手续。护士变更执业注册也需提交护士变更注册申请审核表和申请人的《护士执业证书》，受理及注册机关应在7个工作日内进行审查，护士变更注册后其执业许可期限也为5年。

(3)护士延续执业注册：护士的护士执业注册证书将于某一时间到期（即行政许可时间），如继续从事护理工作，需要向卫生行政部门提出延续申请。申请应于有效期届满前30日提出申请。

(4)护士重新执业注册：注册有效期届满未延续注册的，受吊销《护士执业证书》处罚的，自届满或吊销之日起满2年的护理人员，需要重新进行执业注册。

(5)护士注销执业注册：该证书自注销决定生效之日起失去效力。注销护士执业注册的特定情形包括：由于未申请延续护士执业注册、延续执业注册的申请未被批准而造成护士执业注册有效期届满未延续的；护士死亡或者因身体健康等原因丧失行为能力的；护士执业注册被依法撤销、撤回，或者依法被吊销的。

真题精选

护士吊销执照后几年内不能注册

A.一年　B.两年　C.三年　D.四年　E.五年

答案:B

三、护士执业中的医疗卫生机构的职责

为强化医疗机构在护士执业中的作用，护士条例规定了医疗卫生机构的职责，具体内容如下。

1.按照卫生部要求配备护理人员。护士的配备是否合理，直接关系到护理质量、患者安全以及医疗质量。因此条例要求，医疗卫生机构配备护士的数量不得低于卫生部规定的护士配备标准。

2. 保障护士合法权益，内容如下。

(1)应当为护士采取有效卫生防护措施和医疗保健措施。

(2)应当执行国家有关工资、福利待遇等规定。

(3)对在艰苦边远地区工作，或者从事直接接触有毒有害物质、有感染传染病危险工作的护士，所在医疗卫生机构应当按照国家有关规定给予津贴。

(4)应当制定、实施本机构护士在职培训计划。

四、护士执业中的法律责任

1. 允许未取得护士执业证书的人员或者允许未依照本条例规定办理执业地点变更手续、延续执业注册有效期的护士在本机构从事诊疗技术规范规定的护理活动的，由县级以上地方人民政府卫生主管部门责令限期改正，给予警告；逾期不改正的，将会受到核减其诊疗科目，或者暂停其6个月以上1年以下执业活动的处理。

2. 《护士条例》规定，护士在执业活动中有下列情形之一的，由县级以上地方人民政府卫生主管部门依据职责分工责令改正，给予警告；情节严重的，暂停其6个月以上1年以下执业活动，直至由原发证部门吊销其护士执业证书。

(1)发现患者病情危急未立即通知医师的。

(2)发现医嘱违反法律、法规、规章或者诊疗技术规范的规定，未依照规定提出或者报告的。

(3)泄露患者隐私的。

(4)发生自然灾害、公共卫生事件等严重威胁公众生命健康的突发事件，不服从安排参加医疗救护的。护士在执业活动中造成医疗事故的，依照医疗事故处理的有关规定承担法律责任。

3. 承担法律责任有三种形式，警告、暂停执业活动和吊销其护士执业证书，自执业证书被吊销之日起2年内不得申请执业注册，同时将被记入护士执业不良记录。

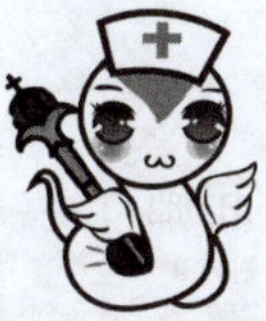

第二节 与临床护理工作相关的法律法规

应试考点

1. 传染病防治法
2. 医疗事故分级
3. 献血法

一、《中华人民共和国传染病防治法》

(一)种类

根据《中华人民共和国传染病防治法》和《突发公共卫生应急事件与传染病监

测信息报告》，将法定传染病分为甲、乙、丙三类。传染性非典型肺炎和炭疽中的肺炭疽属于乙类传染病，但按照甲类传染病管理。

(二)立法目的和方针

国家对传染病防治实行预防为主的方针，防治结合，分类管理，依靠科学，依靠群众。

(三)传染病疫情报告、通报和公布

县级以上地方政府卫生主管部门应当及时向本行政区域内的疾病预防控制机构和医疗机构通报传染病疫情以及监测、预警的相关信息。传染病暴发、流行时，由国务院卫生主管部门负责向社会发布传染病疫情信息，并可以授权省、自治区、直辖市人民政府卫生主管部门向社会发布发生在本行政区域的传染病疫情信息。

任何单位和个人发现传染病病人或者疑似传染病病人时，应当及时向附近的疾病预防控制机构或者医疗机构报告。

(四)传染病控制

法律规定，医疗机构发现甲类传染病时，应当及时追踪甲类传染病病例的场所或者该场所内的特定区域的人员，可以由县级以上地方人民政府实施隔离措施。拒绝隔离治疗或者隔离期未满擅自脱离隔离治疗的，可以由公安机关协助医疗机制采取强制隔离措施。在隔离期间，实施隔离措施的人民政府应当对被隔离人员提供生活保障；被隔离人员有工作单位的，所在单位不得停止支付其隔离期间的工作报酬。

患甲类传染病、炭疽死亡的，应当将尸体立即进行卫生处理，就近火化。

(五)监督管理

县级以上人民政府卫生行政部门在履行监督检查职责时，有权进入被检查单位和传染病疫情发生现场调查取证，查阅或者复制有关的资料和采集样本。

(六)保障措施

国务院卫生行政部门会同国务院有关部门，根据传染病流行趋势，确定全国传染病预防、控制、救治、监测、预测、预警、监督检查等项目。

二、《医疗事故处理条例》

国务院发布了新的《医疗事故处理条例》，该条例于2002年9月1日起施行。

(一)医疗事故的构成要素

1. 主体

主体是医疗机构及其医务人员。

2. 行为的违法性

医疗机构及其医务人员因违反医疗卫生管理法律、行政法规、部门规章和诊疗护理规范、常规而发生的事故属违法。

3. 过失造成患者人身损害的两个含义

一是“过失”造成的，即是医务人员的过失行为，而不是有伤害患者的主观故意。二是对患者有“人身损害”后果。

(二)医疗事故的分级

《医疗事故处理条例》第四条规定，根据对患者人身造成的损害程度，将医疗事故分为四级。

一级医疗事故	造成患者死亡，重度残疾的
二级医疗事故	造成患者中度残疾、器官组织损伤导致严重功能障碍的
三级医疗事故	造成患者轻度残疾、器官组织损伤导致一般功能障碍的
四级医疗事故	造成患者明显人身损害的其他后果的

真题精选

某住院患者期间因输入不合格血液导致感染乙型肝炎，其索赔部门应当是

A. 当地疾病控制中心　B. 当地卫生计生行政部门　C. 血站及医院

D. 当地公安部门　E. 执业输血操作的护士

答案:C

(三)医疗事故的预防和处置

1. 预防

医疗机构及其医务人员在医疗活动中，必须严格遵守医疗卫生管理法律、行政法规、部门规章和诊疗护理规范、常规，恪守医疗服务职业道德。医疗机构及其医务人员应当将患者的病情、医疗措施、医疗风险等如实告知患者，及时解答其咨询，但是，应当注意避免对患者产生不利后果。

2. 处置

根据《病历书写基本规范（试行)》要求，病历书写应当客观、真实、准确、及时、完整，严禁涂改、伪造、隐匿、销毁或者抢夺病历资料。同时病历在某些情况下也可以在一定时间内补记。患者有权复印其门诊病历、住院志、体温单、医嘱单、化验单（检验报告)、医学影像检查资料、特殊检查同意书、手术同意书、手术及麻醉记录单、病理资料、护理记录以及国务院卫生行政部门规定的其他病历资料。

关于医疗事故的预防及报告制度，条例规定医务人员在医疗活动中发生或者发现医疗事故、可能引起医疗事故的医疗过失行为或者发生医疗事故争议的事件，应当立即逐级上报，立即进行调查、核实，将有关情况如实向本医疗机构的负责人、所在地卫生行政部门报告，并向患者通报、解释，防止损害扩大。

(四)医疗事故的技术鉴定

委托鉴定的途径共有以下三种：医患双方共同委托、行政委托、司法委托。其中医疗事故中医疗过失行为责任程度分为：

1. 完全责任

完全责任指医疗事故损害后果完全由医疗过失行为造成。

2. 主要责任

主要责任指医疗事故损害后果主要由医疗过失行为造成，其他因素起次要作用。

3. 次要责任

次要责任指医疗事故损害后果主要由其他因素造成，医疗过失行为起次要作用。

4. 免责

《医疗事故处理条例》第三十三条规定了不属于医疗事故的几种情形如下。

(1)在紧急情况下为抢救垂危患者生命而采取紧急医学措施造成不良后果的。

(2)在医疗活动中由于患者病情异常或者患者体质特殊而发生医疗意外的。

(3)在现有医学科学技术条件下，发生无法预料或者不能防范的不良后果的。

(4)无过错输血感染造成不良后果的。

(5)因患方原因延误诊疗导致不良后果的。

(6)因不可抗力造成不良后果的。

(五)罚则

条例在罚则中规定了对造成医疗事故的医疗机构与医务人员的处罚。包括：医务人员由于严重不负责任，造成就诊人死亡或者严重损害就诊人身体健康的，处3年以下有期徒刑或者拘役。

三、《侵权责任法》

《侵权责任法》自2010年7月1日起施行。

第五十四条规定：在诊疗活动中受到损害，医疗机构及其医务人员有过错的，由医疗机构承担赔偿责任。

第五十五条规定：医务人员在诊疗活动中应当向患者说明病情和医疗措施。需要实施手术、特殊检查、特殊治疗的，医务人员应当及时向患者说明医疗风险、替代医疗方案等情况，并取得其书面同意；不宜向患者说明的，应当向患者的近亲属说明，并取得其书面同意。医务人员未尽到前款义务，造成患者损害的，医疗机构应当承担赔偿责任。

第五十六条规定：因抢救生命垂危的患者等紧急情况，不能取得患者或者其近亲属意见的，经医疗机构负责人或者授权的负责人批准，可以立即实施相应的医疗措施。

第五十七条规定：医务人员在诊疗活动中未尽到与当时的医疗水平相应的诊疗义务，造成患者损害的，医疗机构应当承担赔偿责任。

第五十八条规定：患者有损害，因下列情形之一的，推定医疗机构有过错：违反法律、行政法规、规章以及其他有关诊疗规范的规定；隐匿或者拒绝提供与纠纷有关的病历资料；伪造、篡改或者销毁病历资料。

第五十九条规定：因药品、消毒药剂、医疗器械的缺陷，或者输入不合格的血液造成患者损害的，患者可以向生产者、血液提供机构或者医疗机构要求赔偿。

第六十一条规定：医疗机构及其医务人员应当按照规定填写并妥善保管住院证、

医嘱单、检验报告、手术及麻醉记录、病理资料、护理记录、医疗费用等病历资料。患者要求查阅、复制前款规定的病历资料的，医疗机构应当提供。

第六十二条规定：医疗机构及其医务人员应当对患者的隐私保密。泄露患者隐私或者未经患者同意公开其病历资料，造成患者损害的，应当承担侵权责任。

属于侵犯患者隐私的情况：第一、未经患者许可而允许学生观摩；第二、未经患者同意公开患者资料；第三、乘机窥探与病情无关的身体其他部位；第四、其他与诊疗无关故意探秘和泄露患者隐私。但如患者患有传染病、职业病以及其他涉及公共利益和他人利益的疾病就不应当隐瞒。

四、《中华人民共和国献血法》

《中华人民共和国献血法》自 1998 年 10 月 1 日实施。

我国实行无偿献血制度，提倡 18 周岁至 55 周岁的健康公民自愿献血。血站是采集、提供临床用血的机构，是不以营利为目的的公益性组织。采血必须由具有采血资格的医务人员进行，一次性采血器材用后必须销毁。血站对采集的血液必须进行检测；未经检测或者检测不合格的血液，不得向医疗机构提供。

为保障公民临床急救用血的需要，国家提倡并指导择期手术的患者自身储血，动员家庭、亲友、所在单位以及社会互助献血。为保证应急用血，医疗机构可以临时采集血液，但应当依照本法规定，确保采血用血安全。

本法也对医疗机构用血提出要求。规定医疗机构临床用血应当制定用血计划，遵循合理、科学的原则，不得浪费和滥用血液。医疗机构的医务人员违反本法规定，将不符合国家规定标准的血液用于患者的，由县级以上地方人民政府卫生行政部门责令改正；给患者健康造成损害的，应当依法赔偿；对直接负责的主管人员和其他直接责任人员，依法给予行政处分，构成犯罪的，依法追究刑事责任。

真题精选

1. 某患者住院期间因输入不合格血液导致乙型肝炎，其索赔对象应是

A. 当地疾病控制中心　B. 当地卫生计划行政部门　C. 血站及医院

D. 当地公安部门　E. 执行输血操作的护士

答案:C

2. 患者，女，退休干部。冠心病住院治疗，住院后前 3 天与护士们关系融洽。第 4 天，年轻护士张某在为其进行静脉输液时，静脉穿刺 3 次失败，更换李护士后方成功。患者非常不满，其女儿向护士长进行抱怨。从此，患者拒绝张护士为其护理，护患关系冲突的主要责任人是

A. 患者　B. 张护士　C. 李护士　D. 护士长　E. 患者女儿

答案：B

3.患者，女，退休干部。冠心病住院治疗，住院前3天与护士们关系融洽。第4天，年轻护士张某在为其进行静脉输液时，静脉穿刺3次失败，更换李护士后方成功。患者非常不满，其女儿向护士长进行抱怨。从此，患者拒绝张护士为其护理。针对此患者的特点，最佳的护患关系模式为

A.指导型　B.被动型　C.共同参与型　D.指导合作型　E.主动-被动型

答案:C

4.患者，女，退休干部。冠心病住院治疗，住院前3天与护士们关系融洽。第4天，年轻护士张某在为其进行静脉输液时，静脉穿刺3次失败，更换李护士后方成功。患者非常不满，其女儿向护士长进行抱怨。从此，患者拒绝张护士为其护理。护患关系发生冲突的主要因素是

A.角色压力　B.责任不明　C.角色模糊　D.信任危机　E.理解差异

答案:D

五、其他

（一）《疫苗流通和预防接种管理条例》

国务院2005年3月16日第83次常务会议通过《疫苗流通和预防接种管理条例》，决定自2005年6月1日起施行。

疫苗分为两类：第一类疫苗，是指政府免费向公民提供；第二类疫苗，是指由公民自费并且自愿受种的其他疫苗。

国家对儿童实行预防接种证制度。在儿童出生后1个月内，其监护人应当到儿童居住地承担预防接种工作的接种单位为其办理预防接种证。接种单位对儿童实施接种时，应当查验预防接种证，并做好记录。

（二）《艾滋病防治条例》

为预防、控制艾滋病，维护公共卫生，2006年1月29日，国务院颁布《艾滋病防治条例》。该条例共七章六十四条，于2006年3月1日起实施。就艾滋病防治，本条例突出以下重点：

1.推广预防艾滋病的行为干预措施，行为干预措施旨在有效减少艾滋病传播，包括：美沙酮替代治疗措施；推广使用安全套措施，以及规范、方便的性病诊疗措施；针对母婴传播艾滋病的抗病毒药物预防和人工代乳品喂养等措施；早期发现感染者和有助于危险行为改变的自愿咨询检测措施。

2.加强宣传教育。预防为主，宣传教育为主是我国艾滋病控制的工作方针。

3.严格防控医源性感染。

4.条例明确规定了艾滋病病毒感染者、艾滋病病人及其家属的权利和义务。

5.财政保障艾滋病防治费用，免费提供多项医疗救助。

（三）《人体器官移植条例》

人体器官移植是指摘取人体器官捐献人具有特定功能的心脏、肺、肝脏、肾脏或者胰腺等器官的全部或者部分，将其植入接受人身体以代替其病损器官的过程。从事人体细胞和角膜、骨髓等人体组织移植，不属于人体器官移植，不适用本条例。本条例强调以下重点：

1. 捐献人体器官，要严格遵循自愿的原则。为此，条例作了五方面的规定：公民有权捐献或者不捐献其人体器官。任何组织或者个人不得强迫、欺骗或者利诱他人捐献人体器官。捐献人体器官的公民应当具有完全民事行为能力，并应当以书面形式表示。公民已经表示捐献其人体器官意愿的，有权随时予以撤销。公民生前表示不同意捐献其人体器官的，任何组织或者个人不得捐献、摘取该公民的人体器官；公民生前未表示不同意捐献其人体器官的，该公民死亡后，其配偶、成年子女、父母可以以书面形式共同表示同意捐献该公民人体器官的意愿。任何组织或者个人不得摘取未满 18 周岁公民的活体器官用于移植。任何组织和个人都不能强迫、欺骗或者利诱他人捐献人体器官，也不得通过捐献人体器官牟取任何经济利益，这是开展人体器官捐献工作必须遵守的两项基本原则。

2. 条例明确规定活体器官接受人必须与活体器官捐献人之间有特定的法律关系，即配偶关系、直系血亲或者三代以内旁系血亲关系，或者有证据证明与活体器官捐献人存在因帮扶等形成了亲情关系。为确保无买卖或者变相买卖人体器官的情形出现，条例在医疗机构和医务人员摘取人体器官前加上了伦理委员会进行审查的要求。

3. 对买卖人体器官或者从事与买卖人体器官有关活动的，由卫生主管部门没收违法所得，并处以交易额 8 倍以上 10 倍以下的罚款；医疗机构参与上述活动的，还应当对负有责任的主管人员和其他直接责任人员依法给予处分，并由原登记部门撤销该医疗机构人体器官移植诊疗科目登记，该医疗机构 3 年内不得再申请人体器官移植诊疗科目登记；医务人员参与上述活动的，由原发证部门吊销其执业证书。

4. 条例规定为了确保医疗机构提供的人体器官移植医疗服务安全、有效，条例对人体器官移植医疗服务规定了准入制度；同时，从医疗机构主动申报和卫生主管部门监督两个方面，规定了不再具备条件的医疗机构的退出制度。在准入方面，条例规定了以下三方面的内容：

(1) 医疗机构从事人体器官移植，应当有与从事人体器官移植相适应的执业医师和其他医务人员、设备、设施；有由医学、法学、伦理学等方面专家组成的人体器官移植技术临床应用与伦理委员会；有完善的人体器官移植质量监控等管理制度。

(2) 开展人体器官移植的医疗机构应当依照《医疗机构管理条例》的规定，申请办理人体器官移植诊疗科目登记。

(3) 省级卫生主管部门进行人体器官移植诊疗科目登记，应当考虑本行政区域人体器官移植的医疗需求和合法的人体器官来源情况。

5. 关于退出方面，条例作了两个方面的规定：首先，已经获准从事人体器官移植的医疗机构不再具备条例规定条件的，应当停止从事人体器官移植，并向原登记部门报告；原登记部门应当注销该医疗机构的人体器官移植诊疗科目登记，并予以公布。其次，省级以上人民政府卫生主管部门应当定期组织专家根据人体器官移植手术成功率、植入的人体器官和术后患者的长期存活率，对医疗机构的人体器官移植临床应用能力进行评估，并及时公布评估结果；对评估不合格的，由原登记部门撤销其人体器官移植诊疗科目登记。

第三节 医院护理管理的组织原则

应试考点

组织原则

护理组织管理是把人员进行分工和协助，将时间和空间各个环节合理地组织起来，有效运用护理人员的工作能力，高效地完成护理目标。要将设计的组织形成既分工又合作的有机整体，必须遵循一些基本原则。

一、等级和统一指挥的原则

将组织的职权、职责按照上下级关系划分成垂直等级结构，实现统一指挥。如护理组织上划分为护理部主任-科护士长-护士长-护士的管理等级结构。

在管理中需要统一领导、统一指挥，提高管理效率。强调无论什么岗位，组织的每一个层级只能有一个人负责，下级只接受一位上级管理人员的命令和指挥，对一位管理人员负责，避免两个以上领导人同时对一个下级和一项工作行使权力，容易造成下级无所适从。下级只向直接上级请示，只有在确认直接指挥错误时可越级上报。

二、专业化分工与协作的原则

分工是实现组织目标的需要，为保证各项工作的顺利进行必须进行有效的协作以保证组织目标的实现。

三、管理层次的原则

要做到组织有效地运转，组织中的层次应越少越好，命令路线越短越好。组织层次的多少与管理宽度相关，相同人数的组织，管理宽度大则组织层次少，反之则组织层次多。近年来，随着现代通讯设备的应用，出现了加宽管理宽度，减少层次，使组织趋于扁平结构的趋势。比如护理管理模式由原来的三级管理变成扁平式二级管理模式。一般来说，从最高领导层到基层以 2～4 个层次为宜。

四、有效管理幅度的原则

管理幅度是指不同层次管理人员能直接领导的隶属人员人数，管理幅度是随着各自的工作性质、类型、特点、护士的素质、技术水平、经验和管理者的能力而定。根据情况和条件适当建立管理幅度，层次越高，管理的下属人数应相应减少。

五、职责与权限一致的原则

为了实现职、责、权、利的对应，要做到职务实在，责任明确，权利恰当，利益合理。遵循这一原则，要有正确的授权，授予的权利不应大于或小于其职责，下级也不能超越自身的权利范围。上级掌管总的权限，其他权限分配给下级，既统一领导，又分级负责。如果有权无责会助长瞎指挥和官僚主义，有责无权或权限太小，会阻碍或束缚管理者的积极性、主动性和创造性，不能真正履行相应的责任。

六、集权分权结合原则

集权是把权力相对集中在高层领导者手中，使其最大限度地发挥组织的权威。集权能够强化领导的作用，有利于协调组织的各项活动。分权是把权力分配给每一个管理层和管理者，让他们在自己的岗位上就管理范围内的事情作出决策。

七、任务和目标一致的原则

强调各部门的目标与组织的总目标保持一致，各部门或者科室的分目标必须服从组织的总目标。

真题精选

新的一年的到来，护士长准备做新一年度计划，她拿出护理部的管理目标阅读，并根据护理部的要求做出了科室的管理目标，这种说法遵循的原则是

A. 任务和目标一致的原则　B. 精干高效的原则　C. 有效管理幅度的原则

D. 有效管理幅度的原则　E. 专业化分工与协作的原则

答案:A

八、稳定适应的原则

稳定是指组织内部结构要有相对的稳定性，这是组织工作得以正常运转的保证，但组织的稳定是相对的，随着组织内外环境的变化作出适应性的调整。

九、精干高效原则

组织必须形成精简高效的组织结构形式，以社会效益和经济效益作为自身生存和发展的基础。

十、执行与监督分设原则

执行机构与监督机构分开设立，赋予监督机构相对独立性，才可能发挥作用。在组织的运行过程中，必然会出现各种各样的问题，如何保证这些问题得到及时发现和解决，就需要监督机构的有效监督。

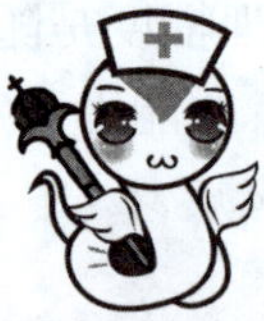

第四节 临床护理工作组织结构

应试考点

1. 护理工作模式
2. 责任制护理的特点

一、护理组织结构

我国医院护理组织结构主要有几种形式。

(一)县和县以上医院及300张床位以上医院都要设护理部，实行在分管医疗护理工作或专职护理副院长领导之下的护理部主任、科护士长、护士长三级负责制。

(二)床位不满 300张的医院，不设护理部主任，只设立总护士长-护士长的二级管理。

(三)在主管院长的领导下，设立护理部主任-科护士长-护士长，但科护士长纳入护理部合署办公，实行扁平化的二级管理模式。

二、护理工作模式

(一)个案护理

个案护理是指一个患者所需要的全部护理由一名当班护士全面负责，护理人员直接管理某个患者，即由专人负责实施个体化护理。常用于危重症患者、大手术后需要特殊护理的患者。

(二)功能制护理

功能制护理方式是以工作中心为主，将工作的特点和内容划分几个部分，以岗位分工，如处理医嘱的主班护士、治疗护士、药疗护士和生活护理护士等。

优点：护士分工明确，工作效率高，所需护理人员较少，易于组织管理，护士长能够依照护理人员的工作能力和特点分派工作。

缺点：护理人员对患者的病情和护理缺乏整体性概念，容易忽略患者的整体护理和需求。

(三)小组护理

小组护理是将护理人员和患者分成若干小组，一个或一组护士负责一人或一组患者的护理方式。小组成员由不同级别的护理人员组成。

优点：小组任务明确，成员需要彼此合作，互相配合，维持良好工作氛围；小组中发挥不同层次护理人员的作用，调动积极性，护理人员能够获得较为满意的结果。

缺点：护理工作是责任到组，而不是责任到人，护士的责任感受到影响；同时患者没有固定的护士负责，缺乏归属感。

(四)责任制护理

由责任护士和相应辅助护士对患者进行有计划、有目的的整体护理，患者从入院到出院，由责任护士和其辅助护士负责。每个护理人员负责一定数量的患者，以患者为中心，以护理计划为内容，对患者实施有计划的、系统的、全面的整体护理。护士的工作内容包括进行入院教育、完成各种治疗、基础护理和专科护理、护理病历书写、制订护理计划、观察病情变化、进行心理护理、健康教育、出院指导与评价等。护理的特点有：

1. 整体性

护理评估及护理计划包括对患者的生理、心理、社会方面的护理问题，从整体认识患者。

2. 连续性

患者从入院到出院由一位固定的责任护士负责全部护理活动的计划、执行与评价，保持连续性。责任护士不在班时，由辅助护士或其他责任护士按照护理计划连续性实施护理。

3. 协调性

责任护士为患者负责与其他医务人员沟通、联系、协调各种事物满足患者需要。

4. 个体化

护理活动依照患者个体化需求制订，患者与家属参与护理计划活动，尤其是健康教育等。这种护理模式的优点是，护士能够全面了解患者的情况，为患者提供连续、整体的个体化护理。护患之间关系比较熟悉密切，增加了交流，护士独立性强，但要求责任护士有更高的业务水平，护理人力需求也会大一些。

将责任制和小组护理结合起来，是近年来发展的一种护理方式。将一组护士，根据不同层次护士的工作能力、技术水平负责不同数量、不同病情轻重的患者。责任到人，明确分工，进行整体护理。这种小组式责任制护理工作方式也是目前创建优质护理服务示范医院活动中倡导的护理工作模式。

真题精选

以各项护理活动为中心的护理工作方法称为

A. 个案护理　B. 成组护理　C. 整体护理　D. 功能制护理　E. 责任制护理

答案:D

第五节 医院常用的护理质量标准

应试考点

1. 护理质量标准体系结构
2. 护理质量标准
3. 控制的基本类型

标准是衡量各项工作的标尺和依据，标准化是科学制定标准和观察执行标准的全部活动。护理质量标准是衡量护理质量的准则。

一、护理质量标准体系结构

护理质量标准体系包括要素质量、环节质量和终末质量。

(一)要素质量

提供护理工作的基础条件质量,是构成护理服务的基本要素。内容包括：人员配备如编制人数、职称、学历构成等，还有药品质量、器械设备、规章制度等。

(二)环节质量

各种要素通过组织管理形成的工作能力、服务项目、工作程序和工序质量称环节质量。主要指护理工作活动过程质量，如执行医嘱、观察病情、技术操作、健康教育等。

(三)终末质量

患者所得到的护理效果的质量，如皮肤压疮发生率、住院满意度等。

真题精选

患者对护理工作的满意度属于

A.护理服务质量评价指标　B.终末质量评价指标　C.主观感受度评价指标

D.要素质量评价指标　E.环节质量评价指标

答案:B

二、护理质量标准

护理质量标准包括护理技术操作质量标准、护理管理质量标准、护理文书书写质量标准及临床护理质量标准等四大类。

(一)护理技术操作质量总标准

护理技术操作质量总标准包括基础护理技术操作和专科护理技术操作。实施以患者为中心的整体护理，严格执行三查七对，操作正确及时、安全、节力、省时、省物。严格执行无菌原则及操作程序，操作熟练。

(二)护理管理的质量标准

1. 护理部管理质量标准

有健全的领导体制，完成各项护理质量指标；管理目标明确；做到有年计划、季计划、月计划，及时总结，有达标措施。护理管理制度健全，有全院统一的管理制度。有健全的会议制度；能落实护理检查和质量控制；有计划、有目标地培养护理人员；开展护理教学和科研工作，建立、健全护理技术档案；有各项工作登记、信息管理制度。有科护士长、护士长考核办法；有各级人员及护士岗位职责、考核标准并定期考核。各科疾病护理常规完备，并定期组织修改完善。全院护理单元有质量监控制度。有查房查岗制度。有护理工作情况登记制度。

2. 病房护理工作质量标准

各项无菌技术操作符合无菌要求；消毒物品方法正确；浸泡器械的消毒液浓度、更换时间及液量达到标准；扫床套及患者小桌擦布"一人一套""一人一巾"，用后浸泡消毒；餐具及便器用后消毒；治疗室、处置室、换药室严格执行消毒隔离制度，定期消毒并做空气细菌培养，做好记录；所有无菌物品均注明灭菌日期，单独放置，确保无过期物品；医疗垃圾使用黄塑料袋集中处理。无菌手术感染率<0.5%，三类切口感染有追踪登记制度；每月定期进行细菌培养及对手术室空气、医护人员的手、物品进行监测。

(三)护理文件书写的质量标准

护理记录书写客观、真实、可靠、准确、及时、完整，体现以患者为中心，使用碳素或蓝黑墨水钢笔书写，字迹清晰，端正、无错别字，不得用刮、粘、涂等方法掩盖或去除原字迹。体温单绘制清晰，不间断、无漏项。执行医嘱时间准确，双人签名。

(四)临床护理的质量标准

1. 急救物品

做到定数量品种、定专人管理、定点放置、定期消毒灭菌、定期检查维修。

2. 毒麻精神药品

做到专人负责、专柜加锁、专用账册、专用处方、专册登记。

3. 消毒灭菌

做到各种无菌物品灭菌合格率 100%。

三、控制的基本类型

(一)前馈控制

前馈控制是在系统运行的输入阶段进行的控制，有时也称预防控制，这种方法是最为经济的一种方法，它能防止由于与绩效标准不符而产生偏差。如医院在购买大型医疗仪器设备前，就去建立一定的质量标准，这样能够保证购买到高质量医疗仪器设备。

(二)过程控制

过程控制是在计划执行中进行的同步控制，也称同步控制。这种控制就是持续监督员工的行为，使其与绩效标准保持一致。当发现错误时，立即提出建议并采取纠正措施，又称现场控制。例如各级护理管理人员的现场检查，尤其是科室护士长一日五查房，其目的是为保证一日护理工作顺利进行。

(三)反馈控制

反馈控制是在计划完成后进行的评价性控制，也称事后控制。通过指出过去的错误来对历史做出评价，以此来指导改进未来工作，但损失已经发生。财务报表就是一种反馈控制。在护理管理中，护理部每月的护理质量结果反馈、护理差错分析均属于事后控制。

真题精选

关于手术室质量管理标准内容，不正确的叙述是

A. 手术室有定期清扫制度

B. 无菌手术感染率小于 0.5%

C. 不需要对无菌物品进行细菌培养

D. 对感染手术严格执行消毒隔离制度

E. 三类切口感染有追踪登记制度

答案:C

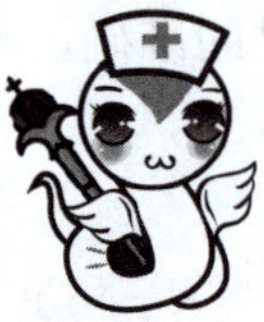

第六节 医院护理质量缺陷及管理

应试考点

1. 护理质量缺陷、护理差错、医疗纠纷的概念
2. 护理质量缺陷的预防和处理

一、相关概念

(一)护理质量缺陷

护理质量缺陷是指在护理活动中，出现技术、服务、管理等方面的失误。一切不符合质量标准的现象都属于质量缺陷。护理质量缺陷表现为患者对护理的不满意、医疗事故、医疗纠纷，包括护理事故、护理差错、护理投诉等。

(二)护理差错

护理差错是指护理活动中，由于责任心不强、工作疏忽、不严格执行规章制度、违反医疗卫生管理法律、行政法规、部门规章和诊疗护理规范、常规，过失造成患

者直接或间接的影响，但未造成严重后果，未构成医疗事故的。护理差错一般分为严重护理差错和一般护理差错。严重护理差错是指在护理工作中，由于技术或者责任原因发生错误，虽然给患者造成了身心痛苦或影响了治疗工作，但未造成严重后果和构成事故者。一般护理差错是指在护理工作中由于责任或技术原因发生的错误，造成了患者轻度身心痛苦或无不良后果。

(三)医疗纠纷

医疗纠纷是指患者或者其家属对医疗护理服务的过程、内容、结果、收费或者服务等不同方面存在不满而发生的诉求，或者对同一医疗事件的原因、后果、处理方式或其轻重程度产生分歧发生争执。

二、护理质量缺陷的预防和处理

(一)护理质量缺陷的控制关键在预防，预防为主的思想是整个质量管理的核心。运用风险管理的措施有效降低护理缺陷的发生。

(二)发生护理差错后，当事人应立即报告护士长及科室相关领导，护士长应在24小时内填写报表上报护理部。护理单元应在一定时间内组织护理人员认真讨论发生差错的原因，分析、提出处理和改进措施。

(三)对发生护理差错事故的当事人，可根据发生问题情节的严重程度，给予口头批评、通报批评、书面检讨、情节严重者给予处分、经济处罚、辞退等处理。

三、护理质量缺陷的控制

(一)建立健全不同层次的护理质量控制系统，护理部设安全管理小组，科室设安全监控小组，护理部、总护士长、护士长层层进行质量监督监控，尤为重要的是护士的自我监控。

(二)坚持全面质量管理的思想，运用品质圈活动，对工作环境、影响质量的因素，运用PDCA循环的护理管理的基本方法，对护理质量和安全持续改进。

P代表计划	**即检查质量状况，找出存在的问题，查出产生质量问题的原因，针对主要原因制订具体实施计划**
D代表实施	**即贯彻和实施预定的计划和措施**
C代表检查	**即检查预定目标执行情况**
A代表处理	**即总结经验教训，存在问题转入下一个管理循环中**

(三)强化经济杠杆的监督促进作用。针对护理人员的工作，加强质量控制的力度和风险防范，把每月质量考核结果与绩效分配与科室及个人结合，同时与管理责任挂钩，充分发挥经济杠杆作用。

应试一图通

第一节与护士执业注册相关的法律法规

- 护士执业注册应具备的基本条件：具有完全民事行为能力、普通全日制3年以上的护理学习、8个月以上护理临床实习、并取得相应学历证书、通过护士执业资格考试、符合护士执业注册管理办法规定的健康标准

第二节与临床护理工作相关的法律法规

- 传染病防治法：种类、传染病控制、监督管理等
- 医疗事故分级：一级、二级、三级、四级
- 献血法：无偿献血制度

第三节医院护理管理的组织原则

- 组织原则：组织中的层次应越少越好，命令路线越短越好，以减少沟通困难。近年来出现了加宽管理宽度，减少层次，使组织趋于扁平结构的趋势。如护理管理模式由原来的三级管理变成扁平式二级管理模式

第四节临床护理工作组织结构

- 护理工作模式：个案护理、功能制护理、小组护理、责任制护理
- 责任制护理的特点：整体性、连续性、协调性、个体化

第五节医院常用的护理质量标准

- 护理质量标准体系结构：要素质量、环节质量和终末质量
- 护理质量标准
  - 护理技术操作质量标准
  - 护理管理质量标准
  - 护理文书书写质量标准
  - 临床护理质量标准
- 控制的基本类型
  - 前馈控制
  - 过程控制
  - 反馈控制

第六节医院护理质量缺陷及管理

- 护理质量缺陷、护理差错、医疗纠纷的概念
- 护理质量缺陷的预防和处理：护理质量缺陷的控制关键在预防

第二十章 护理伦理

应试策略

本章节内容侧重于理解，虽然试题较灵活，但难度相对较小。

应试考点

1. 护理伦理的基本原则
2. 护士的权利与义务
3. 病人的权利与义务

一、护士执业中的伦理具体原则

(一)自主原则

自主原则是指自我选择、自主行动或依照个人意愿作自我的管理和决策。自主原则适用于能够作出理性决定的人，对自主能力减弱、没有自主能力的病人如婴儿、严重智障者、昏迷病人不适用。

1. 自主原则将病人自我决定视为护患关系中的最高价值。
2. 自主原则中最能代表尊重病人自主的方式是：“知情同意”。
3. 自主原则要求护理人员尊重病人的自主权，如果病人处于生命的危急时刻，出于维护病人的利益和护理人员的责任，护理人员可以本着护理专业知识，行使护理自主权，选择恰当的护理措施。如果病人的选择对自身、他人的健康和生命构成威胁或对社会产生危害，如传染病人拒绝隔离，护理人员有责任协助医生对病人的自主权加以限制。

真题精选

1. 在护理实践中，尊重原则主要是指尊重患者的

A. 健康　B. 家属　C. 个体差异　D. 自主性　E. 疾病

答案:D

2. 患者女，28 岁，因婚后 2 年未避孕未孕”诊断为“不孕症”而入院，入院后，在进行妇科检查时，发现患者伴有尖锐湿疣，护士便将此信息告知了科室护士，并告知了同病房的其他患者，该护士的行为属于

A. 侵犯患者的人格权　B. 侵犯患者的隐私权　C. 侵犯患者的同意权

D. 侵犯患者的生命健康权　E. 侵犯患者的知情权

答案：B

(二)不伤害原则

不伤害原则是指不给病人带来可以避免的肉体和精神上的痛苦、损伤、疾病甚至死亡。不伤害原则不能简单地理解为其目的是强调使病人获得较多的益处或预防较大的伤害。实质上不伤害原则就是“权衡利害”原则的运用。它要求医护人员对诊疗照顾措施进行危险与利益分析以及伤害与利益分析。

(三)公正原则

公正原则是指调节个人之间的利益关系。医疗上的公正是指每一个社会成员都应具有平等享受卫生资源合理和公平分配的权利，而且对卫生资源的使用和分配，也具有参与决定的权利。公正包括两方面的内容：一是平等对待病人，二是合理分配医疗资源。

(四)行善原则

行善原则是指医护人员对病人直接或间接履行仁慈、善良和有利的行为。包括采取措施，防止可能发生的危害；排除既存的损伤、伤害、损害或丧失能力等情况。其次要权衡利害的大小，尽力减轻病人受伤害的程度。

二、 护士的权利与义务

(一)护士在医疗实践过程中依法应当享有的权利

1.享有获得物质报酬的权利。

2.享有安全执业的权利。

3.享有学习、培训的权利。

4.享有获得履行职责相关的权利。

5.享有获得表彰、奖励的权利。

6.享有人格尊严和人身安全不受侵犯的权利。

真题精选

1.护士执业过程中要求定期进行健康体检，目的是享有

A.人身安全不受侵犯的权利　B.履行职责相关的权利　C.安全执业的权利

D.获得报酬的权利　E.培训的权利

答案:C

2.某护士，40岁，多次申请外出学习，医院均以种种理由拒绝，依据《护士条例》正确的判断是

A.医院未侵犯该护士的合法权益

B.医院侵犯了该护士的自由权

C.医院侵犯了该护士的健康权

D.医院侵犯了该护士的进修权

E. 医院侵犯了该护士的生命权

答案:D

(二)护士的义务

1. 依法进行临床护理义务

因抢救急危患者未能及时书写病历的，应当在抢救结束后 6 小时内据实补记，并加以注明。

2. 紧急救治患者的义务

护士在执业活动中,发现患者病情危急，应当立即通知医师；在紧急情况下为抢救垂危患者生命，应当先行实施必要的紧急救护。

3. 正确查对、执行医嘱的义务

护士发现医嘱违反法律、法规、规章或者诊疗技术规范规定的，应当及时向开具医嘱的医师提出；必要时，应当向该医师所在科室负责人或者医疗卫生机构负责医疗服务管理的人员报告。

4. 保护患者隐私的义务

护士应当尊重、关心、爱护患者的个人隐私，包括个人信息、私人活动和私有领域。

5. 积极参加公共卫生应急事件救护的义务

护士有义务参与公共卫生和疾病预防控制工作。发生自然灾害、公共卫生事件等严重威胁公众生命健康的突然事件，护士应当服从安排，参加医疗救护。

(三)护士应承担的责任

护士违反上述义务的表现及应当承担法律责任。

1. 违反法定义务的表现如下。

(1)发现患者病情危急未立即通知医师的。

(2)发现医嘱违反法律、法规、规章或者诊疗技术规范的规定，未依照《护士条例》第十七条的规定提出或者报告的。

(3)泄露患者隐私的。

(4)发生自然灾害、公共卫生事件等严重威胁公众生命健康的突发事件，不服从安排参加医疗救护的。

巅峰速记法： 承担法律责任有三种形式：警告、暂停执业活动和吊销其护士执业证书，并且一旦被吊销执业证书的，自执业证书被吊销之日起 2 年内不得申请执业注册，同时将被记入护士执业不良记录。

2.违反法定义务应当承担的法律责任如下。

护士条例规定，护士在执业活动中出现违反法定义务的表现，由县级以上地方人民政府卫生主管部门依据职责分工责令改正，给予警告；情节严重的，暂停其6个月以上1年以下执业活动；直至由原发证部门吊销其护士执业证书。一旦被吊销之日起2年内不得申请执业注册，同时将被记入护士执业不良记录。

三、病人的权利与义务

(一)病人的权利

1.病人有个人隐私和个人尊严被保护的权利。

真题精选

下列属于侵犯患者隐私权利的是

A.未经患者许可对其体验时让医学生观摩

B.对疑难病例进行科室内讨论

C.在征得患者同意下将其资料用于科研

D.在患者病历上标注患有传染性疾病

E.对患有淋病的患者询问其性生活史

答案:A

2.病人有获得全部实情的知情权。

3.病人有平等享受医疗的权利。

4.病人有参与决定有关个人健康的权利。

真题精选

当患者对护士所实施的护理行为有质疑时，护士必须详细介绍，在患者同意后才能继续进行。这属于患者的

A.平等医疗权　B.疾病认知权　C.知情同意权　D.社会责任权　E.保护隐私权

答案:C

5.病人有权获得住院时及出院后完整的医疗记录。

6.病人有服务的选择权、监督权。

7.病人有免除一定社会责任和义务的权利。

8.有获得赔偿的权利。

9.请求回避权。

(二)病人的义务

1.积极配合医疗护理的义务。

2.自觉遵守医院规章制度。

3.自觉维护医院秩序。

4.保持和恢复健康。

应试一图通

第一节护理伦理的基本原则
- 自主原则（知情同意）
- 不伤害原则
- 公正原则
- 行善原则

第二节护士的权利和义务
- 权利：①获得物质报酬。②安全执业。③学习、培训的权利。④获得履行职责相关的权利。⑤获得表彰、奖励。⑥人身安全不受侵犯的权利
- 义务：①依法进行临床护理。②紧急救治。③正确查对、执行医嘱。④保护患者隐私⑤积极参加公共卫生应急事件救护
- 违反法定义务的表现及应当承担的法律责任：①违反法定义务的表现。②法律责任：警告、暂停执业活动、吊销执业证书

第三节病人的权利与义务
- 权利：隐私权、知情权、平等权、自主权、选择权、监督权等
- 义务：配合医疗护理、遵守医院规章制度、维护医院秩序等

第二十一章 人际沟通

应试策略

本章内容考查形式灵活多变，在复习时掌握原则即可。因为很多试题是以书中的知识点为依据，考查在实际工作中的应用。本章的考点相对集中在语言沟通部分。

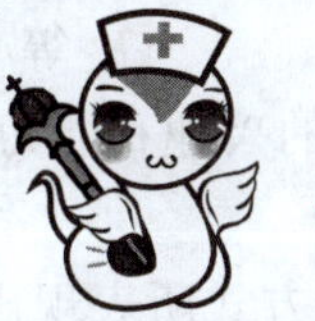

第一节 概述

应试考点

1. 人际沟通的距离

一、人际沟通的基本概念

(一)人际沟通的类型

1. 语言沟通

语言沟通是以语言文字为媒介的一种准确、有效、广泛的沟通形式。根据语言的表达形式，语言沟通可分为口头语言沟通和书面语言沟通两种形式。

2. 非语言沟通

非语言沟通是通过非语言媒介，如表情、眼神、姿势、动作等类语言实现的沟通。

(二)人际沟通的作用

人际沟通的作用是连接作用、精神作用、调节作用。

二、人际沟通的影响因素

在人际沟通的过程中，其效果受多种因素的影响，主要因素包括环境因素和个人因素。

(一)环境因素

影响人际沟通的环境因素主要包括：噪声、距离和隐秘性。

<table>
<tr><td>亲密距离</td><td>0～50cm，进行查体，治疗，爱抚</td><td rowspan="4">学习提示：这些距离每个版本距离不一样，考试多以此为准</td></tr>
<tr><td>个人距离</td><td>0.5～1.2m，朋友之间进行沟通的距离，护士与患者进行交谈时主要使用</td></tr>
<tr><td>社会距离</td><td>1.3～3.5m，在一般工作和社会活动时用</td></tr>
<tr><td>公共距离</td><td>3.5m 以上，一般用于正式公开讲话中，如上课会</td></tr>
</table>

(二)个人因素

影响人际沟通的个人因素主要包括：生理因素和心理因素。

1.生理因素

(1)永久性生理缺陷:包括感官功能不健全，如听力、视力障碍；智力不健全，如弱智、痴呆等。永久性生理缺陷者的沟通能力将长期受到影响，需采用特殊沟通方式。

(2)暂时性生理不适：包括疼痛、饥饿、疲劳等暂时性生理不适因素。

2.心理因素

在沟通过程中，其效果往往受到沟通者情绪、个性、态度等心理因素的影响。

(1)情绪：轻松、愉快的情绪可增强沟通者沟通的兴趣和能力；焦虑、烦躁的情绪将干扰沟通者传递、接受信息的能力。

(2)个性：个性是指个人对现实的态度和其行为方式所表现出来的心理特征,是影响沟通的重要因素之一。一般情况下，热情、直爽、健谈、开朗、大方、善解人意的人容易与他人沟通；而冷漠、拘谨、内向、固执、孤僻、以自我为中心的人很难与他人沟通。

(3)态度：真心、诚恳的态度有助于沟通的顺利进行，而缺乏实事求是的态度可导致沟通障碍。

3.文化因素

不同的文化背景很容易使沟通双方产生误解。

4.语言因素

沟通者的语音、语法、语义、语构、措辞及语言的表达方式均会影响沟通的效果。

真题精选

患者癌症术后，护士与其沟通时，家属进行探视后，患者自觉伤口疼痛，情绪烦躁，不愿继续。

1.影响此次护患沟通的隐秘因素是

A.患者性别　B.患者情绪烦躁　C.患者伤口疼痛

D.患者家属在场　E.患者文化程度

答案:D

2.导致此次交谈困难的最主要因素是患者

A.高龄、身体衰弱　B.伤口疼痛　C.情绪烦躁　D.饥饿　E.无法起床活动

答案:B

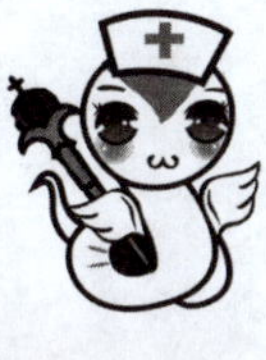

第二节 护理工作中的人际关系

应试考点

1. 护患关系的基本模式
2. 影响护患关系的主要因素
3. 病人角色适应不良

一、人际关系的基本概念

(一)人际关系的特点

具有社会性（是人际关系的基本特点）、复杂性、多重性、多变性和目的性。

(二)影响人际关系的因素

包括仪容仪表、空间距离与交往频率、相似性与互补性、个性品质。

二、人际关系的基本理论

(一)人际认知理论

1. 认知效应

心理学将人际认知方面具有一定规律性的相互作用称为人际认知效应。

(1)首因效应：亦称第一印象，是指人在与他人首次接触时，根据对方的仪表、打扮、风度、言语、举止等所做出的综合性判断。在第一印象中，外表是影响第一印象的主要因素，同时一个人在言谈举止中表现出的性格特征也在形成第一印象中起着重要作用。

(2)近因效应：在人际交往过程中，人们往往会比较重视新的信息，而相对忽略陈旧的信息。此种在人际认知中，因最近或最后获得的信息而对总体印象产生最大影响的效应即为近因效应。

(3)社会固定印象：亦称刻板印象，是指某个社会文化环境对某一社会群体所形成的固定而概括的看法。如社会的固定印象为：商人精明、知识分子文质彬彬、女性温柔等。

(4)晕轮效应：亦称月晕效应或光环效应，是指在人际交往过程中对一个人某种人格特征形成印象后，以此来推测此人其他方面的特征，从而导致高估或低估对方。晕轮效应可分为正晕轮和负晕轮。

(5)先礼效应：是指在人际交往过程中向对方提出批评意见或某种要求时，先用礼貌的语言行为起始，以便对方容易接受，从而达到自己的目的。

(6)免疫效应：是指当一个人已经接受并相信某种观点时，便会对相反的观点产生一定的抵抗力，即具有一定的“免疫力”。

2. 人际认知效应的应用策略

(1)避免以貌取人。

(2)注重人的一贯表现。

(3)注重了解人的个性差异。

(4)注意在动态和发展中全面观察、认识人。

真题精选

某责任护士得知自己所护理的患者是一位退休老师时，由于从小对老师就很尊敬，很喜欢老师，便根据自己对老师的了解和交往经验，以热情亲切的态度和方式与她沟通，并得到较好的效果。此护士较好地运用了认知效应中的

A. 首因效应　B. 刻板印象　C. 晕轮效应　D. 先礼效应　E. 免疫效应

答案:B

(二)人际吸引的规律

1. 人际吸引的规律

(1)相近吸引：是指人们彼此由于时间及空间上的接近而产生的吸引。

(2)相似吸引：人们彼此之间某些相似或一致性的特征是导致相互吸引的重要原因。

(3)相补吸引：当交往的双方需要以及对对方的期望成为互补关系时，可以产生强烈的吸引力。

(4)相悦吸引：相悦是指在人际关系中能够使人感受到精神及心理上的愉快及满足的感觉。相悦是彼此建立良好人际关系的前提。

(5)仪表吸引：一定程度上反映个体的内心世界。

(6)敬仰性吸引：敬仰性吸引关系一般是指单方面对某人的某种特征的敬幕而产生的人际关系。

2. 人际吸引规律的应用策略

(1)培养自身良好的个性品质。

(2)锻炼自身多方面的才能，克服交往的心理障碍。

(3)注重自身形象，给人以美感。

(4)缩短与对方的距离，增加交往的频率。

三、护理人际关系

(一)护士与患者的关系

1. 护患关系的性质与特点

护患关系的实质是帮助与被帮助的关系与其他人际关系相比较。

护患关系具有以下五个特点：

(1)护患关系是帮助系统与被帮助系统的关系。

(2)护患关系是一种专业性的互动关系。

(3)护患关系是一种治疗性的工作关系。具有一定强制性。

(4)护士是护患关系后果的主要责任者。

(5)护患关系的实质是满足患者的需要。

2. 护患关系的基本模式★★★★★

	特点	适用人群
主动-被动型	模式关系的原型为母亲与婴儿的关系。护士对患者的护理处于主动、主导的地位，患者处于被动地接受护理的从属地位，这是一种不平等的相互关系	适用于不能表达主观意愿的患者，如意识丧失、不能或没有能力表达自己主观意愿的病人、休克、痴呆以及某些精神病患者
指导-合作型	护士告诉患者应该做什么和怎么做，模式关系的原型为母亲与儿童的关系。护士常以“指导者”的形象出现，患者处于被动配合地位	主要适用一般清醒的患者，具有自我表述能力的病人，如急性患者和外科手术后恢复期的患者
共同参与型	护士积极协助患者进行自我护理，模式关系的原型为成人与成人的关系。护士常以“同盟者”的形象出现，为患者提供合理的建议和方案，患者主动配合治疗护理，双方共同分担风险，共享护理成果	主要适用于具有一定医学背景知识并有意愿参加医护决策过程的成年病人

真题精选

1. 患者男，75 岁，患慢性阻塞性肺疾病 30 余年，现处于疾病稳定期，在为其制定肺功能康复计划时，应是

A. 护士单独制定，强制患者执行

B. 护士单独制定，指导患者执行

C. 患者自行制定并执行

D. 患者自行制定，由护士指导执行

E. 护士与患者共同制定，护士指导患者执行

答案:E

2. 护患关系中最重要的非技术性关系是

A. 道德关系　B. 利益关系　C. 工作关系　D. 文化关系　E. 法律关系

答案：A

3. 护患关系的发展过程

(1)初始期：亦称熟悉期，是护士与患者的初识阶段，也是护患之间开始建立信任关系，初步收集资料，确认患者的需要。

(2)工作期：是护士为患者实施治疗护理的阶段，也是护士完成各项护理任务、患者接受治疗和护理的主要时期。此期的工作重点是赢得患者的信任、取得患者的合作，最终满足患者的需要。

(3)结束期：此期工作重点是与患者共同评价护理目标的完成情况，并根据尚存的问题或可能出现的问题制定相应的对策。

真题精选

一位护士正在为一位刚入院的患者做入院介绍，此时护患关系处于

A. 初始期　B. 结束期　C. 工作期　D. 准备期　E. 熟悉期

答案:A

4. 影响护患关系的主要因素★★★★★

(1)信任危机：信任感是建立良好护患关系的前提和基础，在工作中，如果护士态度冷漠或出现技术上差错、失误，就会失去患者的信任，严重影响护患关系的建立和发展。

(2)角色模糊：是指个体（护士或病人）由于自己充当的角色不明确或缺乏真正的理解而呈现的状态。

(3)责任不明：护患责任不明主要表现在两个方面：一是对于患者的健康问题，应由谁来承担责任；二是对于改善患者的健康状况，谁来承担责任。

(4)权益影响：由于大多数患者缺乏专业知识和疾病因素，导致部分或全部丧失自我护理的能力，被迫依赖医护人员的帮助来维护自己的权益。而护士则处于护患关系的主动地位，在处理护患双方权益争议时，容易倾向于自身利益和医院的利益，忽视患者的利益。

(5)理解差异：由于护患双方在年龄、职业、教育程度、生活环境等方面的不同，在交流沟通过程中容易产生差异，从而影响护患关系。

5. 护士在促进护患关系中的作用

(1)明确护士的角色功能。

(2)帮助患者认识角色特征。

(3)主动维护患者的合法权益。

(4)减轻或消除护患之间的理解分歧。

(二)影响护士与患者家属的关系的主要因素

1. 角色期望冲突

患者家属往往因亲人的病情而承受不同程度的心理压力，并产生紧张、焦虑、烦恼、恐慌等一系列心理反应，因而对医护人员期望值过高。希望医护人员能妙手回春、药到病除，要求护士有求必应、随叫随到、操作无懈可击等。然而，护理工作的繁重、护理人员的紧缺等临床护理现状难以完全满足患者家属的需要，加之个别护士的不良态度及工作方式，往往引发护士与患者家属关系的冲突。

2. 角色责任模糊

部分家属将全部责任，包括一切生活照顾推给护士，自己只扮演旁观者和监督者的角色；个别护士也将本应自己完成的工作交给家属，从而严重影响护理质量，甚至出现护理差错、事故，最终引发护士与患者家属之间的矛盾。

(三)病人的角色适应

角色行为缺如	指病人没有进入病人角色，不承认自己是病人，不能很好地配合医疗和护理。病人自我感觉良好，或认为医生的诊断错误，不但不休息，反而增加活动量，或采取观望的态度，认为症状并未严重到需要治疗的程度
角色行为冲突	是指病人在适应病人角色过程中，与其患病前的各种角色发生心理冲突而引起行为的不协调。如正在学习的学生，因担心患病影响学习而出现焦虑等
角色行为强化	指病人安于病人角色，产生依赖心理，借生病而逃避某些责任、或获取某些权利
角色行为消退	指病人适应病人角色后，由于某种原因，又重新承担起本应免除的社会角色的责任而放弃病人的角色。如一位尚需继续医治的母亲由于孩子需要照顾而毅然出院，担负起照顾孩子的责任

(四)影响医护关系的主要因素

1. 角色心理差位。由于长期以来受传统的主导-从属型医护关系模式的影响，部分护士对医生产生依赖、服从的心理，在医生面前感到自卑、低人一等。此外，也有部分高学历的年轻护士或年资高、经验丰富的老护士与年轻医生不能密切配合，均可影响医护关系的建立与发展。

2. 角色压力过重。

3. 角色理解欠缺。

4. 角色权利争议。

(五)护际关系

1. 影响护理管理者与护士之间关系的主要因素来源于双方从不同的角度在要求、期望值上的差异。

2. 护际之间的关系。

(1)影响新、老护士之间关系的主要因素。

(2)影响不同学历护士之间关系的主要因素。

(3)影响护士与实习护生之间关系的主要因素。

真题精选

患者男性，67 岁，大学教授，因高血压住院治疗。适用于该患者的最佳护患关系模式为

A. 指导型　B. 被动型　C. 共同参与型　D. 指导-合作型　E. 主动-被动型

答案:C

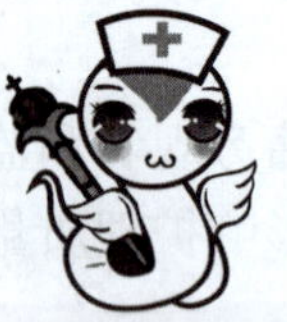

第三节　护理工作中的语言沟通

应试考点

护患交谈的技巧

一、语言沟通的基本知识

(一)语言沟通的类型

语言沟通的类型有口头语言沟通和书面语言沟通两种。

(二)护患语言沟通的原则

1. 尊重性

尊重是确保沟通顺利进行的首要原则。

2. 规范性

护士应做到发音纯正、吐字清楚、用词朴实、准确、语法规范、精练，同时要有系统性和逻辑性。

3. 目标性

做到目标明确、有的放矢，以达到沟通的目的。

4. 治疗性

在护患的沟通过程中，护士应慎重选择语言，避免使用任何刺激性语言伤害患者。

5. 情感性

在语言沟通过程中，护士应以真心诚意的态度，努力做到态度谦和，使患者感到亲切感。

6. 艺术性

艺术性的语言沟通不仅可以拉近医护人员与患者和家属的距离，还可以化解医患、护患之间的矛盾。

真题精选

护患沟通的首要原则是

A.治疗性 B.保密性 C.规范性 D.艺术性 E.尊重性

答案:E

患者女，58岁，直肠癌晚期进行化疗，需定期监测血常规，护士再次采集血时患者拒绝，并说：“我太瘦了，血都快没了，不采了！”此时护士最适宜的回答是

A.“您怎么这么不听话啊？采血不是为你好吗？”

B.“那您找你主治医生去吧！他若同意不化验就行。”

C.“不采就算了，反正你的血管不好扎。”

D.“采血是为了监测你的病情，必须得采！”

E.“采血是为了更好地给你治疗，请您配合好吗？”

答案:E

(三)沟通的基本层次

1.一般性沟通

一般性沟通又称陈词滥调式的沟通，是沟通双方参与的程度最差。双方往往只是表达一些表面式的社交性话题，如“今天天气不错”“您好吗”等。在护患关系建立的初期，可使用一般性沟通帮助建立信任关系。

2.事务性沟通

事务性沟通是一种不掺杂个人意见、判断，不涉及人与人之间关系的一种客观性沟通：如“我曾做过剖宫产手术”“我今年50岁”等。

3.分享性沟通

这一层次的沟通比陈述事实的沟通高一层次。病人对护士表达自己的想法，表示护患之间已建立起信任感。此时，护士应注意理解病人，不要随意反对病人。

4.情感性沟通

情感性沟通在沟通双方相互信任的基础上才会发生。

5.共鸣性沟通

共鸣性沟通是沟通的最高层次，指沟通双方对语言和非语言性行为的理解一致，达到分享彼此感觉的最高境界。如护士和病人不用说话，就可了解对方的感觉和想表达的意思。

二、交谈的基本概念

(一)交谈的基本类型

1.个别交谈与小组交谈

据参与交谈人员的数量，可将交谈分为个别交谈和小组交谈。

(1)个别交谈：两个人之间进行的信息交流。

(2)小组交谈：是指三人或三人以上的交谈。参与人员数量最好控制在 3～7 人，最多不超过 20 人。

2. 面对面交谈与非面对面交谈

据交谈的场所和接触的情况，可将交谈分为面对面交谈与非面对面交谈。

(1)面对面交谈：信息表达和接受更加准确；护患交谈多采用此种形式。

(2)非面对面交谈：在非面对面交谈时，交谈双方可不受空间和地域的限制，也可以避免面对面交谈时可能发生的尴尬场面。

3. 一般性交谈与治疗性交谈

根据交谈的主题和内容，可将交谈分为一般性交谈与治疗性交谈。

(1)一般性交谈：一般用于解决一些个人或家庭的问题。交谈的内容比较广泛，一般不涉及健康与疾病问题。

(2)治疗性交谈：一般用于解决健康问题或减轻病痛、促进康复等问题。护患之间交谈多为治疗性交谈。

真题精选

患者女，69 岁。癌症晚期，晨起空腹采血检查。护士第一次静脉穿刺失败，是看我要死了就拿我练手了是吗？此时护士恰当的做法是

A. 向患者道歉，并争取谅解

B. 暂时离开患者，请其他护士前来处理

C. 向患者解释穿刺失败是患者自身原因造成的

D. 请患者给第二次机会，并保证这次穿刺一定成功

E. 不做解释，先执行其他患者的治疗

答案:A

(二)护患交谈的技巧

1. 倾听

在护患交谈过程中，护士应特别注意以下几点。

(1)目的明确：在与患者交谈时，护士应善于寻找患者传递信息的价值和含义。

(2)控制干扰：护士应做好充分准备，尽量降低外界的干扰。

(3)目光接触：用 30%～60%的时间注视患者的面部，并面带微笑。

(4)姿势投入：护士应面向患者，身体稍微向患者方向倾斜，以免患者产生畏惧或厌烦心理。

(5)及时反馈：反馈是确定沟通是否有效的重要环节。

(6)判断慎重：在倾听时，护士不要急于作出判断，应让患者充分诉说，以全面

完整地了解情况。

(7)耐心倾听：患者诉说时，护士不要随意插话或打断患者的话题，一定要待患者诉说完后再阐述自己的观点。

2.核实

核实是指在交谈过程中，为了验证自己对内容的理解是否准确所采用的沟通策略，是一种反馈机制。护士可通过重述、澄清两种方式进行核实。

(1)重述：重述包括患者重述和护士重述两种情况。

(2)澄清：护士根据自己的理解，将患者一些模棱两可、含糊不清或不完整的陈述描述清楚，与患者进行核实，从而确保信息的准确性。

3.提问

提问分为开放式提问和封闭式提问两种。

(1)开放式提问：又称敞口式提问，即所问问题的回答没有范围限制，患者可根据自己的感受、观点自由回答，护士可从中了解患者的真实想法和感受。其优点是护士可获得更多、更真实的资料；其缺点是需要的时间较长。

(2)封闭式提问：又称限制性提问，是将问题限制在特定的范围内，患者回答问题的选择性很小，可以通过简单的“是”“不是”“有”“无”等即可回答。其优点是护士可以在短时间内获得需要的信息；其缺点是患者没有机会解释自己的想法。

真题精选

一位护士正在为一位刚入院的患者做入院介绍，此时护患关系处于

A.初始期　B.结束期　C.工作期　D.准备期　E.熟悉期

答案:A

巅峰速记法：封闭式与开放式提问的区别：封闭式提问好回答，“YES”“NO”很简单；开放式提问范围广，不受限制随便谈。

4.阐释

阐释的基本原则如下。

(1)尽可能全面地了解患者的基本情况。

(2)将需要解释的内容以通俗易懂的语言向患者阐述。

(3)使用委婉的语气向患者阐释自己的观点和看法，使患者可以选择接受、部分接受或拒绝。

5.移情

移情是从他人的角度感受、理解他人的感情，是分享他人的感情，而不是表达自我感情，也不是同情、怜悯他人。

6. 沉默

护士可以通过沉默起到以下四个方面的作用。

(1)表达自己对患者的同情和支持。

(2)给患者提供思考和回忆的时间、诉说和宣泄的机会。

(3)缓解患者过激的情绪和行为。

(4)给自己提供思考、冷静和观察的时间。

7. 鼓励

在与患者的交谈过程中，护士适时对患者进行鼓励，能够增强患者战胜疾病的信心。

真题精选

1. 一患者，男性，60 岁，诊断为晚期肝癌，患者情绪低落，护士与其交流应特别注意语言的

A. 趣味性　B. 严谨性　C. 规范性　D. 安慰性　E. 礼貌性

答案:D

2. 患者，女性，38 岁，因乳腺癌住院后非常沮丧，常为一些小事伤心哭泣。护士在和她沟通时，不恰当的沟通行为是

A. 阻止她哭泣，告诉她要坚强

B. 坐在她身边，轻轻递给她纸巾

C. 当她表示想独自一人安静一会儿时，为她提供一个适当的环境

D. 在她停止哭泣时，鼓励她说出悲伤的原因

E. 轻轻地握住她的手，默默陪伴她

答案:A

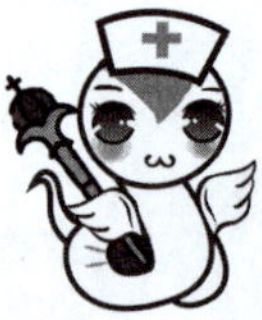

第四节　护理工作中的非语言沟通

应试考点

1. 非语言沟通的主要形式

一、非语言沟通的基本知识

1. 非语言沟通的含义

借助仪表、服饰、动作、表情等非自然语言载体，进行信息传递。

2. 非语言沟通的特点

(1)真实性。

(2)广泛性。

(3)持续性:在一个互动的环境中，自始至终都有非语言载体在自觉或不自觉地传递信息。

(4)情景性：在不同的情境中，相同的非语言符号表示不同的含义。

二、护士非语言沟通的主要形式★★★★★

(一)表情

1. 目光

目光的作用是表达情感、调控互动、显示关系。护士目光交流技巧如下。

(1)注视角度：护士注视患者时，最好是平视。在与患儿交谈时，护士可采取蹲式、半蹲式或坐位；与卧床患者交谈时，可采取坐位或身体尽量前倾，以降低身高等。

(2)注视部位：护患沟通时，护士注视患者的部位宜采用社交凝视区域，即以双眼为上线、唇心为下顶角所形成的倒三角区内，使患者产生一种恰当、有礼貌的感觉。

(3)注视时间：目光接触的时间应不少于全部谈话时间的 30%。也不超过谈话全部时间的 60%；如果是异性患者，每次目光对视时间应不超过 10 秒。

2. 微笑

(1)微笑在护理工作中的作用：传情达意、改善关系、优化形象、促进沟通。

(2)护士微笑的艺术：微笑是最有吸引力、最有价值的面部表情,但只有真诚、自然、适度、适宜的微笑才能真正发挥其作用。

(二)触摸

触摸包括抚摸、握手、拥抱等。

(1)触摸的作用：①有利于儿童生长发育。②有利于改善人际关系。 ③有利于传递各种信息。

(2)触摸在护理工作中的应用：①健康评估。②给予心理支持：触摸是一种无声的安慰和重要的心理支持方式，可以传递关心、理解、体贴、安慰等。产妇分娩时，护士抚摸产妇的腹部或握住产妇的手，产妇会感到安慰，甚至感觉疼痛的减轻。③辅助疗法：触摸可以激发人体免疫系统，使人的精神兴奋，减轻因焦虑、紧张而加重的疼痛，有时还能缓解心动过速、心律不齐等症状，具有一定的保健和辅助治疗作用。

(3)注意事项：①根据情境、场合等不同的实际情况，采取不同的触摸方式。②根据患者性别、年龄、病情等特点，采取患者易于接受的触摸方式。③根据沟通双方关系的程度，选择恰当的触摸方式。

三、护士非语言沟通的基本要求

尊重患者，适度得体，因人而异。

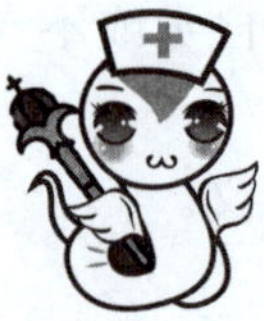

第五节 护理工作中礼仪要求

应试考点

基本行为礼仪

一、护士的素质和行为规范概念

素质是指个体完成工作活动与任务所具备的基本条件与潜在能力，是人与生俱来的自然特点与后天获得的一系列稳定的社会特点的有机结合，是人特有的一种实力。

培养护士素质的真正含义是要养成他们既能顺利适应社会和护理工作，又能充分实现个人价值和创造力的一种能力、一种心境、一种技巧。

二、基本内容

具有良好的素质是护士从事护理工作的基本条件。

(一)思想道德素质

热爱祖国，热爱人民，热爱护理事业，有为人类健康服务的奉献精神。具有高尚的道德品质、较高的慎独修养、正确的道德行为，自尊、自爱、自强、自律。能够正视现实、面向未来，追求崇高的理想，忠于职守，救死扶伤，廉洁奉公，实行人道主义。

(二)科学文化素质

为适应社会和护理学科发展的需要，护士必须掌握护理学科的基础知识与基本技能。具有一定的文化修养和自然科学、社会科学、人文科学等多学科知识。养成正确的审美意识，培养一定的认识美、欣赏美和创造美的能力。

(三)专业素质

具备合理的知识结构及比较系统完整的专业理论知识和较强的实践技能。具有敏锐的观察和综合分析和判断能力；树立整体护理观念，能用护理程序解决病人的健康问题。具有开展护理教育和护理研究的能力，勇于创新进取。

(四)身体素质

护士必须身体健康、功能健全、精力充沛，仪表文雅大方，举止端庄稳重，待人热情真挚，并养成个人的和集体的卫生习惯。

(五)心理素质

护士应具有较强的进取心，不断索取知识，丰富和完善自己，发展智力和培养能力。保持心理健康，乐观、开朗、情绪稳定，胸怀宽容豁达。具有高度的责任心和同情心，较强的适应能力，良好的忍耐力及自我控制力，灵敏敏捷。具有良好的人际关系，同事间相互尊重，团结协作。

三、礼仪的基本概念

(一)礼仪的概念

在人际交往过程中得到共同认可的行为规范和准则，是对礼貌、礼节、仪表、仪式等具体形式的统称。

(二)礼仪的原则

包括：遵守原则、自律原则、敬人原则、宽容原则、平等原则、从俗原则、真诚原则、适度原则。适度指感情适度→谈吐适度→举止适度。

四、护理礼仪的基本概念

(一)护理礼仪的含义

护理工作者在进行医疗护理和健康服务过程中，形成的被大家公认和自觉遵守的行为规范和准则。

(二)护理礼仪的特征

规范性、强制性、综合性、适应性和可行性。

五、护士的仪表礼仪要求

1. 在保持面部清洁的基础上，可以化淡妆，头发前不过眉，侧不过耳，后不过领。如果是长发，应盘起或戴网罩；如果是短发，也不应超过耳下 3cm，否则也应盘起或使用网罩。对于男性护士，不应留长发；一般情况下，不应剃光头。

2. 护士鞋要求软底、坡跟或平跟，防滑；颜色以白色或奶白色为宜；护士应注意保持鞋面清洁。袜子以肉色、白色等浅色、单色为宜。护士工作期间不宜佩戴过多饰物，如戒指、手链、手镯及各种耳饰。

六、护士基本行为礼仪

工作期间，对护士站姿、坐姿、走姿的基本要求如下。

1. 站姿

抬头、颈直，下颌微收、嘴唇自然闭合；双眼平视前方，面带微笑；两肩外展，双臂自然下垂；挺胸，收腹；双腿直立，两膝和脚跟并拢，脚尖分开 45°～60°。

2. 坐姿

抬头，上身挺直，下颌微收，目视前方；挺胸立腰，双肩平正放松；上身与大腿、大腿与小腿均呈 90°；双膝自然并拢，双脚并拢，平落于地或一前一后；坐在椅子的前部 1/2～2/3 处即可；双手交叉相握于腹前。

3. 走姿

上身正直、抬头，下颌微收，双眼目视前方，面带微笑；挺胸收腹，立腰；足尖向前，双臂自然摆动；步态轻盈、稳健，步幅适中、匀速前进。

真题精选

下列对于护士仪表素质的描述不正确的选项是
A.护士服样式应简洁透气、易消毒
B.护士工作时可画淡妆
C.护士鞋和袜子可是单色也可以是复色
D.根据工作环境和患者特点选择单色护士工作服
E.工作时不宜佩戴夸张的事物
答案:C

应试一图通

第一节概述
- 人际沟通的距离：亲密距离、个人距离、社会距离、公共距离

第二节护理工作中的人际关系
- 护患关系的基本模式：主动-被动型、指导-合作型、共同参与型
- 影响护患关系的主要因素：信任危机、角色模糊、责任不明、权益影响、理解差异
- 病人角色适应不良：角色行为缺如、角色行为冲突、角色行为强化、角色行为消退

第三节护理工作中的语言沟通
- 护患交谈的技巧：倾听、核实、提问、阐释、移情、沉默

第四节护理工作中的非语言沟通
- 非语言沟通的主要形式：表情、目光、微笑、触摸

第五节护理工作中礼仪要求
- 基本行为礼仪：站姿、坐姿、走姿要求